DOCTEUR PAUL BOUQUET

THÉORIE ET PRATIQUE

DES

ACCOUCHEMENTS

EN TABLEAUX SYNOPTIQUES

PARIS

A. MALOINE ÉDITEUR

1900

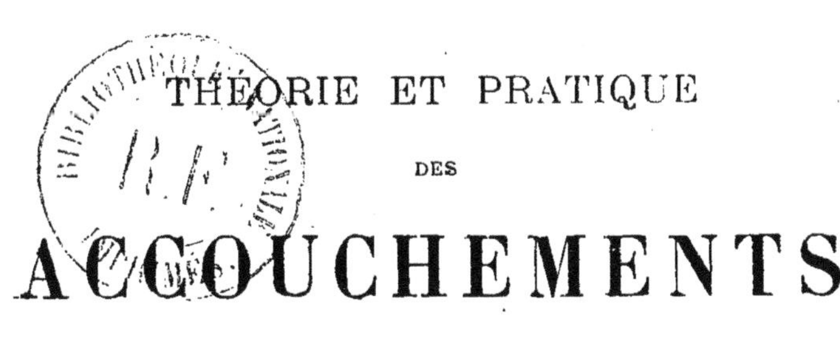

THÉORIE ET PRATIQUE

DES

ACCOUCHEMENTS

EN TABLEAUX SYNOPTIQUES

Brest, Imprimerie Gadreau, rue de Siam, 99.

THÉORIE ET PRATIQUE

DES

ACCOUCHEMENTS

EN TABLEAUX SYNOPTIQUES

PAR

Le Docteur Paul BOUQUET

OFFICIER D'ACADÉMIE

MÉDECIN DE LA MATERNITÉ DE BREST

DIRECTEUR DU COURS DÉPARTEMENTAL D'ACCOUCHEMENT

PARIS

A. MALOINE, ÉDITEUR

23 ET 25, RUE DE L'ÉCOLE-DE-MÉDECINE

1900

A MONSIEUR LE DOCTEUR

HENRI VARNIER

PROFESSEUR AGRÉGÉ A LA FACULTÉ DE MÉDECINE

ACCOUCHEUR DES HÔPITAUX DE PARIS

HOMMAGE RESPECTUEUX ET RECONNAISSANT

———

A MONSIEUR LE DOCTEUR

BOUFFE DE SAINT-BLAISE

ANCIEN CHEF DE CLINIQUE A LA FACULTÉ DE MÉDECINE

ACCOUCHEUR DES HÔPITAUX DE PARIS

REMERCIEMENTS AFFECTUEUX

P. BOUQUET.

PRÉFACE

Dans l'ouvrage que je livre à la publicité et qui pourra paraître trop considérable, j'ai voulu traiter d'une façon aussi concise que possible, quoique complète, l'obstétrique et tous les sujets qui s'y rapportent.

J'ai employé la forme synoptique parce qu'elle me paraît répondre absolument au but que je me suis proposé.

Ce but a été, non pas de faire un précis d'accouchement, mais de mettre entre les mains des élèves, aussi bien étudiants que sages-femmes, un livre qui leur permette de revoir chaque question dans tous ses détails en quelques instants.

C'est dire que mes tableaux ne sont un résumé qu'au point de vue de la forme.

Cet ouvrage a nécessité une compilation considérable ; c'est une analyse consciencieuse des travaux les plus récents publiés par nos maîtres tels que Farabeuf et Varnier, Pinard, Tarnier, Budin, Mathias Duval, Ribemont et Lepage, Grancher, Marfan, etc.

J'ai eu aussi l'occasion d'exposer mes idées personnelles sur certains sujets. Le lecteur en sera toujours averti.

En terminant, qu'il me soit permis de dire que j'ai été particulièrement heureux de pouvoir dédier mon livre à Monsieur le Professeur agrégé Varnier et à Monsieur le Docteur Bouffe de Saint-Blaise qui ont bien voulu me faire profiter de leur expérience et dont je ne saurais oublier l'accueil si bienveillant et les leçons si instructives. C'est un bien faible hommage de ma profonde reconnaissance, mais je serai largement récompensé si la peine que je me suis donnée peut leur prouver que j'ai eu à cœur de me consacrer entièrement à l'enseignement qui m'a été confié.

Brest, le 25 Juillet 1899.

Dr Paul Bouquet,

THÉORIE & PRATIQUE

des

ACCOUCHEMENTS

EN TABLEAUX SYNOPTIQUES

ANATOMIE & PHYSIOLOGIE

Obstétricales

ANATOMIE
ET PHYSIOLOGIE { 3 grandes divisions { 1° Filière génitale ;
Obstétricales } } 2° Organes génitaux ;
{ { 3° Physiologie de ces organes.

FILIÈRE GÉNITALE

L'étude de la Filière génitale comprend les diverses étapes suivantes :

1° La description des Os qui constituent le bassin : Sacrum, Coccyx, Os iliaque ;

2° La description des Ligaments et Articulations du bassin ;

3° La description des parties molles du bassin : Muscles, Vaisseaux et Nerfs ;

4° La synthèse du Bassin osseux, du Bassin mou et du Périnée, autrement dit l'étude de la Filière génitale ;

5° L'étude des modifications du bassin pendant la grossesse et l'accouchement.

I. — DESCRIPTION DES OS DU BASSIN

OS COXAL OU ILIAQUE

Os plat, irrégulier, non symétrique, articulé en haut et en arrière avec le sacrum et uni sur la ligne médiane à l'os iliaque du côté opposé.

3 portions { Pubis (branche horizontale et descendante).
{ Ischion (en bas).
{ Ilium (en arrière).

Position : Cavité articulaire en dehors, grand trou en bas, bord supérieur de ce trou horizontal.

OS COXAL

Face externe

Fosse iliaque externe

Entre bord supérieur et ligne 1/2 circulaire supérieure : grand fessier.

Ligne 1/2 circulaire supérieure (d'échancrure sciatique au milieu de crête iliaque).

Surface entre les deux lignes : moyen fessier.

Ligne 1/2 circulaire inférieure (de partie supérieure d'échancrure sciatique à épine iliaque antérieure et supérieure).

Entre cette ligne et cavité cotyloïde : petit fessier.

Cavité cotyloïde

Gouttière sus-cotyloïdienne : tendon réfléchi du droit antérieur.

Arrière-fond de la cavité : ligament rond ou interarticulaire.

Sourcil et bourrelet cotyloïdien.

3 échancrures : Iléo-pubienne (antérieure). Iléo-ischiatique (postérieure). Ischio-pubienne (inférieure) avec bourrelet, trou cotyloïdien.

Surface au-dessous de cavité cotyloïde

Trou obturateur (membrane obturatrice), vaisseaux et nerfs obturateurs, obturateur interne.

Corps du pubis et épine du pubis (adducteur, droit interne).

Gouttière de l'obturateur interne.

Branche ischio-pubienne.

Corps de l'ischion. *Tubérosité de l'ischion.*

Face interne

Fosse iliaque interne : iliaque et psoas-iliaque

Ligne innominée.

Trou et gouttière obturateurs.

Face postérieure du pubis et de l'ischion.

Bord antérieur

Épine iliaque antérieure et supérieure (couturier, arcade crurale, tenseur du fascia lata).

Échancrure : nerf fémoro-cutané.

Épine iliaque antérieure et inférieure (droit antérieur).

Gouttière du psoas-iliaque.

Éminence iléo-pectinée (bandelette iléo-pectinée).

Surface et crête pectinéales (ligament de Cooper, de Gimbernat, pectiné).

Épine pubienne (1er adducteur, pilier externe de l'anneau inguinal).

Bord postérieur

Épine iliaque supérieure et postérieure.

— *inférieure et postérieure*, tubérosité iliaque

{ muscles de la masse commune

Facette auriculaire pour sacrum.

Immédiatement en arrière, *tubercule osseux* saillant reçu dans une cavité correspondante du sacrum, ce qui permet *mouvements de nutation.*

Grande échancrure sciatique : Pyramidal.

Épine sciatique, petit ligament sacro-sciatique (jumeau supérieur, releveur de l'anus, ischio-coccygien).

Petite échancrure sciatique (obturateur interne, vaisseaux et nerf honteux internes, nerf de l'obturateur interne).

Bord supérieur

Crête iliaque : S italique.

Lèvre externe : grand oblique; lèvre interne: transverse; interstice: petit oblique et carré des lombes.

Bord inférieur

Branche ascendante de l'ischion : aponévrose du périnée, racine des corps caverneux.

Branche descendante du pubis.

Angle antr et supr

Épine iliaque antérieure et supérieure.

Angle antr et infr

Épine pubienne (pyramidal, droit antérieur de l'abdomen).

Symphyse pubienne (ligament de Colles).

Angle du pubis (pilier interne de l'anneau).

Angle postr et supr

Épine iliaque supre et postre (les 3 muscles de la masse commune).

Angle postr et infr

Tubérosité de l'ischion.

En arrière et de bas en haut, 1/2 membraneux, longue portion du biceps, 1/2 tendineux, jumeau inférieur.

En dedans : transverse du périnée.

En dehors : grand adducteur, carré crural.

Développement 8 points

3 primitifs : 1 ilium, 1 pubis, 1 ischion.

5 complémentaires (1 fond de cavité, 1 crête iliaque, 1 tubérosité de l'ischion, 1 angle du pubis, 1 épine iliaque antérieure et inférieure.

SACRUM

<table>
<tr><td rowspan="20">SACRUM</td></tr>
<tr><td>Position</td><td>Base en haut, face concave en avant.
— doit être inclinée à 45°.</td></tr>
<tr><td>Face antérieure
concave</td><td>5 surfaces planes quadrilatères (corps des vertèbres).
4 crêtes transversales (soudures des vertèbres).
Prolongements des faces pour faces latérales (pédicules).
4 gouttières obliques (prolongements des trous).</td></tr>
<tr><td>Face postérieu^{re}
convexe</td><td>Crête sacrée sur la ligne médiane (4 tubercules).
Gouttière de terminaison du canal sacré.
Cornes du sacrum (pour cornes du coccyx).
Gouttières sacrées (réunion des lames vertébrales).
4 trous sacrés postérieurs (branches postérieures des nerfs sacrés).
4 tubercules d'apophyses articulaires soudées entre elles.
4 tubercules d'apophyses transverses.</td></tr>
<tr><td>Faces latérales</td><td>Triangulaires, larges en haut, amincies en bas.
Portion supérieure, facette auriculaire (os coxal).
Portion inférieure, simple bord (grand ligament sacro-sciatique).</td></tr>
<tr><td>Base</td><td>Surface elliptique pour corps de 5e vertèbre lombaire.
Trou triangulaire de la moëlle (orifice supérieur du canal sacré).
Apophyses articulaires supérieures de la 1re vertèbre sacrée, en arrière et en dedans.
Echancrure formant le dernier trou de conjugaison.
Surfaces planes quadrilatères, représentant apophyses transverses.
En se réunissant à 5e lombaire, sacrum forme angle sacro-vertébral ou promontoire des accoucheurs.</td></tr>
<tr><td>Sommet ou angle inférieur</td><td>Facette elliptique pour 1re vertèbre coccygienne.
Cornes du sacrum en arrière.
Gouttière formant l'orifice inférieur du canal sacré (queue de cheval).
Echancrure de la 5e sacrée pour le 5e nerf sacré.</td></tr>
</table>

COCCYX

<table>
<tr><td rowspan="10">COCCYX</td></tr>
<tr><td>Face antérieure
(convexe)</td><td>4 soudures vertébrales.
1re vertèbre triangulaire, 2e et 3e elliptiques, 4e et 5e réduites à l'état de tubercules.
Convexe, rugueuse. Peau et quelques insertions du grand fessier.</td></tr>
<tr><td>Bords ou faces latérales</td><td>Irréguliers, rugueux (attaches du grand ligament sacro-sciatique).</td></tr>
<tr><td>Base</td><td>Facette articulaire elliptique pour sacrum.
Cornes du sacrum, trou triangulaire.</td></tr>
<tr><td>Sommet</td><td>Tubercule formé par la 4e ou 5e vertèbre, dévié en arrière.</td></tr>
<tr><td>Position</td><td>En haut : facette elliptique ; en avant : face convexe.</td></tr>
</table>

II. — LIGAMENTS ET ARTICULATIONS DU BASSIN

APERÇU GÉNÉRAL

<table>
<tr><td rowspan="6">LIGAMENTS ET ARTICULATIONS DU BASSIN</td></tr>
<tr><td rowspan="3">Articulations du bassin</td><td>Articulations intrinsèques
(Des os du bassin entre eux)</td><td>Symphyse sacro-iliaque.
— pubienne.
— sacro-coccygienne.</td></tr>
<tr><td>Articulation extrinsèque
(Du bassin avec la colonne vertébrale)</td><td>Symphyse sacro-vertébrale.</td></tr>
<tr><td></td><td></td></tr>
<tr><td>Ligaments</td><td colspan="2">Ligaments sacro-sciatiques.
Membrane obturatrice.</td></tr>
</table>

A. ARTICULATIONS DU BASSIN

ARTICULATIONS DU BASSIN

- *Articulations intrinsèques (des os du bassin entre eux)*
  - **Symphyse sacro-iliaque**
    - *moyens d'union*
      - *Surfaces articulaires*
        - Facette auriculaire sacrée : *rail creux arqué,* autour du point axile.
        - Facette auriculaire iliaque
          - croissant en relief et visiblement moulé dans concavité du croissant *sacré*
          - En arrière facette auriculaire, saillie reçue dans une dépression correspondante du sacrum p[r] mouvements de nutation.
      - **périphériques (4)**
        - Fibro-cartilage : recouvre les 2 surfaces articulaires, plus épais pour sacrum que pour os iliaque.
        - *Ligament sacro-iliaque antérieur :* périoste allant de la face antérieure du sacrum à l'os coxal.
        - *Ligament sacro-iliaque supérieur :* passe de l'aileron du sacrum sur fosse iliaque interne.
        - *Ligament sacro-iliaque inférieur :* va de l'épine iliaque postérieure et inférieure au tubercule situé en dehors du 3e trou sacré postérieur.
        - *Ligaments sacro-iliaques postérieurs* — Formés de plusieurs faisceaux :
          - a. *Ligament ilio-transverso-sacré* allant du bord postérieur de l'os coxal à l'apophyse transverse de la 1re vertèbre sacrée.
          - b. *3 ligaments ilio-sacrés* allant du bord postérieur de l'os coxal au 1er, 2e et 3e tubercule conjugué sacré (ce dernier presque vertical).
      - **extra-articulaire**
        - *Ligament ilio-lombaire ou ilio-transverso-lombaire* — Va du bord postérieur de l'os iliaque à l'apophyse transverse de la cinquième lombaire.
  - **Symphyse pubienne**
    - *Surfaces articulaires* — Deux facettes pubiennes elliptiques, presque planes, recouvertes par du cartilage très adhérent, limitant un espace triangulaire à base antérieure.
    - *moyens d'union*
      - **inter-articulaire**
        - *Ligament inter-pubien* — Remplit l'espace triangulaire interpubien. Fibro-cartilage ayant en son centre une cavité renfermant un peu de liquide.
      - **périphériques (4)**
        - *Ligament antérieur* — Epais, formé de fibres entrecroisées en X.
        - *Ligament postérieur* — Formé surtout par périoste qui passe d'un bord à l'autre.
        - *Ligament supérieur* — Epais, passe au-dessus des deux pubis.

ARTICULATIONS DU BASSIN (suite)					
Articulations intrinsèques (des os du bassin entre eux) (suite)	**Symphyse pubienne** (suite)	*moyens d'union*	périphériques (4)	*Ligament inférieur, sous-pubien, triangulaire*	Le plus important ; formé d'un croissant dirigé en bas, dont les extrémités s'insèrent sur branches ischio-pubiennes.
				Surfaces articulaires	Du côté du sacrum, *facette convexe*, ce qui permet rétropulsion du coccyx. — coccyx, *facette concave*.
	Symphyse sacro-coc-cygienne	*Moyens d'union* (périphériques) (4)		*Ligament sacro-coccygien antérieur*	Périoste qui va de la base du coccyx au sommet du sacrum.
				Ligament sacro-coccygien postér.	Va des bords de la gouttière sacrée qu'il recouvre complètement à la face postérieure du coccyx.
				Ligament sacro-coccygien antéro-latéral	Va des parties latérales du sacrum aux parties latérales de la base du coccyx.
				Ligament sacro-coccygien postéro-latéral	Va des cornes du sacrum aux cornes du coccyx.
		2 arthrodies			Surfaces articulaires : Faces articulaires planes des apophyses articulaires. Moyens d'union : Capsule articulaire qui enveloppe les 2 surfaces.
Articulation extrinsèque (du bassin avec la colonne vertébrale)	**Symphyse sacro-vertébrale**	*1 amphiarthrose*		Surfaces articulaires	Corps de la dernière vertèbre lombaire (5e) Face antéro-supérieure du sacrum.
			Moyens d'union	Interosseux	Fibro-cartilage analogue aux disques intervertébraux, plus épais en avant qu'en arrière.
				Commun aux articulations vertébrales	Ligament antérieur qui n'est autre que le ligament vertébral commun ant. Ligament postérieur qui n'est autre que le ligament vertébral commun post.
				Spécial à cette articulation — *Ligament sacro-vertébral*	Va de la partie antéro-interne de l'apophyse transverse de la 5e lombaire à la partie postér. de l'aileron du sacrum.

B. LIGAMENTS COMPLÉTANT PAROIS DU BASSIN

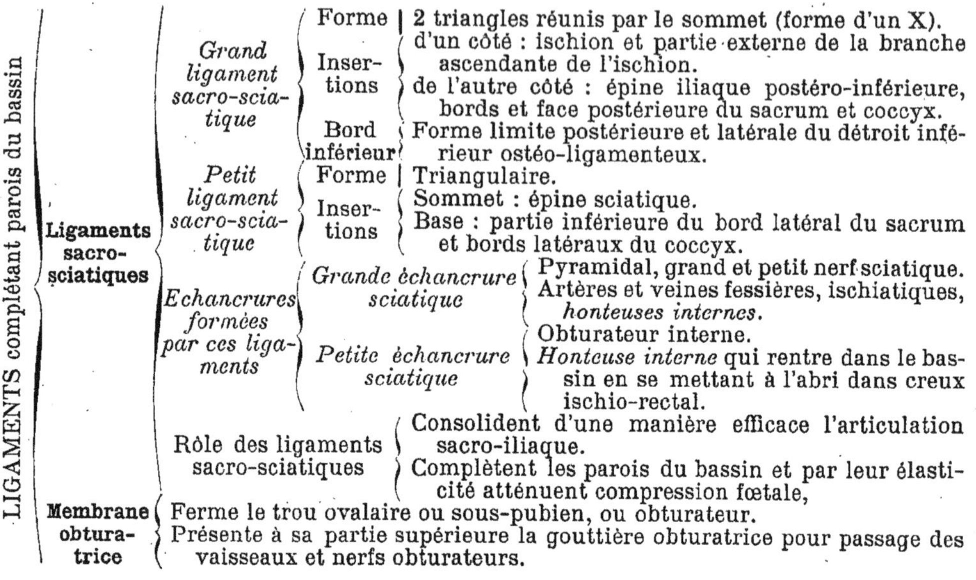

LIGAMENTS complétant parois du bassin

Ligaments sacro-sciatiques

Grand ligament sacro-sciatique
- Forme | 2 triangles réunis par le sommet (forme d'un X).
- Insertions :
  - d'un côté : ischion et partie externe de la branche ascendante de l'ischion.
  - de l'autre côté : épine iliaque postéro-inférieure, bords et face postérieure du sacrum et coccyx.
- Bord inférieur : Forme limite postérieure et latérale du détroit inférieur ostéo-ligamenteux.

Petit ligament sacro-sciatique
- Forme | Triangulaire.
- Insertions :
  - Sommet : épine sciatique.
  - Base : partie inférieure du bord latéral du sacrum et bords latéraux du coccyx.

Echancrures formées par ces ligaments
- *Grande échancrure sciatique* : Pyramidal, grand et petit nerf sciatique. Artères et veines fessières, ischiatiques, *honteuses internes*.
- *Petite échancrure sciatique* : Obturateur interne. *Honteuse interne* qui rentre dans le bassin en se mettant à l'abri dans creux ischio-rectal.

Rôle des ligaments sacro-sciatiques
- Consolident d'une manière efficace l'articulation sacro-iliaque.
- Complètent les parois du bassin et par leur élasticité atténuent compression fœtale.

Membrane obturatrice
- Ferme le trou ovalaire ou sous-pubien, ou obturateur.
- Présente à sa partie supérieure la gouttière obturatrice pour passage des vaisseaux et nerfs obturateurs.

III. — MUSCLES DU BASSIN

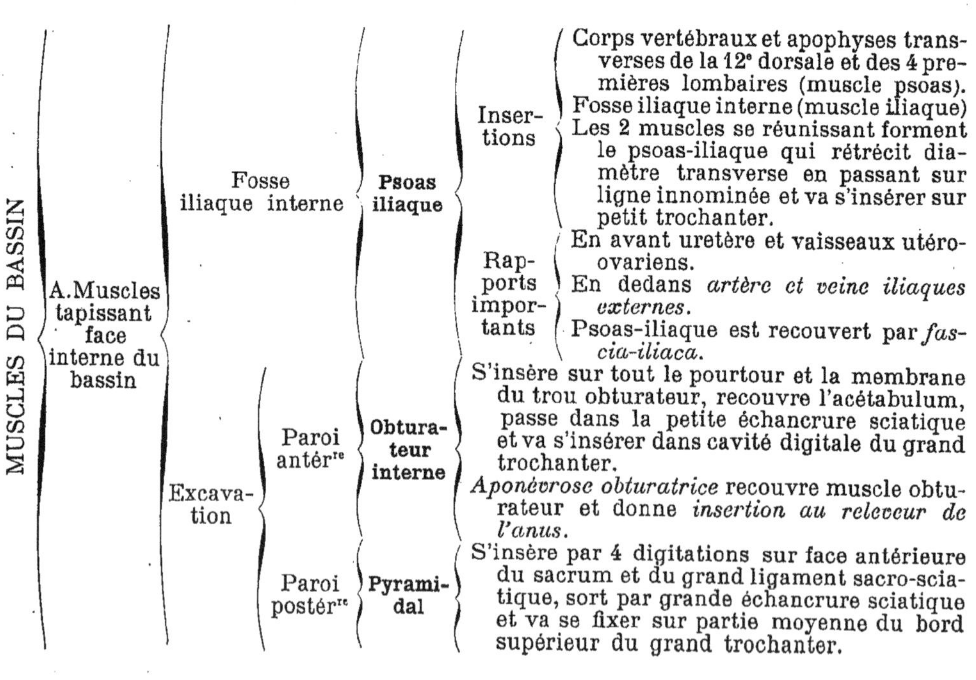

MUSCLES DU BASSIN

A. Muscles tapissant face interne du bassin

Fosse iliaque interne — **Psoas iliaque**
- Insertions :
  - Corps vertébraux et apophyses transverses de la 12e dorsale et des 4 premières lombaires (muscle psoas).
  - Fosse iliaque interne (muscle iliaque)
  - Les 2 muscles se réunissant forment le psoas-iliaque qui rétrécit diamètre transverse en passant sur ligne innominée et va s'insérer sur petit trochanter.
- Rapports importants :
  - En avant uretère et vaisseaux utéro-ovariens.
  - En dedans *artère et veine iliaques externes*.
  - Psoas-iliaque est recouvert par *fascia-iliaca*.

Excavation

Paroi antér^{re} — **Obturateur interne**
- S'insère sur tout le pourtour et la membrane du trou obturateur, recouvre l'acétabulum, passe dans la petite échancrure sciatique et va s'insérer dans cavité digitale du grand trochanter.
- *Aponévrose obturatrice* recouvre muscle obturateur et donne *insertion au releveur de l'anus*.

Paroi postér^{re} — **Pyramidal**
- S'insère par 4 digitations sur face antérieure du sacrum et du grand ligament sacro-sciatique, sort par grande échancrure sciatique et va se fixer sur partie moyenne du bord supérieur du grand trochanter.

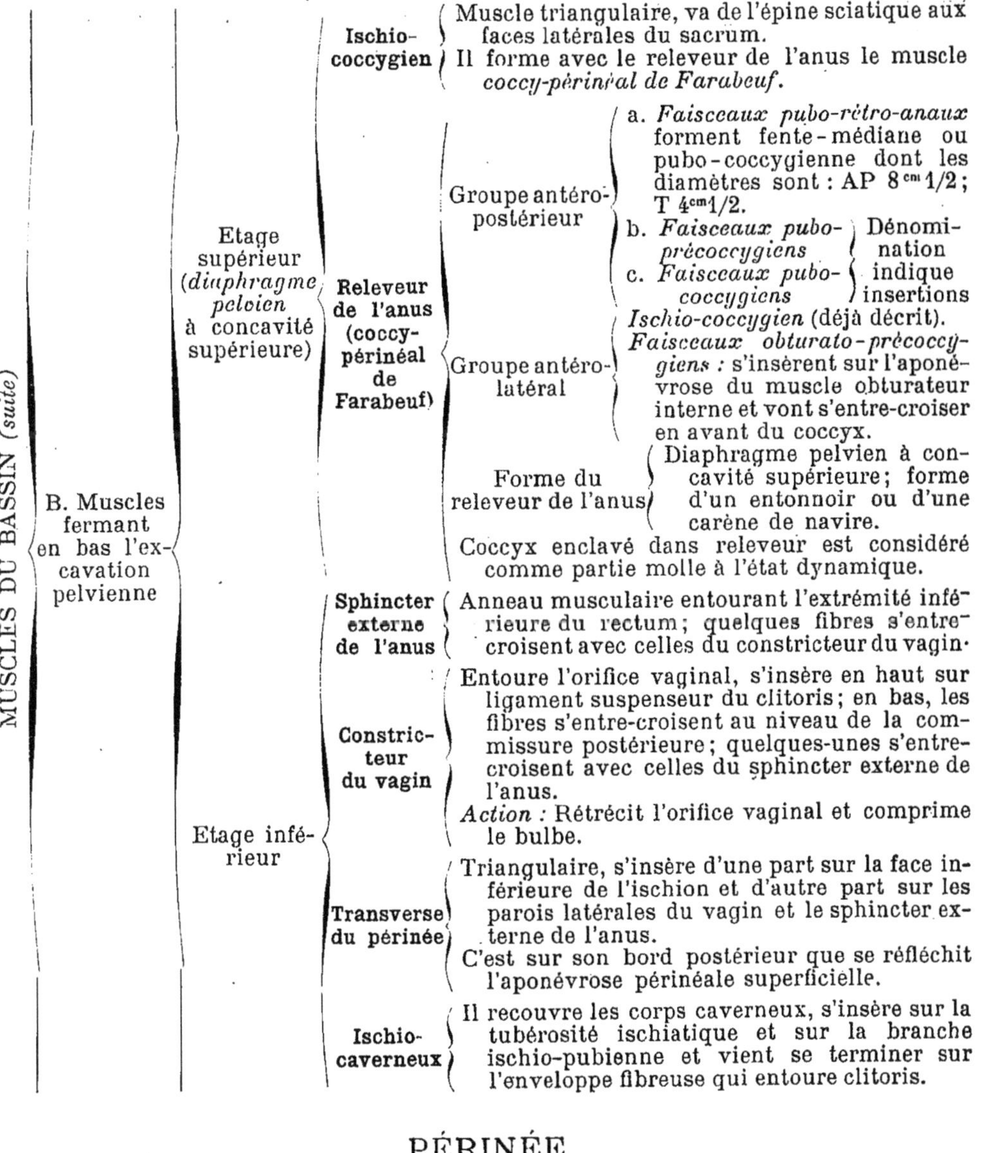

MUSCLES DU BASSIN (*suite*)

B. Muscles fermant en bas l'excavation pelvienne

Etage supérieur (*diaphragme pelvien* à concavité supérieure)

Ischio-coccygien : Muscle triangulaire, va de l'épine sciatique aux faces latérales du sacrum. Il forme avec le releveur de l'anus le muscle *coccy-périnéal de Farabeuf*.

Releveur de l'anus (*coccy-périnéal de Farabeuf*)

Groupe antéro-postérieur :
a. *Faisceaux pubo-rétro-anaux* forment fente-médiane ou pubo-coccygienne dont les diamètres sont : AP 8^{cm}1/2 ; T 4^{cm}1/2.
b. *Faisceaux pubo-précoccygiens* — Dénomination nation
c. *Faisceaux pubo-coccygiens* — indique insertions

Groupe antéro-latéral :
Ischio-coccygien (déjà décrit).
Faisceaux obturato-précoccygiens : s'insèrent sur l'aponévrose du muscle obturateur interne et vont s'entre-croiser en avant du coccyx.

Forme du releveur de l'anus : Diaphragme pelvien à concavité supérieure ; forme d'un entonnoir ou d'une carène de navire.

Coccyx enclavé dans releveur est considéré comme partie molle à l'état dynamique.

Etage inférieur

Sphincter externe de l'anus : Anneau musculaire entourant l'extrémité inférieure du rectum ; quelques fibres s'entre-croisent avec celles du constricteur du vagin·

Constricteur du vagin : Entoure l'orifice vaginal, s'insère en haut sur ligament suspenseur du clitoris ; en bas, les fibres s'entre-croisent au niveau de la commissure postérieure ; quelques-unes s'entre-croisent avec celles du sphincter externe de l'anus.
Action : Rétrécit l'orifice vaginal et comprime le bulbe.

Transverse du périnée : Triangulaire, s'insère d'une part sur la face inférieure de l'ischion et d'autre part sur les parois latérales du vagin et le sphincter externe de l'anus.
C'est sur son bord postérieur que se réfléchit l'aponévrose périnéale superficielle.

Ischio-caverneux : Il recouvre les corps caverneux, s'insère sur la tubérosité ischiatique et sur la branche ischio-pubienne et vient se terminer sur l'enveloppe fibreuse qui entoure clitoris.

PÉRINÉE

PLANCHER PÉRINÉAL ou périnée

Division

Forme et situation. — Espace losangique compris entre arcade pubienne et coccyx d'une part et entre ischions d'autre part.

Périnée antérieur

Portion génito-urinaire.

Structure

Aponévrose périnéale superficielle : S'insère sur tout le pourtour de l'arcade pubienne et se réfléchit sur bord postérieur du transverse superficiel pour former *aponévrose moyenne*.

Loge périnéale inf^{re} : Ischio-caverneux, transverse, constricteur du vagin.

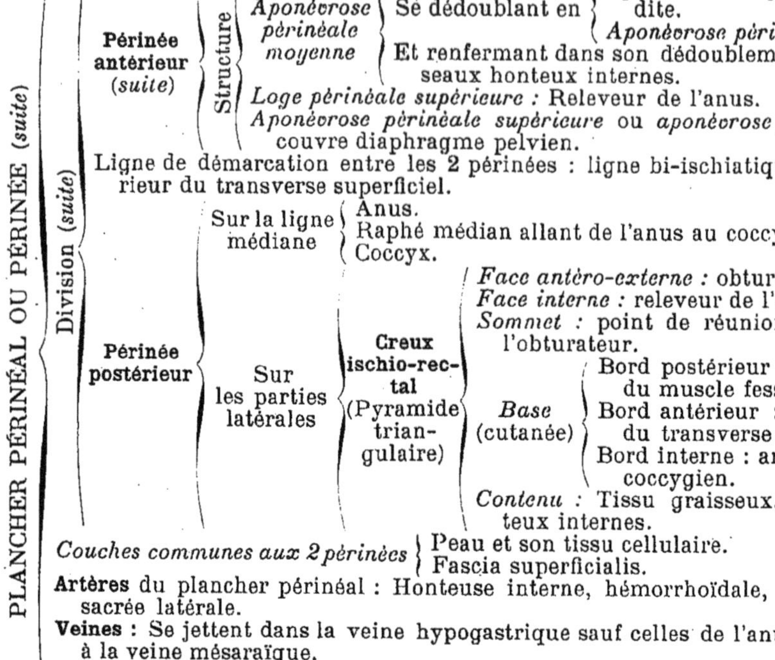

PLANCHER PÉRINÉAL OU PÉRINÉE *(suite)*

Division *(suite)*

Périnée antérieur *(suite)* — **Structure**

Aponévrose périnéale moyenne — Se dédoublant en :
- *Aponévrose moyenne* proprement dite.
- *Aponévrose périnéale profonde.*

Et renfermant dans son dédoublement nerfs et vaisseaux honteux internes.

Loge périnéale supérieure : Releveur de l'anus.

Aponévrose périnéale supérieure ou *aponévrose pelvienne* qui recouvre diaphragme pelvien.

Ligne de démarcation entre les 2 périnées : ligne bi-ischiatique ou bord postérieur du transverse superficiel.

Périnée postérieur

Sur la ligne médiane :
- Anus.
- Raphé médian allant de l'anus au coccyx.
- Coccyx.

Sur les parties latérales — **Creux ischio-rectal** (Pyramide triangulaire) :
- *Face antéro-externe :* obturateur interne.
- *Face interne :* releveur de l'anus.
- *Sommet :* point de réunion du releveur et l'obturateur.
- *Base* (cutanée) :
  - Bord postérieur : bord postérieur du muscle fessier.
  - Bord antérieur : bord postérieur du transverse superficiel.
  - Bord interne : anus et raphé ano-coccygien.
- *Contenu :* Tissu graisseux, vaisseaux honteux internes.

Couches communes aux 2 périnées :
- Peau et son tissu cellulaire.
- Fascia superficialis.

Artères du plancher périnéal : Honteuse interne, hémorrhoïdale, sacrée moyenne, sacrée latérale.

Veines : Se jettent dans la veine hypogastrique sauf celles de l'anus qui se rendent à la veine mésaraïque.

Lymphatiques — Profonds : se rendent aux ganglions lombaires et iliaques. Superficiels : — — de l'aine.

Nerfs : Proviennent des plexus sacré et hypogastrique.

IV. — FILIÈRE GÉNITALE

APERÇU GÉNÉRAL.

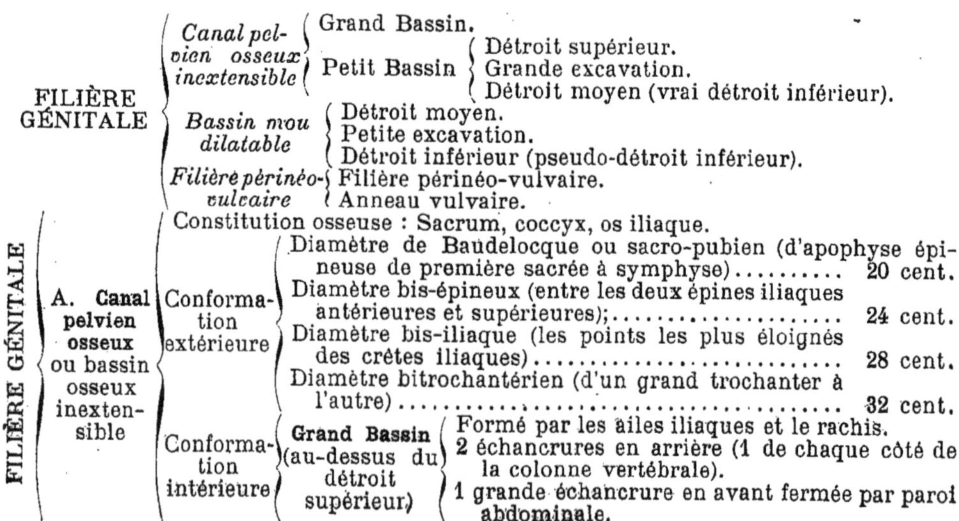

FILIÈRE GÉNITALE

Canal pelvien osseux inextensible :
- Grand Bassin.
- Petit Bassin :
  - Détroit supérieur.
  - Grande excavation.
  - Détroit moyen (vrai détroit inférieur).

Bassin mou dilatable :
- Détroit moyen.
- Petite excavation.
- Détroit inférieur (pseudo-détroit inférieur).

Filière périnéo-vulvaire :
- Filière périnéo-vulvaire.
- Anneau vulvaire.

FILIÈRE GÉNITALE

A. Canal pelvien osseux ou bassin osseux inextensible

Constitution osseuse : Sacrum, coccyx, os iliaque.

Conformation extérieure :
- Diamètre de Baudelocque ou sacro-pubien (d'apophyse épineuse de première sacrée à symphyse).......... 20 cent.
- Diamètre bis-épineux (entre les deux épines iliaques antérieures et supérieures);.................... 24 cent.
- Diamètre bis-iliaque (les points les plus éloignés des crêtes iliaques)............................ 28 cent.
- Diamètre bitrochantérien (d'un grand trochanter à l'autre).................................... 32 cent.

Conformation intérieure — **Grand Bassin** (au-dessus du détroit supérieur) :
- Formé par les ailes iliaques et le rachis.
- 2 échancrures en arrière (1 de chaque côté de la colonne vertébrale).
- 1 grande échancrure en avant fermée par paroi abdominale.

FILIÈRE GÉNITALE (*suite*)

A. Canal pelvien osseux ou bassin osseux inextensible

Conformation intérieure — **Petit bassin au-dessous du détroit supérieur**

Détroit supér[r]

- *Constitution* : Promontoire, parties saillantes des ailes du sacrum, ligne innominée, éminence iléo-pectinée, surface pectinéale, épine et symphyse pubiennes.

- *Forme* : Réniforme, plus large dans le sens transversal, (cœur de cartes à jouer).

- *Diamètres à l'état sec* :
  - Diamètre antéro-postérieur, conjugué, sacro-sus-pubien.......................... 11 cent.
  - Diamètre promonto-pubien minimum .... 10 cent. 1/2
  - Diamètre transverse maximum (bis-iliaque), *impraticable*, trop rapproché du promontoire.......... 13 cent. 1/2
  - Diamètre oblique droit { 12 — — gauche { cent. } *Impraticables, beaucoup plus rapprochés du promontoire que du pubis*

- *Diamètres avec parties molles* :
  - Diamètre promonto-pubien minimum : 10 cent. 1/2.
  - Diamètre transverse central, praticable : près de 12 cent. parties molles refoulées.
  - Diamètres obliques centraux : 11 + 1 de refoulement = 12 cent. (*les plus praticables*).

- *Plan* : Oblique, regarde l'ombilic. Inclinaison : 60° vers l'horizon.

- *Axe* : Va de l'ombilic vers le milieu du coccyx (tirer en bas *vers les pieds de l'accoucheur*).

Excavation

- *Constitution* : Concavité sacrée, grande échancrure sciatique, acétabulum (10 cent.), trou obturateur, face postérieure et convexe de symphyse pubienne.

- *Diamètres* :
  - Au milieu de l'excavation :
    - Antéro-postérieur mi-sacro-pubien : 12 cent.
    - Oblique : 12 cent., facilement extensible jusqu'a 13 (*le plus praticable*).
    - Transverse : 12 cent.
  - A la partie supérieure de l'excavation : Promonto-sous-pubien (celui qu'on mesure avec le doigt dans le bassin rétréci)..... 12 cent.

Détroit inférieur obstétrical (Détroit moyen)

- *Constitution* : Partie inférieure du sacrum, bord inférieur du petit ligament sacro-sciatique, épine sciatique et la ligne aponévrotique de l'obturateur interne (insertions du releveur de l'anus).

- *Diamètres* :
  - Diamètre sous-sacro-sous-pubien ..... 12 cent.
  - Diamètre bi-sciatique, interépineux, transverse.......................... 10 cent.
  - Diamètre bi-ischiatique, transverse maximum, préépineux.................. 11 cent.

- *Plan* : Moins incliné que celui du détroit supérieur, mais non encore horizontal.

- *Axe* : Part du promontoire et traverse périnée un peu en avant de l'anus. (Tirer un peu en bas *vers les genoux de l'accoucheur*).

Bassin mou dilatable — Petite excavation ou bassin mou dilatable

- *Constitution* : Hauteur du coccyx. Arcade pubienne.

FILIÈRE GÉNITALE (*suite*)				
Bassin mou dilatable	Détroit infér[r] (Pseudo-détroit infér[r])	*Constitution*		Trépied osseux formé par les 2 ischions et la pointe du coccyx. 3 échancrures limitées par ces saillies osseuses : pubienne en avant, sacro-sciatiques latéralement.
		Diamètres		*Transverse, bi-ischiatique* : 11 cent. (entre les 2 ischions). *Oblique* (du milieu de branche ischio-pubienne au milieu de l'ischio-coccygien)...... 11 cent. *Antéro postérieur, coccy-pubien* : 8 c. 1/2, très extensible à cause de la rétropulsion du coccyx (*dilatable jusqu'à plus de 11 cent.*).
		Plan et axe		Sensiblement les mêmes que pour le détroit moyen.
Filière périnéo-vulvaire	Filière périnéo-vulvaire	*Constitution*		Constitue la partie courbe du canal génital formé par le releveur coccy-périnéal. Paroi antérieure sous-pubienne : courte. — postérieure périnéale : longue.
		Axe		Un arc de cercle qui contourne la symphyse comme centre.
	Anneau vulvaire	*Plan*		Immédiatement avant le dégagement est oblique et regarde en l'air.
		Axe		De bas en haut, tirer *en l'air vers la face de l'accoucheur*.

En résumé, les *grandes dimensions* du bassin sont : *Oblique* au détroit supérieur, *oblique* dans l'excavation, *antéro-postérieure* au détroit moyen.

L'*axe général de la filière génitale*, mené depuis le détroit supérieur jusqu'à la vulve ne donne pas un arc de cercle, comme le voulait Carus, ni un angle comme l'a soutenu Fabri, mais rappelle plutôt la forme d'un *hameçon*; c'est-à-dire que rectiligne dans sa partie osseuse il se recourbe en arc de cercle au niveau des parties molles.

DIFFÉRENCES ENTRE LE BASSIN DE L'HOMME ET CELUI DE LA FEMME

TABLEAU COMPARATIF

	Homme	**Femme**
Diamètres...............	— Prédominance du diamètre vertical...........	— Prédominance des diamèt[res] transversaux (horizontaux)
Epine iliaque antérieure et supérieure..........	— Plus déjetée en dedans...	— Déjetée en dehors.
Fosse iliaque interne....	— Plus concave et plus petite	— Plus large et plus aplatie.
Détroit supérieur........	— Plus étroit..............	— Plus large.
Col du trochanter.......	— Egal	— Egal (et non plus long, comme on l'a cru).
Paroi post[re] du petit bassin	— Moins concave..........	— Plus concave.
Angle de l'arcade pubienne	— Plus anguleux..........	— Plus arrondi.
Détroit inférieur.........	— Plus étroit..........	— Plus large.
Trou obturateur ou sous-pubien................	— Ovalaire.................	— Triangulaire.
Pubis et espace pubien..	— Plus étroit..............	— Plus large.
Bord infér[r] de l'os coxal..	— Rugueux, aspérités......	— Plus arrondi, plus lisse.

DÉVELOPPEMENT DU BASSIN

DÉVELOPPEMENT DU BASSIN

Caractères du bassin du nouveau-né
- Au niveau du détroit supérieur prédominance du diamètre antéro-postérieur sur le diamètre transverse.
- Sacrum presque droit du haut en bas ; ses ailes ne sont pas larges.
- Promontoire peu saillant.
- Fosses iliaques presque planes ; peu de courbure des crêtes iliaques.

Modifications survenant dans le bassin au fur et à mesure du développement de l'enfant sont dues

1° au développement du sacrum
- *Sacrum s'accroissant plus en largeur qu'en hauteur,* diamètre transverse se trouve augmenté et les os iliaques sont obligés de s'incurver à cause du développement du sacrum et à cause de leur propre développement.
- L'accroissement du sacrum est *plus prononcé chez le sexe féminin,* ce qui explique la grande amplitude du bassin de la femme.

2° au poids du tronc

Son influence sur la conformation du bassin normal
- *Poids du tronc* pousse sacrum en avant et *augmente saillie du promontoire ;* il tend à faire faire au sacrum un mouvement de bascule antérieur. L'extrémité inférieure de cet os ne pouvant suivre ce mouvement à cause des ligaments sacro-sciatiques qui la retiennent, il s'ensuit que le sacrum est obligé de s'incurver et que les ischions sont eux-mêmes ramenés en dedans.
- L'influence du *poids du tronc* sur le sacrum explique la *prédominance du rétrécissement du diamètre antéro-postérieur.*

Son influence sur la pathogénie des viciations du bassin
- La *contre-pression fémorale* fait comprendre la pathogénie des bassins ovalaires ou des bassins en entonnoir ou en éteignoir suivant le genre de luxation de la tête fémorale.
- Les viciations des os du bassin sont favorisées par les troubles de nutrition du système osseux. *(rachitisme, ostéomalacie).*

V. — MODIFICATIONS DU BASSIN

(Pendant la grossesse et l'accouchement)

MODIFICATIONS DU BASSIN

Pendant la grossesse

Modifications générales : ramollissement des tissus fibreux et des fibro-cartilages.

Modifications locales

Symphyse pubienne
- *Mouvements alternatifs d'abaissement et d'élévation* de chacune des branches du pubis pendant la marche.

Symphyse sacro-iliaque
- La laxité donne un écartement notable des 2 tubérosités ischiatiques et un écartement moindre des 2 épines sciatiques.
- Mouvements de bascule du sacrum sur un axe transversal.
- (Mouvements de nutation).

Symphyse sacro-coccygienne
- C'est la plus mobile de toutes les symphyses.
- (Face convexe sacrée pour rétropulsion).

Pendant l'accouchement

Modifications locales permettant l'agrandissement de tous les diamètres du bassin
- Exagération des modifications locales citées plus haut.
- En outre écartement des branches du pubis.
- Le *coccyx* devient *partie molle.*
- Les ligaments sciatiques déjà ramollis deviennent dépressibles.
- Assouplissement des parties molles du plancher périnéal.

ORGANES GÉNITAUX { externes / internes

A. ORGANES GÉNITAUX EXTERNES OU VULVE

Définition : Ensemble des organes génitaux externes de la femme.
Situation : Partie antéro-inférieure du bassin, entre la racine des cuisses.
Forme : Espace infundibuliforme limité extérieurement par le mont de Vénus et les grandes lèvres, profondément par l'hymen.

VULVE (Fente chez les vierges, entr'ouverte chez multipares) — **3 Plans** (Sappey)

Plan superficiel

En avant — Pénil ou Mont de Vénus

- *Situation :* Éminence arrondie située au-dessous d'hypogastre, au-dessus de la vulve, limitée par pli génito-crural.
- *Structure :* Peau, tissu élastique, tissu cellulo-adipeux, follicules pileux, Glandes sudoripares et sébacées. Poils à la puberté seulement.

En arrière — grandes lèvres

- *Forme :* Forme 2 replis cutanés symétriques, épais en haut, minces en bas.
- *Limites :* En haut : commissure antérieure arrondie, épaisse, abritant clitoris. En bas : commissure postérieure ou fourchette ou commissure naviculaire antérieure.
- *Constitution :* Face cutanée, couverte de poils. Face interne, lisse, rosée; en bas et en dedans orifice de la glande vulvo-vaginale de Bartholin. Bord antérieur, libre, arrondi, couvert de poils. Bord postérieur, adhérent.
- *Structure :*
  - Peau.
  - Fibres musculaires lisses ou *dartos* de la femme.
  - *Sac élastique :* Piriforme à grosse extrémité dirigée en arrière vers la fourchette où elle se confond avec fascia superficialis du périnée; à petite extrémité dirigée en haut vers anneau inguinal externe.
  - Tissu adipeux remplit sac élastique et donne aux grandes lèvres leur fermeté et leur forme.
  - *Vaisseaux :* honteuses externes / honteuse interne — Rameaux anaux, périnéaux; artère transverse profonde; artères caverneuse et uréthrale.
  - *Lymphatiques :* Se rendent aux ganglions du pli de l'aine.
  - *Nerfs :* Plexus lombaire (branches génito-crurales). Nerf honteux interne (branches périnéales).
- *Rôle :* Grandes lèvres protègent organes génitaux externes plus profondément situés, se prêtent par leur extensibilité et leur souplesse au passage de l'enfant.

Plan moyen

Petites lèvres ou nymphes

- *Position :* En dedans des grandes lèvres.
- *Extrémité antérieure* se bifurque; la *lèvre supérieure* de bifurcation forme le *capuchon* ou *prépuce du clitoris;* la *lèvre inférieure* passe au-dessous du clitoris.
- *Extrémité inférieure* forme fourchette.
- *Bord antérieur :* libre.
- *Face externe :* recouverte par grandes lèvres, sauf hypertrophie (Tablier des Hottentotes).
- *Face interne :* recouvre vestibule, méat et orifice vaginal.
- Petites lèvres s'effacent en se déplissant pendant accouchement.

Petites lèvres oü nymphes *(suite)* — *Structure* : Tissu conjonctif élastique; nombreuses papille-à la face interne qui expliquent leur sensibis-lité spéciale, glandes sébacées volumineuses, vaisseaux et nerfs.

Clitoris — Organe érectile vasculaire contenant les *artéres hélicines*. *Longueur* : 6 à 7 millimètres (en repos). Naît des 2 corps caverneux, est situé dans le capuchon. Les 2 branches en se réunissant forment le *gland du clitoris*. Retenu à l'arcade pubienne par le *ligament suspenseur* qui l'entoure comme un collier.

Vestibule — Surface triangulaire, haute de 2 cent., située au-dessous du clitoris, au-dessus du vagin.

Méat urinaire — Situé à la partie inférieure du vestibule, frangé. Séparé du vagin par *tubercule antérieur du vagin*.

Hymen (orifice du vagin) — Membrane qui ferme l'orifice vaginal chez les vierges, sépare la vulve du vagin. *Forme* : en croissant, diaphragme étroit ou large, fendu, frangé, double fente, double orifice, en crible. L'orifice hyménéal n'est autre que l'orifice vaginal (Budin); toutefois les fibres musculaires y font défaut. En bas de l'hymen, *commissure naviculaire postérieure*. La déchirure de l'hymen forme les *caroncules myrtiformes* (2 à 5).

Glandes vulvo-vaginales ou de Bartholin — *Glandes en grappe* situées vers 1/3 postérieur des parties latérales de l'orifice vaginal, à 1^{m}/^{m} au-dessus de l'hymen. Amandes longues de 15 à 20 millimètres. Canal excréteur, long de 15 à 18 millimètres vient s'ouvrir au-devant de la partie postérieure de l'hymen dans l'angle formé par cette membrane et la muqueuse de la vulve. Glandes de Bartholin secrètent un liquide onctueux, incolore, destiné à lubréfier la vulve et l'entrée du vagin.

Bulbes du vagin — Organes érectiles situés sur les côtés de l'orifice vaginal, en arrière des petites lèvres, derrière le constricteur de la vulve. Comparés à 2 sangsues gorgées de sang. — 35^{m}/^{m} de long; grosse extrémité en bas; petite extrémité en haut se continue avec celle du côté opposé, de sorte que les bulbes du vagin forment un fer à cheval à concavité tournée en bas.

Les groupes ci-dessus forment **3 Plans (Sappey)** : *Plan moyen (suite)* et *Plan profond*, dans la **VULVE** (Fente chez les vierges, entr'ouverte chez multipares) *(suite)*.

B. ORGANES GÉNITAUX INTERNES

Organes génitaux internes
- Vagin.
- Utérus.
- Trompes.
- Ovaires.

VAGIN

VAGIN

Limites. — Canal musculo-membraneux allant de la vulve à l'utérus.

Situation. — Situé dans excavation suivant axe de la filière génitale (légère courbure à concavité antérieure).

Longueur. — Paroi antérieure 7 cent., paroi postérieure 9 cent.; largeur 3 à 4 cent. dans le sens transversal.

Forme. — Cylindre aplati transversalement, souple, extensible.

VAGIN (*suite*)

Direction relativement à l'axe du corps (Charpy)

- **1° *Femme à inclinaison normale de la symphyse pubienne*** : Inclinaison de symphyse sur verticale : 60°; vagin incliné en arrière et en haut de 15° environ; il est sensiblement vertical chez femme debout.
- **2° *Femme à type droit*** : Inclinaison de la symphyse : 45°; vagin est incliné en arrière; vulve est en avant.
- **3° *Femme à type incliné*** : Inclinaison de la symphyse atteint 70°; vagin est dirigé en haut et en avant, c'est-à-dire dépasse la verticale; vulve regarde en bas et en arrière.

Constitution

Surface interne
- *Colonne antérieure du vagin* et son *tubercule antérieur*, point de repère du cathétérisme.
- *Colonne postérieure du vagin.*
- Latéralement *rides* ou saillies transversales plus prononcées au voisinage de la vulve.

Surface externe

Paroi antérieure
- Un peu concave en avant.
- En rapport avec le canal de l'urèthre sur une étendue de 3 cent. (*cloison uréthro-vaginale* a plus d'un centimètre d'épaisseur).
- En rapport avec le bas-fond de la vessie sur une étendue de 5 cent (*cloison vésiso-vaginale* a 1 cent. environ d'épaisseur).
- En rapport avec les uretères qui sont en avant du col utérin où on peut les explorer.

Paroi postérieure
- Séparée du rectum par *cloison recto-vaginale* (tissu cellulaire lâche).
- En rapport plus haut avec *cul-de-sac péritonéal recto-vaginal* sur une étendue de 12 à 15 millim.

Bords latéraux
- En rapport de haut en bas avec : ligaments larges, releveur, bulbe et constricteur de la vulve.

Extrémité postér^re et supér^re
- Entoure le col de l'utérus sur lequel elle s'attache à l'union du 1/3 inférieur avec le 1/3 moyen en avant, à l'union du 1/3 moyen et du 1/3 supérieur en arrière.
- 4 culs-de-sac : 1 ant^r moins profond que le post^r, 2 latéraux.

Extrémité inférieure
- Aboutit à la vulve où elle constitue l'orifice vaginal ou hymen.

Structure
- *Tunique externe* : cellulo-fibreuse.
- *Tunique moyenne* musculeuse : faisceaux élastiques et conjonctifs; fibres longitudinales en dehors, circulaires en dedans.
- *Tunique interne* : épithélium pavimenteux stratifié, pas de glandes, riche en papilles.

Fonctions du vagin
- Organe de la copulation et de simple passage pour le fœtus.

UTÉRUS

UTÉRUS (A L'ÉTAT DE VACUITÉ)

Fonction
- Muscle *creux*, impair et médian, relié au vagin, destiné à la gestation et à l'expulsion du fœtus. Recouvert par péritoine.

Situation
- Situé dans petit bassin, suivant le grand axe du détroit supérieur, fixé en cette position par de nombreux ligaments.

Forme
- Poire ou gourde aplatie d'avant en arrière. Il forme 2 renflements (*corps et col*) séparés par un léger étranglement (*isthme*).

Direction et Déviations
- Dirigé suivant le grand axe du bassin; toutefois les viscères du voisinage (vessie, rectum, masse intestinale) leur font subir certains changements de direction suivant leur degré de plénitude.
- Si l'utérus descend dans le bassin, il y a *chute de matrice;* s'il apparaît à la vulve, il y a *prolapsus.*
- *Antéversion, rétroversion, latéroversion* droite ou gauche, quand tout l'organe bascule.
- *Antéflexion, rétroflexion, latéroflexion* droite ou gauche quand le corps se coude avec le col.

UTÉRUS de NULLIPARE

Surface externe
- *Face antér^re* : légèrement convexe, recouverte par péritoine.
- *Face postérieure* : plus convexe, légèremenl recouverte par péritoine qui va sur le vagin (*cul-de-sac de Douglas*).
- *Bord supérieur* ou *fond de l'utérus* : presque plan, à peine convexe en haut.
- *2 bords latéraux* : ligaments larges; vaisseaux et nerfs.

UTÉRUS (suite)

UTÉRUS de NULLIPARE (suite)

Surface externe (suite)

2 *angles supérieurs* ou *cornes utérines* se continuant avec trompe de Fallope; en avant des trompes ligaments ronds, en arrière ovaires.

Extrémité inférieure ou museau du tanche ou portion vaginale du col :
- Entouré par culs-de-sac du vagin.
- Forme allongée ou conique.
- Orifice externe du canal cervical, circulaire, étroit

Col :
- portion sus-vaginale.
- — intermédiaire.
- — intra-vaginale.

Rapports

Face antérieure du corps : péritoine, intestin grêle, face postérieure de la vessie.

Face antérieure du col : 1/3 supérieur péritoine; 1/3 moyen, vessie; 1/3 inférieur, portion vaginale du col.

Face postérieure du corps : cul-de-sac de Douglas, intestin grêle.

Face postérieure du col : les 2/3 inférieurs du col sont contenus dans la cavité vaginale.

Surface interne

Cavité du corps ou *cavité utérine* : triangulaire, à bords convexes en dedans; hauteur : 25 millimètres.

Isthme fait communiquer col avec corps, forme l'orifice interne du col et une sorte de détroit haut de 5 millim.

Cavité cervicale fusiforme (1 paroi antérieure, 1 postérieurè); sur chaque paroi un *arbre de vie*.

Dimensions

Hauteur : 63 millimètres en moyenne (corps 30, col 33).......................... En chiffre rond 6

Largeur maximum du fond : 44 à 46 millim............. 4
— *minimum* au niveau de l'isthme : 18 à 20 mill.

Diamètre antéro-postérieur maximum : 17 à 20 millim... 2
— — *minimum* : 12 à 13 millim.

Poids

32 à 42 grammes chez une nullipare.

Volume

Peu développé jusqu'à 15 ans, s'accroît ensuite, double presque de volume à chaque époque menstruelle pour redevenir normal après les règles, s'atrophie enfin à la ménopause.

Epaisseur de la paroi utérine : 8 à 10 millim. chez la nullipare.

UTÉRUS de MULTIPARE

Surface externe

Faces antérieure et postérieure bombées; *fond* convexe en haut, plus haut que les trompes,

Col plus court que le corps; *orifice externe* forme fente, d'où *lèvre antérieure* et *postérieure*.

Diamètres (plus considérables que chez les Nullipares)

Hauteur totale : 68 au lieu de 63.

Largeur augmente de 2 à 3 mill. seulement.

Diamètre antéro-postérieur maximum : 25 au lieu de 20.

Diamètre antéro-postérieur minimum : 17 au lieu de 13.

Poids 48 à 55 grammes.

Surface externe Cavité du corps au lieu d'avoir des bords à convexité en dedans, a des bords rectilignes ou conncaves.

Epaisseur de la paroi utérine : 11 millim. chez multipare.

Capacité utérine : 4 à 5 cent. cubes.

Structure de l'utérus

Une couche séreuse péritonéale.

Une couche musculaire : fibres musculaires lisses fusiformes à noyau central formant un enchevêtrement inextricable.

Une tunique muqueuse :

Muqueuse du corps
- Rosée, épithélium cylindrique à cils vibratiles. Ni papilles, ni villosités. Épaisseur : 1 à 2 mill. sauf au niveau des angles supérieurs et de l'orifice interne où elle a 1/2 mill.
- Derme renferme faisceaux connectifs, nombreuses cellules lymphatiques et *glandes en tube*.

Muqueuse du col
- Épithélium cylindrique à cils vibratiles, sauf dans les plis de l'*arbre de vie* (épithélium muqueux).
- *Glandes en grappe* secrétant des glaires. *Œufs de Naboth* sont des glandes distendues par sécrétion.

UTÉRUS (suite)

Ligaments de l'utérus (suite)

Ligaments larges (2)

Se dirigent vers les parois latérales du bassin, où ils se continuent en se dédoublant avec péritoine pelvien.
Bord supérieur a 3 replis : 1 antérieur, ligament rond ; 1 moyen, trompe ; 1 postérieur, ovaire.
Ligaments larges divisent l'excavation en 2 moitiés : l'une antérieure, vessie ; l'autre postérieure, rectum.
Bord inférieur repose sur plancher du bassin ou diaphragme pelvien.
Entre les 2 feuillets du ligament large : tissu cellulaire, fibres musculaires lisses, vaisseaux sanguins, lymphatiques et nerfs.

Ligaments ronds (2)

Véritables cordons de fibres musculaires qui partent de l'utérus un peu au-dessous des trompes, se dirigent obliquement d'arrière en avant.
Traversent le canal inguinal, s'insèrent sur le pubis et la grande lèvre. Longueur : 14 cent.

Ligaments antrs vésico-utérins (2)

Il n'existe en réalité que des replis péritonéaux au-dessous desquels se trouvent des fibres musculaires lisses bien disséminées (*ligaments pubo-vésico-utéro-vaginaux de Farabœuf*).

Ligaments utéro-sacrés (2)

Partent de la face postérieure de l'utérus à l'union du corps et du col, se dirigent en arrière, passent en dehors du rectum, et s'insèrent sur face antérienre du sacrum au niveau de la 3e et 4e vertèbre lombaire.
Entre eux se trouve le *cul-de-sac de Douglas*.

Tissu cellulaire péri-utérin

Peu abondant vers le bord supérieur des ligaments larges, il augmente de quantité au fur et à mesure que les replis séreux se rapprochent du releveur de l'anus.
Autour de l'isthme et de la portion sus-vaginale du col, il forme une bague dout le chaton est en avant. Le tissu cellulaire péri-utérin se continue en haut avec le tissu cellulaire des fosses iliaques, avec celui de la vessie en avant, du vagin en bas, du rectum en arrière, et avec celui des vaisseaux iliaques en arrière et en haut.

UTÉRUS GRAVIDE

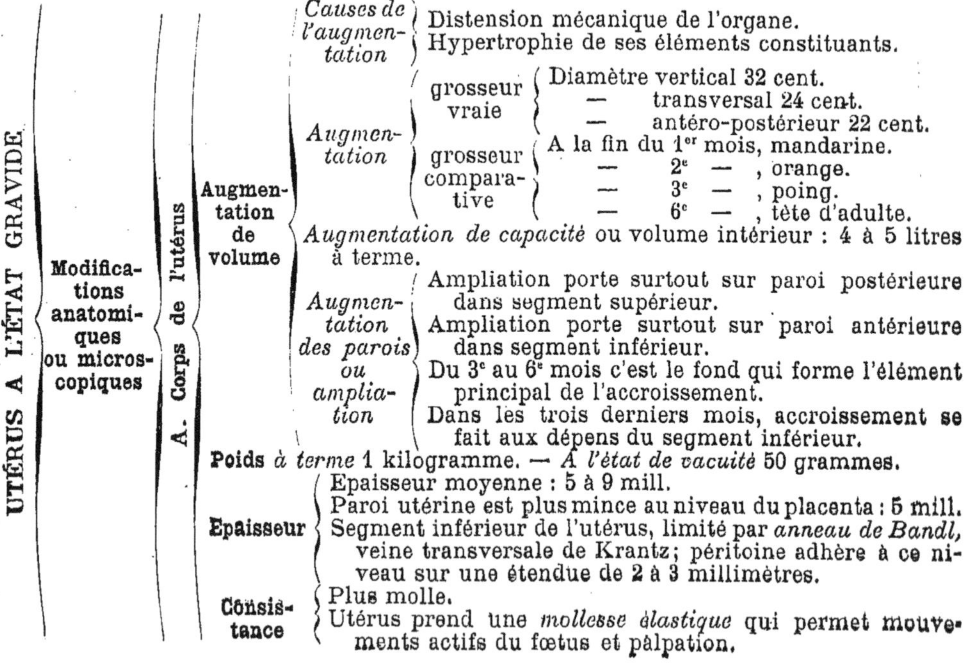

UTÉRUS A L'ÉTAT GRAVIDE

Modifications anatomiques ou microscopiques

A. Corps de l'utérus

Augmentation de volume

Causes de l'augmentation : Distension mécanique de l'organe. Hypertrophie de ses éléments constituants.

Augmentation :

grosseur vraie : Diamètre vertical 32 cent.
— transversal 24 cent.
— antéro-postérieur 22 cent.

grosseur comparative : A la fin du 1er mois, mandarine.
— 2e — , orange.
— 3e — , poing.
— 6e — , tête d'adulte.

Augmentation de capacité ou volume intérieur : 4 à 5 litres à terme.

Augmentation des parois ou ampliation :
Ampliation porte surtout sur paroi postérieure dans segment supérieur.
Ampliation porte surtout sur paroi antérieure dans segment inférieur.
Du 3e au 6e mois c'est le fond qui forme l'élément principal de l'accroissement.
Dans les trois derniers mois, accroissement se fait aux dépens du segment inférieur.

Poids à *terme* 1 kilogramme. — *A l'état de vacuité* 50 grammes.

Epaisseur
Epaisseur moyenne : 5 à 9 mill.
Paroi utérine est plus mince au niveau du placenta : 5 mill.
Segment inférieur de l'utérus, limité par *anneau de Bandl*, veine transversale de Krantz ; péritoine adhère à ce niveau sur une étendue de 2 à 3 millimètres.

Consistance
Plus molle.
Utérus prend une *mollesse élastique* qui permet mouvements actifs du fœtus et palpation.

UTÉRUS A L'ÉTAT GRAVIDE (*suite*)

Modifications anatomiques ou microscopiques (*suite*)

A. Corps de l'utérus (*suite*)

Forme
- Triangulaire et aplati à l'état de vacuité.
- Pendant le 1ᵉʳ trimestre : piriforme, petit ballon ; *utérus s'arrondit.*
- Pendant le 2ᵉ trimestre : sphère ; utérus *devient bossu.*
- Pendant le 3ᵉ trimestre : ovoïde à grand axe dirigé en bas ; utérus *devient ventru.*
- A la fin de la grossesse, dépression sur la surface utérine pour promontoire.

Situation

Résidence de l'utérus
- *Pelvienne* pendant le 1ᵉʳ trimestre.
- *Abdominale* pendant le 2ᵉ trimestre.
- *Pelvi-abdominale* pendant le 3ᵉ trimestre.

Rapport du fond de l'utérus avec la paroi abdominale
- A 4 mois un peu au-dessous de l'ombilic.
- A 5 mois au niveau de l'ombilic.
- A 6 mois au-dessus de l'ombilic.
- A 7 mois à *trois* travers de doigt au-dessus de l'ombilic.
- A 8 mois à *six* travers de doigt au-dessus de l'ombilic.
- A 9 mois à *neuf* travers de doigt au-dessus de l'ombilic.

Direction | Axe qui part de l'ombilic et aboutit au milieu du coccyx.

Orientation

Inclinaison latérale
- Latérale à droite : 55 %, due au mésentère (Tarnier) ou à la moindre longueur du ligament rond.
- N. B. — En cas d'opération césarienne, corriger complètement l'orientation de l'utérus (incliné et tordu) sous peine de faire porter l'incision sur le côté gauche et d'ouvrir les sinus.
- Latérale à gauche : 5 %.
- Nulle : 40 % (axe allant de l'ombilic au milieu du coccyx).

Torsion de gauche à droite | Paraît due à l'inclinaison latérale de l'utérus ; rotation est inverse toutes les fois que l'inclinaison latérale se fait du côté gauche.

Inclinaison antéro-postᵉ
- Très en avant (ventre en besace, abdomen pendulum).
- Un peu en avant (ventre en obusier).

B. Col de l'utérus

Forme | Type normal, type éteignoir, type entonnoir, type manchon.

Situation
- 1ᵉʳ trimestre : position habituelle.
- 2ᵉ — : ascension du col.
- 3ᵉ — : abaissement du col survenant avec l'engagement.

Volume
- Longueur : 2 cent. 1/2 à l'état de vacuité ; 5 à 6 à l'état gravide.
- Participe peu à l'hypertrophie générale.

Consistance
- Ramollissement progressif *de bas en haut* dû à une sorte d'imbibition.
- A 6 mois, ramollissement de la moitié inférieure.
- A 8 mois, — de la portion vaginale entière.
- A 8 mois 1/2 — de la portion sus-vaginale.
- Disparition ou effacement du col ne se fait en général qu'au début du travail.

Modifications microscopiques ou de structure

Couche musculaire
- Distension de la tunique séreuse par hyperplasie graduelle de ses éléments.
- Hypertrophie par accroissement de la tunique musculaire et par formation d'éléments musculaires nouveaux à striation.

Corps de l'utérus

Couche externe
- Superficielle : faisceau ansiforme de face antérieure à face postérieure.
- Profonde : fibres transversales.

Couche moyenne
- Criblée de vaisseaux artériels et de sinus artériels.
- Plexiforme, anneaux autour des sinus veineux ; fibres en Z.

UTÉRUS A L'ÉTAT GRAVIDE (*suite*)

Modifications microscopiques ou de structure (*suite*)

Couche musculaire

Corps de l'utérus (*suite*)

Couche interne
- 2 faisceaux triangulaires (un face antérieure, un face postérieure).
- 2 muscles orbiculaires (autour des trompes).
- Fibres arciformes (sur le fond); direction d'avant en arrière.
- Fibres musculaires (transversales).

Col
- *Couche interne* : Fibres transversales et circulaires.
- *Couche externe* : Fibres transversales et circulaires; en outre anneau circulaire de l'orifice externe.

Couche muqueuse

Du corps
- Présence de *cellules déciduales* (polynucléolaires).
- Devient par bourgeonnement les caduques.

Du col
- Sécrète bouchon gélatineux qui s'expulse au moment de l'accouchement.

Vaisseaux et nerfs | Prennent part à l'hypertrophie générale.

Modifications physiologiques (hypertrophie physiologique)

Propriétés dues aux nerfs
- Sensibilité.
- Irritabilité.

Propriétés dues à l'organe musculaire
- Extensibilité.
- Rétractilité (permanente).
- Contractilité qui fournit *contractions* | lentes involontaires intermittentes douloureuses | Chaque contraction a 3 périodes | augment, état, déclin

UTÉRUS immédiatement après l'accouchement

- Hauteur moyenne de l'utérus : 18 à 20 cent.
- Hauteur de l'utérus suivant les segments : supérieur 13 cent. | portion cervico-utérine 5.5. ; inférieur 7 cent. | col .... 2.5.

Aspect variable suivant les portions
- Portion supérieure est ramassée, ferme, épaisse.
- Segment inférieur plus long, flasque, flottant et mince.
- Plaie placentaire, fomenteuse, violacée.
- Plaie de la caduque est rosée, lisse.
- Muqueuse du col est irrégulière, noirâtre, ecchymotique.

Poids
- Immédiatement après l'accouchement : 900 à 1000 gram.

Epaisseur moyenne
- De la paroi de la portion dure : 3 cent.
- De la paroi de la portion flasque, cervico-utérine : 8 à 10 mil.

RÉGRESSION UTÉRINE ou Utérus consécutivement à l'accouchement

Involution
- Retour à l'état primitif. Durée : 3 mois,
- 2 périodes dans régression :
  - *Régression apparente : 6 premières semaines.*
  - *Régression latente microscopique.*
  - Ces 2 périodes sont séparées par *retour de couches.*

Durée de l'involution
- *Apparente* de 6 semaines à 2 mois; *complète* après 70 jours ; muqueuse est reconstituée après 40 ou 50 jours.

Périodes
- *Période d'augmentation passagère* : utérus réaugmente pendant les 12 premières heures.
- *Diminution progressive* : 1 cent. par jour; utérus disparaît dans petit bassin après 12 ou 15 jours.

Régression variable suivant les segments
- Le segment sup involue 12 heures après l'accouchement.
- Le segment inférieur ne commence à évoluer que du 6e au 9e jour.
- Dès le 4e jour un isthme sépare le corps du col.

Hauteur du fond de l'utérus dans la période de régression (d'après Depaul)
- Le premier jour, fond de l'utérus remonte à un travers de doigt au-desssus de l'ombilic.
- Deuxième jour, fond de l'utérus se trouve à la hauteur de l'ombilic.
- Cinquième et sixième jour, fond de l'utérus se trouve à deux travers de doigt au-dessous de l'ombilic.
- Neuvième jour, fond de l'utérus se trouve à trois travers de doigt au-dessous de l'ombilic.
- Douzième jour, fond de l'utérus se trouve au ras du pubis.

Mécanisme de la régression utérine
- Atrophie de la *séreuse.*
- Dégénérescence graisseuse, atrophie et résorption des *fibres musculaires* (anciennes ou nouvelles) (?).
- Résorption des produits dégénérés par appareil vasculaire.
- Vaisseaux s'obstruent par *thrombose veineuse.*

RÉGRESSION UTÉRINE ou Utérus consécument à l'accouchement (suite)	Mécanisme de la régression utérine (suite	Débris de caduque sont expulsés ; nouvelle *muqueuse* se forme. Régénération de la muqueuse n'est complète qu'au bout de 6 semaines pour le corps et de 15 jours pour le col. Régression est moins rapide lorsqu'il y a eu inflammation ou avortement.
	Poids	Diminue progressivement chaque jour. — De 1000 gr. il tombe à 750 gr. au bout de deux jours, à 600 après la première semaine, à 375 à la fin de la deuxième.

TROMPES DE FALLOPE

Fonction	Deux conduits étendus d'utérus à ovaires. Voie suivie par spermatozoïde et ovule.
Situation	Dans l'aileron moyen du ligament large (aileron supérieur).
Direction	Transversales dans 1/3 interne et rectilignes ; Flexueuses, obliques en avant et en dehors dans 1/3 moyen ; Obliques en arrière et en dedans dans 1/3 externe.
Calibre	*Portion interne* étroite (soie de sanglier). — *moyenne* ou *tubulaire*, fusiforme, $4^{m/m}$ aux 2 extrémités du fuseau, $8^{m/m}$ au milieu. — *externe ovarique* (calibre d'une sonde ordinaire).
Longueur	12 centimètres.
Extrémité interne	S'ouvre dans l'utérus par l'*ostium uterinum* (calibre : 1 millimètre.
Extrémité externe	Evasée, forme le *pavillon de la trompe ;* forme d'un entonnoir ; quelquefois 2 ou 3 pavillons par trompe. Présente des franges dentelées sur les bords. Une des franges forme une gouttière qui se fixe à l'extrémité externe de l'ovaire *(ligament tubo-ovarien).* Péritoine se continue avec muqueuse de la trompe.
Rapports	Dans toute leur étendue avec les anses intestinales.
Structure	Tunique externe *séreuse :* formée par le bord supérieur du ligament large ; se continue en dehors avec muqueuse du pavillon. Tunique *musculaire :* fibres lisses, longitudinales en dehors, (moyenne) circulaires en dedans. Tunique *muqueuse :* épithélium cylindrique à cils vibratiles dirigés vers l'utérus présente des plis lon- (interne) gitudinaux qui s'emboîtent.

OVAIRES

Situation	Organes renfermant les ovules ; ils sont situés dans l'aileron postérieur du ligament large ; organes fondamentaux de l'appareil génital.
Moyens de fixité	Sont maintenus par le feuillet postérieur du ligament large, par le ligament de l'ovaire et le ligament de la trompe.
Forme et volume	Aplatis d'avant en arrière, allongés transversalement. Forme et volume d'une amande verte. S'atrophient considérablement chez vieille femme.
Poids	6 à 8 grammes.
Diamètres	Transversal : 38 millim. ; vertical : 8 millim. ; antéro-postérieur : 15 mil.
Coloration	Extérieure blanchâtre ; interne rougeâtre.
Aspect extérieur	Lisse et uni avant la puberté, se couvre après la puberté de cicatrices violacées ou blanchâtres.
Consistance	Rénitente chez la femme jeune, dure chez femme âgée.
Constitution	*Extrémité externe* Arrondie, donne attache au *ligament tubo-ovarien.* *Extrémité interne* Effilée et allongée, se continue avec le *ligament utéro-ovarien,* long de 3 centimètres. *Face ant^{re}* Regarde un peu en haut, en rapport avec la masse intestinale. *Face post^{re}* Dirigée un peu en bas. *Bord supér^r* Légèrement convexe. *Bord inférr ou hile* Rectiligne, reçoit vaisseaux et nerfs ovariens.

OVAIRES ou (Testes muliebres)

OVAIRES ou (Testes muliebres) (suite)

Structure

Couche périphérique — Formée d'un *épithélium cylindrique;* appelée couche *albuginée.*
Epaisseur : 1 millim. ; renferme les ovules logés dans petites cavités *(ovisacs* ou *follicules de Graaf).*
300.000 ovisacs par ovaire. — Entre les ovisacs fibres conjonctives et musculaires.
12 à 15 ovisacs sont plus volumineux que les autres et se rompront à maturité.

Couche corticale, glandulaire ou ovigère, périphérique

Les corps jaunes sont les cicatrices consécutives à la rupture des vésicules de Graaf.

Chaque vésicule de Graaf comprend de dehors en dedans :
- Une capsule ou *membrane d'enveloppe.*
- Une membrane granuleuse composée de cellules.
- Le *liquor folliculi.*
- Un *disque proligère* renfermant *ovule.*

Chaque ovule comprend :
- *Vitellus.* — Membrane vitelline. Vésicule germanique (Coste, Purkinje).
- *Vésicule germinative.* — Tache germinative (Wagner 1836).

Couche profonde, vasculaire, — Rougeâtre, un peu molle, spongieuse, érectile.
Fibres conjonctives, musculaires lisses, et surtout vaisseaux qui forment *artères hélicines.*

Vaisseaux | Artère utéro-ovarienne, veine utéro-ovarienne.

Lymphatiques — Se jettent dans ganglions lombaires.

Nerfs | Fournis par le grand sympathique.

MODIFICATIONS DES ANNEXES DE L'UTÉRUS PENDANT LA GROSSESSE

MODIFICATIONS des annexes de l'utérus pendant la grossesse

Organes génitaux internes et externes

Ligaments larges
- Changements dans leurs dimensions (hyperplasie de tous les éléments).
- Changements dans leur direction (d'horizontaux deviennent obliques de haut en bas et de dedans en dehors).

Ligaments ronds
- Changements dans leurs dimensions (forment 2 cordons cylindriques).
- Changements dans leur direction (deviennent presque verticaux ; vont des parties latérales de l'ombilic aux régions inguinales).

Trompes
- Direction presque verticale.
- Point d'attache à l'union du 1/3 antérieur et des 2/3 postérieurs des faces latérales.

Ovaires
- Corps jaunes de la grossesse.
- Arrêt presque absolu de l'évolution des follicules de Graaf.

Vagin
- Hyperplasie de tous les éléments. — Ramollissement.— Coloration violacée.
- Hypertrophie des vaisseaux.— *Pouls vaginal.*— Varices.
- Evasement du vagin à la partie supérieure à la fin de la grossesse.
- Par suite de l'activité vasculaire, exagération des secrétions vaginales. Pertes blanches.
- Augmentation des papilles du derme, vaginite granuleuse, crêtes de coq (être très réservé sur leur origine).

Vulve
- Plus humide, plus souple.
- Coloration violacée, varices.
- Pigmentation des grandes lèvres, surtout chez les femmes brunes.

Périnée
- Ramollissement.
- Hypertrophie.
- Pigmentation.

Articulations du bassin — Voir modifications du bassin pendant la grossesse et l'accouchement.

MODIFICA-
TIONS
des annexes
de l'utérus
pendant
le grossesse
(suite)

Modifications de l'abdomen

Distension de la paroi abdominale.
Ecartement des grands droits (de 3 à 11 cent.); à 11 cent., il y a éventration.
Elargissement de la ligne blanche.

Vergetures (éraillements de la peau)
Siège : région sacro-ombilicale et partie supérieure des cuisses.
Vergetures peuvent être dues à une tumeur de l'abdomen ou à de l'ascite.
Vergetures anciennes plus pâles, nacrées, d'un blanc mat.
Vergetures récentes ardoisées ou violacées.

Pigmentation de la paroi abdominale et surtout de la ligne blanche.

Modifications des mamelles. — Voir tableau spécial.

VAISSEAUX DU BASSIN OBSTÉTRICAL

a. — BRANCHE VENANT DE L'AORTE ABDOMINALE

Artère utéro-ovarienne

Trajet — Descend (sous le péritoine) devant l'uretère et les vaisseaux iliaques, entre sous le bord supérieur du ligament large, passe sous l'ovaire et se dirige vers l'angle supérieur de l'utérus où elle se bifurque.

Branches
Collatérales — Rameaux à la trompe de Fallope.
— à l'ovaire.
Terminales — Rameau supér pour le fond de l'utérus (bord sup').
— inférieur sur le bord latéral de l'utérus, *s'anastomose avec artère utérine.*

b. — BRANCHES VENANT DE L'HYPOGASTRIQUE OU ARTÈRE ILIAQUE INTERNE

Artère vésicale

Trajet — Née de la partie antérieure de l'iliaque interne, elle se porte en bas et en avant vers la face inférieure de la vessie.

Branches
Rameaux vésicaux : Ramuscules antérieurs.
— postérieurs.
Rameaux vaginaux : Ramuscules antérieurs.
— postérieurs,

Honteuse interne

Trajet — Sort du bassin par grande échancrure sciatique avec nerf honteux interne, contourne la face postérieure de l'épine sciatique et rentre dans le bassin par la petite échancrure sciatique; elle s'applique sur la face interne de l'ischion, se porte vers symphyse pubienne en côtoyant branche ascendante de l'ischion et descendante du pubis, et arrivée à la symphyse se bifurque en clitoridienne et caverneuse.

Branches
Collatérales
Hémorroï-dales infér^{res} — Rameaux vaginaux : Ramuscules antérieurs.
— postérieurs.
Périnéale superficielle — Contourne le bord postérieur du transverse, se dirige d'arrière en avant et se ramifie dans peau du périnée; s'anastomose avec honteuses externes.
Périnéale profonde ou bulbeuse — Traverse triangle ischio-bulbaire et se termine dans bulbe après avoir irrigué muscles superficiels du périnée.
Terminales
Caverneuse — Branche descendante pour le corps caverneux.
Clitoridienne — Pour le clitoris.

Artère vaginale

Trajet — Se porte en bas et en dedans vers bord du vagin. S'anastomose avec branches artérielles du périnée et de la vessie.

Branches terminales — Rameaux vaginaux antérieurs.
— — postérieurs.

VAISSEAUX DU BASSIN OBSTÉTRICAL (*suite*)

Artère uté-rine

Trajet — Se porte en bas et en dedans ; arrivée aux bords du col utérin, elle se ramifie dans tissu du col, dans partie supérieure du vagin et s'anastomose avec artère utéro-ovarienne en faisant des hélices *(artère hélicine* ou *puerpérale)*.

Branches — Branches cervicales.
— vaginales.
Branche anastomotique avec utéro-ovarienne, *artère puer-pérale*.

c. — BRANCHE VENANT DE L'ARTÈRE ILIAQUE EXTERNE

Artère funiculaire ou artère du ligament rond — Vient de l'épigastrique, branche de l'iliaque externe, remonte tout le long du ligament rond pour se terminer au niveau du bord supérieur de l'utérus où elle s'anastomose avec utéro-ovarienne.

d. — BRANCHES VENANT DE L'ARTÈRE FÉMORALE

Honteuse externe supérieure — Située dans tissu cellulaire sous-cutané, elle part de la fémorale, se porte en dedans et va se perdre dans les grandes lèvres et petites lèvres.

Honteuse externe inférieure — Naît de la fémorale, quelquefois de la fémorale profonde, passe dans la concavité de l'anse que décrit la saphène interne au moment où elle se jette dans la veine fémorale, a la même direction que la honteuse externe supérieure et se termine dans la peau de la grande lèvre et de la petite lèvre.

VEINES (suivent le même trajet que les artères)
Veines utéro-ovariennes se jettent dans veine cave inférieure et veine rénale gauche.
Veines utérines, honteuses internes se jettent dans hypogastrique.
Veines du ligament rond se jettent dans paroi abdominale.
Veines honteuses externes se jettent dans veine saphène interne.

Lymphatiques
Lymphatiques du périnée — Superficiels : Ganglions de l'aine.
Profonds : Ganglions iliaques et lombaires.
Lymph. utérins (existent dans toutes couches et surtout dans couhes moyenne et externe)
2 ganglions rétro-pubiens.
4 — satellites de l'utérus.
Ganglions sacrés (groupe des)
— pelviens latéraux affectant la forme en T.

NERFS

Nerfs utérins 2 sources
Plexus sacré — Plexus ovarique
Plexus hypogastrique — Suivent le trajet des vaisseaux
Plexus lombaire — Nerf génito-crural fournissant un rameau au ligament rond.

Nerf périnéal *Branche du nerf honteux interne qui se divise en*
Branche inf^re périnéale — Superficielle : cutanée.
Profonde ou musculaire.
Branche supérieure : clitoridienne.

PHYSIOLOGIE DES ORGANES GÉNITAUX DE LA FEMME

VIE DE LA FEMME

Période prœgénitale (jusqu'à la nubilité).

Période génitale
Etat de repos (intermenstruel).
Etat menstruel,
Etat puerpéral
grossesse dont les phénomènes préliminaires sont
menstruation — ovulation.
écoulement sanguin.
fécondation.
accouchement.
Post partum (jusqu'à cessation de l'allaitement).

Période post génitale (après la ménopause).

PÉRIODE GÉNITALE DE LA FEMME

OVULATION

Définition : Ponte ovulaire.

Développement de la vésicule de Graaf { prolifération des cellules / prolifération du liquor folliculi } par suite de la poussée sanguine.

Amincissement de la paroi externe de l'ovisac par suite du développement de la vésicule de Graaf.

Rupture de l'ovisac par suite de l'amincissement progressif de sa paroi externe.

Cicatrisation de l'ovisac ou formation des corps jaunes
Se fait en 30 ou 35 jours chez la femme non gravide (*corps jaune de la menstruation*); autant de corps jaunes que d'ovulations.
Ou ne s'effectue qu'à la fin de la grossesse (*corps jaunes de la fécondation*) plus volumineux puisqu'ils ont participé à l'hypertrophie générale des organes génitaux.

Mécanisme

Progression de l'ovule — De l'ovaire à la trompe

Théorie de l'emboîtement : Pavillon s'appliquerait sur l'ovaire par suite de la congestion de la trompe et de l'ovaire ou par suite de l'attraction du ligament ovarien.

Théorie de la projection : Eclatement de l'ovisac lancerait ovule dans la trompe.

Théorie de la gouttière : Ovule cheminerait dans la gouttière formée par ligament tubo-ovarien. — Un point reste obscur : migration de l'ovule jusqu'à la naissance de la gouttière.

Th[ie] de la migration accidentelle : Péritoine serait le tombeau des ovules qui y seraient bientôt résorbés ; hasard conduirait seul ovule vers pavillon.

Théorie du lac menstruel : Par suite de la rupture, accumulation du liquor folliculi, de sérosité et de sang; ovule flotterait comme une épave et se dirigerait vers trompe.

Dans la trompe : Mouvements des cils vibratiles emportent l'ovule vers ostium uterinum.

MENSTRUATION

Synonymie et définition { *Flux menstruel, menstrues, règles, époque, mois.* — Ecoulement sanguin génital, périodique.

Phases { Phase initiale ou d'*augment*. / Phase moyenne ou d'*état*. / Phase terminale ou *déclin*.

Durée des règles : de 3 à 7 jours.

Quantité de sang perdue : de 100 à 500 gr.; au-dessus *ménorrhagie*.

Composition du sang perdu { Alcalin, quelquefois neutre. / Eau, globules blancs et rouges, cellules épithéliales de l'utérus et du vagin. / Rarement lambeaux de muqueuse utérine.

Source du sang { Provient de l'utérus par suite de congestion { chute totale de la muqueuse. / chute partielle : épithélium seul est caduc. / intégrité de la muqueuse (de Sinéty).

Périodicité des règles { Mois solaire, mois lunaire. / Retard, avance.

Influence des règles sur l'état général : Très manifesté.
Apparition des règles ou nubilité : 14 à 15 ans en France.
Cessation des règles ou ménopause : 45 ans en moyenne en France.

<table>
<tr><td rowspan="6">MENSTRUATION (suite)</td><td rowspan="3">Modifications
et
anomalies
de la
menstruation</td><td colspan="2">Déviations
des règles { saignement de nez.
vomissements de sang.
crachements de sang.
hémorragies cutanées.</td></tr>
</table>

Modifications et anomalies de la menstruation

Déviations des règles :
- saignement de nez.
- vomissements de sang.
- crachements de sang.
- hémorragies cutanées.

Règles supplémentaires (règles et en plus déviation).
Dysménorrhée. — Règles difficiles ou douloureuses.
Rétention des règles. — Par oblitération du col utérin ou d'orifice vaginal.
Suppression de la menstruation par la grossesse, l'allaitement ou les émotions.

Rapports entre l'ovulation et la menstruation

3 ordres de faits :
- Ovulation détermine menstruation.
- Ovulation sans menstruation (cas de *grossesse chez femmes et filles non réglées*).
- Menstruation sans ovulation (quelquefois à l'autopsie on n'a pas constaté de corps jaunes chez filles réglées).

3 théories :
- L'ovulation détermine l'écoulement,
- Congestion mensuelle favorise l'ovulation puisqu'il y a en même temps congestion de l'ovaire et de l'utérus.
- Indépendance de l'ovulation et de la menstruation.

FÉCONDATION

Définition : Fusion de l'élément mâle et femelle.
a. **Elément femelle** : Ovule (Voir plus haut).

b. **Spermatozoïde ou élément mâle**

Sa configuration : Tête ou bouton céphalique formée de *chromatine* condensée ; filament axile terminal.
Ses mouvements : Indéniables.
Vitesse : Parcourt en une seconde un espace égal à sa longneur.
Milieu acide nuisible.

Mode d'acheminement du spermatozoïde vers l'ovule

Théorie de la capillarité : Cavité utérine étant virtuelle, sperme monterait entre les 2 parois comme l'eau entre 2 plaques de verre. Objection : tout le liquide ne monte pas, il n'y a que les spermatozoïdes.

Théorie de l'aspiration : Sperme serait attiré par l'utérus comme l'eau l'est par la poire de caoutchouc dégonflée. Même objection.

Théorie des cils vibratiles : Spermatozoïdes seraient emportés par mouvements des cils vibratiles. Objection : les cils vibratiles de la trompe sont dirigés en sens contraire et la rencontre de l'ovule et du spermatozoïde se fait dans 1/3 externe.

Théorie spermatique : Spermatozoïde est animé de *mouvements propres* qui lui permettent de progresser.

Lieu de rencontre du spermazoïde et de l'ovule : 1/3 externe de la trompe.
Mécanisme de la fusion de l'élément mâle et femelle : Disparition de l'élément mâle dans l'élément femelle.

Conditions de la fécondation { Integrité de l'ovule et du spermatozoïde.
Possibilité de leur rencontre dans l'organisme féminin.

Possibilité de la fécondation : A tous les moments, surtout avant et après les règles.

MAMELLES [1]

Fonction. — Organes glandulaires destinés à sécréter le lait.

Nombre. — 2.

Situation — Partie antérieure et latérale du thorax (de 3e à 7e côte). Reposent sur pectoraux dans un dédoublement du fascia superficialis.

Forme. — 1/2 sphère, piriforme, conique ou ronde.

Consistance — Ferme chez les vierges. Molle et pendante chez multipares et femmes âgées. Augmentation de dureté au moment des règles.

Face externe

Au centre de face externe — Glandes sudoripares et sébacées. Muscle sous-aréolaire, peu de tissu adipeux.

Aréole — Aréole secondaire, mouchetée. *Tubercules de Montgomery* ou canaux galactophores accessoires.

Au centre de l'aréole

Mamelon — Saillie cylindroïde ou conique, 10 à 15 millim. de haut 8 à 10 de large. Surface recouverte de papilles.

Structure — Extrémité des canaux galactophores (15 à 20). Glandes sébacées, Fibres musculaires lisses pour érection du mamelon (*thélotisme*).

Forme : Piriforme, cylindrique, hémisphérique, ombiliquée.

Face postérieure : Plane, repose sur pectoraux. — Lamelles de tissu conjonctif.

Circonférence : Se continue avec régions environnantes.

Dimensions
Diamètre transversal....... : 11 à 12 cent.
— vertical .... : 10 cent.
— antéro-postérieur. : 5 à 6 cent.

Peau.

Tissu graisseux qui forme une grande partie de son volume.

Structure

Glande en grappe — Grains ou acini se réunissant par groupes ou lobules. 15 à 20 lobes par mamelle séparés par cloisons conjonctives. Acini tombent dans canaux excréteurs. Canaux excréteurs forment après réunion *canal galactophore*. Canal galactophore forme un renflement : *sinus lactifère* (épithélium cylindriqne). Acini ont des parois conjonctives tapissées par des cellules cubiques.

Vaisseaux — Artères mammaires internes et externes, intercostales. Veines forment au niveau de l'aréole le *cercle veineux de Haller*. Lymphatiques superficiels et profonds, convergent vers l'aisselle (ganglion à la réunion du grand dentelé et du pectoral).

Nerfs — Intercostaux, plexus brachial, nerfs pectoraux.

Développement de la glande mammaire — Rudimentaire jusqu'à la puberté. Se flétrit à la ménopause.

MODIFICATIONS des MAMELLES pendant LA GROSSESSE

Augmentation de volume, vergetures.
Elancements, picotements.
Veines superficielles plus apparentes.
Mamelon plus long, plus gros, plus foncé à la fin du 2e mois.
Aréole devient très brune, très foncée.
Aréole secondaire, plus mouchetée par pigmentation.
Thélotisme ou érection du mamelon.

Colostrum — Coloration grisâtre, empèse le linge. En se desséchant forme croûtes sur le mamelon (d'où préparation du mamelon nécessaire avant l'allaitement).

Constitution — Cellules bondées de gouttelettes graisseuses qui éclatent. Les grains de colostrum sont des cellules non éclatées.

NOTIONS SOMMAIRES SUR LE DÉVELOPPEMENT DE L'APPAREIL GÉNITO-URINAIRE

DÉVELOPPEMENT DES ORGANES GÉNITAUX INTERNES

Principes

- Organes génito-urinaires proviennent du *germe uro-génital* de Waldeyer, masse cellulaire située à la partie interne de la fente pleuro-péritonéale et en dehors des protovertèbres, apparaissant chez l'embryon avant la formation de l'allantoïde.
- Organes génitaux internes passent par un *état indifférent* avant d'acquérir le type masculin ou féminin.
- Etat indifférent dure jusqu'au 3e mois; à ce moment seulement s'effectue la distinction des sexes.
- 3 organes prennent part à la formation des organes *génitaux internes* : corps de Wolff, glande génitale, conduit de Müller.

1° Etat indifférent

1° Corps ou canal de Wolff (qui sera *spermiducte*)

- Il est d'abord constitué par une dépression qu'on trouve située sur le côté le plus externe du germe uro-génital qui fait partie du feuillet moyen.
- Cette dépression s'enfonce petit à petit dans germe uro-génital et se transforme peu à peu en un canal complet. Bientôt de la partie interne de ce canal naissent des bourgeons qui se portent en dedans *du corps de Wolff*.
- Complètement développés, les *corps de Wolff* sont recouverts en avant par péritoine qui présente 2 replis : l'un supérieur, *ligament diaphragmatique*; l'autre inférieur, *ligament lombaire*.
- Ils ne sont autres que des *reins temporaires;* leur extrémité supérieure se termine en cul-de-sac; leur extrémité inférieure s'ouvre dans la partie inférieure de la vessie qui fait partie du sinus *uro-génital*.
- Corps de Wolff ne commencent à disparaître que quand reins persistants sont formés (3 mois de la vie intra-utérine).

2° Glande génitale

- La glande génitale se forme de la 5e à la 6e semaine, aux dépens de l'*épithélium germinatif* cylindrique, épais que l'on rencontre sur la partie interne du corps de Wolff.
- Elle est l'ébauche du testicule et de l'ovaire, quelque doive être le sexe plus tard; épithélium germinatif renferme à ce moment des cellules sphériques à noyaux volumineux, à nucléoles apparents dits *ovules primordiaux*.
- Elle est recouverte par le péritoine qui forme 2 replis (1 à chaque extrémité) : l'un supérieur qui va au ligament diaphragmatique, l'autre inférieur qui va au canal de Wolff juste à l'insertion du ligament lombaire de ce dernier.

3° Conduit de Müller (conduit génital qui sera *oviducte*)

- En même temps que se développe glande génitale, il se forme encore aux dépens de l'épithélium germinatif un pli longitudinal accolé au côté interne et antérieur du canal de Wolff. Ce pli longitudinal, qui est l'origine du *conduit de Müller*, se transforme bientôt en un canal complet dont l'extrémité supérieure est fermée et dont l'extrémité inférieure s'ouvre dans la partie inférieure de la vessie, près du conduit de Wolff.

2° Période de formation des sexes

Développement du type féminin

Principe : Le développement du sexe féminin se fait aux dépens de la glande génitale et des *canaux de Müller*.

DÉVELOPPEMENT DES ORGANES GÉNITAUX INTERNES *(suite)*

2° Période de formation des sexes *(suite)*

Développement du type féminin *(suite)*

Ovaire

A la fin du 2ᵉ mois, quand *glande génitale doit devenir ovaire*, épithélium germinatif et ovules primordiaux se développent de plus en plus.

Corps de Wolff s'atrophie et ne laisse comme trace que *l'organe de Rosenmüller*, vestige des bourgeons creux ou canaux. Cet organe est situé dans l'épaisseur du ligament large entre trompe et ovaire. A mesure que corps de Wolff disparaissent, ovaire descend vers région inguinale et se place très obliquement.

Trompe

Elle est formée par le *conduit de Müller*. L'extrémité supérieure qui était fermée présente bientôt une fente linéaire qui s'évase et forme la trompe ; son cul-de-sac terminal persistant forme *l'hydatide de Morgagni*.

Utérus et vagin

L'extrémité inférieure du conduit de Müller (qui reçoit en avant les conduits de Wolff) se soude avec la partie correspondante du côté opposé pour former l'utérus. Cette soudure constitue une cloison (d'où l'explication des utérus bifides) qui finit par disparaître et ainsi se trouvent constitués l'utérus et le vagin par la réunion de la partie inférieure des 2 conduits de Müller.

Les utérus et vagin cloisonnés ne sont que la preuve d'un arrêt de développement des organes génitaux internes.

Ligament large et ligament rond

Quand corps de Wolff ont disparu, péritoine qui les recouvrait forme *ligaments larges*.

Ligament diaphragmatique des corps de Wolff disparaît.

Ligament supérieur qui rattachait l'extrémité supérieure de la glande génitale constitue la frange qui relie l'ovaire au pavillon de la trompe ou à l'extrémité du conduit de Müller.

Ligament inférieur de l'ovaire devient ligament qui rattache l'ovaire à l'utérus.

Ligament lombaire des corps de Wolff constitue *ligament rond* qui traverse canal inguinal accompagné d'un cul-de-sac péritonéal *(canal de Nück)*.

Développement du type masculin

Se fait aux dépens de la glande génitale et du *canal de Wolff*.

Glande génitale devient testicule.

Canal de Wolff devient le canal déférent qui forme à certains endroits des culs-de-sac *(vésicules séminales)* ou des conduits flexueux *(épididyme)*.

Conduits de Müller disparaissent à l'exception de leurs extrémités inférieures qui se soudent pour s'ouvrir dans le sinus uro-génital par un orifice commun *(utricule prostatique)*.

Extrémité libre constitue *l'hydatide pédiculée de Morgagni*.

DÉVELOPPEMENT DES ORGANES GÉNITAUX INTERNES (*suite*) — **2ᵉ Période de formation des sexes** (*suite*) — **Développement du type masculin** (*suite*) — *Descente du testicule* :

- Le testicule est situé à l'origine dans cavité abdominale.
- Ce n'est qu'au 3ᵉ mois qu'il se trouve près de la région inguinale.
- Il n'arrive dans le scrotum qu'au 8ᵉ ou 9ᵉ mois (d'où *ectopie* est un arrêt de développement).

DÉVELOPPEMENT DES ORGANES GÉNITAUX EXTERNES

1ᵉʳ Effet indifférent

Pendant les premières semaines existence d'un *cloaque*, ouverture commune à l'intestin postérieur et au sinus uro-génital. Vers le milieu du 2ᵉ mois, formation d'une cloison transversale par soudure médiane de 2 plis latéraux qui divisent le cloaque en 2 cavités secondaires : 1 antérieure uro-génitale, 1 postérieure anale.

Dès la 4ᵉ semaine, avant la formation de la cloison transversale du cloaque, apparition en avant de ce dernier du *tubercule génital* qui se trouve bientôt entouré par 2 replis circulaires (*replis génitaux*).

2ᵉ Période de formation des sexes

Développement du type féminin

- *Sinus uro-génital* forme *vestibule du vagin.*
- *Tubercule génital* forme *clitoris.*
- Les 2 lèvres du sillon forment les petites lèvres; les grandes lèvres sont formées par replis génitaux.
- Sillon génital reste ouvert, sauf en arrière, où sa soudure constitue le *raphé périnéal.*

Développement du type masculin

- *Tubercule génital* constitue *pénis.*
- Replis génitaux se soudent sur ligne médiane pour former scrotum.
- Prostate paraît dès 3ᵉ mois.

DÉVELOPPEMENT DE L'APPAREIL URINAIRE

Nous avons vu que les corps de Wolff constituaient les reins primordiaux. En même temps que le corps de Wolff se développe, l'intestin postérieur pousse un bourgeon qui va former le *sinus uro-génital,* auquel vont aboutir les 4 conduits de Müller et de Wolff.

Sinus uro-génital en se développant par son extrémité antérieure va constituer *canal allantoïdien (ouraque et vésicule allantoïde).*

Du sinus uro-génital ou si l'on préfère de la partie vésicale de l'ouraque partent bientôt 2 culs-de-sac qui vont se développer de plus en plus au fur et à mesure que corps de Wolff disparaît et donner naissance aux uretères, puis par bourgeonnement et immixtion dans un peloton vasculaire aux canalicules urinifères et aux glomérules de Malpighi.

Pathogénie des anomalies des organes génitaux de la femme (*basée sur l'embryologie*)

- Les utérus bifides sont le résultat d'une soudure incomplète des conduits de Müller. — anomalies par arrêt de développement
- Les utérus et vagin cloisonnés sont dus à ce que la cloison ne s'est pas résorbée. — anomalies par arrêt de développement

Hermaphrodisme (réunion sur un même individu des 2 sexes ou de quelques-uns de leurs caractères)

apparent :
- Dans le cas de malformation des organes génitaux externes.
- Cette malformation résulte d'un arrêt de développement ou du développement exagéré de certains organes (clitoris par exemple).

vrai :
- Quand le mélange des 2 sexes porte aussi bien sur les organes génitaux internes comme sur les organes externes. Ex. : Il peut se faire que le corps de Wolff évolue dans le sens mâle d'un côté (testicule), dans le sens femelle de l'autre (ovaire).

TABLEAU COMPARATIF

DU DÉVELOPPEMENT

DES

ORGANES GÉNITAUX INTERNES ET EXTERNES

(Beaunis et Bouchard)

		ETAT INDIFFÉRENT	TYPE FÉMININ	TYPE MASCULIN
Organes génitaux internes		Glande génitale.........	Ovaire.	Testicule.
	Corps de Wolff	Canalicules.....	Organe de Rosenmül-ler.	Tete de l'épididyme ; vaisseaux aberrants ; organe de Giraldès.
		Canal excréteur.	Disparu ; canal de Gartner de quelques animaux.	Canal de l'épididyme ; canal déférent ; canal éjaculateur.
	Conduit de Müller	Partie supérieure	Trompe.	Hydatide pédiculée de Morgagni (extrémité libre du conduit).
		Partie inférieure	Utérus et vagin.	Utricule prostatique.
Organes génitaux externes		Sinus uro-génital........	Vestibule du vagin.	Parties prostatique et membraneuse de l'urèthre.
		Tubercule génital	Clitoris.	Pénis,
		Sillon génital	Petites lèvres.	Partie spongieuse de l'urèthre.
		Replis génitaux.........	Grandes lèvres.	Scrotum.

NOTIONS PRÉLIMINAIRES

Avant d'entrer dans un service d'accouchements toute élève sage-femme doit :

1° Apprendre à ne pas être nuisible, c'est-à-dire connaître à fond les règles de l'asepsie et de l'antisepsie obstétricales.

2° Connaître la technique des petites opérations qu'elle verra pratiquer journellement *(anesthésie, ventouses, cathétérisme, injections hypodermiques)*.

ASEPSIE ET ANTISEPSIE OBSTÉTRICALES

I. — GÉNÉRALITÉS

L'ennemi des femmes en couches, c'est le microbe. (Tarnier).

Tout le savoir de l'accoucheur ne sert de rien, s'il n'est convaincu que les accidents puerpéraux sont d'origine microbienne et s'il ne connaît pas à fond les règles de l'asepsie et de l'antisepsie qui ont pour but d'éviter la pénétration des microbes dans l'organisme et de les détruire s'ils existent.

Pasteur est le premier qui parvint à isoler en 1879 le microbe de la fièvre puerpérale (streptococcus pyogenes).

Il n'y a pas plus de fièvre puerpérale qu'il n'y a de fièvre chirurgicale.

Les infections puerpérales, qu'elles soient légères ou graves, sont toujours dues à la pénétration de microbes dans l'organisme.

A. Principes généraux établissant la nécessité de l'antisepsie, l'infection puerpérale étant d'origine microbienne et contagieuse

2 modes d'origine de l'infection puerpérale

Infection autogénétique — Si les accidents sont le fait de la pénétration dans l'économie des microbes que renferme constamment le vagin insuffisamment désinfecté ou de la putréfaction fœtale intra-utérine.

Inf. hétérogénétique — Si les accidents ont été transmis par contagion : milieu, accoucheur, entourage.

Les infections sont très contagieuses

2 modes de contagion certains

a. *Transport de l'infection d'une femme malade à une femme saine* — Fameux vêtement de bataille. Usage de canules infectées. Bassins, instruments, doigts de l'accoucheur.

b. *Propagation de la septicémie par d'autres affections* — Érysipèle et scarlatine ont même microbe. Abcès, phlegmons, ophtalmie des nouveau-nés. Cas du médecin atteint d'ozène.

1 mode de contagion douteux — Contagion aérienne : 6000 à 11000 micro-organismes par mètre cube d'air pris dans hôpital. *Dans le doute, isolement est de rigueur.*

L'accoucheur doit se rappeler que les doigts, les mains, les instruments sont le plus habituellement les agents de transmission des germes infectieux.

Il y a septicémie toutes les fois que le pouls dépasse 80 et que la température atteint 38°.

Tout milieu qui a été en rapport avec un foyer d'infection doit être considéré comme infecté.

GÉNÉRALITÉS (suite)

B. La lutte contre les germes infectieux puerpéraux repose :

1° sur l'antisepsie

L'*antisepsie* est une méthode qui cherche à détruire les microbes pathogènes ou non à l'aide de substances chimiques qui sont dites antiseptiques à cause de leurs *propriétés microbicides*. Elle a été introduite en France par L. Championnière (1857), qui la tenait de Lister.

Cette méthode a l'inconvénient de ne pas détruire les spores des microbes pathogènes qui peuvent ultérieurement se développer et donner lieu à des accidents septiques ; elle ne donne qu'une *stérilisation relative*, qu'une grande probabilité de destruction des *microbes,* mais non une *certitude*.

L'antisepsie est utilisée en obstétrique pour la désinfection des mains de l'accoucheur et des organes génitaux de la femme (toilettes vulvaires, injections vaginales, injections intra-utérines).

Bien que les antiseptiques ne détruisent pas les spores, il faut en continuer l'usage après l'accouchement pour que les microbes soient anéantis au fur et à mesure de l'évolution des spores.

2° sur l'asepsie

La *méthode aseptique* supprime non seulement les microbes, mais aussi leurs spores ; c'est la méthode idéale.

L'asepsie est faite en utilisant des agents physiques (jusqu'ici la chaleur, demain peut-être l'électricité) (Terrier).

A l'asepsie se rattache la *désinfection* (étuve à désinfection) qui détruit microbes et spores et empêche leur pullulation.

L'asepsie est employée en obstétrique pour tout le matériel instrumental et tous les objets de pansement.

Les vêtements et objets de literie sont eux-mêmes aseptiques étant au préalable passés à l'étuve à désinfection.

Rôle de l'accoucheur

1° Obtenir un enfant vivant sans léser la mère.

2° Eviter la septicémie c'est-à-dire connaître à fond les précautions pour

1° Eviter la fièvre autogénétique

1° *avant l'accouchement :* Désinfection du canal vaginal.

2° *après l'accouchement :*
- 1° Si crainte d'infection : injection intra-utérine ou écouvillonnage.
- 2° Si début d'infection ou débris : injections intra-utérines répétées ou continues, au besoin curetage utérin.

2° Eviter la fièvre hétérogénitique

Asepsie et antisepsie de l'accoucheur et de l'entourage.

Asepsie des instruments et objets de pansement.

Asepsie et antisepsie de la femme.

Dispositions à prendre dans les maternités pour éviter l'infection puerpérale.

II. — ANTISEPTIQUES, INSTRUMENTS, APPAREILS ET OBJETS DE PANSEMENT EMPLOYÉS POUR L'ANTISEPSIE OBSTÉTRICALE

A. — ANTISEPTIQUES

Qualités d'un bon antiseptique obstétrical

Il doit être d'un prix peu élevé, sans odeur désagréable.

Etre facilement supporté par la femme et ne déterminer chez elle ni érythème local ni intoxication générale de l'organisme.

Son pouvoir microbicide doit être grand, mais il ne doit pas être *toxique* (Ribemont-Dessaignes).

α — ANTISEPTIQUES EMPLOYÉS POUR LA MÈRE

a — **Antiseptiques le plus souvent employés** *(Activité énergique ou suffisante)*

ANTISEPTIQUES EMPLOYÉS POUR LA MÈRE

BICHLORURE DE MERCURE

Caractères : Poudre blanche très fine, formée de fins cristaux, se dissout mal dans l'eau, soluble dans l'alcool et dans l'acide tartrique. — *Très toxique.*

Mode d'emploi : S'emploie sous forme de solution à 0 gr. 25 pour 1000 ou de pommade à 1 pour 1000.

Formules autorisées *(décret de 1890 concernant les sages-femmes)* :

Formule A

Sublimé corrosif............... 0 gr. 25.
Acide tartrique............... 1 gr.
Solution alcoolique de carmin d'indigo à 5 pour 100 : une goutte.
A faire dissoudre dans 1 litre d'eau.

Formule B

Vaseline au sublimé à 1 pour 1000 : 30 gr.

Intoxication :

Légère : Diarrhée avec coliques intestinales. Gingivite avec salivation.

Grave : Diarrhée profuse, salivation abondante, stomatite ulcéro-membraneuse. Erythème scarlatiniforme généralisé avec vives démangeaisons. Difficulté de la parole, tremblement généralisé; peu ou pas d'urine.

Traitement : 1° Suspendre l'emploi du mercure. 2° Contre-poison des sels de mercure est l'albumine (4 blancs d'œuf pour 1 litre d'eau).

Contre-indications : Rétention du placenta ou des membranes. Grandes plaies anfractueuses du périnée ou du vagin. Hémorragies graves (à cause de puissance d'absorption des muqueuses), albuminurie et cachexie.

BI-IODURE DE MERCURE

Corps cristallisé, écarlate, soluble dans l'eau iodurée.
S'emploie en solution à 0 gr. 25 pour 1000.
Moins antiseptique, mais aussi toxique que sublimé.

MICROCIDINE OU NAPHTOLATE DE SOUDE

Substance blanchâtre, soluble dans 3 fois son poids d'eau.
S'emploie en solution à 4 pour 1000.
Antiseptique très efficace, Peu ou pas toxique. — Très instable au point de vue chimique.

ACIDE PHÉNIQUE

S'extrait du *goudron de houille.*
Corps solide, incolore, cristallisable en longues aiguilles, soluble dans alcool, huile, glycérine.
Bon désinfectant, très utile en injections intra-utérines, mais cependant moins bon que permanganate de potasse.

Mode d'emploi : Sous forme de solution : *Solution forte* à 50 pour 1000. *Solution faible* à 25 pour 1000. Sous forme de *vaseline phéniquée* à 1/30 pour toucher vaginal.

Intoxication : *Légère* : Vertige, céphalée, ivresse, état nauséeux, urines noirâtres. *Grave* : Abaissement de la température (35°), sueurs froides, pouls petit, filiforme, peau décolorée. Suspendre l'emploi du phénol *dès que les urines sont noirâtres.* Ne pas employer phénol chez les enfants (intoxication se produit très facilement),

PERMANGANATE DE POTASSE

Longues aiguilles prismatiques rouge brun.
Dose : s'emploie en solution à 0 gr. 25 ou à 0 gr. 50 pour 1000.
Pas toxique : excellent antiseptique pour injections intra-utérines.
Enlève mieux que les autres désinfectants la fétidité des lochies.

SULFATE DE CUIVRE (vitriol bleu)

Gros cristaux d'un beau bleu.
Dose : S'emploie en solution à 5 pour 1000.
Salit les mains, forme avec le sang une bouillie noirâtre.
Expose à la *mort subite* en injections intra-utérines.

ANTISEPTIQUES EMPLOYÉS POUR LA MÈRE (*suite*)

IODE
Métalloïde rouge brun, très soluble dans l'alcool, l'éther, l'eau iodurée.
Tarnier l'emploie en injections intra-utérines à la dose de 2 à 3 par 1000, et vante son *pouvoir antiseptique puissant* dans le cas de *débris placentaires*.
Injections vaginales iodées sont douloureuses.

IODOFORME
Cristaux nacrés d'une couleur jaune de soufre, à odeur forte et persistante, solubles dans l'alcool, l'éther, insolubles dans l'eau.
S'emploie sous forme de *poudre* ou de *gaze iodoformée*.

Intoxication

Légère : Troubles gastriques, insomnie, agitation, délire nocturne disparaissant vers le matin.
Température normale; toutefois pouls fréquent et petit.

Grave : Intensité plus grande des troubles gastriques et du délire; bientôt prostration marquée, pouls incomptable, urines albumineuses.

SALOL OU SALICYLATE DE PHÉNYLE
Poudre blanche cristaline.
S'emploie sous forme de *poudre* ou de *gaze*.
Moins antiseptique que l'iodoforme; *pas toxique*.

ACIDE BORIQUE
Lamelles blanchâtres, d'aspect nacré.
S'emploie sous forme de *solution* (3 à 4 pour 100) ou de *vaseline*.
Antiseptique *faible*, ni toxique, ni caustique,

B. — Antiseptiques peu employés

(*Activité insuffisante, difficultés de préparation, prix élevé*)

Antiseptiques peu employés
Thymol.
Lysol.
Oxycyanure de mercure.
Acide phénylsulfurique.
Chloral.
Naphtol.
Acide salicylique.
Bichlorure de cuivre.
Sulfate de cuivre ammoniacal.
Créatine.
Fluochlorure de sodium.
Cyanine.
Safranine.
Violet et jaune de méthyle.

β. — ANTISEPTIQUES EMPLOYÉS POUR L'ENFANT

ANTISEPTIQUES EMPLOYÉS POUR L'ENFANT

Antiseptiques servant aux lavages et aux pansements
Acide borique.
Sublimé à 0.50 pour 1000.

Antiseptiques employés pour les yeux
Sublimé à 0.25 pour 1000 (à condition qu'il soit préparé sans alcool).

Nitrate d'argent : Cristaux blanchâtres.
Employé comme collyre (3 centigr, pour 10 gr.); très énergique.

Sulfate de zinc ou vitriol blanc : Employé comme collyre; dose : 0 gr. 15 pour 100 gr.

Acide citrique : Cristaux à 4 pans, solubles dans eau, alcool, éther.
S'emploie en solution à dose de 5 p. 100.
Donne d'excellents résultats à la clinique Baudelocque.

Acide borique (insuffisant).

B. — INSTRUMENTS, APPAREILS ET OBJETS DE PANSEMENT EMPLOYÉS

POUR L'ANTISEPSIE OBSTÉTRICALE

INSTRUMENTS ET APPAREILS EMPLOYÉS POUR L'ANTISEPSIE OBSTÉTRICALES
- Injecteur ou bock (tube en caoutchouc devra tremper en permanence dans un liquide antiseptique).
- Vide-bouteille de Crouzat, Budin et Galante.
- Canules vaginales (en verre).
- Sondes intra-utérines (Doléris, Budin, Auvard, Bozeman-Fritsch).
- Bassins plats en faïence ou en tôle émaillée.

PANSEMENTS EMPLOYÉS EN OBSTÉTRIQUE
- Coton hydrophile, étoupe hydrophile aseptiques, c'est-à-dire stérilisés.
- Gaze, ouate ou étoupe antiseptiques au sublimé, à l'iodoforme, à l'acide phénique (etc.).

III. — ANTISEPSIE DES OBJETS DE PANSEMENT ET INSTRUMENTS

ANTISEPSIE DES OBJETS DE PANSEMENT ET INSTRUMENTS
- Les instruments, y compris insufflateur de Ribemont-Dessaignes, seront *stérilisés* à l'avance dans *étuve Poupinel* (140°) ou *bouillis*, ou *flambés à l'alcool.*
- Tous les objets de pansement seront *stérilisés* dans l'*autoclave de Chamberland.*
- Les instruments stérilisés devront être placés dans un plateau métallique, qu'on aura *stérilisé* en le flambant à l'alcool.
- *Les objets de pansement stérilisés devront être gardés aseptiques;* par suite il faudra ne les toucher qu'avec des *mains propres* et les conserver dans leur enveloppe stérilisée qu'on refermera consciencieusement après chaque pansement.
- L'eau qui sert pour les pansements et solutions antiseptiques doit *toujours avoir bouilli.*
- *Il faut savoir conserver l'eau stérilisée,* autrement dit il ne faut y toucher qu'avec des mains ou des ustensiles *propres.*

IV. — ASEPSIE DE L'ENTOURAGE

PRÉCAUTIONS A PRENDRE PAR MÉDECINS ET SAGES-FEMMES

PRÉCAUTIONS A PRENDRE PAR LES MÉDECINS ET SAGES-FEMMES. ASEPSIE DE L'ENTOURAGE

1. Propreté des vêtements
- *Propreté minutieuse* (corps, linge, vêtements).
- Blouse blanche à manches retroussées.
- Pas de bagues aux doigts.
- *Les mains sont le danger habituel et redouté par la parturiente.*

2. Désinfection des mains avant le toucher vaginal

Désinfection simple
- 1° Un 1er savonnage ou brossage des ongles avec de l'eau bouillie.
- 2° Nettoyage minutieux des ongles avec brosse et curette.
- 3° Un 2e savonnage et brossage des ongles avec de l'eau bouillie.
- 4° Un 3e lavage des mains avec une solution antiseptique.

Désinfection rigoureuse
- 1° Un 1er savonnage.
- 2° Nettoyage et brossage des ongles.
- 3° Lavage à l'éther et à l'alcool à 80° pour dissoudre matières grasses.
- 4° Lavage au permanganate de potasse à 10 p. 1000.
- 5° Lavage au sublimé.

3. Désinfection des mains et avant-bras avant intervention
- Mêmes précautions pour le lavage des avant-bras que pour le lavage des mains.

PRÉCAUTIONS
A PRENDRE
PAR
LES MÉDECINS
ET SAGES-
FEMMES.
ASEPSIE DE
L'ENTOURAGE
(suite)

4. Précautions pour le toucher vaginal

Avant le toucher vaginal, laisser tremper les mains dans un liquide désinfectant pendant 2 ou 3 minutes.

Mieux vaut pratiquer le toucher avec le doigt simplement humecté d'un liquide antiseptique, que de l'enduire d'un corps gras qui n'est pas aseptique, ou qui peut fermenter dans le vagin.

La désinfection des mains ne donnant qu'une sécurité relative, pratiquer le toucher vaginal le moins souvent possible pendant la grossesse et même pendant le travail.

V. — ASEPSIE ET ANTISEPSIE DE LA FEMME

ASEPSIE
ET
ANTISEPSIE
DE
LA FEMME

Grands bains (à l'entrée de chaque femme et avant accouchement si possible).

Toilettes vulvaires

avant / après toucher — avant / après chaque injection

Jamais d'éponges.
Bien nettoyer l'angle supérieur des grandes et petites lèvres (magma blanchâtre le plus souvent).

Désinfection des mains obligatoire avant de commencer toilette vulvaire.

Ne jamais retremper dans la solution antiseptique le coton qui a déjà servi au nettoyage.

Pour désagréger les caillots de la vulve ou respecter les sutures, faire tomber l'eau d'un peu haut (15 à 20 cent.)

Injections vaginales

Canule stérilisée ou flambée à l'alcool. — Cuvettes flambées à l'alcool.

Se servir de bocks ou injecteurs nettoyés à l'eau bouillante.

Elévation de l'injecteur : 0^m50 à 1^m. — Eau entre 5° et 45°.

Avoir de l'eau bouillie froide pour faire refroidir.

Désinfection préalable des mains, bassin sous le siège, toilette vulvaire préalable.

Le cul-de-sac vaginal postérieur est la zône microbienne.

Mouvements de circumduction avec la canule (désinfectée et *privée des bulles d'air* qu'elle contient avant de l'engager).

Injections intra - uté - rines

Toute injection intra-utérine doit être précédée d'une injection vaginale avec canule vaginale.

Guider sonde intra-utérine sur index introduit jusque dans le col.

Savoir que la sonde intra-utérine éprouve une certaine difficulté à franchir orifice interne.

Eviter la pénétration de l'air qui amène des morts subites; purger la sonde d'air avant l'injection, et cesser l'injection un peu avant que l'injecteur soit vide.

Ordre de choix des antiseptiques à employer en injections intra-utérines (Tarnier) —

1° *Iode* à 2 ou 3 pour 1000 (iode agit parce qu'il pénètre dans épaisseur des tissus).

2° *Permanganate de potasse* à 0 gr. 50 ou à 0 gr. 25 pour 1000.

3° *Microcidine* 4 pour 1000.

4° *Acide salicylique* à 3 ou 4 pour 1000.

Pratiquer séance tenante une *injection vaginale après l'injection intra-utérine.*

VI. — DISPOSITIONS A PRENDRE DANS LES LOGEMENTS POUR ÉVITER L'INFECTION PUERPÉRALE

DISPOSITIONS
A PRENDRE
DANS LES
LOGEMENTS
POUR ÉVITER
L'INFECTION
PUERPÉRALE

a. Dans les maternités

Grand bain à l'entrée à l'hôpital.

Faire revêtir au sortir du bain costume spécial préalablement désinfecté.

Les locaux doivent offrir les dispositions les plus favorables à la propreté.

Salles pour accouchées saines, salles pour accouchées avec complications. Cabinets d'isolement.

Le mobilier devra pouvoir être désinfecté.

Le linge employé devra être désinfecté et aseptique.

DISPOSITIONS A PRENDRE DANS LES LOGEMENTS POUR ÉVITER L'INFECTION PUERPÉRALE (*suite*)

a. Dans les maternités (*suite*)

Le linge sale sera renfermé dans des caisses de fer.
Garniture du lit et linge passeront à l'étuve à désinfection.
Chaque accouchée aura ses instruments spéciaux (canules, bassins, plats à injections, etc.)
L'eau sera filtrée et bouillie.
Interdiction de balayer ; les planchers seront lavés.
Le personnel offrira les plus grandes garanties de propreté, aura costume spécial.
Personnel spécial pour les salles de malades avec complications et les cabinets d'isolement.
Pour les enfants nouveau-nés : cabinets de toilette chauffés, vidoirs, balance pèse-bébés ; couveuse, chauffe-linge, robinets à eau chaude et à eau froide.

b. En clientèle

La chambre où la femme devra être accouchée sera très simple.
Pas de rideaux ni tapis qui sont des nids à microbes.
Les linges sales ne resteront jamais dans la chambre.
La chambre sera désinfectée s'il y a eu auparavant une affection puerpérale ou une affection capable de la développer.

J'ai l'habitude de terminer mon cours sur l'antisepsie par la formule suivante qui me paraît résumer entièrement toutes les règles de l'asepsie et de l'antisepsie obstétricales.

POUR BIEN PRATIQUER L'ASEPSIE ET L'ANTISEPSIE OBSTÉTRICALES, IL FAUT SE MÉFIER

DE TOUT : supposer toujours l'infection de tous les objets et ne s'en servir qu'après stérilisation ou désinfection.
DE TOUT LE MONDE : ne jamais se fier à la propreté des autres et faire soi-même ou surveiller minutieusement tous les préparatifs.
ET DE SOI-MÊME : avoir toujours peur de ne pas être assez propre et veiller toujours à conserver ses mains propres.

OPÉRATIONS DE PETITE CHIRURGIE LES PLUS USITÉES EN OBSTÉTRIQUE

A. — ANESTHÉSIE OBSTÉTRICALE

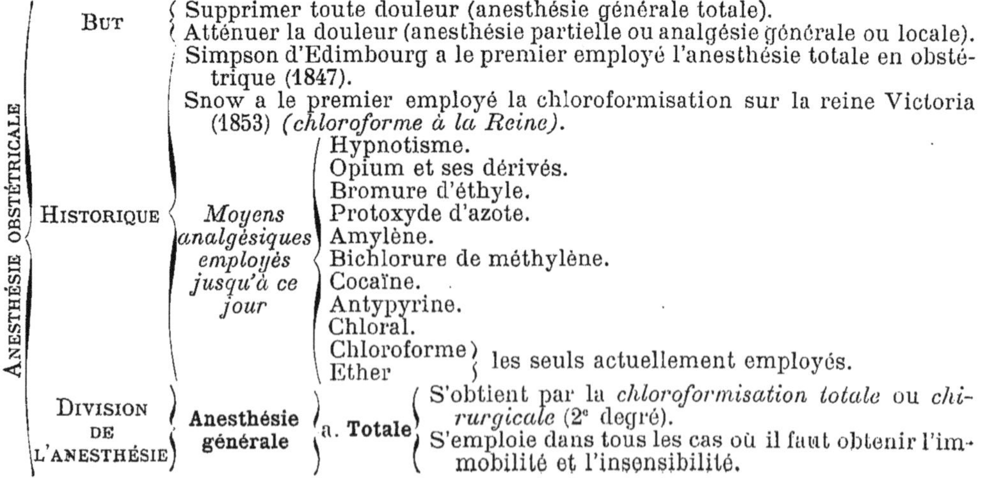

ANESTHÉSIE OBSTÉTRICALE (suite)

DIVISION DE L'ANESTHÉSIE (suite)

Anesthésie générale

b. Partielle ou analgésie ou 1/2 anesthésie — S'obtient par la *chloroformisation au 1er degré :* **Chloroforme à la Reine**

Technique — Faire respirer quelques gouttes de chloroforme pendant chaque contraction.

Effets — Disparition des douleurs irradiées. Atténuation des douleurs de dilatation. Légère diminution des douleurs d'expulsion. Maintien des autres sensibilités.

Inconvénients — Tendance à l'hémorragie. — à l'inertie utérine. Ralentissement du travail.

Indications — Chaque fois que douleurs dépassent moyenne physiologique et que travail s'est accusé.

Durée de son emploi — Pendant toute la durée de l'accouchement et même au moment de l'expulsion.

Contre-indications —
1° Quand il n'amène aucune sédation.
2° Quand une femme a eu des hémorragies dans ses accouchements antérieurs.
3° Quand les douleurs sont faibles et bien supportées.

Anesthésie locale — Ne se pratique actuellement qu'avec *cocaïne*

1. *Technique* — Badigeonnages sur le col utérin ; solution à 4 p. 100. Injections hypodermiques dans les grandes lèvres. — 1/2 seringue d'une solution à 4 ou 5 p. 100.
2. *Moment de l'emploi :* 5 à 10 minutes avant les dernières douleurs.
3. *Effets :* Fugaces.
4. *Inconvénient :* Danger d'intoxication.

B. — CATHÉTÉRISME VÉSICAL

But. — Faire pénétrer une sonde dans la vessie pour l'évacuation de l'urine.
Indication. — Attendre que la miction n'ait pas eu lieu depuis 24 ou 36 heures.
Inconvénient. — Provoque des cas de cystite puerpérale.

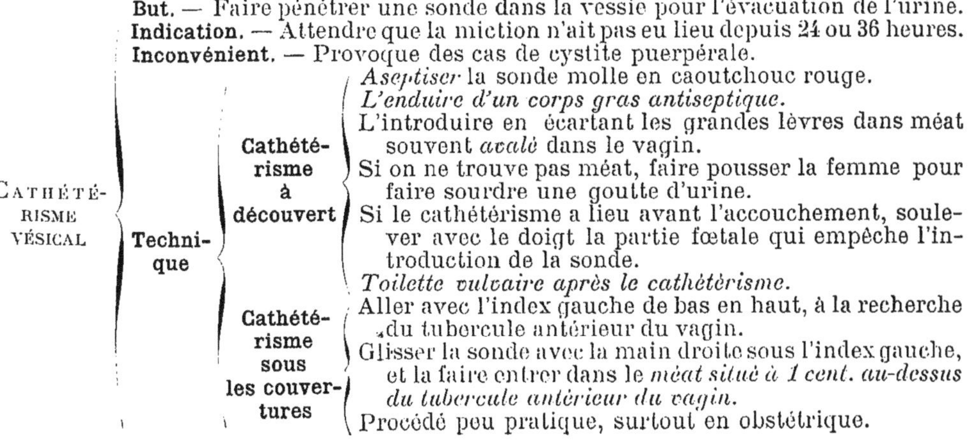

CATHÉTÉRISME VÉSICAL

Technique

Cathétérisme à découvert —
Aseptiser la sonde molle en caoutchouc rouge.
L'enduire d'un corps gras antiseptique.
L'introduire en écartant les grandes lèvres dans méat souvent *avalé* dans le vagin.
Si on ne trouve pas méat, faire pousser la femme pour faire sourdre une goutte d'urine.
Si le cathétérisme a lieu avant l'accouchement, soulever avec le doigt la partie fœtale qui empêche l'introduction de la sonde.
Toilette vulvaire après le cathétérisme.

Cathétérisme sous les couvertures —
Aller avec l'index gauche de bas en haut, à la recherche du tubercule antérieur du vagin.
Glisser la sonde avec la main droite sous l'index gauche, et la faire entrer dans le *méat situé à 1 cent. au-dessus du tubercule antérieur du vagin.*
Procédé peu pratique, surtout en obstétrique.

C. — INJECTIONS HYPODERMIQUES OU SOUS-CUTANÉES

INJECTIONS HYPODERMIQUES OU SOUS-CUTANÉES

Définition — Celles qui sont faites sous le derme pour introduire dans le tissu cellulaire une solution médicamenteuse, qui est beaucoup plus rapidement absorbée que par la voie stomacale.

Instrumentation
- *Seringue de Pravaz* (1 cent. cube).
- *Seringue de Roux* (20 cent. cubes).
- *Appareil Potain* pour injection de sérum artificiel.

Manuel opératoire

Seringue de Roux ou de Pravaz

1° *Faire bouillir* ou *stériliser la seringue* et *l'aiguille* qui serviront à pratiquer l'injection.

2° Charger la seringue et avoir soin de la *débarrasser des bulles d'air*.

3° *Laver la région* où on pratiquera l'injection avec une *solution antiseptique ;* choisir autant que possible une région riche en graisse, telle que la fesse, la paroi abdominale, à moins qu'on ne veuille la faire *loco dolenti*.

4° Faire un pli à la peau, *enfoncer l'aiguille parallèlement à ce pli* et assez profondément cependant pour qu'elle soit introduite dans le tissu cellulaire.

5° Faire l'injection en *ayant soin de frictionner légèrement* pour faciliter la pénétration du liquide dans les mailles du tissu cellulaire,

6° Retirer vivement l'aiguille et appliquer sur l'ouverture externe une légère couche de collodion.

Appareil Potain

1° *Stériliser* par l'ébullition toutes les parties constituantes de l'appareil (armature de la bouteille, tube en caoutchouc, aiguille n° 2 complète).

2° Recouvrir la bouteille remplie de sérum préalablement tiédi au bain-marie, de son armature spéciale.

3° Faire un pli à la peau et enfoncer l'aiguille n° 2 dans le tissu cellulaire parallèlement à la peau.

4° L'armature étant garnie de ses tubes et les robinets ouverts, on amorce l'appareil au moyen de la pompe foulante qui, par la pression de l'air, refoule le liquide.

5° L'appareil amorcé, mettre le tube qui laisse écouler l'eau en communication avec l'aiguille.

6° Retirer l'aiguille du trocart et fermer son robinet.

7° Pousser l'injection *lentement* (on peut injecter jusqu'à 500 grammes sans retirer l'aiguille).

8° L'injection terminée, retirer le trocart et collodionner.

Injections hypodermiques utilisées en obstétrique

Injections calmantes
- Injections de *morphine* (1 cent. de sel par gramme).
- — de *cocaïne* au 1/20.
- Injections d'*éther pur*.
- — de *caféine* (10 cent. par gramme).

Injections toniques ou reconstituantes — Injections de *sérum artificiel*

a. Formule de Hayem — Chlorure de sodium pur : 5 grammes. Sulfate de soude pur : 10 grammes. Eau distillée : 1 litre.

b. Formule extemporanée — Chlorure de sodium : 7 gr. Eau bouillie : 1 litre.

Injection anti-microbienne : Injection de *sérum antistreptococcique de Marmorek* (10 à 20 cent. cubes par 24 heures).

D. — VENTOUSE

VENTOUSES

Définition
Cloche de verre de forme spéciale qu'on applique sur la peau après avoir fait le vide dans son intérieur.
Un verre à boire sans pied de moyenne dimension peut remplir le même office.

Mode d'application
On raréfie l'air dans le verre en y faisant brûler un petit morceau de papier.
On renverse le verre vivement sur la peau en ayant soin que le contact avec la peau existe en tout point pour empêcher l'entrée de l'air.
Par le refroidissement de l'air intérieur il se forme un vide dans le vase, la peau s'élève dans l'intérieur du vase, se congestionne, devient violette.
Au bout de 10 minutes, on appuie sur un des côtés de la ventouse avec un doigt et on la renverse du côté opposé ; l'*air rentre avec bruit.*

Variétés
Ventouse sèche : Elle est dite sèche, quand elle est appliquée comme il vient d'être décrit, c'est-à-dire sur la peau intacte.
Ventouse scarifiée : On applique une 1ʳᵉ fois la ventouse qu'on retire presque immédiatement, puis avec une lancette on pratique quelques incisions parallèles ; on réapplique une 2ᵉ fois la ventouse au même endroit et le sang sort au fur et à mesure que le vide se produit.

Usages en obstétrique
Chez le nouveau-né : Une ventouse sèche appliquée sur la poitrine ranime souvent le nouveau-né en état d'asphyxie.
Chez la parturiente : Les ventouses sèches ou scarifiées peuvent être employées en cas de dyspnée ou d'éclampsie.

ÉTAT PUERPÉRAL

(APERÇU GÉNÉRAL)

ÉTAT PUERPÉRAL

GROSSESSE

- **Utérine ou topique**
  - Normale ou physiologique
    - Simple.
    - Multiple
  - Anormale ou pathologique
    - Par maladie de l'œuf.
    - Par état pathologique général ou local de la mère.
- **Extra-utérine ou ectopique**
  - Ovarique.
  - Abdominale.
  - Tubaire.

ACCOUCHEMENT

- **a. Accouchement physiologique ou normal (à terme)**
  - *Accouchement fœtal*
    - Grossesse simple
      - Présentation du sommet.
      - — de la face.
      - — du siège.
      - — de l'épaule.
    - Grossesse multiple.
  - *Accouchement annexiel* ou *délivrance.*
- **b. Accouchement pathologique (avant terme)**
  - *Avortement* : Avant le 180ᵉ jour.
  - *Accouchement prématuré* : Du 6ᵉ au 9ᵉ mois.
- **c. Dystocie**
  - *α.* **Accidents et complications de l'accouchement**
    - *Complications de l'accouchement fœtal*
      - Complications maternelles
        - Anomalies des forces expulsives.
        - Ruptures
          - Utérine.
          - Vaginale:
          - Périnéale.
      - Complications annexielles
        - Insertion vicieuse du placenta.
        - Procidence du cordon.
    - *Complications de la délivrance*
      - Par inertie utérine.
      - Par rétention des annexes. } *Délivrance*
      - Par adhérence placentaire. } *artificielle*
  - *β.* **Difficultés de l'accouchement par obstacles de la filière génitale**
    - *Dystocie maternelle*
      - Nécessitant opérations obstétricales
        - *Accouchement provoqué.*
        - — *favorisé.*
        - — *forcé.*
    - *Dystocie fœtale*
      - *Extraction du fœtus*
        - *Par la voie abdominale.*
        - *Par agrandissement du bassin.*
        - *Par mutilation du fœtus.*

POSTPARTUM

- **Nouvelle accouchée**
  - Suites de couches normales.
  - Suites de couches pathologiques.
- **Nouveau-né**
  - Hygiène du nouveau-né
    - Allaitement.
    - Soins à donner au nouveau-né.
  - Pathologie du nouveau-né.

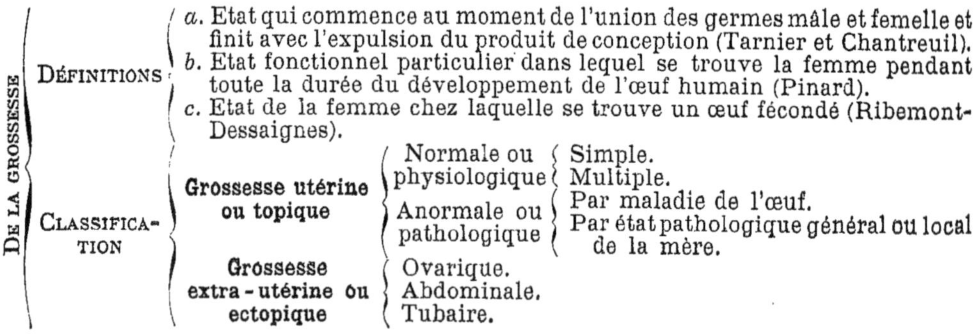

DE LA GROSSESSE

DE LA GROSSESSE

DÉFINITIONS

- *a.* Etat qui commence au moment de l'union des germes mâle et femelle et finit avec l'expulsion du produit de conception (Tarnier et Chantreuil).
- *b.* Etat fonctionnel particulier dans lequel se trouve la femme pendant toute la durée du développement de l'œuf humain (Pinard).
- *c.* Etat de la femme chez laquelle se trouve un œuf fécondé (Ribemont-Dessaignes).

CLASSIFICATION

- **Grossesse utérine ou topique**
  - Normale ou physiologique
    - Simple.
    - Multiple.
  - Anormale ou pathologique
    - Par maladie de l'œuf.
    - Par état pathologique général ou local de la mère.
- **Grossesse extra-utérine ou ectopique**
  - Ovarique.
  - Abdominale.
  - Tubaire.

GROSSESSE UTÉRINE NORMALE

L'ÉTUDE DE LA GROSSESSE NORMALE COMPREND :

1° Le développement de l'ovule fécondé.
2° L'étude des annexes de l'œuf (portion extra-embryonnaire et partie étranglée).
3° L'étude de la portion embryonnaire de l'œuf.
4° Modifications apportées à l'organisme maternel par le développement de l'œuf dans l'utérus.
5° Les signes de la grossesse, leur valeur séméiologique.
6° La marche et la durée de la grossesse.
7° L'hygiène de la grossesse.
8° Le diagnostic et le pronostic de la grossesse.

I. — DÉVELOPPEMENT DE L'ŒUF HUMAIN

PHASES SUCCESSIVES DU DÉVELOPPEMENT DE L'ŒUF HUMAIN

MATURATION

Fécondation ne peut se produire que si l'ovule a subi la *maturation.*

Maturation a lieu pendant les 8 ou 10 jours que met l'ovule pour aller de l'ovaire à l'utérus.

Phénomènes de maturation

a. Disparition de la vésicule germinative

Tache germinative pâlit et disparaît.

Vésicule germinative se transforme en tache claire et fusiforme qui voyage *(fuseau de direction).*

Granulations vitellines se groupent en étoile autour de chaque extrémité du fuseau.

Les 2 *asters* reliés par un fuseau forment l'*amphiaster de rebut.*

Amphiaster se rapproche de membrane vitelline et excrète son *premier globule polaire*, ce qui réduit de moitié la totalité de la vésicule germinative ou chromatine femelle.

b. Emission de globules polaires

La moitié restante de l'amphiaster se promène à nouveau dans le vitellus, forme un 2ᵉ *amphiaster de rebut* et excrète par le même mécanisme un 2ᵉ *globule polaire*, ce qui réduit au 1/4 la masse de chromatine primitive.

L'élimination des globules polaires serait le rejet au dehors des éléments masculins transmis au noyau par hérédité.

L'aster restant qui en se condensant forme *pronucléus femelle* serait par suite composé d'éléments exclusivement féminins.

FÉCONDATION ou Formation du noyau vitellin par fusion des pronucléi mâle et femelle

Spermatozoïdes viennent s'agglutiner au mucus qui entoure ovule. Vitellus se soulève vers l'un d'eux et forme une sorte de *cône d'attraction.*

Tête seule du spermatozoïde formée de chromatine condensée pénètre dans vitellus *(pronucléus mâle)*; flagellum reste à la périphérie de l'œuf.

En même temps membrane vitelline achève de s'épaissir pour empêcher pénétration d'autres spermatozoïdes.

Pronucléus mâle d'abord immobile s'entoure de rayons, marche vers *pronucléus femelle* qui se creuse en cupule pour le recevoir.

Acte de la fécondation s'accomplit par *karyogamie*, c'est-à-dire fusion de deux noyaux d'origine différente.

Les 2 pronucléi réunis forment une tache claire ornée d'un aster *(noyau vitellin).*

6

PHASES SUCCESSIVES DU DÉVELOPPEMENT DE L'ŒUF HUMAIN (suite)

SEGMENTATION ou Multiplication des cellules par karyokinèse

Segmentation commence dès que noyau vitellin est formé.

Multiplication par *karyokinèse* (χαρνον, noyau, χίνεσις, mouvement)

a. — Eléments du *noyau vitellin* se mettent en mouvement et se groupent en rosace au centre du noyau. Membrane du noyau disparaît.

b. — Formation de deux asters ou globules polaires réfringents attirant le protoplasma qui s'y dispose en rayons. Formation du *fuseau* qui réunit les 2 asters.
Les 2 asters et le fuseau intermédiaire constituent l'*amphiaster*.

c. — Les granulations réunies en rosace se transforment en V dont les sommets convergent vers le centre (*plaque nucléaire*).

d. — Chaque V se divise suivant la longueur et en forme 2 qui gagnent l'aster correspondant en suivant la direction de la branche initiale.

e. — Les V arrivent aux pôles en même temps que la cellule s'étrangle par son milieu.

f. — Au fur et à mesure que l'étranglement s'achève, les noyaux-fils redeviennent rosace, la rosace redevient noyau, la membrane nucléaire se reforme et la multiplication est accomplie.

L'être humain provenant de l'évolution d'une cellule se développe par *karyokinèse*.

Le noyau vitellin se scinde d'abord en 2, puis en 4, en 8, en 16, etc.

La segmentation est totale, mais inégale. La partie inférieure de la sphère blastodermique se dédouble moins vite que la supérieure, de telle sorte que peu à peu l'ectoderme enveloppe l'endoderme.

La segmentation est achevée au bout du 8e jour.

FORMATION DES SOMATOPLEURE ET SPLANCHNOPLEURE

a. Refoulement des cellules à la périphérie par la formation intérieure d'une collection liquide qui augmente progressivement.

b. Division en 3 feuillets des cellules refoulées à la périphérie (Feuillet externe ou *ectoderme* ou épiblaste.
— moyen ou *mésoderme* ou mésoblaste.
— interne ou *endoderme* ou hypoblaste.
Division ne s'effectue pas en arrière où les cellules restent entassées.
Dans cet amas de cellules on trouve bientôt la *notocorde* ou corde dorsale (protovertèbres) et le *canal médullaire*.

c. Dédoublement du feuillet moyen qui donne un feuillet à l'externe et un autre à l'interne.

Par suite de ce dédoublement et de cet accolement consécutif formation de 2 feuillets définitifs

1° Feuillet externe : *somatopleure* { σωμα, corps.
π λευρον, côté.

2° Feuillet interne : *splanchnopleure* { σπλαχνον, viscère.
π λευρον, côté.

Entre les 2 feuillets, une cavité appelée *cœlome*, origine de la cavité pleuro-péritonéale.

DIVISION DE L'ŒUF EN 3 PORTIONS PAR ÉTRANGLEMENT DE LA PARTIE MÉDIANE

Portion extra-embryonnaire, qui deviendra enveloppes et placenta.
— intermédiaire (étranglée), qui deviendra cordon.
— embryonnaire, qui deviendra fœtus.

DÉVELOPPEMENT DE LA PARTIE EXTRA-EMBRYONNAIRE DE L'ŒUF ET DE LA PARTIE ÉTRANGLÉE

Constitution primitive de la partie extra-embryonnaire. On trouve de dehors en dedans :

1° Membrane vitelline.
2° Somatopleure.
3° Cavité virtuelle ou *cœlome externe*.
4° Splanchnopleure.
5° Cavité réelle appelée *vésicule ombilicale*.

Formation de l'amnios et du chorion secondaire

Somatopleure pousse des *prolongements* qui arrivent à se réunir et à former en dedans l'*amnios*, en dehors le *chorion secondaire*.

PHASES SUCCESSIVES DU DÉVELOPPEMENT DE L'ŒUF HUMAIN (suite)

DÉVELOPPEMENT DE LA PARTIE EXTRA-EMBRYONNAIRE DE L'ŒUF ET DE LA PARTIE ÉTRANGLÉE (suite)

- **Formation du 3ᵉ chorion et du placenta par production et développement du bourgeon allantoïdien**
  - Vers 20ᵉ jour, formation du *bourgeon allantoïdien*, bourgeon creux qui sort de la partie embryonnaire entre la somatopleure et le splanchnopleure dans la région pelvienne.
  - Bourgeon allantoïdien a la forme d'un parapluie dont le manche serait dans le cordon et dont l'étoffe tendue envelopperait de plus en plus la périphérie.
  - Bourgeon allantoïdien produit après complet développement le 3ᵉ chorion et le placenta.
  - Placenta n'est complètement formé que quand vésicule ombilicale a disparu (fin du 3ᵉ mois).

DÉVELOPPEMENT DE LA PARTIE EMBRYONNAIRE DE L'ŒUF

L'étude en serait trop longue pour un cours d'accouchement. Nous ne résumerons que les parties qui peuvent faire comprendre les vices de conformation du nouveau-né : hermaphrodisme, becs-de-lièvre, etc. (Voir développement de l'appareil génito-urinaire, vices de conformation du nouveau-né, etc.).

II. — ANNEXES DE L'ŒUF

Partie extra-embryonnaire et partie intermédiaire (étranglée)

PLACENTA FORMÉ PAR BOURGEON ALLANTOÏDIEN

- **Définition :** Disque charnu, trait d'union entre circulation maternelle et fœtale.
- **Poids :** 500 grammes, le même que le liquide amniotique.
- **Dimensions**
  - *Diamètre :* 20 centimètres.
  - *Epaisseur :* 3 centim. au centre, 4 à 6 millim. sur les bords.
- **Constitution**
  - *Face fœtale*
    - Lisse dans toute son étendue (amnios)
    - Insertions du cordon
      - *Centrale* | *Latérale* | 95 %.
      - *Marginale* ou en *raquette* : 4 %.
      - *Vélamenteuse* : 1 %.
    - Tomenteuse, inégale : *10 à 14 cotylédons.*
  - *Face utérine* — Insertion utérine
    - Relativement à la hauteur de l'utérus
      - *Placenta polaire inférieur* ou *prævia* : 1/3 des cas.
      - *Placenta polaire supérieur* : 2/3 des cas.
      - *Placenta équatorial* intermédiaire (exception)
    - Relativement aux faces de l'utérus
      - *Insertion sur la paroi postérieure* : près des 2/3 des cas.
      - *Insertion sur la paroi antérieure* : près du 1/3 des cas.
      - *Insertion sur le fond* : exceptionnelle.
  - *Circonférence*
    - Bord arrondi, ovalaire ou irrégulier dans lequel est logé le *sinus coronaire.*
- **Formes diverses du placenta**
  - *Placenta unilobé*
    - Ovalaire.
    - Circulaire.
    - Irrégulier.
  - *Placenta multilobé uni*
    - 2 lobes égaux.
    - 2 lobes inégaux.
    - Plus de 2 lobes.
  - *Placenta multilobé désuni*
    - 2 lobes égaux.
    - Plus de 2 lobes.
    - 2 lobes inégaux.

PLACENTA FORMÉ PAR BOURGEON ALLANTOÏDIEN (*suite*)

Structure d'une coupe d'utérus gravide au niveau du placenta

a. *Péritoine.*

b. *Paroi musculaire utérine*, plus mince au niveau de l'insertion placentaire (6^m/^{m} au lieu de 12).

c. *Muqueuse utérine tranformée en placenta maternel*

- *Constitution* : Caduque inter-utéro-placentaire se continuant latéralement avec muqueuse utérine et caduque ovulaire.

- *Structure* :
  - *Villosités* : Artères se continuent avec veines (circulation fermée).
  - *Lacs sangains* : Artères et veines s'abouchent dans lacs sanguins. } Circulation ouverte
  - Tissu conjonctif muqueux, cellules fusiformes, étoilées, *polynucléolaires, déciduales,* formant revêtement aux organes d'absorption du fœtus (vaisseaux du placenta maternel sont riches en éléments musculaires) (*rôle actif*).

d. *Placenta fœtal*

- Tissu conjonctif muqueux : cellules fusiformes, étoilées.
- *Villosités* (artère afférente, veine efférente, réseau capillaire intermédiaire).
- *Lacs sanguins* (sang exclusivement maternel).
- *Prolongements villeux* : Sortes de crampons qui se fixent au placenta maternel en plongeant dans lacs sanguins.
- Les vaisseaux du placenta fœtal sont riches en éléments élastiques (*rôle passif*).
- Rapports : Amnios en bas ; en dehors chorion.

Physiologie du placenta

Fonction circulatoire

- *Pas de communication entre circulation fœtale et maternelle.*
- *Phénomènes d'osmose* : Le sang fœtal étant plus aqueux, et par suite moins dense que celui de la mère, le courant le plus fort se fait toujours vers le liquide dont la densité est la plus faible.

Fonction respiratoire : Sang se débarrasse de CO_2 et absorbe O.

— *nutritive :* Sang fœtal emporte éléments nutritifs amenés par sang maternel.

— *glycogénique :* Démontrée par Claude Bernard ; à la naissance ce rôle passe au foie.

Fonction d'absorption
- Absorption des gaz CO_2 & O, absorption des liquides médicamenteux.
- Absorption des solides : *microbes.*

Délivre

- Le délivre se compose du placenta fœtal et de la caduque inter-utéro-placentaire.
- Obstruction des vaisseaux utérins par *thrombose veineuse.*

CHORION DÉFINITIF

Formation (3 feuillets)
- *Chorion primitif* ou *membrane vitelline.*
- — *secondaire* (feuillet de la somatopleure extra-embryonnaire).
- — *tertiaire* (bourgeon allantoïdien).

Situation
- Entre la caduque et l'amnios, fait suite au placenta (origine commune).

Adhérence
- Immédiate avec la caduque.
- Médiate avec l'amnios par l'intermédiaire du magma réticulé (*poche amnio-choriale*).

Structure
- Stroma de tissu conjonctif : épithélium pavimenteux à l'extér'.
- Riche en vaisseaux au 2e mois ; en est dépourvu à la formation complète du placenta.

AMNIOS FORMÉ PAR LA SOMATOPLEURE EXTRA-EMBRYONNAIRE

Situation
- Membrane la plus interne de l'œuf, revêt chorion, recouvre placenta, cordon, se termine à l'ombilic.

Structure (2 tuniques)
- *1 interne épithéliale* en contact avec liquide amniotique.
- *1 externe conjonctive* avec quelques fibres musculaires lisses.
- Pas de vaisseaux, sauf au voisinage du placenta.

LIQUIDE AMNIOTIQUE

Date d'apparition : Dès le début de la grossesse.
Poids : 4 mois 1/2 : celui du fœtus 250 gr. — à 9 mois 1/2, 500 grammes ; au-dessus de 500 grammes, *hydramnios*.
Densité : 1006 à 1007.
Réaction : Alcaline.
Saveur : Salée.
Odeur : Fade.

Composition
- Clair et transparent au début, jaunâtre à la fin de la grossesse.
- Verdâtre (méconium) ; blanchâtre (matière sébacée) ; rougeâtre (sang provenant des phlyctènes de la macération).
- Contient NaCl, lactate de soude, albumine, urée, cellules épidermiques, poils, quelquefois cellules rénales et vésicales.

Origine discutée : provient
- 1° ou de la mère.
- 2° ou du fœtus (serait dû à l'excrétion de l'urine hors de la vessie).

Usages
- Protège fœtus contre chocs, cordon contre compression (par suite favorise circulation du cordon.)
- Favorise les mouvements actifs du fœtus.
- Ouvre la filière génitale par la poche des eaux.

CADUQUES

Formation : Aux dépens de la muqueuse utérine.

Mécanisme de leur formation : *Théorie de Coste.* La seule admise aujourd'hui (1842) : Emprisonnement de l'ovule par la formation de la caduque ovulaire.

Nombre : 3
- C. *Inter-utéro-placentaire* ou *sérotine*.
- C. *Utérine* ou *vraie*.
- C. *Ovulaire* ou *réfléchie*.

Quand muqueuse utérine devient caduque, *cils vibratiles disparaissent* et donnent place à *épithélium pavimenteux*.

Structure — *2 couches*
- 1 profonde : culs-de-sac glandulaires hypertrophiés.
- 1 superficielle : cellules rondes volumineuses, avec cellules en aiguilles contre les glandes.

Evolution
- Pendant le 1ᵉʳ trimestre : Espace entre caduque ovulaire et utérine permettant superfécondation.
- Pendant le 2ᵉ trimestre : Adhérence des 2 caduques, d'où rétention fréquente des membranes.
- Pendant le 3ᵉ trimestre : Séparation progressive de l'œuf et de l'utérus.

Chute de la caduque : Pour les caduques comme pour le placenta, la séparation se fait au niveau des culs-de-sac glandulaires.

CORDON OMBILICAL

Formation : Tige flexible joignant le placenta au fœtus, formée par l'étranglement ou portion intermédiaire.

Conformation extérieure

Tige
- Lisse et blanchâtre.
- Régulière, unie.
- Tordue sur elle-même :
  - Sinistrorsion : 12 %,
  - Dextrorsion : 25 %.
  - Double torsion en sens inverse 1 %.
  - Torsion nulle : 2 %.
- Enroulée autour du fœtus (circulaires).

Extrémités
- Fœtale.
- Placentaire (insertion variable).

Couleur : Blanc-bleuâtre par transparence des vaisseaux.
Longueur : 0ᵐ50 ; minimum, absence totale ; maximum 1ᵐ78. | *Brièveté naturelle.* — *acccidentelle* (circulaires).
Volume : Celui du petit doigt ; maximum : 7 cent. 1/2 de circonférence ; minimum : plume d'oie.

Nodosités
- Sessiles.
- Circulaires.
- Pédiculées.

Contenu des nodosités
- Gélatineux (gélatine de Wharton).
- Artériel.
- Veineux.

Insertion sur le placenta
- *Centrale* (centre du placenta).
- *Latérale* (entre le centre et la périphérie).
- *Marginale* (sur le bord du placenta).
- *Vélamenteuse* (sur les membranes).

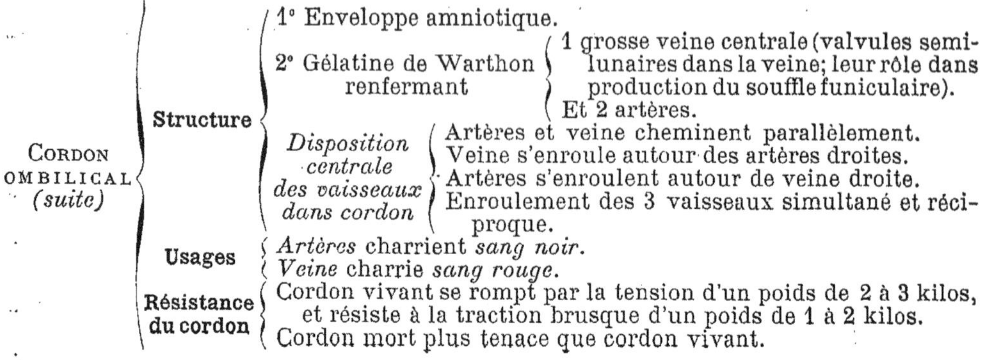

CORDON OMBILICAL *(suite)*

Structure

1° Enveloppe amniotique.

2° Gélatine de Warthon renfermant : 1 grosse veine centrale (valvules semi-lunaires dans la veine; leur rôle dans production du souffle funiculaire). Et 2 artères.

Disposition centrale des vaisseaux dans cordon : Artères et veine cheminent parallèlement. Veine s'enroule autour des artères droites. Artères s'enroulent autour de veine droite. Enroulement des 3 vaisseaux simultané et réciproque.

Usages : *Artères* charrient *sang noir*. *Veine* charrie *sang rouge*.

Résistance du cordon : Cordon vivant se rompt par la tension d'un poids de 2 à 3 kilos, et résiste à la traction brusque d'un poids de 1 à 2 kilos. Cordon mort plus tenace que cordon vivant.

III. — PORTION EMBRYONNAIRE DE L'ŒUF

ACCROISSEMENT DE L'ŒUF (1)

ACCROISSEMENT DE L'ŒUF OU DÉVELOPPEMENT DE LA PARTIE EMBRYONNAIRE

Œuf de 15 jours

La membrane qui enveloppe l'œuf est pourvu de villosités sur toute sa surface, sauf au niveau des pôles.

Cavité ovulaire est grande, très incomplètement remplie par embryon et ses annexes.

A l'embryon à peine visible (longueur : 2 millim. environ) est suspendue *une vésicule ombilicale* peu développée par rapport à l'œuf entier et communiquant avec l'intestin embryonnaire.

Œuf de 3 semaines

Embryon est entouré par l'amnios.

Embryon a une longueur de 4 millim. à 4 millim. 1/2.

Amnios est formé et complètement clos; il engaîne pédicule de la vésicule ombilicale et de la vesicule allantoïde.

Cœur composé d'une oreillette et d'un ventricule commence à apparaître.

Circulation se fait avec vésicule ombilicale par vaisseaux omphalo-mésentériques.

Protovertèbres. — Formation des derniers arcs pharyngiens.

Soudure des bourgeons maxillaires inférieurs.

Œuf d'un mois

Volume d'un œuf de pigeon. — Longueur de l'embryon : 7 m/m.

Vésicule ombilicale va diminuer peu à peu. — *Allantoïde se vascularise*; villosités choriales commencent à pénétrer dans caduques.

Différentes parties de l'embryon deviennent plus distinctes : *Séparation du cœur en cœur droit et cœur gauche.* Rudiments des poumons et du pancréas. Bourgeons des membres sup^rs et inf^rs.

Œuf pendant le 2e mois

Vésicule ombilicale s'atrophie, vésicule allantoïde est de moins en moins importante au fur et à mesure que les villosités choriales prennent de plus en plus de développement.

Du côté de l'embryon

Division de l'aorte primitive et *du cœur en 4 cavités*.

Ossification de la clavicule, du maxillaire inférieur et de différents os.

Membres se forment ainsi que sillons entre doigts et orteils.

Colonne vertébrale, crâne, côtés, prennent l'aspect cartilagineux.

Racines nerveuses post^res, enveloppes des centres nerveux, vessie, reins, larynx, glande thyroïde, thymus, germes dentaires, tubercule génital et plis génitaux.

Longueur de l'embryon : 0^m013 à 0^m025.

---

(1) Le présent tableau n'est qu'un résumé de l'article Accroissement de l'Œuf. (Précis d'Obstétrique de Ribemont-Dessaignes, 1897), dont certains passages ont été copiés textuellement.

ACCROISSEMENT DE L'ŒUF OU DÉVELOPPEMENT DE LA PARTIE EMBRYONNAIRE *(suite)*

Œuf à 2 mois (8 semaines)
- Tête forme plus du 1/3 du corps.
- Yeux saillants, paupières rudimentaires, nez fait saillie obtuse, bouche béante.
- *Ovaires et testicules sont distincts, toutefois impossibilité de distinguer le sexe.*

Œuf pendant le 3ᵉ mois
- Atrophie complète des vésicules ombilicale et allantoïde ; formation complète du placenta.
- Liquide amniotique abondant.
- *Distinction du sexe possible.*
- Division du cloaque en 2 parties : Formation des paupières, des poils et des ongles.
- Union du testicule et des canaux du corps de Wolff.
- Longueur de l'embryon : de 3 cent. à 7 cent.

A partir du 4ᵉ mois, l'embryon devient fœtus (forme humaine est définitivement acquise).

Œuf à 4 mois
- Longueur du fœtus : 0ᵐ168. *Tête et abdomen sont très développés par rapport au reste du tronc et des membres.*
- Muscles commencent à exécuter quelques mouvements.
- *Cordon ombilical s'insère à peu de distance du bord supʳ du pubis.*
- Un fœtus expulsé à cette époque peut vivre quelques heures.

Œuf à 5 mois
- Les 2 caduques commencent à se souder.
- Parties fœtales se développent et s'arrondissent.
- *Peau se couvre d'un duvet soyeux et le cuir chevelu de cheveux follets.*
- *Ongles prennent une consistance cornée.*
- Membres inférieurs deviennent plus longs que les supérieurs.
- Utérus et vagin commencent à se délimiter.
- *L'insertion du cordon sur l'abdomen s'éloigne de plus en plus du pubis.*
- Longueur du fœtus : 0ᵐ275.

Œuf pendant le 6ᵉ mois
- Formes générales s'accusent de plus en plus, cheveux plus abondants.
- *Peau se couvre d'un enduit blanchâtre (vernix caseosa).*
- Fontanelles sont moins larges, sutures se rapprochent.
- Scrotum est bien développé, mais vide ; testicules et ovaires sont situés au-dessous des reins.
- Bord libre de l'ongle devient nettement apparent.
- Longueur du fœtus : 0ᵐ28 à 0ᵐ34.

Œuf pendant le 7ᵉ mois
- Peau s'épaissit, enduit sébacé plus abondant.
- Ongles plus longs arrivent presque à l'extrémité des doigts.
- *Méconium envahit gros intestin.*
- Testicules descendent vers anneau inguinal.
- Longueur du fœtus : 0ᵐ35 à 0ᵐ39.

Œuf pendant le 8ᵉ mois
- Contours s'arrondissent, harmonie se montre dans les proportions (Pinard).
- Os de la voûte du crâne sont de plus en plus bombés.
- *Insertion du cordon est presque au niveau de la moitié de la longueur du corps.*
- Point d'ossification dans la dernière vertèbre.
- Longueur du fœtus : 0ᵐ39 à 0ᵐ42.

Œuf pendant le 9ᵉ mois
- Caractères de la maturité s'accentuent de plus en plus.
- *Testicules descendent dans les bourses.*
- Point osseux au niveau de l'extrémité inférieure du fémur.
- Longueur du fœtus : 0ᵐ43 à 0ᵐ47.

ÉVOLUTION DE LA PORTION EMBRYONNAIRE

Embryon — Les 3 premiers mois de la vie intra-utérine :
- 1er mois : œuf de pigeon ; 1 cent.
- 2e mois : œuf de poule ; 3 cent. ; 12 gr.
- 3e mois : orange ; 6 cent. ; 20 gr. — Caduque non encore adhérente.

Fœtus —
non viable :
- 4e mois, long' : 18 c. Poids : 200 gr. — dont placenta 120, méconium jaune verdâtre.
- 5e — — 25 c. Poids : 250 gr. — Le même que le liquide amniotique.
- 6e — — 30 c. Poids : 600 gr.

viable, non à terme :
- 7e — — 35 c. Poids : 1200 gr.
- 8e — — 40 c. Poids : 1600 gr. — Insertion du cordon à peu près au milieu du corps.

à terme :
- 9e — — 45 c. Poids : 3000 gr. — Liquide amniotique : 500 g. ; placenta : 500 g ; utérus : 1000 g. Total : 5 kil.

(A partir de 5 mois multiplier par 5 le nombre de mois pour avoir la longueur du fœtus).

FŒTUS A TERME

a. — CARACTÈRES DU FŒTUS A TERME ET ANATOMIE TOPOGRAPHIQUE

CARACTÈRES DU FŒTUS A TERME

Caractères du fœtus à terme

Définition : Fœtus est dit à terme quand il a 9 mois d'existence intra-utérine.

Renseignements fournis par la mère : dernière apparition des règles. — Mouvements fœtaux.

Poids : 3 kil. en moyenne. — 6 kil. exceptionnel. — Au-dessous de 2 kil. fœtus pathologique.

Longueur moyenne : 0.50 cent. Fœtus pelotonné : 0.30 cent.

Ongles et poils : cheveux de 1 à 3 cent. ; ongles durs dépassant un peu la pulpe des doigts.

Ossification : Point d'ossification de Béclard dans les coudyles fémoraux.

Organes thoraciques —
Thymus du fœtus à terme dépasse en haut le sternum et peut tomber sur diaphragme. — Poids : 8 grammes.
Poumon droit plus épais que le gauche et ayant une moindre hauteur (9 millimètres en moins). Poids : poumon droit, 30 gr. ; poumon gauche, 25 gr.
Cœur plus rapproché de l'extrémité pelvienne que de l'extrémité thoracique. Poids : 18 grammes.

Organes abdominaux —
Foie remplit la moitié de la cavité abdominale. Poids : 132 gr.
Estomac caché par foie et rate.
Méconium dans paroi terminale du gros intestin.
Capsules surrénales ont la moitié du volume du rein. Poids du rein : 11 grammes.

Masse encéphalique. Poids : 342 grammes.

FORME ET TOPOGRAPHIE DU FŒTUS EN ATTITUDE OBSTÉTRICALE

Ovoïde somatique formé par réunion de grosse extrémité (siège) et petite extrémité (tête)

Ovoïde céphalique

Constitution osseuse — Crâne : 9 os au lieu de 8 ; frontal formant 2. Face : 14 os.

Sutures —
Grande suture ou *suture sagittale* (sagitta : flèche) (du nez à l'occipital).
Suture transversale ou *fronto-pariétale.*
Suture lambdoïde formée par la réunion des pariétaux et de l'occipital.

Fontanelles —
2 principales :
Fontanelle antérieure ou *bregma* (βρεγμα, crasse), losangique ou *grande fontanelle* (4 sutures).
Fontanelle postér^re en Y (3 sutures).

2 accessoires :
Ptérion ou *fontanelle temporale* (sommet de grande aile du sphénoïde).
Astérion ou *fontanelle mastoïdienne de Gasser* (entre portion écailleuse et condylienne du temporal).
Fontanelle supplémentaire de Gerdy (2 sutures), située à 1 ou 2 cent. en avant de fontanelle postér^re.

FORME ET TOPOGRAPHIE DU FŒTUS EN ATTITUDE OBSTÉTRICALE (*suite*)

Ovoïde somatique formé par réunion de grosse extrémité (siège) et petite extrémité (tête) (*suite*)

Ovoïde céphalique (*suite*)

Diamètres

Antéro-postér[rs] :
- *Occipito-mentonnier* O. M. : 13 cent.
- — *-frontal* O. F. : 11 cent. 1/2.
- *Sous-occipito-bregmatique* Ss. O. B. 10 cent.
- — *-frontal* Ss. O. F. : 11 c.
- *Sus-occipito-mentonnier* (Budin) : Diam. maximum. Max. : 13 c. 1/2.

Transversaux :
- *Bipariétal* ou *transverse maximum postérieur*. Bi P. : 9 cent. 1/2.
- *Bitemporal* ou *transverse minimum antérieur*. Bi T. : 8 cent.

Verticaux :
- *Fronto-mentonnier* : 8 cent.
- *Cervico* ou *trachélo* ou *sous-mento-bregmatique* Ss. M. B. : 9 c. 1/2.

Leur réductibilité :
- Par le jeu des sutures.
- Par la *charnière occipitale de Budin* (à l'union de la portion écailleuse et de la portion basilaire).

Ovoïde cormique (χορμος, tronc)

Constitution

Thorax ou cavité thoracique :
- *a.* Poumons : *Atélectasie.*
- *b.* Thymus : Très développé.
- *c.* Système circulatoire intra-utérin (3 voies nouvelles) :
  - *Canal artériel* (d'artère pulmonaire à aorte).
  - *Trou de Botal* dans la cloison inter-auriculaire.
  - *Artères, veine ombilicales et canal veineux d'Aranzi.*

Abdomen ou cavité abdominale :
- Foie plus volumineux.
- Rien à signaler pour les autres organes.

Diamètres

Diamètres du tronc :
- *Bisacromial*, le plus important : 12 cent.
- Antéro-postérieur, *sterno-dorsal* : 9 cent. 1/2.

Diamètres du bassin :
- *Bisiliaque* : 8 cent.
- *Pubio-sacré* : 5 cent. 1/2.
- *Bitrochantérien* : 9 cent.

---

b. — PHYSIOLOGIE DU FŒTUS

PHYSIOLOGIE DU FŒTUS

Nutrition

Caractères principaux :
- Fonctions assimilatrices sont aussi intenses que possible.
- Fonctions respiratoires sont aussi réduites que possible.

3 phases successives :

1° *Nutrition par imbibition* ou *osmose* (jusqu'à l'apparition de la vésicule ombilicale) aux dépens du disque proligère et des liquides des villosités naissantes.

2° *Nutrition aux dépens de la vésicule ombilicale* : Le contenu de cette vésicule transformé en peptone et albuminose est très assimilable (Tarnier et Chantreuil).

3° *Nutrition aux dépens des villosités choriales* (*nutrition placentaire*)

Hématose

Fœtus puise dans le sang maternel :
- 1° Les éléments nutritifs qui lui sont nécessaires.
- 2° L'oxygène dont il a besoin (*phénomène de l'hématose*).

Faits démontrant l'existence de l'hématose chez le fœtus :
- 1° *Examen spectroscopique* : On a constaté les raies spectrales d'absorption de l'hémoglobine oxygénée dans le sang des vaisseaux ombilicaux du fœtus n'ayant pas encore respiré.

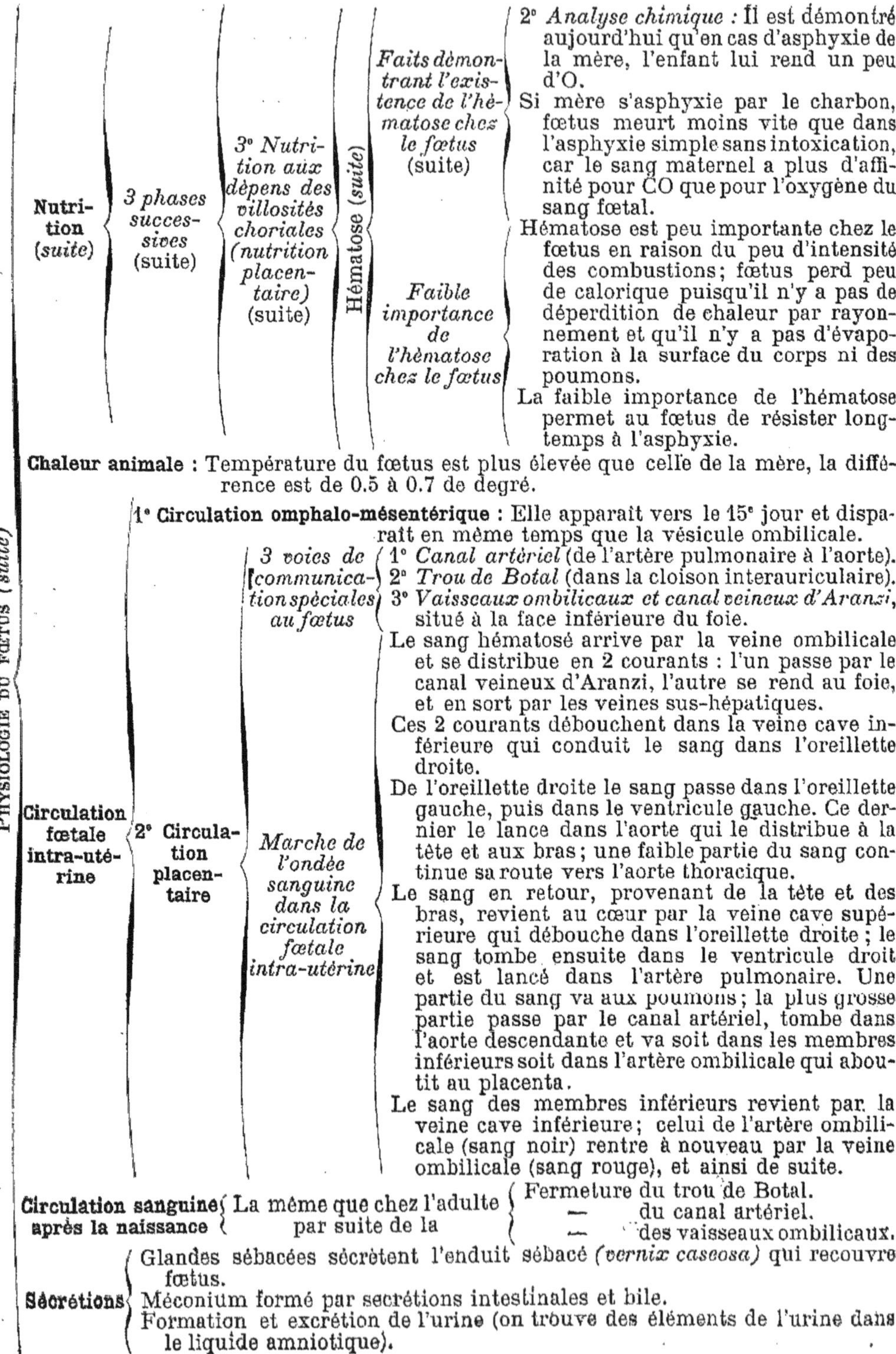

PHYSIOLOGIE DU FŒTUS (suite)

Nutrition (suite) — **3 phases successives (suite)** — *3° Nutrition aux dépens des villosités choriales (nutrition placentaire) (suite)* — **Hématose (suite)**

Faits démontrant l'existence de l'hématose chez le fœtus (suite)

2° *Analyse chimique :* Il est démontré aujourd'hui qu'en cas d'asphyxie de la mère, l'enfant lui rend un peu d'O.

Si mère s'asphyxie par le charbon, fœtus meurt moins vite que dans l'asphyxie simple sans intoxication, car le sang maternel a plus d'affinité pour CO que pour l'oxygène du sang fœtal.

Faible importance de l'hématose chez le fœtus

Hématose est peu importante chez le fœtus en raison du peu d'intensité des combustions ; fœtus perd peu de calorique puisqu'il n'y a pas de déperdition de chaleur par rayonnement et qu'il n'y a pas d'évaporation à la surface du corps ni des poumons.

La faible importance de l'hématose permet au fœtus de résister longtemps à l'asphyxie.

Chaleur animale : Température du fœtus est plus élevée que celle de la mère, la différence est de 0.5 à 0.7 de degré.

Circulation fœtale intra-utérine

1° Circulation omphalo-mésentérique : Elle apparaît vers le 15ᵉ jour et disparaît en même temps que la vésicule ombilicale.

2° Circulation placentaire — *3 voies de communication spéciales au fœtus*

1° *Canal artériel* (de l'artère pulmonaire à l'aorte).
2° *Trou de Botal* (dans la cloison interauriculaire).
3° *Vaisseaux ombilicaux et canal veineux d'Aranzi*, situé à la face inférieure du foie.

Marche de l'ondée sanguine dans la circulation fœtale intra-utérine

Le sang hématosé arrive par la veine ombilicale et se distribue en 2 courants : l'un passe par le canal veineux d'Aranzi, l'autre se rend au foie, et en sort par les veines sus-hépatiques.

Ces 2 courants débouchent dans la veine cave inférieure qui conduit le sang dans l'oreillette droite.

De l'oreillette droite le sang passe dans l'oreillette gauche, puis dans le ventricule gauche. Ce dernier le lance dans l'aorte qui le distribue à la tête et aux bras ; une faible partie du sang continue sa route vers l'aorte thoracique.

Le sang en retour, provenant de la tête et des bras, revient au cœur par la veine cave supérieure qui débouche dans l'oreillette droite ; le sang tombe ensuite dans le ventricule droit et est lancé dans l'artère pulmonaire. Une partie du sang va aux poumons ; la plus grosse partie passe par le canal artériel, tombe dans l'aorte descendante et va soit dans les membres inférieurs soit dans l'artère ombilicale qui aboutit au placenta.

Le sang des membres inférieurs revient par la veine cave inférieure ; celui de l'artère ombilicale (sang noir) rentre à nouveau par la veine ombilicale (sang rouge), et ainsi de suite.

Circulation sanguine après la naissance — La même que chez l'adulte par suite de la

Fermeture du trou de Botal.
 — du canal artériel.
 — des vaisseaux ombilicaux.

Sécrétions

Glandes sébacées sécrètent l'enduit sébacé (*vernix caseosa*) qui recouvre fœtus.

Méconium formé par sécrétions intestinales et bile.

Formation et excrétion de l'urine (on trouve des éléments de l'urine dans le liquide amniotique).

Innervation : Toute excitation se traduit chez le fœtus par des mouvements.

PHYSIOLOGIE DU FŒTUS *(suite)*

Physiologie pathologique
Absorption des gaz : Chloroforme.
— des liquides : IK, mercure, etc.
— des solides : Tous les microbes ne traversent pas le filtre placentaire, mais leurs produits solubles ou *toxines* sont absorbés.
Fabrication par le fœtus malade de *ptomaïnes* qui passent dans le sang de la mère et la rendent malade elle-même.

Viabilité du fœtus
Définition : Aptitude à vivre de la vie extra-utérine.
Limite légale de la viabilité : 180ᵉ jour après le dernier rapport sexuel.
Viabilité médicale : Elle n'existe guère qu'à partir du 200ᵉ ou ou 210ᵉ jour.

Vitalité du fœtus
Généralement très grande grâce à l'intensité des fonctions assimilatrices et à la faible quantité d'O. nécessaire à l'entretien de la vie fœtale.
A cause de cette vitalité, enfants peuvent naître vivants malgré travail prolongé et interventions laborieuses.

IV. — MODIFICATIONS DE L'ORGANISME MATERNEL DUES A LA GROSSESSE

a. — MODIFICATIONS DE L'APPAREIL GÉNITAL

(Voir Anatomie obstétricale)

b. — MODIFICATIONS DES APPAREILS EXTRA-GÉNITAUX

MODIFICATIONS DES APPAREILS EXTRA-GÉNITAUX PENDANT LA GROSSESSE

Système nerveux

Domaine intellectuel
Changement de caractère, irritabilité, antipathies inexpliquées, impressionnabilité.
Désordres intellectuels morbides (maladie du vol, rarement folie furieuse).

Domaine nerveux : Fréquence des névralgies *dentaires surtout*. (Dicton : Chaque enfant coûte 1 dent à sa mère).

Domaine général
Dégoûts.
Envies, *goûts dépravés* (craie, plâtre, farine, pica, malaria).
Vertiges, syncopes.
Envies irrésistibles de dormir.

Système digestif
Les femmes enceintes sont des *ralenties* de la nutrition. — 3 sortes de modifications : *Excitation, diminution, perversion* ou *troubles* des fonctions digestives.
Salivation ou *ptyalisme. Pyrosis* ou liquide âcre remontant à la bouche.
Bizarreries de l'*appétit*.
Nausées et vomissements surtout le matin pendant les 2 premiers mois et à la fin de la grossesse.
Surcharge graisseuse du *foie* hypertrophié.
Compression du *rectum*, d'où *constipation et hémorrhoïdes*.

Système respiratoire

Modifications mécaniques
Diminution des diamètres antéro-postérieurs de la poitrine, compensée par augmentation du diamètre transversal.
La femme vivant et respirant pour 2, la capacité respiratoire ne saurait être diminuée (Budin).

Modifications chimiques : Augmentation des combustions ; élimination plus abondante de CO_2.

Système circulatoire

Modifications du contenu ou du sang
Masse totale augmentée.
Anémie globulaire
Diminution des globules rouges.
Faible augmentation des globules blancs.
Diminution de l'hémoglobine.

MODIFICATIONS DES APPAREILS EXTRA-GÉNITAUX PENDANT LA GROSSESSE *(suite)*

Système circulatoire *(suite)*

Modifications du contenu ou du sang (suite) — *Pléthore séreuse* ou *hydrémie* :
- Augmentation de la fibrine et par suite de la coagulation du sang; augmentation de CO_2.
- Diminution du fer dans liquide sanguin.

Modifications du contenant ou du cœur et des vaisseaux :

Hypertrophie du cœur :
- Porte sur paroi ventriculaire, surtout gauche.
- Due à l'augmentation de la masse totale du sang.
- Parfois souffle systolique et bruit de galop.

Artères :
- Pouls dur, 86 pulsations en moyenne.
- Augmentation de la tension artérielle.
- Tumeurs vasculaires (*nævi*), plus tendues, plus volumineuses.

Veines :
- Production de varices génitales, abdominales, hémorrhoïdales.
- Bouffissure de tout le corps par suite de l'extravasation séreuse.

Etablissement d'une nouvelle circulation : circulation utéro-placentaire.

Système urinaire

Reins : Congestion rénale due à la stase des veines rénales, d'où prédisposition aux néphrites.

Vessie :
- Pendant le 1er trimestre peu de gêne de la vessie.
- — 2e — grande aisance pour la vessie.
- — 3e — compression de la vessie et envies fréquentes d'uriner. Vessie croissant, en sablier, forme de cornue.

Urèthre souvent tiraillé, méat urinaire par suite entraîné en arrière.

Urine :
- Augmenton de l'eau. Diminuton des matières solides.
- Chlorures plus abondants. Diminution des phosphates, sulfates, de l'urée et de l'acide urique.
- Quelquefois l'urine contient du sucre et de l'albumine (phénomènes pathologiques).

Système osseux
- Incurvation du rachis en arrière pour rétablir l'équilibre par suite de la proéminence du ventre.
- Ostéophytes entre la dure-mère et la table interne des os. (Tendance à l'*ostéomalacie*).

Nutrition générale
- Augmentation du poids du commencement à la fin de la grossesse, sauf chez celles qui vomissent.
  - 7e mois : augmentation de 2.400 gr.
  - 8e — — de 1.700
  - 9e — — de 1.500

Appareil cutané

Pigmentation :
- Plus ou moins abondante suivant les femmes.
- *Masque de la grossesse.*
- Coloration de l'aréole.
- Ligne blanche devient brune.

Eraillures — *Vergetures abdominales* :
- *anciennes* (couleur blanche, nacrée) indiquant qu'il y a eu : ou grossesse, ou tumeur, ou ascite.
- *récentes* (teinte rosée; violacée, rouge-bleuâtre).

Attitude (dépendant du système musculaire)
- Particulière, surtout à la fin de la grossesse.
- En marchant ou debout, reins cambrés en arrière.
- Assise : femme enceinte croise les mains sur le ventre et tient les cuisses écartées.

RÉSUMÉ DES MODIFICATIONS DE L'ORGANISME DUES A LA GROSSESSE
- *Règle générale.* — C'est toujours le lieu de moindre résistance qui est le plus touché : déséquilibrées ont troubles nerveux fort accentués; les malades de l'estomac ont des troubles digestifs plus intenses que les autres, etc.
- *Gêne fonctionnelle* plus ou moins prononcée de tous les systèmes (gêne de la respiration, de la circulation, de la sécrétion urinaire, de la nutrition).
- *Système génital reste seul florissant* et accapare tous les éléments de la vie féminine.

SIGNES DE LA GROSSESSE

DÉFINITION : Modifications survenues dans l'organisme maternel et assez apparentes pour soupçonner ou reconnaître la grossesse.

INTERROGATION (signes fournis par l') (tous signes de probabilité sauf 1 de certitude)

Coït fécondant, sensation inaccoutumée.

Arrêt des menstrues. (Tout arrêt des menstrues chez une femme réglée régulièrement doit faire penser à une grossesse). L'écoulement menstruel qui se produit pendant la grossesse n'a ni la même *durée,* ni la même *quantité*, ni la même *qualité* que les règles ordinaires (Pajot).

Picotements du côté des seins qui augmentent de volume dès les premières semaines et deviennent d'une sensibilité désagréable.

Troubles digestifs, ptyalisme, *vomissements, constipation.*

Symptômes nerveux, *envies fréquentes de dormir,* syncopes.

Œdème et varices.

Grossissement progressif du ventre.

Mouvements fœtaux (signe de certitude)

Date d'apparition. — 4 mois 1/2 (Frôlement d'araignée, sauts de grenouille, sensation de chocs).

Division :
- *a.* Mouvements *partiels* souvent *rythmés* : Dus non au hoquet ni aux mouvements de respiration et de déglutition du fœtus mais aux mouvements actifs de l'un des membres.
- *b.* Mouvements de *totalité.*

INSPECTION (signes fournis par l')

Seins plus volumineux, vergetures.

Mamelon plus saillant, aréole plus foncée.

Ligne blanche devenue brune, vergetures abdominales.

Traits tirés, *éphélides* ou *taches pigmentaires au visage.*

PALPER ABDOMINAL (Signes fournis par le)

a. **Percussion :** La vessie étant vidée, son mat correspondant à la tumeur utérine.

b. **Fluctuation :** Sensation de flot, n'existe que dans l'hydramnios et l'ascite (emploi des 2 mains).

c. **Ballottement abdominal ou mouvements passifs du fœtus**
- N'existent qu'à partir du 4ᵉ mois.
- Sont obtenus par la pression brusque exercée d'une main sur l'autre.
- Le ballottement total n'existe que jusqu'à 5 mois, sauf dans hydramnios.
- *Ballottement* { *simple* / *double* } Signe de certitude si tumeur intra-utérine.
- Lieu d'élection : *Fond de l'utérus (dans la région péri-ombilicale).*

d. **Mouvements actifs du fœtus**
- Existent à partir du 5ᵉ mois.
- Chocs ou déplacements sous la main qui prouvent que quelque chose remue.

e. **Palper abdominal proprement dit**

Manière d'agir :
- Vider vessie et rectum, position horizontale de la femme, les jambes légèrement écartées.
- Se mettre à droite de la femme ; placer une main de chaque côté du ventre (la droite à droite, la gauche à gauche, les doigts vers le pubis).

Délimitation de l'utérus :
- Sa hauteur dans la cavité abdominale (masse arrondie, globuleuse).
- De temps en temps, durcissement du muscle utérin par suite de l'excitation extérieure.

Délimitation du contenu de l'utérus ou attitude du fœtus :
- Tête donne sensation d'une tumeur arrondie, dure.
- Siège est une partie régulière du côté des fesses, irrégulière du côté des membres.
- Dos est une partie large (la faire bomber en appuyant sur la tête).
- Petits membres sont facilement déplaçables.

SIGNES DE LA GROSSESSE - (suite) — AUSCULTATION (Signes fournis par l')

Moyens d'exploration
- Oreille.
- Stéthoscope.

Mère (Souffle maternel)

Caractères
- Intermittent, ressemblant au bruit que l'on fait en prononçant la syllabe *vous*.
- *Isochrone avec pouls de la mère.*

Siège
- Toute la surface utérine, surtout au niveau des ligaments larges.

Evolution du souffle pendant la contraction
- D'abord plus intense.
- Diminue pendant la contraction, parfois imperceptible.
- Reprend après la contraction.

Evolution du souffle pendant la grossesse
- Nul pendant le 1er trimestre (n'apparaît qu'au 4e mois).
- Augmente progressivement pendant le 2e trimestre.
- Diminue progressivement pendant le 3e trimestre.
- Persiste jusqu'à 63 heures après la délivrance (9 fois sur 10).

Mécanisme de sa production
- Théorie *aorto-iliaque* (compression de ces troncs) : nulle puisque souffle diminue alors qu'utérus se contracte et que troncs aorto-iliaques sont moins comprimés.
- Théorie *épigastrique* (abandonnée par son auteur Glénard).
- Théorie *placentaire* (nulle, souffle persiste après délivrance).
- Théorie *utérine* (actuelle), souffle maternel se produit au niveau des vaisseaux utérins, et est dû à l'arrivée du sang dans un calibre supérieur au calibre primitif.

Diagnostic
- Ne pas confondre bruit maternel avec *borborygme*.

Œuf (Bruits du cœur fœtal ou double battement fœtal — Vrai signe de certitude)

Caractères
- Un premier bruit assez fort.
- Un petit silence.
- Un 2e bruit plus sourd.
- Un grand silence.
- *Pas d'isochronisme avec le pouls maternel.*

(tic-tac d'une montre)

Nombre des pulsations : Entre 120 et 160 par minute.

Souffrance
- Au-dessus de 180.
- Au-dessous de 100.

Date d'apparition : 4 mois 1/2.

Lieu d'existence
- Ils s'entendent dans une zône de 2 à 3 cent. où ils ont leur *maximum d'intensité (foyer maximum ou foyer d'auscultation).*

Variations
- Augmentent de netteté jusqu'à l'accouchement.
- Diminuent pendant la contraction.

L'existence du souffle fœtal permet d'affirmer
- L'existence de l'enfant, son état de santé.
- La présentation et la position.
- L'engagement du fœtus (maximum au-dessous de l'ombilic).
- Le non-engagement (maximum au-dessus de l'ombilic).
- Le sexe de l'enfant pour Franckenhauser et Dauzats serait reconnu au nombre des pulsations 7 fois sur 10.
  - Au-dessous de 135 : Garçon
  - Au-dessus de 145 : Fille
  - (entre 135 et 145 impossibilité de se prononcer.)
- Cette remarque est inexacte puisque Budin et Chaignot ont rencontré dans un même examen 15 à 25 pulsations de différence.

SIGNES DE LA GROSSESSE (*suite*)

AUSCULTATION (Signes fournis par l') (*suite*) — **Œuf** (*suite*) :

Souffles fœto-funiculaires
- *a.* *Souffle cardiaque* dû à une disposition spéciale du trou de Botal, à l'endocardite fœtale.
- *b.* *Souffle funiculaire* : Fugace, isochrone aux bruits du cœur fœtal, dû aux valvules de la veine du cordon plutôt qu'aux tours de cordon.

Bruits des mouvements actifs fœtaux — Bruit net et court coïncidant avec le choc. Son plus doux et plus prolongé si tout le fœtus se déplace ; s'entend quelquefois, alors que la mère ne perçoit pas les mouvements actifs.

TOUCHER VAGINAL (Signes fournis par) :

Position de la femme
- Position debout.
- — dorsale (les cuisses un peu fléchies sur le ventre, un oreiller sous le siège.
- — latérale.
- — génu-pectorale.

Toucher — Unidigital / Bidigital / Manuel — *Doigts seront savonnés, désinfectés et recouverts d'un corps gras antiseptique*

Choix de la main — Index droit pour le côté droit. / Index gauche pour le côté gauche.

Etape vulvaire
- *a.* Recherche de l'orifice vaginal (écarter d'une main avec l'index et le pouce les grandes lèvres et introduire l'index de l'autre main dans le vagin) ; on évite ainsi d'introduire avec le doigt les microbes qui peuvent se trouver dans le sillon interfessier.
- *b.* Situation de l'orifice uréthral.

Etape vaginale
- Quelquefois vaginisme infér\", dû au constricteur de la vulve.
- — — supér\", dû au releveur coccy-périnéal.
- Quelquefois vaginite granuleuse, semblable comme écoulement mais non comme nature à la *vaginite blennorrhagique*.

Etape utérine :

Manière de procéder — Abaisser le coude jusque sur le plan du lit. Ecarter successivement les grandes et les petites lèvres pour gagner un travers de doigt.

Etat des culs-de-sac (l'ant\" souvent rempli par masse dure fœtale).

Etat du col :
- *Situation* — Abaissé quelquefois dans le 1ᵉʳ trimestre ; le plus souvent position habituelle. Remonte dans le 2ᵉ. Redevient plus accessible dans le 3ᵉ.
- *Forme* — Conique chez les primipares. Cylindrique chez les multipares, ou en éteignoir.
- *Consistance* : Hypertrophie et ramollissement progressif du col.
- *Effacement* — Ne commence qu'au début du travail, *col conservant toute sa longueur jusqu'à la fin de la grossesse.* Effacement se fait de haut en bas alors que ramollissement se produit de bas en haut.

Ballottement vaginal
- Date d'apparition : 4 mois 1/2.
- Ballottement se perçoit surtout dans cul-de-sac antérieur.
- Tout ballottement vaginal produit par un corps intra-utérin est signe de certitude de grossesse.

Reconnaissance de la présentation
- Tumeur dure, lisse, égale, engagée le plus souvent (sommet).
- Tumeur lisse, mais plus irrégulière, sans engagement (face ou siège).
- Thorax et abdomen : partie fœtale inaccessible pendant la grossesse.

Etape pelvienne — Recherche des tumeurs ou malformations. / — du détroit supérieur et du promontoire.

COMBINAISON DU TOUCHER ET DU PALPER : Sert à évaluer le volume de l'utérus, sa mobilité et le diagnostic de la tumeur.

TOUCHER ANAL
- Quelquefois utile en cas de grossesse extra-utérine, de rétroversion de l'utérus gravide, de tumeur coexistant avec la grossesse.
- Le plus souvent toucher rectal est combiné avec toucher vaginal.

V. — SIGNES DE LA GROSSESSE SUIVANT LEUR VALEUR SÉMÉIOLOGIQUE

SIGNES DE LA GROSSESSE CLASSÉS SUIVANT LEUR VALEUR SÉMÉIOLOGIQUE (d'après Auvard)

SIGNES DE PRÉSOMPTION OU DE PROBABILITÉ (MATERNELS)

n'ont qu'une valeur de présomption quand ils existent isolément et une valeur de probabilité quand ils sont réunis en grand nombre chez une même femme

Système génital et voisinage

Utérus
- *Suppression des règles.*
- *Augmentation progressive de volume.*
- *Mollesse spéciale du corps et du col.*
- Contractions intermittentes.
- Existence du souffle maternel.

Vagin
- Pouls vaginal.
- Coloration violacée.

Vulve
- Hypertrophie.
- Coloration violacée.

Paroi abdominale
- *Augmentation de volume du ventre* en rapport avec les renseignements fournis.
- Vergetures.
- Ligne brune.
- Ombilic : dépression, puis aplatissement, parfois saillie.

Seins
- Augmentation de volume.
- Saillie et sensibilité des mamelons.
- *Écoulement de colostrum* (La colostrorrhée doit faire penser à la mort du fœtus).
- Hypertrophie cardiaque.
- Pigmentation de l'aréole et formation de l'aréole secondaire.
- Vergetures.

Système nerveux
- Modifications de la sensibilité, de l'intelligence et de la volonté (envies).

Système respiratoire
- Dyspnée.
- Modification de la quantité de CO_2 exhalée.

Système circulatoire
- Anémie globulaire et pléthore séreuse.
- Hypertrophie cardiaque.
- Dilatation veineuse périphérique (varices).

Système urinaire
- Diminution des principes solides de l'urine.
- Fréquence de l'albuminurie et de la glycosurie.
- Fréquence des troubles de la miction.

Système cutané
- Dépôts pigmentaires. — *Masque de la grossesse.*

Système digestif
- Modifications de l'appétit.
- Vomissements.
- Ralentissement des différents processus nutritifs : absorption, assimilation, désassimilation, élimination ; d'où résultent diverses maladies.

SIGNES DE CERTITUDE OU FŒTAUX

2 signes donnés par le palper
- *Mouvements passifs* ou ballotement abdominal intra-utérin.
- *Mouvements actifs.*

2 signes donnés par l'auscultation
- *Battement du cœur fœtal (signe de certitude par excellence)* ou souffle fœto-funiculaire.
- Mouvements fœtaux.

2 signes donnés par le toucher
- *Ballotement vaginal* ou mouvements passifs.
- *Sensation d'une partie fœtale.*

VI. — MARCHE ET DURÉE DE LA GROSSESSE

1er trimestre (règne des troubles réflexes)

Pas de signes de certitude ; signes de probabilité seulement.

Trimestre des troubles réflexes
- Vomissements.
- Augmentation de volume des mamelles.
- Pas de menstrues ; col un peu ramolli.

2e trimestre (période de calme relatif)

Calme relatif.

Apparition des signes de certitude
- Mouvements actifs : 4 mois 1/2.
- Souffles fœtaux.
- Ballottement.
- Fond de l'utérus dépasse l'ombilic.

3e trimestre (règne des troubles mécaniques)

Troubles mécaniques : Dus à la distension utérine et à l'engagement du fœtus dans l'excavation.

Signes de présence certaine du fœtus
- Ballottement abdominal.
- — vaginal.
- Sensation d'une partie fœtale par le toucher.

Signes de vie certaine du fœtus
- Palpation des mouvements actifs.
- Audition des battements fœtaux.
- — des mouvements actifs.

Dans la dernière quinzaine
- Engagement.
- Ventre tombé, respiration et marche plus faciles.
- Douleurs lombaires.

Définition : Intervalle de temps qui sépare la fécondation de l'accouchement.

Durée de la grossesse normale : 9 mois plus 5 jours sur la moyenne des cas observés. { Chiffres extrêmes 260 et 294

— — légale : 300 jours (Art. 315 du code civil : La légitimité de l'enfant né 300 jours après la dissolution du mariage pourra être contestée).

Causes pouvant influer sur la durée de la grossesse

Durée des règles : Pour Schrœder la grossesse durerait plus longtemps chez les femmes qui ont de longues époques menstruelles. (?)

État de primiparité ou de multiparité : La grossesse aurait une durée un peu plus longue chez les primipares que chez les multipares. (?)

Influences héréditaires : Il semble que dans certaines familles la grossesse est écourtée ou prolongée.

Sexe du fœtus : La durée de la grossesse serait plus longue quand le produit doit être un mâle.

Grossesse prolongée

Il n'y a de grossesse prolongée que dans les cas de grossesse extra-utérine, de rétention de fœtus mort dans la cavité utérine ou d'obstacle siégeant au niveau du col et empêchant l'accouchement (Tarnier).

VII. — HYGIÈNE DE LA GROSSESSE

HYGIÈNE DE LA GROSSESSE ou moyens conseillés par l'accoucheur pour mener à bien la grossesse

Bonne hygiène indispensable, vie absolument régulière.

Système nerveux
- Éviter de faire peur à une femme enceinte.
- Éviter les grandes joies, les bonnes ou les mauvaises nouvelles.
- Ne pas s'opposer aux envies qui pourraient être satisfaites.

Appareil digestif

Régime alimentaire
- Ne pas le modifier d'une façon générale, sauf si vomissements incoercibles.
- *Prescrire le régime lacté en cas d'albuminurie.*

Contre vomissements après les repas
- Alcalins ou eau de Vichy ; pepsine,
- Pilules d'extrait thébaïque de 2 centigr., un 1/4 d'heure avant l'ingestion des aliments.
- Cocaïne (10 à 20 gouttes par jour d'une solution à 10 p. %).
- Eau chloroformée.

Contre constipation
- Laxatifs buccaux : Rhubarbe, magnésie, cascara sagrada ; eaux de Rubinat, Villacabras, Janos, Montmirail, Chatel-Guyon.
- Laxatifs rectaux : Lavements avec huile, glycérine ou miel.
- Éviter les purgatifs drastiques.

Contre diarrhée : Laudanum et bismuth

8

Hygiène de la grossesse ou moyens conseillés par l'accoucheur pour mener à bien la grossesse *(suite)*

Seins : Les vêtements ne doivent pas comprimer les seins. Préparation du mamelon dans les derniers temps.

Rapports sexuels : Dans le cas d'utérus irritable, et chez la femme prédisposée à l'avortement, interdiction des rapports sexuels tout au moins aux moments correspondant à la menstruation.

Médicaments : Il importe pour les agents toxiques de se borner à des doses relativement légères.

Opérations : Ne faire pendant la grossesse que les *opérations d'urgence*.

Marche : *Exercices modérés; pas de fatigue excessive* (déconseiller équitation).

Voyages : Eviter les longs voyages en chemin de fer. Si nécessité, coussins sous le siège pour empêcher trépidation. Avant le départ : lavement avec 20 gouttes de laudanum. Autant à l'arrivée.

Danse, théâtre, soirées : A supprimer autant que possible.

Bains : Utiles, 33 à 35° ; 12 à 15 minutes.

Bains de mer : Laisser continuer les habituées ; ne pas les conseiller aux femmes enceintes.

Vêtements : Tout vêtement serré doit être proscrit. Se couvrir assez pour éviter refroidissement et néphrite. Ceinture abdominale pour multipares.

Toilettes vulvaire et vaginale : En cas de leucorrhée et dans les derniers 15 jours injection quotidienne avec 30 gr. de borate de soude, ou 0 gr. 20 de naphtol, ou 0 gr. 25 de sublimé. Aucun changement dans toilette quotidienne que l'eau soit froide ou chaude.

VIII. — DIAGNOSTIC GÉNÉRAL DE LA GROSSESSE

Diagnostic général de la gestation ou l'étude clinique de la femme en état de gestation comporte la solution des problèmes suivants :

1° La femme est-elle enceinte ? Etablir son diagnostic :

1° Sur l'interrogatoire : Signes de présomption, de probabilité ou de certitude. En cas de persistance irrégulière des règles, penser d'abord à une tumeur, puis à une grossesse.

2° Sur l'examen direct :
1. *Ne croire qu'aux signes constatés par soi-même.*
2. Volume de l'utérus doit être en rapport avec les renseignements fournis.
3. Battements du cœur fœtal si on est à une période assez avancée.

3° Sur l'élimination successive des diverses causes d'erreurs qui peuvent faire méconnaître ou faire croire à une grossesse (Diagnostic différentiel).

1er Cas. Pas de tumeur : Obésité, tumeur nerveuse (disparaissant sous le chloroforme), hystérie, tympanite abdominale reconnaissable par la percussion.

2e Cas. Existence d'une tumeur du petit bassin :

a. Tumeur intra-utérine :
Aménorrhée par rétention des règles ou hématométrie.
Hydrométrie : Rétention du mucus utérin.
Physométrie : Accumulation de gaz dans l'utérus, dû surtout à la putréfaction de l'œuf.
Tumeur fibreuse intra-utérine, polype, (diagnostic très difficile si fœtus a succombé dans cavité utérine et si fibrôme et grossesse existent simultanément).

b. Tumeur extra-utérine :
Salpingite kystique, rétroflexion utérine.
Hématocèle, phlegmon péri-utérin.

DIAGNOSTIC GÉNÉRAL DE LA GESTATION ou l'étude clinique de la femme en état de gestation comporte la solution des problèmes suivants : (suite)

1° LA FEMME EST-ELLE ENCEINTE ? Etablir son diagnostic sur : (suite)

- **3° Diagnostic différentiel (suite)**
  - *3e Cas. Tumeur de l'abdomen* — Kystes de l'ovaire, kystes para-ovariens, fibro-myômes, tumeurs malignes du ventre, rétention d'urine, ascite, accumulation de graisse dans la paroi abdominale.
  En cas de doute attendre 5 mois, c'est-à-dire les signes de certitude (battements du cœur) ; le col de la femme enceinte est toujours plus ou moins ramolli.

Règle absolue : Ne dire qu'il y a *réellement grossesse* que quand on a constaté les signes de certitude.

2° QUEL EST L'AGE DE LA GROSSESSE ? Se baser :

- **1° Sur les renseignements fournis par la mère**
  - Date de la dernière menstruation → Compter 9 mois 5 jours après les règles pour la date approximative de l'accouchement.
  - Date de la perception des mouvements actifs du fœtus : d'ordinaire à 4 mois 1/2, quelquefois plus tôt chez multipare.
- **2° Sur la constatation directe. Hauteur du globe utérin**
  - 4 mois : fond de l'utérus un peu au-dessous de l'ombilic.
  - 5 — : — au niveau de l'ombilic.
  - 6 — : — un peu au-dessus de l'ombilic.
  - 7 — : — à 3 travers de doigt au-dessus de l'ombilic.
  - 8 — : — à 6 travers de doigt au-dessus de l'ombilic.
  - 9 — : — à 9 travers de doigt au-dessus de l'ombilic.
- **3° Sur l'état de l'engagement de la partie fœtale**
  - *Primigeste :* quand il y a engagement profond, l'accouchem' ne se fait pas attendre.
  - *Multigeste :* avec un engagement profond l'accouchement ne tarde pas plus de 15 jours.

2° LA GROSSESSE EST-ELLE INTRA-EXTRA-UTÉRINE OU PATHOLOGIQUE ?

La grossesse extra-utérine est caractérisée par des douleurs abdominales, des hémorragies génitales et une tumeur péri-utérine.
Les erreurs de diagnostic sont fréquentes.

4° LA GROSSESSE EST-ELLE SIMPLE OU MULTIPLE ?

S'assurer s'il y a plus de 2 extrémités fœtales ou si les extrémités sont de même nom.
S'assurer s'il y a un ou plusieurs foyers d'auscultation.
Se renseigner sur les antécédents héréditaires.

5° L'ENFANT EST-IL VIVANT ?

Essayer de produire des mouvements actifs par la palpation.
S'assurer de l'existence des bruits du cœur fœtal.

6° COMMENT SE PRÉSENTE-T-IL ?

Se baser sur le toucher qui vous révèle la partie qui se présente.
Sur le palper et l'auscultation qui vous indiquent l'attitude du fœtus dans la cavité utérine.

7° LA FEMME EST-ELLE ARRIVÉE A SON TERME ?

Se baser sur les renseignements et surtout sur la hauteur du globe utérin et l'engagement de la partie fœtale.

Signes précurseurs du terme — Dans les derniers 15 jours le *ventre tombe ;* la respiration devient plus libre, les digestions sont plus faciles. Par contre, les signes de compression se font sentir dans le bassin.
Constipation, envies fréquentes d'uriner, œdème. Souvent contractions utérines douloureuses courtes et assez fréquentes.

DIAGNOSTIC GÉNÉRAL DE LA GESTATION ou **l'étude clinique de la femme en état de gestation comporte la solution des problèmes suivants :** (*suite*)	8° LE BASSIN EST-IL BIEN CONFORMÉ?	*Chercher à toucher l'angle sacro-vertébral* et mesurer le cas échéant avec le doigt la distance qui le sépare du pubis. Vérifier le contour du détroit supérieur et la position des épines ischiatiques.
	9° LA FEMME EST-ELLE EN TRAVAIL?	Se rappeler que pour bien constituer un symptôme de travail, les douleurs doivent être lentes, intermittentes et *s'accompagner de contractions utérines* qu'on constate par la palpation. La constatation par le toucher intra-cervical d'un commencement d'effacement est un signe de travail (Pinard).
	10° A QUELLE PÉRIODE DU TRAVAIL EN EST-ELLE?	Vérifier quel est le degré d'effacement du col (dilatation inférieure ou supérieure à une pièce de 5 fr.). S'assurer de la position de l'enfant, s'il a accompli son mouvement de rotation.
	11° DANS COMBIEN DE TEMPS LA FEMME BIEN CONFORMÉE ACCOUCHERA-T-ELLE?	Durée moyenne de l'accouchement : Primipare : 12 à 14 heures. Multipare : 6 à 8 heures. Savoir que la dilatation du col s'opère rapidement (1 à 2 heures chez primipare) dès qu'elle a atteint une pièce de 5 francs.

PRONOSTIC DE LA GROSSESSE Il dépend :	1° De la conformation du bassin.	
	2° De la situation du fœtus (présentation, position).	
	3° De la composition de l'urine (albuminurie)	établir de suite le régime lacté dès que l'albumine est reconnue afin d'éviter l'éclampsie.
	4° De l'hygiène suivie pendant la grossesse, c'est-à-dire des moyens hygiéniques employés pour mener à bien la grossesse.	

Conduite à tenir par la sage-femme pendant la grossesse	Donner les conseils d'hygiène déjà décrits. Examen des urines ; en cas d'albumine, régime lacté. Diagnostic de la présentation. — des viciations pelviennes. Dans le cas de présentations dites vicieuses (qui engagent la responsabilité) ou de viciations, prévenir médecin.

DE L'ACCOUCHEMENT
EN GÉNÉRAL

<table>
<tr>
<td rowspan="20" style="writing-mode: vertical-rl">ACCOUCHEMENT EN GÉNÉRAL</td>
</tr>
</table>

DÉFINITIONS

Définition générale : L'accouchement est l'expulsion ou l'extraction de l'œuf hors de l'organisme maternel. (Cette définition s'applique aussi bien aux grossesses extra-utérines qu'à la grossesse utérine).

Définition excluant la grossesse extra-utérine : L'accouchement est l'expulsion ou l'extraction de l'œuf par les organes génitaux.

Définition excluant l'avortement : L'accouchement consiste dans l'expulsion ou dans l'extraction par les organes génitaux de l'œuf (fœtus et annexes) contenu dans la cavité utérine à une époque où le fœtus est viable (Ribemont-Dessaignes).

QUALIFICATIONS DE L'ACCOUCHEMENT

Suivant l'époque de la grossesse

Accouchement avant terme : Avant le 180ᵉ jour : *Avortement* ou *fausse-couche*. Pendant les 3 derniers mois : *accouchement prématuré*.

Accouchement *au terme physiologique* : Aux environs du 270ᵉ jour : *Accouchement à terme*.

Suivant les temps de l'accouchement

1ᵉʳ temps : Expulsion du fœtus ou *accouchement fœtal*.

2ᵉ temps : Expulsion des annexes ou *délivrance* ou *accouchement annexiel*.

Suivant la loi

Accouchement légal : Entre le 180ᵉ et le 300ᵉ jour.

Avant le 180ᵉ jour : fœtus n'est pas viable ; s'il est viable, paternité peut être refusée.

Après 300 jours, paternité peut être refusée.

Suivant le mode de production

Spontané, quand il a été déterminé et achevé par les seules forces de la nature.

Provoqué, quand on juge utile d'interrompre le cours de la grossesse.

Suivant le mode de terminaison

Naturel, **spontané, normal, physiologique, eutocique** etc.

Artificiel, **anormal, dystocique,** *contre nature,* etc. (Voir plus loin considérations générales sur l'accouchement).

FORCES PRÉSIDANT A L'ACCOUCHEMENT

1° *Contractions utérines.*

2° *Contractions des muscles abdominaux* accompagnant l'effort.

CONSIDÉRATIONS GÉNÉRALES SUR L'ACCOUCHEMENT

Avant d'aller plus loin, nous tenons à faire remarquer combien les auteurs sont peu d'accord sur les qualifications à donner aux diverses terminaisons de l'accouchement.

Les différentes dénominations employées jusqu'à ce jour laissent toujours subsister une certaine confusion dans l'esprit des élèves qui ne savent pas où finit l'*eutocie* et où commence la *dystocie*.

Nous leur enseignons que les présentations de la face, du siège et du tronc sont des *présentations mauvaises, vicieuses, contre nature* et nous leur apprenons, en même temps, que le plus souvent (sauf pour le tronc), ces présentations n'exigent pas le secours de l'art, et que par suite l'expulsion a le plus ordinairement lieu par les seules forces de la nature.

Si ces dites présentations sont réellement *vicieuses,* pourquoi les décrire dans l'accouchement naturel ? Pourquoi ne pas les ranger de suite dans la dystocie ?

Les mots « *présentations vicieuses, contre nature* » sont des termes impropres parce qu'ils laissent supposer un vice de conformation qui souvent n'existe pas.

Les mauvaises présentations n'ont été dites « *vicieuses* » que parce que la vie de l'enfant est plus ou moins en danger ou que l'accouchement menace de traîner en longueur et peut-être même de ne pas se terminer spontanément. Il serait plus rationnel à notre avis de les désigner sous le nom de *présentations défavorables, mauvaises même.*

Les dénominations qui caractérisent le mode de terminaison de l'accouchement ne sont pas moins équivoques.

« Depuis Hippocrate jusqu'à Mauriceau, on a dénommé *accouchements naturels* ceux » dans lesquels l'enfant se présentait par l'extrémité céphalique, et *accouchements contre » nature*, ceux qui n'offraient pas cette particularité. Pour Baudelocque, l'accouchement » était *naturel* quand la tête se présentait la première et que la terminaison était spon-» tanée ; *laborieux*, lorsqu'il fallait se servir d'instruments et recourir à des manœuvres; » *contre nature* lorsque l'enfant se présente par le tronc ou l'extrémité pelvienne. Ces di-» visions nous paraissent actuellement inexactes ou insuffisantes et nous préférons, avec » le professeur Depaul, adopter la classification suivante : les accouchements sont *spon-» tanés* ou *artificiels*.

» Les accouchements *spontanés* sont *faciles* ou *laborieux* (1), mais ils se terminent » toujours par les seules forces de la nature. Les accouchements *artificiels*, au contraire, » sont ceux qui réclament l'intervention de l'art., (Tarnier, *Traité de l'Art des Accou-chements,* 1882).

Ribemont-Dessaignes adopte la même classification que Tarnier : « L'accouchement » est *naturel* lorsqu'il se termine par les seules forces de l'organisme maternel ; il est *arti-» ficiel* lorsque l'accoucheur intervient pendant le travail par une opération (forceps, » symphyséotomie, version, etc.)

» L'accouchement, qu'il soit naturel ou artificiel, est *lent, laborieux*, lorsqu'il dépasse » la durée habituelle malgré des contractions utérines intenses et répétées ; il est *rapide* » dans le cas contraire. » (Ribemont-Dessaignes, *Précis d'Obstétrique,* 1897).

La division des accouchements en *accouchements naturels* et *accouchements artifi-ciels* ne nous paraît pas s'appliquer à tous les cas, et il semble que pour ces auteurs toute intervention fait partie de la dystocie.

Etant donnée leur classification, dans quelle classe faudra-t-il ranger les cas suivants?

1° Nous avons affaire à une O I D P ; le mouvement de rotation ne se fait pas ; nous exécutons la manœuvre de Tarnier, ou mieux comme l'indique Ribemont-Dessaignes, nous introduisons la main en arrière de la tête et amenons la tête en transversale, voire même en antérieure. Cette manœuvre faite, l'accouchement qui semblait s'être arrêté se termine rapidement par l'expulsion spontanée du fœtus.

L'accouchement dans ce cas est *naturel* puisqu'il s'est terminé par les seules forces de la nature, et *artificiel* puisqu'il y a eu intervention pendant le travail.

2° Nous en dirons autant de la manœuvre de Schatz ou de celle de Pinard qui trans-forme la face en sommet et qui est suivie d'une expulsion spontanée en O P.

L'accouchement est encore dans ce cas *naturel* et *artificiel*. Il eût pu se terminer spontanément en mento-antérieure ; la manœuvre de Schatz ou de Pinard n'a été faite que pour éviter des risques à l'enfant.

3° Voici une femme qui a eu une présentation du siège décomplété (mode des fesses). L'accouchement menaçait d'être laborieux parce que les membres inférieurs faisaient attelle et gênaient l'inflexion latérale ; nous avons pratiqué la manœuvre de Pinard, autrement dit l'abaissement prophylactique du pied ; nous avons guidé l'expulsion du fœtus en dernier lieu, mais les contractions ont été tellement fortes qu'il n'est pas dou-teux, un seul instant, que l'accouchement abandonné à lui-même ne se fût terminé naturellement.

L'accouchement a été encore cette fois *naturel* et *artificiel*.

---

(1) Nous ferons remarquer que nous donnons au mot *laborieux* une signification différente de celle que lui accordait Baudelocque (Tarnier).

4° Consultons maintenant la feuille de cette accouchée chez qui nous avons constaté une présentation de l'épaule alors qu'elle était expectante. L'évolution spontanée étant possible dans ce cas, mais rare, nous avons pratiqué la version par manœuvres externes et appliqué un bandage contentif. L'accouchement a eu lieu en présentation du sommet et a été *naturel*. Là encore nous avons fait une manœuvre, nous sommes intervenus et avons rendu de ce fait l'accouchement *artificiel*.

Nous pourrions multiplier les exemples et citer les 2 autres espèces de versions, la grande extraction, la transformation d'un siège en sommet.

Si nous exagérons la discussion, c'est-à-dire si nous la poussons jusque dans ses dernières limites, nous irons jusqu'à dire que les accouchements spontanés qui se passent en l'absence de toute personne de l'art sont les *seuls vraiment naturels*. Du moment qu'un accouchement a lieu sous la surveillance effective d'un accoucheur, *il cesse d'être naturel et devient artificiel* car le devoir strict est d'*intervenir* pour protéger le périnée et aider au dégagement des épaules. Je veux bien reconnaître que les manœuvres qui sont faites en pareil cas, sont surtout des manœuvres de protection (qui font, à notre avis, partie de l'eutocie); elles n'en constituent pas moins « une intervention de l'art » pour employer les propres expressions des professeurs Depaul et Tarnier.

La classification de Depaul est donc incomplète puisqu'elle ne permet pas d'assigner une place distincte à un grand nombre de cas ; en outre, elle n'établit aucune différence entre les diverses interventions et fait ranger dans la dystocie des manœuvres qui n'ont eu pour but que d'aider le mécanisme de l'accouchement (manœuvre de Tarnier), ou de substituer une présentation plus favorable à une présentation moins favorable (manœuvres de Schatz ou de Pinard, etc.).

Il nous semble cependant qu'on ne saurait classer dans la dystocie des opérations qui n'ont fait que favoriser l'eutocie.

— Pour la clarté de notre Cours, nous avons donc cru devoir diviser les accouchements en *accouchements normaux ou eutociques*, et en *accouchements anormaux ou dystociques*.

Cette classification est basée, non sur le mode de terminaison, mais sur les conditions dans lesquelles se produit l'accouchement. Si le bassin et le fœtus sont de dimensions *normales,* si les contractions sont *normales, l'accouchement sera forcément normal.* De ces 3 facteurs le bassin est immuable, les contractions sont supposées normales par principe ; seul le fœtus peut avoir une attitude plus ou moins favorable. Il se présentera *bien* (avec une légère différence en plus ou en moins) par l'un ou l'autre de ses pôles ; il se présentera *mal*, ou si l'on préfère, dans de mauvaises conditions, s'il se présente par son travers. L'accoucheur qui connaît les risques des présentations et le mécanisme de l'accouchement, devra toujours aider ce mécanisme et donner au fœtus quand il le pourra la meilleure attitude favorable. En agissant ainsi il fera de l'*eutocie*, car pour nous l'eutocie ne consiste pas dans une attitude d'expectation absolument négative de la part de l'accoucheur ; ce serait nier le principe même de l'*expectation*, qui oblige le praticien non-seulement à observer l'accouchement, mais encore à aider son évolution naturelle quand il y a lieu.

L'eutocie comprendra donc l'étude de l'évolution spontanée dans chaque présentation et les moyens de rendre eutocique un accouchement qui ne se présente pas dans des conditions favorables ou qui pourrait se présenter dans des conditions plus favorables.

La *dystocie* existera de fait quand les conditions dans lesquelles se produit l'accouchement seront *anormales,* c'est-à-dire quand il y aura une anomalie dans l'un quelconque des 3 facteurs de l'accouchement.

La dystocie comprendra, par suite, l'étude des anomalies des éléments constituants de l'accouchement et les moyens d'y remédier.

CONSIDÉRATIONS GÉNÉRALES SUR L'ACCOUCHEMENT NORMAL
ET L'EUTOCIE

Dans tout accouchement 3 facteurs essentiels intéressent le praticien :

    1° La conformation du bassin ;

    2° La conformation de l'œuf et en particulier du fœtus ;

    3° Le fonctionnement des forces expulsives.

Si ces facteurs sont *normaux*, l'accouchement sera forcément *normal, physiologique, eutocique.*

Toute *anomalie* dans un des 3 facteurs précédents *fera* forcément *partie constituante de la dystocie.*

Cette classification doit être aussi absolue que le principe sur lequel elle repose et établit à notre avis une ligne de démarcation bien nette entre l'eutocie et la dystocie.

Tout accouchement *normal* devra se terminer *naturellement,* c'est-à-dire au moyen des forces expulsives.

Tout accouchement qui se termine par l'expulsion *naturelle* d'un fœtus de dimensions normales, est forcément *normal.*

L'accouchement *naturel,* c'est-à-dire se faisant à l'aide des seules forces de la nature, n'est pas forcément *naturel d'emblée,* c'est-à-dire *spontané.*

Exemples : 1° Voici une accouchée chez qui nous avons constaté une présentation de l'épaule alors qu'elle était expectante. L'évolution spontanée de l'accouchement étant possible dans ce cas, mais rare, nous avons pratiqué *huit jours auparavant* la version par manœuvres externes, qui nous a permis de transformer la présentation de l'épaule en une présentation du sommet ; puis nous avons appliqué un bandage contentif (« *Ceinture eutocique* », de Pinard). Lorsque le travail s'est établi, il s'est fait en une présentation du sommet et l'accouchement a été *naturel* puisque les forces expulsives y ont seules contribué ; il n'a pas été *spontané* au sens strict du mot puisqu'il y a eu intervention antérieure. Cette intervention a été *eutocique* puisqu'elle a rendu l'accouchement favorable et doit être rangée dans l'eutocie qui est l'étude pratique raisonnée des accouchements normaux.

2° Ce matin nous avons été appelé auprès d'une femme en travail ; il s'agissait encore d'une présentation de l'épaule ; la dilatation de l'orifice utérin était incomplète. La version bipolaire étant possible, nous l'avons exécutée et converti l'épaule en sommet. L'accouchement s'est ensuite terminé *naturellement,* mais *non spontanément.*

La version bipolaire que nous avons pratiquée doit être considérée comme une manœuvre *eutocique.*

3° Nous venons d'avoir affaire à une présentation de la face. L'engagement n'étant pas très prononcé, nous avons transformé la face en sommet par la manœuvre de Pinard. Nous avons encore fait dans ce cas une manœuvre *eutocique* qui a permis l'expulsion *naturelle* du fœtus. L'accouchement a été *naturel* mais *non spontané.*

Les quelques exemples que nous venons de donner et que nous aurions pu multiplier nous permettent de définir comme suit l'accouchement normal :

L'accouchement normal est l'expulsion naturelle, soit spontanément, soit à l'aide d'une manœuvre eutocique préalable ou intercurrente, d'un fœtus à terme de dimensions normales, hors des organes génitaux normalement constitués.

L'accouchement normal ne doit pas être confondu avec l'eutocie.

L'accouchement normal est un événement isolé et rien qu'un événement qu'on essaie de diriger d'après les règles de l'eutocie.

L'eutocie est la pratique raisonnée des accouchements normaux ; c'est l'étude des règles qu'il convient d'appliquer à chaque cas particulier ; c'est l'emploi judicieux des moyens qui ont le plus de chances de rendre cette catégorie d'accouchements favorable.

En résumé l'*eutocie est une méthode qui a pour but d'obtenir la terminaison* **naturelle** *de tous les accouchements dits normaux, sans fatiguer ni léser la mère, et sans faire courir de risques à l'enfant autant que possible.*

En résumé, l'eutocie est une méthode qui a pour but d'obtenir la terminaison **naturelle** *de tous les accouchements dits normaux, sans fatiguer ni léser la mère, et sans faire courir de risques à l'enfant autant que possible.*

L'accoucheur doit ne pas fatiguer la mère, autrement dit, il doit *savoir utiliser les forces de la nature* de façon à ne perdre aucune « force vive », et à rendre par suite l'accouchement le moins long possible.

Il devra donc *guider les efforts* de la femme en ne lui permettant de « pousser » que lorsque la phase de dilatation sera complète ou presque complète ; il devra, en outre, veiller à ce que les contractions utérines produisent un « résultat utile » et faire prendre à la femme l'attitude qui ramènera le plus facilement l'utérus dans l'axe de la filière génitale.

L'accoucheur utilisera encore bien plus complètement les forces expulsives s'il sait les ménager en transformant, en temps utile, les mauvaises présentations en des présentations plus favorables.

L'intervention est de rigueur dans les présentations de l'épaule qui sont toujours mauvaises ; elle est commandée également, ou tout au moins indiquée dans les présentations de la face et du siège qui sont moins favorables pour l'enfant surtout et même pour la mère que les présentations du sommet.

Le rôle de l'accoucheur ne se limite pas simplement aux *manœuvres substitutives,* c'est-à-dire à la substitution d'une présentation plus favorable à une autre moins favorable ; il a encore pour devoir de *surveiller le mécanisme de l'accouchement et d'en faciliter les différents temps.*

Il devra donc : favoriser la descente de la partie fœtale qui se présente (rupture des membranes lorsqu'elles sont trop tendues), — aider le mouvement de rotation interne (manœuvre de Tarnier dans les positions postérieures du sommet), — faciliter le déga·gement du fœtus (extraction de l'enfant (3ᵉ temps de la version), dégagement des épaules dans les présentations du sommet et de la face, enlèvement des circulaires autour du cou qui empêchent le dégagement des épaules et exposent la vie de l'enfant). Toutes ces dernières manœuvres ne sont que des *manœuvres adjuvantes,* c'est-à-dire des manœuvres qui aident au mécanisme de l'accouchement, et par suite diminuent sa durée.

Enfin, l'accoucheur devra encore *éviter que la femme soit lésée* et par suite faire tous ses efforts pour que le périnée ne soit pas déchiré pendant la période d'expulsion.

En résumé, les **règles de l'eutocie** sont au nombre de 2 principales.

1° Faire donner aux forces expulsives leur maximum de rendement	1° En évitant toute fatigue inutile, surtout celle du muscle utérin.	
	2° En transformant les présentations défavorables ou moins favorables en des présentations plus favorables....... :	**Manœuvres substitutives.**
	3° En aidant l'évolution des divers temps de l'accouchement.................. :	**Manœuvres adjuvantes.**
2° Eviter les lésions de la mère............................. :		**Manœuvres protectrices.**

DE L'EUTOCIE

ou

PRATIQUE RAISONNÉE DES ACCOUCHEMENTS NORMAUX

GÉNÉRALITÉS SUR L'EUTOCIE ET L'ACCOUCHEMENT NORMAL

L'eutocie est la pratique raisonnée des accouchements normaux.

L'eutocie est une méthode qui a pour but d'obtenir la terminaison **naturelle** *de tous les accouchements dits normaux, sans fatiguer ni léser la mère, et sans faire courir de risques à l'enfant autant que possible.*

Un accouchement ne peut être *normal* que si les 3 facteurs de l'accouchement sont *normaux.*

Les 3 facteurs de tout accouchement sont :
- 1° La conformation du bassin.
- 2° La conformation de l'œuf et en particulier du fœtus.
- 3° Le fonctionnement des forces expulsives.

L'accouchement normal est l'expulsion **naturelle**, *soit spontanément, soit à l'aide d'une manœuvre eutocique préalable ou intercurrente, d'un fœtus à terme de dimensions normales, hors des organes génitaux normalement constitués.*

DIFFÉRENCE ENTRE L'EUTOCIE ET L'ACCOUCHEMENT NORMAL

L'accouchement normal est *un événement isolé* et rien qu'un événement qu'on essaie de diriger d'après les règles de l'eutocie.

L'eutocie est l'emploi de la *méthode de choix* qui doit permettre non-seulement d'obtenir la terminaison naturelle de l'accouchement normal, mais encore de faire courir le moins de risques possibles à la mère et à l'enfant.

RÈGLES DE L'EUTOCIE (2 principales)

1° **Faire donner aux forces expulsives leur maximum de rendement**
- 1° En évitant toute fatigue inutile, surtout celle du muscle utérin.
- 2° En transformant les présentations défavorables ou moins favorables en des présentations plus favorables...... : **Manœuvres substitutives.**
- 3° En aidant l'évolution des divers temps de l'accouchement.. : **Manœuvres adjuvantes.**

2° **Eviter les lésions de la mère.................** : **Manœuvres protectrices.**

ESSAI DE CLASSIFICATION DES PRINCIPALES MANŒUVRES EUTOCIQUES (DESTINÉES A RENDRE L'ACCOUCHEMENT NATUREL)

Manœuvres substitutives c'est-à-dire substituant une présentation à une autre :
- Transformation de la face en sommet { *Manœuvre de Schatz.* / *Manœuvre de Pinard.* / *Manœuvre de Thorn.*
- Transformation du siège en sommet { *Version céphalique par manœuvres externes.*
- Transformation de l'épaule en sommet { *Version céphalique par manœuvres externes ou mixtes.*
- Transformation de l'épaule en siège { *Version par manœuvres internes.*

Manœuvres adjuvantes c'est-à-dire facilitant les divers temps de l'accouchement :
- **Manœuvres adjuvantes proprement dites** :
  - aidant la descente (1er et 2e temps) { *Rupture des membranes (trop tendues).*
  - aidant la rotation interne (3e temps) { *Manœuvre de Tarnier)* variété postérieure du sommet).
- **Manœuvres expulsives ou d'expulsion** facilitant la période d'expulsion { aidant le 5e et le 6e temps :
  - *Enlèvement des circulaires autour du cou* { Sommet et face
  - *Dégagement des épaules*
  - *3e temps de version* (extraction) { Siège et tronc
  - *Grande extraction du siège*
  - *Dégagement des bras défléchis*
  - *Manœuvre de Mauriceau*

Manœuvres protectrices destinées à protéger les organes génitaux maternels { Soutien de la tête / Soutien du périnée } pendant la période d'expulsion.

ÉTUDE DE L'ACCOUCHEMENT NORMAL

ÉTUDE DE L'ACCOU-CHEMENT NORMAL (1)

1ᵉʳ Temps accouche-ment fœtal
- Etude physiologique du travail ou accouchement proprement dit.
- Etude complète des présentations
- Conduite à tenir dans chaque présentation
  - grossesse simple
    - Présentation du sommet.
    - — de la face.
    - — du siège.
    - — de l'épaule.
  - grossesse multiple.
- Soins communs à toutes les présentations
  - Soins à la femme pendant l'accouchement.
  - Soins à l'enfant pendant et immédiatement après l'accouchement.

2ᵉ Temps accouchement annexiel ou délivrance
- Etude de la délivrance.
- Soins à donner à la femme immédiatement après la délivrance.

Nota. — La grossesse normale n'est pas forcément suivie d'un accouchement normal, ainsi que le répondent à tort beaucoup d'élèves pris au dépourvu.

Bien des femmes ayant un bassin vicié ont une grossesse normale, c'est-à-dire arrivent au terme physiologique de la grossesse sans avoir présenté le moindre accident local ni général, et cependant leur accouchement peut offrir des difficultés telles qu'il faille recourir à la symphyséotomie, quelquefois même à la mutilation du fœtus.

---

(1) L'étude de l'accouchement normal suppose :

1° La connaissance des dimensions du bassin normal (Voir filière génitale).

2° La connaissance des dimensions du fœtus normal à terme (Voir fœtus à terme).

ACCOUCHEMENT FŒTAL

OU PREMIER TEMPS DE L'ACCOUCHEMENT

I. — ACCOUCHEMENT PROPREMENT DIT
OU TRAVAIL

Définition : Ensemble des phénomènes que l'on observe du côté de la mère, du côté du fœtus et de ses annexes, et qui aboutissent à l'expulsion du fœtus (Rib.-Des.).

TRAVAIL OU ACCOUCHEMENT PROPREMENT DIT

CAUSES

Causes efficientes

1. Pour certains, l'instinct de l'enfant est analogue à celui de l'oiseau qui brise sa coquille.
   Objection : dans le cas d'enfant mort, l'accouchement ne se ferait pas.
2. La véritable cause efficiente est la contraction utérine, à laquelle vient s'ajouter la contraction abdominale.

Causes déterminantes

1. Causes accidentelles : Traumatisme, rapport sexuel, émotion morale, etc.
2. Fœtus étant à l'étroit a des mouvements plus forts qui font naître contraction (?).
3. Modifications de l'*œuf* (décollement pour Schœder) provoqueraient contraction; il est de fait qu'un bon moyen de provoquer l'accouchement est de décoller les membranes par un procédé quelconque.
4. L'utérus se contracterait sous l'influence de CO_2 que contient en excès le sang veineux de la femme enceinte pendant les derniers temps de la grossesse (?) (Brown-Séquard).
5. Pour Tyler et Smith les contractions utérines surviendraient au *moment de la 10ᵉ époque menstruelle par suite de la fluxion ovarique* qui se renouvellerait avec régularité chaque mois pendant la grossesse.
   Objection : Pourquoi la 10ᵉ plutôt que la 8ᵉ ou 11ᵉ ?
6. L'utérus ne s'hypertrophiant que pendant les 6 1ᵉʳˢ mois, son ampliation n'a plus lieu ensuite que par distension; cette distension ayant des limites, l'œuf ne pouvant plus se développer pèse davantage sur le col et les contractions surviennent par voie réflexe, tout comme la miction, la défécation (Power, Dubois, Depaul).

PHÉNOMÈNES

Précurseurs
Physiologiques } Voir tableau suivant.
Mécaniques

(1) MÉCANISME GÉNÉRAL DE L'ACCOUCHEMENT

Principe général : Le fœtus doit accommoder ses dimensions à celles de la filière génitale (*loi de l'accommodation*).

Synthèse de tout accouchement (6 temps)

1ᵉʳ temps : Amoindrissement.
2ᵉ — : Engagement.
3ᵉ — : Rotation interne ou intra-pelvienne.
4ᵉ — : Dégagement du 1ᵉʳ ovoïde.
5ᵉ — : Rotation externe du 1ᵉʳ ovoïde et rotation interne du 2ᵉ ovoïde.
6ᵉ — : Dégagement du 2ᵉ ovoïde.
N.-B. — La tête et le tronc passant l'un après l'autre, il y a en réalité 2 accouchements successifs.

DIAGNOSTIC DU TRAVAIL

Facile dans la majorité des cas.
Délicat en cas de *fausses alertes;* (s'assurer par plusieurs touchers espacés que l'effacement du col se fait en diminuant de longueur ou ne se fait pas).
Fausses alertes s'observent quelquefois 8, 10, 15 jours avant le travail réel.

TRAVAIL OU ACCOUCHEMENT PROPREMENT DIT *(suite)*

TRAVAIL OU ACCOUCHEMENT *(suite)*

DURÉE DU TRAVAIL

Plus longue chez primipares : en moyenne 12 à 14 heures, dont 1 à 2 pour période d'expulsion.

Plus courte chez multipares : en moyenne 6 à 9 heures dont 1/2 heure pour période d'expulsion.

Causes pouvant influer sur la durée du travail

Hérédité a une certaine influence,

Race : Rôle de la race plus difficile à apprécier.

Plus la femme est civilisée, moins elle accouche rapidement.

Fréquence et intensité des contractions, direction de la force qui en résulte.

Volume du fœtus, présentation, ossification de la tête sont autant de causes qui influent sur la durée du travail.

PRONOSTIC (Généralités)

Il dépend des précautions antiseptiques. Plus le travail est long, plus la femme est fatiguée, plus elle est disposée à la septicémie.

Plus l'accouchement traîne en longueur, plus la vie de l'enfant est menacée par suite de la gêne de la circulation placentaire. Plus la période d'expulsion se prolonge, plus la vie du fœtus est en danger.

PHÉNOMÈNES DE L'ACCOUCHEMENT

a. — PHÉNOMÈNES PRÉCURSEURS

Définition : Phénomènes qui précèdent le travail et l'annoncent dans les 15 derniers jours de la grossesse.

Manifestations des phénomènes précurseurs

Abaissement du ventre résultant de l'engagement fœtal.

Respiration plus facile par suite de l'abaissement.

Par contre pesanteur du bassin, ténesme vésical, mictions fréquentes, constipation.

Les 8 ou 10 derniers jours, douleurs lombaires ou lombo-abdominales.

Glaires visqueuses jaunâtres s'échappant du vagin : les femmes *marquent*.

Parfois chez multipares contractions utérines douloureuses survenant par accès, pouvant durer 1 heure ou 2 et faisant souvent croire à tort à un accouchement imminent.

b. — PHÉNOMÈNES PHYSIOLOGIQUES

Existence pendant la grossesse : Inaperçues des femmes enceintes ; sensibles à la palpation.

a. CONTRACTIONS UTÉRINES

Caractères durant le travail

Involontaires (les émotions morales peuvent suspendre la contraction) (ce qui arrive à l'entrée du médecin).

Progressives.

Douloureuses (douleur commence après contraction et finit avant elle).

Intermittentes.

Intensité et durée des douleurs

a. *Période d'ouverture du col*

Douleurs initiales ou *mouches*. Toutes les 20 minutes. Durée : 30 secondes.

— *préparantes*. Toutes les 10 minutes. Durée : 60 secondes.

b. *Période d'expulsion*

Douleurs *expultrices*. Toutes les 5 minutes. Durée : 90 secondes.

— *concassantes*. A peu près continues.

Siège des douleurs

Au début du travail : Régions latérales de l'utérus.

Puis irradiation des douleurs en ceinture vers la région pelvienne et le segment inférieur de l'utérus.

Parfois douleurs dans la région *lombaire* et *sacrée* (douleurs de reins si redoutées des multipares et qu'il n'est pas rare de rencontrer dans les variétés postérieures de la face ou du sommet, la tête fœtale appuyant mal sur le segment inférieur).

Causes des douleurs de l'accouchement

Distension des bords de l'orifice utérin.

Compression des nerfs situés dans la paroi utérine par le fait de la contraction.

Pression exercée sur organes pelviens par partie fœtale engagée dans excavation,

Surdistension du vagin, de l'anus, du périnée, de la vulve.

PHÉNOMÈNES PHYSIOLOGIQUES DE L'ACCOUCHEMENT *(suite)*

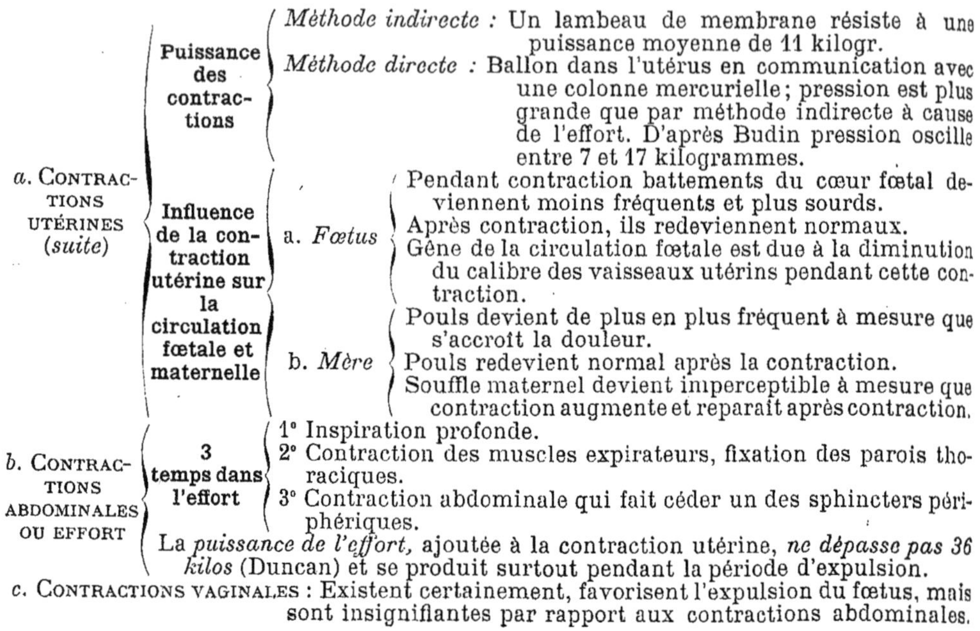

a. CONTRACTIONS UTÉRINES *(suite)*

Puissance des contractions

Méthode indirecte : Un lambeau de membrane résiste à une puissance moyenne de 11 kilogr.

Méthode directe : Ballon dans l'utérus en communication avec une colonne mercurielle; pression est plus grande que par méthode indirecte à cause de l'effort. D'après Budin pression oscille entre 7 et 17 kilogrammes.

Influence de la contraction utérine sur la circulation fœtale et maternelle

a. *Fœtus*
- Pendant contraction battements du cœur fœtal deviennent moins fréquents et plus sourds.
- Après contraction, ils redeviennent normaux.
- Gêne de la circulation fœtale est due à la diminution du calibre des vaisseaux utérins pendant cette contraction.

b. *Mère*
- Pouls devient de plus en plus fréquent à mesure que s'accroît la douleur.
- Pouls redevient normal après la contraction.
- Souffle maternel devient imperceptible à mesure que contraction augmente et reparaît après contraction.

b. CONTRACTIONS ABDOMINALES OU EFFORT

3 temps dans l'effort
- 1° Inspiration profonde.
- 2° Contraction des muscles expirateurs, fixation des parois thoraciques.
- 3° Contraction abdominale qui fait céder un des sphincters périphériques.

La *puissance de l'effort,* ajoutée à la contraction utérine, *ne dépasse pas 36 kilos* (Duncan) et se produit surtout pendant la période d'expulsion.

c. CONTRACTIONS VAGINALES : Existent certainement, favorisent l'expulsion du fœtus, mais sont insignifiantes par rapport aux contractions abdominales.

INFLUENCE DES CONTRACTIONS DANS LA PHASE DE DILATATION

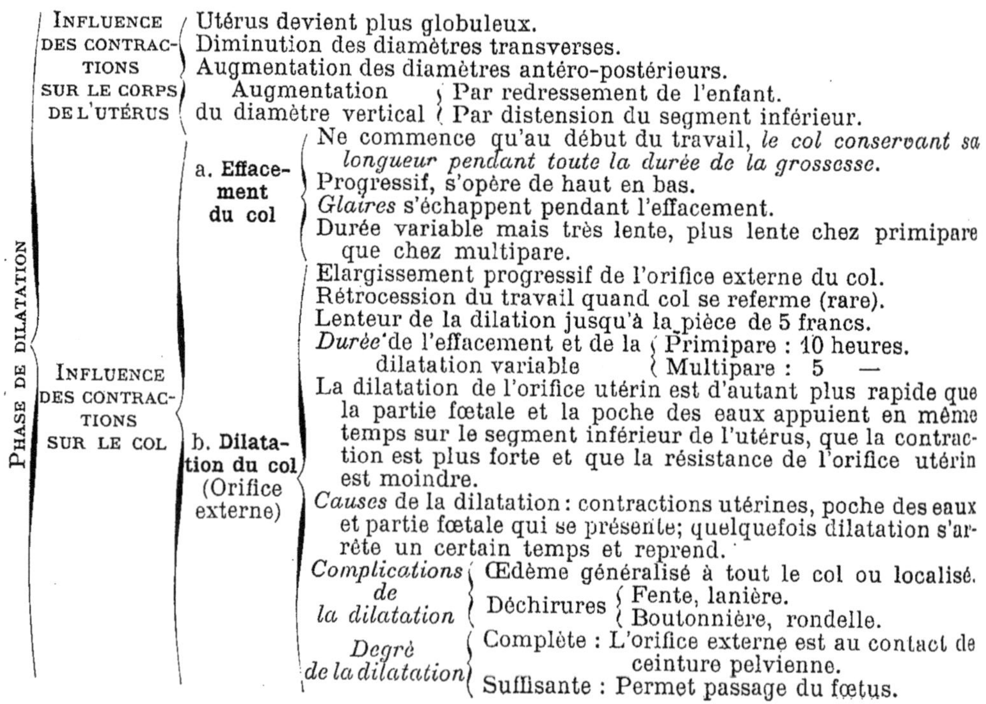

PHASE DE DILATATION

INFLUENCE DES CONTRACTIONS SUR LE CORPS DE L'UTÉRUS
- Utérus devient plus globuleux.
- Diminution des diamètres transverses.
- Augmentation des diamètres antéro-postérieurs.
- Augmentation du diamètre vertical :
  - Par redressement de l'enfant.
  - Par distension du segment inférieur.

INFLUENCE DES CONTRACTIONS SUR LE COL

a. **Effacement du col**
- Ne commence qu'au début du travail, *le col conservant sa longueur pendant toute la durée de la grossesse.*
- Progressif, s'opère de haut en bas.
- *Glaires* s'échappent pendant l'effacement.
- Durée variable mais très lente, plus lente chez primipare que chez multipare.

b. **Dilatation du col (Orifice externe)**
- Elargissement progressif de l'orifice externe du col.
- Rétrocession du travail quand col se referme (rare).
- Lenteur de la dilation jusqu'à la pièce de 5 francs.
- *Durée* de l'effacement et de la dilatation variable :
  - Primipare : 10 heures.
  - Multipare : 5 —
- La dilatation de l'orifice utérin est d'autant plus rapide que la partie fœtale et la poche des eaux appuient en même temps sur le segment inférieur de l'utérus, que la contraction est plus forte et que la résistance de l'orifice utérin est moindre.
- *Causes* de la dilatation : contractions utérines, poche des eaux et partie fœtale qui se présente; quelquefois dilatation s'arrête un certain temps et reprend.

Complications de la dilatation
- Œdème généralisé à tout le col ou localisé.
- Déchirures :
  - Fente, lanière.
  - Boutonnière, rondelle.

Degré de la dilatation
- Complète : L'orifice externe est au contact de ceinture pelvienne.
- Suffisante : Permet passage du fœtus.

INFLUENCE DES CONTRACTIONS DANS LA PHASE DE DILATATION *(suite)*

PHASE DE DILATATION *(suite)*

POCHE DES EAUX (Influence des contractions sur la)

Variétés
- *Plate* : La poche des eaux plate est d'un heureux augure.
- *Hémisphérique* | Fréquentes dans le cas de fœtus mort. *Cylindroïde* — Saillante, elle présage mauvaise présentation ou mort du fœtus
- *En boudin* (présentation du siège). *Piriforme.*
- *En bissac* ou *en 8 de chiffre* (qui peut faire croire à une dilatation complète).

Caractères
- Lisse, bombée dans la contraction, molle dans l'intervalle des contractions.
- Rugueuse quand on la touche au voisinage du placenta (signe pour l'insertion vicieuse).
- Quelquefois, *poche constamment tendue,* même dans intervalle des contractions (cela peut être une indication de rompre) (Ribemont-Dessaignes).

Rôles de la poche des eaux dans l'accouchement
- 1° Aide puissamment à la dilatation de l'orifice utérin.
- 2° En appuyant sur orifice utérin provoque contractions utérines réflexes.
- 3° En maintenant liquide amniotique dans cavité utérine, amortit contractions qui pourraient gêner circulation fœtale.

Nombre
- Poche des eaux généralement unique.
- Quelquefois deux poches distinctes dans certains cas rares de grossesse gémellaire.

Rupture
- *Mécanisme* : Les membranes se rompent l'une après l'autre au fur et à mesure de leur tension.
- *Spontanée* :
  - Avant le travail : *rupture prématurée.*
  - Pendant le travail : A Pendant l'ouverture du col : *rupture précoce.* A la dilatation complète : *rupture tempestive.* Pendant l'expulsion : *rupture tardive.*
  - Après le travail : *rupture retardée.*
- *Artificielle* :
  - Ne rompre la poche que si dilatation est complète et s'il n'y a pas de complications.
  - Rompre la poche dans l'intervalle ou à la fin d'une contraction (si elle est volumineuse) afin de modérer le flot du liquide et éviter procidence.

Pronostic : Plus la poche des eaux se rompt tardivement, meilleur est le pronostic pour la mère et l'enfant.

Diagnostic de la poche des eaux avec la poche amnio-choriale
- Liquide amniotique sort par flots et en plusieurs fois.
- Le liquide de la poche amnio-choriale qui s'est accumulé par filtration ne renferme pas d'enduit sébacé.

GLAIRES (Influence sur l'apparition des)
- Liquides onctueux, couleur jaunâtre, rougeâtre; *bouchon muqueux.*
- L'apparition des glaires indique le début du travail.

PÉRIODE D'EXPULSION — **DILATATION DE LA FILIÈRE**
- Extension du périnée, surtout du périnée postérieur. Ramollissement et agrandissement des tissus vulvaires.
- Ecartement des lèvres de la vulve (Période de désespoir).
- Après l'accouchement, *période de délivrance.*

c. - PHÉNOMÈNES MÉCANIQUES

PHÉNOMÈNES MÉCANIQUES
- Ils comprennent surtout les mouvements de la tête et du tronc du fœtus dans leur passage à travers la filière pelvi-génitale.
- Ils seront étudiés en détail avec les présentations sous le terme générique : *Mécanisme de l'accouchement.*
- *Ils sont régis par la loi de l'accommodation* qui veut qu'il y ait adaptation successive des diverses régions du fœtus, à la forme et aux dimensions du bassin osseux et du bassin mou.
- Pendant que le fœtus traverse le canal pelvi-génital, la partie fœtale qui se présente la première subit certaines déformations qu'on désigne sous le nom de *phénomènes plastiques.* Nous en ferons l'étude avec chaque présentation.

DES PRÉSENTATIONS

PRÉSENTATIONS

Attitude du fœtus dans l'utérus gravide
Pelotonné. — Flexion partout.
Forme d'un ovoïde dit *somatique* formé par la réunion des ovoïdes céphalique et cormique.

Présentation
Définition : Région fœtale qui apparaît la première à l'ouverture supérieure du petit bassin (détroit supérieur).
Division { *Temporaire :* Tant que le fœtus reste élevé (dans grand bassin). *Définitive :* Quand le fœtus est engagé dans excavation.

Positions
La position est le rapport qu'affecte une région très limitée de la présentation prise comme point de repère avec la moitié droite ou la moitié gauche du bassin divisé en 2 parties par un plan fictif vertical et antéro-postérieur. (Ribemont-Dessaignes).

Variétés de position
Les variétés de position sont déterminées par le rapport existant entre le point de repère fœtal (point de repère de la présentation) et l'un des points de repère maternels (Ribemont-Dessaignes).

Repères fœtaux
Pour le sommet { *Fontanelle postérieure ou pointe de l'occipital* } O.
Pour la face : *Menton.* M.
Pour le siège : *Crête sacrée.* S.
Pour les épaules : *Le dessus de l'accromion.* A.

Points de repère maternels
I. D. Fosse iliaque droite { A. Extrémité antérieure du diamètre oblique droit. T. Extrémité du diamètre transverse. P. Extrémité postér^{re} du diamètre oblique gauche.
I. G. Fosse iliaque gauche { A. Extrémité antér^{re} du diamètre oblique gauche. T. Extrémité du diamètre transverse. P. Extrémité postérieure du diamètre oblique droit.

Changements de présentation
Fréquence des changements 32 fois sur 1000 { *Rares :* Quand partie fœtale est profondément engagée (alors bassin très grand). *Possibles :* Tant que la partie fœtale n'est pas profondément engagée. Plus fréquents chez multipares à cause de laxité des parois.
Causes des déplacements { Très grande mobilité du fœtus qui ne se fixe que dans les derniers mois de la grossesse. Mouvements actifs du fœtus. Petitesse du fœtus ou bassin trop grand. Loi de l'accommodation { Tête en haut dans les 6 premiers mois. Tête en bas dans les 3 derniers.

Mutations de position
Se présentent dans mêmes conditions que mutations de présentation.
Sont beaucoup plus fréquentes que changements de présentation.

Fréquence des présentations
Sur 1000 : 956 sommets.
— : 4 faces.
— : 34 sièges.
— : 6 troncs.

Causes des présentations : Les présentations sont régies par la loi de l'accommodation (Voir présentation du sommet).

Présentation		Position	Variété	Nomenclature écrite	Sous-variété
OVOÏDE SOMATIQUE EN ATTITUDE PELOTONNÉE (Flexion partout) Ne peut se présenter que de 3 façons : (σῶμα, corps)	1° Par son pôle céphalique (Ovoïde céphalique) — Fléchi. Sommet. En	gauche	antérieure	OIGA	
			transvers[le]	OIGT	Occipitale (flexion exagérée).
			postér[re]	OIGP	Frontale (flexion peu marquée).
		droite	antérieure	OIDA	Pariétale droite.
			transvers[le]	OIDT	Pariétale gauche.
			postér[re]	OIDP	
	Défléchi. Face. En	gauche	antérieure	MIGA	
			transvers[le]	MIGT	Mentale (déflexion exagérée).
			postér[re]	MIGP	Frontale (déflexion peu marquée).
		droite	antérieure	MIDA	Malaire droite.
			transvers[le]	MIDT	Malaire gauche.
			postér[re]	MIDP	
	2° Par son travers — Plan latéral droit	droite	....	AID	
	Epaule droite	gauche	....	AIG	Acromiale.
	Plan latéral gauche	droite	....	AID	Cubitale.
	Epaule gauche	gauche	....	AIG	Brachiale.
	3° Par son pôle cormique (Grosse extrémité de l'ovoïde cormique) χορμός, tronc — Siège ou grosse extrémité en	gauche	antérieure	SIGA	
			transvers[le]	SIGT	Variété complète.
			postér[re]	SIGP	Décomplétée, mode des fesses.
		droite	antérieure	SIDA	Décomplétée, mode des genoux.
			transvers[le]	SIDT	Décomplétée, mode des pieds.
			postér[re]	SIDP	

Les deux pôles fœtaux sont ellipsoïdes.

Le plus grand diamètre du siège est le bitrochantérien, toutefois le sacro-tibial est le plus grand diamètre primitif.

Les détroits maternels sont *elliptiques;* il faut que les pôles fœtaux s'orientent *bien* pour pénétrer comme on oriente un sou qu'on veut mettre dans une tire-lire.

Un fœtus qui se présente au détroit supérieur par le travers se présente *toujours mal.*

Un fœtus qui se présente par le siège se présente *mal* ou *bien; bien* si le diamètre sacro-tibial primitif s'offre au grand diamètre du bassin.

Pour que la tête passe, il faut qu'elle présente l'un ou l'autre de ses pôles, l'occiput ou le menton.

Dans les bassins normaux, les *variétés transversales* des présentations du sommet et de la face sont rares, tandis qu'elles sont communes dans les bassins rétrécis. Dans les présentations du siège, les variétés transversales sont exceptionnelles.

Les variétés transversales sont la règle dans les présentations de l'épaule.

A la fin du travail, toutes les positions se transforment en *positions directes : variété antérieure* ou *pubienne; variété postérieure* ou *sacrée.* La face ne se montre guère qu'en *position directe, variété antérieure* (mento-pubienne), l'accouchement en mento-sacrée étant presque impossible.

PRÉSENTATION DU SOMMET

DÉFINITION : C'est la présentation dans laquelle le fœtus se présente par *l'extrémité céphalique fléchie.*

POSITIONS
- 1 position gauche avec ses 3 variétés A, T, P.
- 1 position droite avec ses 3 variétés A, T, P.

FRÉQUENCE

De la présentation : 95 °/₀ dans les accouchements à terme (Budin) ; 98 °/₀ (Ribemont-Dessaignes).

Des variétés de position

Diamètre oblique gauche
- O I G A : 65,95 °/₀.
- O I D P : 33,50 °/₀.

Diamètre oblique droit
- O I G P : 0,4 °/₀.
- O I D A : 0,15 °/₀ très rare. Les O I D A sont le plus souvent des O I D P en voie de rotation.

Positions transversales ne se rencontrent que dans bassin rétréci et aplati en arrière.

Positions O P et O S sont des positions secondaires (période avancée du travail).

THÉORIES EXPLIQUANT LA FRÉQUENCE DE LA PRÉSENTATION DU SOMMET

Théorie de la culbute et de la pesanteur : Fausse puisque fœtus tenu dans une baignoire par le cordon arrive en même temps au fond par ses 2 extrémités : d'où poids égal de ses 2 extrémités.

Théorie de l'instinct : Alors c'est la négation de l'instinct et de la sensibilité fœtale dans les positions défavorables.

Théorie de l'accommodation

Loi utérine : Tout contenant contractile adapte à ses propres formes et dimensions celles d'un contenu, même inerte, pourvu qu'il soit suffisamment résistant.

Loi fœtale : Tout contenu vivant et doué de mouvements actifs adapte ses formes et dimensions à celles d'un contenant, même inerte, pourvu qu'il soit suffisamment résistant.

Le poli de l'amnios et l'enduit sébacé fœtal favorisent l'adaptation du contenu (Ribemont-Dessaignes).

La loi fœtale explique que les enfants naissent souvent par le siège avant 7 mois (la tête étant l'ovoïde le plus développé), et par le sommet à terme (l'ovoïde le plus gros étant le siège).

Loi des positions : En vertu de la loi de l'accommodation *dans toutes les présentations,* le dos du fœtus à cause de la saillie de la colonne vertébrale en arrière s'accommode bien mieux à la partie antérieure de l'utérus qu'à sa partie postérieure. D'où, dans toutes les présentations, les dorso-antérieures sont plus fréquentes que les dorso-postérieures.

Le diamètre oblique droit étant rétréci par rectum, le pôle fœtal s'engage le plus souvent par son grand diamètre dans le diamètre oblique gauche.

CAUSES GÊNANT LA PRÉSENTATION DU SOMMET

Du côté de l'œuf

Placenta inséré sur segment infʳ gêne ou empêche l'engagement.

Hydramnios fait que l'enfant très mobile échappe aux contractions utérines qui tendent à engager sommet dans détroit supʳ.

Dans hydrocéphalie, tête va dans le fond de l'utérus, en vertu de l'accommodation.

Du côté de la mère

Relâchement des parois utérines.

Relâchement des parois abdominales.

Font que l'ovoïde utérin n'est plus dans l'axe du détroit supérieur, d'où mauvaises présentations possibles.

Si forme de l'utérus est celle d'un cœur de cartes à jouer, fœtus se place transversalement.

Si bassin rétréci, engagement impossible et mauvaise position possible.

PRÉSENTATION DU SOMMET : SYMPTÔMES ET DIAGNOSTIC

INTERROGATION
Abaissement du fond de l'utérus dans les dernières semaines.
Phénomènes de compression : Envies fréquentes d'uriner.
Mouvements actifs dans le fonds de l'utérus : *En haut et à droite, position gauche.* — *En haut et à gauche, position droite.*

INSPECTION : Ovoïde à grand axe dirigé de haut en bas.

PALPATION

a. **Palper de l'excavation (2 cas)**
1° *L'excavation est vide ; il n'y a pas d'engagement :* Tête est un peu au-dessus du détroit supérieur.
2° *L'excavation est remplie par une tumeur sphérique, dure, non dépressible :* Tête. Alors il y a engagement. La présentation du sommet est *définitive.*
Cette tumeur est plus accessible, plus saillante d'un côté que de l'autre.
Cette partie de la sphère céphalique, plus accessible, plus saillante, plus élevée, est constituée par la partie frontale (Pinard).
La tête profondément engagée, on ne sent au détroit supérieur que les épaules.

b. **Palper du fond de l'utérus**
Partie plus grosse, plus irrégulière, moins dure : siège à côté duquel petits membres.

c. **Palpation de la partie moyenne de l'utérus**
D'un côté surface large, résistante : dos.
Si dos difficile à reconnaître, presser sur siège de haut en bas.
De l'autre côté ou du côté opposé au tronc, utérus très dépressible, sensation de liquide au milieu duquel petits membres.
Toujours palper les 2 côtés de la partie moyenne pour s'assurer qu'il n'y a pas plusieurs produits de conception ou des *néoplasmes* ou en particulier des *myômes* (Pinard).
Palpation indique si dos est en variété antérieure ou postérieure.
Dos à gauche, position gauche, — dos à droite, position droite.

AUSCULTATION
Chercher le maximum.
Cœur à égale distance des 2 pôles dans fœtus pelotonné. — Occupe plan sternal et plan latéral gauche.
Si tête non engagée, maximum reste élevé :
Position gauche : A gauche et plus ou moins en arrière.
Position droite : A droite et plus ou moins en avant.
Si tête engagée, maximum au-dessous de l'ombilic.

Plan latéral gauche en arrière :
O I G A : Milieu d'une ligne allant de l'ombilic à l'épine iliaque antérieure et supérieure gauche.
O I G P : double foyer d'auscultation ; c'est la règle (Pinard) :
1ᵉʳ foyer : à gauche, très en arrière, à peu près au même niveau qu'ombilic.
2ᵉ foyer : du côté droit assez en arrière, quelquefois bruits plus nets qu'à gauche.

Plan latéral gauche en avant :
O I D P : Ligne qui va de l'épine iliaque antérieure et supérieure droite à l'ombilic.
O I D A : Ligne ombilico-pubienne, parfois à gauche de cette ligne.

TOUCHER
Doit fournir renseignements sur engagement, présentation et variété de position.
Si toucher est difficile, à l'aide de l'autre main sur le fond de l'utérus abaisser partie fœtale pour la rendre plus accessible au doigt.
Reconnaître présentation (pôle fœtal, arrondi, d'une dureté osseuse).
Pour reconnaître position, chercher situation des sutures et position des fontanelles (antérieure : 4 sutures ; postérieure : 3 sutures).
Suture sagittale dans diamètre oblique gauche (O I G A et O I D P suivant position de fontanelle postérieure).
Suture sagittale dans diamètre oblique droit (O I D A et O I G P suivant position de fontanelle postérieure).
Plus la tête se fléchit, plus la fontanelle postérieure s'abaisse, et plus la fontanelle antérieure devient inaccessible.

PRÉSENTATION DU SOMMET : SYMPTÔMES ET DIAGNOSTIC

Dans position directe variété antérieure, fontanelle postérieure est sous la symphyse.

Dans position directe variété postérieure (O S) fontanelle postérieure difficile à atteindre est en arrière du côté du sacrum.

TOUCHER (*suite*) — Difficultés du diagnostic par le toucher. 3 causes d'erreur :

Bosse séro-sanguine
- Tuméfaction qui se produit sur sommet, *quand les membranes sont rompues depuis un certain temps.*
- Formation de la bosse séro-sanguine par *vide relatif* dans l'espace dilaté.
- Éviter de prendre bosse séro-sanguine pour membranes (cheveux, surface moins lisse).

Fontanelles supplémentaires
- Fontanelle supplémentaire, *sagittale*, la plus fréquente, située à 2 centimètres environ de la fontanelle postérieure ; *elle n'a que 2 sutures.*

Ossification incomplète des os du crâne
- Crépitation parcheminée.
- Si bosse séro-sanguine coïncide avec ossification incomplète, chercher oreille derrière pubis (la plus facile à trouver) ou dans excavation sacrée.
- Bord convexe de l'oreille tourné comme occiput.
- — — à gauche, position *gauche.*
- — — à droite, — *droite.*

DIAGNOSTIC DIFFÉRENTIEL DES DIVERSES VARIÉTÉS DE POSITION DU SOMMET

	OIGA	OIDP	OIDA	OIGP
PALPATION	Tête en bas, front à droite et en arrière.	Tête en bas, front à gauche et en avant.	Tête en bas, front à gauche et en arrière.	Tête en bas, front à droite et en avant.
	Siège dans le fond de l'utérus et en arrière.	Siège dans le fond de l'utérus et à gauche.	Siège dans le fond de l'utérus et à gauche.	Siège dans le fond de l'utérus et à droite.
	Dos à gauche et en avant.	Dos à droite et en arrière.	Dos à droite et en avant.	Dos à gauche et en arrière.
	Petits membres à droite et en arrière.	Petits membres à gauche et en avant.	Petits membres à gauche et en arrière.	Petits membres à droite et en avant.
AUSCULTATION (Siège du foyer maximum)	Ligne allant de l'ombilic à l'épine iliaque antérieure et supérieure gauche.	Ligne allant de l'ombilic à l'épine iliaque antérieure et supérieure droite.	Ligne ombilico-pubienne, parfois à gauche de cette ligne.	1ᵉʳ foyer : à gauche très en arrière, à peu près au même niveau que l'ombilic. 2ᵉ foyer : du côté droit assez en arrière ; qq. fois bruits plus nets qu'à gauche.
TOUCHER	Suture sagittale dans diamètre oblique gauche.		Suture sagittale dans diamètre oblique droit.	
	Fontanelle postérieure en avant et à gauche.	Fontanelle postérieure en arrière et à droite.	Fontanelle postérieure en avant et à droite.	Fontanelle postérieure en arrière et à gauche.

MÉCANISME DE L'ACCOUCHEMENT DANS LA PRÉSENTATION DU SOMMET

a. — ACCOUCHEMENT DE LA TÊTE

ACCOUCHEMENT DE LA TÊTE

1er temps : Temps de pelotonnement ou d'amoindrissement (par flexion)

Flexion : La tête qui se présente en *attitude intermédiaire* finit par se *fléchir* et présenter son diamètre S o O B acceptable (9 cent. 1/2).

Inclinaison latérale

Il y a *synclitisme* quand les 2 bosses pariétales sont dans un même plan pelvien.

Il y a *asynclitisme* quand les 2 bosses pariétales sont dans des plans pelviens différents.

L'asynclitisme est favorable puisqu'il fait passer une bosse pariétale avant l'autre au niveau de la région rétrécie.

L'asynclitisme est dû à la saillie du promontoire (Fritisch), à l'obliquité de l'utérus sur le bassin (Pinard et Varnier).

D'après Pinard et Varnier il y a asynclitisme postérieur (engagement du pariétal postérieur) au début, synclitisme au milieu de l'excavation et asynclitisme antérieur à la fin de l'engagement.

Résultat : Engagement du sommet dans détroit supérieur.

2e temps : Engagement

C'est la descente de la partie fœtale du détroit supérieur au détroit moyen ; c'est le franchissement du défilé osseux.

La descente se fait par simple progression.

3e temps : Rotation interne de la tête

Théories de la rotation interne

Dubois invoque la résistance du périnée.

Les Anglais disent que la tête tourne parce qu'elle bute contre l'épine sciatique.

Tarnier invoque les *deux bras de leviers inégaux* que forme la tête.

Pajot explique la rotation par l'*accommodation* (tête doit adapter ses grands diamètres aux grands diamètres du bassin).

Pour que l'occiput arrive sous la symphyse et se mette dans le grand diamètre antérieur de l'ellipse sous-pubi-coccygienne, il faut qu'il y ait *rotation, pivotement* de la tête.

La rotation se fait par le plus court chemin : faible dans les O I A ; *considérable* dans les O I P.

4e temps : Dégagement de la tête par déflexion

Le dégagement commence au détroit moyen et finit à la vulve.

La tête vient s'appuyer par la nuque sous le pubis et s'y immobiliser ; le mouvement de déflexion est le seul possible.

Dans un *1er degré de déflexion,* le front repousse et force le coccyx (*rétropulsion* du coccyx) (*4e temps de Farabeuf et Varnier*).

Dans un *2e degré de déflexion* (*5e temps de Farabeuf et Varnier*), la tête continue *son mouvement de charnière ;* la région fronto-faciale franchit l'ar ccoccy-musculaire en même temps que le sommet ouvre la vulve et s'y engage.

Le dégagement du front se fait également par déflexion ; une fois que le front a franchi l'orifice vulvaire, le périnée se retire vivement et met la tête en *déflexion forcée* (*3e degré de déflexion*).

5e temps : Rotation externe de la tête

La tête sortie, il se produit un mouvement de *rotation externe* (*opposé à l'interne*) et dû à la rotation interne des épaules.

La face se tourne du même côté de la mère que le sternum du fœtus.

2 actes : un mouvement de *détorsion de la tête* ou de *restitution* et *un mouvement de rotation véritable* qui accompagne le mouvement de rotation interne des épaules.

PRÉSENTATION DU SOMMET : MÉCANISME (*suite*)

b. — ACCOUCHEMENT DU TRONC

ACCOUCHE-MENT DU TRONC

1ᵉʳ temps : *Pelotonnement, amoindrissement.* | Ces 2 temps s'accomplissent pendant l'expulsion de la tête

2ᵉ temps : *Engagement,* tronc descend dans excavation.

3ᵉ temps : *Rotation interne des épaules* qui deviennent l'une antérieure, l'autre postérieure, *coïncide avec rotation externe de la tête.*

4ᵉ temps : *Dégagement* de l'épaule antérieure d'abord, puis par un mouvement d'*inflexion*, de flexion latérale du thorax, dégagement de l'épaule postérieure.

Dans le dégagement du siège le diamètre bitrochantérien devient antéro-postérieur.

SYNTHÈSE DE L'ACCOUCHEMENT DU TRONC ET DE LA TÊTE

SYNTHÈSE DE L'ACCOUCHEMENT DU TRONC ET DE LA TÊTE

1ᵉʳ temps : Pelotonnement, flexion de la tête. | Habituellement ces 2 premiers temps s'accomplissent avant le début du travail, surtout chez primipares (dans les 15 derniers jours de la grossesse).

2ᵉ temps : Engagement de la tête.

3ᵉ temps : Rotation interne de la tête. — Pelotonnement des épaules.

4ᵉ temps : Dégagement, déflexion de la tête. — Engagement des épaules.

5ᵉ temps : Rotation externe de la tête. — Rotation interne du tronc.

6ᵉ temps : Dégagement du tronc.

REMARQUES GÉNÉRALES SUR LA PRÉSENTATION DU SOMMET

La tête et le tronc passent l'un après l'autre; il y a en réalité 2 accouchements successifs.

L'accouchement de chacune de ces parties nécessite 4 temps ou mouvements fondamentaux qui se suivent toujours dans l'ordre suivant :

1ᵉʳ temps : d'amoindrissement ou de pelotonnement.

2ᵉ temps : de descente ou d'engagement.

3ᵉ temps : de rotation intra-pelvienne ou interne.

4ᵉ temps : de sortie ou de dégagement.

Ces 4 temps se produisant pour la tête et pour le tronc, il devrait y avoir 8 temps.

En réalité il n'y en a que 6, les 2 premiers temps de l'accouchement du tronc se produisant en même temps que les 2 derniers temps de la sortie de l'extrémité céphalique.

MÉCANISME DE L'ACCOUCHEMENT DANS CHAQUE VARIÉTÉ DE POSITION

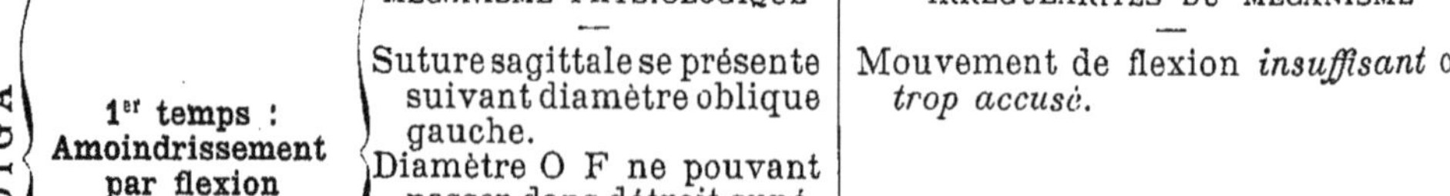

OIGA

1ᵉʳ temps :
Amoindrissement par flexion

MÉCANISME PHYSIOLOGIQUE	IRRÉGULARITÉS DU MÉCANISME
Suture sagittale se présente suivant diamètre oblique gauche. Diamètre O F ne pouvant passer dans détroit supérieur, la *flexion* lui substitue petit à petit le diamètre So O B.	Mouvement de flexion *insuffisant* ou *trop accusé.*

		MÉCANISME PHYSIOLOGIQUE	IRRÉGULARITÉS DU MÉCANISME
O I G A (suite)	2e temps : Descente ou engagement	Diamètre So O B descend suivant l'oblique gauche, l'occiput en avant et à gauche. Rapidité de la descente dépend du volume de la tête et du degré de flexion, de la force et de la bonne direction des contractions utérines.	Pas d'anomalies.
	3e temps : Rotation interne de la tête	Rotation de gauche à droite *(petite rotation)*. O I G A devient position directe O P.	Rotation peut *faire défaut* : tête reste en O I G A. Rotation peut *être exagérée* : O I G A devient O I D A ; cette exagération coïncide souvent avec la descente simultanée d'une main avec le sommet.
	4e temps : Dégagement de la tête	Dégagement de la tête par *déflexion* en O P ; apparaissent successivement So O B, So O F (distension périnéale est alors portée au maximum), So O N, So O M.	Rotation ayant fait défaut, tête se dégage en O I G T *(position transversale)*.
	5e temps : Rotation externe de la tête Rotation interne des épaules	Par son mouvement de *détorsion*, O revient de droite à gauche. Par son mouvement de rotation qui accompagne celui des épaules, O *continue à tourner vers cuisse gauche*.	Rotation étant exagérée, tête se dégage en O I D T *(position transversale)*. *Rotation interne des épaules fait défaut* : par suite pas de rotation externe de la tête.
	6e temps : Dégagement des épaules	Dégagement de l'épaule droite qui apparaît la première sous le pubis. Puis par mouvement d'*inflexion* (flexion latérale du thorax), dégagement de l'épaule gauche qui est postérieure.	*Epaules exagèrent leur rotation :* rotation de la tête se fait en sens inverse ; O se tourne vers la cuisse droite. Si mouvement de rotation interne des épaules a fait défaut, elles se dégagent transversalement. Si rotation des épaules a été exagérée, épaule gauche est antérieure et se dégage la première.
O I D A	1er et 2e temps	Diam. So O B descend suivant oblique droit, O en avant et à droite.	Mouvement de flexion *insuffisant* ou *trop accusé*.
	3e temps	Rotation de droite à gauche. O I D A devient position directe O P.	Rotation peut faire défaut : tête reste en O I D A. Rotation peut être exagérée : O I D A devient O I G A.
	4e temps	Tête se dégage en O P.	Rotation ayant fait défaut : tête se dégage en O I D T.
	5e temps	Rotation de la tête se fait de droite à gauche. Occiput se tourne vers cuisse droite.	Si rotation int^{ne} des épaules fait défaut, pas de rotation externe de la tête. Si rotation interne des épaules exagérée, O se tourne en sens inverse (vers cuisse gauche).
	6e temps	Epaule gauche se dégage sous pubis.	Epaules se dégagent transversalement, rotation interne n'ayant pas eu lieu. Si rotation des épaules exagérée, épaule droite se dégage la première sous pubis.

		MÉCANISME PHYSIOLOGIQUE	IRRÉGULARITÉS DU MÉCANISME
OIDP	1er et 2e temps	So O B suivant oblique gauche, O en arrière et à droite. Flexion tardive, descente difficile.	Flexion toujours lente peut faire défaut (accoucheur obligé d'intervenir pour produire artificiellement flexion et engagement de la tête).
	3e temps	Grande rotation de droite à gauche Successivement O I D T, O I D A et O P.	Rotation manque complètement. Rotation commence : tête s'arrête en transversale ou en O I D A, utérus étant trop fatigué. Rotation se fait en sens inverse : O I D P devient O S.
	4e temps	Tête se dégage en O P.	Dégagement de la tête en O S : Nez ou front viennent s'encadrer dans symphyse; il y a *flexion progressive* jusqu'à la sortie de l'occiput à la commissure postérieure. Après sortie de l'occiput, le reste du dégagement de la tête se fait *par déflexion*.
	5e temps	O se tourne vers cuisse droite.	Après dégagement en O S, O se tourne vers cuisse droite.
	6e temps	Epaule gauche se dégage sous pubis.	Après dégagement en O S, épaule gauche se détache sous pubis.
OIGP	1er et 2e temps	So O B descend lentement suivant oblique droit, O en arrière et à gauche.	Flexion toujours lente peut faire défaut.
	3e temps	Gde rotation de gauche à droite. Successivement O I G T, O I G A et O P.	Rotation manque complètement. Rotation commence : tête s'arrête en transversale ou en O I G A, utérus étant trop fatigué.
	4e temps	Dégagement de la tête en O P.	Dégagement de la tête en O S.
	5e temps	O se tourne vers cuisse gauche.	Après dégagement en O S, O se tourne vers cuisse gauche.
	6e temps	Epaule droite devient antérieure.	Après dégagement en O S, épaule droite devient antérieure.

REMARQUES GÉNÉRALES SUR LE MÉCANISME DE L'ACCOUCHEMENT
DANS LES VARIÉTÉS POSTÉRIEURES DU SOMMET

La flexion et l'engagement de la tête sont plus pénibles; le mouvement de rotation en avant est plus long à se produire, en raison du chemin plus considérable que doit parcourir l'occiput pour venir en avant.

Par suite de la situation du front en avant, le col se trouve comprimé entre la partie fœtale et la paroi osseuse du bassin, et la partie antérieure du col se présente sous forme d'un *bourrelet œdémateux* qui arrête ou gêne le mouvement de rotation.

Tant que la déflexion persiste, on peut être sûr que le travail ne fera pas de progrès; dès qu'au contraire la flexion s'opère (et on s'en aperçoit parce que la fontanelle antérieure s'éloigne du centre du bassin, tandis que la postérieure s'en rapproche), on peut pronostiquer la terminaison prochaine de l'accouchement (Tarnier).

Particularité à noter encore dans les variétés postérieures de la présentation du sommet : quand la vulve s'entr'ouvre, on voit au-dessous de la commissure antérieure un bourrelet vaginal plus ou moins épais, formé par un repli du vagin qui est entraîné par la tête fœtale (Pinard).

PRONOSTIC

PRONOSTIC

Très favorable dans positions antérieures
- Pour la mère et l'enfant, si bassin bien conformé.
- Mortalité fœtale doit être inférieure à 1 °/₀.

Plus sérieux dans positions postérieures
- *Grande lenteur de l'accouchement :* Si rotation tarde trop, vie de l'enfant très compromise, fistules à craindre pour la mère.
- Grande lenteur de l'accouchement, due surtout à la plus grande durée de la dilatation (1/4 d'heure d'écart seulement entre la durée de l'expulsion dans les variétés antérieures et postér^res).
- *Si dégagement en O S,* déchirure étendue du périnée à craindre.
- *Si enfant souffre,* accouchement artificiel.

CONDUITE A TENIR DANS LA PRÉSENTATION DU SOMMET [1]

a. — EUTOCIE [2]

Par principe, les 3 facteurs de l'accouchement sont normaux.

Le rôle de l'accoucheur devra être de bien guider les forces de la nature et de faciliter le mécanisme de l'accouchement.

a. Bien guider les forces de la nature

Pour empêcher la femme de perdre ses forces :
1° Lui éviter les promenades fatigantes qu'on a trop souvent l'habitude de lui imposer sous prétexte de hâter l'accouchement.
2° Lui défendre de pousser avant que la dilatation soit complète.
3° Ramener l'utérus, si besoin, dans l'axe de la filière génitale.

b. Favoriser le mécanisme de l'accouchement tout en protégeant la mère (Manœuvres adjuvantes et protectrices)

1er et 2e temps. Favoriser engagement et descente
- a. — Rompre articiellement les *membranes, si elles sont trop tendues.*
- b. — *Si lèvre antérieure œdématiée* (cas fréquent dans variétés postérieures) empêche la descente, alors que lèvre postérieure est totalement dilatée, *l'accrocher avec le doigt au moment d'une contraction* pour permettre aux grands diamètres de la tête de franchir l'orifice interne.

3e temps : Favoriser grande rotation dans variétés postérieures

Manœuvre de Tarnier
- Si *dilatation complète* ou à peu près, jamais avant, introduire l'index (le gauche dans OIDP, le droit dans O I G P), sur le rebord postérieur de l'oreille qui est en rapport avec l'éminence iléo-pectinée, et *au moment de la contraction* pousser la tête fortement, mais sans violence, du côté du pubis.
- Si manœuvre est incomplète, garder doigt en place jusqu'à prochaine contraction et achever la rotation.
- Ne plus insister après 3 ou 4 essais infructueux.

Manœuvre de Tarnier modifiée (Ribemont)
- Introduire la main en arrière de la tête et amener la tête en transversale, voire même en antérieure.

Si occiput tourne en arrière, tête peut se dégager en O S spontanément.

4e temps : Dégagement de la tête par déflexion. Protection du périnée

Généralités sur les douleurs expulsives (Période d'expulsion)
- Avant d'aborder le 4e temps, il est bon de donner quelques généralités sur la période d'expulsion.
- Période d'expulsion commence en fait au moment où la rotation interne vient de s'accomplir (sauf dans les irrégularités du mécanisme où le 3e temps se trouve parfois supprimé), et comprend par suite les 3 derniers temps de l'accouchement.

---

(1) Nous ne décrirons que les particularités qui concernent la présentation du sommet.

Les généralités communes à toutes les présentations seront exposées avec les soins à donner à la mère pendant l'accouchement ; nous ne ferons exception que pour le fonctionnement des forces expulsives qu'on ne saurait trop apprendre à ménager.

(2) Pour nous éviter de revenir sur les présentations, nous décrirons, à propos de chacune d'elles, les cas eutociques ou normaux et dystociques ou anormaux.

b. FAVORISER LE MÉCANISME DE L'ACCOUCHEMENT TOUT EN PROTÉGEANT LA MÈRE (Manœuvres adjuvantes et protectrices) (*suite*)

4ᵉ temps : Dégagement de la tête par déflexion Protection du périnée (*suite*)

Généralités sur les douleurs expulsives (Période d'expulsion) (*suite*)

Durée moyenne : 1 à 2 heures chez primipares; 1/2 heure chez multipares.

Dès que la tête a franchi l'orifice *utérin,* parturiente se mettre au lit pour éviter accouchement brusque, rupture du périnée, chute par terre de l'enfant et rupture du cordon.

Touchers peu fréquents et aseptiques, auscultation fréquente.

Auscultation peut renseigner sur la vitalité du fœtus et sur son évolution, le maximum se déplaçant au fur et mesure que s'exécute la rotation interne.

Quand tête arrive au périnée, douleurs changent, femme a envie de pousser.

Elle sera sur le dos, membres inférieurs fléchis, cuisses écartées, talons rapprochés du drap de siège (méthode française).

Ne permettre à la femme de pousser que quand dilatation est complète pour éviter déchirures du col.

La femme qui pousse bien doit fermer la bouche et pousser, pendant la contraction, d'une façon continue par le bas, comme si elle voulait aller à la garde-robe.

Si crampes au mollet ou à la cuisse, friction ou compression de la partie contracturée.

Si expulsion va se produire, serviettes chaudes sur abdomen et membres inférieurs.

Coussin sous le siège ou *livre entouré d'un drap* ou *drap dit de siège.*

Rôle de l'accoucheur dans le 4ᵉ temps

Surveiller la dilatation du périnée et empêcher les déchirures en le protégeant soit directement, soit en retenant la tête et en dirigeant son mouvement de flexion.

La protection du périnée sera d'autant plus efficace que l'expulsion sera moins rapide, la lenteur du dégagement étant la clef de l'intégrité maternelle.

Protection du périnée par la méthode française (Décubitus dorsal)

Protection du périnée (2 manœuvres)

1° *Retenir la tête fœtale; régler et modérer son expulsion.*

Accoucheur se place à droite de la femme.

Pour retenir tête fœtale, appuyer le talon de la main gauche sur région pubienne et, avec les doigts maintenir la tête constamment appuyée contre symphyse.

Pour régler, autrement dit diriger le mouvement de déflexion, il faut attirer en haut avec la pulpe des doigts à demi fléchis, le bregma, puis le front.

On peut aussi modérer l'expulsion en ne laissant pousser la femme que dans l'intervalle des contractions.

Quand tissus semblent sur le point de céder, maintenir solidement la tête pendant la contraction et *empêcher la femme de pousser en lui disant d'ouvrir la bouche et de respirer largement.*

Quand contraction utérine a disparu, on engage la femme à pousser modérément et on dégage la tête avec le plus de précautions possible.

b. FAVORISER LE MÉCANISME DE L'ACCOUCHEMENT TOUT EN PROTÉGEANT LA MÈRE (Manœuvres adjuvantes et protectrices) *(suite)*

4ᵉ temps : Dégagement de la tête par déflexion Protection du périnée *(suite)*

Protection du périnée par la méthode française (Décubitus dorsal) *(suite)*

2° *Soutenir le périnée* (cette manœuvre tend à être abandonnée).

Passer la main droite libre sous la cuisse droite 1/2 fléchie et l'appliquer sur le périnée, le pouce dans le sillon génito-crural droit, le bord radial de l'index correspondant à la fourchette.

Déprimer en arrière périnée, faire glisser fourchette vers l'anus.

Ribemont regarde comme illusoire le soutien du périnée, et il est actuellement admis que la véritable protection du périnée consiste, non pas à le soutenir, mais à bien retenir et diriger la tête fœtale au moment de la sortie.

Petites manœuvres empêchant le périnée d'être trop distendu et par suite le protégeant.

A. Ne pas laisser sortir en même temps les 2 bosses pariétales et *dégager avec le doigt la bosse pariétale qui est la plus accessible.*

B. *Manœuvre de Ritgen :* Pour aider la *déflexion* de la tête introduire le doigt dans le rectum de manière à presser sur la racine du nez à travers la paroi rectale.

Cette manœuvre, qui donne un résultat immédiat, ne devra être employée qu'exceptionnellement, car elle souille le doigt et expose à une trop grande compression la paroi rectale déjà très distendue par l'accouchement.

Protection du périnée par la méthode anglaise (Décubitus latéral)

Femme est sur le côté gauche, se mettre à droite, bras gauche en avant du pubis, main gauche sur tête fœtale, main droite sur périnée.

Avec cette méthode on surveille plus facilement périnée et surtout sortie des épaules.

Si déchirures : Accolement fémoral, périnéorraphie.

5ᵉ temps : Rotation externe de la tête

Ce temps s'accomplit le plus souvent spontanément et immédiatement.

On pourra aider ce mouvement en tournant O vers cuisse droite dans positions droites et vers cuisse gauche dans positions gauches.

Dès que tête sortie, chercher circulaires avec le doigt.

Enlèvement des circulaires

Si circulaires, les faire passer par dessus la tête, ou glisser sur une épaule si possible.

Si le dégagement est trop difficile, placer 2 pinces hémostatiques sur cordon, le couper entre les 2 pinces et terminer vite l'accouchement.

6ᵉ temps : Dégagement des épaules et du tronc (Manœuvres de protection et d'expulsion)

Dégagement du tronc

Engager la femme à pousser.

1° *Dégagement de l'épaule antérieure :* La tête saisie entre les 2 mains (1 main sur la face, l'autre sur l'occiput, tirer en bas et en arrière de manière à engager fortement l'épaule antérᵉ.

2° *Dégagement de l'épaule postérieure :* L'épaule antérieure dégagée, procéder au dégagement de l'épaule postérieure en relevant fortement la tête en haut.

— Dans certains cas, l'épaule postérieure distend tellement le périnée, qu'il faut la dégager la première en *ayant soin de caler l'épaule antérieure derrière la symphyse.*

Dégagement des épaules

L'extraction du tronc s'obtient facilement, quand les épaules sont dégagées, en tirant *en haut* sur la tête du fœtus.

b. — DYSTOCIE

a. — Contractions insuffisantes : Si par suite de l'insuffisance des contractions, la *tête reste plus de 2 heures sans progresser* après dilatation complète, il faut intervenir à l'aide du forceps.

b. — Rétrécissement de la filière génitale soit *par viciation du bassin, soit par excès de volume* du fœtus.

a. Rétrécissement léger { Favoriser l'engagement à l'aide du levier préhenseur mensurateur de Farabeuf.
Ou application de forceps avec tractions assez puissantes.

b. Rétrécissement sérieux { Ou symphyséotomie.
Ou embryotomie.

c. — Si fœtus souffre, ou si accidents *généraux* graves menacent la femme : forceps.

PHÉNOMÈNES PLASTIQUES OU DÉFORMATIONS DE LA TÊTE DU FŒTUS

DÉFINITION : Tumeur séro-sanguine, circonscrite, se formant pendant le travail sur la partie fœtale qui se présente au niveau de l'orifice utérin.

VOLUME : Plus ou moins volumineuse suivant long᷄ et difficultés du travail.

CONSISTANCE : Pâteuse ; ni pulsations, ni fluctuation.

ASPECT EXTÉRIEUR : Peau rouge foncé, souvent violacée et noirâtre ; quelquefois phlyctènes.

ANATOMIE PATHOLOGIQUE : Bosse séro-sanguine est constituée par une infiltration séreuse et surtout sanguine du tissu cellulaire sous-cutané.

a. BOSSE SÉRO-SANGUINE OU MODIFICATIONS DES PARTIES MOLLES

MODE DE FORMATION

La bosse séro-sanguine est due à une infiltration *a vacuo* et se produit généralement *quand membranes sont rompues depuis un certain temps.*

La tête étant comprimée partout, sauf au niveau de l'orifice utérin, il y a en ce dernier point *une sorte de vide relatif ;* il se forme là une ventouse indirecte.

Plusieurs bosses séro-sanguines peuvent exister sur la même tête quand le travail est lent, et montrent que l'attitude de la tête varie pendant les divers temps de l'accouchement.

INCONVÉNIENTS ET CAUSES D'ERREURS

Bosse séro-sanguine

Gêne le toucher parce qu'elle recouvre sutures et fontanelles.

Peut faire croire à un *siège :* faire touchers larges, contrôler position par palpation et auscultation.

Peut être prise pour la *poche des eaux* (surface moins lisse, existence des cheveux).

Peut être confondue avec *céphalématome ;* ce dernier survient le plus souvent après accouchement, et siège toujours sur un pariétal, sans dépasser suture sagittale.

SIÈGE DANS VARIÉTÉS DE POSITION DU SOMMET

Dans O I G A, bosse séro-sanguine à droite et en arrière D P.
Dans O I D A, — à gauche — G P.
Dans O I G P, — à droite et en avant D A.
Dans O I D P, — à gauche — G A.

DURÉE : Bosse séro-sanguine disparaît d'elle-même au bout de 2 ou 3 jours.

b. MODIFICATIONS DES DIAMÈTRES DE LA TÊTE

LEURS CARACTÈRES DANS PRÉSENTATION DU SOMMET

Diminution des diamètres antéro-postérieurs O M et O F par suite de l'enfoncement de la pointe de l'occipital sous le bord postérieur des pariétaux et de l'enfoncement des frontaux sous les pariétaux.

Augmentation notable du diamètre maximum sus-occipito-mentonnier (seul diamètre augmenté) par suite de l'ouverture plus grande de la charnière de Budin.

Diminution des diamètres transverses par suite du rapprochement des 2 pariétaux.

Dans les occipito-postérieures, la déformation de la tête est plus considérable que dans les antér᷄ᵉˢ (*tête en pain de sucre*).

LEUR DURÉE : Ces déformations disparaissent généralement d'elles-mêmes en 2 ou 3 jours.

PRÉSENTATION DE LA FACE

Définition : La présentation de la face est celle dans laquelle l'extrémité céphalique *défléchie* se met en rapport avec le détroit supérieur.

Fréquence : 1 sur 250 accouchements.

Présentation
- *Primitive* (avant tout début de travail), rare.
- *Secondaire* (cas le plus fréquent) ; elle est consécutive à une présentation du sommet et ne se produit que pendant le travail (Pinard).

Positions
- 1 position M I G avec ses 3 variétés A, T, P.
- 1 — M I D — A, T, P.

Ordre de fréquence
- 1° M I D P ; 2° M I G A ; les variétés M I D A et M I G P très rares.
- Variétés transversales ne se trouvent que dans bassins rétrécis.
- La face étant consécutive à une présentation du sommet et O I G A étant la plus commune, M I D P est la plus fréquente.
- La mutation de présentation (sommet en face) n'est possible qu'au niveau du détroit supérieur ou au-dessus pour une tête de fœtus à terme et normalement développé.
- De toutes les présentations inclinées de la face, la variété frontale est la plus fréquente.

Causes

Celles de toutes les présentations mauvaises ou défavorables.

Causes maternelles
- Toutes les causes qui entravent accommodation pelvienne, favorisent présentation de la face.
- *Bassin moyennement rétréci :* Si diamètre antéro-postérieur notablement au-dessous de 11 c/m, le diamètre bi-pariétal (10 c/m) ne peut franchir ; tête tourne autour d'un axe transversal : d'où *variété frontale.*
- *Hydramnios.*
- *Utérus trop souple* et par suite multiparité.
- Obliquité de l'utérus sur le côté droit fait que l'occiput bute facilement sur ligne innominée : d'où face.

Causes fœtales
- Tumeurs du fœtus (tumeurs du cou et de la partie supérieure du thorax).
- Malformations (acrânie).
- Poids : Les enfants se présentant par la face pèsent en général 100 gr. de plus que les enfants se présentant par le sommet.
- Mort du fœtus.
- Sa petitesse extrême.
- *Dolichocéphalie* ou exagération des diamètres antéro-postérieurs de la tête.
- (*Dolichocéphalie* est-elle cause ou effet ?)

Symptômes

Interrogation
- Pas d'engagement dans les derniers temps de la grossesse ; par suite pas d'envies fréquentes d'uriner.
- Pas de diminution de volume du ventre.
- Pas de modifications dans la respiration.

Inspection
- Utérus a la forme d'un ovoïde à grand axe dirigé de haut en bas ; fond reste très élevé.
- S'il n'y a pas de liquide amniotique, *dépression visible* dans l'angle compris entre occiput et dos.
- Aucune partie fœtale engagée dans excavation.

Palpation
- Au détroit supérieur, grosse tumeur sphérique dure (tête) offrant d'un côté saillie convexe très marquée : *région occipitale.*
- *Signe caractéristique* de la présentation de la face : *dépression profonde entre dos et tête (Coup de hache).*
- Si parois utérines peu épaisses, on peut sentir l'arc osseux du maxillaire inférieur (menton) qui forme une saillie en forme de fer à cheval. (Budin).
- *Occiput et angle rentrant sont dans côté gauche du bassin : M I D.*
- *— — — droit — : M I G.*
- Position de l'occiput et du dos donne variété de position.

PRÉSENTATION DE LA FACE *(suite)*

SYMPTÔMES *(suite)*

Auscultation

Au début du travail, maximum au niveau de l'ombilic puisqu'il y a peu ou pas d'engagement.

Siège du maximum permet difficilement le diagnostic de la position.

Bruits du cœur dans mento-antérieures sont plus nets, mieux timbrés que dans présentation du sommet.

Dans M I D P foyer d'auscultation faible, peu intense, peu élevé, est situé sur une ligne allant de l'épine iliaque antérieure et inférieure gauche à l'ombilic.

Dans M I G A foyer d'auscultation très intense est situé sur la ligne médiane.

Dans M I G P foyer d'auscultation toujours intense est situé un peu à gauche de la ligne médiane.

Dans M I D A foyer d'auscultation faible, est situé à droite de la ligne médiane en raison de l'éloignement du plan latéral gauche.

Quand menton est ramené en avant dans la ligne médiane, foyer d'auscultation est particulièrement intense à droite et un peu au-dessous de l'ombilic.

Toucher

Renseignements différents suivant période du travail.

1° Au début du travail
- Présentation *très élevée ;* en déprimant cul-de-sac antérieur, on sent quelquefois suture frontale.
- *Poche des eaux volumineuse (ne pas la rompre).*

2° Après la rupture de la poche des eaux
- Si tête pas trop défléchie, on trouve front divisé en 2 par suture.
- Si tête assez défléchie, on suit suture frontale et on trouve :
  - 1° Arcade orbitaire à bords tranchants, 2 petits corps mobiles, arrondis (globes oculaires).
  - 2° Les 2 orifices du nez séparés par 1 cloison.
  - 3° Des petites masses molles (lèvres) qu'on entr'ouvre et qui laissent sentir fer à cheval du maxillaire inférieur.

3° Poche des eaux rompue depuis longtemps. Bosse séro-sanguine
- On a la sensation d'un siège.
- 2 choses ne changent pas et ne s'infiltrent jamais : nez et bords alvéolaires dans le fond du sillon.

Situation du menton et direction des orifices du nez donnent position et sa variété.

Pratiquer le toucher dans face avec douceur, pour éviter excoriations de la peau.

Prévenir à l'avance la famille de l'existence possible de phlyctènes (non imputables au toucher).

DIAGNOSTIC

DIAGNOSTIC DE LA PRÉSENTATION

Face peut être confondue avec *Sommet*

Dans sommet *la fontanelle postérieure est seule pathognomonique ;* suture et fontanelle antérieure ne suffisent pas.

« Dans sommet le dos aisément suivi entre les 2 extrémités céphalique et pelvienne est situé du côté opposé à la partie la plus élevée (front), et par conséquent la plus accessible et paraissant la plus volumineuse de la tête. »

« Dans présentation de la face, le dos est malaisément suivi, car il s'éloigne de plus en plus de la paroi utérine par suite de l'attitude du fœtus ; il est situé du même côté que la partie la plus volumineuse de l'extrémité céphalique (occiput) dont le sépare un sinus profond. » (Ribemont-Dessaignes).

PRÉSENTATION DE LA FACE (*suite*)

DIAGNOSTIC (suite)

DIAGNOSTIC DE LA PRÉSENTATION — Face peut être confondue avec :

Sommet (suite) — Moyen de diagnostic basé sur la position de la partie céphalique la plus accessible :

Pour la face, en plus de fontanelle antérieure qui ne suffit pas, il faut sentir : nez, arcade orbitaire.

Quand la partie la plus accessible de l'extrémité céphalique est située du côté des petits membres, on a affaire à un sommet. Quand elle est située du côté du dos, on a affaire à une face.

Siège :

Le siège se reconnaît à la saillie formée en arrière de l'anus par le coccyx, *tandis que la face est caractérisée par le nez qui est reconnaissable à sa forme de saillie pyramidale percée sur une de ses faces de deux trous.*

Dans le cas d'œdème considérable de la face pouvant faire croire à un siège, aller explorer le fond du sillon interjugal et y reconnaître le nez (qui ne s'infiltre jamais) et la bouche.

DIAGNOSTIC DE LA POSITION ET DE LA VARIÉTÉ DE POSITION

S'effectue par le toucher.

La position correspond au côté du bassin vers lequel est l'ouverture des narines. Ex.: Si l'orifice des narines regarde à droite, il s'agit d'une mento-iliaque droite.

La variété de position est déterminée par la situation antérieure, transversale ou postérieure du menton ou mieux des narines (plus facilement accessibles que menton).

DIAGNOSTIC RÉTROSPECTIF

Attitude caractéristique de l'enfant né par la face : *Inclinaison de la tête sur le rachis.*

Bosse séro-sanguine :

Sur joue droite dans M I D antérieure et postérieure. Sur joue gauche dans M I G antérieure et postérieure. Sur front dans variété frontale.

DIAGNOSTIC DIFFÉRENTIEL DES DIVERSES VARIÉTÉS DE POSITION DE LA FACE

	MIDP	MIGA	MIDA	MIGP
	TÊTE EN BAS, SIÈGE EN HAUT			
PALPATION	Occiput, dos et dépression occipito-dorsale en avant et à gauche.	Occiput, dos et dépression occipito-dorsale en arrière et à droite.	Occiput, dos et dépression occipito-dorsale en arrière et à gauche	Occiput, dos et dépression occipito-dorsale en avant et à droite.
	Petits membres à droite et en arrière.	Petits membres à gauche et en avant.	Petits membres à droite et en avant.	Petits membres à gauche et en arrière.
	PAS DE PHÉNOMÈNES D'ENGAGEMENT AVANT LE DÉBUT DU TRAVAIL			
TOUCHER	Après engagement suture frontale, nez, bouche, menton dans diamètre oblique gauche.		Après engagement suture frontale, nez, bouche, menton dans diamètre oblique droit.	
	Orifices du nez à droite et en arrière.	Orifices du nez à gauche et en avant.	Orifices du nez à droite et en avant.	Orifices du nez à gauche et en arrière.
	Menton au voisinage symphyse sacro-iliaque droite.	Menton au voisinage éminence iléo-pecti-gauche.	Menton au voisinage éminence iléo-pectinée droite.	Menton au voisinage symphyse sacro-iliaque gauche.
AUSCULTATION (Moyen de contrôle)	Maximum peu intense sur ligne allant d'épine antérieure et inférieure gauche à l'ombilic.	Foyer très intense sur ligne médiane.	Foyer faible, à droite de la ligne médiane.	Foyer intense un peu à gauche de la ligne médiane.

MÉCANISME GÉNÉRAL DE L'ACCOUCHEMENT DANS LA PRÉSENTATION DE LA FACE

MÉCANISME GÉNÉRAL DE L'ACCOUCHEMENT DANS LA PRÉSENTATION DE LA FACE

1ᵉʳ temps : Temps d'amoindrissement par *déflexion*
Tête s'engage d'abord dans une *extension modérée*, puis se *défléchit* peu à peu en relevant l'occiput, en enfonçant le menton et en présentant son diamètre sous-mento-bregmatique (9 c. 1/2) acceptable.
L'inclinaison latérale (synclitisme et asynclitisme) se fait suivant le diamètre bi-malaire.

2ᵉ temps : Descente par simple progression (Temps long et pénible)
La descente ne peut jamais dépasser la distance mento-sternale puisque les épaules font obstacle.
Descente plus considérable dans les mento-antérieures que dans les mento-postérieures (accomplie dans les antérieures).
Donc si descente est accomplie et s'il n'y a pas eu de rotation, le menton sera forcément à l'extrémité antérieure d'un diamètre oblique.
Dans les positions postérieures, face reste suspendue au-dessus du détroit inférieur ; accouchement ne peut plus progresser.

3ᵉ temps : Rotation interne
La rotation amène le *menton sous la symphyse* par le plus court chemin.
Le plus grand diamètre de la face (antéro-postérieur) vient se mettre sous la symphyse.
Dans les mento-postérieures la rotation comprend 2 degrés : 1° la *rotation de descente* qui complète le mouvement de descente et qui est mesurée par l'arc de cercle qui sépare la symphyse sacro-iliaque de l'éminence iléo-pectinée ; 2° la *rotation simple :* la rotation de descente terminée, la position est devenue M I A et la *rotation s'achève simplement* (d'éminence iléo-pectinée à symphyse).
Tant que le mouvement de rotation qui ramène le menton sous la symphyse n'a pas lieu, la terminaison de l'accouchement est impossible.

4ᵉ temps : Dégagement par *flexion*
1ᵉʳ temps de progression jusqu'à ce que cou vienne s'immobiliser sous la symphyse tout en restant flexible et jusqu'à ce que bregma réponde au coccyx.
Dans un 1ᵉʳ degré de *flexion* il y a *rétropulsion* du coccyx par la région pariéto-occipitale.
L'anneau vulvaire est franchi dans un *2ᵉ degré de flexion*.
Le retrait brusque du périnée constitue le *3ᵉ degré de flexion* puisqu'il expulse l'occiput et martèle le clitoris entre symphyse et menton.

5ᵉ temps : Rotation interne des épaules
6ᵉ temps : Dégagement du tronc
{ comme dans présentation du sommet

MÉCANISME DE L'ACCOUCHEMENT DANS CHAQUE POSITION DE LA FACE (1)

M I G A

Mécanisme physiologique
3ᵉ temps : Rotation interne de gauche à droite.
4ᵉ temps : Mouvement de flexion.
5ᵉ temps : Epaule gauche sous la symphyse, menton regarde cuisse gauche.

Irrégularités du mécanisme
1ᵉʳ temps
{ Extension incomplète de la tête, présentation du front.
{ Extension exagérée : menton au centre du détroit inférieur.
3ᵉ temps : Rotation interne incomplète ou exagérée.
5ᵉ temps : Menton peut se tourner vers cuisse droite.

M I D A
3ᵉ temps : Rotation interne de droite à gauche.
Mêmes irrégularités que dans M I G A.

---

(1) Pour éviter les redites, nous n'indiquerons que les temps qui présentent une particularité quelconque.

MÉCANISME DE L'ACCOUCHEMENT DANS CHAQUE POSITION DE LA FACE (*suite*)

MIDP
— **Mécanisme physiologique** : Rotation interne de la tête, bien que très étendue, s'exécute en général assez facilement (de droite à gauche). 3e temps : Immobilité ou rotation en sens inverse.

— **Irrégularités du mécanisme** : Si menton se met en position sacrée, l'accouchement ne peut avoir lieu. Si menton reste en arrière et à droite, expulsion généralement impossible, pouvant toutefois se produire par le mécanisme particulier suivant : menton déprimant parties molles vient se loger dans grande échancrure sciatique ou au-dessous du grand ligament sacro-sciatique ; alors tête poussée par contractions utérines peut basculer puisque diamètre oblique du bassin est augmenté par dépression des parties molles et se dégager à l'extérieur en occipito-pubienne. (Résultat très rare).

MIGP .... Même mécanisme que dans MIDP (rotation de gauche à droite). Mêmes irrégularités que dans MIDP.

La variété frontale : Peut être considérée comme une face mal défléchie ou bien comme une présentation du sommet avec occiput en arrière, mais dont la flexion ne se fait pas. Dans le dégagement le maxillaire supér est au-dessus de la symphyse ; la bouche étant ouverte « l'enfant semble mordre la symphyse du pubis » et le menton se dégage le dernier.

PRONOSTIC

PRONOSTIC

Intervention est plus souvent nécessaire dans face que dans sommet ; toutefois accouchement spontané est le cas le plus fréquent.

L'accouchement en mento-sacrée est impossible.

Toutes les fois que dans une présentation de la face le menton est tourné en arrière, il faut le ramener en avant, sans quoi, même avec l'aide du forceps, l'accouchement est impossible.

Pronostic est surtout sérieux dans variété frontale, *la cause de la présentation étant un léger rétrécissement du bassin.*

Pronostic plus grave pour l'enfant :

Circulation céphalique très troublée ; quelquefois congestion cérébrale et hémorrhagies méningées, dues à la gêne de la circulation par distension des vaisseaux du cou et des veines jugulaires en particulier.

Face n'obturant pas bien détroit supérieur favorise procidence des membres et surtout celle du cordon.

En cas de circulaire du cordon autour du cou, il peut y avoir compression de ce cordon, si déflexion exagérée.

Bosse séro-sanguine énorme, quelquefois phlyctènes au front et aux paupières qui peuvent s'enflammer et se compliquer d'érysipèle.

Quelquefois ecchymoses sous-conjonctivales assez étendues.

Attitude caractéristique de l'enfant né par la face (*inclinaison de la tête sur le rachis*) n'a aucune gravité et disparaît au bout de 2 ou 3 jours.

Si déflexion a été très marquée et travail un peu long, cri de l'enfant peut présenter de la raucité due à l'aplatissement temporaire de la trachée.

CONDUITE A TENIR DANS LA PRÉSENTATION DE LA FACE

GÉNÉRALITÉS

L'accouchement par la face est le plus souvent spontané ; toutefois il fait courir à l'enfant des risques assez sérieux pour que la présentation de la face soit généralement considérée comme une mauvaise présentation.

La durée de l'accouchement est d'ordinaire plus longue dans la face que dans le sommet.

Par suite l'accoucheur devra transformer la face en sommet *s'il assiste au début du travail ; — s'il est appelé trop tard,* son rôle consistera simplement à favoriser l'évolution naturelle des divers temps de l'accouchement.

Touchers peu fréquents pour éviter excoriations de peau ; prévenir la famille que fœtus naîtra défiguré et aura peut-être même quelques phlyctènes.

Éviter de rompre membranes, la face n'obturant pas bien le détroit supér et favorisant la procidence des membres et surtout celle du cordon.

CONDUITE A TENIR DANS LA PRÉSENTATION DE LA FACE (*suite*)

a. — EUTOCIE

ACCOUCHEMENT PAR LA FACE : 2 CAS

1er cas : **Le travail est peu avancé** (Engagement peu prononcé) — Tranformation de la face en sommet	**Rôle de l'accoucheur**		L'accoucheur devra essayer de transformer la face en une présentation plus favorable (sommet), lorsque l'*extrémité céphalique ne sera pas trop engagée et surtout lorsque le menton sera en arrière* (positions postérieures).
	Manœuvres substitutives transformant la face en sommet	**Manœuvre de Schatz** (Facile sur le mannequin, difficile sur le vivant) (*3 temps*)	Décubitus dorsal. 1° Soulever les épaules et la partie supérieure du thorax du fœtus de manière que la tête soit mobile. 2° Une main presse sur la tête du fœtus et la dirige vers le plan fœtal antérieur. 3° Un aide repousse le siège du fœtus du même côté que la tête de manière à faire engager la tête fléchie.
		Manœuvre de Pinard (*2 temps*)	Décubitus dorsal. 1° Introduire 2 doigts par le vagin sur fontanelle antérieure (main gauche dans mento-droites, main droite dans mento-gauches), et exercer une pression de bas en haut. 2° Avec la main libre presser sur l'occiput de dehors en dedans et de haut en bas. — Les pressions des 2 mains ont lieu en sens inverse et doivent être simultanées ; — elles peuvent être faites au moment ou dans l'intervalle des contractions.
		Manœuvre de Thorn	Méthode semblable à celle de Pinard. La main externe et la main interne agissant sur le tronc et sur la tête fœtale transforment la *lordose* de la présentation de la face en *cyphose* de la présentation de l'occiput.
	Manœuvre substitutive est terminée		L'accouchement s'achève en sommet. (Voir conduite à tenir dans présentation du sommet).
2e Cas : **Le travail est trop avancé** (Engagement trop prononcé) — Accouchement reste en face, se termine en face	**Rôle de l'accoucheur**		Si la face est trop engagée pour permettre la bascule du diamètre occipito-mentonnier, l'accoucheur ne devra pas tenter de manœuvres substitutives, tout refoulement de la tête fœtale pouvant amener une rupture utérine; son rôle devra se borner à faciliter les divers temps de l'accouchement.
	1er et 2e temps :		Ont déjà eu lieu puisque l'engagement est trop prononcé.
	3e temps : Favoriser grande rotation dans variétés postérieures		Si rotation interne ne se fait pas, introduire une main dans les organes génitaux, et essayer de ramener le menton en avant, soit en mettant le doigt dans la bouche, soit en appuyant sur l'apophyse malaire postérieure. Si manœuvre réussit, maintenir le menton en place pendant quelques contractions, de crainte qu'il ne revienne en arrière. Chloroforme est quelquefois utile pour le succès de la manœuvre.
	4e temps : Dégagement par flexion		Empêcher le dégagement trop brusque en retenant et dirigeant la tête au fur et à mesure qu'elle se présente à la commissure postérieure et en soutenant le périnée avec la main libre.
	5e et 6e temps		S'accomplissent comme dans présentation du sommet. (Voir conduite à tenir dans présentation du sommet).

CONDUITE A TENIR DANS LA PRÉSENTATION DE LA FACE (*suite*)

b. — DYSTOCIE

a. **Fœtus souffre** : Forceps aussitôt que possible.

b. **Accouchement ne se termine pas malgré contractions intenses ou à cause d'inertie**
- **Enfant vivant**
  - Version très dangereuse à cause de rupture utérine possible.
  - *Moyens de choix* par ordre de préférence : forceps, symphyséotomie, basiotropsie.
- **Enfant mort**
  - Ni forceps, ni version, ni symphyséotomie.
  - *Moyen de choix :* basiotripsie.

c. **Variété frontale**
- Si bassin *normal*, version podalique par manœuvres internes dès que dilatation est complète.
- Si bassin *rétréci* (cas le plus fréquent), version interne suivie de manœuvre de Champetier de Ribes ou symphyséotomie d'emblée suivant degré de viciation du bassin.

DÉFORMATIONS DE LA TÊTE DU FŒTUS

DÉFORMATIONS DE LA TÊTE DU FŒTUS

a. **Bosse séro-sanguine**
- Même mécanisme de formation que pour le sommet.
- *Siège*
  - Figure dans face.
  - Front dans variété frontale.

b. **Déformations osseuses**
- Occipital mobile autour de sa charnière est repoussé en arrière.
- Convexité des frontaux et de l'occipital exagérée par aplatissement de la voûte du crâne. — D'où contrairement au sommet augmentation des diamètres O M et O F.
- Courbure normale des pariétaux s'efface.

Ces diverses déformations disparaissent au bout de 2 ou 3 jours.

PRÉSENTATION DU SIÈGE

DÉFINITION : La présentation du siège est celle dans laquelle l'extrémité pelvienne vient se mettre en rapport avec l'ouverture du détroit supérieur.

VARIÉTÉS
- **Complète** : Jambes et cuisses fléchies; talon au niveau des fesses.
- **Décomplétée**
  - *Mode des fesses* : membres inférieurs relevés en totalité sur plan antérieur du fœtus; il existe une variété incomplète: un membre est complètement défléchi (le plus souvent l'antérieur) alors que l'autre membre reste fléchi sur siège.
  - *Mode des genoux.*
  - *Mode des pieds.*

FRÉQUENCE
- 1 siège sur 30 accouchements (en général).
- 1 — 60 — à terme.
- *Variété complète la plus fréquente.*
- *Ordre de fréquence dans les variétés décomplétées* : mode des fesses, mode des pieds, mode des genoux.

POSITIONS
- 1 S I G et ses 3 variétés A, T, P
- 1 S I D et ses 3 variétés A, T, P
- Ordre de fréquence des positions : S I G A et S I D P. S I D A et S I G P sont rares.

Le plus souvent défaut d'accommodation dans les derniers temps de la grossesse.

CAUSES
- **du côté de l'œuf**
  - Hydramnios.
  - Insertion vicieuse du placenta.
  - Fœtus peu volumineux.
  - Hydrocéphalie (siège 1 fois sur 5).
  - Siège assez fréquent dans avortement et accouchement prématuré, tête étant plus grosse que siège.
- **du côté de la mère**
  - Relâchement des parois utérines et abdominales.
  - Tumeurs sur segment inférieur de l'utérus ou dans excavation.
  - Bassins viciés.

PRÉSENTATION
- **temporaire** : Au-dessus du détroit supérieur le siège est mobile.
- **définitive** : Il y a engagement et le plus souvent il y a siège décomplété mode des fesses.

SYMPTÔMES — 1° PRÉSENTATION DU SIÈGE TEMPORAIRE (Siège non engagé) (Au-dessus du détroit supérieur)

- **Interrogation**
  - Ni abaissement, ni diminution de volume du ventre.
  - Pas de compression pelvienne, pas d'envies d'uriner.
  - Quelquefois douleurs dans l'hypocondre droit ou dans région épigastrique due à la pression céphalique.
- **Inspection**
  - Ovoïde utérin à grand axe dirigé de haut en bas, incliné à droite le plus souvent.
  - Fond reste très élevé.
- **Palpation**
  - Aucune partie fœtale engagée dans excavation.
  - Au niveau du détroit supérieur tumeur molle, dépressible; à côté petits membres; quelquefois au fond de l'utérus masse d'une dureté osseuse (tête) qu'on peut faire *ballotter*.
  - A l'union du dos et de la tête *dépression de la nuque* ou *sillon du cou* (pathognomonique). Il faut sentir les doigts s'enfoncer au niveau de région cervicale (Pinard).
  - Dos : surface plane, large et régulière (le faire cambrer si besoin).
  - *Dos à gauche, position gauche. — Dos à droite, position droite.*
- **Auscultation**
  - Maximum *au niveau, quelquefois au-dessus de l'ombilic*, à droite ou à gauche suivant position.
  - Bruits du cœur s'entendent plus bas dans une présentation du siège non engagé que dans une présentation du sommet dont l'engagement n'est pas plus accusé (Pinard).
- **Toucher**
  - a. *Pendant la grossesse :* Aucune région fœtale engagée, quelquefois petits membres.
  - b. *Au début du travail :* Poche des eaux très volumineuse *(ne pas la rompre)*; quelquefois petits membres.

PRÉSENTATION DU SIÈGE *(suite)*

SYMPTÔMES *(suite)*

2° PRÉSENTATION DU SIÈGE DÉFINITIVE (Siège engagé dans excavation)

Interrogation
- Diminution des troubles digestifs et respiratoires.
- Compression des organes pelviens ; mictions plus fréquentes.

Inspection : Fond de l'utérus abaissé ; ventre pas très saillant.

Palpation
- Dans excavation partie fœtale, ronde, résistante : pas de dépression de la nuque dans le bas ; dos se continue directement avec siège.
- Dans fond utérus, masse dure osseuse : tête. Chercher *ballottement* et *dépression de la nuque.*
- A côté de tête petits membres et quelquefois saillie des talons dans siège décomplété mode des fesses.

Auscultation
- Maximum *au-dessous* de l'ombilic.
- Bien que n'étant pas caractéristiques, les foyers d'auscultation dans les variétés de position du siège sont les suivants :
- S I G A : foyer situé au voisinage de l'ombilic, plus ou moins moins éloigné suivant volume, inclinaison du fœtus.
- S I D P : foyer à droite de la ligne médiane au niveau et plutôt au-dessus d'ombilic.
- S I G P : foyer à gauche de l'ombilic et à peu près à la même hauteur.
- S I D A : foyer au-dessous de l'ombilic, tout à fait sur bord droit de l'utérus, c'est-à-dire loin de la ligne médiane.

Toucher
- *Avant le travail* : Partie dure dans cul-de-sac antérieur : *Région trochantérienne.* Inégalités et dépressions correspondant aux fesses et au sillon interfessier.
- *Au début du travail :* Mêmes symptômes, poche des eaux plate comme dans sommet.

TOUCHER PENDANT LE TRAVAIL APRÈS RUPTURE DES MEMBRANES (Dans les diverses variétés du siège)

Mode des fesses
- Derrière symphyse dans cul-de-sac antérieur : Surface arrondie, dure ressemblant à la tête présentant ♦ Région trochantérienne ; au-dessous région ischiatique.
- Sillon interfessier dans un des diamètres obliques ; à l'une des extrémités apophyses épineuses de la crête sacrée.
- Plus bas orifice anal, scrotum en forme de vessie.
- *Si coccyx regarde à droite et si crête sacrée à gauche : Position gauche.*
- *Si coccyx regarde à gauche et si crête sacrée à droite : Position droite.*

Mode des pieds
- *Caractères des pieds* : 3 grosses tubérosités (1 talon et 2 *malléoles dont l'interne descend moins bas).* Bord interne plus épais. Plante du pied perpendiculaire à l'axe de la jambe. Orteils courts. — Diamètre antéro-postérieur du pied dépasse beaucoup diamètre transverse. Superposer un de ses pieds à celui du fœtus pour trouver pied.
- Talon du côté de crête sacrée n'est qu'un indice de position (pieds trop mobiles).

Mode des genoux (*le plus rare*)
- Surface dure, convexe, se continuant avec 2 tiges cylindriques (jambes, cuisses).
- Au-dessus du genou creux poplité. — Quelquefois sur convexité petit corps mobile (rotule).

Extrémité pelvienne complète
- Caractères réunis du mode des fesses et du mode des pieds.
- Situation de crête sacrée donne position et variété de position.

VALEUR DES DIVERSES MÉTHODES D'EXPLORATION
- L'interrogatoire et l'inspection ne fournissent guère de renseignements utiles.
- *Le palper est la méthode de choix* pendant grossesse et au début du travail.
- L'auscultation ne peut servir seule à établir le diagnostic de présentation du siège.
- Le toucher ne peut rendre des services que si le siège est engagé et surtout quand il y a travail.

SYMPTÔMES DES DIVERSES VARIÉTÉS DE POSITIONS DU SIÈGE

	SIGA	SIDP	SIDA	SIGP
PALPATION	*Siège* en avant dans fosse iliaque gauche.	Siège en arrière dans fosse iliaque droite.	Siège en avant dans fosse iliaque droite.	Siège en arrière dans fosse iliaque gauche.
	Tête sous face inférieure du foie (ballottement difficile).	Tête dans le fond plus ou moins à gauche (ballottement facile).	Tête en haut et un peu à droite de la ligne médiane (ballottement facile).	Tête en avant un peu à droite (ballottement difficile).
	Dos en avant et à gauche.	Dos en arrière et à droite.	Dos en avant et à droite.	Dos à gauche et en arrière.
	Petits membres à droite et en arrière.	Petits membres à gauche et en avant.	Petits membres à gauche et en arrière.	Petits membres à droite et en avant.
AUSCULTATION	Foyer intense au voisinage de l'ombilic.	Foyer à droite de la ligne médiane au niveau ou au-dessus de l'ombilic.	Foyer en dessous de l'ombilic près du bord droit de l'utérus.	Foyer intense à gauche et au niveau de l'ombilic.
TOUCHER	Sillon interfessier dans diamètre oblique gauche.		Sillon interfessier dans diamètre oblique droit	
	Pointe du coccyx du côté droit et en arrière.	Pointe du coccyx du côté gauche et en avant.	Pointe du coccyx du côté gauche et en arrière.	Pointe du coccyx du côté droit et en avant.
	Crête sacrée en avant et à gauche.	Crête sacrée en arrière et à droite.	Crête sacrée en avant et à droite.	Crête sacrée en arrière et à gauche.

DIAGNOSTIC

DIAGNOSTIC

Diagnostic de la présentation

Siège peut être confondu avec

Sommet : surtout quand il y a *bosse séro-sanguine:* chercher fontanelles, crête sacrée ou pointe du coccyx.

Face :
Chercher nez, arcades alvéolaires au fond du sillon.
Enfoncer doigt dans anus (méconium).
Se méfier; par erreur on a abimé œil et vagin.

Epaule : Chercher gril costal.

Battements maternels fréquents perçus au-dessus d'ombilic ont quelquefois fait croire au souffle fœtal et diagnostiquer un siège : *Chercher isochronisme avec mère.*

Quand on touche un pied, il n'y a pas toujours un siège; il peut y avoir *procidence.*

Pratiquer toucher étendu pour se prononcer.

Diagnostic de la variété de position : Rechercher dans quel diamètre est situé le sillon interfessier et de quel côté se trouve la crête sacrée.

Diagnostic du sexe : Eviter de se prononcer, tuméfaction des organes pouvant occasionner erreur; bourses peuvent être relevées.

Diagnostic rétrospectif

Bosse séro-sanguine :
Sur une fesse (l'antér^re généralement) — Position gauche, fesse gauche. Position droite, fesse droite.
Sur les 2 fesses (variété décomplétée, mode des fesses).
Sur pied, mode des pieds.
Sur genoux, mode des genoux.

Forme de la tête peu modifiée, quelquefois convexité de la tête un peu diminuée.

Attitude caractéristique des enfants dans *présentation définitive : les membres inférieurs forment ressort.* Cette attitude disparaît au bout de quelques jours.

MÉCANISME DE L'ACCOUCHEMENT PAR LE SIÈGE

a. MÉCANISME DU SIÈGE COMPLET

1re PÉRIODE : ACCOUCHEMENT DU SIÈGE

Généralités

Mêmes temps que pour l'accouchement par le sommet ou la face.
Les 4 premiers temps appartiennent à l'expulsion du tronc, les 2 derniers à la sortie de la tête.

1er temps : Temps d'accommodation ou d'amoindrissement, par pelotonnement tassement et flexion

Les diamètres bitrochantérien et sacro-tibial *sont obligés de se mettre dans diamètres obliques (sinon impossibilité)*.
Diamètre sacro-tibial (d'abord plus grand que bitrochantérien) devient par tassement plus petit que bitrochantérien et est facilement acceptable par oblique pelvien. (Dans tassement, il y *flexion* de la partie inférieure de la colonne vertébrale, ce qui abaisse le sacrum).
Les deux fesses sont synclitiques au détroit supérieur et asynclitiques au détroit moyen, l'antérieure étant la plus basse.

2e temps :

Descente du siège dans l'excavation par simple progression ; souvent dans la descente le siège se décomplète, les membres inférieurs étant arrêtés au niveau du détroit supérieur.

3e temps : Rotation interne du tronc

Le siège ellipsoïde à grand axe bitrochantérien amène par rotation une des hanches sous la symphyse (d'où hanche ant^{re} et hanche postérieure). *La rotation est toujours courte*, car c'est toujours la hanche la plus rapprochée de la symphyse qui vient se placer sous elle.

4e temps : Dégagement du tronc

Ce n'est pas le point de repère qui vient sous la symphyse comme dans le sommet et dans la face ; c'est la hanche.
Hanche franchit l'*arc sous-symphysien*, qui s'enfonce dans le flanc dépressible et flexible, et par cette dépression produit l'*inflexion* ou *flexion latérale du tronc* qui amène la rétropulsion du coccyx par la fesse postérieure.

5e temps ou passage du détroit vulvaire

Il est précédé par une élongation périnéale considérable. La hanche postérieure triomphe de l'élasticité périnéale.
Dans position gauche, hanche gauche et épaule gauche sont antérieures.
Dans position droite, hanche droite et épaule droite sont antérieures.
Une fois la vulve franchie, le siège est poussé en l'air, ce qui montre son inflexion.

2e PÉRIODE : ACCOUCHEMENT DES ÉPAULES (Plus larges que le siège)

Après le siège viennent les épaules, après les épaules la tête ; il y a donc 3 accouchements successifs :
1° Le diamètre bisacromial tassé s'est engagé dans le détroit supérieur.
2° Le diamètre bisacromial tassé est descendu dans excavation suivant diamètre oblique pelvien qui vient de livrer passage au diamètre bitrochantérien et arrive au détroit inférieur en position oblique.
3° Rotation interne des épaules (l'une devient antérieure et l'autre postérieure).
4° Épaule antérieure s'engage, *franchit arc sous-symphysien* qui comprime naissance du cou et force épaule postérieure à rétropulser le coccyx et à franchir détroit inférieur.
5° Le dégagement au détroit vulvaire n'est que la répétition de ce qui s'est passé au détroit inférieur ; tête reste seule.

MÉCANISME DE L'ACCOUCHEMENT DANS LE SIÈGE (*suite*)

a. Mécanisme du siège complet (*suite*) — **3ᵉ Période : accouchement de la tête** (Plus grosse que les épaules)

1° Tête s'engage, fléchie dans diamètre oblique pelvien *perpendiculaire* à celui qu'ont pris épaules et hanches.
2° Tête descend fléchie dans excavation et arrive au détroit inférieur dans diamètre oblique.
3° Rotation interne nécessaire pour amener la nuque en avant vers la symphyse.
Rotation faible dans S I A, considérable dans S I P.
Rotation terminée, nuque est immobile mais flexible sous symphyse; menton est au niveau du coccyx.
4° *Dégagement de la tête :* La flexion augmente de plus en plus; menton puis front forcent le coccyx, traversent la filière pelvi-génitale et forcent de la même façon le détroit vulvaire jusqu'à ce que le retrait brusque du périnée expulse l'arrière-tête.

b. Mécanisme du siège décomplété

a. Mode des fesses

Dégagement du tronc est long, *car membres inférieurs forment attelles rigides,* qui, en empêchant l'incurvation de la colonne, gênent la descente complète et la rotation.
Cette variété se produit dans les derniers temps de la grossesse à cause du petit volume du fœtus.

b. Modes des genoux et des pieds

Ces variétés ne se constituent qu'au moment du travail.
Tronc se dégage facilement. Tête a plus de peine car canal génital n'a pas été beaucoup dilaté par faible volume relatif du tronc, diminué de l'épaisseur des membres inférᵉ déployés.

c. Synthèse du mécanisme de l'accouchement par le siège

1ᵉʳ Temps : Amoindrissement et pelotonnement du siège. } Temps longs.
2ᵉ — : Engagement du siège.
3ᵉ — : Rotation interne des hanches.
4ᵉ — : Dégagement des hanches.
5ᵉ — : Rotation externe du tronc et interne de la tête.
6° — : Dégagement de la tête.

Irrégularités dans le mécanisme

1ᵉʳ Temps : Toujours long, surtout si diamètre bitrochantérien occupe diamètre transverse.
C'est dans ce temps que peut se produire la déflexion dans un des deux membres inférieurs (siège se décomplète).

2ᵉ Temps : Engagement peut faire défaut, même lorsque dilatation est complète ou à peu près; intervention manuelle nécessaire, puisque contractions utérines sont insuffisantes.

3ᵉ Temps : Rotation le plus souvent incomplète ou faisant défaut, fœtus étant trop volumineux, ou les membres repliés sur le siège le calant de façon à empêcher tout mouvement de rotation.

Irrégularités dans le mécanisme (*suite*)

4ᵉ Temps : Rotation n'ayant pas eu lieu, le dégagement se fait en position oblique.
L'irrégularité la plus fréquente consiste dans le relèvement des bras, surtout quand on tire sur l'enfant.

5ᵉ Temps : Rotation interne de la tête manque ou est incomplète.
Rotation peut se faire en sens inverse.

6ᵉ Temps : Le dégagement de la tête en O P doit être la règle : toutefois dégagement en O S possible.
2 cas si tête se dégage en O S { Dégagement dos à dos (préférable).
— ventre à ventre.

PRÉSENTATION DU SIÈGE (*suite*)

PRONOSTIC

PRONOSTIC

Assez sérieux pour la mère (plus sérieux que dans sommet)

Accouchement plus difficile, plus long surtout pour la période de dilatation.

Lésions de la vulve, du vagin, du périnée plus fréquentes, la dilatation de ces parties se faisant trop brusquement.

Souvent intervention, d'où danger d'infection.

Si intervention prématurée, danger de déchirure du col pouvant s'étendre au segment inférieur.

Les 3 accouchements du siège sont laborieux; dans le sommet le 2e (tronc) passe très vite.

Pronostic dépend de la primiparité ou de la multiparité, de la position, du volume et du poids de l'enfant, du mode d'intervention et de l'habileté opératoire.

Mortalité : 1 sur 11 (Dubois); 1 sur 7 (Mme Lachapelle); 1 sur 3 (Churchill).

Surtout grave pour l'enfant

Causes de la mort

Enfant meurt par asphyxie due aux troubles de la circulation placentaire, soit par compression du cordon, soit par décollement du placenta dû à la rétraction de l'utérus au fur et à mesure du dégagement du tronc.

Après sortie du tronc, tête retenue par col utérin (à la façon d'un bouton de chemise).

Dangers courus par l'enfant

Si extraction de la tête difficile, danger de *mouvements inspiratoires prématurés* qui asphyxient l'enfant par absorption du méconium, du liquide amniotique, des glaires, du sang, etc.

Quelquefois surtout dans bassins rétrécis, lésions multiples telles que fractures, contusions, épanchements sanguins.

Le cordon étant toujours comprimé entre la tête et la ·partie osseuse du bassin, faire l'extraction rapide de la tête.

CONDUITE A TENIR DANS LES PRÉSENTATIONS DU SIÈGE

RÔLE DE L'ACCOUCHEUR

La vie des enfants qui naissent par le siège étant très exposée non-seulement *pendant le travail* (mortalité : 1 sur 9 chez primipares, 1 sur 30 chez multipares d'après Porak), mais encore *après la naissance* (mortalité de 5 pour 100 dans les 24 ou 48 heures qui suivent l'accouchement), *le rôle de l'accoucheur devra être de transformer le siège en une présentation plus favorable (sommet).*

Lorsque la *manœuvre substitutive* ne sera pas possible par suite d'un engagement trop profond ou de la rupture des membranes, *il ne devra pas attendre la rupture naturelle* qui exposerait la vie de l'enfant, et hâter pour cette raison la terminaison de l'accouchement *en pratiquant la grande extraction ou tout au moins en ne laissant jamais s'accomplir l'expulsion de la tête par les seules forces de la nature.*

a. — EUTOCIE DANS LA PRÉSENTATION DU SIÈGE

ou moyens de rendre l'accouchement par le siège **eutocique**

CONDUITE A TENIR PENDANT LA GROSSESSE

Si vers la fin de la grossesse *présentation du siège complet ou décomplété,* mode des fesses, est constatée, tenter la *version céphalique par manœuvres externes* (1).

Cette manœuvre est plus facile dans le siège complet (pas d'engagement) que dans siège décomplété, mode des fesses (engagement souvent profond).

Faire, si besoin, diverses tentatives à plusieurs jours d'intervalle et employer chloroforme en cas de difficultés.

Contre-indications de la version externe

Siège décomplété peu mobilisable ou engagé.

Insuffisance du liquide amniotique gênant l'évolution du fœtus.

Insertion vicieuse; grossesse gémellaire.

---

(1) Pour les détails, voir version.

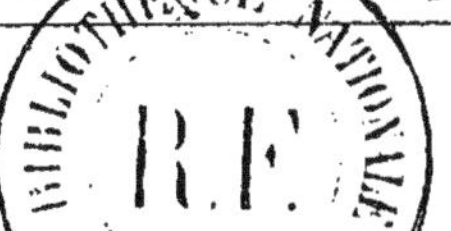

23

PRÉSENTATION DU SIÈGE *(suite)*

CONDUITE A TENIR AU DÉBUT DU TRAVAIL

— **Membranes ne sont pas rompues. Dilatation n'est pas trop avancée** (Ne dépasse pas 5 francs) :
Tenter la version par manœuvres externes. *Agir avec prudence* toutefois, car il ne faut pas risquer de transformer une présentation du siège en une présentation de l'épaule.

— **Membranes sont rompues** :
Tout essai de *manœuvre substitutive* est interdit. Etre prêt à pratiquer tout ou partie de la grande extraction.

CONDUITE A TENIR DANS L'ACCOUCHEMENT PAR LE SIÈGE
(Quand le travail est trop avancé ou que les membranes sont rompues)

α. — SIÈGE COMPLET

Surveiller et guider l'accouchement jusqu'au moment de l'intervention

Se souvenir que le travail est long, que l'orifice utérin se dilate lentement, que l'engagement du siège est pénible.

Savoir que la lenteur du travail est favorable à l'heureuse issue de l'accouchement.

Ménager les forces de la femme, et, si les membranes ne sont pas rompues, lui *conseiller la position horizontale* pour empêcher que le poids du liquide amniotique ne vienne s'ajouter à la contraction utérine, et éviter ainsi, si possible, la rupture de la poche des eaux.

Poche des eaux est un puissant agent de dilatation de l'orifice utérin et met à l'abri des procidences. De plus, grande extraction est beaucoup plus facile si l'accoucheur peut ne rompre la poche des eaux qu'au moment même de l'intervention.

Faire une antisepsie rigoureuse à cause de longue durée du travail, et en prévision d'une intervention plus ou moins sérieuse suivant les circonstances.

Préparer à l'avance tout ce qui est nécessaire pour ranimer l'enfant.

N'intervenir manuellement dans la présentation du siège complet que dans 2 conditions :

1° *Fœtus souffre;* l'auscultation qui sera fréquente dénotera seule la souffrance du fœtus. Sortie du méconium n'a aucune importance; elle est due à la compression du tronc et *est purement mécanique.*

2° L'expulsion paraît par trop lente, ou le siège est suffisamment descendu pour qu'il ne puisse guère plus par son volume augmenter la dilatation.

L'opportunité, la rapidité et l'étendue de l'intervention dépendront des circonstances qui l'auront motivée et de leur degré de gravité.

Choix du mode d'intervention (3 cas)

a. Souffrance certaine du fœtus ou grave complication du côté de la mère :
Ne pas attendre que la dilatation soit complète, aller aussitôt que possible à la recherche d'un pied et l'attirer hors de l'orifice utérin. L'engagement du membre facilitera et hâtera la dilatation dont il faudra suivre les progrès pour achever au plus vite l'accouchement par *la grande extraction.*

b. La mère commence à se fatiguer, ou fœtus commence à souffrir; dilatation est complète ou à peu près :
Si on craint que la dilatation ne soit pas suffisante, attendre si possible, car la tête du fœtus pourrait être retenue par le col utérin à la façon d'un bouton de chemise.

Si dilatation suffisante, pratiquer les divers temps de la grande extraction (1) :
1° Recherche ou saisie d'un ou des deux pieds;
2° Engagement du siège et descente;
3° Anse flottante au cordon;
4° Dégagement des bras;
5° Manœuvre de Mauriceau.

____

(1) Pour les détails, voir plus loin grande extraction, p. 101.

CONDUITE A TENIR DANS L'ACCOUCHEMENT PAR LE SIÈGE *(suite)*

α. — SIÈGE COMPLET *(suite)*

Choix du mode d'intervention (3 cas) *(suite)*

c. Aucune complication ne menace ni la mère ni l'enfant — Dilatation complète

N'intervenir que lorsque le siège apparaît à la vulve pour protéger le périnée et sauvegarder la vie de l'enfant.

a. *Protéger le périnée*
- Empêcher la partie fœtale d'appuyer trop fortement sur le périnée en la refoulant avec les doigts contre la symphyse pubienne.
- Aider, si besoin, le dégagement du siège en attirant un membre au dehors.

b. *Protéger la vie de l'enfant en hâtant l'accouchement*
- Anse au cordon (utile pour la mère et l'enfant).
- Dégagement des épaules.
- Manœuvre de Mauriceau.

Règle absolue. — *Dans aucun cas ne donner de l'ergot de seigle* qui donne des contractions continues, dangereuses pour l'enfant, expose à la rétraction de l'orifice utérin autour du cou et à la rétention du placenta.

β. — SIÈGE DÉCOMPLÉTÉ

a. Mode des fesses

Le pronostic dans le siège décomplété, mode des fesses étant encore plus sérieux pour le fœtus que dans la présentation du siège complet, l'accoucheur, qui sait que les 2 membres relevés font attelle au tronc et empêchent son inflexion nécessaire au dégagement, *devra tenter la manœuvre de Pinard autrement dit l'abaissement prophylactique du pied.*
Si cette manœuvre ne réussit pas, les pieds étant inaccessibles et si la hanche paraît arrêtée sous la symphyse, avoir recours aux *tractions inguinales* pour hâter l'accouchement.

b. Mode des genoux
c. Mode des pieds

Dans ces présentations, il suffit, *sitôt que la dilatation est suffisante,* d'achever la grande extraction qui est déjà commencée naturellement.

b. — DYSTOCIE DANS LA PRÉSENTATION DU SIÈGE

GÉNÉRALITÉS

Dans les présentations du siège, la *dystocie* ne comprend en réalité que les cas dans lesquels il y a rétrécissement de la filière génitale.
Effectivement l'accouchement par le siège est généralement lent, et pour protéger la vie de l'enfant le praticien est souvent obligé d'intervenir avant qu'il y ait eu *inertie,* c'est-à-dire (anomalie des contractions utérines par insuffisance).

DYSTOCIE DANS PRÉSENTATION DU SIÈGE PAR RÉTRÉCISSEMENT DE LA FILIÈRE GÉNITALE

Rétrécissements modérés *(de 7 c/m 1/2 à 9 c/m au lieu de 11 c/m diamètre normal)*

Généralement peu ou pas de difficulté pour l'engagement ni le dégagement du siège proprement dit.
Si bassin assez fortement vicié ou si fœtus trop volumineux, *dégagement des épaules est pénible,* et il faut quelquefois transformer l'épaule antérieure en épaule postérieure.
Vraie difficulté consiste dans l'arrêt de la tête au niveau du détroit supérieur rétréci; il faut alors pratiquer manœuvre suivante :

Manœuvre de Champetier de Ribes[1] comprend 5 temps
1° Orienter obliquement la tête.
2° Accomplir la flexion.
3° Refouler la tête obliquement orientée et fléchie dans la moitié de l'excavation occupée par l'occiput.
4° Abaisser autant que possible bosse pariétale postérieure.
5° Abaisser et engager bosse pariétale antérieure.

---

(1) Pour les détails, voir plus loin, p. 105.

b. — DYSTOCIE DANS LA PRÉSENTATION DU SIÈGE *(suite)*

DYSTOCIE DANS PRÉSENTATION DU SIÈGE PAR RÉTRÉCISSEMENT DE LA FILIÈRE GÉNITALE *(suite)*

Rétrécissements modérés *(de 7 c/m 1/2 à 9 c/m au lieu de 11 c/m diamètre normal)* (suite)

Manœuvre de Champetier de Ribes est indiquée dans bassins moyennement rétrécis (9 cent.) ; il y a eu quelques cas heureux avec des bassins de 7 cent. 1/2.

Manœuvre de Champetier de Ribes rend de réels services et certains accoucheurs dans le cas de bassins viciés sont tentés de ne pas transformer les présentations du siège et préfèrent l'extraction de la tête dernière.

Se rappeler toutefois, qu'en cas de non-réussite de la manœuvre de Champetier de Ribes, la symphyséotomie n'est plus guère praticable.

La transformation du siège en sommet dans bassin moyennement rétréci, permet d'employer levier-préhenseur-mensurateur de Farabeuf et de recourir au besoin à la symphyséotomie.

Rétrécissements sérieux *(au-dessous de 7 c/m 1/2)*

Accouchement paraît possible { Transformation du siège en sommet. Levier-préhenseur-mensurateur. En cas d'échec, symphyséotomie.

Si rétrécissements trop considérables (rétrécissements de 7 à 5 centim.), laisser le choix à la mère entre mutilation du fœtus ou opération césarienne *(au-dessous de 5 centim.)*; opération césarienne.

Si fœtus est mort, il y a indication absolue de n'exposer en aucune façon la mère et de pratiquer basiotripsie ou embryotomie.

GRANDE EXTRACTION OU EXTRACTION COMPLÈTE

DÉFINITION : Manière d'extraire successivement siège, tronc, tête, dans le cas où il est nécessaire de précipiter l'accouchement à cause de complications menaçant la vie de la mère ou de l'enfant.

RÈGLES GÉNÉRALES POUR LE MOMENT DE L'INTERVENTION
- Ne jamais intervenir avant dilatation suffisante du col.
- Intervenir à tous les moments de la période d'expulsion dans éclampsie, hémorragie, troubles de la circulation inter-utéro-placentaire ou funiculaire.

DIVERS TEMPS DE LA GRANDE EXTRACTION
- Recherche ou saisie d'un ou de deux pieds.
- Engagement du siège dans le détroit supérieur et sa descente depuis le détroit supérieur jusqu'à la vulve.
- Formation d'une anse flottante au cordon.
- Dégagement des bras relevés.
- Dégagement de la tête par la manœuvre de Mauriceau.

A. — ETUDE EXPÉRIMENTALE DE LA GRANDE EXTRACTION

Principes : Avant l'engagement le siège ne se présente pas synclitiquement, car le sillon interfessier est plus près du pubis que du promontoire. Par suite quand on déplace le membre postérieur, la hanche antérieure est à cheval sur le pubis, et le fœtus ne peut descendre par traction directe, d'où il faut toujours tirer·membre antérieur qui amène la rétropulsion de la hanche postérieure dans la concavité sacro-iliaque et ramène la coïncidence des axes utérin et fœtal.

Traction monopode — La plus communément suivie.
2 cas :
- 1° Pied du membre antérieur est saisi : *bon pied*.
- 2° Pied du membre postérieur est saisi : *mauvais pied*.

Pied antérieur ou bon pied saisi
- Le fait d'avoir saisi le bon pied et de le tirer amène, par simple traction, la rétropulsion de la hanche postérieure.
- Le simple passage du pied dans la vulve commence la rotation qui est de 45° dans les positions antérieures.
- Le membre postérieur fléchi trouve parfois résistance au passage du genou dans détroit supérieur ; il peut y avoir relèvement de la jambe et du pied.

Pied post' ou mauvais pied saisi (Traction directe impossible) Il faut que le mauvais pied devienne antérieur
Rotation peut se faire de 2 façons
- 1° En ne quittant pas son côté (chemin le plus court) ; rotation de 90°.
- 2° En prenant le chemin le plus long ; rotation de 180° — La nature prend le chemin le plus long parce que dans la rotation la plus courte le membre fléchi vient buter par des saillies (pied, genou), contre le psoas et les derniers corps vertébraux.

Analyse des variations de position dans chaque variété du siège (par la grande extraction)
- S I G A (bon pied ou antérieur saisi) : dégagement en S I G T, tête en O I G A.
- S I G A (mauvais pied saisi) : engagement en S I D P, passage de la vulve en S I D T, tête en O I D P (rotation de 180°).
- S I G P (bon pied) : dégagement en S I G T, tête en O I G P.
- S I G P (mauvais pied) : engagement en S I D P, passage vulvaire S I D T, tête en O I D P (rotation de 90°).
- S I D A (bon pied) : dégagement en S I D T, tête en O I D A.
- S I D A (mauvais pied) : engagement en S I G P, passage vulvaire en S I G T, tête en O I G P (rotation de 180°).
- S I D P (bon pied) : dégagement en S I D T, tête en O I D P.
- S I D P (mauvais pied) : engagement en S I G P, passage vulvaire en S I G T, tête en O I G P (rotation de 90°).

A. — Etude expérimentale de la grande extraction (*suite*)

| ETUDE EXPÉRIMENTALE DE LA GRANDE EXTRACTION (*suite*) | Conclusions pratiques découlant de l'étude expérimentale | Toujours transformer le mauvais pied (pied postérieur) en pied antérieur par rotation.
Toujours faire la rotation de la cuisse en dedans ; on obtiendra la bonne rotation dans tous les cas. On peut aider la rotation en introduisant la main qui ne tire pas dans la filière génitale et en faisant tourner le bassin fœtal avec le pouce et les doigts.
La rotation qui transforme le mauvais pied en bon pied se fait de préférence par *recul de la hanche d'arrêt,* recul qui est de 2 fois 90° pour les *positions antérieures* et de 90° seulement pour *positions postérieures.*
En tenant en l'air le dos du fœtus, cela ne peut que faciliter la venue de l'occiput en avant. |

B. — Pratique des divers temps de la grande extraction ou extraction complète

Règle générale : En dehors des complications qui menacent la vie de la mère et de l'enfant, se garder d'intervenir dans présentation du siège ou des extrémités inför[res] et attendre l'expulsion fœtale des douleurs. Toutefois manœuvre de Mauriceau pour l'extraction de la tête dernière devra toujours être pratiquée.

Préparatifs (En cas d'urgence et de dilatation)		Chloroforme en cas de besoin. Femme en position obstétricale. Eau très chaude en cas d'inertie utérine. Serviettes chaudes pour envelopper membres glissants du fœtus, lacs, ciseaux, pince hémostatique, tube laryngien. Habit bas, manches retroussées très haut. Savonner mains, avant-bras et bras avec solution antiseptique.

1° Recherche et saisie des pieds ou d'un pied (Dans l'intervalle des contractions)	Choix de la main		Choisir la main qui dans l'attitude naturelle a sa face palmaire ou prenante tournée vers le plan ventral du fœtus. *Dans sacro-gauche, main gauche ; dans sacro-droite, main droite. Main homonyme.* Au préalable enduire d'un corps gras antiseptique la face dorsale de la main et tout le poignet.
	Introduction de la main	Mode d'introduction dans les organes génitaux	La rendre étroite et conique, doigts modérément fléchis et pouce en dedans des doigts. Quand main tout entière dans excavation, l'étaler et explorer excavation et siège.
		Mode d'introduction dans les diverses variétés	Dans positions ant[res], plan ventral un peu en arrière : main en 1/2 supination. Dans sacro-postérieures, plan ventral un peu en avant : main en 1/2 pronation.
	Saisie des pieds ou d'un pied		Saisir les 2 pieds, l'index entre les jambes, le pouce et le médius de chaque côté. Si un seul pied se présente, le saisir au-dessus des malléoles entre l'index et le médius. Si l'extraction du pied est difficile, enserrer la région malléolaire dans la fourche crochue de l'index et du médius fléchis, l'un sur le dos du pied, l'autre par dessus le talon. Si on a le mauvais pied, aller chercher le bon (?) Si on ne prend qu'un pied, tâcher de prendre le bon ; le droit dans SID, le gauche dans SIG (*Pied homonyme de la position*). Le bon pied dans siège complet est situé aux environs de fesse postérieure et se trouve par suite en arrière, plus en arrière que mauvais pied.
	Manière de rendre accesssible un pied dans mode des fesses non engagé (Manœuvre de Pinard)		La main active (*homonyme de la position*) est celle qui regarde le plan ventral du fœtus. Pouce montant derrière sacrum, aller avec index et médius jusqu'au creux poplité ; appuyer fortement ; genou plie ; alors saisir cou-de-pied et tirer.

B. — PRATIQUE DES DIVERS TEMPS DE LA GRANDE EXTRACTION (*suite*)

2° ENGAGEMENT DU SIÈGE ET DESCENTE

a. Pieds accessibles

1er cas : Les 2 pieds ont été amenés à la vulve

Prendre le *gauche* dans la *main gauche,* le *droit* dans la *main droite.*

Tirer d'abord *en bas et en arrière* jusqu'à l'apparition à la vulve du trochanter antérieur.

Tirer alors *presque horizontalement* sur membres postérieurs pour rétropulsion du coccyx.

Quand hanche est dans bassin mou, relever progressivement traction et arriver à tirer en l'air vers son visage pour dégager circonférence bitrochantérienne.

Les hanches passées, laisser tomber doucement les membres et le siège du fœtus.

2e Cas : Un seul pied le bon, l'ant^r a été saisi

Tirer *en arrière et en bas* sans s'occuper de la rotation de 45° qui se fera toute seule.

3e Cas : Le mauvais pied, le postérieur a pu être seul saisi

Attendre des contractions utérines la rotation qui se fera spontanément, faire faire seulement le complément de 45° qui mettra sacrum sur le côté.

Si utérus inerte ou enfant souffrant, extraire le plus rapidement possible.

Prendre le membre à pleine main **et faire la torsion en dedans** (*bonne rotation dans tous les cas*), tirer d'abord en bas et relever progressivement la traction.

Quelquefois membre inférieur est relevé et forme attelle qui gêne l'incurvation : en ce cas accrocher l'aine avec l'index de la main libre et faire *tractions inguinales* jusqu'à ce que genou arrive à la vulve (on pourra alors défléchir).

Siège est dégagé, vulve entoure la taille ; empoigner à pleine main gauche la cuisse gauche, à pleine main droite la cuisse droite (les cuisses garnies de linges chauds) et tirer *aussi bas et en arrière que possible ;* on arrive ensuite au cordon.

b. Pieds inaccessibles, siège étant déjà engagé

Procédé d'extraction du fœtus se présentant par le siège décomplété, mode des fesses, *déjà engagé,* pieds inaccessibles.

Attitude des membres relevés *primitive ou secondaire* (consécutive au travail).

Ne jamais commencer par dégagement de hanche postérieure, ce qui ferait butter hanche antérieure sur symphyse.

Tractions inguinales (Moyen de choix)

Abaissement de hanche antérieure

Choix de la main. Celle dont paume regarde dos du fœtus.

Manière de procéder. — Rechercher fesse, venir d'arrière en avant dans aine, y engager profondément index et *tirer en bas* jusqu'à la vulve.

Maintien de la hanche antérieure et extraction de la hanche postérieure

Substituer l'index de l'autre main à celui qui a déjà opéré pour maintenir hanche antérieure en place (index sert de cheville).

Aller chercher aine postérieure, exercer traction à peu près horizontale pour détroit coccygien, relever peu à peu la traction au-dessus de l'horizontale pour la traversée du bassin mou, enfin relever fortement la traction pour le passage de la vulve en tirant sur les aines jusqu'à ce que genoux paraissent à la vulve.

B. -- Pratique des divers temps de la grande extraction *(suite)*

3° Anse flottante au cordon

Dès qu'ombilic paraît, *faire anse au cordon assez longue,* flottante (pour n'y plus revenir).

S'assurer de la circulation
- Cordon bat bien, attendre contraction.
- Cordon bat mal, précipiter manœuvre.

Cordon trop court, mettre pince sur le cordon près de l'ombilic, couper au-dessous et extraire vite.

4° Dégagement des bras

Si rien ne presse, ne tirer que pendant la contraction.

Tirer en bas, vers les pieds, jusqu'à ce qu'épaule antérieure soit sous symphyse.

Alors relever tronc pour permettre à épaule postérieure de rétropulser coccyx, de s'engager et de sortir spontanément. Rabaisser tronc pour sortie spontanée de l'épaule antérieure.

Souvent descente est arrêtée au moment où la vulve fait ceinture à la base du thorax.

Les bras sont relevés.

Epaule et bras postérieurs sont dans creux sacro-iliaque; membre antérieur est au contraire au-dessus du détroit supérieur.

1° Abaissement du bras postérieur : Opérer avec main qui a sa paume tournée du côté du dos du fœtus, de l'autre main relever siège du fœtus. Longer deltoïde, bras, et *aller jusqu'au pli du coude; appuyer de toute la longueur des doigts* dans le pli du coude.

2° Abaissement du bras antérieur : Abaisser fœtus, opérer avec la main qui a déjà opéré en arrière, pousser le coude vers la profondeur de l'excavation.

5° Manœuvre de Mauriceau

Choix de la main : La bouche étant du côté du ventre, choisir la main qui correspond par sa face palmaire au ventre du fœtus.

Manière d'agir :

Glisser la main de choix entre les jambes de l'enfant, pénétrer dans la vulve, aller à la recherche de la bouche du fœtus, qui *se trouve vers l'une ou l'autre symphyse sacro-iliaque et non sur la ligne médiane;* y introduire l'index et le médius.

En même temps enfourcher le cou de l'enfant entre l'index et le médius de la main libre.

Pratiquer d'abord la flexion forcée (avant de faire la moindre traction) en rapprochant le menton de la face antérieure du sternum.

Achever la descente de la tête par traction.

La descente de la tête en position oblique achevée, *faire la rotation en ramenant le menton en arrière sur la ligne médiane.*

Le moment des tractions est venu : tirer avec les 2 mains directement en bas et en arrière *jusqu'à ce que l'occipital soit complètement dégagé à l'extérieur.*

Produire le dégagement de la tête en relevant progressivement le tronc du fœtus tout en appuyant avec main libre sur épaule pour maintenir nuque abaissée et en tirant fortement sur maxillaire inférieur.

Un ressaut annonce que la résistance coccygienne est vaincue. Pour vaincre anneau vulvaire, relever de plus en plus la traction (dos du fœtus touche ventre de la mère).

Dégagement de la tête doit se faire *sans précipitation,* mais non toutefois avec lenteur exagérée préjudiciable à l'enfant, pour éviter des déchirures périnéales.

L'enfant ainsi extrait naît souvent en état de mort apparente; ne point couper le cordon avant que la circulation funiculaire ne soit arrêtée.

La tête sortie, replacer la femme sur son lit en évitant toutefois de tirailler le cordon.

B. — PRATIQUE DES DIVERS TEMPS DE LA GRANDE EXTRACTION (*suite*)

CONSEILS PRATIQUES

a. Sauf complication, ne faire que diriger le fœtus expulsé par l'utérus pour éviter de relever les bras et peut-être de défléchir la tête ; n'intervenir activement que pour l'extraction de la tête (manœuvre de Mauriceau).

b. Ne pas irriter le fœtus par le contact répété de mains agitées qui provoqueraient des *inspirations prématurées* et l'entrée dans le larynx et la trachée de liquides utéro-vaginaux.

c. Eviter avec grand soin d'appuyer sur la clavicule avec l'extrémité des doigts (mais *appuyer à plat sur les épaules*) sans cela on risquerait de fracturer les os ou de contusionner les filets nerveux du plexus brachial.

MANŒUVRE DE CHAMPETIER DE RIBES

OU EXTRACTION DE LA TÊTE RETENUE PAR LE DÉTROIT SUPÉRIEUR

SES INDICATIONS

Rétrécissement modéré du diamètre antéro-postérieur du bassin, qui à l'état normal est de 11 centimètres.

Aux environs de 9 cent., manœuvre a des chances d'être favorable.

Limite extrême du rétrécissement : au-dessous de 7 cent. 1/2 le passage d'une tête à terme est complètement impossible.

ETUDE THÉORIQUE DE LA MANŒUVRE DE CHAMPETIER DE RIBES (5 temps)

1er temps : Orientation oblique de la tête

Dans un bassin rétréci tête se présente en *transversale*.

Si nous prenons comme exemple O I G T, la tête est arrêtée en 3 points au-dessus du détroit supérieur, à savoir :

1° Bosse du pariétal postérieur est arrêtée par promontoire ;

2° Malaire antérieur est arrêté par éminence ilio-pectinée droite ;

3° Région sus-mastoïdienne ou sous-occipito-pariétale est arrêtée par éminence ilio-pectinée gauche.

En orientant la tête dans le diamètre *oblique* gauche, l'os malaire se décroche et la flexion devient possible.

2e temps : Flexion

Flexion enfonce le front, relève l'occiput ; d'où *place vide* de chaque côté du bassin.

Néanmoins tête ne peut s'engager, les bosses pariétales étant encore trop rapprochées du plan médian, siège du rétrécissement.

3e temps : Refoulement de l'occiput sur les parties latérales du bassin

Le vide inter-occipito-pelvien créé par la flexion permet le *refoulement de l'occiput toujours obliquement orienté* dans la moitié gauche du bassin.

Ce refoulement met en rapport avec le diamètre A P des diamètres plus petits que ceux des bosses pariétales.

4e temps : Abaissement de la bosse pariétale postérieure

L'occiput étant refoulé, on favorise l'asynclitisme postérieur qui est physiologique en abaissant autant que possible la bosse pariétale postérieure par des tractions dirigées en avant. L'abaissement que l'on cherche amène une 1/2 descente de la tête.

5e temps : Abaissement de la bosse pariétale antérieure

La bosse pariétale postérieure étant engagée, on abaisse à son tour la bosse pariétale antérieure, en refoulant le cou et le menton dans la cavité vide du sacrum.

PRATIQUE DE LA MANŒUVRE DE CHAMPETIER DE RIBES (1)

Un aide est indispensable ; deux sont utiles.

Avec la main dont paume regarde le ventre du fœtus, accoucheur va dans l'étage supérieur de l'excavation, sur le côté, chercher la bouche et y mettre deux doigts pour accrocher solidement le maxillaire.

Il s'efforce d'abord d'engager le menton en arrière (1er temps de la manœuvre : **orientation**), puis tire de toutes ses forces sur la mâchoire qui peut supporter un effort de 25 kil. (2e temps : **flexion**).

---

(1) La pratique de la manœuvre a été copiée presque textuellement dans Farabeuf et Tarnier : *Pratique des Accouchements.*

Manœuvre de Champetier de Ribes (*suite*)

Pratique de la manœuvre de Champetier de Ribes (*suite*)

En même temps aide principal agenouillé sur le lit en face du front du fœtus, presse des 2 mains sur ce front dont il favorise ainsi la **flexion** tout en le refoulant tant qu'il peut vers le côté opposé du bassin (3ᵉ temps: **refoulement**).

Le moment des tractions générales est venu, l'accoucheur de sa main libre enfourche le cou de l'enfant, le 2ᵉ aide saisit les pieds, le 1ᵉʳ continue à appuyer sur le front.

Tout le monde pousse ou tire à la fois en relevant les tractions pour en rassembler l'effet sur l'engagement de la bosse pariétale postérieure (**4ᵉ temps**).

Quand on croit bosse pariétale engagée, on cesse tractions en avant pour *tirer le plus en arrière possible* en ayant soin de pousser cou vers creux sacro-coccygien pour abaisser et engager bosse pariétale antérieure. (**5ᵉ temps**).

Un ressaut indique le succès. Si on ne réussit pas, broiement.

PRÉSENTATION DE L'ÉPAULE

<table>
<tr><td>Définition</td><td colspan="2">La présentation de l'épaule ou plutôt du tronc est celle dans laquelle le fœtus se présente par l'un de ses plans latéraux, droit ou gauche.
Chez une femme en travail, l'épaule arrive presque toujours à occuper l'aire du détroit supérieur (Mme Lachapelle); d'où l'habitude de désigner la présentation du tronc sous le nom de présentation de l'épaule.</td></tr>
</table>

DÉFINITION — La présentation de l'*épaule ou plutôt du tronc* est celle dans laquelle le fœtus se présente par l'un de ses plans latéraux, *droit* ou *gauche*. Chez une femme en travail, l'épaule arrive presque toujours à occuper l'aire du détroit supérieur (Mme Lachapelle); d'où l'habitude de désigner la présentation du tronc sous le nom de présentation de l'épaule.

NOMBRE — 2 plans latéraux; donc 2 *présentations de l'épaule* :
- *Epaule droite*, avec ses 2 variétés de position AID et AIG.
- *Epaule gauche*, avec ses 2 variétés de position AID et AIG.

POINTS DE REPÈRE —
- *Anatomique :* Acromion.
- *Clinique :* Creux de l'aisselle.

FRÉQUENCE —
- 1 fois sur 125 accouchements à terme ou non à terme (fœtus morts, macérés, etc.).
- 1 fois sur 220 accouchements (à terme seulement).
- 6 fois moindre chez primipares que chez multipares.

VARIÉTÉS DE PRÉSENTATION DE L'ÉPAULE PENDANT LE TRAVAIL —
- *Acromiale* (acromion au centre du bassin).
- *Cubitale* (bras appliqué contre tronc et fléchi).
- *Brachiale* (avant-bras défléchi fait procidence).

CAUSES —

du côté de la mère :
- *Chez primipares :* La seule vraiment efficace est la malformation de l'utérus. Grand axe dirigé transversalement.
- *Chez multipares :* Rétrécissement du bassin, obliquité de l'utérus, forme en cœur de cartes à jouer de l'utérus, laxité des parois utérines et abdominales.

du côté de l'œuf :
- Hydramnios.
- Petitesse du fœtus.
- Insertion du placenta sur segment inférieur.

a. — PENDANT LA GROSSESSE

SYMPTÔMES ET DIAGNOSTIC PENDANT LA GROSSESSE —

Interrogation : Pas d'engagement de partie fœtale, pas de phénomènes de compression. Mouvements actifs perçus en différents points de l'abdomen.

Inspection : Utérus a la forme d'un *ovoïde à grand axe horizontal*.

Palpation (moyen de choix) :
- *Excavation vide.*
- Dans une fosse iliaque, partie dure *ballottant* sous pression (*tête*).
- Dans l'autre fosse iliaque, masse aussi grosse, moins dure (*siège*).
- Si *dos en avant,* large surface régulière s'étendant de tête au siège.
- Si *dos en arrière* (il est exceptionnellement senti pendant la grossesse), grande quantité de liquide au milieu desquels flottent petits membres.

D'après Pajot 3 termes utiles à connaître :
1° le nom de l'épaule qui se présente.
2° le côté vers lequel est dirigé la tête.
3° la situation occupée par le dos.

avec 2 de ces termes on peut aisément trouver le 3°

Auscultation : Aucune conclusion pour le diagnostic. Maximum plus ou moins élevé, au voisinage ou au-dessous de l'ombilic.

Toucher : Renseignements *négatifs :* excavation vide; on atteint avec peine le segment inférieur de l'utérus.

PRÉSENTATION DE L'ÉPAULE (*suite*).

b. — PENDANT LE TRAVAIL

SYMPTÔMES ET DIAGNOSTIC PENDANT LE TRAVAIL

- **Interrogation et Auscultation :** Les mêmes que pendant la grossesse.
- **Palpation**
  - Relativement facile et utile (*moyen de choix*) quand membranes ne sont pas rompues.
  - Très difficile sinon impossible quand membranes sont rompues.
- **Inspection :** Grand axe de l'utérus se rapproche de position verticale.
- **Toucher**
  - **Au début du travail membranes intactes** : Excavation vide, poche des eaux volumineuse qui doit déjà faire craindre mauvaise position. *Ne pas rompre la poche.* Dans cette position quelquefois petites mains ou coude.
  - **Période plus avancée du travail** (Membranes rompues)

    A. — VARIÉTÉ BRACHIALE

    (*Une main est à la vulve ou dans le vagin*)

    - Renseignements précis par toucher digital, surtout par *toucher manuel.*
    - **Main du fœtus à l'extérieur de la vulve** (Diagnostic)
      - 1er *moyen :* Tourner *en haut face palmaire* de la main du fœtus.
        - *Si pouce dirigé du côté de cuisse gauche : main gauche.*
        - *Si pouce dirigé du côté de cuisse droite : main droite.*
      - 2e *moyen, superposition :* La main du fœtus sera la même que celle qu'on pourra lui *superposer.*
    - **Main du fœtus à l'intérieur du vagin** (Diagnostic)
      - Main ne peut être confondue qu'avec pied.
      - *Caractères qui différencient la main du pied*
        - Doigts plus longs ; pouce opposable séparé des autres doigts.
        - Face palmaire se continue avec axe du membre.
        - Pas de saillie analogue au talon.
    - **Diagnostic de la position par la situation de l'acromion**
      - Il se fait par la *reconnaissance du creux de l'aisselle.*
      - Pour cette recherche tirer légèrement sur membre supérieur abaissé. L'index de la main libre suit le bras jusqu'à ce qu'il pénètre dans l'aisselle. Si l'enfoncement du doigt s'effectue vers la *gauche*, par exemple, l'épaule qui se présente est en position *gauche* (par conséquent tête qui est du même côté est à gauche) et inversement.
      - La direction de l'angle axillaire et le nom de la main étant facilement connues dans la variété brachiale, il n'est pas utile de rechercher la *position du dos* qu'il est facile de déduire *mentalement.*

    B. — VARIÉTÉS CUBITALE ET ACROMIALE

    (*On ne trouve rien dans le vagin*)

    - Doigt peut rencontrer coude, acromion, clavicule, omoplate, etc., et le diagnostic n'est pas toujours facile.
    - *Règle :* Essayer de transformer ces variétés en variété brachiale *en attirant le bras au dehors. Ne pas avoir peur de pratiquer cette manœuvre* qui facilite le diagnostic et a en outre l'avantage de supprimer le relèvement du bras si on a la précaution de mettre un lacs sur le poignet avant d'opérer la version.

PRÉSENTATION DE L'ÉPAULE *(suite)*

SYMPTÔMES ET DIAGNOSTIC PENDANT LE TRAVAIL *(suite)*	Toucher *(suite)*	Période plus avancée du travail (Membranes compris) *(suite)*	*Règle (suite) :* Membre supérieur abaissé devient quelquefois rapidement tuméfié, violacé, cette déformation disparaît au bout de quelques jours. Si abaissement du membre supérieur n'est pas tenté ou ne réussit pas, il faut rechercher forcément position du dos et du creux axillaire. *Recherche du dos :* Quand bras est accolé au tronc, on sent 2 cylindres superposés, un plus petit (bras), un plus gros (tronc) facilement reconnaissable par le *gril costal.* Le gril costal est nettement senti : aller reconnaître la situation de la *colonne vertébrale* pour établir la *position du dos.* La reconnaissance de la *clavicule* ou de l'*acromion* indiquera aussi la situation du dos. *Recherche de l'épaule : Pour avoir la position de l'épaule* le doigt appuyé sur le gril costal ou glissé entre les 2 cylindres explorera les deux côtés (droit et gauche) jusqu'à la rencontre du creux axillaire. Ex. : Si le fond de l'aisselle est situé vers la gauche de la mère, on aura affaire à une position gauche de l'épaule. Le 3ᵉ terme se déduit par la connaissance des 2 premiers :

Si position gauche de l'épaule A I G

(Dos en avant : 3ᵉ terme sera : épaule droite.
(Dos en arrière : 3ᵉ terme sera : épaule gauche.

SYMPTÔMES DES VARIÉTÉS DE POSITION DES PRÉSENTATIONS DE L'ÉPAULE

	ÉPAULE GAUCHE		ÉPAULE DROITE	
	Position gauche AIG	**Position droite AID**	**Position gauche AIG**	**Position droite AID**
PALPATION	Tête dans fosse iliaque gauche(ballottement)	Tête dans fosse iliaque droite (ballottement).	Tête dans fosse iliaque gauche(ballottement)	Tête dans fosse iliaque droite (ballottement).
	Siège à droite plus ou moins relevé.	Siège à gauche plus ou moins relevé.	Siège plus ou moins relevé vers hypocondre droit.	Siège à gauche plus ou moins relevé.
	Multiples parties fœtales en avant, d'où dos en arrière (rarement senti).	Dos en avant (facilement senti).	Dos en avant (facilement senti).	Multiples parties fœtales en avant, d'où dos en arrière (rarement senti).
AUSCULTATION	Foyer très bas, intense sur ligne médiane.	Foyer assez bas, assez intense près de la ligne médiane.	Bruits du cœur *très forts* au-dessous de l'ombilic.	Foyer très intense situé sur la ligne médiane, près d'ombilic.

Pendant la grossesse : Excavation vide. — Renseignements négatifs
Au début du travail (membranes intactes) : poche volumineuse, quelquefois petits membres

Membranes rompues

Pour établir son diagnostic, connaître 2 des 3 facteurs suivants : Nom de l'épaule, situation du creux axillaire, situation du dos.

Le troisième facteur se déduit par la connaissance des deux premiers

A. — VARIÉTÉ BRACHIALE

TOUCHER			
1ᵉʳ fact.: Main gauche et par suite épaule gauche.		1er fact.: Main droite et par suite épaule droite.	
2ᵉ f. : Creux axillaire à gauche.	2ᵉ f. : Creux axillaire à droite.	2ᵉ f. : Creux axillaire à gauche.	2ᵉ f. : Creux axillaire à droite.

B. — VARIÉTÉS ACROMIALE ET CUBITALE

1ᵉʳ f. : Colonne vertébrale ou omoplate en arrière.	1ᵉʳ f. : Colonne vertébrale ou omoplate en avant.	1ᵉʳ f. : Colonne vertébrale ou omoplate en avant.	1ᵉʳ f. : Colonne vertébrale ou omoplate en arrière.
Ou clavicule en avant.	Ou clavicule en arrière.	Ou clavicule en arrière.	Ou clavicule en avant.
2ᵉ f. : Creux axillaire à gauche.	2ᵉ f. : Creux axillaire à droite.	2ᵉ f. : Creux axillaire à gauche.	2ᵉ f. : Creux axillaire à droite.

DIAGNOSTIC DIFFÉRENTIEL DE LA PRÉSENTATION DE L'ÉPAULE PAR LE TOUCHER

DIAGNOSTIC DIFFÉRENTIEL DE LA PRÉSENTATION DE L'ÉPAULE PAR LE TOUCHER

Si bosse séro-sanguine volumineuse, épaule peut être confondue
- Avec *sommet* : chercher suture et fontanelles.
- Avec *face* : chercher nez, arcades orbitaires, rebords alvéolaires.
- Avec *siège* : chercher crête sacrée.

Cause d'erreur due à la descente du membre supérieur
- S'assurer qu'il n'y a pas *procidence,* autrement dit vérifier que le membre qui se trouve dans le canal vulvo-vaginal appartient bien à la région fœtale qui se présente.
- Si il y a *procidence du bras* avec présentation de la face, du sommet, du siège, main descend *moins bas* et gril costal n'est pas au-dessus de la procidence.

TERMINAISONS DE LA PRÉSENTATION DE L'ÉPAULE ABANDONNÉE A ELLE-MÊME

Accouchement spontané très rare, d'où
- a. *Mort du fœtus* par asphyxie (désordres de la circulation placentaire par compression).
- b. *Mort de la mère* :
  - Par *épuisement* et *surmenage,* c'est-à-dire excès de fatigue physique comme animaux forcés à la chasse.
  - Par *rupture utérine* au niveau de l'anneau de Bandl (cas le plus fréquent).

Exceptionnellement accouchement physiologique spontané. 2 modes de terminaison

a. **Version spontanée**
- *céphalique*
- *podalique*

Sous l'influence des contractions utérines présentation de l'épaule se transforme en une autre présentation plus favorable.

b. **Evolution spontanée**
- **1er temps.** — *Pelotonnement :* Tronc se tasse, se pelotonne, tête s'applique sur fosse iliaque, épaule tend à s'engager.
- **3e temps.** — *Engagement :* Descente limitée de l'épaule, tête et tronc ne pouvant s'engager ensemble.
- **2e temps.** — *Rotation interne du tronc :* Epaule et acromion se mettent par rotation derrière symphyse, tête se place au-dessus du pubis et siège correspond à symphyse sacro-iliaque.
- **4e temps.** — *Dégagement du tronc :* Acromion s'appuie sous symphyse, tronc se plie en deux et se déroule péniblement dans excavation ; côté de la poitrine, hanches et fesses se dégagent à la vulve.
- **5e temps.** — *Rotation interne de la tête* qui amène O derrière symphyse.
- **6e temps.** — *Dégagement de la tête.*
- **Remarques :** Evolution spontanée ne s'observe que si enfant avant terme et petit, si enfant mort et macéré, si bassin large et contractions utérines puissantes.

Conséquences de l'évolution spontanée chez la femme
- Epuisement nerveux, déchirure du périnée, suites de couches pathologiques.

PRONOSTIC

PRONOSTIC
- Très grave si on n'intervient pas.
- Si accouchement n'a pas lieu, mort certaine de la femme et de l'enfant.

CONDUITE A TENIR DANS LES PRÉSENTATIONS DE L'ÉPAULE

CONDUITE A TENIR DANS LES PRÉSENTATIONS DE L'ÉPAULE

Pendant la grossesse : Version par manœuvres externes (de préférence version céphalique).

Pendant le travail

1er cas : Membranes intactes et dilatation incomplète

Essayer de pratiquer version céphalique par manœuvres externes.

On échoue version céphalique, tenter version pelvienne par manœuvres externes.

Si on échoue encore, attendre avec patience dilatation complète.

Surtout ne pas rompre membranes avant dilatation complète et pour éviter leur rupture, faire coucher la femme qui ne poussera pas pendant la contraction.

Pratiquer le toucher avec ménagements. *Jamais de seigle ergoté.*

2e cas : Membranes sont rompues

a. Dilatation incomplète

Essayer dans l'intervalle des contractions utérines version par manœuvres externes.

Si complication maternelle ou fœtale, aller chercher un pied et l'attirer au dehors, dès que dilatation est suffisante, attendre ensuite dilatation complète pour extraction du fœtus.

b. Dilatation complète

Version podalique par manœuvres internes après avoir rompu poche des eaux.

Si rétraction utérine empêche version, si surtout fœtus a succombé : embryotomie.

VERSION (*vertere*, TOURNER)

DÉFINITION : La version est une opération qui a pour but d'éloigner du détroit supérieur la partie fœtale qui tend à s'y engager afin de lui substituer une autre présentation plus favorable.

DIVISION

a. **3 sortes de version**

V. *Par manœuvres externes* (pendant le cours de la grossesse ou tout au début du travail).

V. *Par manœuvres internes* (orifice du col dilaté ; perméabilité manuelle).

V. *Par manœuvres mixtes* (début du travail, mais col insuffisamment ouvert, imperméabilité manuelle.

b. **2 modes pour chaque version** { 2 pôles fœtaux, d'où { *Version céphalique.*
2 modes de version {   — *podalique* ou *pelvienne.*

VERSION DOIT-ELLE ÊTRE RANGÉE DANS L'EUTOCIE OU LA DYSTOCIE ?

La version est une *manœuvre substitutive* qui a pour but d'essayer de rendre *eutocique* un accouchement qui s'annonce dans des conditions plus ou moins défavorables.

Par suite, selon nous, la version doit être rangée dans l'*eutocie* et non dans la *dystocie.*

Par suite présentation de l'épaule qui nécessite version doit être décrite avec les accouchements *normaux* ou *eutociques.*

Version ne saurait être rangée dans la dystocie que lorsqu'on est obligé de la terminer par la manœuvre Champetier de Ribes par suite d'un rétrécissement modéré du bassin.

A. — VERSION PAR MANŒUVRES EXTERNES (Version céphalique)

RÈGLE

La présentation de choix étant le sommet, l'accoucheur qui essaie la version par manœuvres externes se propose toujours d'exécuter la *version céphalique.*

INDICATIONS

Présentation du tronc (accouchement spontané presque impossible).

—   du siège (moins favorable que sommet).

A. — VERSION PAR MANŒUVRES EXTERNES **(version céphalique)** (*suite*)

CONTRE-INDICATIONS
- Tumeurs utérines et malformations de l'utérus ; existence d'une cloison utérine.
- Fœtus mort et macéré.
- Certaines présentations du siège à engagement profond.
- Insuffisance du liquide amniotique.
- Hydramnios { Distension utérine rend la manœuvre impossible. / Mobilité extrême du fœtus empêche sa fixation.
- Briéveté naturelle ou accidentelle du cordon.

MANUEL OPÉRATOIRE

Précautions préliminaires
- Vider vessie et rectum.
- Femme doit être étendue sur le dos, les jambes allongées et faire la morte.
- Les mains doivent être chaudes pour ne pas impressionner désagréablement la malade.
- Accoucheur se place debout à gauche ou à droite du lit, le dos tourné à la femme et généralement à la hauteur du thorax.

3 temps

1er temps : Saisie fœtale
- Après détermination exacte de la position du fœtus, les mains doivent *empaumer* chacun des pôles fœtaux.
- Manœuvre est facile *quand la tête est dans une fosse iliaque et le siège dans le flanc opposé.*
- *Si le siège est en bas, l'empaumement doit être précédé de la mobilisation du fœtus.*
- *Si mobilisation du fœtus difficile* par suite de la résistance de la paroi abdominale ou de l'engagement trop profond de la partie fœtale, avoir recours à un aide qui introduira 1 ou 2 doigts dans le vagin et exercera avec douceur une pression de bas en haut de façon à remonter le siège du fœtus.

2e temps : Evolution fœtale
- *Dans l'intervalle des contractions,* pressions en sens inverse pour amener tête au détroit supérieur *par le plus court chemin* ou à défaut, *dans la direction où la résistance est la moindre.*

3e temps : Fixation fœtale
Maintenir ensuite réduction par un bandage approprié
- *a.* Ceinture eutocique de Pinard avec ses 2 poches latérales en caoutchouc qu'on gonfle d'air et qui permettent une compression graduelle.
- *b.* Tampon de ouate (largeur de la main, longueur 25 c/m) de chaque côté de l'utérus redressé et bandage de corps contentif sur le tout.

Règle générale : Faire tentative de version avec beaucoup de douceur pour éviter à tout prix la rupture prématurée des membranes.

B. — VERSION PAR MANŒUVRES INTERNES **(version pelvienne)**

DÉFINITION : La version par manœuvres internes consiste à retourner le fœtus dans la cavité utérine en pratiquant la *version podalique* à l'aide d'une main introduite dans l'utérus.

GÉNÉRALITÉS
- Version podalique transforme la présentation *primitive* en une *présentation du siège, mode des pieds.*
- Version podalique ne se faisant plus que dans le cas de présentation de l'épaule, ces deux termes sont presque inséparables.
- Tant que poche des eaux est intacte, essayer de faire version céphalique par manœuvres externes ; ne faire version par manœuvres internes que si travail avancé, œuf rompu, dilatation accomplie, épaule engagée ou bras déployé dans le vagin.
- Avant travail, fœtus a une légère obliquité dans l'utérus.
- Dès que travail est commencé, extrémité pelvienne se relève de plus en plus de sorte qu'on a remarqué avec raison que les pieds sont aussi haut placés dans la présentation de l'épaule que dans celle du vertex (sommet).

PRÉSENTATION DE L'ÉPAULE (*suite*)

α. — ÉTUDE THÉORIQUE ET EXPÉRIMENTALE DE LA VERSION INTERNE

PRINCIPES

La version commençant par la saisie d'un des pieds, d'abord savoir s'il y a une main de choix.

Ensuite orienter sa version de telle façon que l'occiput vienne se mettre en avant (sacro-iliaque variété antérieure).

Dorso-antérieures ont une orientation favorable, dorso-postérieures ont une orientation défavorable.

a. DORSO-ANTÉRIEURES

Choix de la main

Choisir main *homonyme* de l'épaule qui se présente.
Pour épaule gauche, dos en avant, main gauche.
— droite, — main droite.

Avantage de tirer sur un seul pied

Il est avantageux de ne tirer que sur un pied, car l'autre membre fléchi forme avec siège une partie volumineuse qui dilate canal utéro-vaginal et rend plus facile l'extraction ultérieure des bras et de la tête.

Choix du pied (L'un est bon, l'autre mauvais ; choisir bon pied)

En tirant sur le pied inférieur (bonne orientation), dorso-antérieure est conservée.

En tirant sur le pied de la hanche supérieure (mauvaise orientation), position devient dorso-postérieure.

Ex.: *Epaule droite, dos en avant ; pied gauche saisi, mauvais pied :*
Engagement en SIDP, transformation par rotation en SIGP et en OIGP, d'où grande rotation pour amener OIGP en OIGA.

Epaule droite, dos en avant ; pied droit, bon pied :
Engagement en SIDA, pied droit devenant de suite antérieur.

Epaule gauche, dos en avant ; pied droit, mauvais pied :
Engagement en SIGP, transformation par rotation en SIDP et OIDP, d'où grande rotation pour avoir OIDA.

Epaule gauche, dos en avant ; pied gauche, bon pied :
Engagement se fait de suite en SIGA, pied gauche devenant de suite antérieur.

Règle pratique : Dans dorso-antérieures, bon pied est celui qui correspond à la *hanche* postéro-inférieure, c'est-à-dire à la *hanche homonyme* de l'épaule qui se présente.

Remarque pratique commune aux dorso-antérieures et aux dorso-postérieures. — Le siège s'engage toujours dans le côté du bassin où il se trouve, en arrière avec le mauvais pied, en avant avec le bon pied.

b. DORSO-POSTÉRIEURES

Choix de la main

Main plus difficile à introduire que dans dorso-antérieures à cause de la barre pubienne.

2 voies :
postéro-latérale : main *homonyme* de l'épaule qui se présente (main est introduite en demi-supination).
antérieure : main *antonyme* de l'épaule qui se présente (main est introduite en *pronation*).

Choix du pied

Ex. : *Epaule droite, dos en arrière ; pied droit, mauvais pied :*
Engagement en SIGP, transformation par rotation en SIDP et OIDP, d'où grande rotation pour obtenir OIDA.

Epaule droite, dos en arrière ; pied gauche, bon pied :
Engagement de suite en SIGA et OIGA, pied devenant de suite antérieur.

Epaule gauche, dos en arrière ; pied gauche, mauvais pied :
Engagement en SIDP, transformation par rotation en SIGP et en OIGP, d'où grande rotation pour avoir OIGA.

Epaule gauche, dos en arrière ; pied droit, bon pied :
Engagement de suite en SIDA et OIDA, pied devenant de suite antérieur.

Règle pratique : Le but étant de tâcher de ramener le dos en avant, *aller saisir le pied correspondant à la hanche antéro-supérieure, c'est-à-dire* **à la hanche antonyme** *de l'épaule qui se présente (pied gauche pour épaule droite) (etc.).*

15

PRÉSENTATION DE L'ÉPAULE (*suite*)

β. — PRATIQUE DE LA VERSION INTERNE

INDICATIONS
- Présentation de l'épaule.
- Existence d'un accident qui menace à bref délai la vie de la mère et de l'enfant.

CONTRE-INDICATIONS
- Engagement trop prononcé
- Tétanisation utérine
- Utérus aminci chez grandes multipares
- Fœtus mort.

} Embryotomie devient alors *moyen de choix.*

CONDITIONS EXIGIBLES POUR LA VERSION

1° Il faut que l'orifice utérin soit complètement dilaté ou dilatable.

2° La partie fœtale qui se présente ne doit pas être trop profondément engagée et surtout ne doit pas avoir franchi l'orifice utérin : *craindre rupture utérine en repoussant partie fœtale.*

3° Il faut que l'utérus ne soit pas contracté ni naturellement ni par l'ergot de seigle. — Rupture utérine serait à craindre en pratiquant version.

4° Il est très favorable que le liquide aminotique ne soit pas complètement écoulé.

5° Il ne faut pas que le bassin soit trop rétréci ; il vaut mieux pratiquer symphyséotomie tête première que dernière.

PRÉPARATIFS

a. **Pour la mère**

Préparation du lit
- Lit suffisamment élevé.
- Grand drap par terre pour ne pas glisser pendant intervention.
- Drap de siège pendant au-devant du lit qu'il protège.

Préparation des médicaments et des liquides antiseptiques
- Disposer à l'avance corps gras et liquides antiseptiques.
- Eau très chaude en prévision d'inertie utérine.
- Chloroforme, seringue d'éther.

b. **Pour l'enfant**
- Forceps podalique, lacs ; serviettes sèches et chaudes, tube laryngien, eau-de-vie, etc.
- Tremper lacs dans solution de sublimé, ou le faire bouillir.

PRÉCAUTIONS PRÉLIMINAIRES

Asepsie de l'accoucheur
- Habit bas, manches retroussées.
- Désinfecter mains, avant-bras et bras.
- Enduire de vaseline antiseptique face dorsale de la main qui doit opérer et tout l'avant-bras du même côté.

Dispositions à prendre pour la parturiente.
- Vider rectum et vessie.
- Mettre la femme en position obstétricale ; 2 aides soutiendront les membres inférieurs et maintiendront les cuisses écartées.
- Asepsie des organes génitaux dont la partie inférieure sera rasée.
- Chloroforme, si on le juge utile.

2 précautions à ne jamais oublier
- Fixer un lacs sur la main du fœtus.
- Placer la main qui n'opère pas sur le fond de l'utérus afin de maintenir l'organe pendant tout le temps de la version.

MANUEL OPÉRATOIRE

1er temps : Introduction de la main. Saisie des pieds (Intervalle des contractions)

Choix de la main
- Pour les *dorso-antérieures*, la main *homonyme* de l'épaule qui se présente.
- Pour les *dorso-postérieures* :
  - *Voie postéro-latérale* : main *homonyme.*
  - *Voie antérieure*, on brusque la version : main *antonyme.*

Introduction de la main
- *L'introduire en cône dans l'intervalle des contractions.*
- *Ne pas s'arrêter avant d'être au fond de l'utérus ; si on est surpris par contraction, étaler immédiatement la main pour éviter rupture utérine.*
- Pieds sont au fond de l'utérus.
- Savoir que saillie du promontoire fait croire souvent à un pseudo-rétrécissement.

PRÉSENTATION DE L'ÉPAULE *(suite)*

β. — PRATIQUE DE LA VERSION INTERNE *(suite)*

MANUEL OPÉRATOIRE *(suite)*

1er temps : Introduction de la main. Saisie des pieds (Intervalle des contractions) *(suite)*

Choix du pied
Choisir le *bon*, c'est-à-dire celui qui deviendra *antérieur*.
Pour dorso-antérieure, c'est le pied de la hanche inférieure (*homonyme* de l'épaule qui se présente).
Pour dorso-postérieure, c'est le pied de la hanche supérieure (*antonyme* de l'épaule qui se présente).

Saisie du pied
Chercher pieds au fond de l'utérus. — *Quand on en tient un, s'en contenter, ne pas le lâcher.*
Saisir le pied, choisi ou subi, entre l'index et le médius fléchis en crochet, embrassant l'un le cou-de-pied, l'autre le talon.
Sinon amener pied simplement pincé entre pouce, index et médius.

Difficultés du 1er temps
Si *étroitesse de la vulve et du vagin*, en triompher avec douceur et patience, bien lubréfier la main et le vagin; au besoin chloroforme.
Si *vulve œdématiée* (albuminurie, touchers manuels trop répétés), mouchetures pour diminuer le volume de cet œdème.
Si *tumeurs de la vulve ou du vagin*, ponction ou enlèvement.
Si *cordon procident* (2 cas) :
1° Il n'y a pas de battements (ne pas s'en occuper).
2° Il y a des battements : porter cordon au fond de l'utérus et l'y abandonner en saisissant les pieds.
Si *procidence d'un bras* : un lacs ; si procidence des 2 bras : 2 lacs ; *ne jamais essayer la réduction.*
Si *placenta prævia*, ne pas le perforer, mais décoller la partie du placenta qui se présente, rompre largement les membranes et pénétrer dans utérus; pas d'hémorragie grave à craindre, avant-bras formant tampon.
Si *contractions utérines fortes* empêchent saisie des pieds : chloroforme.
Si *on ne peut saisir pied, saisir genou* (l'index dans le creux poplité, prise très solide).
Si *dos dirigé en arrière*, brusquer la version par la voie antérieure. — *Voie antérieure est souvent difficile* par suite du relâchement des parois abdominales; main ne peut se fléchir pour aller chercher membres au-dessus du pubis. *Artifice :* Faire coucher la parturiente sur le côté droit (si main droite dans l'utérus), sur le côté gauche (si main gauche dans l'utérus). Petits membres tombent sur la main.

2e temps : Évolution du fœtus. (Intervalle des contractions)

Moment d'intervention et but de l'évolution
Évolution se fait dans l'intervalle des contractions utérines et consiste dans un grand mouvement, en vertu duquel le siège de l'enfant se trouve ramené au détroit supérieur.

Étendue de l'évolution
Petite pour le *bon* pied.
Grande pour le *mauvais* pied.

Tractions
Pour amener pied à la vulve, *tirer dans l'intervalle des contractions autant que possible et en arrière.*
Résistance qu'on éprouve et rentrée de la main pendante indiquent que l'évolution a commencé.
Main extérieure aide à l'accomplissement du mouvement d'évolution.

Difficultés : Si utérus trop rétracté, éviter de recourir à tractions trop fortes, dans crainte de rupture.

PRÉSENTATION DE L'ÉPAULE *(suite)*

β. — PRATIQUE DE LA VERSION INTERNE *(suite)*

MANUEL OPÉRATOIRE *(suite)*

3ᵉ temps : Extraction (pendant contraction)

Moment d'intervention : Contrairement aux 2 autres temps, c'est uniquement *pendant contraction utérine* qu'on procédera à l'extraction.

Si bon pied, tirer simplement avec patience, mais sans cesse.

Si mauvais pied, tirer tout en tordant le membre en dedans.

Tirer avec ou sans effort rotateur jusqu'à ce que la hanche tirée apparaisse sous symphyse.

Pour dégager hanche postérieure, tirer d'abord horizontalement, puis progressivement en haut et, à la fin, presque directement en l'air vers son visage.

Eviter pression sur le bassin et surtout sur l'abdomen de l'enfant pour éviter lésions des viscères.

Quand siège est dehors et qu'ombilic apparaît, *anse flottante au cordon,* ou rarement sa section pour éviter son arrachement.

Dégager le tronc en dorso-iliaque antérieure et amener en même temps bras procident en tirant légèrement sur lacs. *Dégager le bras qui reste* avec la main dont paume regarde dos du fœtus.

Si les 2 bras sont relevés, commencer par dégager le postérieur.

Si bras antérieur difficile à dégager, le transformer en bras postérieur (toujours plus facile à dégager). Si manœuvre échoue, dégager tête, sans s'occuper du bras qui pourra être fracturé, mais guéri facilement.

Dégager la tête par la manœuvre de Mauriceau.

Difficultés pour le passage de la tête

1° au détroit supérᵣ : Existence d'un rétrécissement modéré. Pratiquer manœuvre Champetier de Ribes. Occiput est retenu dans un diamètre oblique soit en avant, soit en arrière. — Faire faire rotation voulue avec doigts dans la bouche et achever par manœuvre de Mauriceau.

2° dans excavation — *Si malgré tout occiput reste en arrière* :

Si tête fléchie, repousser en bas tronc de l'enfant, tirer avec doigts dans mâchoire *de haut en bas* jusqu'à dégagement de face sous symphyse pubienne.

Si tête défléchie et menton arrêté derrière symphyse pubienne, tirer fortement sur épaules en portant fortement tronc en avant et en haut jusqu'à ce qu'occiput sorte à la fourchette (tête pivote autour du menton accroché à symphyse).

3° au détroit inférieur : Manœuvre de Mauriceau réussit toujours si nuque bien exactement appliquée sous bord infᵣ de la symphyse.

DANGERS DE LA VERSION INTERNE

a. **du côté de la mère** : Crainte de rupture utérine, aussi contre-indication formelle si forte contraction utérine, ou si dilatation insuffisante qui aménerait déchirures du col.

b. **du côté de l'enfant** : Souvent lésions et hémorragies du foie, fracture de la clavicule et paralysie des membres supérieurs si extrémité des doigts a été trop fortement recourbée sur épaules.

C. — VERSION PAR MANŒUVRES MIXTES

SYNONYMIE : Version par manœuvres combinées ou version mixte.
— bipolaire.
— de Braxton-Hicks.

PRÉSENTATION DE L'ÉPAULE (*suite*)

C. — VERSION PAR MANŒUVRES MIXTES OU VERSION BIPOLAIRE (*suite*)

DÉFINITION : Version bi-polaire consiste à transformer une présentation en une autre à l'aide de manœuvres externes (à travers la paroi abdominale) et internes (par l'intermédiaire du canal génital).

AVANTAGES DE LA VERSION BIPOLAIRE : Elle permet, *dans le cas où la dilatation est incomplète ou insuffisante*, de corriger une mauvaise présentation et d'abréger notablement la durée de l'accouchement dans le cas d'accidents graves (hémorragies, éclampsie, embolie pulmonaire).

2 MODES DE VERSION BIPOLAIRE
- Version céphalique par manœuvres mixtes.
- — podalique par manœuvres mixtes.

CONDITIONS EXIGIBLES POUR LA VERSION BIPOLAIRE
- Dilatation de l'orifice utérin suffisante pour laisser passer deux doigts.
- Rupture des membranes n'est pas une contre-indication ; toutefois version bipolaire est plus facile si membranes ne sont pas rompues ou si liquide amniotique reste en quantité suffisante.

PRÉCAUTIONS PRÉLIMINAIRES DANS LES 2 MODES
- Evacuer la vessie et le rectum.
- Femme laissée dans le décubitus dorsal habituel, un coussin sous le siège.
- Se placer du côté droit de la femme pour réserver sa main droite pour les manœuvres internes les plus délicates.
- Injection vagino-cervicale précédée d'un lavage vulvaire.

2 MODES DE VERSION BIPOLAIRE

a. VERSION PODALIQUE PAR MANŒUVRES MIXTES

Indications
- Présentation de l'épaule quand tête est ramenée difficilement en bas.
- *Accidents graves du côté de la mère* : Hémorragies dues à *placenta-prævia*. Eclampsie. Embolie pulmonaire. — Version bipolaire permet d'intervenir alors que *dilatation est insuffisante* et d'abréger durée de l'accouchement.

Manuel opératoire
- 1ᵉʳ temps : Saisie de la partie fœtale : Main abdominale saisit le siège. Main vaginale repousse tête du fœtus.
- 2ᵉ temps : Evolution fœtale : Autant que possible faire évoluer le fœtus sur plan sternal ou antérieur pour que membres pelviens arrivent les premiers à l'orifice utérin. (Pour faire évoluer le fœtus, il faut d'abord soulever avec la main vaginale la partie qui se présente).
- 3ᵉ temps : Fixation fœtale : Aussitôt qu'un membre inférieur paraît à l'orifice utérin, *l'accrocher* avec les doigts et l'attirer au dehors. Attendre alors pour achever l'accouchement que dilatation soit complète.

b. VERSION CÉPHALIQUE PAR MANŒUVRES MIXTES

Indications
- Présentations de l'épaule.
- — de la face.
- — du siège.

Manuel opératoire
- 1ᵉʳ temps : Même placement des mains que dans version podalique.
- 2ᵉ temps : En sens contraire de la version podalique, c'est-à-dire en faisant évoluer le fœtus sur son plan dorsal.
- 3ᵉ temps : Fixation se fait comme après la version céphalique par manœuvres externes, c'est-à-dire avec bandage spécial.

PRONOSTIC DE LA VERSION EN GÉNÉRAL

PRONOSTIC DE LA VERSION EN GÉNÉRAL Il dépend :
- 1° de l'opérateur : Il doit être *habile* et *aseptique*.
- 2° de la variété de version employée : D'une façon générale la gravité de *chaque variété de version* est d'autant plus faible qu'on pénètre moins avant dans les organes génitaux, c'est-à-dire que la version interne est la plus sérieuse et l'externe la plus bénigne.
- 3° des circonstances propres à chaque cas particulier : Toutes les complications et difficultés sont possibles ; toutefois une version habilement faite peut le plus souvent sauver mère et enfant et constitue une des ressources thérapeutiques les plus précieuses de l'obstétrique.

GROSSESSE MULTIPLE

DÉFINITION : Grossesse est dite *multiple* lorsque la cavité utérine renferme plusieurs fœtus.

FRÉQUENCE DES GROSSESSES MULTIPLES
- 1 grossesse double sur 90.
- 1 — triple sur 8.000.
- 1 — quadruple sur 400.000 (Diagnostic n'a jamais été fait pendant la grossesse).
- Grossesse quintuple (extrêmement rare ; on en connaît une douzaine de cas).
- — sextuple : il n'y a guère d'authentique que le fait rapporté par Vassali en 1888.

GROSSESSE GÉMELLAIRE

CAUSES
- Multipares et femmes de grande taille sont prédisposées à la grossesse multiple.
- Hérédité surtout maternelle, quelquefois paternelle est évidente.
- *Grossesse gémellaire est le résultat de la fécondation de 2 germes.*
- 2 ovules peuvent être fécondés
  - A la suite d'un rapprochement ou à quelques jours d'intervalle : *superfécondation.*
  - A des périodes différentes d'ovulation : *superfœtation (rare).*
- 1 seul ovule est fécondé : Il contient alors 2 germes.

DISPOSITIONS ANATOMIQUES DE L'ŒUF

Œuf double (Grossesse bivitelline)

a. Implantation à distance des 2 ovules
- Les 2 œufs sont absolument *distincts* et *complets.*
- Chaque œuf a ses 3 membranes, son placenta, son fœtus.
- Cloison d'adossement a 6 feuillets ; toutefois les 2 caduques réfléchies peuvent se fusionner en une seule membrane et même se résorber partiellement ou en totalité.

b. Implantation côte à côte des 2 ovules
- Une seule caduque ovulaire se réfléchit autour d'eux et les englobe.
- Cloison d'adossement n'a plus que 4 feuillets (2 amnios, 2 chorions).
- Les 2 chorions peuvent se fusionner en un seul et même se résorber.
- Les 2 placentas sont distincts, accolés ; quelquefois anastomoses vasculaires entre eux.

Particularités sur le développement de l'œuf double
- 1 œuf peut empiéter par son développement sur l'autre au point de coiffer le 2ᵉ comme un bonnet de coton coiffe la tête.
- Souvent l'un des œufs est atteint d'hydramnios et le fœtus y contenu est d'une mobilité extrême.

Œuf unique (Grossesse univitelline)
- Un seul ovule a été fécondé ; il contient 2 germes.
- Placenta unique, circulation commune des 2 fœtus.
- Un seul chorion est commun aux 2 fœtus qui peuvent être contenus dans le même amnios ou dans 2 cavités amniotiques distinctes.
- D'ordinaire 2 cordons, parfois un seul cordon se divisant bientôt en 2 tiges.
- Ovule à 2 germes développerait 2 embryons *soit libres, soit plus ou moins unis* (monstres doubles adhérents se produisant par la *soudure des 2 lignes primitives*).

GROSSESSE GÉMELLAIRE *(suite)*

ATTITUDE DES FŒTUS

Fœtus latéraux
- Fœtus en 99 (les 2 têtes en bas).
- — en 66 (les 2 têtes dans le fond de l'utérus).
- — en 69 (1er fœtus siège en bas, 2e fœtus tête en bas).
- — en 96 (1er fœtus tête en bas, 2e fœtus siège en bas).

Fœtus antéro-postérieurs : Les 2 fœtus sont placés l'un devant l'autre.

Fœtus superposés
- Fœtus en T : fœtus supér horizontal ; fœtus infér vertical.
- — en L renversé : fœtus infr horizontal ; fœtus supr vertical.
- — en hamac : les 2 fœtus sont transversaux.

DÉVELOPPEMENT DES FŒTUS
- Poids et volume des fœtus sont presque toujours au-dessous de la moyenne (2.000 à 3.000 grammes).
- Fœtus sont souvent d'inégal volume.
- Un des fœtus peut mourir, tandis que l'autre continue à se développer.
- Fœtus mort peut se momifier, s'aplatir comme un *véritable bonhomme de pain d'épice.*

SEXE DES FŒTUS
- Le plus souvent les 2 fœtus sont du même sexe (2/3 des cas).
- Sexe masculin est plus fréquent que sexe féminin.
- *Fœtus seraient toujours du même sexe dans le cas de grossesse multiple univitelline.*

SYMPTÔMES ET DIAGNOSTIC

Signes de présomption

Interrogation
- Volume exagéré du ventre soit en réalité, soit par rapport à l'époque présumée de la fécondation.
- Mouvements perçus de tous les côtés et souvent simultanément en plusieurs points opposés.
- *Dyspnée* plus ou moins accusée due au refoulement du diaphragme (Peu).
- Précédents de grossesse multiple.

Inspection
- *Utérus très développé n'est pas en rapport avec l'âge de la grossesse.*
- Fond de l'utérus en forme de cœur de carte à jouer, grâce à dépression entre les deux extrémités.
- Parfois dépression s'étendant de haut en bas de l'utérus et située sur la ligne médiane.
- Œdème des membres inférieurs et surtout *œdème sus-pub·en* (non constant), phénomènes de compression.

Palpation
- Souvent difficile à cause de *la tension permanente de la paroi utérine.*
- Souvent présence d'un grand nombre de parties fœtales.

Toucher
- Distance considérable qui sépare le col du fond de l'utérus.

Signes de certitude

Palpation

a. *Constatation d'au moins 2 grosses parties fœtales*
- On en trouve 4 : 2 têtes et 2 sièges.
- — 3 : 2 têtes et 1 siège ou 2 sièges et 1 tête.
- — 2 : Elles doivent être :
  - a. De même nature : 2 têtes ou 2 sièges.
  - b. De nature différente: 1 tête et 1 siège ; éloignement des 2 pôles est alors tel que fœtus serait gigantesque.

b. *Constatation de 2 plans dorsaux.*

Auscultation
- 2 maximum des bruits du cœur en des points différents
- Zône silencieuse très nette entre les 2

Nombre des battements n'est pas le même ni pour la mère ni pour chaque enfant.

Toucher
- Quelquefois 2 poches des eaux, d'où deux cavités amniotiques.

Palpation combinée avec toucher : On trouve parfois 2 grosses extrémités dans l'abdomen et une 3e dans l'excavation.

GROSSESSE GÉMELLAIRE *(suite)*

SYMPTÔMES ET DIAGNOSTIC *(suite)* — **Signes de certitude** *(suite)*

Diagnostic de la situation des fœtus — Aujourd'hui on cherche non-seulement certitude de grossesse gémellaire, mais encore situation des 2 fœtus. — **3 variétés** : 1° Fœtus latéraux (les plus fréquents). 2° Fœtus antéro-postérieurs (diagnostic difficile : 1ᵉʳ masquant le 2ᵉ). 3° Fœtus superposés.

Diagnostic de la situation des fœtus par l'examen de l'arrière-faix (2 variétés) — Diagnostic repose surtout sur palpation. Auscultation n'est qu'un procédé de contrôle ; *ne pas oublier qu'il y a aussi 2 foyers dans O I G P.* Dans les 2 1ʳᵉˢ *variétés*, parfois 2 ouvertures voisines mais distinctes ; le plus souvent les 2 ouvertures sont réunies et la cloison médiane intéressée. Dans la *3ᵉ variété* on ne voit à l'extérieur qu'une seule poche et qu'un seul orifice, mais si on regarde à l'intérieur on trouve cloison transversale qui est venue bomber à travers 1ʳᵉ ouverture et s'est rompue.

DIAGNOSTIC DIFFÉRENTIEL

Avec grossesse simple — Œdème sus-pubien et des membres inférieurs dans grossesse gémellaire. Fœtus est volumineux : Il n'y a jamais que deux extrémités fœtales.

Avec hydramnios — Dans *hydramnios* peu de parties fœtales, beaucoup de liquide ; il n'y a pas 2 maximum. Dans *grossesse gémellaire* beaucoup de parties fœtales, *peu de liquide* en général. Souvent dans *grossesse gémellaire, hydramnios* de l'un des deux œufs surtout dans les premiers mois, de sorte qu'hydramnios au début d'une grossesse peut faire penser à une grossesse gémellaire.

Avec grossesse compliquée de tumeur — *Kyste de l'ovaire, fibrôme* : Jamais plus de deux extrémités, un seul maximum. *Après l'expulsion du fœtus un placenta et un utérus très volumineux ont pu faire croire à un 2ᵉ enfant.* Palpation, auscultation et toucher font reconnaître qu'il n'y a pas 2 fœtus.

MARCHE DE LA GROSSESSE GÉMELLAIRE

Accouchement gémellaire se produit généralement avant terme (83.72 pour 100 chez primipares ; 75 pour 100 chez multipares) ; mauvaises présentations ne sont pas rares.

Si aucune complication ne survient, *accouchement a lieu entre 8 mois et 8 mois 1/2.*

L'époque de l'accouchement se rapproche d'autant plus du terme que le contenu de l'utérus est moins volumineux et atteint par suite moins rapidement les limites de la distension mécanique.

Avortement gémellaire est relativement fréquent, et est dû 7 fois sur 10 au développement rapide et intense de l'hydramnios dès les premiers mois de la grossesse (Maygrier et Demelin).

Rétention placentaire est plus fréquente que dans avortement simple, — à cause du volume du délivre, plus de dangers de septicémie ; d'où indication de l'intervention.

ACCOUCHEMENT GÉMELLAIRE

Présentations par ordre de fréquence — 1° deux sommets. 2° un sommet et un siège. 3° un siège et un sommet. 4° deux sièges. 5ᵇ un sommet et une épaule, etc.

Fœtus peuvent se présenter au détroit supérieur *successivement* ou *simultanément.*

GROSSESSE GÉMELLAIRE *(suite)*

ACCOUCHEMENT GÉMELLAIRE *(suite)*

a. **Accouchement successif**

α. Accouchement du 1ᵉʳ fœtus

Durée du travail : Plus longue en général que dans accouchement ordinaire.

Dilatation et expulsion sont plus pénibles : distension exagérée de l'utérus rend contractions plus faibles ; présence d'un 2ᵉ fœtus est une cause de dissémination et par suite de déperdition des forces.

Intervalle entre les 2 accouchements

10 à 30 minutes entre les 2 accouchements ; rarement plusieurs heures ou plusieurs jours d'intervalle.

Si fœtus ne sont pas de même âge, col peut se refermer et grossesse continue.

β. Accouchement du 2ᵉ fœtus

2ᵉ fœtus est en général expulsé assez rapidement.

Son volume est souvent petit et les voies sont largement ouvertes pour son passage.

b. **Accouchement simultané**

Fœtus s'engagent simultanément dans bassin, s'accrochent ensemble ou forment une masse trop volumineuse pour pénétrer plus avant dans canal pelvien. (Pour les détails, voir plus loin dystocie gémellaire).

Nota. — Reconnaître au plus vite la dystocie gémellaire par le *toucher manuel,* la vie des fœtus étant subordonnée à la rapidité du diagnostic et à la prompte exécution des moyens destinés à remédier à la cause de dystocie.

PRONOSTIC

PRONOSTIC

D'une façon générale pronostic un peu moins favorable pour la mère et surtout pour les fœtus que dans grossesse simple.

Pronostic de la grossesse gémellaire

Grossesse en général plus pénible : phénomènes de distension et de compression sont parfois très accentués, au point de déterminer souvent avortement ou accouchement prématuré.

Gestante a besoin d'un repos complet dès le 6ᵉ ou le 7ᵉ mois ; toutefois grossesse gémellaire peut aller jusqu'à terme sans aucune complication.

Pronostic de l'accouchement gémellaire

Il varie avec l'état général de la mère déjà fatiguée par grossesse pénible et avec la situation des 2 fœtus.

Travail généralement laborieux ; intervention fréquemment nécessaire, parfois très difficile dans certains cas d'accouchement simultané (dystocie gémellaire).

Si hémorragie grave de la délivrance (femme est tout particulièrement exposée à perdre du sang dans délivrance gémellaire), craindre la septicémie et redoubler les précautions antiseptiques.

Pronostic pour les jumeaux

Jumeaux plus exposés chez primipares que chez multipares.

Sur 18 jumeaux issus de primipares, 10 seulement ont survécu ; sur 38 jumeaux issus de multipares, 4 seulement sont morts (Lepage).

Dystocie gémellaire entraîne souvent la mort d'un des fœtus ; quelquefois les 2 sont sacrifiés.

Grossesse gémellaire prédispose aux *monstruosités* fœtales par coalescence des 2 produits de conception.

Conséquences tardives de la grossesse gémellaire : Elle prédispose aux faiblesses de la paroi abdominale, aux éventrations.

CONDUITE A TENIR DANS LA GROSSESSE GÉMELLAIRE

A. — CONDUITE A TENIR PENDANT LA GROSSESSE

CONDUITE A TENIR PENDANT LA GROSSESSE

Diagnostic de grossesse gémellaire étant nettement établi, en informer la famille et non la gestante qui se tourmenterait de son état.

Accouchement prématuré étant fréquent dans grossesse gémellaire, chercher une raison quelconque (hydramnios par exemple), pour faire comprendre à l'intéressée qu'un accouchement prématuré est à craindre et qu'elle doit tout préparer à l'avance.

Lui recommander le plus de repos possible à partir du 6ᵉ mois.

Faire souvent l'examen des urines pendant les 3 derniers mois.

La sage-femme qui aura reconnu une grossesse gémellaire et qui sait que les mauvaises présentations sont fréquentes devra dégager sa responsabilité et s'entendre à l'avance avec un médecin pour être secourue dans le cas où il y aurait complication.

B. — CONDUITE A TENIR PENDANT LE TRAVAIL

α. — EUTOCIE GÉMELLAIRE (Accouchement successif)

1ᵉʳ ACCOUCHEMENT

Attendre patiemment et surtout ne pas rompre les membranes.

Jamais d'ergot de seigle qui pourrait amener la descente et l'enclavement du 2ᵉ fœtus et même l'impossibilité de l'accouchement.

Se rappeler que travail est parfois assez long. Toutefois pendant la période d'expulsion ne pas attendre aussi longtemps que pour l'accouchement simple avant d'intervenir, et procéder à l'extraction du fœtus 1 heure 1/2 après la dilatation complète.

Pour 1ᵉʳ accouchement, même conduite que dans accouchement ordinaire.

Si *sommet,* attendre l'expulsion naturelle ou recourir au forceps si contractions insuffisantes.

Si *présentation autre que le sommet,* pratiquer *manœuvre substitutive* dès que dilatation le permettra.

Pour la ligature du cordon, *lier les 2 bouts* dans la crainte de communication entre les 2 circulations fœtales et faire la section entre les 2 ligatures.

2ᵉ ACCOUCHEMENT

Aussitôt après la section du cordon, s'assurer de la présentation du 2ᵉ fœtus.

Si poche des eaux rompue, et *si présentation transversale du 2ᵉ fœtus,* transformer cette présentation en un *siège* ou mieux en un *sommet.*

Bien surveiller la distension de l'utérus dans la crainte d'hémorragie interne.

Si poche des eaux intacte (2 méthodes)

1° Pour les uns *rupture immédiate de la poche* qui évite décollement prématuré du placenta et facilite la descente et l'expulsion du 2ᵉ fœtus.

2° Pour les autres, *expectation* afin de permettre à l'utérus de reprendre sa tonicité. — Rupture des membranes est seulement pratiquée au bout d'une heure ou deux, sauf dans le cas où la rétraction du col menacerait de ne plus pouvoir terminer l'accouchement.

Dans quelques cas rares d'accouchement prématuré, on tentera d'éviter le 2ᵉ accouchement si fœtus est petit et vivace. — Cette tentative n'est possible que si contractions utérines ont cessé.

DÉLIVRANCE GÉMELLAIRE

La délivrance gémellaire sera traitée plus loin.

Savoir dès maintenant qu'il ne faut faire aucune tentative de délivrance tant que le 2ᵉ fœtus se trouve dans la cavité utérine et qu'il faut pratiquer immédiatement délivrance artificielle si femme perd du sang, car l'hémorragie est alors rapidement plus grave que dans accouchement simple.

β. — Dystocie gémellaire

(Accouchement simultané — Accidents d'ordre mécanique)

Règle de conduite générale

Bien surveiller l'engagement des fœtus et empêcher si possible l'*enclavement* ou l'*accrochement*.

Si dystocie inévitable, sauvegarder d'abord les jours de la parturiente, puis essayer de sauver les 2 enfants.

Si un des jumeaux a déjà succombé, avoir recours aux opérations de réduction (embryotomie, éviscération) pour tenter d'obtenir le 2ᵉ vivant.

Conduite à tenir dans chaque cas particulier

Fœtus en 99

Si *engagement simultané des 2 sommets*, repousser la tête la moins engagée.

Si on n'y parvient pas, application de forceps.

En cas d'insuccès, basiotripsie sur la tête la plus engagée.

Fœtus en 66

Les 2 sièges peuvent se présenter *complets* ou *décomplétés*.

Si *présentation des 2 sièges complets*, chercher à en réduire un. Si on n'y parvient pas, aller à la recherche d'un membre inférieur qu'on attirera au dehors et extraire d'après les règles connues.

Si engagement trop profond des troncs enclavés dans le bassin, relever fœtus antérieur et appliquer forceps sur la tête du 2ᵉ. Si on échoue, pratiquer la décollation du fœtus antérieur.

Si *présentation des 2 sièges décomplétés*, ne jamais tirer sur plusieurs membres inférieurs dans la crainte d'agir sur les 2 fœtus à la fois ; choisir le membre inférieur le *plus engagé, le plus bas* et faire la grande extraction.

Fœtus en 69

Le 1ᵉʳ fœtus s'engage par le siège, le 2ᵉ par le sommet.

L'accouchement par le siège se fait sans difficulté jusqu'au passage de la tête ; la tête du 1ᵉʳ est alors arrêtée par la tête du 2ᵉ ; les extrémités céphaliques sont accrochées soit par les mentons, soit par le menton et l'occiput, soit par l'occiput et la nuque, soit par la région pariétale.

Dans le cas d'accrochement des 2 têtes, pratiquer la décollation du fœtus qui est déjà sorti jusqu'aux épaules et qui habituellement est déjà mort ; refouler alors la tête dans l'utérus et pratiquer l'extraction du 2ᵉ fœtus.

Dans le cas d'engagement simultané d'un siège et d'un sommet, *se rappeler que le siège extrait en premier peut conduire à l'accrochement des têtes ;* par suite il faut refouler le siège ou les membres inférieurs qui accompagnent la tête de l'autre fœtus et favoriser l'engagement de cette tête à l'aide du forceps.

Fœtus en 96

Le 1ᵉʳ fœtus se présente par le sommet, le 2ᵉ par le siège ou décomplété.

Nous retombons dans le cas prédédent : pour éviter l'accrochement des têtes, il faut faire engager la tête première et bien se garder de tirer sur les membres inférieurs du 2ᵉ fœtus (il faudra au contraire les refouler si possible).

Fœtus en T

1ᵉʳ fœtus en présentation du siège ou du sommet. 2ᵉ fœtus superposé, placé transversalement. *Pas de dystocie*, l'expulsion dès fœtus se faisant sans complication dans l'ordre indiqué par présentation.

Fœtus en T renversé ⊥

Toujours faire la version du 1ᵉʳ fœtus placé transversalement et empêcher ainsi que 2ᵉ fœtus ne s'insinue entre le 1ᵉʳ et l'utérus.

2ᵉ fœtus s'engageant le premier peut se présenter soit par le sommet, soit par le siège.

Si 2ᵉ fœtus se présente par le sommet et devient 1ᵉʳ accouchement, épaule peut être arrêtée par le cou du fœtus placé transversalement. — Tenter alors de libérer l'épaule si l'introduction de la main est possible. Si impossibilité, crâniotomie de la tête qui se présente ou décollation de l'autre fœtus suivant la facilité rélative de l'une ou de l'autre opération et suivant les chances de vie de l'un ou de l'autre enfant.

DYSTOCIE GÉMELLAIRE *(suite)*

CONDUITE A TENIR DANS CHAQUE CAS PARTICULIER *(suite)*	**Fœtus en T renversé L** *(suite)*	*Si 2ᵉ fœtus se présente par le siège* et devient premier accouchement, il peut se faire que dans l'extraction la tête dernière du 2ᵉ fœtus soit accrochée par le cou du 1ᵉʳ fœtus resté dans l'utérus et placé transversalement. Tenter de libérer avec la main la tête du fœtus engagé. En cas d'échec, pratiquer la décollation de la tête qui sort dernière, la refouler dans l'utérus et amener le 1ᵉʳ fœtus placé transversalement.
	Fœtus en hamac	Pas de dystocie. Faire la version pour chaque fœtus.
	Fœtus adhérents (monstruosités)	Le plus souvent, malgré les apparences, ces accouchements se terminent assez bien, la membrane unissante étant d'ordinaire assez souple. Si difficulté sérieuse d'accouchement, moins hésiter que pour les fœtus isolés à employer les procédés de réduction.

GROSSESSE TRIPLE

FRÉQUENCE : 1 grossesse triple sur 8.000.

DISPOSITION ANATOMIQUE DES ŒUFS	Sur 50 cas, 27 fois 1 seul placenta (plus de la moitié des cas)	1 seule poche sans cloison. — avec 1 cloison. — avec 2 cloisons.
	Sur 50 cas, 15 fois 2 placentas (1/3 des cas)	1 placenta petit pour un des fœtus. 1 placenta volumineux cloisonné ou non pour les deux autres fœtus.
	Sur 50 cas, 8 fois 3 placentas (1/6 des cas) : 3 œufs distincts.	
FŒTUS	Rarement à terme, petits en général. Le plus souvent sexes différents; toutefois sexe masculin prédomine toujours.	
DIAGNOSTIC	Rarement établi pendant la grossesse; difficile le plus souvent à cause de l'énorme tension des parois abdominales. Diagnostic repose sur le palper surtout et sur l'auscultation.	
MARCHE DE LA GROSSESSE TRIPLE	Enfants trijumeaux naissent presque toujours avant terme (Puech). Si un des fœtus succombe pendant la grossesse, ou il est expulsé au bout de peu de temps et grossesse continue pour les 2 autres; ou bien il est expulsé seulement à terme en même temps que les enfants vivants.	
ACCOUCHEMENT TRIGÉMELLAIRE	**Durée :**	Très variable; une 1/2 heure à une heure peut séparer chaque expulsion fœtale. Dilatation est lente; l'expulsion est courte, les fœtus étant petits
	Présentations	Les fœtus *se présentent le plus souvent par le sommet* (105 sur 180 accouchements d'après Duval et Puech).
	Rapports entre les accouchements fœtaux et annexiels (3 cas):	*a.* Chaque expulsion fœtale peut être suivie de son placenta ; toutefois premier fœtus est rarement suivi de son délivre. *b.* 2 placentas peuvent sortir avec le 2ᵉ fœtus. *c.* Les 2 ou 3 placentas peuvent suivre l'expulsion du 3ᵉ fœtus.
PRONOSTIC	**Mère**	Pronostic sérieux pour la mère à cause de la lenteur de l'accouchement, de la nécessité fréquente de l'intervention pour la sortie des annexes.
	Fœtus *Mortalité*	31 morts-nés sur 100 (Puech). Mortalité en outre très grande dans la première enfance des trijumeaux.
CONDUITE A TENIR DANS LA GROSSESSE TRIGÉMELLAIRE	La dystocie n'existe pas à proprement parler, les fœtus étant généralement petits et naissant avant terme. Si mauvaises présentations, les transformer en des présentations plus favorables (manœuvres substitutives).	

SOINS A DONNER A LA MERE ET A L'ENFANT PENDANT L'ACCOUCHEMENT

OU PLUTÔT CONDUITE A TENIR PAR L'ACCOUCHEUR PENDANT L'ACCOUCHEMENT FŒTAL

CONDUITE A TENIR PAR L'ACCOUCHEUR AUSSITÔT SON ARRIVÉE AUPRÈS DE LA PARTURIENTE

a. **Parturiente est déjà connue et a été examinée antérieurement :** S'assurer aussitôt que possible, par un *toucher antiseptique*, du degré d'avancement du travail et contrôler l'exactitude de son diagnostic antérieur.

b. **Parturiente est inconnue**

Par le toucher :
- S'assurer si la femme est en travail.
- Constater le degré d'avancement du travail.
- Rechercher la présentation et la variété de position.
- Examiner si le bassin est bien conformé.

Par l'auscultation : Se rendre compte si l'enfant est vivant et s'il ne souffre pas. Le siège du maximum des bruits du cœur permet de vérifier le diagnostic fait par le toucher.

PRÉPARATIFS DE L'ACCOUCHEMENT

a. **Mère**
- Faire natter les cheveux de la mère.
- La faire uriner ou la sonder ; lui ordonner un lavement.

b. **Enfant**
- Fils de 30 centimètres pour le cordon (les tremper dans un liquide antiseptique ou mieux les faire bouillir) et 1 paire de ciseaux stérilisés.
- Alcool ou eau-de-vie ; plumes avec barbes pour exciter fosses nasales ou mieux ouate hydrophile sèche enroulée sur l'extrémité d'un stylet.
- Baignoire.
- Linges secs et chauds. Layette complète. Moines.

c. **Ustensiles, liquides et objets de pansement**
- 1 ou 2 cuvettes propres, 3 ou 4 bols propres, 1 lampe à alcool.
- Eau froide et eau chaude à discrétion (eau devra bouillir ou avoir bouilli).
- Serviettes propres.
- *Liquides antiseptiques* :
  - Pour la mère : sublimé à 0 gr. 25 pour 1.000 est recommandé aux sages-femmes.
  - Pour l'enfant : acide citrique, acide borique ou nitrate d'argent.
- Vaseline ou sublimé au $1/1000^e$.
- Ouate hydrophile aseptique ou antiseptique.

d. **Chambre**
- Elle sera simple ; pas de tapis, pas de rideaux si possible.
- Température moyenne : 15 à 18°.

e. **Lit**

a. Lit de misère :
- Préalablement garni : toile en caoutchouc, 8 à 10 épaisseurs de journaux imbriqués comme les tuiles d'un toit ; alèze ou drap plié en 4 recouvrant le tout ; drap de siège pour la période d'expulsion.
- Lit de misère est mauvais car il expose l'accouchée qu'on est forcé de déplacer à l'hémorragie post-partum.

b. Lit définitif avec sa double garniture :
- 1° Matelas.
- 2° Drap.
- 3° Caoutchouc ou couches de papier } 1re garniture.
- 4° Alèze épinglée aux 4 coins. }
- 5° Caoutchouc ou couches de papier. } 2e garniture qu'on enlève après délivrance et toilette de la femme
- 6° Alèze épinglée aux 4 coins. }

CONDUITE A TENIR PAR L'ACCOUCHEUR PENDANT L'ACCOUCHEMENT FŒTAL *(suite)*

RÔLE DE L'ACCOUCHEUR VIS-A-VIS DE LA MÈRE PENDANT LE TRAVAIL

Accoucheur

Nettoyer mains, ongles, avant-bras, suivant le procédé classique (page 34). Les tremper ensuite dans une solution désinfectante (sublimé généralement), pendant 2 ou 3 minutes. Ne pas les essuyer.

Vêtements propres, blouse spéciale propre, manches retroussées, bras nus jusqu'aux coudes.

Mère

a. *Désinfection du canal vaginal avant l'accouchement pour éviter fièvre autogénétique*
   - a. *Toilette vulvaire* préalable avec solution antiseptique.
   - b. *Injection vaginale* antiseptique. La renouveler s'il y a eu de nombreux touchers ou des touchers douteux.

b. *Etre très sobre du toucher qui peut toujours être une cause d'infection,* car désinfection des mains ne donne qu'une *stérilisation relative* (voir page 21).

Surveiller les diverses phases de l'accouchement

Surveiller toutes les phases de l'accouchement si possible.

Toutefois il est permis de s'absenter au début du travail ; ne jamais manquer de dire alors où on pourra être trouvé.

Dès que dilatation a atteint une pièce de 5 francs, ne plus s'éloigner surtout chez multipares.

Rassurer et encourager la mère

Dire à la parturiente que chaque douleur a son efficacité, que le travail avance.

Lui cacher scrupuleusement toutes les complications qui peuvent survenir pendant le travail ou tout au moins lui en atténuer la gravité.

Etre très réservé sur l'heure probable de l'accouchement, les surprises étant fréquentes.

En résumé, encourager la femme le plus possible.

Lui assurer sa tranquillité

Ne garder auprès de la parturiente que les personnes indispensables, renvoyer les autres.

Etre très discret dans sa tenue et son langage ; ne jamais raconter les accouchements ou opérations difficiles.

Etre très doux et très patient ; supporter les brusqueries de la mère qui reconnaîtra la 1re ses torts après l'accouchement.

Soutenir ses forces par l'alimentation

Nourriture légère tant que dilatation n'est pas avancée.

A partir de ce moment, se contenter de donner bouillon, lait, café, thé, grogs, la nourriture solide favorisant les vomissements.

Ménager les forces de la femme pendant la période de dilatation

1° *En empêchant la femme de pousser avant que la dilatation soit complète,* c'est-à-dire pendant toute la période de dilatation.

2° *En lui évitant les promenades fatigantes* qu'on a trop souvent l'habitude de lui imposer sous le prétexte de hâter l'accouchement.

3° *En lui conseillant de rester le plus possible dans le décubitus dorsal.*

Les douleurs sont habituellement les plus fortes dans le décubitus horizontal et il est exceptionnel que les douleurs portent le mieux dans la situation verticale ; dans ce dernier cas, femme peut rester debout jusque vers la fin de la période de dilatation.

Décubitus horizontal est obligatoire quand membranes sont rompues sous peine de voir liquide amniotique s'écouler, même pendant l'intervalle des contractions.

Décubitus horizontal est également préférable quand membranes sont intactes, car il ramène l'utérus dans l'axe de la filière génitale, supprime l'action de la pesanteur sur la poche des eaux et permet d'en éviter ou tout au moins d'en retarder la rupture, alors même qu'elle est volumineuse.

Rupture prématurée des membranes doit être évitée à tout prix et surtout quand poche des eaux est volumineuse, car elle peut amener la *rétrocession du travail,* la procidence des membres ou du cordon, et même l'*œdème de la lèvre antérieure du col* comprimée entre la partie fœtale et la symphyse.

CONDUITE À TENIR PAR L'ACCOUCHEUR PENDANT L'ACCOUCHEMENT FŒTAL (*suite*)

RÔLE DE L'ACCOUCHEUR VIS-A-VIS DE LA MÈRE PENDANT LE TRAVAIL (*suite*)

Ménager les forces de la femme pendant la période de dilatation (*suite*)

Aussi, à moins d'indications pressantes, ne devra-t-on pas pratiquer le toucher pendant les contractions de façon à éviter la rupture des membranes ?

4° *En essayant de supprimer les causes qui mettent obstacle à la dilatation :*

a. *Membranes trop tendues* empêchent la descente de la partie fœtale qui se présente ; dans ce cas poche des eaux ne bombe pas pendant contraction et est constamment tendue dans intervalle des contractions.

Pratiquer alors la rupture artificielle des membranes (1), soit avec l'ongle ou mieux avec un perce-membranes (*dans l'intervalle ou à la fin d'une contraction* pour éviter procidence), soit au besoin avec une plume d'oie ou une allumette préalablement stérilisées.

b. *Lèvre antérieure œdématiée* forme bourrelet et empêche la descente de l'extrémité fœtale.

L'accrocher avec le doigt au moment de la contraction et l'attirer en haut pour permettre à la partie fœtale de descendre.

Bien guider les forces de la mère pendant la période d'expulsion

a. **Descente de la partie fœtale jusqu'à la vulve** (*Femme doit pousser pendant la contraction seulement*)

Dès que dilation est bien complète, rompre artificiellement les membranes.

Engager femme à pousser pendant contraction et à se reposer dans l'intervalle des contractions.

La femme qui pousse bien doit fermer la bouche et pousser *pendant la contraction* d'une façon continue *par le bas* comme si elle voulait aller à la garde-robe.

Si crampes au mollet ou à la cuisse, friction ou compression de la partie contracturée.

b. **Passage de l'anneau vulvaire** (*Femme ne doit pousser que dans l'intervalle des contractions*)

Laisser pousser la parturiente jusqu'au moment où l'extrémité fœtale qui se présente se dégage à la vulve.

Alors pour protéger le périnée empêcher la femme de pousser *pendant la contraction* en lui disant d'ouvrir la bouche et de respirer largement.

Parturiente devra pousser **modérément** *dans l'intervalle des contractions seulement,* en obéissant aux indications et commandements de l'accoucheur dont le rôle est d'activer l'expulsion de la partie fœtale qui se présente tout en respectant l'intégrité des parties maternelles.

RÔLE DE L'ACCOUCHEUR VIS-A-VIS DE L'ENFANT PENDANT LE TRAVAIL

Surveiller la vitalité de l'enfant et s'assurer qu'il ne souffre pas.

3 signes de souffrance chez l'enfant qui va naître

Mouvements convulsifs du fœtus (signe inconstant, difficilement appréciable).

Ecoulement du méconium, surtout si liquide amniotique a été d'abord transparent. — L'apparition du méconium dans la présentation du siège n'a aucune valeur puisqu'elle est d'ordre purement mécanique.

Modifications dans les bruits du cœur :
Battements du cœur sont de 120 à 160 par minute.
A 110 pulsations, faire attention.
Au-dessous de 100, situation critique.
Si irrégularité et intermittences, enfant court de grands dangers.

Le *moyen de choix* pour surveiller la vitalité de l'enfant est l'*auscultation ; il est nécessaire de la pratiquer toutes les 10 minutes vers la fin du travail.*

Si l'enfant paraît souffrir, prendre ses dispositions pour l'intervention et stériliser à l'avance l'appareil instrumental s'il y a lieu.

Si souffrance de l'enfant est certaine, l'extraire, dès que dilatation sera suffisante, soit par la version, soit à l'aide du forceps.

---

(1) La rupture artificielle des membranes doit encore être pratiquée dans le cas d'hydramnios ou d'insertion vicieuse du placenta.

D'où 3 cas où il faut rompre la poche des eaux :
1 Hémorragie grave due à insertion vicieuse.
2 Hydramnios (tension utérine permanente due à l'excès du liquide amniotique).
3 Membranes trop tendues.

SOINS A DONNER A L'ENFANT IMMÉDIATEMENT
APRÈS SA NAISSANCE

A. — L'ENFANT NOUVEAU-NÉ EST BIEN PORTANT (1)

(Il crie et agite ses petits membres aussitôt la naissance)

a. POSITION A DONNER A L'ENFANT AUSSITÔT SON EXPULSION

a. — *La femme est dans son lit :* Placer l'enfant, étendu sur le dos, la face dirigée en haut, sur un linge sec, propre et chaud entre les jambes de la mère.

Cordon ne devra être ni comprimé pour ne pas arrêter circulation, ni tiraillé pour ne pas décoller prématurément placenta.

b. — *La femme est sur le bord du lit en position obstétricale :* Placer l'enfant sur le ventre de la mère avec les mêmes précautions que plus haut.

b. ENLÈVEMENT DES MUCOSITÉS : Enlever les mucosités à l'aide du petit doigt ou de l'index introduit dans la bouche,

c. LAVAGE DES YEUX POUR ÉVITER OPHTHALMIE DES NOUVEAU-NÉS

Faire d'abord lavage des paupières à l'eau bouillie tiède, ou mieux les savonner.

Ensuite laver les yeux, soit avec une solution de sublimé au 1/4 non préparée à l'alcool, soit avec une solution d'acide citrique à 5 pour 100; ou encore instiller une goutte de nitrate d'argent à 1 pour 100 (Crédé), à 1 pour 200 (Budin).

Se servir de ouate stérilisée pour le lavage des yeux.

---

(1) QUELQUES CONSIDÉRATIONS PERSONNELLES SUR LES PHÉNOMÈNES PHYSIOLOGIQUES QUI SE PASSENT CHEZ LE NOUVEAU-NÉ AUSSITÔT SA NAISSANCE. — THÉORIE DE LA RESPIRATION BASÉE SUR CES CONSIDÉRATIONS :

L'enfant qui s'annonce vivace avant l'accouchement ne naît bien portant que s'il *n'a pas souffert* pendant le travail; *il donne alors des signes de vie immédiats.*

Il commence souvent à respirer aussitôt l'expulsion de la tête, quelquefois même à crier.

Le plus souvent les signes de vie manifestes ne se produisent qu'après l'expulsion totale du fœtus : il agite désespérément ses membres dans tous les sens comme s'il cherchait la paroi utérine qui lui servait de point d'appui, et se met à crier de toutes ses forces; il semble que l'enfant qui vient de perdre son point d'appui habituel *a peur du vide* qui s'est subitement fait autour de lui.

La peur du vide nous apparaît évidente chez le nouveau-né; elle se manifeste chaque fois qu'on le remue ou qu'on veut le changer de position. Les cris et les mouvements redoublent d'intensité quand, après la section du cordon, on porte l'enfant à la garde chargée de sa toilette.

Cette peur du vide et l'impression du froid extérieur contribuent beaucoup, selon nous, à l'établissement de la respiration chez le nouveau-né. L'impression du froid déterminerait un réflexe analogue à celui qui se produit lorsqu'on se verse de l'eau froide sur la nuque par exemple; ce réflexe n'est autre qu'un mouvement inspiratoire.

La peur du vide provoquerait des cris instinctifs qui sont perçants et saccadés comme ceux qu'on observe journellement chez les personnes qui sont sous l'empire d'une frayeur quelconque.

Les cris ne peuvent se produire que dans l'expiration et nécessitent, pour leur émission, un mouvement respiratoire intense. *Ils sont un sûr garant de la vitalité de l'enfant et font que l'accoucheur n'est réellement rassuré sur le compte du nouveau-né que lorsque celui-ci se met à crier.*

Ces quelques considérations nous permettent par suite d'expliquer comment, selon nous, s'établit la respiration chez le nouveau-né :

d. LIGATURE ET SECTION DU CORDON — **Nécessité de la ligature du bout fœtal du cordon avant sa section**

a. — *Nécessité basée sur l'histoire naturelle comparée :* Hémorragies ombilicales n'existent pas chez les animaux, parce qu'ils emploient des moyens analogues à la ligature (piétinement, mâchonnement du cordon).

b. — *Nécessité basée sur la physiologie :* Sang cesse de passer dans le cordon parce la respiration s'établit. Il y a *appel du sang par l'aspiration thoracique* et cet appel est tel qu'il ne se produit jamais d'hémorragie chez nouveau-né qui respire normalement.

Ligature du cordon serait donc inutile si la respiration, une fois établie chez le nouveau-né, s'effectuait toujours régulièrement. Respiration est souvent entravée par un grand nombre de causes (maillot trop serré, obstruction momentanée des voies aériennes, muscles inspirateurs peu développés, faiblesse congénitale, etc.). Dans ces conditions, l'aspiration thoracique, et par suite l'appel du sang se faisant mal, sang reprend le chemin primitif, d'où hémorragie ombilicale si la ligature du cordon ombilical a été insuffisamment serrée; d'où nécessité, en tant que précaution, de la ligature du bout fœtal du cordon (*ligature de précaution*).

1° *L'impression du froid extérieur* déterminerait par action réflexe *la première inspiration.*

2° *La peur du vide,* par les cris instinctifs qu'elle occasionne chez le nouveau-né, vient ajouter son action à l'elasticité pulmonaire pour produire une *expiration forcée* et par suite une grande activité respiratoire essentiellement favorable à l'établissement de la circulation extra-utérine et à la suppression de la circulation funiculaire.

L'influence manifeste des cris sur la suppression de la circulation funiculaire est mise souvent à profit par le praticien qui, s'il le juge à propos, diminue la durée des battements du cordon en irritant un peu l'enfant au moyen de petites secousses qui provoquent ou font redoubler presque immédiatement ses cris.

TROUBLES METTANT OBSTACLE AU MÉCANISME RESPIRATOIRE CHEZ L'ENFANT QUI A SOUFFERT PENDANT LE TRAVAIL. — MOYENS D'Y REMÉDIER

L'étude du mécanisme physiologique des premières respirations chez le nouveau-né nous conduit logiquement à examiner les troubles qui mettent obstacle à ce mécanisme lorsque l'enfant a souffert pendant le travail.

L'enfant qui était vivace avant ou au début de l'accouchement, peut très bien naître *étonné* ou en état de *mort apparente, s'il a souffert pendant le travail.*

Dans ce cas, les conditions de vitalité cessent d'être physiologiques; il se crée un état pathologique plus ou moins grave par suite de l'existence de troubles cérébraux ou de lésions cérébrales, occasionnés par le travail de l'accouchement.

Les troubles cérébraux sont déterminés soit par l'asphyxie (défaut d'oxygénation du sang), soit par le fait d'une hémorragie grave (décollement du placenta, rupture du cordon, etc.) qui anémie les centres nerveux.

Les lésions cérébrales peuvent être produites par une compression fœtale trop prolongée ou par une intervention laborieuse (application de forceps par exemple).

Dans ces divers cas, les fonctions du cerveau sont obnubilées ou annihilées.

Le fœtus est une masse inerte, flasque, sans vie apparente.

La peur du vide ne saurait exister dans ce cas puisque toute fonction instinctive est abolie. Seule l'impression du froid extérieur subsiste; mais généralement elle est trop faible pour pouvoir déterminer les mouvements respiratoires.

L'accoucheur se trouve dans l'obligation de recourir à des moyens artificiels plus énergiques pour exciter la sensibilité, et provoquer même la douleur : il lui faut faire des frictions, des flagellations, faire couler un filet d'eau froide d'une certaine hauteur sur la région précordiale pour arriver à ébranler le système nerveux, à vaincre la torpeur cérébrale.

Soins a donner a l'enfant immédiatement après sa naissance *(suite)*

d. LIGATURE ET SECTION DU CORDON *(suite)* — Ligature du bout placentaire

Son indication formelle : Ligature du bout placentaire *n'est obligatoire que dans le cas de grossesse gémellaire,* dans la crainte que la circulation placentaire ne soit commune aux 2 fœtus.

Ses inconvénients au point de vue de la délivrance : Contrairement aux idées accréditées, les expériences de Tarnier et Budin ont prouvé que la ligature du bout placentaire, loin de faciliter le décollement du placenta, rendait la délivrance *plus lente* et *plus laborieuse.*

Son utilité comme point de repère pour la constatation de l'abaissement du placenta : Ligature du bout placentaire n'est pratiquée actuellement qu'à titre de renseignement.

Ligature lâche d'Auvard : Il pratique une ligature lâche sur le bout placentaire au ras de la vulve et peut constater indirectement le degré d'abaissement du placenta par la descente du cordon qui doit être de 7 travers de doigt avant de tenter la délivrance.

Lepage arrive au même résultat qu'Auvard en sectionnant le cordon au ras de la vulve. Son procédé a en plus l'avantage d'empêcher d'exercer des tractions intempestives sur le cordon.

Sous ces excitations de nature diverse, la respiration s'établit peu à peu, l'hématose se fait et les fonctions cérébrales réapparaissent au fur et à mesure de la disparition des troubles asphyxiques.

Quand ces procédés d'excitabilité fœtale ne réussissent pas, l'accoucheur doit se décider vite à pratiquer *la respiration artificielle* qui rétablit l'oxygénation, ramène les fonctions vitales et par suite fait disparaître le troubles cérébraux.

Il est bien entendu que les divers procédés pour ranimer l'enfant n'ont d'efficacité qu'autant que les phénomènes de sidération nerveuse sont dus à des troubles asphyxiques ou anémiques.

Tout trouble de l'organisme fœtal dû à des lésions cérébrales survenues pendant l'accouchement est fatalement subordonné à l'importance et à l'étendue de ces lésions.

Si elles sont peu sérieuses l'enfant respirera difficilement pendant 24, 48 heures et poussera des cris plaintifs; petit à petit les phénomènes pathologiques s'amendent et la respiration prend sa régularité normale.

Si les lésions cérébrales sont trop graves, tous les efforts de l'accoucheur seront vains, l'enfant succombe immédiatement ou au bout de quelques heures.

RÉSUMÉ : *a.* Lorsque l'enfant naît bien portant, l'établissement des mouvements respiratoires est *un phénomène physiologique d'ordre réflexe subordonné aux causes suivantes : l'inspiration serait déterminée par l'impression extérieure du froid ; l'expiration qui normalement est surtout un phénomène d'élasticité pulmonaire prend chez le nouveau-né les caractères d'une expiration forcée sous l'influence de la frayeur instinctive qu'éprouve l'enfant à la sensation inaccoutumée du vide qui accompagne fatalement son expulsion.*

b. Lorsque l'enfant naît *étonné ou en état de mort apparente,* les propriétés des centres nerveux sont altérées, soit *définitivement,* si leur lésion est profonde (paralysies diverses, idiotie, mort immédiate ou presque immédiate); soit *temporairement,* si leur rétablissement est subordonné au retour de l'hématose, ou mieux au retour régulier des phénomènes ou échanges vitaux.

Si les propriétés des centres nerveux sont simplement obnubilées, la circulation funiculaire et au besoin les moyens indirects (frictions, flagellation, eau froide) suffisent le plus souvent à faire cesser l'état de mort apparente.

Si elles sont annihilées, l'accoucheur devra intervenir activement. Les moyens indirects seront le plus souvent insuffisants; il faudra recourir aux moyens directs (procédés divers de respiration artificielle).

SOINS A DONNER A L'ENFANT IMMÉDIATEMENT APRÈS SA NAISSANCE *(suite)*

d. LIGATURE ET SECTION DU CORDON *(suite)*

Choix du moment de la ligature

3 sortes de ligature par rapport au moment d'intervention

Ligature immédiate : Quand on la pratique aussitôt la naissance.

— *tardive :* Quand elle est faite de suite après la cessation des battements du cordon.

— *retardée :* Quand elle n'est pratiquée que 1 ou 2 minutes après la cessation des battements funiculaires (Budin).

Expériences physiologiques démontrant la supériorité de la ligature tardive ou retardée sur la ligature immédiate

Si on pratique ligature immédiate, 90 à 100 gr. de sang s'écoulent par le bout placentaire ; l'enfant subit par suite une perte sanguine qui équivaudrait à 1,700 grammes chez l'adulte.

Si on pèse un enfant aussitôt sa naissance et un peu après la cessation des battements du cordon, on constate qu'il a gagné une moyenne de 62 gr. (Schüking).

Hélot a démontré que la ligature tardive augmente la richesse glomérulaire du sang du nouveau-né.

Parallèle entre les 3 sortes de ligatures

a. **Ligature immédiate** prive l'enfant d'une quantité de sang d'autant plus considérable qu'elle est pratiquée plus hâtivement et avant que le fœtus ait respiré ; il en résulte dans la tension du sang artériel un abaissement égal en moyenne au 1/3 de la tension initiale (Ribemont-Dessaignes).

— Par suite, ligature immédiate ne doit être pratiquée que dans les cas d'absolue nécessité (cas les plus graves d'asphyxie blanche).

b. **Ligature tardive :** Elle se pratique aussitôt la cessation des battements du cordon, c'est-à-dire en moyenne 2 minutes 1/2 après la naissance ; toutefois ce laps de temps peut être diminué si on active la respiration de l'enfant par excitation directe ; il est d'observation que les *battements du cordon cessent d'autant plus rapidement que la respiration s'établit plus vite régulière.*

Avantages de la ligature tardive

a. Enfant bénéficie d'une quantité de sang évaluée en moyenne à 90 grammes (le trentième de son poids environ).

b. Si ligature a été tardive, enfant diminue moins de poids dans les premiers jours qui suivent sa naissance et toutes les fonctions s'établissent mieux. Il n'y aurait pas d'ictère hémaphéique (?)

c. Ligature tardive est particulièrement favorable dans asphyxie bleue, l'hématose se faisant et par la respiration pulmonaire fœtale et par le sang de la mère tant que dure la circulation funiculaire.

c. **Ligature retardée :** Ses avantages sont les mêmes que pour la ligature tardive ; il n'est pas encore permis d'établir si elle est supérieure à cette dernière ; sa supériorité sur la ligature immédiate est évidente.

SOINS A DONNER A L'ENFANT IMMADIATEMENT APRÈS SA NAISSANCE *(suite)*

d. LIGATURE ET SECTION DU CORDON *(suite)* — **Modes de ligature** *(suite)*

Règles applicables à tous les modes de ligature

- Quelque soit le mode de ligature employé, toujours lier à 4 ou 5 centimètres de l'ombilic, dans la crainte que le cordon ne soit coupé en serrant trop la ligature.
- Les fils ou cordonnets auront 35 cent. de long.
- *Ne jamais cirer les fils* (méthode incompatible avec les procédés antiseptiques).
- N'employer que des fils ou mieux des cordonnets *plats* ayant trempé dans une solution désinfectante ou ayant bouilli.
- Se garder d'employer l'acide phénique que le nouveau-né supporte très mal.
- Couper le cordon avec des ciseaux aseptiques.

a. Cordon normal

Procédé classique

- Placer la partie moyenne du fil sous le cordon, l'entourer 2 fois et serrer progressivement, de manière à écraser peu à peu la gélatine de Wharton et à oblitérer les parois des vaisseaux, *en faisant avec les 2 pouces poulie de réflexion.*
- Entourer encore une fois le cordon, serrer de nouveau et terminer par 2 nœuds l'un sur l'autre.
- Prendre garde de trop serrer pour ne pas couper le cordon.

Procédé d'urgence

- Si vie de l'enfant est compromise et qu'il faille sectionner rapidement le cordon, faire une *ligature provisoire* (un simple tour avec le cordonnet et un nœud), ou mieux, placer une pince hémostatique sur le cordon et le couper. Ligature définitive sera faite plus tard en même temps que le pansement du cordon ombilical.

b. Cordon gras

Ligature élastique ou procédé de l'allumette de Tarnier

- Placer une allumette parallèlement au cordon.
- Comprendre dans la *ligature élastique* le cordon et l'allumette qui empêche le glissement du fil.
- Briser l'allumette en deux en pressant avec les 2 pouces sur la ligature elle-même et retirer doucement les 2 fragments.
- La meilleure ligature élastique est le caoutchouc rond revêtu de soie qu'on trouve dans le commerce.

Procédé de Pinard

- Il fait une première ligature à 4 travers de doigt de l'ombilic, il sectionne le cordon, puis le plie sur lui-même et place une 2ᵉ ligature sur ces 2 portions de cordon adossées comme deux canons de fusil.

Procédé de Budin

- Faire d'abord avec un fil de lin simple ou double une ligature bien serrée du cordon, puis le couper à 1 centimètre au-delà de la ligature.
- Séparer les 2 chefs du fil, les ramener sur la surface de section du cordon et faire une 2ᵉ ligature qui est perpendiculaire à la première et sépare le cordon en 2 moitiés.
- Faire en terminant avec les 2 chefs du même fil la ligature de chacune des moitiés du cordon.

SOINS A DONNER A L'ENFANT IMMÉDIATEMENT APRÉS SA NAISSANCE (*suite*)

e. Nettoyage de l'enfant
Enlever l'*enduit sébacé* avec de l'huile.
Plonger ensuite enfant dans *bain chaud* (30 à 34°) pendant 2 à 3 minutes et avoir soin de soutenir avec la main la nuque au-dessus de l'eau. Faire au besoin quelques *lotions savonneuses* dans le bain si l'enduit sébacé a été enlevé incomplètement.
Essuyer complètement tout le corps de l'enfant avec linge bien sec et chaud.

f. Rechercher les vices de conformation que peut présenter le nouveau-né
Inspecter toutes les régions du corps pour voir s'il n'y a pas de vices de conformation.
Porter toute son attention sur les orifices naturels ; toujours regarder s'il n'y a pas de malformation des organes génitaux, et s'il n'y a pas d'imperforation du rectum.

g. Ligature définitive du cordon
Si la ligature du cordon a été faite hâtivement, ou si, le cordon est gras (*se méfier des cordons gras*), s'assurer par l'absence complète de suintement sanguin que la ligature est suffisamment serrée ; au besoin en faire une 2ᵉ (*ligature définitive*).
Il est rare qu'on soit obligé de faire la ligature isolée des vaisseaux.

h. Pansement du cordon
Il doit être aseptique ou mieux antiseptique et fait *à sec* pour favoriser la dessiccation du cordon.

Pansement classique
Prendre un morceau de ouate sèche de la longueur et de l'épaisseur de la main.
Le perforer en son centre avec le doigt.
Introduire le cordon par cet orifice et replier ensuite la ouate sur le cordon.
Maintenir le pansement au moyen d'une bande.
La ouate employée devra toujours être aseptique. D'après Pinard, la ouate au bi-iodure ou au sublimé donnerait les meilleurs résultats.
La ouate phéniquée ne doit jamais être employée, l'acide phénique étant mal supporté par les enfants.

i. Habillement de l'enfant

a. Composition du maillot français
Une chemise.
Une brassière de flanelle et une brassière en piqué.
Une bande de flanelle pour le pansement du cordon.
Des chaussons de laine (facultatifs).
Une couette en toile fine.
Un carré de ouate pour le pansement du cordon.
Un lange de laine ou de molleton.
Un petit fichu.
Enfin à volonté un cache-maillot.

b. Composition du maillot anglais
Une chemise.
Une brassière de flanelle et une en piqué.
Une bande de flanelle pour le pansement du cordon.
Une bande anglaise d'un mètre.
Une serviette de toile fine.
Une culotte de flanelle.
Un imperméable en toile caoutchoutée.
Un petit fichu.
Une longue robe de flanelle dite Jackson.
Une longue robe de piqué ou autre tissu.
Des bas de laine ou de coton.
Des chaussons de laine.

Pas de bonnet généralement

SOINS A DONNER A L'ENFANT IMMÉDIATEMENT APRÈS SA NAISSANCE *(suite)*

i. **HABILLE-MENT DE L'ENFANT** — **Généralités** :
- Quelque soit le maillot adopté, préparer avant la naissance toutes les pièces de l'habillement.
- Passer à l'avance les unes dans les autres les manches des chemise et brassières pour les mettre en une seule fois.
- Emmaillotter très soigneusement l'enfant en ayant soin de ne pas faire de plis.
- Laisser le maillot assez long pour que les pieds n'en touchent pas le fond.
- Ne pas trop serrer le maillot à la base du thorax pour ne pas gêner les mouvements respiratoires.
- Ne pas chercher à étendre les jambes sous prétexte de les rendre droites; l'enfant les étendra de lui-même après quelques jours.
- Ne se servir que d'*épingles de sûreté*.
- L'enfant devra être habillé auprès d'un bon feu, les pieds du nouveau-né devront être tournés vers le foyer.

j. **L'ENFANT EST POSÉ DANS SON LIT** :
- Le nouveau-né une fois habillé, le coucher dans son berceau.
- Boule d'eau chaude aux pieds.

B. — **LES PHÉNOMÈNES DE LA VIE EXTRA-UTÉRINE TARDENT SEULEMENT A SE MONTRER** (P. Dubois)
(L'enfant a souffert à la fin de la période d'expulsion)

L'ENFANT NAIT ÉTONNÉ

Signes :
- Au lieu de crier, l'enfant reste inerte sur le lit.
- Battements du cœur sont visibles et assez réguliers.

Causes de cet état :
- Gêne de la circulation fœto-placentaire occasionnée par la compression fœtale dans la période d'expulsion ou par la présence de circulaires autour du cou.

Conduite à tenir :
- Enlever les mucosités de la bouche.
- Frictionner légèrement le dos de l'enfant ou secouer doucement celui-ci jusqu'à ce que la respiration s'établisse.
- Faire crier le nouveau-né et attendre que les battements du cordon aient disparu avant de le lier.

C. — **L'ENFANT NAIT EN ÉTAT DE MORT APPARENTE**
(L'enfant a souffert pendant le travail)

Fœtus inerte est en résolution musculaire complète; battements du cœur existent, mais sont souvent très faibles et très espacés.

2 états bien distincts dans la mort apparente :
- Asphyxie bleue.
- Asphyxie blanche ou état syncopal.

α. — **ASPHYXIE BLEUE**

CARACTÈRES : Coloration violacée intense de la face et quelquefois du tronc.

CAUSES :
- Défaut d'oxygénation du sang fœtal par compression temporaire du cordon ou par insuffisance d'oxygénation du sang maternel (éclampsie, asphyxie).
- Congestion ou hémorragie cérébrale ou méningée.
- Compression fœtale ou crânienne trop prolongée, dans les accouchements lents et laborieux.

CONDUITE A TENIR —

Méthode ancienne :
- Autrefois on coupait le cordon immédiatement et on laissait couler quelques cuillérées à café de sang *(saignée du cordon)*.
- *Cette conduite est irrationnelle* : Nous savons que la ligature immédiate correspond à une saignée de 90 grammes; en faisant en outre saigner le cordon, on augmente encore la perte de sang de 40 à 80 grammes, d'où une perte totale qui peut être évaluée à une saignée de 2.500 à 3.000 grammes chez l'adulte.

Méthode actuelle :
- L'asphyxie bleue étant due à l'insuffisance de l'oxygénation et à l'accumulation de CO_2 dans le sang fœtal, ne pas lier le cordon avant la cessation des battements, de façon qu'hématose se fasse par la mère en attendant que respiration et nouvelle circulation s'établissent.
- Faire respirer enfant asphyxique en le secouant doucement.
- Le faire crier avant de couper cordon.

β. — ASPHYXIE BLANCHE OU ÉTAT SYNCOPAL

CARACTÈRES
Etat syncopal est beaucoup plus grave qu'asphyxie bleue, et est souvent mortel.
Nouveau-né très pâle ; muqueuses décolorées ; membres inertes ; corps mou, flasque ; aucune tentative inspiratoire.
Cœur ralenti, ayant une tendance à se ralentir de plus en plus ; quelquefois battements imperceptibles.

CAUSES
Congestion cérébrale.
Hémorragie méningée.
Hémorragie par rupture du cordon, par décollement du placenta, ou insertion vicieuse.

CONDUITE A TENIR

a. Attendre, si possible, la cessation des battements du cordon pour le lier ; toutefois si le danger de mort est imminent, le lier immédiatement pour emporter et soigner l'enfant.

b. Enlèvement des mucosités de la bouche de l'enfant avec le doigt.

c. Favoriser l'établissement des mouvements respiratoires

Méthode indirecte. Provoquer la respiration par le réveil de la sensibilité
Faire pénétrer les barbes d'une plume dans les fosses nasales pour provoquer éternuement.
Frictions avec alcool, vin aromatique, vinaigre.
Flagellations sur fesses et dos avec linge mouillé ou main.
Plonger l'enfant dans un bain très chaud pour exciter réflexe.
Filet d'eau froide sur la poitrine (région précordiale).
Plonger alternativement l'enfant dans l'eau chaude et dans l'eau froide (en dernier lieu eau chaude).
Bains chauds sinapisés.
Electrisation par courants continus { 1 électrode dans le dos. / 1 — sur la poitrine.

Méthode directe ou procédés de respiration artificielle

1ʳᵉ Variété. — **L'air est introduit directement dans les poumons**

Insufflation bouche à bouche
C'est un procédé de nécessité qui ne présente que des inconvénients :
1° On n'insuffle que de l'air déjà brûlé et souvent septique ;
2° C'est un procédé répugnant et quelquefois dangereux pour l'accoucheur en cas de syphilis ;
3° C'est un procédé incertain, l'air pouvant pénétrer dans l'œsophage et l'estomac qui se gonfle et refoule en haut le diaphragme, d'où gêne de la pénétration aérienne.

Insufflation à l'aide de l'insufflateur de Ribemont

Introduction de l'insufflateur
Enfant sur le dos ; tête légèrement en arrière. — Index gauche va chercher *les 2 arythénoïdes* (larynx se trouve en avant).
Enfoncer doucement insufflateur dans ouverture laryngée.
Si insufflateur en place, pont charnu entre index et instrument.
Si insufflateur n'est pas dans le larynx : 1° estomac se distend et non poitrine ; 2° l'air emprisonné ne produit pas de *bruit de retour.*

Aspiration des mucosités
Faire d'abord une *forte aspiration* avec insufflateur pour entraîner mucosités des voies aériennes.
Retirer insufflateur, le débarrasser de ses mucosités et le réintroduire.

Nombre d'insufflations par minute
15 à 20 insufflations par minute ; mettre quelques secondes entre chaque insufflation.
On injecte environ 25 à 30 cent. cubes d'air par insufflation.
Faire en même temps pressions sur cage thoracique.

ASPHYXIE BLANCHE OU ÉTAT SYNCOPAL *(suite)*

CONDUITE A TENIR *(suite)*

c. **Favoriser l'établissement des mouvements respiratoires** *(suite)*

Méthode directe ou procédés de respiration artificielle *(suite)*

Insufflation à l'aide de l'insufflateur de Ribemont *(suite)*

Durée de l'insufflation

Durée de l'insufflation; variable suivant le cas; d'une façon générale pratiquer l'insufflation pendant une 1/2 heure si besoin; ne pas perdre espoir tant que battements du cœur persistent sans trop s'espacer.

Si enfant se refroidit sans qu'il y ait diminution des battements du cœur, cesser insufflation, le mettre dans un bain chaud et recommencer.

Résultats

Si résultat heureux, peau se colore petit à petit, battements du cœur plus rapides, quelquefois respirations spontanées.

N'abandonner l'enfant que quand il a crié.

Si résultat doit être malheureux, refroidissement est progressif, battements diminuent de plus en plus; alors cesser insufflation.

2ᵉ Variété. — Les mouvements respiratoires sont facilités sans introduction directe d'air dans les poumons

Procédé de Sylvester

Fœtus est couché sur le dos, la tête un peu élevée. Elever les bras aussi haut que possible, puis les abaisser le long du tronc et ainsi de suite.

Procédé de Schultze

L'accoucheur est debout, prend l'enfant par les aisselles et le tient suspendu verticalement, la face dirigée en avant (position d'inspiration). L'enfant est ensuite soulevé de façon à lui faire décrire une courbe en arc de cercle qui porte le siège plus haut que l'extrémité céphalique (position d'expiration).

Cette culbute produit la compression des viscères thoraciques par suite de la flexion de la colonne lombaire et favorise l'expiration.

Faire ce double mouvement 10 à 15 fois par minute.

Procédé de Laborde (Méthode de tractions rhythmées de la langue)

Saisir la langue avec une pince spéciale. Si on se sert d'une pince quelconque, d'une pince hémostatique par exemple, calculer le degré de pression, de façon à ne pas meurtrir ni endommager la langue; *ne jamais serrer jusqu'au cran d'arrêt.* Attirer fortement la langue au dehors et lui faire exécuter des mouvements énergiques d'avant en arrière, en tàchant d'imiter le rhythme de la fonction respiratoire.

« L'effet et l'importance de cette manœuvre résident principalement dans l'action puissante que l'excitation de la base de la langue, et surtout sa traction, exercent sur le *réflexe respiratoire.»* (Laborde).

ACCOUCHEMENT ANNEXIEL OU DÉLIVRANCE
2ᵐᵉ TEMPS DE L'ACCOUCHEMENT

DÉFINITION : La délivrance est l'expulsion naturelle ou l'extraction artificielle du *délivre* ou de l'*arrière-faix,* autrement dit des annexes du fœtus : cordon, placenta, membranes (chorion, amnios, caduques).

GÉNÉRALITÉS
La délivrance est une période fertile en incidents, en accidents qui demandent de la part de l'accoucheur du sang-froid et une connaissance approfondie des phénomènes physiologiques qui se succèdent et des complications qui peuvent survenir (Ribemont-Dessaignes).
Une délivrance bien faite, bien dirigée, donne à l'accouchée presque toutes les chances possibles de ne pas avoir de fièvre pendant les jours qui suivent l'accouchement (Ribemont-Dessaignes).

MÉCANISME PHYSIOLOGIQUE DE LA DÉLIVRANCE (3 TEMPS)

1ᵉʳ TEMPS : DÉCOLLEMENT DU PLACENTA

Théorie de Baudelocque

« *L'action seule de la matrice, aidée de la contraction des muscles abdominaux, force le placenta à se détacher.* » (Baudelocque).
Tantôt cette désunion commence par le centre du placenta et tantôt par un point de sa circonférence, ce qui produit des phénomènes différents.
Si centre se décolle le premier, placenta se présente par sa face fœtale et a la forme d'un parapluie retourné par le vent ; il se renverse *en formant une poche qui se remplit de sang ;* la femme ne perd presque pas de sang avant de se délivrer.

Si décollement commence par la périphérie, 2 cas :
Si bord supérieur se décolle le premier, il se forme aussi une poche sanguine.
Si décollement commence par bord inférieur, placenta se roule en forme d'oublie, sa sortie est toujours précédée d'un peu de sang.

Théorie de Desormeaux et Dubois

Ils admettent la théorie de Baudelocque ; mais pour eux le *sang* qui s'épanche entre la paroi utérine et le placenta serait par son poids un agent de décollement.

Théorie de Mathews Duncan

Placenta se décollerait par *rétraction et contraction de l'utérus.*
Placenta se présenterait à l'orifice utérin *par son bord* et non par sa face fœtale.
Les tractions intempestives faites sur le cordon seraient coupables de l'*inversion* ou renversement du placenta.

Théorie de Tarnier et Chantreuil

Ils combattent l'opinion de Duncan sur la présentation du placenta à l'orifice utérin.
Tout en admettant que le placenta s'engage souvent par un point de sa circonférence, ils sont d'avis que l'*inversion de l'œuf est habituellement spontanée et très complète :* « Le placenta en descendant sur le col et dans le vagin tire sur les membranes qui se décollent à leur tour, de telle sorte que l'œuf se retourne comme un doigt de gant et présente sa face amniotique en dehors. » (Tarnier et Chantreuil).
La statistique faite par Pinard et Lepage leur donne raison et montre que le placenta se présente :

Par sa face fœtale.............. 80.79 pour 100
Par son bord .... 13.40 —
Par sa face utérine............ 5.66 —

Le décollement du placenta serait dû également à la contractilité utérine.

MÉCANISME PHYSIOLOGIQUE DE LA DÉLIVRANCE *(suite)*

1er TEMPS : DÉCOLLEMENT DU PLACENTA *(suite)*

Théorie de Jacquemier, Pajot et Ribemont-Desssaignes

La *rétractilité de l'utérus* jouerait un rôle plus important que sa contraction pour décoller le délivre.

Jacquemier a montré que le décollement ne commence qu'après l'expulsion du fœtus ou au plus tôt au moment où cette expulsion est sur le point d'être achevée.

Théorie de Pinard et Varnier sur le mécanisme du décollement de l'arrière-faix

Cette théorie, basée sur des constatations anatomiques et sur les mensurations de la hauteur de l'utérus pendant la délivrance, met en relief deux faits nouveaux : l'*enchatonnement physiologique du placenta* et le *mouvement ascensionnel de l'utérus pendant la délivrance,* et montre que le chorion et la caduque ne se décollent de la paroi utérine qu'après le placenta.

Elle est aussi plus complète que les autres théories, puisqu'elle explique et le décollement du placenta et celui des membranes.

Constatations anatomiques faites sur des pièces congelées par Pinard, Varnier et Ribemont-Dessaignes

1° Décollement du placenta se fait de la périphérie au centre.

2° Le muscle utérin est épais au niveau de la portion décollée.

3° Le muscle utérin est *mince* au niveau de la partie qui est encore adhérente.

Mouvement ascensionnel de l'utérus pendant la délivrance

« Aussitôt après l'expulsion d'un fœtus à terme, et de volume normal, la vessie contenant peu ou point d'urine, le fond de l'utérus est plutôt *au-dessous qu'au niveau de l'ombilic.* » (Pinard et Varnier). Si on mesure la hauteur de l'utérus toutes les 5 minutes, à partir du moment où le fœtus a été expulsé, on constate que l'utérus subit un *mouvement ascensionnel progressif.*

L'ascension moyenne serait de 3 à 4 centimètres.

Mécanisme du mouvement ascensionnel

Aussitôt après l'expulsion, segment supérieur utérin s'affaisse sur segment inférieur aminci.

Petit à petit placenta se décolle et tombe sur segment inférieur qu'il remplit peu à peu.

Sous l'influence de cette plénitude du segment inférieur, l'affaissement de la paroi disparaît et le fond de l'utérus s'élève fatalement.

Le mouvement ascensionnel est d'autant plus rapide que le décollement du placenta s'effectue plus vite.

L'utérus *s'abaisse et s'affaisse à nouveau* quand le placenta a quitté définitivement l'utérus et est passé dans le vagin.

Théorie sur le mécanisme du décollement de l'arrière-faix basée sur les faits précédents

a. **Décollement du placenta**

a. **Enchatonnement physiologique du placenta**

Aussitôt après l'expulsion du fœtus, utérus tend à reprendre sa forme *en vertu de l'élasticité, de la rétractilité et de la contractilité des éléments musculaires de l'utérus.*

La paroi utéro-placentaire étant plus mince se rétracte forcément moins vite, d'où *enchatonnement physiologique du placenta ;* ce dernier se tasse, s'épaissit, se fronce sur la face fœtale, *mais ne se décolle pas encore.*

« L'enchatonnement physiologique se montre sur toutes nos coupes. » (Pinard et Varnier).

MÉCANISME PHYSIOLOGIQUE DE LA DÉLIVRANCE (*suite*)

1er Temps : DÉCOLLEMENT DU PLACENTA (*suite*)

Théorie de Pinard et Varnier sur le mécanisme du décollement de l'arrière-faix (*suite*)

a. **Décollement du placenta (*suite*)**

b. **Décollement de la périphérie au centre**

« Il s'établit une lutte constante (élasticité et rétractilité) avec assauts (contractilité) pour faire disparaître enchatonnement. Les éléments musculaires accumulés autour du placenta réduisent petit à petit la surface de la paroi utéro-placentaire amincie par un mouvement vermiforme et le décollement se fait de la périphérie au centre. » (Pinard et Varnier).

Les éléments musculaires de l'utérus étant inégalement répartis, les conditions du décollement varieront suivant que le placenta sera inséré sur les segments supérieur, moyen, sur une des cornes ou sur la paroi antérieure ou postérieure. Le décollement se fera plus vite là où la paroi utérine sera plus épaisse.

« Le chorion et la caduque ne se séparent de la paroi utérine, ne se décollent qu'après le placenta. C'est ce dernier qui, par son poids et par la poussée qu'il reçoit de la contraction et de la rétraction utérine, entraîne la séparation des membranes », et cela, quel que soit le mode de présentation du placenta. (Pinard et Varnier).

b. **Décollement des membranes**

Souvent placenta se trouve suspendu dans le segment inférieur de l'utérus et même dans le vagin par les membranes encore retenues et adhérentes dans la cavité utérine, d'où le précepte suivant émis par Pinard et Varnier pour éviter dans bien des cas la rétention des membranes : « *Ne jamais commencer ou continuer des tractions sur le cordon* **pendant la contraction utérine,** *alors même que le placenta est déjà dans le vagin ou à la vulve.* »

La facilité avec laquelle les membranes se déchirent et leur adhérence suffisent à expliquer pourquoi la *délivrance spontanée* expose plus à la rétention des membranes que l'extraction simple.

2e Temps : PASSAGE DU PLACENTA DE LA CAVITÉ UTÉRINE DANS LE VAGIN

Contractions utérines chassent placenta décollé dans le vagin.

Descente est d'autant plus facile que vaisseaux placentaires contiennent moins de sang, ce qui diminue le volume du placenta ; d'où avantage de la ligature tardive.

Quelquefois membranes restent adhérentes à la paroi utérine ; le placenta finit de les détacher par son propre poids.

Durée des 2 premiers temps : en moyenne 20 à 30 minutes.

3e Temps : EXPULSION DE L'ARRIÈRE-FAIX PAR LES VOIES GÉNITALES

Parois vaginales distendues reviennent lentement sur elles-mêmes.

Placenta y séjourne 1 heure 1/2, 2 heures et plus (P. Dubois).

Souvent femme a envie de pousser, fait un effort en contractant parois abdominales et expulse placenta.

Contractions vaginales ont peu d'influence sur l'expulsion de l'arrière-faix. L'expulsion spontanée se fait surtout par la contraction utérine aidée de l'effort abdominal.

MÉCANISME PHYSIOLOGIQUE DE LA DÉLIVRANCE (*suite*)

Les *obstacles physiologiques* qui se forment dans le cours de la délivrance et viennent entraver ou ralentir l'expulsion de l'arrière-faix sont au nombre de 2.

OBSTACLES PHYSIOLOGIQUES SE FORMANT DANS LE COURS DE LA DÉLIVRANCE ET RETARDANT OU ENTRAVANT L'ACCOMPLISSEMENT DES 2ᵉ ET 3ᵉ TEMPS (1)

1° Antéversion physiologique

Le segment supérieur de l'utérus en s'affaissant sur le segment inférieur aminci produit une *antéversion physiologique* nuisible à l'expulsion du délivre; effectivement le placenta vient *butter* contre la paroi antérieure de l'utérus et du col et ne peut plus descendre dans le vagin ou y descend difficilement.

Pour remédier à cet obstacle, Mauriceau a imaginé de faire une *poulie de renvoi* dans la méthode de traction. Dans les autres méthodes il faut avoir soin, avant de tenter la délivrance, *de redresser l'antéversion physiologique pour rétablir l'axe de la filière génitale;* la descente du placenta se fera alors facilement soit en engageant la femme à pousser, soit en pratiquant une expression utérine modérée.

2° Rétraction physiologique du col

Aussitôt après l'expulsion, l'utérus tend à reprendre sa forme normale et se rétracte. Le canal cervical n'échappe pas à cette loi. Il se produit donc une certaine *rétraction physiologique* qui a pour conséquence de diminuer l'orifice du col et par suite de gêner l'engagement du placenta.

Dans la rétraction physiologique, l'orifice du col, bien que rétréci, reste *souple, dilatable* (2).

La rétraction physiologique du col peut très bien résister à la pression exercée par le poids du placenta; elle est d'ordinaire facilement vaincue lorsqu'à cette pression placentaire viennent s'ajouter les efforts de la femme ou l'expression utérine la plus modérée.

3 VARIÉTÉS DE DÉLIVRANCE

D. **spontanée** : les 3 temps s'accomplissent seuls.

D. **naturelle** ou mieux **extraction simple** de Ribemont : on n'intervient qu'à la fin du 2ᵉ temps et pour le 3ᵉ.

D. **artificielle** ou **extraction utérine** de Ribemont : il faut introduire la main pour déterminer ou compléter le décollement du placenta.

DURÉE DE LA DÉLIVRANCE

En moyenne une 1/2 heure, si la délivrance est *physiologique*.

Au-dessus d'une heure, délivrance devient *pathologique*.

CONDUITE A TENIR AU MOMENT DE LA DÉLIVRANCE DANS LE CAS DE GROSSESSE SIMPLE (3)

SURVEILLANCE STRICTE DE LA PARTURIENTE PENDANT LA PÉRIODE DE DÉCOLLEMENT DE L'ARRIÈRE-FAIX

Après l'accouchement fœtal, *surveiller attentivement* la parturiente.

Se méfier de l'hémorragie interne et des syncopes.

A cet effet prendre les précautions suivantes : surveiller de temps à autre le pouls de la patiente, s'assurer qu'il est toujours régulier et vigoureux.

Examiner attentivement le facies de sa cliente, l'interroger sur son état général, sur les sensations qu'elle éprouve.

S'assurer de temps en temps si globe utérin *reste dur (Globe de sûreté de Pinard)*, ou s'il n'y a pas inertie; dans ce dernier cas, faire quelques frictions légères pour ramener la contractilité utérine.

Surveiller si l'écoulement sanguin n'est pas trop fort.

Si le placenta doit se présenter par *sa face fœtale*, peu ou pas d'écoulement; s'il doit se présenter *par son bord,* il se fait généralement pendant l'expulsion une hémorragie de 3 à 400 grammes qui ne doit pas effrayer.

En un mot, épier tous les signes d'une hémorragie et à la moindre alerte procéder à l'examen des voies génitales et être prêt à intervenir activement.

---

(1) Nous ne saurions trop appeler l'attention sur l'*antéversion physiologique* et la *rétraction physiologique* du col ; ces phénomènes normaux constituant souvent de véritables obstacles pour l'expulsion du délivre, nous avons cru devoir les mettre en relief et leur consacrer un paragraphe spécial.

(2) Si l'orifice du col devenait rigide et n'était plus dilatable, la rétraction serait dite *pathologique*.

(3) Nous ne nous occuperons pour le moment que de l'extraction simple, c'est-à-dire de la *délivrance naturelle*. La délivrance artificielle ou extraction utérine sera décrite avec les complications de la délivrance qui font partie de la dystocie.

CONDUITE A TENIR AU MOMENT DE LA DÉLIVRANCE (*suite*)

PRÉCAUTIONS A PRENDRE PAR L'ACCOUCHEUR DANS LA CRAINTE D'UNE INTERVENTION IMMÉDIATE

Avoir sous la main de l'eau bouillie chaude pour pouvoir faire une injection en cas d'hémorragie.

Redoubler les précautions antiseptiques ; se laver les mains et les avant-bras, suivant les règles, et *les conserver propres*.

Avoir une solution antiseptique toute prête pour pouvoir assurer la désinfection.

Faire tous les préparatifs discrètement de peur d'inquiéter la famille.

NÉCESSITÉ D'INTERVENIR DANS LA DÉLIVRANCE

Lorsque la délivrance est abandonnée aux seuls efforts de la nature, elle est ou très lente ou très rapide.

Presque toujours elle se fait *si lentement* que les femmes *s'inquiètent*, se fatiguent et sont exposées à une hémorragie parce que l'utérus se laisse distendre par des caillots accumulés derrière le placenta qui obstrue le vagin.

L'intervention qui supprimerait tous ces inconvénients serait par suite plus favorable que la méthode d'expectation.

Dans les rares cas où l'expulsion spontanée est rapide, la mère est exposée à la rétention des membranes par suite de la sortie trop brusque du délivre ; là encore il y aurait avantage à intervenir en soutenant la masse placentaire au niveau de la vulve de façon à éviter que son poids ne provoque la déchirure des membranes.

MOMENT DE L'INTERVENTION DANS LA DÉLIVRANCE

Accoucheur doit attendre très patiemment que le placenta soit décollé et descendu en grande partie dans le vagin ; *à ce moment seulement il a le droit et le devoir d'achever la délivrance.*

Le décollement physiologique du placenta durant en moyenne 20 à 30 minutes, il faut, lorsque ce temps est écoulé, s'assurer soit indirectement, soit directement par le toucher, si le décollement et la descente placentaire ont eu lieu.

Il n'y a pas la moindre complication

Constatation indirecte de la descente placentaire par la recherche du mouvement ascensionnel et l'examen de la ligature lâche

Avant de pratiquer le toucher :

1° S'assurer si le fond de l'utérus n'a pas dépassé l'ombilic, autrement dit si le *mouvement ascensionnel* n'a pas commencé. Ce mouvement doit être présumé quand le fond de l'utérus est élevé et qu'en même temps femme se plaint de coliques utérines.

Ne pas confondre le mouvement ascensionnel avec une hémorragie interne : Dans l'hémorragie interne, l'utérus peut remonter également au-dessus de l'ombilic ; mais il est mollasse, fluctuant et ne donne plus la sensation du globe de sûreté ; les symptômes généraux sont graves : pâleur, malaise général, syncope, pouls petit et fréquent.

2° Faire de *légères tractions* sur le cordon dans le seul but de constater le degré d'abaissement de la ligature lâche qui a été faite en même temps que celle du cordon.

Constatation directe du degré d'abaissement du placenta par le toucher (3 cas)

Précautions antiseptiques préalables

Avant de pratiquer toucher, faire :
1° Désinfection des mains ;
2° Toilette vulvaire ;
3° Injection vaginale.

1er cas : *Le placenta est profondément engagé dans le vagin ;* le doigt le rencontre presque immédiatement et arrive facilement au niveau de l'insertion du cordon sur le placenta : *la délivrance doit être pratiquée.*

CONDUITE A TENIR AU MOMENT DE LA DÉLIVRANCE (*suite*)

MOMENT DE L'INTERVENTION DANS LA DÉLIVRANCE (*suite*)

Il n'y a pas la moindre complication

Constatation directe du degré d'abaissement du placenta par le toucher (*suite*)

2ᵉ **cas** : *Le placenta décollé, accessible au doigt, est arrêté dans le canal cervical* (2 causes d'arrêt) :

α. Il peut être arrêté par les *obstacles physiologiques* qui se forment au cours de la délivrance: les efforts de la femme ou une tentative *modérée* d'expression utérine en ont facilement raison et font tomber rapidement le placenta dans le vagin, ce que l'on constate facilement par la descente du cordon.

β. Placenta est arrêté dans sa descente parce que le décollement n'est pas total ou que les membranes sont encore adhérentes. L'expression utérine pratiquée légèrement à titre de renseignement n'est suivie d'aucun mouvement de descente du cordon.

Attendre si rien ne presse ; intervenir si l'état de la femme l'exige et faire la délivrance vagino-utérine.

3ᵉ **cas** : *Le placenta n'est pas accessible.* Le doigt même profondément engagé n'arrive pas sur le placenta.

S'abstenir de toute intervention, sauf indication majeure. Dans ce dernier cas, pratiquer immédiatement l'extraction utérine ou délivrance artificielle.

Il survient des complications

Le moment de l'intervention est entièrement subordonné aux complications qui peuvent surgir et nécessitent le plus souvent une intervention immédiate.

DÉLIVRANCE NATURELLE. — DÉLIVRANCE PAR EXTRACTION SIMPLE

(3 MÉTHODES)

1° MÉTHODES DE TRACTION

Méthode ancienne ou de Pajot

Attendre que le placenta soit *descendu sur le col utérin* (environ 20 à 30 minutes après la naissance de l'enfant.)

Enrouler le cordon autour de la main droite.

Tirer en bas et en arrière dans l'axe du détroit supérieur. Pour y arriver, former une *poulie de renvoi* au niveau de la fourchette vulvaire avec index et médius gauches placés sur la face supérieure du cordon.

« *Tendre* et *attendre*. »

Sitôt après accouchement, frictionner doucement utérus pour favoriser sa rétraction et le décollement du placenta.

Limite extrême du moment de l'intervention

On peut attendre tant que l'orifice utérin ne revient pas sur lui-même et ne menace pas d'emprisonner l'arrière-faix.

On doit faire la délivrance par tractions après 1 heure ou 1 heure 1/2.

Méthode nouvelle ou de Pinard

Attendre, pour faire tractions, que placenta soit tout entier dans vagin.

Tirer sur placenta avant son complet décollement serait s'exposer à la rétention des membranes, à des hémorragies et même au renversement de l'utérus, à son inversion.

Avant de tirer sur cordon, appliquer une main sur fond de l'utérus de manière à *redresser son antéversion physiologique* et à surveiller l'état de contraction ou de relâchement de ce muscle.

Puis faire des tractions légères sur le cordon d'abord en arrière, ensuite horizontalement, et enfin en haut et en avant.

DÉLIVRANCE PAR EXTRACTION SIMPLE (*suite*)

1° MÉTHODES DE TRACTION (*suite*)

Méthode nouvelle ou de Pinard (*suite*)

Dès qu'une contraction utérine survient, **cesser toute traction** *qui pourrait déchirer les membranes et amener rétention.*

Si membranes adhérentes, difficiles à extraire, *ne pas enrouler membranes sur elles-mêmes* (on ne sait pas ce qui se passe), mais aller avec 2 doigts sur le col faire poulie de renvoi.

Si membranes se déchirent malgré tout, jeter un fil aseptique aussi haut que possible et recommencer tractions au bout 2 ou 3 jours.

Recueillir avec soin arrière-faix pour l'examiner.

2° MÉTHODES D'EXPRESSION

a. Méthode de Crédé

Au bout d'un quart d'heure placer la main sur le fond de l'utérus (4 doigts en arrière de l'organe, le pouce en avant), frictionner et serrer d'abord doucement, puis fortement.

Profiter autant que possible des contractions utérines.

Avantages : Ne pas casser le cordon quelquefois trop grêle, ne pas causer d'hémorragie, ni le renversement (inversion) de l'utérus (ce qui peut arriver avec traction).

Inconvénients : Pression est douloureuse et expose à rétention des membranes qui se déchirent.

Ribemont veut attendre 20 ou 30 minutes avant de faire l'expression.

Ne recourir à cette méthode qu'exceptionnellement.

b. Méthode de Champetier de Ribes

Manuel opératoire

Champetier de Ribes pratique de la façon suivante :

1. *Redresser fortement avec la main l'antéversion utérine* de façon à mettre l'axe utérin dans le prolongement du vagin.
2. *Pousser le fond de l'utérus redressé dans l'excavation* jusqu'à ce que la partie la plus volumineuse du placenta soit dehors.
3. Cesser les pressions et *relever l'utérus* en insinuant les doigts derrière la symphyse et en faisant des frictions modérées de bas en haut sur face antérieure de l'organe. Ce massage n'est efficace que dans l'intervalle des contractions ; en produisant le relèvement de l'utérus, il détache les membranes, le placenta ne pouvant suivre ce mouvement d'élévation.

Aucune traction n'est exercée sur le cordon.

La masse placentaire est seulement soutenue par une main au niveau de la vulve de façon à éviter que son poids ne provoque la déchirure des membranes.

Ses avantages

Le procédé de Champetier de Ribes nous paraît devoir être la méthode de préférence :

a. Aucune traction *ne doit être faite* sur le cordon ; d'où il n'y a pas à craindre de tractions intempestives sur le cordon.

Pour n'être pas tenté de tirer sur le cordon, le mieux est d'adopter la pratique de Lepage qui le coupe au ras de la vulve.

b. Il favorise la sortie *lente* et progressive du placenta et surtout des membranes et par conséquent diminue les chances d'arrachement des membranes.

c. Il remplit complètement les diverses conditions du mécanisme physiologique de la délivrance et aplanit ses difficultés :

α. Par le *redressement de l'utérus* avec la main, il facilite beaucoup le décollement et l'expulsion du placenta.

DÉLIVRANCE PAR EXTRACTION SIMPLE (*suite*)

2° MÉTHODES D'EXPRESSION (*suite*) — *b.* **Méthode de Champetier de Ribes** (*suite*) — **Ses avantages** (*suite*)

β. Par l'*expression* limitée à l'apparition de la plus grosse partie du placenta à l'orifice vulvaire, il vainct rétraction physiologique du col.

γ. Par les *frictions exercées de bas en haut sur l'utérus*, alors que l'autre main ne fait que soutenir la masse placentaire au niveau de la vulve, il décolle *lentement* les membranes en imitant et aidant le mécanisme physiologique de la délivrance. Dans le procédé de traction il faut être bien sûr de soi pour pouvoir dire qu'on ne fera jamais de tractions intempestives sur le cordon.

d. Depuis que le procédé de Champetier de Ribes est mis en pratique à la maternité de Tenon, son auteur a constaté que « les membranes sont beaucoup moins souvent déchirées qu'avec les anciennes méthodes. »

3° MÉTHODE MIXTE

La main appliquée sur le fond de l'utérus pratique l'*expression*.

L'autre main tire sur le cordon.

Cette méthode ne doit être exécutée que par des accoucheurs sûrs d'eux-mêmes; elle est dangereuse si on cherche à faire la délivrance avant le décollement du placenta.

Elle est indiquée et doit être tentée avant délivrance artificielle lorsque complications s'annoncent menaçantes et obligent à hâter délivrance.

EXAMEN DE L'ARRIÈRE-FAIX

Bien s'assurer que l'arrière-faix est complet.

L'ouvrir pour savoir si tous les cotylédons ont été expulsés.

Si cotylédon accessoire est resté dans cavité utérine, on voit des vaisseaux rompus et des ouvertures béantes dans l'emplacement du cotylédon.

Essayer de reconstituer l'œuf au moyen des membranes et voir si la déchirure n'a servi qu'au passage du fœtus.

On peut voir en même temps s'il y a eu insertion vicieuse (ce sera le cas chaque fois que les membranes seront déchirées à moins de 8 centimètres du rebord placentaire).

Examiner le placenta au point de vue de ses caractères macroscopiques (placenta albuminurique, syphilitique, etc.).

Peser chaque placenta : Pinard insiste avec raison sur l'hypertrophie placentaire dans le cas de syphilis.

ÉCOULEMENT SANGUIN DANS LA DÉLIVRANCE

Au moment de la délivrance femme perd environ 700 gr. de sang. — D'après les nouvelles recherches de Budin, l'écoulement sanguin ne dépasserait guère en moyenne 150 ou 200 grammes.

DE LA DÉLIVRANCE GÉMELLAIRE

DE LA DÉLIVRANCE GÉMELLAIRE

Il est peu important pour l'accoucheur qu'il y ait 1 ou 2 masses placentaires.

Règles : *a.* — Il doit toujours *au point de vue de l'expulsion* agir comme s'il n'y avait qu'une masse placentaire et ne tenter la délivrance qu'après la naissance du 2ᵉ enfant, dans la crainte de décollement qui pourrait être grave pour la mère et le 2ᵉ enfant,

La délivrance par expression ne doit être tentée qu'après le décollement du placenta, c'est-à-dire en moyenne après 20 ou 30 minutes.

La délivrance ne sera faite avant le 2ᵉ accouchement que si l'arrière-faix, appartenant au 1ᵉʳ enfant apparaît spontanément à la vulve.

b. — Au *point de vue de la ligature du cordon* toujours agir également comme s'il n'y avait qu'une masse placentaire, autrement dit, supposer qu'il y a circulation commune entre les 2 fœtus et lier le *bout placentaire* aussitôt la naissance du 1ᵉʳ enfant.

c. — La délivrance gémellaire subit les mêmes règles que dans l'accouchement simple; elle ne doit être tentée que quand le ou les placentas sont décollés et descendus dans le vagin.

Complications dans la délivrance gémellaire

Femme est tout particulièrement exposée à l'hémorragie, l'utérus se rétractant et se contractant mal par suite de la surdistension qu'il a subie pendant la grossesse.

Placenta même décollé peut tarder à s'engager en raison de son volume exceptionnel.

SOINS A DONNER A LA FEMME IMMÉDIATEMENT APRÈS LA DÉLIVRANCE

SOINS A DONNER A LA FEMME APRÈS L'ACCOUCHEMENT

Toilette vulvaire — Délivrance est faite, enfant est habillé et mis dans son berceau, il faut procéder à la toilette de la femme. Faire dissoudre un paquet de 0 gr. 25 de sublimé dans un litre d'eau tiède qui a été bouillie. Se servir d'ouate antiseptique et *non d'éponges.* Mettre bassin plat chauffé sous le siège ; faire *toilette vulvaire.* (Faire tomber de l'eau d'une hauteur de 10 centimètres environ pour désagréger caillots). Savoir qu'il y a grande sensibilité vulvaire chez femme qui vient d'accoucher ; pas d'eau trop chaude.

Injection vaginale — *Injection vaginale est de règle, surtout si travail a duré longtemps* : Injecteur sera tenu à 50 centimètres au plus au-dessus du siège. Canule sera expurgée d'air avant de l'introduire dans le vagin (sinon syncope mortelle possible). Après l'injection, nouvelle toilette vulvaire, et toilette générale pour approprier la femme. Gaze iodoformée ou tampon de ouate sur la vulve. Cuisses rapprochées. La toilette finie, retirer la garniture provisoire, ou bien remplacer la garniture souillée par une propre, ou encore porter la femme dans un autre lit *préalablement chauffé et garni.* On a changé préalablement tout le linge de la femme, et on a mis un bandage en T, qui n'est pas indispensable, mais qui maintient la paroi abdominale et, par la compression qu'il exerce sur utérus, diminue coliques utérines.

Injection intra-utérine — S'il y a eu intervention, si le liquide amniotique avait quelque odeur, ou si le fœtus était mort ou macéré, *injection intra-utérine* (quantité de l'injection : 2 à 3 litres). Faire également injection intra-utérine avec plusieurs litres *d'eau chaude* à 48° dans le cas d'hémorragie. Il existe divers modèles de sonde intra-utérine (sondes Tarnier, Doléris, Budin, Bozemann-Fritisch, etc.). Les bien désinfecter avant de s'en servir.

Soins en cas de déchirures — Les déchirures créant des portes d'entrée pour les micro-organismes, pratiquer la suture du périnée de suite après l'accouchement. *Si très petite déchirure, accolement fémoral* simple avec serviette roulée autour des cuisses, ou bien *serre-fines* qui restent 24 heures en place. Dans les 2 cas, pansement iodoformé.

Linges sales : Débarrasser la chambre de l'accouchée de tous les linges sales et de tous les meubles inutiles.

Des antiseptiques employés — Ils varient avec les accoucheurs. Ne pas employer le sublimé en cas de forte déchirure ou de grande faiblesse, dans la crainte d'intoxication.

Règle générale — Etre d'autant plus rigoureux pour la pratique antiseptique qu'on a été obligé d'intervenir et de faire des touchers fréquents. A moins de laisser une personne de confiance, *ne quitter sa cliente qu'une heure au plus tôt après la délivrance.* Au moment du départ : 1° Donner à travers la paroi abdominale *une poignée de main* à l'utérus pour voir s'il est bien rétracté ; 2° Faire les recommandations à l'entourage en cas d'hémorragie (massage utérin, injection d'eau très chaude, administration d'ergot de seigle) ; 3° Indiquer le régime alimentaire et les soins à donner à la nouvelle accouchée.

19

GROSSESSE PATHOLOGIQUE

La grossesse devient *pathologique* toutes les fois qu'il survient dans le cours de la gestation un état maladif quelconque, soit du côté de la gestante, soit du côté de l'œuf.

Les **états pathologiques de la femme enceinte** peuvent être *indépendants de la grossesse (maladies dans l'état gravide)* ou *occasionnés par la grossesse (maladies de l'état gravide ou maladies propres à la femme enceinte).*

Ils peuvent compromettre la santé et même la vie de l'enfant; ils ont également une influence manifeste sur le cours de la grossesse qu'ils peuvent gêner ou même interrompre. Par réciprocité, la grossesse peut aggraver ces états maladifs.

Les **maladies de l'œuf** comprennent les états pathologiques des annexes et du fœtus. Elles provoquent un arrêt plus ou moins complet dans le développement de l'œuf et peuvent aussi menacer plus ou moins directement l'état de santé et même l'existence de la femme enceinte. Il est reconnu aujourd'hui par exemple que l'hydramnios prédispose à l'urémie par la compression des uretères.

Les **phénomènes pathologiques** qui se passent soit du côté de la gestante, soit du côté de l'œuf, n'ont qu'une minime importance s'ils sont peu développés; la grossesse se traîne péniblement, le fœtus souffre plus ou moins, et la femme accouche à terme d'un enfant qui peut naître vivant s'il n'y a pas de complications dans l'accouchement. Si leur intensité s'accroît, ils peuvent occasionner exceptionnellement la mort de la femme; le plus souvent ils déterminent soit la mort de l'enfant, soit le plus généralement l'expulsion prématurée du fœtus.

De ces considérations, il résulte que l'étude de la grossesse pathologique comprend 3 chapitres importants :

1° Les maladies de la mère;

2° Les maladies de l'œuf;

3° Les conséquences ou effets de ces maladies (suivant l'intensité de celles-ci)

a. **sur la mère**
- Avortement.
- Accouchement prématuré.
- Mort de la femme enceinte.

b. **sur le fœtus**
- Faiblesse congénitale simple.
- Faiblesse congénitale aggravée par la toxémie.
- Mort du fœtus par toxémie ou par arrêt complet du développement de l'œuf.

MALADIES DE LA MÈRE

APERÇU GÉNÉRAL

MALADIES DE LA MÈRE

- **Maladies de l'état gravide ou maladies propres à la femme enceinte**
  - *Maladies dues à l'auto-intoxication gravidique*
    - Vomissements incoercibles.
    - Anémie pernicieuse progressive.
    - Œdème, hydropisie des séreuses.
    - Albuminurie.
    - Eclampsie, etc.
  - *Maladies de l'appareil génital dues à la grossesse*
    - *Maladies de l'appareil génital et de ses dépendances par exagération des propriétés physiques et physiologiques*
      - Leucorrhée (hypersécrétion).
      - Vaginite granuleuse (hypertrophie)
      - Vaginite végétante (hyperplasie).
      - Hypertrophie des mamelles.
      - Relâchement des symphyses.
    - *Positions pathologiques de l'utérus gravide*
      - Prolapsus de l'utérus.
      - Antéversion, rétroversion.
      - Déviations latérales de l'utérus.
      - Hernies de l'utérus.
    - *Maladies dues à la gêne de la circulation génitale*
      - Œdème des lèvres du col.
      - Œdème sus-pubien.
      - Varices génitales.
- **Maladies dans l'état gravide**
  - *Maladies de voisinage déterminées par compression mécanique de l'utérus gravide*
    - Troubles urinaires.
    - Varices.
    - Constipation.
  - *Maladies par ralentissement de la nutrition*
    - Diabète.
    - Coliques hépatiques, ictère.
    - Gravelle, goutte, rhumatisme.
  - *Maladies préexistantes (existant avant la grossesse)*
    - Intoxications (Alcool, morphine, plomb, tabac, syphilis).
    - Maladies bactériennes (Fièvre intermittente, malaria, tuberculose).
    - Maladies par altération du sang (leucémie, hémophilie, purpura).
    - Cardiopathies.
    - Névroses (épilepsie, chorée, hystérie).
  - *Maladies intercurrentes (survenant dans le cours de la grossesse)*
    - Maladies générales aiguës.
    - Fièvres éruptives.
    - Appareil digestif (embarras gastrique, choléra, etc.).
    - Appareil respiratoire (pneumonie, pleurésie, etc).
    - Système nerveux (paralysies, folie puerpérale, etc.).
    - Traumatismes dans la grossesse.

INFLUENCE MORBIDE DE L'ÉTAT GRAVIDE SUR LA MÈRE

OU MALADIES PROPRES A LA FEMME ENCEINTE

AUTO-INTOXICATION GRAVIDIQUE OU HÉPATO-TOXÉMIE GRAVIDIQUE DE PINARD

GÉNÉRALITÉS SUR L'AUTO INTOXICATION GRAVIDIQUE OU HÉPATO-TOXÉMIE GRAVIDIQUE

La femme gravide subit un certain nombre de *phénomènes morbides* qui sont causés par un défaut d'élimination par les émonctoires (rein, peau, intestin, etc.) des produits excrémentitiels contenus en excès dans le sang (Pinard).

Les *produits de désassimilation* sont plus abondants chez la femme enceinte puisqu'elle doit non-seulement suffire à ses propres besoins, mais encore fournir les matériaux nécessaires à la nutrition et à l'accroissement du fœtus.

L'augmentation des produits de désassimilation exigerait une suractivité équivalente de l'élimination. Cette suractivité fait parfois défaut : le rein élimine souvent moins par suite des transformations anatomiques qu'il subit du fait de la grossesse et le foie dont l'activité est débordée ne détruit plus d'une manière aussi parfaite les ptomaïnes du tube digestif. Il en résulte par suite une *hépato-toxémie gravidique* ou *auto-intoxication* qui permet d'expliquer les troubles digestifs (ptyalisme, vomissements incoercibles, etc.), les œdèmes, l'albuminurie, les crises convulsives (éclampsie), qu'on observe chez la femme gravide (Pinard). Ces troubles sont bien inhérents à l'état gravide puisqu'ils cessent généralement lorsque la grossesse est interrompue par la mort du fœtus.

TROUBLES DE L'APPAREIL DIGESTIF

Ils sont presque constants dans le cours et surtout au début de la grossesse; ils n'offrent généralement aucun caractère de gravité; toutefois ils peuvent devenir mortels.

PTYALISME

Le ptyalisme est une *sécrétion exagérée de la salive*.
La quantité peut s'élever à *plus d'un litre par jour*.
La grossesse doit être soupçonnée dès qu'une jeune femme bien portante se met à saliver en grande quantité (Tarnier).
Ptyalisme *cesse d'ordinaire vers 4e mois* comme les vomissements; quelquefois il dure pendant toute la grossesse; il a même été observé pendant quelques mois après l'accouchement.
Il ne survient généralement qu'à l'une des grossesses.
Ptyalisme *n'a pas de gravité*.
Le *régime lacté* est le seul traitement qui ait produit parfois de bons effets.

GINGIVITE

Gencives sont rouges, tuméfiées, saignent facilement.
Gingivite *débute vers 4e mois* et peut ne disparaître que 2 mois après l'accouchement.
Traitement : Enlever tartre; chlorate de potasse à 4 pour 100.

ODONTALGIE

Très fréquente dans les premiers mois de la grossesse. — Dicton populaire : chaque enfant coûte une dent à sa mère.
Elle est due à une névralgie simple ou à une carie dentaire.
Traitement : Chloral, antipyrine. — Enlever la dent ou la restaurer si elle n'est pas trop cariée.

PYROSIS

Sensation de brûlure allant de l'œsophage à l'estomac.
Lait associé aux alcalins réussit bien.

VOMISSEMENTS INCOERCIBLES

Fréquence
Les cas de vomissements incoercibles sont rares, ils peuvent devenir mortels.

Pathogénie
Vomissements incoercibles seraient surtout dus à l'inflammation parenchymateuse de l'utérus, à la rigidité du col (Dancé, Guéniot, Horwitz).
Ils sont liés au mauvais fonctionnement du foie *(hépato-toxémie gravidique)* mais ne constituent pas une entité morbide (Pinard). C'est l'opinion la plus accréditée actuellement.

3 Périodes (Paul Dubois)

1° Période d'amaigrissement
Vomissements simples deviennent peu à peu incoercibles.
Tantôt les aliments sont vomis en totalité; tantôt une partie est rejetée (mucosités, glaires, bile, aliments, parfois un peu de sang).
Urines deviennent rares, foncées. — Amaigrissement progressif.

2° Période de fièvre
Tout est vomi. — Traits s'altèrent, yeux excavés, peau terreuse, bouche sèche, haleine fétide, 100 à 140 pulsations. — 28 à 36 respirations par minute. Albumine en très grande quantité dans l'urine. — 240 gr. d'urine par jour. — T. de 37°5 à 40°.

3° Période mortelle
Surviennent alors accidents cérébraux : Syncopes, hallucinations, troubles de l'ouïe, strabisme, délire.
Coma et mort avec hypothermie, alors que vomissements ont diminué ou disparu (amélioration trompeuse).

Pronostic
Mort certaine à la 3e période, probable à la 2e.
Existence du fœtus très compromise.

Diagnostic
Établir d'abord l'existence de la grossesse; écarter les causes d'erreur (tumeur abdominale, péritonite tuberculeuse, etc.).

S'assurer que les vomissements sont incoercibles
Se méfier des exagérations de l'entourage et de la patiente.
Pesées fréquentes de la malade pour constater s'il y a amaigrissement : *les vomissements doivent être regardés comme simples tant qu'il n'y a pas d'amaigrissement* et que certains aliments sont conservés.

Diagnostiquer la période de la maladie.

Troubles de l'appareil digestif *(suite)*

VOMISSE-
MENTS
INCOERCIBLES
(suite)

Traitement

Général — Changement d'habitation, aliments froids ou glacés. Eau-de-vie, liqueurs, éther; opiacés; laudanum ou morphine. — Chloral, alcalins, champagne. — Potion de Rivière; Kola; 5 gouttes de noix vomique.
Lavage et gavage de l'estomac. — Vomitifs. — Purgatifs. — Inhalations d'O.
Valérianate de cérium : 5 pilules de 0.05 par jour. — Solution de cocaïne, etc.
Traitement de Pinard basé sur l'*hépato-toxémie* :
Régime lacté; s'il n'est pas supporté, Képhyr, Koumys.
Purgatifs drastiques fréquents, calomel.

Local

Estomac — Electricité, sangsues, pulvérisations d'éther. vésicatoire, pointes de feu à la région épigastrique.

Utérus — Application sur col utérin de belladone, cocaïne, sangsues, cautérisation au nitrate d'argent ou au thermo-cautère (ces deux derniers moyens peuvent provoquer accouchement).
Dilatation digitale du col par méthode de Copeman.
Au besoin pratiquer accouchement prématuré; dans ce cas, dégager sa responsabilité en réclamant une consultation avec un ou plusieurs confrères; consultation devra être écrite.

CONSTIPA-
TION

Constipation est presque de règle chez la femme gravide.
Elle peut être opiniâtre, devenir pathologique par les accidents qu'elle occasionne (hémorroïdes, contractions utérines prématurées, avortement) et gêner l'accommodation pelvienne, par suite de l'accumulation des matières fécales dans l'S iliaque.

Traitement — Augmenter alimentation végétale.
Donner des lavements avec huile, glycérine, 80 grammes de miel mercuriale.
Eaux naturelles purgatives. Eviter les drastiques. Rhubarbe : 0 gr. 80 à 1 gramme.

DIARRHÉE

Exceptionnelle; peut devenir grave, incoercible au point de compromettre l'existence de la mère.
Diarrhée alterne souvent avec constipation : il se produit de véritables débâcles.
Traitement ordinaire : bismuth, laudanum, diascordium, lavements d'amidon.

ANÉMIE PERNICIEUSE PROGRESSIVE DES FEMMES ENCEINTES

DÉFINITION : Anémie grave, le plus souvent mortelle, relevant de l'auto-intoxication gravidique, liée dans la plupart des cas à des lésions du foie et des reins (Plicot).

FRÉQUENCE

Affection *rare*, qui s'observe principalement dans l'état puerpéral, d'où le nom de cachexie puerpérale qui lui a été donné en 1869 par Valsuani.
Elle atteint le plus souvent les multipares soumises à de mauvaises conditions hygiéniques (misère physiologique).

SYMPTÔMES

Début insidieux.
Troubles digestifs commencent le plus souvent et sont intenses : inappétence, vomissements, dyspepsie, diarrhée opiniâtre.
Palpitations, dyspnée, *tendance syncopale au moindre mouvement.*
Peu ou pas d'amaigrissement, fièvre plus ou moins marquée.
Décoloration intense des tissus et du sang.
Face bouffie; *œdème* des extrémités, surtout des membres inférieurs; quelquefois exophtalmie; œdème des grandes lèvres, des petites lèvres, de la paroi abdominale.
L'anémie pernicieuse est faiblement hémorragipare chez les femmes enceintes.
Pouls petit, filiforme, accéléré. Souffles anémiques dans les vaisseaux du cou.

ANÉMIE PERNICIEUSE PROGRESSIVE DES FEMMES ENCEINTES *(suite)*

SYMPTÔMES
(suite)

Examen du sang accuse une *diminution considérable des globules rouges* qui tombent à 2 millions, même à 1 million, à 378,000 (Lépine), comme dans l'anémie au 4ᵉ degré.

Pas d'albumine dans les urines ; albumine existe au contraire dans les œdèmes dus à une affection rénale ou cardiaque.

Intelligence restée intacte devient paresseuse dans les derniers jours de la vie : apathie, somnolence, collapsus. Délire et névralgies sont rares.

Bourdonnements d'oreilles, éblouissements, vertiges, céphalalgie, syncopes sont constants.

MARCHE

Marche presque toujours fatale. Malades accouchent assez souvent prématurément vers 7ᵉ et 8ᵉ mois et meurent généralement quelques jours après l'accouchement ; parfois elles meurent épuisées, sans qu'il y ait eu aucun signe de travail.

Malades meurent dans le collapsus, plus rarement dans le subdelirium ou la syncope.

DURÉE MOYENNE : 3 à 8 mois.

PRONOSTIC : Très grave pour la mère et l'enfant.

TRAITEMENT

Tous les traitements médicaux ont échoué, y compris la transfusion et les inhalations d'O.

Gusserow et Chiara conseillent l'avortement ou l'accouchement prématuré.

Varnier et Pinard préfèrent s'abstenir, la terminaison étant presque toujours fatale.

ŒDÈMES AU COURS DE LA GROSSESSE

DÉFINITION : On donne le nom d'*œdème* à la présence du sérum du sang épanché dans le tissu cellulaire sous-cutané.

SIGNE PATHOGNOMIQUE : Doigt déprime facilement tissu gonflé ; quand on le retire il reste un creux, un godet qui ne disparaît que lentement.

2 SORTES D'ŒDÈMES

Œdèmes localisés
(Gêne de la circulation de retour)

3 variétés suivant le siège

Œdème des grandes lèvres (prédispose aux déchirures, aux eschares, à l'infection).

Œdème sus-pubien (dans hydramnios et grossesse gémellaire).

Œdème des membres inférieurs.

Cause : La compression mécanique exercée par l'utérus gravide gène le retour du sang veineux.

Œdèmes généralisés
(par auto-intoxication gravidique)

Bien que l'utérus ne soit pas très volumineux, il existe de l'œdème des membres inférieurs et de la paroi abdominale, et en particulier de l'œdème sus-pubien ; souvent il y a *anasarque* (œdème généralisé à tout le corps) ; quelquefois il y a de l'*ascite*.

Cause : Les œdèmes généralisés seraient dus à des modifications du sang causées par l'auto-intoxication gravidique.

Traitement : Régime lacté obligatoire, sous peine d'exposer à d'autres accidents, dont les plus fréquents sont l'albuminurie et l'éclampsie.

APPARITION ET DURÉE DES ŒDÈMES

Les œdèmes surviennent surtout pendant les 2 ou 3 derniers mois de la grossesse.

Les œdèmes localisés disparaissent avec la cause qui leur a donné naissance.

Œdèmes généralisés, entre autres l'anasarque, peuvent persister après l'accouchement, et menacer la vie de la femme ; Stolz et Baudelocque les décrivent sous le nom de *cachexie séreuse*.

HYDROPISIE DES SÉREUSES AU COURS DE LA GROSSESSE

FRÉQUENCE : Hydropisies sont beaucoup moins fréquentes que les œdèmes.

PATHOGÉNIE

Quand elles sont le fait de la grossesse, elles ne peuvent être que consécutives à l'anasarque ou à l'œdème des membres inférieurs, et indiquent soit une gène progressive de la circulation de retour, soit une aggravation de l'auto-intoxication gravidique.

HYDROPISIE DES SÉREUSES AU COURS DE LA GROSSESSE *(suite)*

FORME LA PLUS COMMUNE D'HYDROPISIE (Ascite)

L'*ascite* ou épanchement de sérosité dans le péritoine, est la forme la plus commune d'hydropisie.

L'ascite est difficile à diagnostiquer quand il y a grossesse ; elle rend également difficile le diagnostic de la grossesse.

Les phénomènes de dyspnée sont en raison du développement de l'ascite.

Si la dyspnée est trop considérable, faire la ponction de l'ascite en ayant soin de ne pas léser l'utérus.

Si le renouvellement du liquide est trop rapide, si l'état général l'exige, se décider à pratiquer l'accouchement provoqué.

ALBUMINURIE

FRÉQUENCE

Albuminurie est très fréquente : 1 albuminurique sur 10 gestantes.

Albuminurie pendant la grossesse présente une certaine gravité car elle prédispose à l'éclampsie (1/35e des cas) si elle persiste.

SYMPTÔMES DE L'ALBUMINURIE

2 signes principaux

1° Présence de l'*albumine* dans les urines (seul signe constant). *Comme souvent aucun symptôme ne fait prévoir l'albuminurie, il faut analyser systématiquement l'urine des femmes enceintes à partir du 5e mois.*

2° *Œdèmes* (presque constants)

L'albuminurie s'accompagne généralement d'œdème des membres inférieurs.

Quelquefois elle s'annonce par de l'anasarque.

Figure généralement bouffie, paupières gonflées, facies typique (*pâleur spéciale de la face*),

Signes concomitants fréquents mais non constants

Polyurie ou abondance des urines.

Pollakiurie ou envies fréquentes d'uriner ; les mictions sont parfois douloureuses.

Soif vive ; *vomissements* continuent au lieu de cesser au 5e ou au 6e mois ; diarrhée.

Maux de tête le matin, se dissipant vers le milieu de la journée.

Saignement de nez.

Troubles de la vue, palpitations, sensation des doigts qui s'engourdissent, crampes, etc.

Douleurs lombaires.

RECHERCHE DE L'ALBUMINE PAR L'EXAMEN DES URINES

1° Recherche de l'albumine par la chaleur

Verser l'urine dans un tube à expérience.

Porter à l'ébulition.

Si liquide reste clair pas d'albumine.

Si liquide devient louche, floconneux, le précipité est probablement dû à l'albumine.

Pour en être certain, verser dans le tube quelques gouttes d'acide acétique pour aciduler l'urine ; si précipité disparaît, c'est que le dépôt formé par la chaleur était dû à un excès de sel dans une urine alcaline.

2° Recherche de l'albumine par l'acide azotique

Verser quelques gouttes d'acide azotique dans le tube qui contient l'urine.

S'il y a de l'albumine précipité blanchâtre. Ce précipité pourrait être dû à des urates ou à de l'acide urique. Il suffit de chauffer le tube pour redissoudre ce précipité et éviter l'erreur.

3° Réactif de Tanret

Le réactif de Tanret est une solution acétique d'iodure de mercure et de potassium.

Mettre le réactif dans un tube et verser l'urine goutte à goutte.

S'il y a de l'albumine, il se produit un trouble qui ne se dissout pas par la chaleur,

4° Procédé d'Esbach (Dosage de l'albumine par le)

Il consiste à précipiter l'albumine par l'acide picrique.

Formule du réactif d'Esbach

Acide picrique : 10 gr.
Acide citrique : 20 gr.
Eau : q. s. pour 1 litre.

Le tube gradué est rempli d'urine jusqu'à la lettre U, et de réactif jusqu'à la lettre R.

Boucher le tube avec le pouce et retourner le tube une dizaine de fois pour faire le mélange. Laisser reposer l'urine pendant 24 heures ; regarder à quelle hauteur arrive le précipité ; le chiffre correspondant à son niveau indique la quantité de grammes d'albumine par litre.

ALBUMINURIE *(suite)*

ETIOLOGIE

L'albuminurie survient surtout chez les primipares.

On l'observe de préférence en hiver et surtout par les froids humides.

Les lymphatiques y sont prédisposées. L'albuminurie est plus fréquente chez les blondes que chez les brunes.

L'hérédité semble avoir une certaine influence.

La surdistension de l'utérus favorise la production de l'albuminurie (voir théorie de l'albuminurie par excès de tension vasculaire).

La *misère physiologique* serait une cause prédisposante par excellence.

PATHOGÉNIE

Théorie dyscrasique

L'albuminurie serait due aux modifications du sang pendant la grossesse.

Il y a *superalbuminose* chez toute femme gravide (Gubler).

Tantôt la mère produit trop d'albumine, tantôt le fœtus n'en consomme pas assez; l'albumine en excès s'élimine alors par les urines.

Théorie de l'albuminurie par excès de tension vasculaire

a. — Il y a augmentation de tension vasculaire par suite de la *pléthore séreuse* qui existe chez toute femme gravide.

La pression sanguine entraîne une suractivité fonctionnelle du rein telle que parfois le filtre rénal ne peut plus suffire, d'où présence de l'albumine dans l'urine.

b. — *Expérience physiologique* : Lorsqu'on lie l'uretère qui vient d'un rein, l'urine s'accumulant dans ce rein augmente la pression totale du sang et l'albumine passe dans le rein du côté opposé.

L'hydramnios et la grossesse double prédisposent par suite à l'albuminurie puisque les uretères sont comprimés du fait de la surdistension utérine.

Théorie de l'albuminurie par lésions rénales

L'albumine passe dans l'urine par suite des lésions des tubes du rein.

Nous avons vu que la grossesse aggrave les néphrites anciennes et réveille celles qui existent pour ainsi dire à l'*état latent* chez les femmes dont les reins ont été plus ou moins touchés par une maladie infectieuse antérieure ou par une grossesse antérieure.

Théorie de l'albuminurie par auto-intoxication

S'appuyant sur la disparition rapide de l'albuminurie liée à la grossesse, Pinard pense que le plus souvent il n'existe pas de lésion rénale. L'albuminurie serait, selon lui, le résultat d'une *toxémie,* c'est-à-dire d'un empoisonnement du sang par les substances toxiques qui n'ont pu être éliminées en quantité suffisante.

3 VARIÉTÉS D'ALBUMINURIE DANS L'ÉTAT GRAVIDE (1)

1° Albuminuries existant avant la grossesse

a. Albuminurie cachectique : Elle est due à une tuberculose avancée, à un cancer.

b. Albuminurie cardiopathique : Causée par le vice de fonctionnement cardiaque.

c. Albuminurie rénale

Il existe une lésion ancienne rénale.

Examen microscopique révèle la présence de

Cylindres muqueux : pas de valeur séméiologique.

Cylindres hyalins et fibrineux : ils sont les indices d'une congestion du rein ou d'un début de néphrite.

Cylindres épithéliaux : l'altération du rein est plus ou moins avancée.

D'une manière générale les albuminuries existant avant la grossesse sont aggravées par elle; le pronostic de la grossesse doit par suite être réservé.

---

(1) Il existe encore une 4ᵉ *variété d'albuminurie* dont nous devons dire quelques mots ; nous voulons parler de l'*albuminurie des suites de couches* qui ne fait pas partie de l'état gravide, mais de l'état puerpéral.

Albuminurie des suites de couches

a. Elle est la continuation de l'albuminurie de la grossesse et persiste rarement.

a. Si l'albuminurie se déclare pour la première fois quelques jours après les couches, elle est occasionnée quelquefois par une néphrite infectieuse qui, le plus souvent, n'est qu'une des manifestations de la septicémie puerpérale.

ALBUMINURIE *(suite)*

3 VARIÉTÉS D'ALBUMINURIE DANS L'ÉTAT GRAVIDE (suite)

2° Albuminurie se développant pendant la grossesse

Albuminurie fébrile passagère

Cette albuminurie transitoire peut s'observer chez toute femme enceinte : 1° à la suite d'une grande fatigue, d'un travail trop pénible, d'une absorption trop grande d'albumine, etc.

2° Ou encore à l'occasion d'une maladie fébrile survenant dans le cours de la grossesse.

Albuminurie gravidique persistante

L'albuminurie persistante gravidique de la grossesse semble être causée par l'état gravide de la femme et disparaît après l'accouchement.

Elle se manifeste le plus souvent chez les femmes dont les reins ont été plus ou moins touchés par une maladie infectieuse antérieure (scarlatine, variole, etc.), ou par une grossesse antérieure, ou par l'artério-sclérose.

3° Albuminurie du travail

1/3 des cas ; elle existe pendant le travail ou dans les 2 ou 3 jours qui précèdent.

Elle paraît tenir à la lenteur du travail, à la rareté des mictions qui augmente la pression du sang dans le rein, à la compression des uretères par l'utérus.

Cette albuminurie d'ordinaire bénigne, disparaît généralement dans les 48 heures qui suivent l'accouchement.

APPARITION DE L'ALBUMINURIE

Albuminurie peut exister à toutes les époques de la grossesse.

Elle est rare dans les 6 premiers mois, se montre surtout dans les 2 derniers mois, et est d'autant plus fréquente qu'on se rapproche du terme.

PRONOSTIC

a. Pour la mère

L'albuminurie existant avant la grossesse est la pire de toutes, la lésion rénale s'aggravant de plus en plus.

L'albuminurie se manifestant pendant la grossesse offre moins de dangers.

L'albuminurie du travail est généralement bénigne.

Les *hémorragies de la délivrance* et les *adhérences* sont fréquemment dues à l'albuminurie de la grossesse.

Le gros danger de l'albuminurie est l'*urémie*.

Lorsqu'il y a urémie, l'urée est *non le seul*, mais le plus important des poisons qui ne sont plus éliminés par les urines ou sont incomplètement éliminés par elles.

La femme grosse éliminant près de deux fois plus d'urée que dans l'état de vacuité utérine, l'*urémie est d'autant plus à craindre que les urines sont plus rares ;* d'où bien surveiller la quantité d'urine.

L'albuminurie coïncide le plus souvent avec l'urémie ; toutefois l'urémie peut survenir sans qu'il y ait d'albuminurie dans les urines.

3 formes d'urémie au point de vue clinique

Urémie dyspnéique

Suffocation qui va croissant à mesure qu'on urine moins (Rhythme de Cheyne Stockes), respiration d'abord très rapide, puis très lente. *Anurie.*

Urémie gastro-intestinale

Douleur violente au creux de l'estomac et dans le dos, vomissements, diarrhée, maux de tête intenses, vertiges, troubles de la vue allant jusqu'à la cécité (passagère), *anurie.*

Urémie convulsive ou éclampsie (1)

C'est la forme la plus habituelle de l'urémie.

Mort dans 1/4 des cas. (V. éclampsie).

b. Pour le fœtus

Avortement et accouchement prématurés sont très fréquents.

31 grossesses interrompues sur 45 cas de néphrite (Hofmeier).

Fœtus meurt souvent parce que l'albuminurie produit dans la masse placentaire des hémorragies qui diminuent la surface utile du placenta (*placenta albuminurique*).

---

(1) Ce serait une erreur de croire que l'urémie convulsive ne saurait plus exister en tant que forme clinique de l'urémie, puisque la théorie de l'urémie (page 156) est fausse. L'interprétation du fait est inexacte, le fait n'en subsiste pas moins, et la confusion disparaîtra vite dans l'esprit si on se rappelle que l'urée est un des principaux poisons, *mais non le seul*, qui existe dans le sang lorsqu'il y a urémie. **20**

ALBUMINURIE (*suite*)

CONDUITE A TENIR CHEZ LA FEMME ENCEINTE ALBUMINURIQUE

Traitement préventif et curatif

Instituer le *régime lacté absolu*. « Nous n'avons pas encore vu de femmes enceintes soumises au régime lacté depuis une semaine devenir éclamptiques. » (Tarnier).

Lait peut être pris, au gré de la femme, chaud ou froid, cru ou bouilli, sucré ou salé.

S'il est mal supporté par l'estomac, le couper avec une eau alcaline (Vichy, Vals, etc.).

Si le régime lacté a été institué de bonne heure, l'enfant naîtra probablement vivant.

Le lait est le meilleur diurétique et agit comme tel.

Si l'albuminurie est abondante, on peut favoriser l'élimination des poisons contenus dans l'urine, non-seulement par les diurétiques, mais encore par les purgatifs qui font une dérivation intestinale et par les diaphorétiques (étuve sèche, bains prolongés) qui font une dérivation cutanée.

Hygiène de la femme enceinte albuminurique

Eviter les refroidissements à tout prix. (Le simple refroidissement que la femme peut contracter dans les cabinets d'aisances, suffit pour entretenir l'albuminurie).

Porter une grande chemise de flanelle avec manches longues,

Repos complet au lit si l'albumine est tant soit peu abondante, et si surtout on entre en hiver.

Inhalations d'O (30 litres par 24 heures), s'il y a menace d'urémie dyspnéique.

Si l'œdème des membres inférieurs et de la vulve est trop accusé, pratiquer des mouchetures.

Interruption de la grossesse chez la femme gravide

« Quand chez une femme enceinte, primipare ou multipare, on a constaté l'existence d'une albuminurie grave (anasarque, troubles persistants de la vue, urémie gastro-intestinale, dyspnéique, etc.) et que sous l'influence du régime lacté absolu, continué pendant 8 jours au moins, l'albuminurie ne diminue pas ou continue à faire des progrès, alors que les autres symptômes s'aggravent, on doit, dans l'intérêt de la mère, interrompre le cours de la grossesse. » (Pinard).

L'accouchement ne sera provoqué que si *fœtus est vivant*.

Si fœtus meurt pendant la grossesse, symptômes d'auto-intoxication s'atténuent graduellement et albumine disparaît peu à peu.

Soins à donner à la femme albuminurique pendant le travail (1)

Albuminurique est plus prédisposée qu'une autre à l'infection et en même temps à l'intoxication par les antiseptiques.

Eviter l'usage des *sels de mercure* et même de l'acide phénique.

Employer comme antiseptique le naphtol ou l'acide borique.

Surveiller avec soin la distension du périnée pendant l'expulsion du fœtus ; au besoin faire des mouchetures dans les grandes lèvres si leur œdème est considérable.

Etre prêt à combattre les hémorragies de la délivrance.

DE L'ÉCLAMPSIE

DÉFINITION : L'éclampsie est une maladie convulsive, caractérisée par des accès s'accompagnant de perte de la sensibilité, de l'intelligence avec ou sans élévation de la température.

FRÉQUENCE : 1 éclamptique sur 350 accouchements ; 1 éclamptique sur 35 albuminuriques ; 4 éclamptiques primipares pour 1 multipare.

---

(1) Pour que la question de l'albuminurie soit complète, nous allons décrire les soins à donner à l'*accouchée albuminurique*.

Soins à donner à l'accouchée albuminurique

Simples toilettes vulvaires ; pas d'injections antiseptiques dans la crainte d'une intoxication médicamenteuse toujours possible avec des reins qui fonctionnent mal ;

Continuer régime lacté : albuminurie disparaît généralement au bout de 8 à 15 jours.

Dès qu'albumine a disparu, essayer *régime lacté mixte* ; puis si albumine ne revient pas au bout de quelques jours, cesser complètement le lait.

Albuminuriques peuvent presque toutes allaiter sans inconvénient. (Pinard).

DE L'ÉCLAMPSIE *(suite)*

ETIOLOGIE

Les causes sont les mêmes que pour l'albuminurie ; « *il est exceptionnel que l'éclampsie survienne sans que l'albuminurie ait existé au préalable.* » (Ribemont-Dessaignes).
L'éclampsie, dont le traitement préventif est le régime lacté ne se rencontre plus guère aujourd'hui que chez les femmes dont l'urine n'a pas été examinée pendant la grossesse.

APPARITION DE L'ÉCLAMPSIE

Eclampsie, rare avant 6 mois, apparaît surtout du 7ᵉ au 9ᵉ mois, ou *plutôt encore au moment du travail* (surtout au moment de la période d'expulsion). L'éclampsie du post-partum est souvent la continuation des accès qui ont accompagné le travail ; elle peut survenir d'emblée quelques heures après l'accouchement ; quelquefois elle apparaît tardivement (3, 4, 9, 12 et 40 jours après l'accouchement).

ANATOMIE PATHOLOGI-QUE

Les lésions trouvées à l'autopsie des femmes éclamptiques ont été bien résumées dans la thèse de Bouffe de Saint-Blaise (1891).

Foie : Le foie de coloration jaunâtre ou gris ardoisé présente par places, à sa surface, des taches ou un *piqueté hémorragique* qui présente 3 degrés :
1ᵉʳ *degré :* Les capillaires intra-lobulaires situés au voisinage immédiat de l'espace porte sont dilatés circulairement ; ces dilatations capillaires ou foyers ectasiés groupés en îlots forment une série de convexités semblables à celles que donnerait le contour d'une grappe de raisin.
2ᵉ *degré :* Les foyers se sont agrandis, la périphérie est toujours formée de dilatations vasculaires, mais le centre est composé d'un assez grand nombre d'éléments en voie de nécrose (cellules hépatiques, globules détruits, débris de capillaires, etc.).
3ᵉ *degré :* Les infarctus s'étendent au point de devenir confluents et amènent, par oblitération des vaisseaux, la nécrose des portions du parenchyme qui les séparent.

Rate : Il y a analogie presque complète entre les lésions de la rate et celles du foie (Bouffe de Saint-Blaise).

Rein : Bouffe de Saint-Blaise montre que les cellules du rein présentent une altération qui paraît calquée sur celles du foie et de la rate, et fait ressortir que le foie présente toujours quelque lésion nécrobiotique, tandis qu'il y a des cas d'éclampsie dans lesquels le rein est sain ou ne présente que des lésions inflammatoires.

Système nerveux : Les lésions les plus fréquentes sont : l'hyperhémie cérébrale, l'anémie, l'hydropisie ventriculaire, etc.

Sang : Il est violacé, contient de notables quantités de carbonate d'ammoniaque. Les globules rouges y sont en quantité normale.
Sang renfermerait parfois un principe cristallisable reproduisant la maladie (Doléris et Butte).

Utérus : Il est souvent rempli de caillots sanguins ; les ovaires présentent des foyers hémorragiques.
— Bouffe de Saint-Blaise montre dans sa thèse que les *foyers hémorragiques disséminés* qu'on trouve dans le foie, la rate, le rein, le cerveau, constituent *la lésion constante, la caractéristique anatomique* de l'éclampsie. Selon lui, toute femme qui présente ces lésions est une *éclamptique* avant même d'avoir eu une crise convulsive. « Les attaques, dit-il, peuvent même être prévenues par un traitement énergique approprié. Mais la malade, dans cette dernière hypothèse, n'en reste pas moins éclamptique au même titre que celle qui a eu de nombreuses attaques. Il lui a manqué simplement un phénomène très important et très grave, il est vrai. »

PATHOGÉNIE

Théorie nerveuse

Eclampsie serait une *névrose suraiguë* (Sydenham) d'origine réflexe à point de départ utérin (Scanzoni, Nothnagel).
Eclampsie serait due à une altération matérielle des centres nerveux et de leurs enveloppes (Marchal). Les autopsies démontrent le contraire.

DE L'ÉCLAMPSIE *(suite)*

PATHOGÉNIE *(suite)*

Théorie rénale

a. Théorie de l'urémie

Eclampsie serait occasionnée par le *mauvais fonctionnement du rein* et par la rétention dans le sang des différents produits qui s'éliminent habituellement par l'urine.

Eclampsie serait due à la présence dans le sang d'un excès d'urée qui serait toxique (Wilson 1833).

Objection : Les expériences physiologiques démontrent que l'urée est toxique, mais que ce n'est pas un poison convulsivant puisqu'on ne produit pas de convulsions en l'injectant dans les veines d'un animal (Cl. Bernard).

b. Théorie de l'ammoniémie

Accès éclamptiques seraient déterminés par l'*ammoniémie* ou intoxication du sang par le *carbonate d'ammoniaque* provenant de la décomposition de l'urée dans le sang sous l'influence d'un ferment.

Objection : La présence du carbonate d'ammoniaque est également constante dans le sang de l'homme sain (Cl. Bernard).

c. Théorie de l'urinémie

L'urinémie serait l'empoisonnement du sang et de l'individu par *tous* les produits de déchet de la nutrition contenus dans l'urine.

Cette théorie, qui comprend toutes les autres, est encore discutable :

a. Les urines des éclamptiques ne sont plus toxiques comme celles d'une femme enceinte chez laquelle les reins fonctionnent bien (expériences de Bouchard, Chambrelant et Rivièrè).

b. L'éclampsie a été observée chez des femmes qui n'ont pas d'albumine dans les urines.

L'urinémie ne suffisant plus à elle seule pour expliquer l'éclampsie, Féré estime qu'il est en outre nécessaire qu'il y ait des antécédents héréditaires de nervosisme très manifestes.

Théorie microbienne

Accès éclamptiques seraient produits par un *microbe pathogène spécial* qui trouve dans l'organisme maternel, modifié par la grossesse, un terrain de culture favorable à son développement.

L'organisme serait infecté et réagirait par des convulsions.

Théorie de l'autointoxication (Bouchard)

L'éclampsie résulterait d'une *intoxication complexe,* provenant non-seulement du rein, mais encore du foie qui fonctionne mal :

Le rein doit éliminer les produits de déchet qui proviennent et de la mère *et du fœtus ;* souvent il ne peut suffire à cette *suractivité fonctionnelle ;* il le pourra encore moins s'il existe quelques lésions rénales.

Le foie, dont les fonctions glycogénique, biliaire, hématopoiétique, uropoiétique, toxique, antitoxique, etc., s'accomplissent incomplètement, n'exerce plus son action préservatrice vis-à-vis des poisons normaux de l'économie. Les substances de la bile restent dans le sang et les ptomaïnes du tube digestif sont insuffisamment détruites et en partie résorbées.

Il arrive en outre dans le foie, par la veine porte, un produit quelconque, chimique ou septique, venant probablement de l'intestin (Bouffe de Saint-Blaise).

Le sang subit donc une *grave altération* par suite du mauvais fonctionnement du rein et du foie ; il se produit une *autointoxication* due à l'accumulation incessante (par défaut d'élimination par le rein ou de destruction par le foie) des poisons normaux de l'organisme.

D'après Pinard, les 2 principales manifestations de l'auto-intoxication sont : 1° le passage de l'albumine dans les urines ; 2° l'apparition d'accès convulsifs dits éclamptiques.

DE L'ÉCLAMPSIE *(suite)*

Phénomènes précurseurs ou prodromes (non constants)

Céphalalgie frontale, tenace, persistante, avec affaiblissement de la mémoire et apathie intellectuelle.

Troubles de la vision : voile (malades ne peuvent plus lire), diplopie, quelquefois cécité.

Douleur épigastrique (sorte de constriction au niveau de l'estomac), s'accompagnant ou non de vomissements.

Si en même temps, notable quantité d'albumine dans l'urine, attaque d'éclampsie est imminente.

SYMPTÔMES

Accès (3 périodes)

Période d'invasion

Durée : 1/2 minute à 1 minute.

Contractions fibrillaires des muscles de la face, des lèvres, des ailes du nez, de la langue.

Clignotement rapide des paupières, œil roule dans orbite.

Quelquefois petites secousses dans les membres et surtout dans les bras.

Tête projetée à droite et à gauche reste finalement immobile, la face dirigée vers la gauche.

Période de convulsions toniques

Durée : 15 à 20 secondes.

Tout d'un coup face est immobile ; regard fixe, hagard, pupilles dilatées.

Contracture générale : langue plus ou moins projetée en dehors par contraction musculaire est mordue ; tête est renversée en arrière ; membres et tronc se raidissent ; pouce se fléchit dans la main et la main se place dans la pronation forcée.

Respiration se suspend par contracture du diaphragme.

Figure livide, violacée ; écume sanguinolente sort de la bouche.

Immobilité générale.

Période de convulsions cloniques

Durée : 2 à 3 minutes.

Respiration se rétablit peu à peu, devient saccadée, bruyante, stertoreuse.

Muscles de la face se contractent et se relâchent (face grimaçante, cyanosée).

Paupières s'ouvrent et se referment.

Tout le corps est animé de secousses galvaniques.

Sueur visqueuse et abondante. — Ecume sanguinolente continue à sortir de la bouche.

Intervalle des accès

Type léger : Attaque finie, malade reste un certain temps dans le coma, puis reprend relativement ou complètement connaissance.

Type moyen : Si accès se répètent trop fréquemment, retour à la connaissance devient incomplet ; somnolence qu'on peut vaincre à l'aide de questions pressantes.

Type grave : Coma constant, profond et stertoreux. Pouls qui était plein et dur devient presque imperceptible. *De plus température s'élève à mesure que maladie s'aggrave.*

NOMBRE, FRÉQUENCE, DURÉE ET INTENSITÉ DES ACCÈS

Tantôt 1 seul accès ; dans la majorité des cas 5 à 20 ; on en a noté jusqu'à 160.

Accès peuvent revenir toutes les heures, toutes les 2 heures, toutes les 5 ou 6 heures et plus et durer 24, 48 heures. Quelquefois ils sont subintrants et menacent alors à bref délai la vie de la femme.

S'ils sont fréquents, la femme reste généralement dans un coma très profond.

— 158 —

DE L'ÉCLAMPSIE (suite)

TERMINAISON

a. **Guérison** — Cessation progressive des accès et du coma. Eclampsie peut laisser après elle troubles de la mémoire et de la vue; stupeur habituelle, grande lenteur d'action, anémie persistante, parfois manie.

b. **Mort** — Due aux progrès de l'auto-intoxication :
- Se produit exceptionnellement pendant l'accès par asphyxie et syncope.
- Est due le plus souvent à une complication : congestion et œdème pulmonaires, œdème et hémorragies cérébraux, asphyxie par suite de gonflement considérable de la langue.

DIAGNOSTIC

Accès d'éclampsie peuvent être confondus avec :
- *Hystérie :* Pas d'albumine dans les urines; rarement morsure de la langue. Convulsion hystérique n'est jamais suivie de coma.
- *Epilepsie :* Pas d'élévation de température; urine ne contient pas d'albumine. S'appuyer surtout sur les commémoratifs.

Coma de l'éclampsie peut être confondu avec :
- *Coma de l'épilepsie :* Rarement aussi persistant que celui de l'éclampsie.
- *Coma de l'ivresse :* Se reconnaît à l'odeur alcoolique de l'haleine et aux vomissements.

PRONOSTIC

a. **Mère**
- 1/4 environ des femmes succombent.
- La gravité dépend de l'intensité de l'auto-intoxication.
- Le danger est d'autant plus grand que les accès sont plus fréquents et que le coma est plus profond entre les accès. — Quand accès sont subintrants, pronostic est presque toujours fatal.
- L'hypothermie ou l'élévation progressive de la température sont de mauvais augure.
- La situation est grave quand les accès s'accompagnent de phénomènes asphyxiques très accusés.
- L'éclampsie du post-partum est la moins dangereuse; la mort est d'autant plus à redouter que l'accouchement se fait plus attendre.
- Craindre une issue fatale quand l'accouchement n'amène pas rapidement la fin des crises.
- L'éclampsie expose aux hémorragies et à la septicémie.

b. **Enfant**
- Les 2/3 des enfants succombent du fait de l'éclampsie.
- Eclampsie peut produire l'avortement ou l'accouchement prématuré, ou causer la mort du fœtus sans déterminer son expulsion (les accès disparaissent alors et la femme peut n'accoucher que 2, 3 ou 4 semaines après sans qu'il y ait éclampsie).
- Vie de l'enfant est d'autant plus compromise que l'éclampsie apparaît plus tôt au cours de la grossesse.
- Enfants meurent par suite des altérations du sang maternel et des troubles de l'hématose pendant les accès.
- Après leur naissance enfants peuvent encore succomber par faiblesse, hémorragies ou convulsions.

TRAITEMENT MÉDICAL

Préventif
- Régime lacté dès qu'on aura reconnu l'albuminurie, d'où examen systématique de l'urine des femmes gravides pendant les derniers mois de la grossesse.
- *Si l'éclampsie est imminente,* employer tous les moyens qui favorisent l'élimination : *diurétiques* dont le plus important est le lait (régime lacté absolu), *purgatifs, sudorifiques;* prescrire le traitement par le *chloral* (de 4 à 10 grammes par 24 heures), et les *grands bains tièdes prolongés* qui ont l'avantage de faire fonctionner la peau et d'activer la sécrétion urinaire (P. Bar); ordonner la flanelle et le repos complet au lit dans une chambre chauffée.

DE L'ÉCLAMPSIE (*suite*)

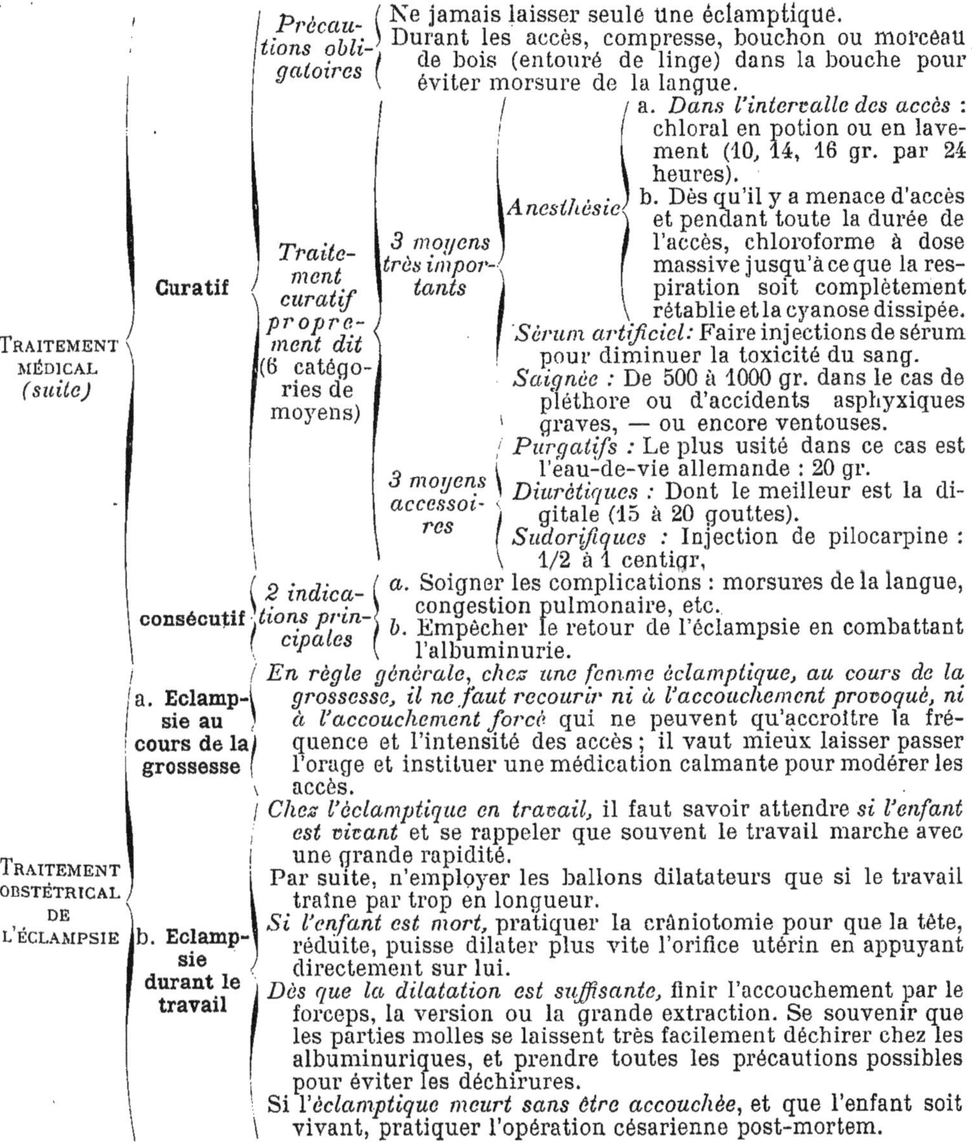

TRAITEMENT MÉDICAL (*suite*)

Curatif

Précautions obligatoires
Ne jamais laisser seule une éclamptique.
Durant les accès, compresse, bouchon ou morceau de bois (entouré de linge) dans la bouche pour éviter morsure de la langue.

Traitement curatif proprement dit (6 catégories de moyens)

3 moyens très importants

Anesthésie
a. *Dans l'intervalle des accès :* chloral en potion ou en lavement (10, 14, 16 gr. par 24 heures).
b. Dès qu'il y a menace d'accès et pendant toute la durée de l'accès, chloroforme à dose massive jusqu'à ce que la respiration soit complètement rétablie et la cyanose dissipée.

Sérum artificiel: Faire injections de sérum pour diminuer la toxicité du sang.

3 moyens accessoires
Saignée : De 500 à 1000 gr. dans le cas de pléthore ou d'accidents asphyxiques graves, — ou encore ventouses.
Purgatifs : Le plus usité dans ce cas est l'eau-de-vie allemande : 20 gr.
Diurétiques : Dont le meilleur est la digitale (15 à 20 gouttes).
Sudorifiques : Injection de pilocarpine : 1/2 à 1 centigr.

consécutif
2 indications principales
a. Soigner les complications : morsures de la langue, congestion pulmonaire, etc.
b. Empêcher le retour de l'éclampsie en combattant l'albuminurie.

TRAITEMENT OBSTÉTRICAL DE L'ÉCLAMPSIE

a. Eclampsie au cours de la grossesse
En règle générale, chez une femme éclamptique, au cours de la grossesse, il ne faut recourir ni à l'accouchement provoqué, ni à l'accouchement forcé qui ne peuvent qu'accroître la fréquence et l'intensité des accès ; il vaut mieux laisser passer l'orage et instituer une médication calmante pour modérer les accès.

b. Eclampsie durant le travail
Chez l'éclamptique en travail, il faut savoir attendre *si l'enfant est vivant* et se rappeler que souvent le travail marche avec une grande rapidité.
Par suite, n'employer les ballons dilatateurs que si le travail traîne par trop en longueur.
Si l'enfant est mort, pratiquer la crâniotomie pour que la tête, réduite, puisse dilater plus vite l'orifice utérin en appuyant directement sur lui.
Dès que la dilatation est suffisante, finir l'accouchement par le forceps, la version ou la grande extraction. Se souvenir que les parties molles se laissent très facilement déchirer chez les albuminuriques, et prendre toutes les précautions possibles pour éviter les déchirures.
Si l'éclamptique meurt sans être accouchée, et que l'enfant soit vivant, pratiquer l'opération césarienne post-mortem.

AFFECTIONS CUTANÉES AU COURS DE LA GROSSESSE

AFFECTIONS CUTANÉES AU COURS DE LA GROSSESSE
Les femmes enceintes sont particulièrement sujettes aux éruptions prurigineuses et même aux démangeaisons les plus vives sans éruption.
Les dermatoses inhérentes à la grossesse sont les suivantes :
a. Les **éphélides** ou masque de la grossesse.
b. Le **prurit** : Il peut être très passager ou durer jusqu'à terme ; il peut occuper toute la surface du corps ou seulement la vulve (*prurit vulvaire*), et consiste en des démangeaisons violentes, surtout la nuit.
c. Le **prurigo** : Il occupe les membres inférieurs et souvent la vulve, donne lieu à de fortes démangeaisons et s'accompagne de petits boutons.

AFFECTIONS CUTANÉES AU COURS DE LA GROSSESSE *(suite)*

AFFECTIONS CUTANÉES AU COURS DE LA GROSSESSE *(suite)*

d. **L'herpès gestationis** ou dermatite polymorphe prurigineuse récidivante de la grossesse de Duhring est une éruption symétrique, à forme vésico-bulleuse prédominante. Siège : Membres inférieurs, mains et avant-bras; toutefois, elle peut envahir tout le corps.

Maladies de Duhring s'annonce par de la fièvre, des frissons et des sueurs, et survient surtout pendant la grossesse, rarement aussitôt après l'accouchement ou dans la nuit qui suit la délivrance. Elle augmente d'intensité après l'accouchement et disparaît 15, 20, 30 jours après.

Elle a une tendance marquée à récidiver à chaque grossesse.

Traitement : Lait, bains, lotions chaudes, arséniate de soude, quinine.

MALADIES DE L'APPAREIL GÉNITAL DUES A LA GROSSESSE

A. — Maladies de l'appareil génital et de ses dépendances, par exagération de la tendance hypertrophique génitale spéciale à l'état gravide

Leucorrhée, vaginite granuleuse et végétante, que nous allons décrire, peuvent être déterminées par un agent infectieux *(blennhorragique* le plus souvent), mais elles subissent aussi la tendance hypertrophique générale qui s'observe dans tout l'appareil génital de la femme à l'état gravide.

L'hypertrophie des mamelles et le relâchement pathologique des symphyses ne sont également que l'exagération d'un phénomène normal.

LEUCORRHÉE VAGINITE GRANULEUSE

Leucorrhée très fréquente chez les femmes enceintes, surtout dans les derniers mois; elle est due à l'*hypersécrétion* de la muqueuse vaginale.

Écoulement vaginal est plus ou moins abondant, plus ou moins épais, blanchâtre ou jaune-verdâtre, empesant le linge; il détermine souvent un *prurit vulvaire* intense.

La *vaginite granuleuse,* plus souvent occasionnée par un agent infectieux, est caractérisée par l'hypertrophie glandulaire : il se forme des granulations ou petites saillies qui font que le toucher donne la sensation d'une râpe.

La leucorrhée et la vaginite granuleuse exposent à l'ophtalmie purulente du nouveau-né et aux complications inflammatoires du côté de l'utérus et des annexes à la suite de l'accouchement.

Traitement : Injections antiseptiques, fréquentes surtout à l'approche du terme; bains alcalins.

VAGINITE VÉGÉTANTE OU VÉGÉTATIONS VULVAIRES

Végétations vulvaires ont la forme de choux-fleurs, de crêtes de coq ou de verrues allongées.

Elles occupent surtout la vulve, les plis génitaux cruraux, le pourtour de l'anus; on peut en rencontrer dans le vagin et jusque sur le col.

Végétations vulvaires n'ont pas forcément un caractère vénérien ; elles sont la conséquence de l'hyperplasie génitale particulière à l'état gravide, se montrent à toutes les époques de la grossesse et ont une tendance à disparaître d'elles-mêmes après l'accouchement.

Elles déterminent du prurit, de la cuisson, un suintement abondant et jaunâtre et répandent une odeur fétide.

Traitement : Pendant la grossesse lavages fréquents et antiseptiques ; n'opérer végétations que si elles doivent gêner l'expulsion.

Après l'accouchement, hâter leur disparition en les saupoudrant largement avec un mélange à parties égales de tannin et de sabine. Au besoin les opérer avec curette ou thermo-cautère.

MALADIES DES MAMELLES

Inflammation et abcès des mamelles

Inflammation des mamelles est rare, elle s'observe dans les derniers mois; elle est chronique d'emblée et a peu de tendance à guérir.

Inflammation produit quelquefois des *abcès* qui sont également rares pendant la grossesse et guérissent difficilement. La succion du sein a parfois amené la résorption rapide de l'abcès.

Hypertrophie des mamelles

Fort rare, elle atteint les 2 à la fois. Les seins peuvent peser jusqu'à 5 kilogr. chacun.

L'hypertrophie n'est que l'exagération du phénomène normal et produit des signes de compression et de dyspnée. L'enfant le plus souvent meurt; l'allaitement est impossible.

Tumeurs du sein

La résolution est habituelle après l'accouchement.

Elles reçoivent souvent un coup de fouet.

Opérer s'il y a lieu, récidive est fréquente.

Maladies de l'appareil génital dues a la grossesse *(suite)*.

RELACHE-MENT DES SYMPHYSES

Symptômes

Le ramollissement peut dépasser les limites physiologiques et produire *le relâchement pathologique* des symphyses.

Ce relâchement qui ne s'observe guère que dans les 2 derniers mois, se reconnaît aux signes suivants :

Lassitude, malaise, *douleurs* au niveau des symphyses sacro-iliaques et du pubis ; démarche difficile, douloureuse (femme marche en se dandinant comme un canard et sent les os du bassin s'écarter ; quelquefois elle entend des craquements). *Au toucher*, qui est douloureux, on constate très bien l'écartement quand on fait piétiner les femmes sur place (Budin).

— Si le relâchement s'accentue, femme est obligée de rester assise, de garder le lit.

Pronostic

Bénin ; l'affection disparaît après l'accouchement, mais peut se reproduire à une nouvelle grossesse.

Quelquefois l'inflammation devient purulente dans le post-partum, s'il y a infection.

Traitement

Préparations ferrugineuses, sels de chaux.

Bandage de corps pendant la grossesse et surtout après l'accouchement ; ceinture métallique de Martin.

Au besoin repos complet au lit si le relâchement est douloureux.

B. — **Influence pathologique de la grossesse sur la situation de l'utérus et en particulier sur les déviations**

(Positions pathologiques de l'utérus gravide)

PROLAPSUS DE L'UTÉRUS

Prolapsus est *incomplet* quand le col arrive à la vulve ou en sort plus ou moins.

Prolapsus est *complet* lorsque l'utérus est tout entier sorti hors de la vulve.

Prolapsus de l'utérus est surtout causé par la multiparité et survient principalement chez les femmes qui se lèvent trop tôt après leur accouchement.

Quand l'utérus prolabé devient gravide, le prolapsus s'accuse encore pendant les 4 premiers de la grossesse par suite de l'augmentation de poids de l'utérus ; à partir du 4ᵉ mois utérus peut s'*enclaver* dans l'excavation, d'où la possibilité d'avortement et même d'accidents mortels (Hüter), par suite de la compression de la vessie et du rectum.

Le plus habituellement l'*utérus remonte* au-dessus du détroit supérieur et le prolapsus utérin disparaît au fur et à mesure du développement de la grossesse.

ANTÉVER-SION

a. Antéver-sion des premiers mois

La déviation de l'utérus en avant ou antéversion cesse d'être physiologique quand elle tend à repousser en bas la paroi vaginale antérieure.

Elle est plus grave dans la première moitié de la grossesse parce qu'il peut y avoir *incarcération de l'utérus.*

Causes

Elle est rare. Elle peut exister si le bassin est trop large, trop incliné en avant, s'il y a des adhérences du fond de l'utérus en avant *(hysteropexie)*, etc.

Symptô-mes

Que l'antéversion survienne brusquement (à la suite d'un choc, d'une chute) ou lentement, elle occasionne des mictions fréquentes, une constipation opiniâtre et des douleurs lombaires et sacrées.

D'ordinaire, l'utérus se redresse peu à peu spontanément, mais il peut y avoir *incarcération* de l'utérus derrière la symphyse, ce qui donne lieu à des symptômes très graves : douleurs constantes, vomissements, prostration des forces, etc.

Traite-ment

Aussi doit-on prescrire à toute femme enceinte atteinte d'antéversion, surtout s'il y a eu des fausses couches antérieures, d'éviter les fatigues, les efforts et de garder la situation horizontale pendant les premiers mois de la gestation.

S'il y a *enclavement*, pratiquer la réduction manuelle sous le chloroforme.

Maladies de l'appareil génital dues a la grossesse (*suite*)

B. — Positions pathologiques de l'utérus gravide (*suite*)

Antéversion (suite)

b. Antéversion des derniers mois

Causes — L'antéversion des derniers mois est due le plus souvent au relâchement des parois abdominales, à l'*éventration (ventre en besace, ventre en obusier)*; elle peut être déterminée aussi par un *rétrécissement du bassin* et par une *saillie exagérée de la colonne lombaire* qui ne permettent pas l'engagement fœtal.

Symptômes — Le col est très en haut et très en arrière; il y a des tiraillements, des douleurs lombaires, des mictions fréquentes, de la constipation. Fœtus se présente souvent mal.

Traitement — Prescrire le *repos horizontal*, une *ceinture hypogastrique* et faire coucher la femme sur le dos pendant le travail pour faciliter l'engagement fœtal.

Rétroversion de l'utérus gravide

La *rétroversion* de l'utérus gravide consiste dans un mouvement de bascule qui porte le fond en bas et en arrière vers la concavité sacrée, tandis que le col porté en avant et en haut vient se loger derrière la symphyse.

Causes — a. *Rétroversion lente* · Multiparité; bassin trop large ou concavité exagérée de la face antérieure du sacrum; saillie exagérée du promontoire; adhérences de l'utérus au rectum; tumeurs fibreuses de la paroi postérieure de l'utérus; *rétention d'urine*.
b. *Rétroversion brusque :* Traumatisme, coup, chute, effort violent.

Apparition — Généralement dans le 3e et le 4e mois; utérus est trop petit avant le 3e mois et trop gros après le 5e.

Symptômes fonctionnels — a. *Forme lente :* Douleurs dans le bas-ventre; tiraillements dans les aines, les reins; marche douloureuse; sensation de pesanteur dans le bassin. Miction et défécation pénibles, puis bientôt impossibles.
b. *Forme rapide :* Douleur vive dans le bas-ventre; femme a conscience que quelque organe interne s'est déplacé tout à coup; *rétention d'urine* complète; tumeur sus-pubienne (*vessie*), médiane, fluctuante qui disparaît par le cathétérisme.

Signes fournis par toucher rectal et vaginal — *Au toucher,* col difficilement accessible (derrière la symphyse); dans l'excavation tumeur plus ou moins volumineuse, lisse, rénitente (face postérieure de l'utérus gravide).
Le *toucher rectal* permet d'explorer la tumeur utérine sur une plus grande étendue.

Auscultation — Les bruits du cœur sont rarement perceptibles et ne peuvent l'être que si la vessie a été vidée.

Marche de la rétroversion de l'utérus gravide — Quelquefois l'utérus se redresse spontanément après le cathétérisme.
Le plus souvent il y a *enclavement* si on n'intervient pas. Cet enclavement détermine assez rapidement des accidents graves : cystite purulente ou gangréneuse, rupture de la vessie, *urémie* et ses conséquences, rupture de la paroi utérine, *obstruction intestinale* par compression du rectum, *avortement* souvent mortel (20 morts sur 47 avortements).

Diagnostic — Dès qu'on observe de *la rétention d'urine* vers le milieu de la grossesse, rechercher si cette rétention n'est pas due à la rétroversion.
Rétroversion de l'utérus gravide peut être confondue avec *grossesse extra-utérine* (diagnostic très difficile) ou avec *toutes les tumeurs qui viennent occuper le cul-de-sac postérieur.* (Chercher alors à délimiter l'utérus qui est presque toujours refoulé en avant).

Maladies de l'appareil génital dues a la grossesse *(suite)*

B. — **Positions pathologiques de l'utérus gravide** *(suite)*

Rétroversion de l'utérus gravide *(suite)* — **Conduite à tenir dans la rétroversion**

1° *Rétroversion est peu marquée :* On a quelquefois obtenu la réduction spontanée par l'évacuation régulière de la vessie et du rectum.

2° Si ces moyens sont insuffisants, *tenter la réduction artificielle* (3 méthodes) .

a. *Réduction manuelle* — Elle peut être tentée par le vagin, par le rectum, ou par les deux voies à la fois. On essaie de faire basculer l'utérus (avec 1 ou 2 doigts dans le rectum, avec la main entière dans le vagin), en pressant sur la face postérieure et en ayant soin de le diriger vers l'un des diamètres obliques pour éviter la saillie du promontoire.

b. *Réduction par la position génu-pectorale* — On introduit dans le vagin un speculum de Sims, l'air pénètre dans la cavité vaginale; l'utérus est entraîné en bas et se réduit. Au besoin employer en même temps réduction manuelle.

c. *Réduction instrumentale* — Peu employée. — On introduit dans le rectum des ballons de Champetier qu'on emplit d'eau ou d'air; la réduction s'opère lentement.

Pour maintenir la réduction empêcher la femme de faire des efforts ; au besoin petit ballon dans le rectum (moyen plus dangereux qu'utile).

3° *Réduction est impossible* soit que l'utérus soit trop gros, soit qu'il y ait des adhérences; *provoquer l'avortement.* — Si le col n'est pas accessible, on peut être obligé de pratiquer la ponction de l'utérus par le vagin ou le rectum.

Déviations latérales de l'utérus — Peu importantes pendant la grossesse; toutefois elles peuvent favoriser mauvaises présentations.
Elles ralentissent la marche du travail si on n'a pas le soin de redresser l'utérus pendant la contraction pour faciliter l'engagement.

Hernies de l'utérus — Très rares : Utérus peut faire saillie en avant et se mettre en antéversion exagérée lorsqu'il y a éventration de la paroi abdominale.
Rosanoff a observé quelques cas de hernie inguinale de l'utérus gravide.

C. — **Œdème du col au cours de la grossesse**

Œdème du col — L'œdème du col qu'on observe dans les derniers mois de la grossesse est le plus habituellement dû à la compression du segment inférieur entre la paroi pelvienne et la tête fœtale.

HÉMORRAGIES DE LA GROSSESSE

Hémorragies de la grossesse — *Dans les premiers mois de la grossesse,* les hémorragies sont dues à l'avortement, aux lésions du col, à la môle hydatiforme.
Dans les 3 derniers mois, elles sont dues presque uniquement au décollement prématuré et à l'insertion vicieuse du placenta.
Les hémorragies de la grossesse peuvent encore être dues aux varices génitales.
La conduite à tenir sera décrite avec l'étude détaillé des différentes causes d'hémorragies.

MALADIES DE VOISINAGE DÉTERMINÉES PAR COMPRESSION MÉCANIQUE DE L'UTÉRUS GRAVIDE

a. — **Troubles urinaires (Troubles de la miction par compression mécanique)**

Ils sont très fréquents et atteignent la moitié des femmes en couches (Monod).

INCONTINENCE D'URINE
- La véritable incontinence n'existe guère pendant la grossesse ; elle ne se produit généralement que lorsque la femme tousse et fait un effort qui expulse involontairement l'urine.
- L'*incontinence par regorgement* existe assez fréquemment et indique qu'il y a rétention dont elle n'est du reste qu'une complication.

RÉTENTION D'URINE
- Elle s'observe à toutes les périodes de la puerpéralité et surtout pendant les 1ers jours du postpartum.
- **Causes** :
  - Vers 3 ou 4 mois, rétroversion de l'utérus.
  - Vers la fin de la grossesse, compression exercée par la partie fœtale engagée ; quelquefois rétention consécutive à cystocèle.
  - Pendant le postpartum, parésie de la vessie résultant de la compression éprouvée durant le travail.
- **Traitement** : Cathétérisme régulier et aseptique. Traitement de la cause si possible.

CYSTITE
- Quand elle n'est pas blennorrhagique ni septicémique (à la suite d'un cathétérisme septique par exemple), elle s'observe au début de la grossesse et est congestive.
- Douleurs hypogastriques, mictions fréquentes et douloureuses ; sang ou pus dans les urines.
- Éviter fatigue, excès ; donner narcotiques, balsamiques, bains prolongés, injections vésicales boriquées.

PYÉLITE
- La pyélite ou inflammation de l'uretère peut exister par propagation et occupe l'uretère du côté droit (Vinay).

COLIQUES NÉPHRITIQUES
- Grossesse prédispose à colique néphritique.
- *Diagnostic* difficile. — *Traitement :* morphine, chloroforme pendant l'accès.

b. — **Varices**

Fréquence : Existent dans 1/3 des cas ; elles sont occasionnées par la grossesse ou aggravées par elle si elles existaient antérieurement.

Siège : Membres inférieurs, organes génitaux et anus.

VARICES — **Division** — **Varices des membres inférieurs**

Varices superficielles :
- Les plus fréquentes (le 1/4 des primigestes, la moitié des multigestes).
- Elles sont dues à la compression mécanique des veines iliaques par l'utérus.
- Elles sont surtout marquées vers le milieu ou la fin de la grossesse et présentent des degrés divers :
  - *a* Véinules dilatées, bleuâtres, prenant à la cuisse une forme étoilée.
  - *b*. Veines dilatées, formant des flexuosités, renflées de place en place, molles ou crétacées par endroits ; quelquefois induration de la peau autour des paquets veineux mollasses ou crétacés.
- Les autres signes sont : pesanteur, fourmillements, picotements dans le membre surtout à la fin de la journée.

Varices profondes :
- Elles précèdent presque toujours les varices superficielles.
- *Signes :* Fatigue à la marche, pesanteur, engourdissements, crampes dans le mollet, empâtement du membre.

Traitement hygiénique et palliatif :
- Éviter la station debout prolongée, la marche, etc.
- Pas de jarretières, mais des lacets attachés au corset.
- Bas élastique lacé ; au besoin repos au lit.

MALADIES DE VOISINAGE DÉTERMINÉES PAR COMPRESSION MÉCANIQUE DE L'UTÉRUS GRAVIDE *(suite)*

b. — **Varices** *(suite)*

VARICES *(suite)*

Division *(suite)*

Varices génitales

Internes — Elles peuvent exister sur le col, sont rares et ne sont guère reconnues qu'au spéculum.

Externes — Ce sont surtout les varices du vagin et de la vulve; elles sont généralement unilatérales et peuvent former de véritables tumeurs mollasses, violacées. Varices vulvaires ou vaginales peuvent donner la sensation d'un corps étranger et occasionnent de la pesanteur, des démangeaisons, du prurit vulvaire, de la leucorrhée; quelquefois, elles peuvent crever pendant la grossesse et le travail et donner lieu à des hémorragies mortelles. En cas d'hémorragie appliquer pince à forcipressure et faire la ligature. Si on n'a pas de pince à forcipressure, réclamer secours immédiat, et, en attendant, recourir non au tamponnement qui donne une sécurité trompeuse, mais à la *compression digitale.*

Hémorroïdes ou varices rectales

Elles peuvent être *internes* (non visibles) ou *externes.* Les hémorroïdes sont faciles à diagnostiquer; il n'est guère possible de les confondre avec les *végétations* qui sont la seule cause d'erreur. Les hémorroïdes *pendant la grossesse* sont dues à la constipation; pendant l'*engagement et la période d'expulsion* elles sont déterminées par la compression de la partie fœtale qui se présente.

Signes — Douleurs, surtout au moment de la défécation; difficulté de s'asseoir; chaleur, démangeaisons, quelquefois fièvre. Il peut y avoir hémorragie; s'assurer qu'il n'y a pas menace d'avortement et que le sang provient bien de l'anus. S'il y a *étranglement,* douleurs très vives par la compression du sphincter; bourrelet œdémateux, violacé, livide.

Traitement — Eviter la constipation à l'aide de laxatifs ou de lavements; bains, lavages fréquents, cataplasmes froids; au besoin suppositoires calmants. S'il y a *étranglement,* réduire avec les doigts en faisant un peu de massage.

Influence de la mort du fœtus sur les varices — Si le fœtus vient à succomber dans la cavité utérine, les varices s'affaissent et diminuent (Budin et Rivet).

Complications fréquentes des varices — Œdème ou infiltration du tissu cellulaire par la sérosité. Eczéma variqueux occasionné le plus souvent par le grattage. Ulcères, phlébite. Thrombus de la vulve ou du vagin lorsque la solution de continuité de la veine reste sous-muqueuse et que le sang s'épanche dans le tissu cellulaire. Rupture d'une varice occasionne hémorragie qui peut devenir rapidement mortelle.

MALADIES PAR RALENTISSEMENT DE LA NUTRITION

Les femmes enceintes étant des *ralenties de la nutrition* (1) (Bouchard), sont par suite prédisposées aux maladies qui en découlent et qui ne sont que l'exagération d'un phénomène normal,

DIABÈTE

Influence de la grossesse sur le diabète
- Le diabète est aggravé par la grossesse; il peut affecter une forme suraiguë et se terminer rapidement par un coma mortel.
- Il est peu influencé par le régime.

Influence du diabète sur la grossesse et le postpartum
- La femme enceinte diabétique avorte 1 fois sur 3.
- La femme diabétique meurt 1 fois sur 2 après l'accouchement, de phtisie ou de coma; elle ne doit pas allaiter. Mortalité fœtale : 41 pour 100.

Diagnostic et symptômes
- Ne pas confondre le diabète vrai avec la *glycosurie normale* des gestantes et des allaitantes dont le pronostic est bénin.
- La glycosurie ou présence du sucre dans les urines n'est qu'un des nombreux symptômes du diabète.
- Les principaux signes du diabète vrai sont : Glycosurie, soif vive, appétit exagéré, polyurie, polydipsie, amaigrissement, affaiblissement et coma.

COLIQUES HÉPATIQUES

Pathogénie et fréquence
- Grossesse y prédispose par ralentissement de la nutrition; l'exagération des fonctions nutritives amène une augmentation dans les matériaux de déchets qui ne sont plus suffisamment brûlés ou éliminés.
- Pendant la grossesse, les canaux biliaires subissent une compression mécanique qui favorise la formation des calculs et empêche leur migration. Cette compression des canaux biliaires explique pourquoi les coliques hépatiques ne se montrent dans la grossesse que dans le 1/3 des cas.
- Les coliques hépatiques surviennent le plus souvent (dans les 2/3 des cas) soit au moment du travail par suite des efforts que fait la femme et qui engagent les calculs dans le canal cystique, soit le plus habituellement dans le mois qui suit l'accouchement par suite des modifications de la pression intra-abdominale.
- La colique hépatique est une manifestation de l'arthritisme (Huchard).

Diagnostic
- Colique hépatique peut être confondue :
- 1° Avec les *douleurs du travail* : Les douleurs des coliques hépatiques siègent plus haut dans côté droit; dans les douleurs de l'accouchement l'utérus se contracte, durcit.
- 2° Avec une *péritonite* : Dans la colique hépatique le *pouls* est plutôt lent, la température normale; dans la péritonite le pouls est fréquent, petit, serré, la température est élevée.

Pronostic
- Le pronostic est généralement très bénin; toutefois il devra être réservé s'il survient de l'ictère à la suite des coliques hépatiques.
- Malgré l'intensité des phénomènes douloureux, la grossesse suit son cours.

---

(1) Bouchard et Legendre ont appelé *ralentissement de la nutrition* le résultat de l'assimilation exagérée ou de la désassimilation incomplète dans l'organisme. Les individus qui se nourrissent trop et ceux qui n'éliminent pas assez emmagasinent les uns et les autres épargnent trop. Il y a deux façons d'économiser : gagner beaucoup et dépenser peu. Chez eux l'épargne est trop grande, la nutrition est ralentie On les appelle des ralentis. L'obésité, la lithiase biliaire, la gravelle, le diabète, la goutte et le rhumatisme chronique sont des maladies dues au ralentissement de la nutrition. (Fournier, *anatomie, physiologie et pathologie*).

Nous avons vu dans l'auto intoxication gravidique que la désassimilation était incomplète chez les femmes enceintes et qu'elle était due à l'insuffisance fonctionnelle du foie et du rein, par suite de la suractivité physiologique déterminée par l'état gravide.

MALADIES PAR RALENTISSEMENT DE LA NUTRITION *(suite)*

ICTÈRE OU JAUNISSE (3 variétés chez la femme gravide)

1° Ictère simple

En dehors de l'obstruction des voies biliaires et de la congestion du foie, l'ictère simple peut encore être déterminé par l'auto-intoxication gravidique.

Toujours réserver pronostic, car ictère simple peut revêtir forme grave dans grossesse et surtout après l'expulsion du fœtus.

Ictère simple amène assez souvent la mort du fœtus ou son expulsion prématurée.

2° Ictère grave

Il succède habituellement à l'ictère simple et est rarement grave d'emblée.

Grossesse y prédispose; sur 35 cas, 22 femmes dont 11 enceintes (Fritisch).

Signes : céphalalgie, nausées, vomissements, fièvre, délire, état typhoïde.

Pronostic : Mort de la femme et de l'enfant est presque fatale.

3° Ictère épidémique

Rare. Les femmes enceintes sont plutôt atteintes que les autres, et la maladie revêt un caractère de gravité tout particulier.

Donc quand ictère prend forme épidémique, éloigner femmes enceintes.

GRAVELLE, GOUTTE, RHUMATISME

La **gravelle** apparaît fréquemment chez une femme prédisposée quand elle devient enceinte.

La **goutte** à laquelle prédispose grossesse sera traitée par les moyens ordinaires (teinture de semences de colchique).

Ne pas employer le salicylate de soude à dose élevée à cause de son action ménorragique et abortive notable; éviter son emploi pendant toute la grossesse.

N'utiliser que des calmants généraux et locaux.

L'avortement ou l'accouchement amènent généralement une heureuse modification dans la marche des accidents articulaires.

Le **rhumatisme** s'annonce généralement pendant la grossesse par des douleurs vagues, fugaces, dans les reins, les articulations du bassin, l'abdomen.

Le **rhumatisme génital**, décrit par Lorain, Lancereau, Péter, Quinquaud, n'est pas occasionné par le ralentissement de la nutrition. Il est vraisemblablement d'origine blennorragique et est accompagné ou précédé d'une leucorrhée jaune, verdâtre.

Il est chronique d'emblée, commence par de la fièvre, atteint plusieurs jointures et se localise ensuite dans 1 ou 2 seulement. La dernière articulation envahie s'ankylose le plus souvent (11 fois sur 13).

MALADIES DANS L'ETAT GRAVIDE

Nous entendons par *maladies* **dans** *l'état gravide*, toutes celles qui peuvent survenir dans le cours de la grossesse, tout en étant indépendantes de l'état gravide.

Ces maladies sont dites :

1° **Préexistantes** quand la femme enceinte présente une tare pathologique antérieure à la grossesse.

Ex. : Une femme tuberculeuse ou syphilitique peut devenir enceinte ;

2° **Intercurrentes,** quand elles se développent dans le cours de la grossesse.

Ex. : Une femme enceinte peut être atteinte de pneumonie, de scarlatine, etc.

L'étude des *maladies dans l'état gravide* est fort complexe et loin d'être achevée.

Pour qu'elle soit complète, il faudrait connaître exactement l'influence de la grossesse sur chaque maladie préexistante ou intercurrente, et réciproquement l'influence de chacune de ces maladies sur la grossesse.

Nous adopterons la classification précédente, qui est cependant loin d'être absolue, car telle maladie (la syphilis par exemple), sera rangée dans l'une ou l'autre classe, suivant que son début aura été antérieur ou postérieur à la conception.

MALADIES PRÉEXISTANTES

Les maladies préexistantes sont le plus généralement *chroniques*

Intoxications (par l'alcool, la morphine, le plomb, le tabac, la syphilis)

INTOXICATION SATURNINE

L'influence saturnine est d'autant plus néfaste pour le fœtus que l'intoxication est plus accusée.

L'influence du père est moins grande que celle de la mère et celle de la mère moins nuisible que celle des deux parents saturnins à la fois.

Les parents ont dû souvent changer de profession pour obtenir des enfants bien développés.

Le fœtus succombe par imprégnation des tissus par le plomb ; s'il naît vivant, il est chétif et meurt fréquemment dans les 3 premières années de son existence.

ALCOOLISMR MORPHINISME

L'influence fâcheuse de l'alcoolisme et du morphinisme est prouvée, bien qu'elle soit très lente à se produire.

INTOXICATION PAR LE TABAC

L'influence du tabac sur le cours de la grossesse est contestable.

La mortalité fœtale est plus grande. Est-elle due à l'action de la nicotine ou à la mauvaise hygiène des mères ?

DE LA SYPHILIS

GÉNÉRALITÉS

L'étude de la grossesse syphilitique est fort complexe.

Syphilis dans l'état gravide se traduit le plus souvent dans le cours de la grossesse par des maladies de l'œuf et en particulier par des altérations du placenta qui entraînent la mort du fœtus et l'accouchement prématuré. Exceptionnellement l'enfant naît vivant à terme et ne présente aucune trace de syphilis ; il n'est indemne qu'en apparence, la syphilis se déclarant dans les 3 premiers mois de son existence.

Les manifestations syphilitiques seront d'autant plus précoces et d'autant plus intenses dans l'état gravide que la contamination se rapprochera davantage du début de la conception et que la maladie ne sera pas combattue par un traitement énergique.

La syphilis fœtale peut être occasionnée : 1° par le père ; 2° par la mère ; 3° par les 2 à la fois *(Hérédité bilatérale)*.

SYPHILIS PATERNELLE

Influence nulle de la syphilis paternelle ancienne — Si la syphilis est ancienne et existe depuis plus de 4 ans, si le traitement spécifique a été suivi en temps voulu, le descendance sera sûrement à l'abri de toute contamination.

Influence manifeste de la syphilis paternelle plus ou moins récente

Contamination de l'enfant seul

Contamination tardive (après l'accouchem') — La syphilis paternelle *atténuée* soit par son ancienneté, soit par le traitement suivi, peut ne manifester son action qu'à longue échéance : *l'enfant ne sera atteint de syphilis qu'après la naissance.*

Les manifestations syphilitiques se déclarent chez l'enfant avant sa naissance *sans que la mère présente jamais la moindre trace de syphilis.*

Contamination précoce (avant l'accouchement)

2 ordres de faits

a. *L'enfant naît vivant, mais syphilitique.*

b. *L'enfant arrive mort-né et est expulsé prématurément.*

La mort de l'enfant et son expulsion prématurée sont d'autant plus rapprochées du début de la grossesse que la virulence syphilitique est plus grande.

La syphilis paternelle peut être établie *cliniquement* par la mère alors même qu'elle n'est pas contaminée.

a. Le *placenta est hypertrophié* dans la grossesse syphilitique ; cette augmentation du poids du délivre doit faire soupçonner la syphilis paternelle si on ne trouve aucun accident du côté de la mère.

SYPHILIS PATERNELLE — Influence manifeste de la syphilis paternelle plus ou moins récente (*suite*)

Contamination de l'enfant seul (suite) — *Contamination précoce (avant l'accouchement) (suite)*

b. Les grossesses syphilitiques occasionnent le plus souvent des *avortements à répétition.* Aussi devra-t-on toujours songer à la syphilis paternelle toutes les fois que chez une femme on observe des avortements à répétition ou des grossesses qui se terminent par la naissance d'enfants morts et macérés.

— L'indemnité maternelle malgré la contamination de l'enfant est démontrée par les faits :

Une femme saine enceinte d'un syphilitique et qui accouche d'un enfant syphilitique aura ultérieurement des enfants sains d'un homme sain (Pinard).

La loi de Colles ou plutôt de Baumès qui établit que *l'enfant syphilitique ne contamine jamais sa mère* n'est que la constatation de cette indemnité maternelle consacrée par les faits cliniques.

Contamination de la mère et de l'enfant

a. Contamination de l'enfant — Les risques de l'enfant sont d'autant plus graves qu'il y a en même temps contamination de la mère et de l'enfant.

b. Contamination de la mère

α. Contamination directe — La contamination directe est la plus fréquente ; la mère est contaminée au moment de la conception ; la syphilis maternelle *débute par le chancre induré* et le fœtus se trouve contaminé et par le père et par la mère.

β. Contamination indirecte (Syphilis par conception, syphilis décapitée) — La contamination *indirecte* n'est admise *qu'exceptionnellement.* Elle est enseignée par Fournier sous le nom de *syphilis par conception* ou de *syphilis décapitée* : la femme dans le cours de la grossesse (vers le 4ᵉ ou le 5ᵉ mois généralement), présenterait des accidents secondaires *sans jamais avoir eu l'accident initial, le chancre.* Il est probable que la syphilisation de la mère s'effectue dans ce cas par la circulation utéro-placentaire. Merger discute ce fait dans sa thèse et croit plutôt à une syphilis à chancre interne qui aurait passé inaperçu.

SYPHILIS MATERNELLE — Influence de la syphilis maternelle sur la grossesse (3 cas)

1° La femme est syphilitique avant la conception

Les risques courus par l'enfant dépendront de *l'âge* de la syphilis et du *traitement suivi.* Si la syphilis est ancienne ou atténuée par le traitement, l'enfant peut naître sain, rester sain, ou ne présenter des accidents que dans les 3 premiers mois qui suivront sa naissance. Si la syphilis est de date récente ou insuffisamment traitée, l'enfant est syphilitique au moment de sa naissance, ou bien il arrive mort-né et 60 fois sur 200 il y a accouchement prématuré ou avortement (Fournier).

MALADIES PRÉEXISTANTES — SYPHILIS *(suite)*

SYPHILIS MATERNELLE *(suite)*

Influence de la syphilis maternelle sur la grossesse (3 cas) (suite)

2° La femme devient syphilitique au moment de la conception

La mort du produit de conception et son expulsion prématurée sont la règle si la syphilis n'est pas traitée, et le cas le plus ordinaire alors même que le traitement est suivi régulièrement.

3° La femme devient syphilitique pendant le cours de la grossesse

La contamination de l'enfant est d'autant plus à craindre que le début de la maladie est plus rapproché de la conception.

Pendant les 6 premiers mois, la contamination du fœtus est fatale.

Si la mère devient syphilitique dans les 2 ou 3 derniers mois de la grossesse, le fœtus aura d'autant plus de chances de naître sain que le début de la maladie sera plus voisin du terme de la grossesse, mais les fœtus qui seront conçus ultérieurement deviendront syphilitiques.

Influence de la grossesse sur la syphilis maternelle

La grossesse ajoute à la syphilis son action anémiante et débilitante (A. Fournier).

La syphilis de la femme enceinte est plus grave dans ses manifestations locales et générales.

Les accidents syphilitiques sont plus rebelles, plus développés, durent plus longtemps. Le chancre induré plus volumineux, mais moins dur, persiste pendant 3 mois environ. Les syphilides cutanées ou muqueuses sont papulo-érosives et prennent rapidement la forme végétante, bourgeonnante, hypertrophique.

Le col de l'utérus est souvent le siège de lésions.

Influence de la syphilis maternelle sur les accouchements et sur les suites de couches

Le col syphilitique peut présenter des nodosités, des ulcérations tertiaires et même de la rigidité pathologique (Doléris), qui peuvent rendre l'accouchement plus ou moins difficile.

La syphilis ne semble exercer aucune influence sur les suites de couches ; toutefois, certains auteurs prétendent qu'elle prédispose aux hémorragies.

INFLUENCE DE LA SYPHILIS SUR LE DÉVELOPPEMENT DE L'ŒUF

L'expulsion prématurée, par suite des maladies de l'enfant, est fréquente. La mortalité fœtale est de 71 pour 100.

Le placenta est dégénéré ou hypertrophié. Le placenta syphilitique pèse en moyenne le 1/4 ou le 1/3 du poids de l'enfant né à terme, tandis qu'à l'état normal le placenta ne pèse que le $1/6^e$.

L'hydramnios est fréquente.

Quand le fœtus naît mort, il présente souvent du pemphigus de la paume des mains et de la plante des pieds ; la tête est généralement volumineuse ; souvent même il y a hydrocéphalie.

Si l'enfant naît syphilitique, il présente du coryza, des plaques muqueuses à l'anus et à la bouche, des fissures aux angles des lèvres.

Parfois les enfants viennent au monde en apparence indemnes et naissent à terme ; dans d'autres cas, ils sont chétifs, malingres, ratatinés ; on dirait « de petits vieillards en miniature avec une peau trop large pour les « contenir sur divers points » (Fournier). Les enfants peuvent naître également arriérés, idiots, avec des malformations congénitales.

CONDUITE A TENIR DANS LA SYPHILIS

Réserve professionnelle obligatoire

La sage-femme qui constate ou soupçonne une grossesse syphilitique doit en informer le médecin traitant et non la famille. *Elle est liée par le secret professionnel* au même titre que le médecin et doit éviter toute parole imprudente qui pourrait jeter le trouble dans un ménage.

Aucune maladie n'impose plus de réserve et de tact. Il faut toujours nier l'existence de la syphilis si elle n'est avouée simultanément par les 2 intéressés ; il faut surtout la nier si on est interrogé isolément par la personne contaminée. Autrement dit, il ne faut avouer la syphilis qu'à bon escient, c'est-à-dire quand on est sûr qu'il ne saurait en résulter aucun préjudice.

MALADIES PRÉEXISTANSES — SYPHILIS *(suite)*

CONDUITE A TENIR DANS LA SYPHILIS *(suite)*

Conseils à donner aux syphilitiques
Recommander à tout homme ou à toute femme syphilitique de ne pas se marier avant qu'il y ait eu 4 ou 5 années écoulées depuis le chancre. Si le mariage a lieu avant l'expiration de ce délai, faire suivre à l'intéressé un traitement antisyphilitique régulier et énergique.

Conduite à tenir pendant la grossesse
Toute femme syphilitique gravide devra suivre un traitement antisyphilitique intense pour atténuer la maladie et diminuer les risques courus par l'enfant.
Toute femme enceinte non syphilitique devra également suivre le traitement s'il est avéré que le père est en puissance de syphilis.

Précautions à prendre par l'accoucheur
L'accoucheur devra éviter toute chance de contamination et avoir soin de recouvrir ses écorchures de collodion.
La peau saine s'oppose absolument à l'infection.

Conduite à tenir après l'accouchement
L'enfant ne pouvant jamais contaminer sa mère (loi de Colles), et l'enfant sain ne pouvant jamais être contaminé par sa mère syphilitique (loi de Profeta), engager la mère à nourrir, ou sinon, recourir à l'allaitement artificiel.
Ne jamais donner une nourrice mercenaire à un enfant syphilitique ou pouvant le devenir, à moins qu'elle ne soit elle-même syphilitique.

MALADIES BACTÉRIENNES

FIÈVRE INTERMITTENTE ET MALARIA
La grossesse semble n'avoir pas grande influence sur la malaria; par contre elle paraît réveiller les accès de fièvre intermittente.
L'avortement survient dans les 2/3 des cas.
Le fœtus a souvent le foie et la rate malades comme sa mère (Playfair); il meurt presque toujours.
Le sulfate de quinine peut être employé impunément (Tarnier), sans crainte de provoquer des contractions utérines trop précoces.

TUBERCULOSE

Influence de la grossesse sur la tuberculose
D'après la statistique de Gaulard, il résulte que la tuberculose *antérieure à la grossesse* est aggravée dans les 4/5 des cas, qu'elle s'amende ou est à peine influencée dans le 1/5 des cas; — les cas de tuberculose qui se sont développés pendant la grossesse ou les suites de couches ont tous été aggravés.
L'accouchement et les suites de couches sont généralement une grande cause d'affaiblissement; aussi, n'est-il pas rare de voir l'affection évoluer rapidement, et la mort survenir par granulie dans les jours qui suivent la délivrance.
D'une façon générale, chaque grossesse est pour la tuberculeuse une étape vers la mort; la tuberculose progresse d'autant plus vite dans l'état puerpéral que les fonctions digestives s'accomplissent moins bien et que la nutrition est plus mauvaise.

Influence de la tuberculose sur la grossesse
Souvent la grossesse ne va pas à terme; l'enfant peut arriver mort-né; d'après Landouzy et Queyrat, la plupart des avortements de cause inconnue n'ont pas d'autre raison.
Si la grossesse arrive à terme, l'enfant naît ordinairement chétif, souffreteux, et meurt souvent au bout de quelques mois de méningite tuberculeuse.
D'après Peter, l'enfant ne naîtrait pas tuberculeux, mais *tuberculisable*.
On a, néanmoins, trouvé des bacilles dans les poumons de la mère et du fœtus; quoi qu'il en soit, la *tuberculose congénitale doit être regardée comme exceptionnelle*.
Dans le cas de tuberculose congénitale, la contamination du fœtus ne peut avoir lieu que par l'ovule *(infection tuberculeuse de l'ovule)* ou par la voie sanguine, c'est-à-dire par la voie placentaire.

Axiome médical
Une tuberculeuse ne doit pas se marier; si elle se marie, pas d'enfants; si elle devient mère, pas d'allaitement.

MALADIES PRÉEXISTANTES *(suite)*

APPAREIL CIRCULATOIRE

a. — **Maladies par altération du sang**

LEUCÉMIE
Assez rare ; elle est caractérisée par l'augmentation des globules blancs et l'hypertrophie de la rate.
Elle serait transmissible de la mère au fœtus (Sänger).

HÉMOPHILIE
Prédispose aux hémorragies graves de la grossesse, de la délivrance et du post-partum.
Traitement ordinaire des hémorragies ; au besoin recourir au tamponnement.

PURPURA
Purpura simple est bénin et disparaît au repos.
Si le purpura s'accompagne d'épistaxis, d'hématurie, il est très grave, car il est l'indice d'une diathèse hémorragique.

b. — **Cardiopathies**

MALADIES DU CŒUR OU CARDIOPATHIES

Influence de la grossesse et de l'accouchement sur les cardiopathies

Le cœur, sous l'influence de la grossesse, subit un véritable surmenage qui se traduit par l'hypertrophie du cœur gauche et la dilatation du cœur droit.

La grossesse ne semble pas devoir créer une maladie de cœur par elle-même ; « par la suractivité fonctionnelle qu'elle imprime au cœur, elle a pu simplement déceler la présence de l'affection méconnue et produire des troubles fonctionnels. » (Pinard).

Toute maladie de cœur existant avant la conception est notablement aggravée par la grossesse ainsi que par l'accouchement.

A chaque grossesse nouvelle, l'affection cardiaque fait des progrès.

4 catégories d'accidents gravido-cardiaques suivant leur intensité (Porak)

1° *D'abord simples troubles de l'innervation cardiaque :* Palpitations, dyspnée, essoufflement au moindre effort ;

2° A ces symptômes, viennent s'ajouter des *troubles pulmonaires* (congestion, œdème, etc.) pouvant s'accompagner d'hémorragies diverses : hémoptysies, épistaxis, voire même hémorragies génitales).

3° A un degré plus avancé survient l'*asystolie* avec son cortège symptomatique habituel (dyspnée intense, arythmie, pouls intermittent, œdème des membres inférieurs, ascite, vertiges, maux de tête, asphyxie, etc.).

4° Enfin dans un certain nombre de cas, *embolies viscérales* pouvant amener la mort subite.

On cite des cas de *mort subite :* 1° *pendant le travail* par suite du surmenage ; 2° et même *après les couches* par suite de la déchéance cardiaque trop marquée.

Les affections aortiques sont plus dangereuses que les affections mitrales. (Porak).

Influence des cardiopathies sur la grossesse et l'accouchement

Les femmes cardiaques gravides sont exposées aux métrorragies et à l'expulsion prématurée du fœtus.

Les *métrorragies* assez fréquentes se montrent de préférence à l'approche de l'époque des règles et sont surtout à redouter au moment du travail et de la délivrance.

L'*expulsion prématurée* du fœtus a lieu environ dans les 4/5 des cas ; elle se produit soit par suite d'épanchements sanguins qui décollent le placenta, soit par suite de l'altération du sang maternel qui ne peut plus fournir au fœtus les matériaux nécessaires à sa nutrition ; soit encore par suite de l'excès dans le sang de CO_2 qui aurait la propriété d'éveiller prématurément les contractions utérines.

Les cardiopathies retardent l'accouchement par suite de l'entrave qu'elles apportent aux efforts d'expulsion ; elles aggravent la délivrance en prédisposant à l'hémorragie.

MALADIES PRÉEXISTANTES *(suite)*

b. — Cardiopathies *(suite)*

MALADIES DU CŒUR OU CARDIOPA- THIES *(suite)* — **Conduite à tenir dans les cardiopa- thies**

Conseils à donner aux cardiaques
Déconseiller le mariage dans le cas de maladie de cœur, surtout si la femme a déjà eu des accidents cardiaques assez prononcés, tels qu'hémorragie ou dyspnée marquée.
Si la cardiaque est enceinte, elle devra éviter les refroidissements, la fatigue, les émotions morales.
La faire renoncer à l'allaitement qui est une cause de fatigue et de surmenage.
Les grossesses répétées devront être évitées.

Traitement médical
Digitale, lait, diurétiques, etc.
Saignée en cas de catarrhe suffocant.

Traitement obstétrical
a. *Pendant la grossesse*
Si accidents graves, recourir à l'avortement ou à l'accouchem' prématuré.
Si femme meurt subitement, lorsque l'enfant est viable, faire opération césarienne.

b. *Pendant le travail*
Ne rien faire si la femme ne présente pas d'accidents.
S'il survient de l'angoisse précordiale, de la gêne respiratoire, hâter la dilatation de l'orifice utérin, et extraire le plus rapidement possible le fœtus.

NÉVROSES

ÉPILEPSIE
Les attaques paraissent plutôt améliorées par la grossesse (Pinard); elles surviennent rarement pendant le travail.
Epilepsie peut être confondue avec éclampsie. Les commémoratifs et l'examen de l'urine viendront en aide : il n'y a pas d'albumine dans l'épilepsie.
Traitement : Continuer à employer le traitement bromuré qui n'a pas d'inconvénients pour le fœtus.

CHORÉE OU DANSE DE SAINT-GUY
Plus fréquente chez primipares; elle survient surtout chez celles qui l'ont déjà eue dans le jeune âge.
Elle apparaît surtout dans les 1ers mois de la grossesse et en particulier dans le 3e et le 4e mois.
La chlorose, la scarlatine ou le rhumatisme prédisposent à la chorée.
La chorée persiste généralement jusqu'à l'accouchement; elle consiste en mouvements continuels et désordonnés des muscles du visage et des membres, et devient plus intense pendant le travail, chaque contraction exagérant le désordre des mouvements.
Chorée provoque l'expulsion prématurée du fœtus dans la moitié des cas.
Traitement
Dans les *cas ordinaires* : Médication calmante : BrK toniques, préparations ferrugineuses et arsénicales.
Dans les cas graves, expulsion prématurée.

HYSTÉRIE
Hystérie est tantôt aggravée, tantôt diminuée par la grossesse.
Les hystériques semblent prédisposées à la folie puerpérale.
Les attaques sont rares pendant l'accouchement qui peut être accompagné de très violentes douleurs ou tout-à-fait exempt de douleurs.
Budin croit que l'hystérique cesse d'être hypnotisable pendant l'accouchement.
Les crises hystériques peuvent être confondues avec éclampsie (Voir diagnostic de l'éclampsie).

INFLUENCE DE LA GROSSESSE SUR LES HERNIES

HERNIES
Grossesse augmente hernie ombilicale et amène souvent réduction spontanée des hernies inguinales ou crurales.
Maintenir hernie avec bandage dans grossesse et surtout pendant accouchement qu'on activera le plus possible (forceps, extraction manuelle).

MALADIES INTERCURRENTES

Les maladies intercurrentes dans l'état gravide sont le plus souvent *aiguës*.

MALADIES GÉNÉRALES AIGUES

GÉNÉRALITÉS

Maladies générales aiguës sont plus graves chez une femme enceinte que chez une autre, elles sont d'autant plus nuisibles pour le produit de conception que l'infection est plus grande et l'*hyperthermie* plus considérable.

L'hyperthermie *progressive* est moins dangereuse pour le fœtus que l'hyperthermie *brusque*.

Doléris et Doré ont en effet montré que chez les lapines pleines la mort des petits survenait lorsque le surchauffage de l'étuve qui les renfermait était brusque et élevé, mais qu'en élevant progressivement la température, la marche de la grossesse et la vitalité des petits n'étaient point troublées.

Les bains tièdes ou froids conviennent mieux que les antithermiques médicamenteux pour modérer l'hyperthermie dans les maladies aiguës.

FIÈVRES ÉRUPTIVES

ROUGEOLE

Sur 51 cas, Charpentier note la mort de 7 mères et 23 accouchements prématurés.

Par suite : « Toute femme enceinte n'ayant pas eu la rougeole doit éviter avec le plus grand soin toutes les occasions qui pourraient l'exposer à la contagion de cette maladie, et changer momentanément de demeure si la maison qu'elle habite est contaminée. » (Tarnier et Budin).

La rougeole de la mère ne crée point l'immunité pour l'enfant.

Fœtus peut avoir la rougeole dans l'utérus ou quelque temps après sa naissance.

VARIOLE ET VACCINE

a. **Variole**

Variole cause l'accouchement prématuré ou l'avortement d'autant plus souvent qu'elle est plus grave. L'interruption de la grossesse est d'autant plus fréquente que la grossesse est plus avancée; elle est la règle dans la variole confluente ou hémorragique.

L'expulsion du fœtus a lieu surtout à la période d'éruption.

Rarement le fœtus est atteint de *variole congénitale;* elle est en général *discrète* (Pinard), et bénigne si elle se manifeste après la naissance, mais elle est presque inévitablement mortelle si elle se développe chez le fœtus dans le sein maternel (Chaigneau).

b. **Vaccine**

La vaccine subie par la gestante n'amène aucun accident dans la marche de la grossesse, mais ne confère pas toujours l'immunité du fœtus.

Donc en cas d'épidémie variolique, vacciner toujours et les femmes enceintes et les nouveau-nés, alors même que les mères ont été vaccinées ou ont eu la variole pendant leur grossesse.

SCARLATINE

Rare pendant la grossesse. — Relativement fréquente pendant le postpartum.

Barnes et Olshausem en ont relaté 126 cas : 7 pendant la grossesse et 119 après l'accouchement.

Il semble qu'il y ait *incubation prolongée;* la scarlatine éclaterait dans les 3 1ers jours qui suivent l'accouchement; ne serait-ce pas une de ces éruptions scarlatiniformes qui se montrent dans les septicémés puerpérales ?

Scarlatine pendant la grossesse peut tuer la mère et l'enfant, ou déterminer l'*albuminurie* après guérison.

On ne sait pas encore si la scarlatine de la gestante crée l'immunité pour l'enfant (Pinard).

La scarlatine qui survient après l'accouchement est d'un pronostic habituellement grave.

MALADIES INTERCURRENTES *(suite)*

ÉRYSIPÈLE
L'érysipèle menstruel périodique n'a pas d'importance.
Le véritable érysipèle de la face a entraîné 23 fois l'accouchement prématuré sur 24 cas (Wardwell).
Le microbe qui produit l'érysipèle est le *streptococcus*, c'est-à-dire le même microbe que celui qu'on observe dans la fièvre puerpérale. L'érysipèle du postpartum est par suite toujours sérieux et exige un redoublement de soins antiseptiques.

APPAREIL DIGESTIF

EMBARRAS GASTRIQUE
Aucun inconvénient puerpéral sérieux.
Les purgatifs doux sont seuls permis.
Les purgatifs drastiques et les vomitifs qui peuvent produire l'expulsion du fœtus ne doivent pas être employés.

FIÈVRE TYPHOÏDE
Fièvre typhoïde est une complication rare chez la femme enceinte ; elle se montre plutôt dans les 1ers mois que dans les derniers.
La grossesse ne semble pas aggraver d'une manière très marquée le pronostic de la fièvre typhoïde (mortalité maternelle : 1 sur 10). La forme abdominale semble la plus grave.
L'avortement ou l'accouchement prématuré a lieu dans les 2/3 des cas ; il se produit vers la 2e semaine, c'est-à-dire lorsque la fièvre est la plus accentuée.
Traitement : Même traitement qu'à l'ordinaire ; toutefois bains froids sont particulièrement indiqués pour combattre l'hyperthermie.

CHOLÉRA
Il survient à toutes les époques de la puerpéralité.

Influence de la grossesse sur le choléra
Elle est peu marquée ; toutefois mortalité des femmes enceintes atteintes du choléra est plus élevée que la mortalité générale.

Influence du choléra sur la grossesse
1/10e seulement des femmes atteintes du choléra continuent leur grossesse.
Le plus souvent l'expulsion prématurée a lieu assez rapidement ; elle ne se produit que quand le choléra a duré quatre jours au moins (Queirel) ; les autres femmes succombent avant d'avoir eu le temps d'avorter.

Causes de l'expulsion prématurée : Elle serait due aux crampes utérines (Bouchut), à une endométrite aiguë, hémorragique (Slavianski), à l'acide carbonique en excès dans le sang (Brouardel), à l'empoisonnement du sang maternel (théorie actuelle).

Influence du choléra sur le fœtus
Le 1/3 des enfants viennent vivants ; la plupart meurent dans les jours qui suivent l'accouchement.

Conduite à tenir
Ne pas provoquer l'accouchement.
Se contenter de combattre la maladie.

APPAREIL RESPIRATOIRE

TOUX
Particulièrement tenace pendant la grossesse.
Elle peut être *nerveuse* et se manifester pendant la grossesse sous forme de quintes qui ne cessent qu'au moment de l'engagement de la partie fœtale.
Elle peut aussi être occasionnée par une bronchite plus ou moins intense qui réclamera des soins assidus, contrairement au préjugé.
La toux ne paraît pas avoir une influence quelconque sur le développement de l'œuf.

DYSPNÉE
La dyspnée ou oppression est très fréquente chez les femmes enceintes. Elle peut être d'*origine mécanique*, l'utérus gravide gênant l'inspiration thoracique ; elle est souvent due à l'albuminurie qui est une manifestation de l'auto-intoxication gravidique et se traduit, soit par des étouffements *(dyspnée nerveuse)* qui surviennent la nuit au milieu du sommeil comme de véritables accès d'asthme, soit par des phénomènes congestifs du côté du poumon *(dyspnée congestive)* qui peuvent aller jusqu'au crachement de sang.
Traitement : Lait et purgatifs.

MALADIES INTERCURRENTES (*suite*)

PNEUMONIE

Influence de la grossesse sur la pneumonie
La pneumonie, déjà grave par elle-même, est encore aggravée par la grossesse. La fièvre est plus forte ; la dypsnée est plus intense, par suite de la gêne mécanique du diaphragme ; le cœur est surmené par la coexistence de la pneumonie et de la grossesse.

Influence de la pneumonie sur la grossesse
L'avortement survient dans le 1/3 des cas et l'accouchement prématuré dans les 2/3 des cas ; autrement dit, plus la grossesse approche de son terme, plus l'expulsion du fœtus est probable.
L'expulsion prématurée du fœtus serait due à l'hyperthermie et à l'accumulation de CO^2 dans le sang, par suite de la diminution du champ de l'hématose et de la gêne de la circulation.

Influence de la pneumonie sur le fœtus
Le fœtus peut ne pas être malade en naissant ; souvent il arrive mort-né ou succombe à l'infection au bout de quelques jours ; l'infection du fœtus par le pneumocoque peut déterminer la méningite, l'endocardite, la pneumonie ou des abcès multiples.

Pronostic
La mortalité de la femme serait plus grande dans les 3 derniers mois de la grossesse que dans les 6 premiers.
Le pronostic serait plus grave lorsque le fœtus est expulsé (Boli) ; l'expulsion du fœtus serait subordonnée à la gravité de la pneumonie.

Traitement
Le même qu'en dehors de la grossesse.
Grossesse ne contre-indique nullement la saignée qui est même indiquée lorsqu'il y a menace d'asphyxie ; il en sera de même des sangsues et des ventouses scarifiées.
L'expulsion prématurée ne devra être tentée que comme dernière ressource.

PLEURÉSIE
Rare chez femme enceinte ; elle est peu influencée par la grossesse.
Même traitement que s'il n'y avait pas grossesse. S'il y a orthopnée avec un épanchement assez abondant, pratiquer la thoracentèse dans le 5ᵉ espace intercostal en ayant soin de relever la pointe du trocart pour ne pas blesser le diaphragme qui est refoulé en haut.

GRIPPE OU INFLUENZA
Elle a peu d'action sur la grossesse, à moins qu'elle ne soit infectieuse ; l'existence de la mère est alors aussi compromise que celle de l'enfant.

SYSTÈME NERVEUX

PARALYSIES
Elles sont dues : soit à l'albuminurie, soit à une affection cardiaque, soit à l'hystérie.
Les paralysies hystériques sont les moins graves.
L'*hémiplégie* ou paralysie d'un seul côté du corps est le plus souvent liée à l'albuminurie ou à l'hémorragie cérébrale.
Les *paraplégies* ou paralysies des membres inférieurs s'observent surtout après l'accouchement et paraissent tenir au tiraillement ou à la compression des nerfs du bassin par le fœtus ou bien par les interventions pratiquées. Ces paralysies d'origine traumatique guérissent heureusement dans la plupart des cas.

FOLIE PUERPÉRALE

Causes
La véritable cause est l'*hérédité*.
Les causes *occasionnelles* sont : les émotions, les débilitations dues aux hémorragies, l'allaitement prolongé.

Fréquence et pronostic
Les troubles mentaux pendant la grossesse sont les moins fréquents (13 pour 100 seulement des folies puerpérales) ; ils sont moins graves que ceux qui surviennent dans le post-partum, et le sont d'autant moins que le début de la maladie est plus rapproché de la conception.

MALADIES INTERCURRENTES (*suite*)

FOLIE PUERPÉRALE (*suite*)	**Forme**	Les femmes enceintes présentent surtout de la mélancolie; elles ont des idées de suicide ou d'infanticide (Voisin). Quelquefois folie se traduit simplement par un peu d'incohérence dans les paroles. La folie du post-partum se montre sous forme de mélancolie avec tristesse, ou sous forme de manie avec agitation.
	Conduite à tenir	Ne pas laisser le délire s'*incruster*. L'*internement* est le seul moyen pratique; plus vite la famille se résout à l'internement de la malade, moins la folie puerpérale a de chances de passer à l'état chronique.

TRAUMATISME DANS LA GROSSESSE

TRAUMA- TISME	**a. Trauma- tisme accidentel**		L'influence du traumatisme accidentel sur la grossesse varie suivant l'intensité de ce traumatisme, suivant son siège et suivant ses complications. Plus le traumatisme s'éloigne des organes génitaux, moins son action se fait sentir sur l'utérus. Si l'utérus est atteint, l'avortement est fréquent. La grossesse ne paraît pas avoir d'influence sur la guérison des plaies accidentelles; il est démontré par contre qu'elle retarde la consolidation des fractures.
	b. Trauma- tisme chirurgical	*Règle générale*	S'abstenir quand on peut le faire; intervenir quand il y a urgence. Il y a urgence quand la vie est en danger.

MALADIES DE L'ŒUF

MALADIES DE L'ŒUF	**Maladies des membranes**	*Maladies de la caduque*	Atrophie de la caduque. Endométrite. Hydrorrhée déciduale. Hydrorrhée amniotique.
		Maladies du chorion	Hypertrophie du chorion. Myxome simple. Myxome kystique (môle hydatiforme).
		Maladies de l'amnios	Brides amniotiques. Hypoamnios. Hydramnios.
	Maladies du placenta		Placentite. Œdème du placenta. Atrophie et dégénérescences du placenta. Kystes et tumeurs du placenta. Hypertrophie placentaire.
		Hémorragies du placenta	Hémorragies dans le tissu du placenta (apoplexies placentaires). Hémorragies par décollement prématuré. Hémorragies par insertion vicieuse.
	Maladies du cordon		Dissociation des vaisseaux funiculaires. Ectasie de la veine ombilicale. Lésions syphilitiques.
	Maladies du fœtus		Traumatisme fœtal. Amputations congénitales. Luxations congénitales. Rachitisme intra-utérin. Hydropisie du fœtus. Ankylose fœtale. Mort du fœtus.

MALADIES DES MEMBRANES

MALADIES DE LA CADUQUE

ATROPHIE DE LA CADUQUE — Rare.
L'atrophie de la caduque utéro-placentaire est la plus grave pour le fœtus.

ENDOMÉTRITE DANS L'ÉTAT GRAVIDE

a. Endométrite aiguë — L'endométrite aiguë, le plus souvent hémorragique, n'est observée que dans les maladies infectieuses, telles que le choléra (Slavjanski), la variole.
Expulsion de l'œuf est fréquente.

b. Endométrite chronique — Endométrite chronique dans l'état gravide est la continuation d'un état préexistant à la conception.

Fréquence : Assez rare, car peu de femmes ayant de la métrite deviennent enceintes, cette maladie entraînant le plus souvent la stérilité.

Variétés :
- *Endométrite hyperplasique ou diffuse* : C'est l'inflammation de la *trame conjonctive* : cellules embryonnaires nombreuses. Elle n'atteint le plus souvent que la caduque utérine.
- *Endométrite polypeuse* : Elle est formée d'excroissances qui affectent la forme polypeuse ; ce serait l'inflammation des *cellules de la caduque*.
- *Endométrite kystique* : C'est l'inflammation des *glandes de la caduque* qui deviennent kystiques.
- *Endométrite mixte* : La plus habituelle, elle réunit les 3 formes précédentes.

Causes : Elle est généralement occasionnée par un élément infectieux préexistant à la grossesse ou par la syphilis.

Symptômes et conséquences :
Leucorrhée assez accusée.
Douleurs utérines occasionnées soit par la simple pression extérieure, soit par la contraction du muscle, soit par les mouvements du fœtus.
Les *hémorragies* et l'*avortement* sont à craindre, ainsi que la *rétention des membranes*, la séparation de la caduque se faisant difficilement.

HYDRORRHÉE (2 variétés)

Définition — L'hydrorrhée est l'écoulement hors des organes génitaux d'une quantité plus ou. moins considérable de liquide provenant de l'utérus.

Provenance du liquide — Ce liquide provient tantôt de la caduque (*hydrorrhée déciduale*), tantôt de la cavité amniotique (*hydrorrhée amniotique*).

a. Hydrorrhée déciduale ou de la caduque

Fréquence : Très rare ; elle se produit plus souvent à la fin de la grossesse qu'au commencement, et est plus fréquente chez les multipares que chez les primipares.

Pathogénie :
Dans les premières semaines de la grossesse le liquide de l'hydrorrhée s'amasse entre la caduque utérine et la caduque ovulaire (*Hydropérionie* de Tarnier) et est sécrété par elle.
A partir du 4ᵉ mois, la caduque utérine se dédoublerait comme au moment de la délivrance, et le liquide occuperait la cavité résultant de ce dédoublement (Tarnier).
L'hydrorrhée déciduale serait le résultat d'une *endométrite séreuse* occasionnée par l'inflammation des glandes de la caduque.

MALADIES DES MEMBRANES *(suite)*

HYDRORRHÉE (2 variétés) (suite)

a. Hydrorrhée déciduale ou de la caduque (suite) — *Symptômes*

Au milieu de la santé la plus parfaite, *brusquement* et même la nuit au repos, la femme se sent mouillée par un *flot* de liquide qui varie de 50 à 200 grammes et ne dépasse jamais 4 à 500 gr.

Caractères du liquide : Limpide, transparent, citrin, albumineux, odeur spermatique ; il empèse le linge, et sur les bords de la tache existe un liseré rosé, dû à la présence du sang.

Après le 1er flot, simple suintement pendant quelques jours, puis arrêt total jusqu'à formation d'une nouvelle quantité de liquide assez abondante pour être expulsée et ainsi de suite.

Hydrorrhée déciduale peut toutefois ne pas se reproduire.

b. Hydrorrhée amniotique

Fréquence — Beaucoup plus fréquents qu'hydrorrhée déciduale. Elle s'observe après le 6e mois et surtout aux approches de l'accouchement.

Cause — La seule cause réelle connue est le *traumatisme* (choc, coup, chute survenu au cours de la grossesse).

Pathogénie

a. *Hydrorrhée par transsudation ou exosmose* — Le liquide amniotique s'écoulerait par *transsudation*, ou *exosmose* à travers les pores de l'amnios et du chorion (Baudelocque). Cette exosmose n'est possible que pendant le travail alors que le liquide est comprimé avec force.

b. *Poche amnio-choriale* — Une *poche amnio-choriale* s'établirait ; le liquide y pénétrerait soit par filtration, soit en passant à travers une fissure de l'amnios.

c. *Hydrorrhée par rupture simultanée des 2 membranes* — Une fissure ou une déchirure se produit un peu auprès du col ou à une certaine distance de lui et le liquide suinte par cette solution de continuité. Cette fissure s'élargit au passage de l'enfant si elle est au voisinage du col ; on la retrouve sur les membranes après la délivrance si elle se fait en un point assez élevé de l'œuf.

Symptômes — Au cours de la grossesse et le plus souvent pendant les 3 derniers mois un premier flot survient ; ce flot est généralement abondant au point qu'une multipare croit déjà perdre ses eaux. Il est suivi d'un écoulement *continu* qui présente parfois de petit jets successifs.

Le liquide a les mêmes caractères que celui de l'hydrorrhée déciduale ; il peut renfermer de la matière sébacée et des débris de poils provenant du fœtus.

Diagnostic — *Diagnostic différentiel de l'hydrorrhée*

a. Avec l'*incontinence d'urine* : l'urine se reconnaît à l'odeur et ne laisse pas sur le linge de tache à liseré rosé. L'application d'un tampon vaginal empêche également l'erreur.

b. Avec le *liquide des injections vaginales* lorsque le vagin fait cuvette ; l'erreur est facile à éviter.

c. Avec les *écoulements vulvo-vaginaux* qui ne sont jamais aussi brusquement abondants que dans hydrorrhée.

MALADIES DES MEMBRANES *(suite)*

HYDRORRHÉE (2 variétés) (suite)

Diagnostic (suite)

Diagnostic de la variété d'hydrorrhée (Il n'est important que pour établir les risques d'expulsion prématurée)

D'après l'époque d'apparition
- L'hydrorrhée qui survient au début de la grossesse est le plus souvent déciduale.
- A la fin de la grossesse elle est le plus souvent amniotique.
- Vers le milieu de la grossesse le diagnostic de la variété d'hydrorrhée est difficile.

D'après la continuité de l'écoulement
- Hydrorrhée déciduale ne se reproduit pas ou ne se reproduit que par intervalles ; s'il y a un suintement consécutif, il ne dure que quelques jours.
- Hydrorrhée amniotique est caractérisée par un *écoulement continu* qui persiste jusqu'au jour de l'accouchement.

D'après l'abondance du liquide
- Le 1er flot est plus abondant dans l'hydrorrhée amniotique ; quand le flot dépasse 500 grammes l'hydrorrhée est sûrement amniotique ; les écoulements consécutifs sont moins abondants.
- C'est le contraire dans l'hydrorrhée déciduale.

D'après les caractères du liquide
- Le liquide a les mêmes caractères de limpidité, de couleur et d'odeur dans les 2 variétés d'hydrorrhée.
- Dans le liquide de l'hydrorrhée amniotique on peut y trouver en outre de la matière sébacée ou des débris de poils provenant du fœtus.

Pronostic

a. Pronostic de l'hydrorrhée déciduale
- Généralement bénin.
- Hydrorrhée déciduale peut s'arrêter seule et provoque rarement l'accouchement prématuré.
- Si les écoulements hydrorrhéiques se succèdent rapidement et sont abondants, si la teinte du liquide devient de plus en plus foncée en se rapprochant des caractères habituels du sang, on peut affirmer que la caduque est très malade et l'on doit faire les plus grandes réserves au point de vue de l'avenir de la grossesse (Bonnaire).

b. Pronostic de l'hydrorrhée amniotique
- Hydrorrhée amniotique est moins favorable que déciduale.
- L'issue du liquide amniotique en abondance provoque des contractions utérines et détermine souvent l'accouchement prématuré dans les 15 jours qui suivent la rupture des membranes.
- S'il y a rupture des membranes à 4, 5 ou 6 mois, l'avortement est probable.
- L'insuffisance du liquide amniotique peut en outre gêner le travail.

Traitement
- *Repos complet* au lit, quelle que soit la forme d'hydrorrhée.
- Si l'hydrorrhée est amniotique, le repos devra être prescrit jusqu'à la fin de la grossesse.
- *S'il y a des contractions utérines*, lavements laudanisés (10 à 20 gouttes) ou chloralés (1 à 2 grammes de chloral), teinture de vibernum prunifulium (50 à 80 gouttes), injections de morphine.
- Iodure de potassium a parfois donné de bons résultats dans hydrorrhée déciduale.

MALADIES DES MEMBRANES *(suite)*

MALADIES DU CHORION

HYPERTROPHIE DU CHORION : Elle est caractérisée par les altérations des villosités choriales qui deviennent 4 à 5 fois plus considérables que d'ordinaire.

MYXOME SIMPLE (non vésiculaire)
- Le *myxome simple* ou *myxome fibreux* de Virchow est constitué par l'hypertrophie des villosités choriales qui prennent le type tantôt fibreux, tantôt muqueux.
- Il peut se développer dans toute l'étendue du chorion et est considéré comme une cause d'avortement.
- La pathogénie de cette dégénérescence est mal connue.

MÔLE HYDATIFORME OU VÉSICULAIRE

SYNONYMIE : Myxome kystique, hydropisie des villosités choriales, môle kystique.

FRÉQUENCE : 1 môle sur 20.000 accouchements (Mme Boivin); 5 môles sur 4.000 accouchements (Engel).

ÉTIOLOGIE
- *Obscure;* môle serait plus fréquente chez les femmes âgées et chez les multipares qui sont souvent atteintes d'*endométrique chronique.*
- Hérédité semble avoir une certaine influence (Mme Boivin).

PATHOGÉNIE
- Pour Virchow, la môle serait constituée par une *dégénérescence kystique des villosités choriales* résultant d'une hypertrophie du tissu muqueux, et serait par suite un *myxome du placenta.*
- Pour Marchand, la môle vésiculaire serait non un myxome, mais une *tumeur épithéliale* que produirait peut-être une altération hydropique du tissu cellulaire du chorion.
- Ouvry dans sa thèse de 1897 signale de son côté la *constance des lésions de l'épithélium de revêtement de la villosité.*
- Kehrer considère la môle comme formée de végétations du tissu conjonctif et de l'épithélium des villosités avec conservation de la forme embryonnaire primitive.
- Les théories précédentes ont remplacé les hypothèses anciennes qui supposaient que la môle était indépendante de la grossesse, qu'elle était constituée par des œufs non fécondés, qu'elle était le résultat d'une dégénérescence de la caduque, etc.

ANATOMIE PATHOLOGIQUE — 3 variétés de môle hydatiforme (Dubois et Desormeaux)

a. Môle pleine ou en masse
- *Pas de cavité intérieure,* pas de liquide amniotique, pas d'embryon.
- Môle pleine consiste en une masse charnue, molle et rougeâtre, pouvant atteindre le volume d'une tête d'enfant; elle est formée par des petits kystes de forme et de volume variés, reliés entre eux par des filaments et implantés sur une membrane rougeâtre qui n'est autre que le chorion.
- Cette dégénérescence kystique s'observe surtout au début de la grossesse, alors que l'œuf est encore englobé de toutes parts par les villosités.
- La môle pleine est plus ou moins bosselée, et peut pénétrer plus ou moins dans l'utérus qui se trouve aminci par endroits et peut même être perforé.

b. Môle creuse
- La môle renferme en son centre une cavité remplie de liquide amniotique.
- Pas de trace d'embryon; il a été dissous ou résorbé.
- Quelquefois on retrouve un petit débris de cordon ombilical.

c. Môle embryonnée
- L'œuf est complet et l'embryon existe dans la cavité amniotique.
- Le développement de l'embryon sera en raison inverse de celui de la môle.
- Plus cette dernière sera étendue, moins l'embryon aura de chances de se développer; le plus souvent il meurt, et s'il naît vivant, il est chétif et malingre.

MALADIES DES MEMBRANES *(suite)*
MÔLE HYDATIFORME OU VÉSICULAIRE *(suite)*

ANATOMIE PATHOLOGIQUE *(suite)*

Structure de la môle hydatiforme en général

a. *Vésicules*

Les vésicules ont le volume d'une tête d'épingle, d'un grain de groseille ou de raisin, d'une noisette et même d'un œuf de poule. Elles forment de véritables grappes ; elles sont incolores le plus souvent et présentent parfois une teinte jaunâtre ou rosée, due à la présence du sang dans la vésicule.

Le *liquide* qu'elles contiennent renferme des sels, de l'albumine, de la mucine, des cellules polygonales ou sphériques renfermant des granulations moléculaires à centre brillant, et quelquefois du sang.

Les vésicules ne sont en somme que des *villosités choriales* grossies et pleines de liquide.

Structure de la villosité choriale normale (2 parties constituantes)

1° *Stroma* : Il est formé d'un tissu conjonctif muqueux embryonnaire, qui renferme des cellules étoilées, fusiformes et un réseau de fibrilles dans les mailles duquel on trouve de la mucine.

2° *Revêtement épithélial* (2 couches) :
- a. *Couche profonde* ou de *Langhaus* : Cellules cubiques et cylindriques.
- b. *Couche superficielle, syncitium* ou *psalmodium* : Protoplasma riche en noyaux foncés. Syncitium est d'origine fœtale (Mathias Duval) et non maternelle.

Dans la môle hydatiforme ce sont surtout les couches de revêtement des villosités qui sont le siège d'un processus de prolifération et de dégénérescence. Le syncitium formerait une bordure presque toujours complète aux vésicules et de cette bordure partiraient un grand nombre de petites massues dont le protoplasma se continuerait avec celui de la couche syncitiale. « La prolifération ne serait pas aussi active dans tous les cas de môle ; elle serait surtout moins étendue dans les portions prises au cœur même de la môle, mais elle serait toujours très intense dans les parties en rapport avec la paroi utérine » (Ouvry).

b. *Pédicules*

Les pédicules sont dits d'*implantation* quand ils réunissent les vésicules à la face profonde du chorion ; leur longueur est de 1 à 2 centimètres. Les vésicules ne se rencontrent généralement que sur les ramifications des pédicules.

Les pédicules sont dits de *suspension* quand ils réunissent les vésicules les unes aux autres ; ils sont soit creux, soit pleins, sont plus grêles que les pédicules d'implantation ; leur longueur n'est que de 1 à 2 millimètres. Outre ces pédicules, les vésicules sont encore reliées entre elles par un enchevêtrement de filaments très déliés.

Développement de la môle

La môle est généralement recouverte par la *caduque hypertrophiée* qui lui forme une enveloppe de 1 à 2 cent. d'épaisseur.

Cette enveloppe caducale est souvent amincie au niveau de son segment supérieur, et même détruite par l'envahissement des amas cellulaires qui proviennent de la couche de revêtement des villosités.

D'ordinaire la môle reste contenue dans l'utérus ; mais un des grands dangers de la môle résulte de la pénétration du muscle utérin par les éléments cellulaires dérivés du revêtement des villosités. Lorsque ceux-ci ont détruit la caduque, ils envahissent le muscle et progressent entre ses vaisseaux et ses fibres (Ouvry).

MALADIES DES MEMBRANES *(suite)*

MÔLE HYDATIFORME OU VÉSICULAIRE *(suite)*

ANATOMIE PATHOLOGIQUE *(suite)* — **Développement de la môle** *(suite)*

Il se forme une sorte de *grossesse molaire interstitielle* qui prend *exceptionnellement* tous les caractères d'une tumeur maligne; on a alors affaire au *sarcome chorio-cellulaire*, au *déciduome malin*.

Hermann estime qu'on peut reconnaître le caractère bénin ou malin de la môle par l'examen histologique; d'après lui, dans le déciduome malin, la prolifération cellulaire ne serait pas seulement limitée à la couche de revêtement comme dans la môle bénigne; elle pénétrerait dans le stroma même de la villosité.

SYMPTÔMES — **Symptômes locaux** (3 ordres de)

a. Hémorragies (Symptôme généralement précoce)

Elles apparaissent dans les 2 ou 3 premiers mois de la grossesse et débutent rarement après le 4ᵉ mois, elles sont assez peu abondantes pour que la femme croie au retour de ses règles.

Ces pertes surviennent brusquement sans cause appréciable et ne s'*accompagnent pas de douleurs utérines bien marquées* comme dans l'avortement. Elles durent de quelques heures à quelques jours et sont suivies d'un écoulement séreux ou séro-sanguinolent. Elles sont plus ou moins fréquentes; à mesure qu'elles se rapprochent elles deviennent de plus en plus abondantes au point de mettre en danger la vie de la femme (Depaul).

Quand par hasard la grossesse continue jusqu'à terme, les écoulements sanguins cessent de se montrer dans les 3 derniers mois.

b. Modification de l'utérus gravide

Utérus *trop développé* par rapport à l'époque présumée de la conception est d'une *consistance molle* et présente parfois des bosselures.

Aucun signe ne permet de déceler la présence d'un fœtus vivant

Femme ne sent pas remuer son enfant.

A l'*auscultation* rien que le souffle utérin, car le fœtus est incomplètement développé ou même résorbé.

Par le *toucher vaginal*, consistance mollasse du segment inférieur de l'utérus.

c. Expulsion spontanée des vésicules

La présence dans les hémorragies de *vésicules libres* est un signe qui permet d'affirmer l'existence de la môle; il manque souvent dans la grossesse et n'apparaît qu'au moment de l'expulsion de la môle.

Symptômes généraux

Parfois aucun trouble général manifeste.

Le plus souvent abattement, grande faiblesse, décoloration des tissus, amaigrissement marqué *alors même que les hémorragies n'ont pas été abondantes.*

Fréquence de l'*albuminurie*.

MARCHE ET PRONOSTIC

La môle est expulsée du 3ᵉ au 6ᵉ mois, dans les 2/3 des cas avec les symptômes d'un avortement; rarement la grossesse arrive à terme avec un enfant vivant; quelquefois l'expulsion de la môle n'a lieu que 12 ou 13 mois après la conception.

L'expulsion de la môle se fait le plus souvent en une seule fois : la dilatation est plus lente, plus difficile que dans la grossesse normale et s'accompagne souvent de nausées et de vomissements.

Quand exceptionnellement la môle est expulsée en plusieurs fois, l'élimination dure des semaines, des mois et même une année (Giffard); la femme est exposée pendant tout ce temps et à la septicémie par suite de la putréfaction des débris de la môle et à des hémorragies qui peuvent devenir mortelles par leur répétition.

MALADIES DES MEMBRANES (*suite*)

MARCHE ET PRONOSTIC (*suite*)	Les hémorragies secondaires ne sont pas rares non plus *dans les suites de couches;* on les craindra si les lochies sont fétides, car elles indiquent qu'il existe encore dans l'utérus des vésicules en putréfaction. Dans le cas de môle la mortalité de la femme est de 13 %. La femme qui a eu une môle est en outre exposée ultérieurement au déciduôme malin, par prolifération des débris cellulaires provenant des villosités kystiques. Le pronostic pour l'enfant est presque toujours fatal; le fœtus arrive le plus souvent mort; s'il naît vivant, il est trop chétif et succombe.
DIAGNOSTIC	La môle hydatiforme peut être facilement confondue avec un *placenta prævia*. Les hémorragies à répétition surviennent dans les 2 cas : toutefois dans la môle l'utérus est inégal souvent et présente un volume exagéré, hors de proportion avec l'âge de la grossesse. N'affirmer l'existence d'une môle que lorsqu'on a constaté la présence de vésicules.
TRAITEMENT	**Avant l'expulsion** Injections antiseptiques soigneuses, et *simple expectation* tant qu'il n'y a pas d'accident sérieux. Injections vaginales chaudes s'il y a lieu de modérer l'hémorragie. Si hémorragie trop abondante et grave, provoquer l'expulsion prématurée, soit en vidant l'utérus par le curettage instrumental, soit en se servant de ballons dilatateurs qui exposent à la rupture de la paroi utérine amincie. **Pendant l'expulsion** Laisser l'expulsion se faire *spontanément*. Si besoin, injections chaudes pour modérer l'abondance de l'hémorragie et accélérer l'expulsion. Si hémorragie grave, aller avec la main (jamais avec un instrument, parois utérines étant trop minces) détacher môle *très friable*. **Après l'expulsion** Antisepsie rigoureuse; injections intra-utérines intermittentes ou continues suivant la fétidité des lochies et l'intensité des accidents fébriles.

MALADIES DE L'AMNIOS

	KYSTES : Rares; ils ne sont guère qu'une curiosité anatomique et se développent dans la couche de tissu lamineux que recouvre l'épithélium de l'amnios.
ADHÉRENCES ET BRIDES AMNIOTIQUES	Les **adhérences** qu'on constate quelquefois entre la peau du fœtus et l'amnios sont plus ou moins étendues. Elles sont dues à un défaut de développement de l'amnios (Dareste) ou à une amniotite, surtout lorsqu'elles se produisent tardivement (Simpson). Elles jouent un rôle important dans la tératologie. Les **brides amniotiques** sont des bandes fibrineuses qui adhèrent au fœtus ou sont libres par déchirement. Elles déterminent souvent des *monstruosités fœtales* et peuvent, en entourant les membres, déterminer des *amputations congénitales;* elles occasionnent quelquefois la mort du fœtus par compression du cordon. Elles sont souvent accompagnées d'*insuffisance du liquide amniotique,* et paraissent être un vestige des adhérences entre l'amnios et le fœtus.
INSUFFISANCE DE LIQUIDE AMNIOTIQUE OU HYPOAMNIOS	L'hypoamnios entraîne quelquefois des déformations des membres (pieds et mains bots) par suite de la compression des parties fœtales. Il rend les manœuvres externes impossibles pendant l'accouchement. L'accouchement plus long se fait à sec; *les couches sont dites sèches.*

HYDRAMNIOS

DÉFINITION	L'*hydramnios* est l'abondance anormale du liquide amniotique. La quantité normale est de 500 grammes; de 500 à 1,000 grammes les oscillations sont regardées comme physiologiques; au-dessus d'un litre, on dit qu'il y a hydramnios.

FRÉQUENCE : 1 hydramnios sur 125 grossesses environ.

MALADIES DES MEMBRANES (*suite*)

ÉTIOLOGIE

Mère — Toute cause qui amène la gêne de la circulation maternelle peut provoquer l'hydramnios.
Hydropisie, œdème, anasarque, *albuminurie*, *syphilis*, affections cardiaques favorisent par suite la production de l'hydramnios.

Fœtus — Toute cause qui gêne la circulation fœtale peut également déterminer l'hydramnios.
Dans la *grossesse gémellaire* ou *trigémellaire* l'un des œufs est généralement hydropique, par suite de la compression exercée par l'un des fœtus sur le fœtus voisin, — ou par suite de la différence de pression sanguine qui existe chez l'un des fœtus lorsqu'il y a communication des 2 circulaires fœtales (Frankenhauser).
La *syphilis fœtale* est souvent une cause d'hydramnios et de mort du fœtus; il est prouvé que les lésions hépatiques, si fréquentes dans cette maladie, augmentent la tension dans la veine ombilicale.
Les *vices de conformation* du fœtus (hydrocéphalie, anencéphalie, bec-de-lièvre, spina-bifida, monstruosités, pieds bots, etc.), coïncident fréquemment avec l'hydramnios.
Ces malformations sont-elles cause ou effet ?

Annexes — Il peut y avoir stase sanguine dans la veine ombilicale lorsqu'elle est rétrécie, ou lorsque le fœtus présente une affection cardiaque ou syphilitique; dans ce cas la veine ombilicale laisse transsuder les liquides, d'où hydramnios.
Les altérations albuminuriques, syphilitiques du placenta, ainsi que l'amniotite peuvent produire le même résultat.

Résumé — Les causes les plus fréquentes de l'hydramnios sont : la *grossesse double*, la *syphilis* et l'*albuminurie*.
44 fois sur 100 la cause reste inconnue (Bar).

SYMPTÔMES ET TERMINAISON

a. Hydramnios à marche lente (forme la plus commune)

Début insensible. Exagération du liquide n'apparaît, en *règle générale*, qu'à 5 ou 6 mois.
Développement anormal de l'abdomen. Douleurs abdominales et lombaires assez vives sans hyperthermie. *Vomissements tenaces* alors qu'à cette époque il ne devrait plus en exister.
Gêne respiratoire et dyspnée par refoulement du diaphragme.
Sensation peu nette des mouvements actifs du fœtus.

Inspection — Tension *permanente* de la paroi abdominale; à une période plus avancée œdème sus-pubien (non constant).

Palpation — Sensation de flot comme dans l'ascite, mobilité exagérée du fœtus (elle ne se produit bien que lorsqu'il y a au moins un litre de liquide).
Si on *combine le toucher avec la palpation,* on peut obtenir et une *fluctuation abdominale* et une *fluctuation vaginale*.

Auscultation — Bruits du cœur sourds, quelquefois impossibles à entendre en raison de l'épaisseur de la couche liquide interposée.

Toucher — Béance exagérée du col qui est dit *déhiscent* et est très élevé.
Ballottement de l'enfant.
La déhiscence du col, jointe aux douleurs que ressent la femme atteinte d'hydramnios, peut faire croire à un début de travail; se rappeler que dans l'hydramnios la tension utérine est permanente et que les bords du col simplement déhiscent ne présentent pas le durcissement habituel au moment des douleurs.

24

MALADIES DES MEMBRANES (*suite*)

HYDRAMNIOS (*suite*)

SYMPTÔMES ET TERMINAISON (*suite*)

a. Hydramnios à marche lente (forme la plus commune) (*suite*) — *Terminaison* (3 modes)

1° *Terminaison par résorption :* Vers 7ᵉ ou 8ᵉ mois, liquide amniotique peut diminuer au point d'être redevenu normal au moment du travail.

2° Il y a accouchement prématuré par suite de la surdistension utérine (1/6ᵉ des cas).

3° La grossesse arrive jusqu'à terme, mais elle est très pénible.

b. Hydramnios à marche aiguë (forme rare)

Forme aiguë est tantôt primitive, tantôt consécutive à la forme lente.

Développement rapide du ventre.

Troubles fonctionnels très marqués, *rapidement graves :* douleurs excessivement intenses, durant jour et nuit, empêchant le sommeil ; respiration difficile, quelquefois orthopnée.

Face bleuâtre, asphyxique, vomissements fréquents et rebelles ; fièvre qu'on ne rencontre jamais dans hydramnios chronique ; amaigrissement rapide.

Si on n'intervient pas à temps, la mort est la conséquence à peu près inévitable de l'hydramnios aigue.

PRONOSTIC

A. Mère

Le pronostic est généralement bénin dans l'*hydramnios à forme lente.*

Les mauvaises présentations et la procidence du cordon sont fréquentes par suite de la mobilité exagérée du fœtus.

La surdistension utérine qui enlève à la fibre utérine une partie de son pouvoir contractile prédispose à la lenteur du travail, à l'inertie utérine et aux hémorragies pendant la délivrance.

La femme est en outre menacée d'*éclampsie* par compression des uretères.

La *forme aiguë de l'hydramnios* est rapidement grave.

B. Fœtus

Fœtus meurt dans 1/4 des cas d'hydramnios. La mort est due à la procidence du cordon (10 fois sur 100), aux vices de conformation, aux mauvaises présentations, à l'accouchement prématuré, à la syphilis.

DIAGNOSTIC

1° Rechercher d'abord s'il y a grossesse. Eviter de confondre hydramnios avec :

a. *Ascite :* La matité occupe surtout les flancs dans l'ascite ; si on fait coucher la femme sur le côté, le flanc opposé devient sonore.

b. *Tumeurs abdominales* (fibromes, kystes, etc.). Le toucher vaginal ou intra-cervical lève souvent les doutes et permet de sentir les membranes ou de constater que la tumeur liquide est bien développée dans l'utérus.

c. *Rétention d'urine :* Cathétérisme éclairera le diagnostic.

2° En cas de grossesse diagnostic de l'hydramnios avec :

a. *Grossesse extra-utérine :* Il existe 2 tumeurs dans la grossesse extra-utérine ; l'une est kystique, plus ou moins développée ; l'autre médiane ou plus voisine de la ligne médiane est constituée par l'utérus qui ne dépasse jamais le volume d'un utérus gravide de 3 mois.

b. *Môle vésiculaire :* La môle vésiculaire existe surtout dans les premiers mois de la grossesse et donne lieu à des hémorragies qu'on n'observe pas dans l'hydramnios.

c. *Grossesse gémellaire :* Rechercher les signes de la grossesse double et en particulier les 2 maxima. — Diagnostic est souvent très difficile. S'appuyer sur les commémoratifs. Dans la grossesse gémellaire le volume de l'utérus est augmenté notablement dès les premiers mois de la grossesse, ce qui n'a pas lieu dans l'hydramnios.

d. Avec *gros œuf :* Il y a gros œuf quand toutes les parties constituantes de l'œuf dépassent la moyenne. — Dans ce cas il n'y a ni fluctuation ni ballottement.

3° Diagnostic de la variété d'hydramnios

Se baser sur le développement plus ou moins rapide du ventre et sur la gravité des signes fonctionnels.

MALADIES DES MEMBRANES *(suite)*
HYDRAMNIOS *(suite)*

TRAITEMENT

Médical
Instituer le traitement spécifique si on suppose que l'hydramnios est d'origine syphilitique.
Pinard donne presque systématiquement l'iodure de potassium lorsqu'il y a hydramnios.
Le *régime lacté* ne peut qu'être favorable puisqu'il favorise la diurèse.
S'il y a en même temps anasarque : Purgatifs, saignées.
Contre les douleurs, avoir recours aux palliatifs tels que morphine, opiacés, chloral.

Obstétrical

Pendant la grossesse
Attendre le plus longtemps possible, prescrire le repos et calmer les douleurs.
Si les troubles causés par l'hydramnios deviennent inquiétants, faire la ponction des membranes par la voie vaginale ; il est rare que la grossesse continue et que le travail ne s'établisse pas rapidement.
Si le liquide se reforme à nouveau en grande quantité, rompre cette fois les membranes et provoquer l'accouchement par les moyens ordinaires.

Pendant le travail
Rompre les membranes pour éviter l'inertie : les contractions deviennent efficaces dès qu'il s'est écoulé une certaine quantité de liquide.
Avoir soin pour éviter procidence de régler l'écoulement du liquide en obturant le canal vagino-vulvaire avec la main ; surveiller en même temps l'engagement de la partie fœtale et empêcher la présentation de devenir mauvaise.

MALADIES DU PLACENTA

PLACENTITE
Inflammation du placenta survenant au cours de certaines fièvres et donnant quelquefois lieu à un peu de pus sur les bords de cet organe.

ŒDÈME DU PLACENTA
Infiltration séreuse du placenta existant surtout en cas de mort du fœtus ou encore en cas de maladies cardiaques ; elle rend le tissu placentaire friable sans en augmenter la densité (Pinard).

ATROPHIE DU PLACENTA
Elle succède le plus fréquemment à une hémorragie ou à l'endométrite.
L'avortement en est souvent la conséquence.

DÉGÉNÉRESCENCE DU PLACENTA

Dégénérescence graisseuse du placenta
Généralement *fibro-graisseuse*, elle atteint les villosités choriales et est très fréquente.
Causes probables : Maladies de la caduque, endométrite ou hémorragies.
Pas de signes cliniques.
Aucun autre inconvénient pour la mère que l'adhérence du placenta.
Vie du fœtus est compromise dès que dégénérescence arrive à occuper moitié du placenta.

Dégénérescence calcaire ou ossification du placenta
Elle est constituée par des dépôts de sels de chaux (carbonates, phosphates de chaux et de magnésie) qui occupent surtout la face utérine et rarement la face fœtale du placenta.
Des dépôts blanchâtres, grisâtres, qu'on reconnaît mieux au toucher qu'à la vue ont été comparés par Durozier aux plaques athéromateuses des artères et seraient dus selon lui à l'artério-sclérose (?).
D'autres auteurs font de la dégénérescence calcaire une manifestation syphilitique (?).
A l'heure actuelle l'étiologie reste en somme obscure.
Dégénérescence calcaire peut envahir tout le placenta.
Elle ne paraît pas nuire au développement du fœtus.
Elle ne complique pas généralement la délivrance ; quelquefois cependant il se fait des adhérences anormales qui nécessitent la délivrance artificielle.

MALADIES DU PLACENTA *(suite)*

KYSTES ET TUMEURS DU PLACENTA — A part les *kystes séreux* (contenu transparent, gélatiniforme) ou *hématiques* (dans lesquels on rencontre en plus des globules du sang) qu'on observe quelquefois à la face fœtale du foie, on sait peu de choses sur les *tumeurs placentaires* qui sont du reste exceptionnelles.

On a signalé des myxomes fibreux, des adénomes, des sarcomes.

PLACENTA SYPHILITIQUE

Hypertrophie du placenta

Le seul caractère véritablement connu du placenta syphilitique est l'*hypertrophie placentaire*.

Le placenta est beaucoup plus lourd qu'à l'état normal, disproportionné au fœtus qui *malgré la syphilis*, est très souvent bien développé et a la taille et les proportions de son âge, soit qu'il naisse à terme ou avant terme, soit qu'il vienne mort et macéré.

Cette disproportion est croissante à mesure qu'on s'éloigne du terme; alors que le placenta normal pèse le 1/6ᵉ du poids, le placenta syphilitique pèse le 1/4,5 à terme, le 1/3,8 à 8 mois et le 1/3 à 7 mois (Thèse de Bridier).

Pinard considère l'hypertrophie placentaire comme un signe manifeste de la syphilis fœtale et il a établi comme règle que *le nouveau-né ne doit teter d'autre femme que sa mère quand il y a disproportion entre le poids du fœtus et le poids du placenta.*

Outre l'augmentation de poids du placenta, il y a lieu de signaler la consistance assez ferme et la couleur pâle du placenta.

Localisation des lésions suivant l'origine de la syphilis (Frænkel)

Les autres manifestations syphilitiques placentaires sont moins caractéristiques et par suite discutées.

Frænkel (1873) prétend que le signe des lésions syphilitiques varie suivant que la mère reste saine ou est malade.

Si la mère reste saine, les lésions occupent le *placenta fœtal;* il y aurait hyperplasie des éléments des *villosités*.

Si la mère est syphilitique, des lésions surgiraient dans le placenta maternel, il y aurait hyperplasie des éléments de la *caduque* et par suite compression et atrophie des villosiés.

Si le père et la mère sont syphilitiques, le placenta présenterait les 2 ordres de lésions.

Schwab dans sa thèse *sur la syphilis du placenta* (1896) combat l'opinion de Frænkel sur la localisation des lésions et estime que toutes les parties du placenta peuvent être malades, quelle que soit l'origine de la syphilis.

Outre l'augmentation de poids du placenta, qui est reconnue par tous les auteurs, il décrit toute une série de lésions histologiques qui caractérisent selon lui le placenta syphilitique. Ces lésions seraient les suivantes :

Altérations du placenta fœtal — **1° Lésions des villosités**

Lésions des vaisseaux

Il existe de l'*endoartérite,* de la *périartérite* et de la *phlébite*; toutefois les lésions artérielles seraient plus marquées que les lésions veineuses.

Les lésions de périartérite prédominent si la syphilis est peu intense.

L'endoartérite est surtout observée lorsque le fœtus succombe au cours de la grossesse.

Lésions du stroma-conjonctif

Il y aurait une sorte de *cirrhose placentaire* caractérisée par l'hypertrophie et par l'hyperplasie cellulaire des villosités.

Dans le cas de fœtus mort et macéré, le placenta présente en outre des altérations dues à la macération; il y a infiltration de la sérosité sanguine dans le tissu conjonctif muqueux des villosités.

MALADIES DU PLACENTA *(suite)*

| PLACENTA SYPHILITIQUE *(suite)* | Altérations du placenta fœtal *(suite)* | *2° Lésions de l'épithélium de revêtement* | Elles consistent dans la prolifération des cellules et l'épaississssement de la couche épithéliale. |
| | | *3° Lésions de la membrana-chorii* | Elles se traduisent par un certain épaississement du chorion et une infiltration embryonnaire plus ou moins prononcée du stroma conjonctif. |

Altérations du placenta maternel — Schwab conteste l'existence de l'*endométrite placentaire gommeuse* décrite par Vichow, Frænkel et Malassez; par contre il signale la présence de petites *gommes* microscopiques qui seraient striées dans l'épaisseur de la caduque sérotine et seraient constituées par des cellules rondes et embryonnaires.

Lésions des membranes de l'œuf et du cordon ombilical — Rares.
Quelquefois endométrite déciduale de la caduque sérotine et ovulaire (Virchow).
Parfois aussi hyperplasie cellulaire et fibreuse du chorion et de l'amnios (Morel et Vallois).
Les lésions observées dans le cordon sont : l'hyperplasie du tissu conjonctif, l'athérome artériel, la dissociation des vaisseaux funiculaires par fonte du tissu muqueux, le rétrécissement, la sclérose ct l'épaississement de la veine ombilicale.

HÉMORRAGIES DU PLACENTA
α. APOPLEXIES PLACENTAIRES

APOPLEXIES PLACENTAIRES

Définition — Les apoplexies placentaires sont des hémorragies qui se font dans le *tissu du placenta* au cours de la grossesse.

Causes — Maladies infectieuses, traumatismes.
Maladies du cœur.
Albuminurie est de beaucoup la cause la plus fréquente ; certains auteurs, entre autres Ribemont, vont même jusqu'à donner au placenta apoplectique la désignation de « *placenta albuminurique* » (1).

Anatomie pathologique — Le placenta apoplectique est généralement *atrophié,* induré, *farci de noyaux* durs ou plus ou moins ramollis.
Ces noyaux sont constitués par des *foyers hémorragiques* plus ou moins anciens ; ils sont plus ou moins nombreux (5 à 6 généralement, quelquefois 10 ; on en a compté jusqu'à 20) ; ils forment dans l'épaisseur du placenta des nodosités facilement appréciables par le toucher.
Le volume des foyers hemorragiques est en raison inverse de leur nombre ; il varie depuis la grosseur d'une noisette jusqu'à celle d'une noix.
La coloration des foyers hémorragiques dépend de l'ancienneté de l'hémorragie et des modifications subies par le sang épanché.
Si l'infarctus est *récent,* sa coloration est presque noirâtre et sa consistance molle ; le sang coagulé offre d'abord l'aspect de la gelée de groseille foncée, puis l'aspect de la *truffe,* d'où le nom de *placenta truffé* qui a été donné par Pinard.
Plus le foyer hémorragique est *ancien,* plus la matière colorante du sang disparaît ; l'infarctus devient peu à peu couleur de chocolat, puis jaune, et finit enfin par former l'*infarctus blanc* qui est devenu fibreux et dur au toucher.

---

(1) Outre que l'albuminurie n'est pas la seule cause des apoplexies placentaires, elle ne s'accompagne que dans *la moitié des cas* des lésions du placenta que nous allons décrire. Cette proportion serait probablement plus forte si chaque femme pouvait être observée pendant toute la grossesse : certaines femmes, en effet, peuvent avoir été albuminuriques pendant leur grossesse et ne plus l'être au moment de l'accouchement; lors de la délivrance, on constate dans le placenta l'existence de foyers hémorragiques qui se sont certainement produits au moment où la femme avait de l'albumine dans les urines.

MALADIES DU PLACENTA (*suite*)

Appoplexies placentaires (*suite*)

Anatomie pathologique (*suite*)

L'*infarctus blanc* n'est pas toujours le produit de la transformation fibreuse d'un foyer hémorragique ; il peut être dû à une *thrombose* qui serait occasionnée soit par des troubles circulatoires dépendant des maladies de la femme, soit par des lésions vasculaires des vaisseaux maternels, soit par oblitération d'un gros vaisseau fœtal.

D'après Durante, les *noyaux thrombosiques* auraient comme origine une altération du revêtement épithélial de la villosité, soit par desquamation, soit par bourgeonnement ; il en résulterait un dépoli de la surface du lac sanguin ; ce dépoli ralentirait la circulation inter-utéro-placentaire et favoriserait par suite la formation des tractus fibrineux.

Dans les placentas apoplectiques on peut ne rencontrer qu'une seule sorte de foyers tantôt anciens, tantôt récents ; il n'est pas rare d'observer dans le même placenta les différents degrés de l'hématôme placentaire.

Conséquences des apoplexies placentaires

Atrophie placentaire

Les apoplexies placentaires qui se traduisent par une gêne de la circulation inter-utéro-placentaire déterminent l'*atrophie du placenta*.

Le placenta apoplectique, bien qu'atrophié, pèse le 1/5ᵉ du poids du fœtus, au lieu de 1/6ᵉ comme à l'état normal ; ces chiffres, qui semblent contradictoires au premier abord, ne le sont plus si l'on se rend compte que le fœtus est beaucoup plus petit et beaucoup moins lourd qu'à l'état normal lorsqu'il y a apoplexie placentaire.

Faiblesse congénitale ou mort du fœtus

Les altérations profondes du placenta déterminent une sorte de *phthisie placentaire* ; il y a diminution du champ de l'hématose ; suivant que cette diminution est plus ou moins prononcée, le fœtus succombe lentement ou se trouve fortement entravé dans son développement ; son poids est faible, sa taille au-dessous de son âge, sa maigreur caractéristique ; ses membres sont longs et grêles, le tronc est petit. « Le fœtus ressemble à une araignée » (Pinard).

Expulsion prématurée fréquente

Les apoplexies placentaires produisent souvent l'expulsion prématurée (1) ; elles la produiront d'autant plus sûrement que les foyers hémorragiques occupent une partie plus étendue du placenta.

Quelquefois grossesse est interrompue par hémorragies rétro-placentaires qui décollent placenta.

Symptômes

Aucun syptôme clinique ne permet de déceler l'existence des apoplexies placentaires pendant la grossesse.

b. **Hémorragies par décollement prématuré**
c. **Hémorragies par insertion vicieuse**

Elles seront étudiées à la dystocie.

Placenta marginé

Le *placenta marginé* est celui sur lequel on observe à la *face fœtale* une couronne de fibrine, *en cercle*, concentrique à l'attache du cordon et située entre le chorion et l'amnios.

Dans ce cas, l'amnios et le chorion se sont dissociés. La couronne de fibrine occupe l'espace vide formé par le décollement ; elle n'est que le reliquat d'une ancienne hémorragie très probablement causée par le tiraillement des membranes. Quand ce dernier continue, l'amnios se décolle du placenta jusqu'en deçà de la couronne de fibrine.

Pinard n'attache aucune importance à cette lésion ; elle est du même ordre que les noyaux de fibrine *inter-cotylédoniens* qu'on observe si souvent et qui sont le résultat d'hémorragies superficielles sans aucune gravité.

L'existence d'une couronne de fibrine indique l'ancienneté de la lésion.

---

(1) « Tandis que dans la syphilis l'interruption des grossesses se fait à un âge de ces grossesses d'autant plus avancé que l'on s'éloigne de la date du début de l'affection, même en dehors de tout traitement ; dans l'albuminurie (qui s'accompagne si souvent de foyers hémorragiques placentaires), les grossesses successives sont interrompues à un âge de plus en plus rapproché de la date de la conception. » (Pinard).

MALADIES DU PLACENTA *(suite)*

MALADIES DU CORDON OMBILICAL

Développement anormal du cordon	Le cordon devient parfois très gros et peut atteindre le volume du pouce; les vaisseaux restent normaux, il y a simplement augmentation du tissu muqueux du cordon.
Dissociation des vaisseaux funiculaires par fonte du tissu muqueux	Ainsi que le titre l'indique, il y a fonte du tissu muqueux, c'est-à-dire disparition de la gélatine de Wharton. Cette altération rare (il n'en a été signalé que 2 cas en 1895), était due à la syphilis et s'accompagnait de lésions vasculaires (gommes de la tunique externe de la veine, endo et péri-phlébite).
Ectasie de la veine ombilicale	La veine ombilicale serait le siège de dilatations anormales, de varicosités parfois assez volumineuses qui ont atteint le volume d'un œuf de pigeon (cas de Maygrier) et ont nui au développement de l'enfant, par suite de la gêne de la circulation.

Lésions syphilitiques du cordon

Lésions macroscopiques	Induration du cordon, épaississement des parois vasculaires, sténose des vaisseaux ombilicaux, dissociation des vaisseaux funiculaires par fonte du tissu muqueux.
Lésions histologiques	Endophlébite et périphlébite. Endo-artérite et péri-artérite.

Obstruction des vaisseaux

Causes

Intrinsèques : Phlébite de la veine ombilicale, tumeurs du cordon, athérome et dégénérescence des vaisseaux, rétrécissement simple des vaisseaux.

Extrinsèques : Circulaires trop serrés, torsion exagérée du cordon. *Nœuds du cordon :* Ils se forment sous l'influence des évolutions de l'enfant et ont les aspects les plus variés; contrairement à ce que l'on pourrait présumer, la striction est rarement assez énergique pour pouvoir oblitérer complètement la lumière des vaisseaux. Les pulsations du cordon ombilical favorisent du reste le desserrement des nœuds, par suite de la répétition incessante du choc produit par l'ondée sanguine.

Conséquences : L'obstruction des vaisseaux ombilicaux détermine un arrêt plus ou moins complet de la circulation qui entrave forcément le développement du fœtus et peut même causer sa mort.

MALADIES DU FŒTUS (1)

Traumatisme fœtal

Traumatisme accidentel	Bien que le fœtus soit protégé par les parois utérine, abdominale et par le liquide amniotique dans lequel il est mobile, il peut néanmoins être atteint par les traumatismes et présenter des lésions telles que fractures, contusions et plaies. Les *fractures intra-utérines* sont presque toujours déterminées par une cause traumatique; elles sont probablement favorisées par une fragilité particulière du tissu osseux due soit à un arrêt de développement, soit au rachitisme intra-utérin, soit à la syphilis.
Traumatisme criminel	Il comprend toutes les plaies produites sur le fœtus par des manœuvres abortives.

Ankyloses fœtales : Très rares, elles sont tantôt fibreuses, tantôt osseuses (thèse de Joulin). Ne pas prendre pour une ankylose la raideur des membres due à la rigidité cadavérique, ni l'attitude particulière des membres inférieurs relevés en attelle dans la présentation du siège décomplété (mode des fesses).

---

(1) Nous laissons de côté, pour le moment, les affections qui produisent chez le fœtus un excès de volume et sont une cause de dystocie (voir dystocie fœtale); nous ne ferons exception que pour l'hydropisie généralisée du fœtus dont l'expulsion est le plus souvent prématurée et est par suite rarement une cause de dystocie.

Nous ne parlerons pas non plus des maladies infectieuses qui passent de l'organisme maternel dans l'organisme fœtal (variole, pneumonie, tuberculose, syphilis, etc.) et qui ne présentent aucun caractère spécial.

MALADIES DU FŒTUS *(suite)*

<table>
<tr><td>

LUXATIONS
CONGÉNITALES
OU
INTRA-UTÉ-
RINES

</td><td>

Très rares. Elles s'observent surtout chez les filles (4/5 des cas) (Broca).

Elles atteignent de préférence l'articulation de la hanche ; viennent ensuite les articulations de l'épaule, du coude, du poignet, etc.

Elles passent surtout inaperçues au moment de la naissance.

La pathogénie des luxations congénitales est encore inconnue ; elles sont dues parfois à une arthrite, peut-être à la compression, quand il y a peu de liquide amniotique. L'opinion la plus accréditée aujourd'hui attribue les luxations congénitales à un *arrêt de développement des surfaces articulaires* (Kirmisson, Padieu d'Amiens).

Ne pas confondre les luxations congénitales avec les *luxations paralytiques* survenues dans l'enfance ni avec les *luxations traumatiques* qui peuvent se produire pendant le travail.

</td></tr>
<tr><td>

AMPUTATIONS
CONGÉNI-
TALES

</td><td>

Rares, elles occupent surtout les membres supérieurs et atteignent de préférence les doigts, les orteils.

Elles sont complètes ou incomplètes.

Elles sont dues

a. Soit à l'étranglement occasionné par les brides amniotiques ou par l'enroulement du cordon.

b. Soit à un processus analogue à celui de l'aïnhum : il y aurait une lésion de la peau donnant lieu à une cicatrice qui par sa rétraction exercerait une striction progressive aboutissant à la gangrène.

</td></tr>
<tr><td>

RACHITISME
INTRA-UTÉRIN

</td><td>

Définition et caractères

Le *rachitisme intra-utérin ou fœtal* consiste dans un état particulier du squelette qui imprime au fœtus un habitus spécial dont les principaux caractères sont les suivants : exagération des dimensions de la tête, évasement du thorax, volume exagéré du ventre, diminution de la longueur des membres supérieurs et inférieurs dont les os sont très incurvés; la peau doublée d'une couche épaisse de graisse forme une série de plis très marqués, ce qui a fait dire à Weber que les fœtus rachitiques sont des « nains recouverts d'un habit trop long. »

Anatomie pathologique

Les lésions du rachitisme peuvent affecter tout le squelette; les os longs, sont tous atteints, mais à des degrés divers ; les membres inférieurs le sont toujours davantage et quelquefois ils paraissent seuls malades au premier abord.

Les lésions osseuses qu'on rencontre chez les fœtus rachitiques sont de 2 ordres :

a. Le plus souvent les os atteints par le rachitisme sont plus mous, plus flexibles qu'à l'état normal ; il y a défaut d'ossification.

b. Les os atteints par le rachitisme sont plus ossifiés qu'à l'état normal : ils présentent un aspect *éburné*; leur canal médullaire est presque obturé et ils ne semblent formés que par du tissu compact.

A ces 2 ordres de lésions correspondent 2 variétés de rachitisme :

1° Le *rachitisme congénital* dans lequel les os sont mous, friables; dans ce cas, le *rachitisme est en pleine voie d'évolution* (période de ramollissement) et se continue pendant la vie extra-utérine ; c'est le *rachitisme annulaire* de Winckler.

2° Le *rachitisme fœtal* dans lequel l'ossification est complète ou plutôt exagérée. Les lésions rachitiques ont achevé leur évolution ; le fœtus est un rachitique guéri ; les os se sont consolidés en conservant les attitudes vicieuses qu'ils avaient pendant la période de ramollissement ; à la coupe ils ont l'aspect éburné qu'on retrouve chez les rachitiques guéris. Cette variété de rachitisme désignée par Winckler sous le nom de rachitisme *micromelica* est caractérisé par le raccourcissement des membres et l'épaississement des diaphyses;

</td></tr>
</table>

MALADIES DU FŒTUS *(suite)*

RACHITISME INTRA-UTÉRIN *(suite)*

Anatomie pathologique *(suite)*

Parrot prétend que ces lésions ne doivent pas être considérées comme du rachitisme intra-utérin et préfère les désigner sous le nom d'*achondroplasie*. D'après lui, les couches chondroïdes ne sont pas exubérantes et ne donnent pas naissance au tissu spongoïde qui est le processus caractéristique du rachitisme ; de plus le cartilage serait à peu près complètement dépourvu de sa couche ostéogénique, de telle sorte qu'il ne prendrait qu'une faible part au développement de l'os.

Parrot estime en outre que les 2 variétés de prétendu rachitisme ne sont que des degrés différents d'altérations syphilitiques du système osseux du fœtus.

Etiologie

L'influence maternelle sur le rachitisme intra-utérin est douteuse ; elle l'est d'autant plus qu'on a vu dans une grossesse gémellaire l'un des jumeaux naître sain, tandis que l'autre était rachitique (Klein).

La syphilis héréditaire semblerait jouer un rôle prépondérant dans l'étiologie du rachitisme.

HYDROPISIE GÉNÉRALISÉE DU FŒTUS

Les fœtus atteints d'hydropisie généralisée sont quelquefois véritablement monstrueux. Jakesch cite un cas où le fœtus avait un volume de 2.800 centimètres cubes alors qu'il pesait 2.950 grammes.

L'hydropisie généralisée du fœtus s'accompagne presque toujours d'un œdème très marqué des membranes et du placenta dont les espaces circumvilleux sont distendus par de la sérosité.

L'hydramnios est loin d'être rare dans ce cas.

La mère est également souvent atteinte d'anasarque.

La *pathogénie* de cette affection est obscure ; elle a été attribuée soit à l'anasarque maternelle (elle fait assez souvent défaut), soit à la syphilis, soit à la leucémie fœtale, etc.

L'œdème placentaire, la distension extrême de l'utérus et l'hydramnios qui coexistent généralement avec l'hydropisie fœtale, prédisposent à l'expulsion prématurée ; aussi les fœtus atteints d'anasarque sont-ils le plus souvent expulsés avant terme, à 4, 6 ou 8 mois ; quelquefois ils naissent à terme, mais généralement ils ont cessé de vivre.

Le volume exagéré du fœtus a quelquefois occasionné des difficultés pour l'accouchement.

MORT DU FŒTUS PENDANT LA GROSSESSE (1)

ETIOLOGIE

A. Les causes ou maladies qui déterminent la mort du fœtus ou plutôt du produit de conception (qu'il soit embryon ou fœtus) peuvent n'avoir d'influence fatale sur lui que *pendant la grossesse qui est en cours.*

Ces causes, dont la *plus importante et la plus fréquente est sans contredit la syphilis,* sont les suivantes :

Causes dépendant du père

Syphilis, tuberculose.
Intoxication par le plomb.
Alcoolisme.

Causes dépendant de la mère

Les 2 plus importantes sont la *syphilis* et l'*albuminurie* qui est une manifestation de l'auto-intoxication.

Maladies infectieuses *aiguës* (variole, fièvre typhoïde, etc.) qui tuent le fœtus plutôt par *toxémie maternelle* que par hyperthermie.

Maladies chroniques telles que tuberculose, diabète, cancer, etc.)

Age avancé, débilitation par excès, intoxications, émotions violentes, traumatismes.

---

(1) Nous adoptons la manière de voir de Pinard et Lepage qui rangent dans le chapitre des fœtus morts pendant la grossesse tous les cas « où le produit de conception a cessé de vivre *in utero* avant tout début de travail quel qu'ait été à ce moment l'âge de la grossesse ».

MORT DU FŒTUS (*suite*)

ETIOLOGIE (*suite*)

Causes provenant de l'œuf

a. Annexes : Toutes les causes mettant obstacle à la nutrition du fœtus : Maladies des villosités choriales, hémorragies du placenta par décollement prématuré ou insertion vicieuse, apoplexies placentaires, dégénérescences du placenta, circulaires du cordon, nœuds du cordon, torsion exagérée du cordon, obstruction des vaisseaux ombilicaux, hydrorrhée, môle vésiculaire, hydramnios.

b. Fœtus : *Syphilis*, arrêt de développement. Malformations, traumatismes.

B. Les causes ou maladies qui déterminent la mort du produit de conception font sentir leur influence fatale, *non-seulement dans la grossesse en cours, mais encore dans les grossesses ultérieures.*

Mort habituelle du fœtus : On dit alors qu'il y a **mort habituelle du fœtus**. Dans ce cas, les femmes semblent incapables de mener à bien une grossesse : ou bien les fœtus succombent toujours à la même époque de la grossesse (vers 7 mois 1/2, 8 mois); ou bien l'époque de la mort du fœtus recule à chaque grossesse et se rapproche davantage du terme; ou bien il y a des naissances alternatives d'enfants morts et vivants.

Causes les plus communes de la mort habituelle du fœtus :

Syphilis (nous avons vu page 169 que les avortements à répétition doivent d'*abord* faire songer à la syphilis, surtout si les fœtus sont morts et macérés).

Anémie, altérations du sang maternel.

Tuberculose pulmonaire, cancer.

Intoxications par le plomb, l'alcool; impaludisme.

Affections de l'utérus, du placenta et du cordon (causes les plus rares).

Disposition héréditaire; disposition individuelle particulière.

ANATOMIE PATHOLOGIQUE

Les lésions qu'on observe chez le fœtus mort peuvent être de 2 ordres :

A. — **Modifications diverses subies par le fœtus et ses annexes retenus dans l'utérus (rétention utérine)**

Quand fœtus meurt dans cavité utérine, il subit des modifications variables suivant l'époque de la grossesse à laquelle il a succombé et suivant le temps qu'il a séjourné dans l'utérus.

1° Rigidité cadavérique : Exceptionnelle. — Le fœtus *fléchi, pelotonné sur lui-même,* est en état de *rigidité cadavérique;* ses membres sont raidis, difficiles à étendre. Cet état ne saurait être attribué à des contractures se produisant au moment de la mort, car dans ce cas les membres contracturés seraient dans l'extension et non dans la flexion. (Pinard).

2° Dissolution : Si l'embryon meurt dans les 2 premiers mois de la grossesse, il se *dissout* plus ou moins complètement. L'*œuf est dit clair* quand la dissolution a eu le temps de s'effectuer en entier; toute trace d'embryon a alors disparu; le liquide amniotique est devenu louche, laiteux, sirupeux et donne les réactions d'une émulsion de graisse si on le traite par l'éther.

3° Momification : Quand la grossesse est au 3ᵉ ou 4ᵉ mois, le fœtus dont les tissus sont devenus trop résistants ne peut plus se dissoudre; il se dessèche, se ratatine comme un fruit conservé dans une liqueur; il se raccornit, se *momifie* au milieu du liquide amniotique qui finit par disparaître en déposant sur le fœtus un sédiment analogue au dépôt des eaux débordées. Fœtus prend une coloration terreuse, grise, jaunâtre et terne. Il s'aplatit comme *un bonhomme en pain d'épices*, dans le cas de grossesse gémellaire, car, n'étant plus protégé par le liquide amniotique, il se trouve comprimé au fur et à mesure que le 2ᵉ fœtus se développe.

MORT DU FŒTUS *(suite)*

ANATOMIE PATHOLOGI- QUE *(suite)* — **4° Macération**

Généralités

Macération n'a lieu que du 5° mois à la fin de la grossesse ; elle constitue l'altération la plus fréquente du fœtus mort et *ne se produit que quand les membranes sont intactes.*

Le fœtus, au lieu de se ratatiner et de se tanner comme dans le cas précédent, devient *macéré :* « sous l'influence de l'eau et de la chaleur seulement, la décomposition est lente ; elle évolue sans production de gaz, d'odeur, de teinte cadavérique : elle ne retentit en aucune façon sur l'organisme maternel comme le fait la putréfaction. Le corps du fœtus macéré semble ramolli et s'affaisse sur lui-même, ou plutôt il s'étale. Tous ses tissus sont infiltrés, imbibés par une sérosité rougeâtre qui les a teints en rouge brun plus ou moins foncé. » (Pinard). Ils présentent des modifications de plus en plus profondes au fur et à mesure que la macération se prolonge.

Aspect extérieur du fœtus macéré variable suivant l'époque de la mort

Pendant les 2 premiers jours

Peu de changement dans l'aspect extérieur. Consistance et résistance moindres. *Cornée a son aspect ordinaire. Coloration plus foncée de la peau de la face.* Epiderme reste partout adhérent.

Dès le 5° jour

Tête du fœtus se déforme, cuir chevelu étant séparé des os par une quantité assez considérable de liquide. *Infiltration marquée des bourses* qui prennent une coloration rouge foncée. Adhérence de l'épiderme, sauf au niveau des malléoles, de la plante des pieds, des fesses et des avant-bras où il existe parfois des phlyctènes. *Coloration rosée de la cornée.*

Au bout d'une huitaine de jours

Le fœtus macéré mérite le nom de *fœtus sanguinolentus* (Martin et Ruge). Toute la peau est d'un rose brun. Tête est flasque, os de la voûte du crâne s'affaissent. Epiderme se décolle partout, *sauf sur la face et le crâne,* et est soulevé çà et là par de la sérosité *sanguine.* Thorax s'affaisse ; les flancs font saillie par suite d'un épanchement de liquide dans la cavité péritonéale. Coloration rosée de la cornée gagne les humeurs de l'œil, mais respecte le cristallin qui ne prend cette coloration qu'à partir du 12° jour.

12° jour

Flaccidité fœtale s'accentue. *Décollement de l'épiderme a gagné face.* Cristallin a perdu sa transparence ; il est rosé.

15° jour

Epiderme n'est plus adhérent qu'au niveau du cuir chevelu ; fœtus devient diffluent. Sclérotique est rose.

Vers 30° jour

Tous les tissus mous sont transformés en une masse tremblottante de consistance gélatineuse. Dénudation épidermique générale même au niveau du cuir chevelu.

MORT DU FŒTUS (*suite*)

ANATOMIE PATHOLOGIQUE (*suite*)

4° Macération (*suite*)

Modifications des tissus et des viscères du fœtus macéré

Eléments épithéliaux se gonflent, subissent, la dégénérescence graisseuse.

Eléments du *stroma des viscères* subissent la dégénérescence granuleuse.

Macération détruit les *globules sanguins*. Tout d'abord ces derniers semblent augmentés de volume et deviennent pâles en perdant leur matière colorante, qui se dissout et s'infiltre dans les liquides et tissus avoisinants, ce qui donne au fœtus l'aspect *sanguinolentus ;* ensuite ils se flétrissent, se ratatinent, se désagrégent et forment de petites masses granuleuses.

Le *foie* est le plus rapidement modifié ; *dès le 5ᵉ jour* il devient mou, friable, et prend une coloration brou de noix clair d'abord, puis jaunâtre vers le 8ᵉ jour et grisâtre vers le 12ᵉ jour.

L'*intestin* s'affaisse sur lui-même et prend une teinte grisâtre.

Les poumons et le cœur ont une *coloration violette*.

Les *cavités séreuses* se remplissent de liquide.

Le 15ᵉ jour le ramollissement a envahi tous les viscères qui deviennent très friables.

Si la macération se prolonge, il n'est plus possible de faire de section nette des organes et en particulier du foie ; quant au *cerveau,* il finit par ressembler à une bouillie rougeâtre ou à un liquide huileux (40ᵉ jour).

Modifications des annexes du fœtus macéré

Placenta : Lorsque le fœtus est mort, les villosités s'atrophient, sont envahies par la dégénérescence graisseuse et parsemées de dépôts calcaires ; la circulation maternelle ne se fait plus que dans les interstices des villosités.

Volume du placenta est variable : ou bien il garde son aspect normal ; ou bien il s'œdématie et présente une coloration blanc rosé ; ou bien il se ratatine et prend une coloration grisâtre.

Membranes : Leur teinte est généralement grisâtre ; elle devient *verdâtre* si le méconium s'est mélangé au liquide amniotique.

Cordon : Il est infiltré, augmenté de volume. Sa coloration est *verdâtre* si le fœtus est mort depuis peu de temps et a perdu son méconium — *rosée* ou *teinte lie de vin* si la mort remonte à une époque plus éloignée.

Liquide amniotique : Il est verdâtre lorsqu'il renferme du méconium ; il devient rougeâtre quand la sérosité sanguinolente des phlyctènes qui se rompent se mélange à lui ; il peut même être noirâtre, semblable à du marc de café lorsque sa consistance augmente.

5° Putréfaction

Putréfaction ne s'effectue que lorsqu'il existe une perforation des membranes qui permet l'accès de l'air. Elle est alors rapide, car elle se trouve dans les meilleures conditions de développement (air, chaleur et humidité) ; elle sera très rapide et s'effectuera en 2 ou 3 heures si la macération est déjà ancienne.

Putréfaction du fœtus est caractérisée par une odeur fétide, par une coloration verdâtre de la peau et par une production de gaz (*physométrie*) qui ont une odeur repoussante et amènent une augmentation notable du volume du fœtus « formant parfois un véritable ballon absolument méconnaissable au toucher » (Lucas-Championnière).

Les tissus putréfiés deviennent mous au point que les parties fœtales se séparent les unes des autres à la moindre traction.

MORT DU FŒTUS (*suite*)

B. — Lésions syphilitiques

ANATOMIE PATHOLO-GIQUE (*suite*)

Lésions syphilitiques

Aux lésions précédentes dues à la rétention du fœtus dans l'utérus viennent s'ajouter souvent des lésions syphilitiques, la syphilis étant la cause la plus fréquente de la mort du fœtus.

Si la macération n'est pas trop avancée, il sera facile de constater quelques-unes des lésions suivantes :

Lésions cutanées — Si la mort du fœtus a eu lieu peu de temps avant l'expulsion, on peut observer à la paume des mains, à la plante des pieds et quelquefois sur le corps des bulles de *pemphigus* qui sont plus ou moins développées et renferment un liquide séreux ou rougeâtre. Si les bulles se rompent, elles laissent à leur place une tache entourée d'une collerette épidermique ou des érosions arrondies (Tarnier et Budin).

Poumons — Ils renferment des *gommes* dures ou purulentes qui siègent soit à la surface, soit dans la profondeur de l'organe.

Foie — Il est hypertrophié, présente des épaississements de la capsule de Glisson et crie sous le couteau qui l'entame. Il est parsemé de petites granulations blanchâtres comparables à des grains de semoule (d'où le nom de *foie granuleux* qui a été donné par Parrot au foie syphilitique).

Rate — Hypertrophiée ; son poids est de 38 grammes environ au lieu de 7 à 8 grammes.

Testicules — Ils sont durs et gros, et renferment de petits grains qui sont des amas de cellules rondes embryonnaires.

Lésions osseuses — 3 types d'après Parrot :
a. Type d'altération chondro-calcaire ou d'ostéophytes durs qui siègent surtout sur la face interne du tibia et la face postérieure de l'humérus.
b. Type d'atrophie gélatiniforme.
c. Type spongoïde qui dénoterait le rachitisme.

Thymus — Il est très développé et ramolli. Le suc du thymus au lieu d'être blanc, opalin comme à l'état normal est remplacé par une substance demi-liquide d'un blanc jaunâtre analogue à du pus.

Si les lésions syphilitiques sont douteuses, il faudra peser séparément fœtus et placenta. Nous avons vu (page 188) qu'il existe une disproportion marquée entre ces 2 poids dans le cas de syphilis.

Durée de la rétention

Expulsion du fœtus n'a généralement lieu que 15 jours après sa mort.

Quelquefois la rétention est plus longue et dure 1 ou 2 mois.

On cite des exemples dans lesquels le fœtus n'a été expulsé que 12 mois après le début de la grossesse. Dans ce cas la grossesse est dite *prolongée;* cette expression est impropre, car c'est la rétention du fœtus et non la grossesse qui est prolongée.

Dans la grossesse gémellaire, si l'un des fœtus meurt, il peut n'être expulsé qu'au moment de l'accouchement à terme.

MORT DU FŒTUS (*suite*)

SYMPTÔMES

a. Pendant la grossesse

Interrogation
- Du côté des seins : Poussée congestive ou montée du lait, analogue à celle qui se fait après l'accouchement et très marquée surtout chez les multipares.
- Cessation des phénomènes sympathiques (vomissements, syncopes, etc.).
- Diminution de l'albuminurie au cas où elle existait.
- Affaissement des varices des membres inférieurs coïncidant avec la mort du fœtus.
- Cessation des mouvements fœtaux, alors qu'ils ont déjà été perçus.
- Sensation spéciale d'une masse inerte qui se déplace dans l'abdomen au moindre mouvement : elle est due à la chute du globe utérin qui, n'étant plus turgescent comme dans le cours régulier de la grossesse, obéit aux lois de la pesanteur.

Inspection : Elle ne fournit aucun signe spécial.

Palpation
- Parois utérines deviennent molles, dépressibles, au point qu'il est souvent très difficile de délimiter l'utérus.
- Volume de l'utérus, non-seulement ne s'accroît plus depuis la mort du fœtus, mais diminue progressivement par suite de la résorption du liquide amniotique ; il n'est plus en rapport avec l'époque présumée de la grossesse.
- Mouvements actifs du fœtus ne sont plus perceptibles à la main.
- Parties fœtales ne se reconnaissent plus aussi facilement ; quand elles sont macérées, le diagnostic de la position devient impossible.

Palper et toucher combinés
- Le palper abdominal combiné avec le toucher vaginal montre que la tumeur sentie à la palpation se continue avec le col, auquel elle communique les mouvements qui lui sont imprimés.

Auscultation
- Absence des bruits du cœur fœtal.
- Bruissement isochrone au pouls de la mère est seul perçu.

Toucher
- Peu de renseignements.
- On sent quelquefois à travers segment inférieur mobilité et même crépitation des os du crâne, si tête est en bas.

b. Pendant le travail

Examen du liquide amniotique
- La coloration verdâtre, rosée ou chocolatée du liquide amniotique indique la mort du fœtus.

Toucher
- Présentation du sommet : Chevauchement et mobilité des os.
- Présentation de la face : Bouche, pas de succion.
- Présentation du siège : Pas de contraction du sphincter anal.
- Présentation de l'épaule : La main pendante, pas de mouvements.

Exfoliation épidermique

DIAGNOSTIC

Il présente souvent de grandes difficultés, surtout dans les premiers mois de la grossesse ; aussi devra-t-on rester sur une grande réserve.

Causes fréquentes d'erreurs provenant de l'examen de la femme

a. **L'absence de bruits du cœur** n'est pas toujours un signe de mort du fœtus : Les bruits du cœur peuvent ne pas être perçus dans l'hydramnios alors que l'enfant est vivant.

b. **Les renseignements fournis par la femme** peuvent également induire en erreur ; souvent elle croit sentir remuer l'enfant alors qu'il est mort, et inversement.

c. Quelquefois l'utérus présente une **dureté ligneuse** qui fait croire à l'existence de fibro-myômes.

MORT DU FŒTUS *(suite)*

DIAGNOSTIC (suite)

Diagnostic différentiel

La grossesse avec mort du fœtus peut être confondue avec une *métrite* ou avec des *tumeurs fibreuses* :
« L'absence de phénomènes inflammatoires, l'absence d'hémorragies, de douleur spontanée ou provoquée par la palpation et le toucher feront facilement éliminer la métrite. La forme régulière de la tumeur, l'absence de bosselures, les sensations toutes particulières perçues au toucher et au palper combinés, la disparition des règles montreront qu'il ne s'agit pas de fibromes utérins. » (Tarnier).
Lorsqu'on hésite entre une tumeur quelconque (intra-utérine ou extra-utérine) et une grossesse, il faut essayer par le palper de faire survenir une *contraction utérine;* l'existence de ce signe spontané ou provoqué permet d'établir que la tumeur est utérine et de conclure à une grossesse.

Grossesse gémellaire et mort d'un fœtus ou des 2 fœtus

Le diagnostic de la mort du fœtus dans le cas de *grossesse gémellaire* est impossible si le fœtus mort a été aplati par l'autre fœtus; il est très difficile si l'un des deux fœtus seulement a succombé, tout en conservant à peu près son volume, ou si les 2 fœtus sont morts; dans ces deux derniers cas, il est plus facile encore d'affirmer la mort du fœtus que l'existence de la grossesse gémellaire.

PRONOSTIC

Pronostic de la grossesse

La mort du fœtus ne s'annonce pour la mère par aucun symptôme général et ne présente pas d'inconvénients pour elle, *tant que les membranes sont intactes;* elle peut même être un bienfait pour la mère lorsqu'elle est cardiaque, albuminurique, ou atteinte de vomissements incoercibles, car dans bon nombre de cas les accidents cessent après la mort du produit de conception.
Dès que la putréfaction commence, par suite de la rupture des membranes qui permet l'accès de l'air, le pronostic devient rapidement grave à cause des *accidents infectieux* qui surviennent, si on n'intervient pas activement.

Pronostic de l'accouchement

Travail est généralement plus lent quand le fœtus est mort :
Dilatation de l'orifice utérin est lente, la partie fœtale qui se présente étant moins résistante et agissant moins efficacement.
Les membranes étant plus extensibles, *poche des eaux prend la forme d'un sablier ou d'un 8 de chiffre* et a une action moins puissante.
Les conditions de l'accommodation n'existant plus puisque le fœtus est insuffisamment résistant, *les mauvaises présentations sont fréquentes;* toutefois les difficultés d'expulsion sont généralement amoindries, le fœtus étant essentiellement réductible (c'est dans le cas de mort du fœtus qu'on observe l'évolution spontanée dans les présentations de l'épaule).
Contractions utérines sont plus faibles que dans l'accouchement normal.
La lenteur du travail est en partie compensée par le petit volume du fœtus qui rend généralement l'expulsion plus facile.
Délivrance qui se passe généralement sans incidents, peut présenter 2 complications : *Hémorragie* et *rétention du délivre;* dans ce dernier cas, il faudra attendre moins longtemps (3/4 d'heure seulement) pour pratiquer la délivrance dans le cas où le fœtus est mort-né, car la putréfaction survient plus rapidement.

Pronostic des suites de couches

Suites de couches peuvent être sérieuses si l'antisepsie n'a pas été rigoureuse : Pinard conseille l'injection intra-utérine dans tous les cas de mort du fœtus et l'injection intra-utérine continue, pendant quelques heures, s'il y a eu putréfaction.

MORT DU FŒTUS (*suite*)

CONDUITE A TENIR

a. Dans le cas de mort habituelle

a. Instituer, aussitôt que possible, le traitement de la cause qui est le plus souvent la syphilis et l'albuminurie.

b. Provoquer l'accouchement quelques jours avant l'époque habituelle où le fœtus succombe, afin de lui permettre de naître *vivant* et *viable*.

Toute intervention sera par suite inutile avant le 7ᵉ mois.

b. Pendant la grossesse

Membranes sont intactes

Toujours attendre l'expulsion spontanée du fœtus mort.

Ne jamais provoquer les contractions utérines.

Faire des injections vaginales antiseptiques jusqu'au moment du travail.

Membranes se rompent prématurément

Bien surveiller la femme dès que les membranes se rompent.

Prendre sa température matin et soir.

Redoubler les précautions antiseptiques ; avoir soin de ne pas envoyer d'air dans le vagin en pratiquant les injections.

Si *la putréfaction existe* (elle s'annonce par une odeur fétide, par une production de gaz et par des accidents fébriles du côté de la mère), il faut immédiatement provoquer l'accouchement à l'aide des ballons Champetier de Ribes.

Bien se garder de vouloir hâter l'accouchement en rompant les membranes, l'accès de l'air entraînant la putréfaction ; il n'y a d'exception que lorsque la dilatation est complète.

Eviter la rupture prématurée des membranes en ordonnant le repos au lit, en faisant des touchers peu fréquents et en pratiquant les injections vaginales avec prudence.

Si malgré tout la poche des eaux se rompt de bonne heure, faire des injections vaginales antiseptiques chaudes qui accéléreront la marche du travail.

Il y a une menace de putréfaction, pratiquer l'extraction du fœtus aussi rapidement que possible, n'avoir en vue que l'intérêt de la mère pour le choix du mode d'intervention opératoire et éviter autant que possible les lésions maternelles qui seraient autant de portes d'entrée pour le poison septique.

c. Pendant le travail

Faire la *basiotripsie* si le travail traîne en longueur.

Les épaules sont souvent arrêtées alors même qu'on n'a pas pratiqué de mutilation sur la tête fœtale ; cet arrêt s'explique facilement puisque la tête, qui présente une moindre résistance et une plus grande réductidilité par suite du chevauchement des os, passe à travers une dilatation incomplète ; dans ce cas *il faut bien se garder de pratiquer la version* pour ne pas s'exposer à la rupture utérine ; il vaut mieux appliquer le basiotribe sur le tronc ou pratiquer l'extraction fœtale par morcellement.

Pratiquer l'*embryotomie cervicale* ou *rachidienne* dans le cas de présentation de l'épaule.

Dans le cas de présentation du siège, faire des tractions modérées pour éviter l'arrachement total ou partiel des membres inférieurs. On est quelquefois obligé d'appliquer le basiotribe sur le siège ou de recourir au morcellement comme lorsque les épaules sont arrêtées.

INFLUENCE DES PHÉNOMÈNES OU ÉTATS PATHOLOGIQUES SUR LE DÉVELOPPEMENT DE L'ŒUF

(Conséquences des divers phénomènes et états pathologiques sur l'évolution de la grossesse)

Influence se traduit par des troubles peu intenses

Dans ce cas la grossesse *se traîne péniblement,* le fœtus souffre plus ou moins ; néanmoins la femme accouche à terme d'un enfant normal qui peut naître vivant s'il n'y a pas de complications pendant l'accouchement.

Les effets des états pathologiques sont variables suivant leur intensité et suivant le degré *d'irritabilité de l'utérus.*

a. La grossesse arrive encore à terme ; l'enfant seul est en état de souffrance apparente

α. Nutrition placentaire a été insuffisante par suite des altérations *qualitatives* ou *quantitatives* du sang maternel : le *fœtus naît en état de faiblesse congénitale.*

Ex. : L'éclampsie, l'anémie, etc., déterminent des altérations qualitatives du sang.

Les altérations quantitatives du sang sont produites par les maladies qui amènent une *diminution du champ circulatoire placentaire :* Apoplexies placentaires, dégénérescences plus ou moins étendues du placenta, hémorragies du placenta par décollement partiel.

β. A l'insuffisance de la nutrition placentaire vient s'ajouter la transmission des *éléments infectieux ou virulents* provenant des parents, et en particulier de la mère : le *fœtus naît en puissance d'un état pathologique* qui se développera ultérieurement (c'est ce qui a lieu pour la syphilis), ou en *état de faiblesse congénitale aggravée par la toxémie.*

Influence se traduit par des troubles prononcés

b. La grossesse est interrompue dans son cours ; il y a expulsion prématurée

α. **Expulsion prématurée par prédominance de l'irritabilité utérine : Le fœtus naît généralement vivant (Irritabilité utérine primitive, précoce)**

Lorsque *l'irritabilité utérine* est le trouble prédominant, les chances de vie de l'enfant sont sous la dépendance du moment d'apparition de cette irritabilité.

Si l'irritabilité utérine survient dans la période de *non-viabilité de l'enfant,* elle est *défavorable* au fœtus qui naît le plus souvent vivant, mais est destiné à succomber immédiatement ou dans un délai très rapproché.

Si l'irritabilité utérine ne survient que dans la période de *viabilité,* elle est au contraire favorable à l'enfant qui a les plus grandes chances de naître vivant, à moins que l'expulsion ne soit trop lente ou ne s'accompagne de complications qui menacent l'existence du fœtus.

Irritabilité utérine déterminée par une cause locale

L'irritabilité utérine qui provoque contractions utérines et aboutit à l'expulsion prématurée de l'œuf est due soit à un traumatisme, soit à une hémorragie placentaire, qui par son volume remplit le rôle de corps étranger et amène *par irritation mécanique* l'excitation de la fibre utérine.

Influence se traduit par des troubles prononcés *(suite)*

b. La grossesse est interrompue dans son cours ; il y a expulsion prématurée *(suite)*

α. **Expulsion prématurée par prédominance de l'irritabilité utérine :** Le fœtus naît généralement vivant (Irritabilité utérine primitive précoce) *(suite)*

— *Irritabilité utérine déterminée par une cause générale* :

L'irritabilité utérine peut être occasionnée par une émotion morale vive, ou par un état idiosyncrasique *congénital* ou *acquis*.

Elle peut être déterminée également par un empoisonnement du sang maternel (que cet empoisonnement soit le résultat d'une auto-intoxication ou d'une maladie infectieuse quelconque). Dans ce cas l'enfant ne naît vivant que parce que les phénomènes d'intoxication ont réveillé l'irritabilité utérine *latente* et provoqué l'expulsion avant que le produit de conception n'ait eu le temps de succomber par toxémie.

— *Arrêt de développement est déterminé par une cause locale* :

Le *traumatisme* ou l'*hémorragie placentaire* sont tels que la mort du fœtus est fatale.

L'irritabilité utérine n'est qu'un phénomène secondaire ou concomitant.

β. **Expulsion prématurée par arrêt de développement de l'œuf :** elle est consécutive à la mort du fœtus ou coïncide avec elle (Irritabilité utérine secondaire, tardive)

— *Arrêt de développement est provoqué par une cause générale* :

a. *L'infection générale* produit des noyaux thrombosiques placentaires ou une obstruction de la circulation placentaire ou ombilicale, ou une dégénérescence des villosités placentaires qui entravent complètement la nutrition fœtale et déterminent la mort du fœtus.

b. *Toxémie maternelle* (1) ne réussissant pas à provoquer l'irritabilité utérine (utérus peu irritable) continue son action et détermine la mort du fœtus. La femme elle-même peut succomber si la toxémie est très intense.

c. Il se produit chez le fœtus des lésions viscérales *le plus souvent syphilitiques* qui déterminent sa mort.

Dans ces divers cas il y a *rétention utérine; l'irritabilité utérine est tardive,* au point que dans certains cas exceptionnels (2) l'expulsion du fœtus mort n'a eu lieu que 12 mois après sa conception (*rétention prolongée*).

---

(1) Les effets de la toxémie maternelle sur l'existence du fœtus dépendent, *non de leur intensité,* mais *du degré de leur action sur l'irritabilité utérine.*

Si l'utérus est facilement irritable, l'expulsion du produit de conception a lieu avant qu'il n'ait eu le temps de succomber par toxémie.

Si l'utérus est difficilement irritable, s'il y a *défaut d'irritabilité utérine* par toxémie maternelle, cette dernière ne réussissant pas à provoquer l'expulsion prématurée, n'en continue pas moins son action néfaste et le fœtus succombe par *toxémie prolongée.* L'irritabilité utérine qui survient ensuite pour provoquer l'avortement est alors d'origine *mécanique* et non *toxique.*

— Il est d'observation courante que dans l'expulsion prématurée, le fœtus naît tantôt vivant, tantôt mort-né, sans qu'il soit possible d'établir le moindre rapport entre la mort du fœtus et l'intensité des phénomènes toxémiques.

Il nous semble que notre manière de voir permet d'expliquer ces cas, qui paraissent en apparence contradictoires :

La toxémie exerce à la fois son influence néfaste sur l'utérus et sur le produit de conception. L'utérus et le fœtus résistent plus ou moins longtemps contre les effets de la toxémie.

Si la tolérance utérine est la première vaincue, l'expulsion prématurée a lieu par prédominance de l'irritabilité utérine et l'enfant naît vivant parce qu'il n'a pas eu le temps de succomber par toxémie.

Si la toxémie ne réussit pas à provoquer l'irritabilité utérine, le fœtus continue à subir les effets de la toxémie et succombe par toxémie prolongée.

(2) Nous avons vu que la rétention utérine était habituellement de 15 jours.

En résumé les conséquences pathologiques des divers états morbides de la femme enceinte sont :

Du côté du produit de conception { La faiblesse congénitale simple. / La faiblesse congénitale aggravée par la toxémie. / La mort du fœtus par toxémie ou arrêt complet du développement de l'œuf.

Du côté de la mère { L'expulsion prématurée { Avortement pathologique. / Accouchement prématuré. } / La mort de la femme enceinte.

Nous avons étudié complètement la mort du fœtus.

La faiblesse congénitale sera traitée en détail lorsque nous nous occuperons, dans le postpartum, des soins à donner au nouveau-né.

Pour terminer l'« étude de la grossesse pathologique », il ne nous reste donc qu'à décrire la mort de la femme enceinte et l'expulsion prématurée que certains auteurs rangent dans le chapitre des **accidents de la grossesse.**

ACCIDENTS DE LA GROSSESSE

Nous désignerons sous le nom d'**accidents de la grossesse** les *phénomènes accidentels* ou *fortuits* qui surviennent dans le cours de la grossesse utérine, et qui peuvent exercer une influence nuisible, quelquefois même fatale, et sur le produit de conception et sur la gestante.

Nous réunirons sous ce titre l'expulsion prématurée et la mort subite de la femme enceinte.

EXPULSION PRÉMATURÉE

EXPULSION PRÉMATURÉE

DÉFINITION — Expulsion prématurée est celle qui a lieu avant le terme normal de la grossesse, c'est-à-dire avant 9 mois, comptés à partir du moment de la conception.

DIVISION

Suivant l'époque de la production — *a.* Avant le 180ᵉ jour : **Avortement ou fausse couche.** — *b.* Pendant les 3 derniers mois : **Accouchement prématuré.**

Suivant son mode de production — *a.* **Expulsion prématurée, spontanée ou pathologique** — Quand elle est le résultat d'un état pathologique ou d'un accident survenu dans le cours de la grossesse. — *b.* **Expulsion prématurée provoquée** — Quand elle est pratiquée par le médecin dans un but thérapeutique, ou quand elle est le résultat d'une manœuvre criminelle.

AVORTEMENT EN GÉNÉRAL [1]

AVORTEMENT EN GÉNÉRAL

DÉFINITION — L'*avortement* ou *fausse couche* est l'expulsion de l'œuf hors des voies génitales avant le 180ᵉ jour, c'est-à-dire avant l'époque de la viabilité légale (2) du produit de conception.

DIVISION

Avortement spontané ou pathologique — Quand il est le résultat d'un état pathologique ou d'un accident survenu dans le cours de la grossesse.

Avortement provoqué — **Obstétrical :** Lorsqu'il est pratiqué dans un but médical pour sauver la mère dont la vie est compromise par le fait même de la grossssesse. — **Criminel :** Quand il est pratiqué dans un but coupable.

---

(1) L'avortement en général ne fait pas entièrement partie de la grossesse pathologique; nous croyons cependant devoir en donner la division avant d'étudier l'avortement spontané ou pathologique.

(2) Les limites de la *viabilité légale* (180 jours) et de la *viabilité clinique* ou *médicale* qui était fixée anciennement à 7 mois tendent de plus en plus à se rapprocher et même à se confondre depuis l'emploi des couveuses et du gavage.

AVORTEMENT SPONTANÉ OU PATHOLOGIQUE

Fréquence — Pas d'éléments nets d'appréciation, les femmes ne réclamant parfois aucun soin et les fausses couches des 2 premiers mois passant souvent inaperçues. (Un très grand nombre de retards ne sont souvent que des avortements ovulaires).

L'avortement pathologique surviendrait dans le 1/6ᵉ des cas de grossesse; il serait surtout fréquent dans les premières semaines, et en particulier au moment de l'époque menstruelle.

Étiologie — Causes non traumatiques

Causes provenant du père

Causes générales : Toute cause amenant chez l'homme la débilité et l'affaiblissement de l'organisme peut provoquer l'avortement. Tels : *Syphilis,* tuberculose, albuminurie, diabète, cancer. Intoxication par l'alcool, le plomb, le sulfure de carbone, le tabac. Excès de toutes sortes, âge avancé, caducité précoce.

Causes génitales : Orchite, prostatite, excès sexuels.

Causes provenant de la mère

Causes générales : L'influence de la mère est plus grande que celle du père, parce qu'elle agit plus directement sur l'œuf.

Ages extrêmes de la vie génitale, obésité, prédisposition individuelle, hérédité, mariages entre consanguins, grossesses trop rapprochées, longs voyages en voiture et en chemin de fer, mauvaise hygiène, alimentation insuffisante.

Ebranlement moral, émotion vive, climat trop chaud, altitude trop élevée.

Certains médicaments (ergot, sabine, rue, sulfate de quinine, salicylate de soude, absinthe, armoise, safran, etc.).

Maladies aiguës (choléra, typhus, fièvre typhoïde, fièvres éruptives, etc.).

Maladies chroniques (syphilis, tuberculose, cancer, etc.).

Intoxications par alcool, plomb, sulfure de carbone, oxyde de carbone (avortement fréquent chez les cuisinières).

Auto-intoxication (albuminurie, éclampsie, vomissements incoercibles).

Causes génitales :

Péri-utérines : Tout obstacle au développement de l'œuf : tumeurs abdominales, adhérences anciennes consécutives à la pelvi-péritonite.

Utérines : Métrites, déviations utérines (surtout rétroversion), fibromes utérins; congestion utérine au moment des règles fait surtout craindre avortement chez les femmes pléthoriques et hémophiliques. Irritabilité extrême de l'utérus.

Intra-utérines : Hémorragies utéro-ovulaires.

Causes provenant de l'œuf

D'une façon générale, toutes les altérations de l'œuf peuvent produire l'avortement.

Môle hydatiforme, hydramnios, insertion vicieuse du placenta, dégénérescence et hémorragies placentaires, rupture des membranes trop minces.

Gémellité détermine souvent l'avortement par surdistension utérine.

Maladies du fœtus entraînant sa mort sont une cause d'avortement.

AVORTEMENT *(suite)*

Causes traumatiques

Traumatismes de voisinage : Les traumatismes provoquent d'autant plus sûrement l'avortement qu'ils sont plus rapprochés de la zone génitale.

Traumatismes locaux : Tous les traumatismes portant sur le col de l'utérus : opération, cautérisation, injection vaginale faite avec trop de force, action mécanique du coït sur le col. Décollement accidentel ou provoqué des membranes.

N. B. — De toutes ces causes, les plus fréquentes sont : 1° Syphilis; 2° rétroversion; 3° albuminurie; 4° insertion du placenta sur segment inférieur; 5° affections utérines; 6° manœuvres criminelles.

PATHOGÉNIE : Voir nos considérations personnelles sur l'*expulsion prématurée* page 201.

ANATOMIE PATHOLOGIQUE

Etat de l'œuf abortif

1er mois : Quand l'œuf ne passe pas inaperçu (ce qui est loin d'être la règle), il présente en petit les caractères de l'œuf au 2° mois.

2° mois : L'œuf est entouré de villosités choriales qui plongent les unes dans la caduque sérotine, les autres dans la caduque ovulaire ou réfléchie. Lorsque l'œuf est expulsé, il entraîne avec lui toute la caduque réfléchie et quelques lambeaux de la sérotine ; *la caduque directe ou utérine reste adhérente à l'utérus*, le plus souvent en entier ; l'œuf est généralement trouvé au milieu du sang coagulé. L'œuf expulsé forme une masse ovoïde, à surface lisse et rosée, *du volume d'un œuf de pigeon.*

3° et 4° mois : L'œuf expulsé est souvent dépouillé de sa caduque réfléchie. La sérotine se dédouble et se sépare en deux moitiés, dont l'une reste adhérente à l'utérus, tandis que l'autre est expulsée avec l'œuf. Si l'œuf est rompu (cas le plus fréquent), sa cavité est vide. Si l'œuf est intact, il renferme du liquide amniotique et l'embryon.

5° et 6° mois : L'œuf est le plus habituellement expulsé en 2 temps comme dans l'accouchement à terme ; le fœtus est chassé le 1er, l'arrière-faix sort ensuite. *Les caduques utérine et inter-utéro-placentaire se dédoublent* et se séparent en 2 lames dont l'externe reste adhérente à l'utérus et dont l'interne tombe avec l'arrière-faix.

Epanchement sanguin péri-ovulaire ou ovulaire (rare) : Jusqu'à la fin du 2° mois, le sang qui s'épanche a une grande tendance à s'étaler en nappe et à entourer tout le chorion. L'œuf prend une apparence charnue ; sa surface est bleuâtre ou noirâtre ; la couche de sang qui le recouvre a une épaisseur de 4 à 30 millimètres. Dans les 3° et 4° mois, l'épanchement s'étend beaucoup moins sur la surface du chorion et *tend à rester limité dans le placenta.* Plus la grossesse est avancée, plus il y a de probabilité que l'hémorragie restera limitée au placenta. Les épanchements sanguins *rompent rarement les enveloppes membraneuses qui les limitent ;* ils peuvent être si considérables qu'ils dépassent de beaucoup le volume de l'œuf entier. Cette abondance de l'épanchement prouve que le sang ne saurait être fourni par le produit de conception.

AVORTEMENT *(suite)*

ANATOMIE PATHOLOGI-QUE *(suite)* — **Etat du fœtus**

Habituellement dans l'avortement le fœtus a cessé de vivre avant son expulsion.

S'il est mort très jeune, il a disparu par dissolution dans le liquide amniotique *(œuf clair)*.

S'il est mort à une époque plus tardive, il ne peut plus se dissoudre dans le liquide amniotique : il subit la *momification* ou la *macération*.

S'il naît vivant, il est menacé d'une mort imminente par suite du refroidissement : on le ranime ou on prolonge sa vie en le plongeant dans un bain à 37° ou 40°.

SYMPTOMATOLOGIE

Symptômes de l'avortement varient suivant l'*âge* de l'avortement.

Prodromes

L'avortement *à début brusque* est rare à moins d'accident.

Symptômes avant-coureurs maternels

Femme accuse un état de malaise spécial à tendance syncopale.

Elle éprouve des douleurs analogues à la dysménorrhée qui, s'irradient dans les lombes, les cuisses et sont dues aux contractions utérines.

Pesanteurs dans le petit bassin, dues probablement à des phénomènes de congestion utérine.

Envies fréquentes d'uriner.

Après 4ᵉ mois *montée de colostrum* qui peut être suivie d'un affaissement des seins et de la disparition des phénomènes sympathiques; ce sont autant de signes de mort du produit de conception qui font prévoir l'avortement.

Ventre devient moins gros, flasque; col se ramollit, s'entr'ouvre *sans douleurs*.

Symptômes avant-coureurs fœtaux

Ils n'existent qu'à partir du 5ᵉ mois, quand il y a mort du fœtus. Ils consistent dans la disparition des mouvements actifs et l'absence des battements du cœur.

Signes commémoratifs

Interrogation apprend que la femme chez qui on craint l'avortement a déjà eu un ou des avortements antérieurs qui sont survenus à *la même époque* de grossesse.

1ᵉʳ trimestre : Avortement embryonnaire (forme humaine inachevée)

Avortement ovulaire (20 premiers jours)

Dans les 20 premiers jours de la grossesse *avortement est dit ovulaire* parce qu'on ne distingue pas encore l'embryon.

Le plus souvent l'avortement ovulaire passe inaperçu.

Il est pris souvent pour un simple *retard des règles* qui reviennent plus douloureuses et se signalent par une *abondance* inusitée de l'écoulement et par la présence de *caillots* dans lesquels on trouve l'œuf qui est gros comme une cerise et forme une sorte de bouchon gélatineux.

L'écoulement sanguin dure plusieurs jours; lorsque l'œuf est expulsé, des débris de muqueuse s'éliminent peu à peu sous forme de lambeaux ou se désagrègent en formant un écoulement foncé plus ou moins épais.

Avortement du 20ᵉ jour à la fin du 2ᵉ mois

L'avortement qui a lieu depuis le 20ᵉ jour jusqu'à la fin du 2ᵉ mois se fait **en bloc**, *quelquefois en 2 temps.*

Contractions utérines devenues plus fortes par suite du développement de l'organe sont plus douloureuses.

AVORTEMENT *(suite)*

SYMPTO-MATOLOGIE *(suite)*			
1er trimestre : Avortement embryonnaire (forme humaine inachevée)	*Avortement du 20e jour à la fin du 2e mois* (suite)	Hémorragie accompagne le plus souvent contraction et favorise décollement de l'œuf ; si contraction utérine précède hémorragie, expulsion est plus longue à se faire ; hémorragie est en rapport avec contraction utérine et est parfois assez abondante.
		Col ramolli, entr'ouvert est rempli de caillots ; il ne *s'efface pas,* mais s'entr'ouvre progressivement *en forme d'entonnoir* et ressemble à une toupie dont le clou aurait été arraché.
		L'œuf protégé par les caillots passe le plus souvent *en entier* à travers l'orifice entr'ouvert ; *quelquefois membranes se rompent* et fœtus est entraîné seul avec les caillots (1er temps) ; dans ce cas utérus se referme et nouvelles contractions sont nécessaires pour le décollement et l'expulsion des membranes (2e temps).
		Œuf a le volume d'une pêche.
	Avortement pendant le 3e mois	*Avortement en 2 temps* est la règle.
		Il y a des signes non douteux de travail.
		Douleurs sont caractéristiques et analogues à celles de l'accouchement (on sent à la palpation l'utérus se durcir pendant la contraction).
		Ecoulement sanguin est plus ou moins abondant.
		Au toucher : Col ramolli, culs-de-sac tendus, doigt tombe sur l'œuf ou caillot.
		Col s'efface un peu, diminue de longueur et *s'entr'ouvre* pour laisser passer l'œuf.
		Membranes trop peu résistantes finissent par se rompre et fœtus est expulsé avant l'arrière-faix qui le plus souvent est déjà décollé et suit de près l'expulsion fœtale.
		Si placenta n'est pas décollé, de nouvelles contractions accompagnées chacune d'un écoulement sanguin sont nécessaires pour déterminer décollement et expulsion de l'arrière-faix.
2me trimestre : Avortement fœtal (Forme humaine achevée, mais non-viabilité)	*Avortement pendant le 4e mois*	L'avortement pendant le 4e mois est un véritable accouchement en petit ; *il a lieu en 2 temps :* fœtus d'abord, annexes ensuite.
		La femme accouche surtout d'un placenta, l'embryon est accessoire (Dubois).
		La sortie du fœtus n'est rien, la sortie de l'arrière-faix est tout (Pozzi).
		Assez souvent il y a *rétention placentaire,* car dans le 5e mois le placenta beaucoup plus gros que le fœtus a grand'peine à passer par l'orifice qui a suffi à l'expulsion du 1er.
	Avortement du 5e au 6e mois	A partir du 5e mois diviser par 5 la longueur du fœtus pour avoir son âge.
		L'avortement au 4e et au 5e mois prend de plus en plus les caractères d'un véritable accouchement.
		Contractions utérines deviennent plus rapprochées, plus intenses.
		Col *s'efface* davantage ; il y a une véritable *dilatation* pour le passage du fœtus.
		Rétention placentaire est toujours à craindre, mais diminue de fréquence au fur et à mesure du développement du fœtus.

AVORTEMENT *(suite)*

SYMPTOMATOLOGIE *(suite)* — **2ᵐᵉ trimestre : Avortement fœtal** (forme humaine achevée, mais non-viabilité) *(suite)* — *Avortement au 5ᵉ et 6ᵉ mois* (suite)

Dans l'avortement en 2 temps la délivrance a lieu comme pour l'accouchement, dans la première heure qui suit l'avortement (Brion). Toutefois on ne peut dire qu'il y a rétention du délivre que lorsque la délivrance n'est pas faite 4 heures après l'expulsion de l'embryon.

Hémorragie qui accompagne la délivrance est moins considérable que dans le premier trimestre.

Fœtus se présente moins souvent par sommet que dans accouchement à terme. A 4 mois 1/2 fœtus peut faire 4 à 5 inspirations ; après 5 mois il peut vivre quelques heures ; ce n'est guère que vers le 6ᵉ mois qu'il peut vivre quelques jours.

MARCHE

Marche de l'avortement est extrêmement variable. Elle n'est jamais aussi normale que dans l'accouchement à terme.

Il existe souvent une grande irrégularité dans les temps : Expulsion peut se faire en un seul temps au 3ᵉ et au 4ᵉ mois.

Annexes et membranes peuvent sortir d'abord et fœtus ensuite (exceptionnel).

3 types cliniques dans l'avortement

a. *Type hémorragique*

Ecoulement sanguin prédomine dans *type hémorragique*.

L'abondance de l'hémorragie dans l'avortement est subordonnée à la *vascularisation plus ou moins étendue de l'œuf*, à l'*existence de l'embryon*, aux *adhérences des villosités choriales* et à la *durée de l'avortement*.

Pertes seront abondantes *si œuf est vivant et très vasculaire et si placenta n'est pas encore nettement limité* (il ne l'est pas avant 3 mois), la plupart des villosités choriales restant en pleine activité circulatoire.

Perte de sang est surtout à craindre dans les premiers mois, les villosités choriales occupant une surface très étendue et se décollant lentement par suite de leur adhérence à la paroi utérine.

Hémorragie s'observe aux divers temps de l'avortement et persiste avec plus ou moins d'intensité tant qu'il reste dans la cavité de l'utérus un fragment de placenta, une caduque attardée.

Hémorragie précède souvent contraction et est le premier signe de l'avortement ; elle est due au décollement des membranes et le plus souvent à l'insertion du placenta sur le segment inférieur (1).

Hémorragie peut être *continue* avec ou sans exacerbations, ou *intermittente* avec intervalles de plusieurs heures ou de plusieurs jours.

b. *Type contractions utérines*

Dans ce type d'avortement l'*irritabilité utérine* prédomine ; les contractions utérines sont intenses, douloureuses et l'avortement a lieu assez rapidement.

L'irritabilité utérine sera *primitive* ou *secondaire* suivant qu'elle précède ou non l'hémorragie.

Lorsque la contraction utérine est primitive, l'expulsion est un peu plus longue à se faire, l'œuf ne se décollant que petit à petit.

---

(1) La statistique de Pinard sur les hémorragies liées à l'insertion du placenta sur le segment inférieur vient à l'appui de cette assertion ; elle établit que dans la moitié des cas l'hémorragie à répétition apparaît dans la première moitié de la grossesse ; elle est surtout fréquente dans les 3 premiers mois.

La statistique de Pinard ne relate forcément que les cas où la grossesse s'est continuée pendant un certain temps et a permis de constater l'insertion vicieuse.

Il est rationnel et légitime d'admettre que nombre d'hémorragies et d'avortements survenus dans les premiers mois sont dus à cette même cause.

AVORTEMENT *(suite)*

MARCHE *(suite)* — **3 types cliniques dans l'avortement** *(suite)* — **c.** *Type mort du fœtus*

La mort du fœtus s'accompagne le plus souvent de rétention utérine.

La durée de la rétention dépendra du degré de l'irritabilité utérine.

Si embryon a succombé depuis longtemps, hémorragie est faible et presque nulle, la circulation utérine s'étant amoindrie et les villosités placentaires s'étant atrophiées.

Nous avons vu que la mort du fœtus ne s'accompagne d'aucun trouble particulier, sauf quand l'œuf est ouvert.

Pour les signes et le diagnostic de la mort du fœtus (voir page 198).

DURÉE

a. Avortement instantané

Rare ; il s'observe surtout dans le commencement de la grossesse : une femme tombe ; elle se relève et ses vêtements sont inondés de sang ; la sortie de l'œuf et l'hémorragie sont simultanés et constituent les 2 seuls signes de cet avortement.

b. Avortement a une durée égale à celle de l'accouchement

Cas assez fréquent.

Tantôt hémorragie ou contractions utérines prédominent.

Tantôt ces deux symptômes marchent à peu près parallèlement.

c. Avortement lent

C'est le cas le plus commun.

La durée moyenne est de 3 jours.

Toutefois avortement traîne souvent pendant une ou plusieurs semaines ; contractions très irrégulières peuvent même amener des périodes de calme assez longues ; puis il y a reprise de l'hémorragie et des douleurs jusqu'à expulsion totale de l'œuf.

L'avortement, démesurément lent, se fait le plus souvent en 2 temps.

Causes de la lenteur de l'avortement

a. *Faiblesse relative des contractions utérines,* les parois de l'utérus n'étant pas encore très développées.

b. *Résistance plus considérable du col* qui n'a pas encore subi les modifications et le ramollissement qu'on constate à terme.

c. *Lenteur du décollement et rétention de l'arrière-faix :* ce sont les causes les plus habituelles de la lenteur de l'avortement.

La *lenteur du décollement* est due aux nombreuses adhérences des villosités choriales qui occupent une surface très étendue dans les premiers mois de la grossesse.

La *rétention placentaire* qui est assez fréquente (15 fois sur 100), présente 3 cas comme nous allons le voir dans les complications.

Avortement retardé

Dans certains cas rares l'avortement est retardé parce que l'œuf décollé reste dans la cavité cervicale : *avortement cervical* de Schrœder ou *grossesse cervicale secondaire* (ce dernier terme est impropre).

AVORTEMENT *(suite)*

COMPLICATIONS

1° Hémorragies

Elles ne deviennent une complication que lorsqu'elles prennent un caractère grave et inquiétant.

Elles donnent alors lieu à des *symptômes généraux* plus effrayants en général qu'inquiétants : tendances syncopales ou syncopes, bourdonnements d'oreilles, troubles de la vue, pouls petit, décoloration des téguments, refroidissement des extrémités, etc.

Hémorragies dans l'avortement sont assez souvent graves, rarement mortelles ; elles prédisposent la femme à la septicémie, qui est particulièrement redoutable chez les femmes affaiblies et déprimées.

2° Rétention placentaire

Complication assez fréquente (15 fois sur 100), 3 cas :

Placenta est complètement adhérent

Col se referme après l'expulsion du fœtus ; la femme ne perd que peu de sang et tout semble fini. Puis, au bout de 2, 3, 4, et même 20 ou 30 jours, un nouveau travail se déclare ; douleurs et hémorragie surviennent à nouveau et femme accouche d'un placenta qui a subi la *dégénérescence graisseuse* et est devenu grisâtre, ratatiné.

Dans certains cas, la sortie du placenta n'a pas lieu : Il y aurait *absorption* ou *résorption* du placenta ; ces cas sont discutables ; la règle est que le placenta s'élimine par fragments au milieu des lochies ou des caillots.

Placenta est en partie adhérent, en partie décollé

L'hémorragie et la septicémie qui sont les 2 plus graves complications de l'avortement sont à craindre dans ce cas :

a. *L'hémorragie* persiste tant que le décollement du placenta n'est pas complet. *Ne jamais tirer sur la partie décollée dans la crainte d'augmenter cette hémorragie.*

b. *La septicémie est menaçante :* La partie décollée se mortifie, se putréfie, et n'est expulsée que par fragments ; les lochies ont une odeur fétide ou se suppriment ; il peut survenir de la fièvre, des frissons, de la diarrhée, etc. Se méfier de la septicémie à allure rapide. *Surveiller la femme et prendre sa température matin et soir.*

Placenta est complètement décollé

Placenta n'a pas pu passer à travers l'orifice cervical qui s'est du reste en partie refermé ; de nouvelles contractions sont nécessaires pour l'expulser ; si elles tardent, il y a lieu de craindre la septicémie par suite de la putréfaction du placenta qui, quelquefois, n'est éliminé que par morceaux, par parcelles mêlées à un sang noirâtre, épais.

3° Septicémie

Septicémie peut être due à l'absence de propreté et de précautions antiseptiques ; elle est le plus souvent d'origine autogénétique et est déterminée par la putréfaction du placenta retenu dans la cavité utérine.

Septicémie s'annonce généralement par la fétidité des lochies qui sont remplies de détritus et deviennent grisâtres, couleur chocolat, purulentes, et quelquefois par leur suppression, dans les cas graves ; puis on voit apparaître fièvre, frissons, diarrhée et délire. Elle peut prendre une marche aiguë rapidement mortelle ou une marche lente finalement fatale si elle est de trop longue durée. Le plus souvent, les accidents infectieux s'atténuent, surtout s'ils sont soignés dès le début, et disparaissent tout en laissant parfois des lésions plus ou moins graves du côté de l'utérus et de ses annexes.

4° Tétanos

Tétanos est exceptionnel (Bennington qui a relaté 41 cas de tétanos puerpéral l'a observé 21 fois dans l'avortement).

AVORTEMENT *(suite)*

SUITES DE COUCHES

Lochies
Lochies sont d'autant moins abondantes que l'avortement est plus précoce.
Si rétention placentaire, elles deviennent fétides, purulentes ou prennent une consistance épaisse couleur chocolat ; elles renferment des débris de caduque, de membranes, de placenta.
Parfois elles se suppriment dans le cas de septicémie aiguë.

Involution utérine
Involution utérine est plus rapide qu'après l'accouchement à terme, à moins que l'avortement ne soit pas complet.
Rétention des membranes et septicémie retardent la *régression utérine*.
Tranchées utérines n'existent guère qu'à partir du 5e mois.

Sécrétion lactée
Sécrétion lactée ne s'établit guère qu'après 3 mois de grossesse. Elle est rare dans le premier trimestre.
Dans le cas de mort du fœtus, il y a 2 montées de lait : la première après la mort du fœtus, la deuxième après l'expulsion totale.

DIAGNOSTIC

Diagnostic est complexe et souvent difficile.
Résoudre successivement les problèmes suivants :

1° Y a-t-il grossesse ?
Existence de la grossesse s'impose s'il y a déjà eu des signes de certitude, ou si, chez une femme *habituellement réglée*, l'augmentation du volume du ventre et surtout de l'utérus est en concordance avec le temps écoulé depuis la suppression de la menstruation.

Diagnostic souvent délicat surtout dans les 1ers mois de la grossesse
Grossesse difficile à constater dans les premiers mois chez *femme obèse*, difficile à présumer chez *femme irrégulièrement réglée* ou chez *femme qui nourrit* et n'a jamais eu ses règles depuis son accouchement.
Toucher seul pourra lever les doutes s'il y a déjà un commencement d'engagement de l'œuf à travers l'orifice cervical.

2° Y a-t-il menace d'avortement ?
Baser son diagnostic sur les signes présomptifs, l'hémorragie, les douleurs et l'examen du col.

Signes présomptifs
Chez une femme bien réglée la suppression des règles suivie *plus d'un mois après* d'une hémorragie abondante doit faire craindre un avortement.
Cessation brusque des signes de grossesse indique fœtus mort et par suite avortement prochain probable.
Craindre avortement quand sang est en caillots ; toutefois on peut en observer également dans les métrites et maladies du placenta.

Hémorragie
Écoulement sanguin est généralement le premier indice d'avortement et s'accompagne le plus souvent de contractions utérines douloureuses.

Établir l'*origine utérine* de l'hémorragie : S'assurer qu'elle ne provient ni de la vulve, ni du vagin, ni d'une tumeur hémorroïdale.

L'hémorragie est d'origine utérine
Rechercher si elle n'est pas due :
1° A la *dysménorrhée* : « Dans l'avortement l'hémorragie précède toujours les douleurs, tandis que dans la dysménorrhée les règles sont habituellement précédées de douleurs ». Cette remarque de Mme La Chapelle n'est pas absolument constante.
2° *A la présence d'un corps fibreux utérin* : le diagnostic est souvent difficile ; toutefois dans ce cas, pas de contractions utérines comme dans l'avortement ; les phénomènes sympathiques de la grossesse font défaut.

AVORTEMENT *(suite)*

DIAGNOSTIC *(suite)*

2° Y a-t-il menace d'avortement ? *(suite)*

Douleurs utérines

Douleurs dans l'avortement peuvent être confondues

Douleurs produites par la contraction utérine sont *intermittentes* et s'accompagnent du *durcissement de l'utérus* qu'on constate par le palper.

a. Avec *colique hépatique;* douleur siège dans l'hypocondre droit et s'irradie dans l'épaule droite.

b. Avec *colique néphrétique :* douleur unilatérale, irradiation dans la grande lèvre correspondante.

c. Avec *colique intestinale :* il y a diarrhée.

d. Avec *occlusion intestinale :* ballonnement du ventre, vomissements, arrêt des gaz et des matières, pas d'hémorragie génitale.

e. Avec *coliques saturnines* ou *coliques de plomb :* liseré saturnin, ventre aplati, douleur périombilicale.

f. Avec *constipation opiniâtre* qui peut simuler les douleurs de l'avortement.

Signes fournis par le toucher

Col peut présenter des modifications, il est souvent entr'ouvert, ramolli.

Caillots sont abondants, épais.

Quelquefois l'œuf est déjà dans le vagin ou engagé à travers l'orifice cervical.

3° L'avortement peut-il être arrêté ?

Non, si enfant mort, si membranes rompues, si hémorragies abondantes et à répétition (dans ce cas il y a décollement placentaire et mort inévitable du fœtus).

Oui, si enfant vivant, si membranes intactes et hémorragie peu abondante.

Tant que l'œuf est intact, on ne peut affirmer que l'avortement est inévitable. Écoulement peut diminuer, douleurs cesser; il y a *rétrocession du travail;* grossesse peut continuer son cours.

4° L'avortement est-il fait et complet ?

Diagnostic d'autant plus difficile que la grossesse est moins avancée.

Recommander de garder les linges et caillots pour en faire l'examen; au besoin dissocier les caillots dans l'eau pour reconnaître le chevelu des villosités choriales.

Avortement *complet* si col se ferme en même temps que douleurs et hémorragie disparaissent.

5° Quelle est la cause de l'avortement?

Rechercher toujours la cause abortive pour pouvoir traiter la menace actuelle de l'avortement ou établir ultérieurement un traitement préventif.

6° L'avortement est-il simple ou gémellaire ?

Diagnostic n'est jamais établi ou rarement établi, le plus souvent fortuitement.

Les œufs sont généralement expulsés l'un après l'autre; l'un des 2 œufs seulement peut être expulsé; le 2e peut continuer à vivre pendant un certain temps et la grossesse peut aller à terme.

Avortement gémellaire est dû 7 fois sur 10 au développement rapide et intense de l'amnios (Voir page 120).

Rétention placentaire est plus fréquente que dans avortement simple à cause du volume du délivre.

La septicémie et l'hémorragie sont également plus à craindre.

PRONOSTIC

Enfant

Fatal pour l'enfant dans tous les cas

Dans l'insertion vicieuse fœtus naît le plus souvent vivant.

Dans la syphilis, fœtus est expulsé presque toujours mort et macéré.

Dans l'albuminurie, fœtus est tantôt vivant, tantôt mort dans des proportions à peu près égales.

AVORTEMENT *(suite)*

PRONOSTIC (rare) — **Mère** — *Pronostic variable suivant l'époque de l'avortement* :

L'avortement des premières semaines, l'avortement en bloc ou en un temps ne présentent aucune gravité.

L'avortement du 4ᵉ mois est considéré comme le plus dangereux parce qu'il expose davantage à l'hémorragie et à la rétention.

L'avortement en 2 temps n'est point grave si le 2ᵉ temps suit de près le premier.

L'avortement laisse souvent des traces quand il n'est pas soigné ou a passé inaperçu ; la plupart des métrites sont des suites d'avortement.

Pronostic variable suivant les complications :

Les 3 plus fréquentes sont :

a. Les *hémorragies*, elles peuvent devenir graves et inquiétantes, 6 %, des cas; elles sont rarement mortelles.

b. La *rétention placentaire*, 15 %, n'est grave que parce qu'elle expose à septicémie et prolonge l'hémorragie.

c. La *septicémie* est due soit à la rétention placentaire, soit aux touchers malpropres; elle peut être rapidement grave.

Pronostic variable suivant la conduite antiseptique de l'accoucheur et suivant le mode de production de l'avortement : *l'avortement criminel* est souvent très grave par suite de l'importance des lésions de voisinage et de l'absence complète de précautions antiseptiques.

TRAITEMENT DE L'AVORTEMENT (1) — **Principes généraux** :

Dans l'avortement l'expulsion de l'embryon n'est rien, l'expulsion de l'œuf est tout.

Thérapeutique de l'avortement doit être surtout *symptomatique* et *causale*.

Dans le *type hémorragique,* traiter l'hémorragie qui domine la scène pathologique.

Dans le *type contractions utérines,* endormir l'irritabilité utérne.

Dans le *type fœtus mort,* loin de s'opposer à la production de l'avortement, il faudra sinon le favoriser ou le provoquer, du moins ne rien faire pour chercher à en entraver la marche et l'évolution.

D'une façon générale, *l'accoucheur devra toujours se comporter comme si avortement était évitable; il n'est autorisé à agir différemment que s'il a la* **certitude absolue** *que l'avortement est inévitable.*

Cette certitude n'existe que lorsqu'il y a mort du fœtus ou rupture des membranes ; *les erreurs de diagnostic sont fréquentes. L'absence des bruits du cœur* ne devient un signe *positif* de mort du fœtus que si l'accoucheur a perçu antérieurement, à plusieurs reprises, les bruits du cœur fœtal.

La rupture des membranes peut être quelquefois difficilement affirmée, lorsqu'elle ne peut être constatée directement par le toucher.

Le liquide écoulé qui fait supposer cette rupture peut provenir de la vessie (miction par regorgement), du vagin (leucorrhée, kyste, abcès), de la rupture d'une poche amnio-choriale, de l'hydropérionie (hydrorrhée déciduale des premiers mois).

L'accoucheur devra par suite être très circonspect dans ses résolutions.

---

(1) Nous avons fait de larges emprunts à la leçon faite sur ce sujet par M. Boissard (*Médecine moderne.* — Février 1898, numéros 16 et 17) ; nous avons adopté le même plan.

AVORTEMENT *(suite)*

Traitement préventif comprend le traitement hygiénique en général et le traitement de la cause.

Traitement hygiénique — Femme prédisposée à l'avortement devra suivre, avec rigueur toutes les règles de l'hygiène de la grossesse. (Voir ce chapitre).

Traitement de la cause présumée — Les causes les plus importantes qui exposent à l'avortement ou qui déterminent l'avortement à répétition sont :

a. *Syphilis :* Elle est *avérée* ou *soupçonnée;* syphilis sera soupçonnée dans le cas d'avortement à répétition et surtout si les fœtus expulsés sont nés morts et macérés.

Dans les 2 cas, instituer la médication iodurée-hydrargyrique *pendant toute la durée de la grossesse* avec une période de repos de 10 jours chaque mois.

Iodure de potassium donne souvent de bons résultats dans le cas d'avortements répétés dont la cause n'a pu être précisée.

b. *Affections, inflammations du système génital :* Le plus souvent ces affections, et en particulier *l'endométrite infectieuse,* provoquent une *irritabilité utérine* telle qu'aucune grossesse n'arrive à terme.

Ces cas sont justiciables du curettage.

c. *Intoxications professionnelles* (plomb, tabac, sulfure de carbone, alcool peut-être, action de l'oxyde de carbone chez les repasseuses). Conseiller changement de profession pour soustraire la femme à la possibilité d'un avortement.

d. *Certains états diathésiques :* Dans les états anémiques ou dans le *cas d'irritabilité utérine spéciale* provenant d'un état idiosyncrasique congénital, ordonner un régime reconstituant et tonique (fer, quinquina, coca, glycérophosphates, aération aussi complète et aussi pure que possible. On a été quelquefois obligé de prescrire le repos au lit ou sur une chaise longue pendant toute la durée de la grossesse.

Chez les femmes plus ou moins pléthoriques présentant des poussées congestives du côté de la face, prescrire exercice modéré, parfois repos au lit, surtout aux *époques correspondantes* des dernières règles ; recommander l'abstention des voyages et des rapports sexuels ; combattre la constipation ; au besoin, saignées périodiques de 200 à 300 grammes.

e. *Albuminurie :* Instituer le régime lacté.

Traitement des menaces d'avortement — Les *menaces réelles* d'avortement sont caractérisées par des *contractions utérines douloureuses* et des *hémorragies utérines.* *L'avortement pourra être évité* si ces menaces ne s'accompagnent pas de la mort du fœtus ou de la rupture de l'œuf. *Rôle de l'accoucheur* devra être de calmer l'irritabilité utérine ou d'arrêter l'hémorragie.

Contre les contractions utérines douloureuses — De tous les médicaments sédatifs, les préparations opiacées sont les meilleures.

a. *Laudanum* devra être donné en *lavement.* Dose: 20 à 25 gouttes par lavement de 80 grammes. Lavement simple préalable pour *vider rectum.*

AVORTEMENT *(suite)*

TRAITEMENT DE L'AVORTEMENT *(suite)*

Traitement des menaces d'avortement *(suite)*

Contre les contractions utérines douloureuses *(suite)*

Lavement laudanisé sera conservé; on pourra le répéter toutes les 6 heures et donner jusqu'à 100 gouttes de laudanum dans les 24 heures.

Cesser le laudanum s'il y a des phénomènes d'empoisonnement : Picotements de la peau, engourdissement général, etc.

b. *Injections sous-cutanées de morphine* constituent le moyen de choix, la morphine étant rapidement absorbée et plus constante dans son action que le laudanum. Morphine atténue les douleurs et travail s'arrête alors même que le col présente un début d'effacement.

On peut faire 3 injections de morphine d'un centigramme dans les 24 heures.

c. Si par exception les préparations opiacées ne sont pas tolérées, donner le *chloral* en lavement à la dose de 2 grammes dans un peu de lait; aller jusqu'à 6 grammes dans les 24 heures.

Contre l'hémorragie

Proscrire absolument l'emploi de l'ergot de seigle et de l'ergotine qui tétanisent la fibre musculaire utérine, rendent inévitable un accouchement qui aurait pu être évité et empêchent toute intervention obstétricale en amenant la rétraction utérine.

Recourir aux préparations opiacées pour chercher à calmer l'irritabilité utérine et à s'opposer à l'extension du décollement placentaire cause de l'hémorragie. Médication opiacée devra être continuée tant qu'avortement, n'est pas certain.

Si perte de sang continue malgré cette médication certains accoucheurs font en outre de grandes injections vaginales antiseptiques à 48 ou 50°.

Pinard estime que les injections chaudes ne doivent pas être employées tant que l'avortement est considéré évitable, car si elles étaient actives, elles ne pourraient que provoquer des contractions utérines et par conséquent augmenter le décollement placentaire commencé.

Femme devra rester au lit, avoir la tête basse, le siège peu élevé et bouger le moins possible.

Traitement de l'avortement inévitable et de l'avortement qui se fait

Si l'avortement est devenu inévitable (mort du fœtus, rupture des membranes, hémorragies abondantes et répétées, persistance des contractions utérines malgré le traitement opiacé), se contenter de faire des injections vaginales antiseptiques; toucher la femme le moins souvent possible et surveiller l'expulsion de l'œuf qui se fera *en bloc* le plus souvent dans les avortements du 1er et du 2e mois et en *2 temps* généralement dans les mois qui suivent; dans ce dernier cas craindre la rétention placentaire.

En l'absence d'accidents ne jamais tirer sur l'œuf engagé dans le col, alors même qu'il fait saillie dans le vagin; les tractions intempestives exposent à la rétention placentaire et provoquent un avortement qui aurait pu encore échouer.

Antisepsie rigoureuse dans le postpartum.

Femme pourra se lever au bout de 10 ou 15 jours si les lochies ne durent que quelques jours.

La persistance de l'écoulement sanguin après l'avortement est encore assez fréquente; elle est *due à la rétention d'une portion de la caduque;* dans ce cas faire porter dans la cavité utérine un morceau d'ouate hydrophile imbibée de glycérine créosotée au 1/4, de naphtol camphré ou d'une solution de chlorure de zinc à 10 %.

AVORTEMENT (*suite*)

Les accidents de l'avortement sont *le plus fréquents* dans le 3e ét le 4e mois ; ils comprennent les *hémorragies,* la *rétention placentaire* et la *septicémie.*

TRAITEMENT DE L'AVORTE-MENT (*suite*)

Traitement des avortements accompagnés ou suivis d'accidents

a. — Hémorragies graves ou pathologiques

Généralités

Hémorragies sont d'autant plus considérables qu'elles proviennent d'un décollement plus étendu des cotylédons et se montrent avec toute leur gravité quand l'avortement reconnaît pour cause un traumatisme ou une cause criminelle ; elles sont exceptionnelles lorsque l'œuf est mort (avortement exsangue dans le cas de syphilis).

Hémorragie est grave ou pathologique dès que le pouls dépasse 100.

Hémorragies peuvent se montrer *à 2 époques bien différentes* de l'avortement à savoir : 1e dès la *première menace* et 2e après l'expulsion de l'embryon lorsque le délivre *finissant de se décoller* va à son tour être expulsé.

Conduite à tenir différente suivant la variété d'hémorragie

1re variété d'hemorragie survenant dès la 1re menace

Canal cervical est peu ou pas entr'ouvert.

Conduite à tenir varie suivant les accoucheurs.

Tous condamnent l'usage de l'ergot de seigle. Tarnier, Budin, Ribemont, Boissard, tentent de modérer ou d'arrêter hémorragie en pratiquant de grandes injections chaudes à 50° répétées 4 à 5 fois par jour. Les injections sont *vaginales* ou mieux *intra-utérines,* quand la sonde de Budin peut passer ; elles sont faites *doucement* et *longuement.* Les liquides employés pour les injections intra-utérines ne doivent pas être toxiques (avoir recours de préférence au permanganate de potasse, à l'acide borique, à la microcidine, voire même à l'eau bouillie) ; on évitera ainsi l'intoxication par *imbibition* du placenta qui fait presque l'office d'éponge.

Tarnier, Budin, Boissard, etc., préconisent en outre le *tamponnement vaginal* qui oppose une digue au sang qui s'écoule. Tamponnement doit être pratiqué non avec un ballon de caoutchouc, mais avec des bourdonnets d'ouate (1) stérilisés ou préalablement bouillis ; il doit être *bien fait,* remplir bien les culs-de-sac et sera laissé une dizaine d'heures en place à moins qu'il n'y ait des douleurs d'expulsion.

______

(1) Ne jamais tremper les bourdonnets d'ouate dans une solution de perchlorure de fer ; ils s'incrusteraient dans le derme de la muqueuse vaginale ; leur enlèvement très pénible s'accompagnerait d'érosions, de déchirures de la muqueuse qui favoriseraient l'infection.

AVORTEMENT (*suite*)

TRAITEMENT DE L'AVORTEMENT (*suite*)

Traitement des avortements accompagnés ou suivis d'accidents (*suite*)

a. **Hémorragies graves ou pathologiques** (*suite*)

Conduite à tenir différente suivant la variété d'hémorragie (suite)

1re variété d'hémorragie survenant dès la 1re menace (suite)

Si l'embryon et le délivre ne se trouvent pas derrière le tampon quand on l'enlève, faire une grande injection et se tenir prêt à renouveler le tamponnement s'il y a une nouvelle hémorragie.

Ribemont *proscrit complètement le tamponnement vaginal ;* il conseille les injections chaudes comme moyen de choix, la rupture prématurée des membranes et au besoin l'introduction d'un petit ballon Champetier de Ribes.

2e variété Hémorragie post abortum

Avoir recours aux injections chaudes qui sont le plus généralement suffisantes.

Si hémorragie assez abondante pour exposer la vie de la femme, pratiquer immédiatement la *délivrance digitale.*

Traitement général des hémorragies graves

Traitement général doit venir en aide au traitement local.

Préparations toniques, boissons alcooliques, injections de caféine et d'éther.

Injections de sérum artificiel, qu'on tend à employer de plus en plus, rendent de grands services.

b. **Rétention placentaire**

Considérations générales

Rétention placentaire n'est pas, à proprement parler, un *accident* de l'avortement puisqu'elle est presque un phénomène normal de l'avortement, en raison du volume et des adhérences du placenta.

Elle n'est dangereuse que parce qu'elle peut être l'*origine et la source d'accidents* si elle présente une durée anormale.

Rétention placentaire n'occasionne pas d'accidents tant que placenta reste adhérent et est par suite vivant.

On cite des cas de rétention prolongée sans accident qui ont duré 10, 15 et 30 jours ; ils sont exceptionnels.

Les accidents ne surviennent que lorsqu'il y a décollement placentaire ; ils donnent lieu à des *hémorragies* et à de l'*infection* qui seront plus ou moins graves.

Rétention placentaire devra être crainte si le *canal cervical permet facilement l'introduction de la pulpe digitale* et s'il y a persistance des coliques et de l'écoulement sanguin.

Conduite variable suivant les accoucheurs. 2 méthodes en présence

a. Expectation armée

Elle consiste à attendre les accidents et à n'intervenir que si la température atteint 38° et annonce un début d'infection.

Prendre la température de la femme matin et soir.

Dès que placenta commence à se décoller, injections chaudes pour faciliter le décollement et modérer l'hémorragie.

AVORTEMENT *(suite)*

TRAITEMENT DE L'AVORTEMENT *(suite)*

Traitement des avortements accompagnés ou suivis d'accidents *(suite)*

b. Rétention placentaire *(suite)*

Conduite variable suivant les accoucheurs, 2 méthodes en présence *(suite)*

b. *Délivrance artificielle immédiate*

Pinard, Doléris, etc., ne sont pas partisans de l'expectation armée.

Pinard estime qu'en *dehors de tout accident* l'expectation pure est une *imprudence* et une *faute* si on quitte la femme sans l'avoir mise à l'abri d'une hémorragie soudaine ; il préconise dans ce but le *tamponnement utérin*.

L'introduction dans l'utérus d'un petit ballon de Champetier de Ribes ne saurait qu'être avantageuse ; ballon met à l'abri de l'hémorragie en agissant par tamponnement et produit une dilatation qui permet d'aller décoller le placenta avec le doigt.

Doléris pratique de suite le curettage et y ajoute le raclage de la cavité utérine avec un écouvillon imbibé d'une solution antiseptique.

L'expectation n'est plus possible dès que la température atteint 38°.

2 méthodes sont alors en présence : Curettage instrumental ou curage digital ; dans les 2 cas, la femme est chloroformisée et mise en position obstétricale.

Le curage digital est généralement préféré au curettage instrumental : ce dernier est plus dangereux, expose plus à la perforation de l'utérus et ne décolle pas aussi sûrement que le doigt toutes les parties adhérentes.

c. Infection ou septicémie

a. *Curage digital*

Préalablement dilatation rapide d'orifice cervical si elle a été jugée utile.

Une main est placée sur l'utérus, l'autre est introduite dans le vagin.

L'index ou le médius, ou les 2 réunis, pénètrent dans l'utérus. (Ce n'est qu'après le 6ᵉ mois qu'on sera autorisé à pénétrer avec toute la main dans la cavité utérine).

Placenta se décolle souvent facilement.

S'il existe des adhérences placentaires, les décoller ou les effriter.

Ne quitter la cavité utérine que lorsqu'elle ne présente plus aucun relief, aucune trace de débris.

Curage terminé, pratiquer une injection intra-utérine.

Introduction d'une mèche iodoformée dans l'utérus.

Certains accoucheurs surveillent l'écoulement lochial et se contentent, en *l'absence de fièvre,* de pratiquer des injections intra-utérines si les lochies deviennent fétides, couleur chocolat ou purulentes. Ces injections font disparaître la fétidité des lochies, mais ne suppriment pas la cause de l'infection.

Si la fièvre survient malgré les injections, il faut recourir au curettage instrumental.

AVORTEMENT *(suite)*

TRAITEMENT DE L'AVORTE-MENT *(suite)* — **Traitement des avortements accompagnés ou suivis d'accidents** *(suite)* — *c. Infection ou septicémie (suite)*

b. *Curet-tage instrumen-tal*
- Lèvre postérieure du col est saisie avec une pince à griffes et amenée à la vulve.
- Profondeur de l'utérus est mesurée par précaution.
- Dilatation rapide de l'orifice cervical avec un dilatateur métallique si elle est jugée insuffisante.
- Curer d'abord la face antérieure de l'utérus, puis la face postérieure et enfin les cornes.
- Le curettage fini, nettoyer la cavité utérine avec un écouvillon de glycérine créosotée à 1 pour 5.
- Pratiquer ensuite une irrigation intra-utérine.
- Application d'un tampon de gaze iodoformée dans le vagin.
- Pansement est laissé 2 jours en place.

Si le curettage ou le curage ont été pratiqués de bonne heure, les accidents disparaissent ; quelquefois il survient un nouveau frisson 1 ou 2 heures après l'intervention ; il n'a pas d'importance si la température tombe et s'il ne se renouvelle pas.

Si l'intervention est trop tardive, septicémie se généralise et devient fatale.

ACCOUCHEMENT PRÉMATURÉ SPONTANÉ

DÉFINITION — L'accouchement est dit prématuré quand il survient après le 180ᵉ jour, c'est-à-dire dans la période de viabilité légale du fœtus.

ÉTIOLOGIE — Les mêmes que pour l'avortement. Les plus importantes sont :
- *a.* Mort du fœtus, qui est de beaucoup la cause la plus fréquente et est due le plus souvent à la syphilis et à l'albuminurie.
- *b.* Distension excessive des parois utérines (grossesse gémellaire, hydramnios et développement excessif du fœtus).
- *c.* Rupture prématurée des parois de l'œuf par suite d'insertion du placenta sur le segment inférieur (Pinard).
- *d.* Prédisposition héréditaire, mort du fœtus.

PATHOGÉNIE : Voir page 201 nos considérations sur la pathogénie de l'expulsion prématurée.

PARTICULA-RITÉS
- *a.* Plus grande fréquence des présentations autres que celles du sommet.
- *b.* Possibilité de l'engagement dans un diamètre autre que les 2 obliques, le fœtus n'ayant pas encore atteint son développement normal.
- *c.* Lenteur relative de la période d'effacement et de dilatation, le ramollissement du col n'étant pas complet, et la partie fœtale moins volumineuse n'appuyant pas aussi fortement qu'à terme sur le segment inférieur.
- *d.* Puissance moindre des contractions utérines qui sont cependant aussi douloureuses.
- *e.* Rapidité plus grande de la période d'expulsion qui se fait même quelquefois brusquement.

DÉLIVRANCE
- Rien de particulier sauf la fréquence des hémorragies lorsque l'accouchement prématuré est dû à l'insertion vicieuse ou à l'albuminurie.
- Placenta est d'autant moins adhérent qu'on approche davantage de la fin du 9ᵉ mois.

SUITES DE COUCHES
- Même physionomie qu'à terme.
- Involution utérine plus rapide, la distension utérine ayant été moindre qu'à terme.

DIAGNOSTIC
- Le diagnostic du *travail à son début* n'est pas toujours facile.
- Il est parfois difficile aussi d'affirmer que le fœtus est *né avant terme*. Si les renseignements sont insuffisants ou volontairement erronés, il faudra baser son diagnostic sur le poids et le volume du fœtus.
- La *cause* de l'accouchement prématuré devra être recherchée : si le fœtus est mort, songer à la syphilis et à l'albuminurie. L'examen des membranes révèle les cas d'insertion vicieuse.

ACCOUCHEMENT PRÉMATURÉ SPONTANÉ *(suite)*

PRONOSTIC

Mère
Pronostic variable suivant la cause qui a produit l'accouchement prématuré.
L'insertion vicieuse occasionne quelquefois une hémorragie grave qui met la vie de la femme en danger.
L'accouchement prématuré est parfois un évènement favorable pour la mère (albuminurie, affection cardiaque, viciation du bassin, etc.).

Enfant
Il a d'autant plus de chances de vivre que son développement est plus parfait, qu'il est plus près du terme.
L'accouchement prématuré est souvent un évènement heureux pour le fœtus (cas de toxémie maternelle), car il échappe ainsi à la mort par *toxèmie prolongée* (voir la note de la page 202).
Les chances de vie de l'enfant se sont beaucoup accru depuis l'emploi de la couveuse et du gavage.
Il est faux de croire que les enfants qui naissent à 8 mois soient plus exposés à succomber que ceux qui naissent à 7 mois.

CONDUITE A TENIR
Ne rien faire pour arrêter l'accouchement prématuré s'il vient terminer une grossesse compliquée d'accidents graves qui mettaient la santé de la mère en péril.
Laisser également la nature agir si l'auscultation dénote un état de souffrance chez le fœtus.
Si enfant vivant ne souffre pas et si vie de la mère n'est pas en danger, tâcher de calmer l'irritabilité utérine : repos, lavements laudanisés ou chloralés, injections de morphine.
Ne pas abuser de ces médicaments qui peuvent intoxiquer le fœtus dont la vitalité est déjà compromise.

MORT SUBITE DE LA FEMME ENCEINTE (1)

DÉFINITION { La mort subite de la femme enceinte est celle qui survient brusquement, alors qu'aucun symptôme ne la faisait prévoir.

FRÉQUENCE { Relativement rare, la mort subite peut se produire pendant la grossesse et pendant l'accouchement (2).

CAUSES

Causes de mort communes à la grossesse et en travail
- Rupture des gros vaisseaux artériels et veineux.
- Hémorragie placentaire.
- Hémorragies et hématémèses foudroyantes.
- Déchirures de la rate.
- Cardiopathies (asystolie suraiguë), albuminurie.
- Syncope (idiopathique ou symptomatique).
- Grossesse extra-utérine (rupture du kyste fœtal déterminant une péritonite rapidement mortelle).

Causes de mort inhérentes au travail
- Ruptures utérines.
- Fatigue exagérée occasionnée par le travail de l'accouchement : femme succombe par *épuisement* ou *surmenage*, tout comme l'animal qui est forcé à la course.

SIGNES DE LA MORT
- Inertie absolue des membres,
- Cessation des mouvements respiratoires.
- Disparition du pouls.
- Arrêt complet des battements du cœur.

ACCOUCHEMENT SPONTANÉ *post mortem*
- Mort de la femme gravide est quelquefois suivie de l'expulsion spontanée du fœtus.
- Accouchement spontané peut avoir lieu presque de suite après la mort ou assez longtemps après (*expulsion tardive*).
- Reimann a réuni 64 cas d'accouchements spontanés *post mortem*.
- **Accouchement spontané serait dû**
  - A un reste de contractilité utérine.
  - A la rétractilité utérine.
  - A la pression exercée par les gaz de la putréfaction sur l'utérus et son contenu (cas d'expulsion tardive).

SURVIE DE L'ENFANT
- Les opinions sont divergentes sur la *durée de la survie de l'enfant* après la mort de la femme : selon de Kergaradec l'enfant peut survivre 24 heures.
- Depaul conteste les cas de survie au-delà d'une heure. — *Le temps moyen serait de 15 à 30 minutes.*
- Lorsque la mort de la femme gravide survient après une longue maladie, l'enfant a moins de chances de survie que si la mort est survenue brusquement chez une femme bien portante.

CONDUITE A TENIR RELATIVEMENT AU FŒTUS
- Intervenir dans la 1/2 heure qui suit la mort de la femme; se rappeler toutefois qu'il y a des cas de survie qui ont duré 10 heures (cas de Gayet) et plus.
- Extraire l'enfant *par les voies naturelles* soit par le forceps, soit par la version si le col est jugé souple et suffisamment dilatable.
- Pratiquer l'*opération césarienne post mortem* dans tous les autres cas.

---

(1) Comme le titre l'indique nous n'envisagerons que les cas de mort subite ; ils sont relativement rares et n'entrent que pour une faible portion dans la mortalité de la femme gravide.

D'une façon générale, les cas de mort sont plus nombreux dans l'état puerpéral qu'en dehors de cet état. Cet accroissement de la mortalité s'explique facilement, car l'état gravide crée certaines prédispositions morbides et aggrave le plus souvent les maladies préexistantes ou intercurrentes.

(2) La mort subite peut également se produire *pendant le post partum* ; dans ce cas elle est due soit au shock qui survient après l'accouchement et qui est attribuable à une sorte de paralysie réflexe du cœur, soit à une hémorragie foudroyante, soit à une embolie ou à l'introduction de l'air dans le sang.

GROSSESSE EXTRA-UTÉRINE [1]

Définition : La grossesse *extra-utérine* ou *ectopique* est le développement de l'œuf *en dehors* de la cavité utérine.

Fréquence — Très rare ; 1 grossesse extra-utérine sur 10.000 grossesses. Nombre de grossesses ectopiques s'est beaucoup multiplié depuis les progrès de la gynécologie.

3 Variétés suivant le siège :

Grossesse ovarique (Œuf fécondé reste dans sa vésicule et s'y développe) 4.8 %

- *Grossesse ovarique interne* — L'œuf qui s'accroît reste emprisonné dans la vésicule de de Graaf.
- *Grossesse ovarique externe* — L'œuf vient faire saillie à travers l'ouverture résultant de la déchirure de la vésicule de de Graaf et se développe en partie dans la vésicule, en partie dans le péritoine.

Grossesse abdominale ou péritonéale (Œuf fécondé se greffe au début de son trajet dans la cavité abdominale) 8.5 %

- *Grossesse abdominale primitive* — Œuf tombé dans le cul-de-sac de Douglas s'est implanté, *dès le début,* sur la séreuse péritonéale.
- *Grossesse abdominale secondaire* — Œuf s'accroît d'abord dans la trompe ou l'ovaire ; puis il finit par tomber dans la cavité péritonéale où il continue à évoluer en s'y implantant.

Grossesse tubaire (Œuf fécondé se fixe dans la trompe) 86.7 %

- *Grossesse tubo-abdominale* — L'œuf s'accroît en partie dans la trompe, en partie dans la cavité abdominale.
- *Grossesse tubaire proprement dite* — L'œuf s'est fixé vers le milieu de la trompe.
- *Grossesse tubaire interstitielle* — L'œuf se développe dans la partie de la trompe qui chemine à travers la paroi utérine.

Étiologie :

Causes des grossesses extra-utérines en général — D'une manière générale le développement de l'œuf en dehors de la cavité utérine est dû à un obstacle à son cheminement et résulte souvent d'une modification congénitale ou acquise dans la disposition anatomique de la trompe.

Causes de la grossesse ovarique — Adhérences du péritoine. Rupture incomplète de la vésicule de de Graaf.

Causes de la grossesse péritonéale :
- Rupture de la grossesse tubaire ou ovarique (grossesse péritonéale secondaire).
- Fistules utéro-abdominales ou vaginales subsistant à la suite de l'hystérectomie (cas de Kœberlé et de Wandeler) et permettant la fécondation, les ovaires ayant été conservés.
- Déviation du pavillon de la trompe par des adhérences péritonéales souvent consécutives à des inflammations pelviennes anciennes.
- Existence d'un pavillon accessoire (œuf après être entré dans la trompe en ressort par l'orifice d'un pavillon accessoire).

Causes de la grossesse tubaire :
- Malformations (imperforation congénitale de la trompe, bifurcation de la trompe).
- Tumeurs de voisinage (tumeurs abdominales ou tumeurs fibreuses utérines) et adhérences péritonéales modifiant la forme et la direction de la trompe et diminuant assez la lumière du canal pour arrêter la migration de l'ovule que le spermatozoïde plus petit réussira à venir féconder.

---

(1) Certains auteurs rangent la grossesse extra-utérine dans les accidents de la grossesse ; selon nous, elle doit être considérée non comme un accident, mais comme une *anomalie*, puisque l'œuf se développe en dehors de la cavité utérine qui est le siège normal de la grossesse.

GROSSESSE EXRA-UTÉRINE *(suite)*

ETIOLOGIE *(suite)*	**Causes de la grossesse tubaire** *(suite)*	Salpingites : Toutefois les salpingites desquamatives, c'est-à-dire celles qui sont suivies de desquamation de l'épithélium doivent être éliminées car il est excessivement rare de trouver des trompes dénudées de leur épithélium avec ostium uterinum ouvert.
	Grossesses extra-uté-rines récidivées; leurs causes	Elles sont très rares, peuvent se succéder ou être séparées par une grossesse utérine normale. Les cas observés par Karl Abel et Olshausen étaient dus à une anomalie congénitale de l'oviducte qui était resté contourné et tordu par arrêt de développement ; d'où quand on opère une grossesse ectopique examiner avec soin la trompe du côté opposé et l'enlever si elle est coudée et spiroïde pour éviter nouvelle grossesse extra-utérine.
ANATOMIE PATHOLOGI-QUE	**Organisme maternel** (Modifications locales de l')	Grande vascularisation du point d'implantation de l'œuf; capillaires se transforment en sinus. Hypertrophie de l'utérus pendant les 2 ou 3 premiers mois ; utérus conserve ensuite son volume acquis, mais ne progresse plus. Léger ramollissement du col. Hypertrophie de la muqueuse utérine qui se transforme en *caduque* et est souvent expulsée avant la fin du 3° mois. Caduque avant son expulsion est plus boursouflée qu'à l'état normal ; sa couche superficielle est remplie de bouquets vasculaires qui la transforment en une véritable nappe de sang; aussi donne-t-elle lieu souvent à une véritable hémorragie avant de se décoller. Lorsque l'utérus est dénudé, par suite de l'expulsion de la caduque, il peut survenir une métrite interstitielle qui retarde l'involution. De nouvelles glandes utérines se forment dans les parties profondes non expulsées de la caduque. Epithélium se reconstitue peu à peu; il est d'abord plat, puis cubique.
	Œuf	Dans la grossesse extra-utérine « *l'œuf se coiffe pour ainsi dire des éléments qui l'avoisinent* » (Pinard); il se constitue ainsi une poche qui remplace la caduque utérine, varie de structure suivant le point d'implantation de l'œuf, et est généralement désignée sous le nom de *paroi du kyste fœtal.* *Placenta* est tantôt petit et très épais, tantôt mince et étalé. *Liquide amniotique* est plus ou moins abondant ; il se résorbe généralement ou prend une consistance épaisse si le fœtus succombe. *Fœtus* est moins développé que dans une grossesse normale ; il meurt presque toujours au cours de la grossesse. *Rapports du kyste fœtal* avec les parties voisines sont extrêmement variables : Utérus est tantôt en avant, tantôt en arrière, tantôt sur les côtés du kyste fœtal. Kyste fœtal est le plus souvent immobilisé par des adhérences dans la cavité abdominale; il peut être plus facilement accessible par la voie vaginale que par la voie abdominale (d'où colpotomie ou laparatomie suivant le cas). Les contractions peuvent être aussi fréquentes et aussi énergiques dans la grossesse extra-utérine que dans la grossesse normale.

GROSSESSE EXTRA-UTÉRINE *(suite)*

SYMPTOMATOLOGIE (1)

1re Période : Signes de présomption et de probabilité (Période d'incertitude)

Signes communs à toutes les grossesses

Troubles fonctionnels : Suppression des règles. Augmentation de volume du ventre et des seins. Troubles digestifs, etc.

Phénomènes de compression mécanique : Troubles de la miction, dysurie. Constipation, ou alternatives de diarrhée et de constipation.

2 signes particuliers à la grossesse extra-utérine

a. *Phénomènes péritonitiques* : Ils débutent dès la fin du premier mois et peuvent durer pendant toute la grossesse.

Ce sont des *douleurs* plus ou moins vives siégeant dans le bas-ventre avec irradiations dans les lombes, et revenant de préférence à chaque période menstruelle; elles rappellent les douleurs de l'accouchement, sont rarement continues et s'accompagnent de ballonnement du ventre qui est douloureux à la moindre pression.

Femme est le plus souvent obligée de garder le lit pendant les poussées pétonitiques.

b. *Écoulement sanguin* : Il survient dans les 2/3 des cas, est très douloureux et s'accompagne souvent de l'*expulsion de la caduque* (en masse ou en morceaux), ce qui fait croire à une fausse couche alors que la grossesse extra-utérine continue à évoluer.

L'écoulement sanguin peut quelquefois nécessiter le tamponnement; il est tantôt rouge, tantôt couleur de café, tantôt séro-purulent; il provient de la rupture des vaisseaux de la caduque et peut être difficilement différencié de l'hémorragie souvent simultanée qui provient du placenta tubaire décollé.

Signes fournis par l'examen local

Palper : Existence de 2 tumeurs voisines : l'une située à droite ou à gauche de la ligne médiane, irrégulière et peu mobile; l'autre placée à côté d'elle, plus régulière et présentant des contractions (*utérus hypertrophié*). — Quelquefois kyste et utérus font corps ensemble.

Toucher : *Col* plus ou moins mou, plus ou moins élevé à tel point qu'il faut quelquefois introduire la main pour pouvoir l'atteindre.

Col est le plus souvent reporté en haut et en avant au-dessous de la symphyse pubienne; rarement il est en arrière, en rapport avec la face antérieure du sacrum. Il existe un sillon entre le col de l'utérus et la tumeur.

Palper et toucher combinés : Ils constituent les moyens d'investigation de choix et renseignent sur le siège, le volume, la régularité, la consistance de chacune des 2 tumeurs.

Utérus est placé le plus souvent en avant de la tumeur fœtale, quelquefois en arrière; parfois il fait corps avec elle.

---

(1) Nous ne nous occupons que des symptômes qui peuvent faire présumer ou affirmer la grossesse extra-utérine; nous décrirons plus loin les nombreux incidents qu'on peut observer dans la grossesse ectopique et qui entravent plus ou moins complètement sa marche ou son développement.

GROSSESSE EXTRA-UTÉRINE (*suite*)

SYMPTOMATOLOGIE (*suite*)

1re Période : Signes de présomption et de probabilité (Période d'incertitude) (*suite*)

Signes fournis par l'examen local (suite)

Kyste fœtal est plus ou moins régulier, plus ou moins consistant et plus ou moins descendu dans l'excavation suivant la variété de grossesse ectopique et suivant le lieu d'insertion du placenta. Il présente souvent une paroi mince qui permet de sentir au travers les sutures ou de petites parties fœtales; quelquefois aussi il offre une telle épaisseur qu'aucune partie fœtale ne peut être sentie avec le doigt même en déprimant fortement; dans ce dernier cas le placenta en totalité ou en partie se trouve dans le petit bassin.

Toucher rectal : Quelquefois nécessaire pour sentir utérus refoulé en arrière par kyste fœtal.

2e Période ou période de certitude

A partir du 4e mois, tumeur utérine reste stationnaire, kyste fœtal continue seul à progresser et forme une tumeur irrégulière, déviée d'un côté, *à grand axe transversal*.

Douleurs deviennent de plus en plus vives; il se produit des poussées successives de péritonite partielle.

Mouvements actifs du fœtus et bruits du cœur fœtal peuvent être perçus dès le 5e mois et permettent d'affirmer l'existence d'une grossesse extra-utérine déjà présumée.

MARCHE ET TERMINAISONS DE LA GROSSESSE EXTRA-UTÉRINE

Grossesse à terme et sans accidents exceptionnelle

Grossesse extra-utérine évolue *rarement* comme une grossesse utérine normale, c'est-à-dire sans accidents, et va exceptionnellement à terme.

Fœtus se développe rarement aussi jusqu'à terme d'une façon normale.

Le plus souvent grossesse extra-utérine se termine *soit par rupture du kyste fœtal,* la poche qui contient le fœtus ne pouvant se distendre au-delà d'une certaine limite, *soit par des symptômes de faux travail* qui s'accompagnent de rupture du kyste fœtal ou le plus souvent de *rétention du fœtus mort,* ce dernier succombant par suite de la compression mécanique.

La durée de la grossesse extra-utérine diffère suivant la variété de grossesse ectopique; elle dépend en grande partie du degré d'extensibilité de la paroi qui coiffe le kyste fœtal.

Marche la plus habituelle de la grossesse extra-utérine (Rupture du kyste fœtal, faux travail, rétention du fœtus mort)

a. Rupture du kyste fœtal

Époque de la rupture variable suivant la variété de grossesse ectopique

Rupture du kyste fœtal a lieu d'autant plus tôt que son développement se trouve plus entravé par les parties qui l'avoisinent ou l'entourent.

Elle se produit vers le 3e mois (14 fois sur 20) dans la *grossesse interstitielle* qui est la variété dans laquelle l'utérus est le plus volumineux.

Elle s'observe à toutes les époques de la grossesse, mais surtout entre la 8e et la 12e semaine dans la *grossesse tubaire franche* qui arrive tellement rarement à terme que certains auteurs nient cette dernière terminaison.

Elle survient à une époque tardive dans la *grossesse tubo-abdominale* et est moins fréquente que dans les autres variétés tubaires.

Elle est moins fréquente et moins précoce dans la *grossesse ovarique* que dans la grossesse tubaire.

Elle est rare dans la *grossesse abdominale.*

GROSSESSE EXTRA-UTÉRINE (*suite*)

MARCHE ET TERMINAISONS DE LA GROSSESSE EXTRA-UTÉRINE (*suite*)	Marche la plus habituelle de la grossesse extra-utérine (Rupture du kyste fœtal, faux travail, rétention du fœtus mort) (*suite*)	a. Rupture du kyste fœtal (*suite*)		
			Signes et pronostic de la rupture	Rupture est *brusque,* spontanée ou provoquée par un traumatisme quelquefois insignifiant. Tout d'un coup douleur très vive s'irradiant dans tout le ventre qui devient très douloureux au moindre attouchement. Face pâle, pouls petit, fréquent, filiforme ; refroidissement des extrémités ; syncopes ou tendance syncopale. Tous ces signes sont dus à l'hémorragie, qui peut être foudroyante surtout dans la période de certitude. Bientôt surviennent les signes péritonitiques : hoquet, nausées, vomissements, sensibilité excessive de la paroi abdominale. Gravité de la rupture varie suivant l'importance de l'hémorragie et l'intensité des phénomènes péritonitiques. Femme succombe le plus souvent, soit presque immédiatement, soit au bout d'un certain temps par suite de l'anémie due aux hémorragies successives ou par suite des poussées de péritonite. La mort est presque certaine quand la rupture survient dans un kyste contenant un fœtus mort et putréfié ; femme est enlevée par une péritonite aiguë. A la fin de la grossesse, kyste peut se rompre sans occasionner ni hémorragie ni péritonite : il existe une tolérance des intestins mis en contact avec un fœtus à nu dans la cavité abdominale.
			Lieu d'ouverture du kyste fœtal	Kyste fœtal peut s'ouvrir : a. *Au niveau de la paroi abdominale antérieure :* Cas le plus fréquent ; elle a lieu d'ordinaire au niveau de l'ombilic et de la région péri-ombilicale et est souvent favorable à la femme. b. *Dans l'intestin* (1/4 des cas) et de préférence dans le gros intestin et surtout dans le rectum. Elle s'annonce par des douleurs abdominales, des besoins fréquents d'aller à la garde-robe, peut durer des mois et des années et se complique parfois de septicémie. c. *Dans le vagin :* 1/20ᵉ des cas. d. *Dans la vessie :* 1/20ᵉ des cas ; il se forme une cystite purulente. e. *Dans l'utérus :* Terminaison exceptionnelle. f. *Par des voies multiples :* Kyste peut s'ouvrir à la fois dans le vagin et l'intestin, dans le rectum et le vagin, dans le rectum et la vessie, etc.

GROSSESSE EXTRA-UTÉRINE (*suite*)

MARCHE ET TERMINAISONS DE LA GROSSESSE EXTRA-UTÉRINE (*suite*)

Marche la plus habituelle de la grossesse extra-utérine (Rupture du kyste fœtal, faux travail, rétention du fœtus mort) (*suite*)

b. **Faux travail**

Epoque d'apparition — Faux travail s'observe généralement au terme de la grossesse ectopique, *rarement après le terme ;* toutefois il peut survenir prématurément à la fin du 7ᵉ et du 8ᵉ mois.

Symptômes — Douleurs intermittentes analogues à celles de l'accouchement dues aux contractions utérines, la tumeur fœtale ne se contractant pas.
Suintement sanguinolent ou quelquefois véritable hémorragie accompagne ces douleurs.
Col s'entr'ouvre et peut laisser pénétrer deux doigts ; il ne s'efface pas.
Faux travail aboutit à l'*expulsion d'une caduque* et tout rentre dans l'ordre.
Fœtus succombe généralement au bout de quelques heures et subit la rétention.

Durée et terminaisons du faux travail — Faux travail dure de 8 heures à une semaine, puis douleurs se calment peu à peu, à moins qu'il n'y ait rupture.
Montée laiteuse se fait et indique qu'il y a rétention du fœtus mort.
Faux travail ne se reproduit généralement pas.

c. **Rétention du fœtus mort** (Persistance du kyste)

Mort du fœtus peut survenir dans les premiers mois de la grossesse ou succède au faux travail.
Grossesse entre alors dans la période de régression : ventre diminue, phénomènes sympathiques de la grossesse disparaissent ; par contre il se produit une montée de lait.

Transformations diverses du fœtus mort — Si fœtus meurt dès les premiers mois, il *se dissout, se résorbe entièrement* ainsi que le liquide amniotique ; kyste fœtal diminue ou même disparaît complètement.
A une période plus avancée de la grossesse fœtus ne peut plus se résorber ; il subit soit la *dégénérescence graisseuse,* soit la *momification,* soit la *calcification* et devient alors un *lithopédion.*

Lithopédions se présentent sous 3 aspects —
1° Fœtus est sorti des annexes et est revêtu d'une couche calcaire ;
2° Membranes sont intactes et subissent seules l'incrustation tandis que le fœtus momifié reste enfermé dans son « cercueil de pierre ».
3° Membranes et fœtus sont incrustés.

Dans ces divers cas rétention du fœtus mort ne donne lieu à aucun accident.
Accidents ne surviennent dans la rétention que lorsqu'il y a putréfaction du fœtus, en raison de la minceur et de la nature de la paroi du kyste.
Putréfaction fœtale donne lieu à la suppuration du kyste qui peut s'ouvrir dans la cavité abdominale et déterminer une péritonite suraiguë rapidement mortelle.

GROSSESSE EXTRA-UTÉRINE (*suite*)

DIAGNOSTIC

Diagnostic pendant la 1re période

Grossesse extra-utérine peut être confondue :

1° Avec *kystes de l'ovaire, fibromes, salpingites* (en particulier *hémato-salpinx*), *hématocèle rétro-utérine* et *péritonite*.

Les commémoratifs, les troubles fonctionnels de la grossesse, la déviation de l'utérus et l'apparition simultanée d'une tumeur voisine permettront d'admettre la probabilité d'une grossesse extra-utérine.

2° Avec *utérus double* gravide, avec *rétroversion de l'utérus gravide*.

Diagnostic très difficile, surtout lorsqu'il y a utérus double.

Dans la rétroversion il n'existe pas 2 tumeurs; la réduction de la rétroversion est possible, ce qui n'a pas lieu dans la grossesse ectopique.

3° Avec *avortement :* hémorragie et expulsion de la caduque peuvent faire croire à un avortement.

La constatation d'une double tumeur, persistant après ces accidents, permet d'éviter l'erreur.

Diagnostic pendant la 2e période (Période de certitude)

Diagnostic plus facile puisque grossesse est déjà certaine.

Fœtus est plus superficiel dans grossesse extra-utérine que dans grossesse normale.

Existence d'une double tumeur dans grossesse extra-utérine; toutefois grossesse ectopique pourra être confondue avec une grossesse développée dans une corne d'utérus bifide.

Diagnostic pendant la rétention du fœtus mort

Diagnostic est très difficile.

Dans la 1re période, la rétention du fœtus mort pourra être confondue avec toutes les tumeurs; commémoratifs pourront faire présumer une grossesse ectopique.

Dans la 2e période, les signes de certitude, l'existence d'une tumeur plus considérable et moins dure quelques mois auparavant fourniront des renseignements précieux.

Crépitation osseuse peut quelquefois être sentie par le palper et toucher combinés; diagnostic est alors confirmé.

S'il y a ouverture du kyste, les parties éliminées peuvent imposer également le diagnostic.

Diagnostic de la variété de grossesse ectopique

Très difficile, sinon impossible.

Du reste il arrive souvent à l'autopsie de ne pouvoir préciser la variété de grossesse ectopique.

PRONOSTIC

Pronostic pour l'enfant

A peu près fatal.

On cite 61 observations d'enfants extraits vivants. Ils ont continué à vivre quand ils sont nés suffisamment développés; beaucoup étaient atteints de déformations (faux pieds bots surtout), dues à l'insuffisance du liquide amniotique et à la résistance des parois du kyste fœtal.

Pronostic pour la mère

Très grave. Mortalité 67.2 % (Parry).

Pronostic est tellement grave qu'en cas de grossesse ectopique il ne faut jamais compter sur les évènements et intervenir chirurgicalement.

CONDUITE A TENIR

Conduite à tenir ancienne

Dans les anciennes méthodes de traitement citons :

a. La *cure de la faim*.

b. *Purgatifs, saignées*.

c. L'emploi de la strychnine à dose légèrement toxique pour la mère.

d. *Ponction du kyste :* Dangereuse (mortalité 8 sur 12) et inefficace puisque Fraenkel a vu la grossesse continuer à évoluer.

GROSSESSE EXTRA-UTÉRINE *(suite)*

Conduite à tenir ancienne *(suite)*

e. Ponction du kyste avec injection de substances toxiques (atropine, strychnine, etc.).

Par ce procédé on peut obtenir l'enkystement, la diminution ou la disparition de la tumeur ; il a donné de bons résultats avant 3 mois.

f. Emploi de l'électricité. Se servir de la faradisation ou des courants continues.

Appliquer le pôle positif sur la paroi abdominale et le pôle négatif dans le vagin ou le rectum. Ce procédé qui tue l'enfant est généralement suivi de guérison.

CONDUITE A TENIR *(suite)*

Conduite à tenir actuelle

Formule de Pinard : *Toute grossesse extra-utérine diagnostiquée commande l'intervention chirurgicale.*

Moment de l'intervention

Cette intervention sera immédiate dans la première période de la grossesse extra-utérine et dans le cas de rétention du fœtus mort, elle devra être retardée autant que possible *(chirurgie obstétricale conservatrice)* quand la grossesse ectopique aura dépassé 5 mois et que l'enfant sera vivant (Pinard).

Femme devra être maintenue au *repos absolu* si on retarde l'opération pour augmenter les chances de vitalité de l'enfant.

Choix du procédé opératoire

Les procédés opératoires employés sont :

La *laparotomie* (extraction du kyste fœtal ou du fœtus par la voie abdominale, l'*élytrotomie* ou *colpotomie* (extraction du kyste fœtal par la voie vaginale).

Toutes les fois que fœtus sera vivant, laparotomie devra être employée :

On commence par pratiquer l'incision abdominale médiane ; puis on tente l'extraction totale du kyste si les adhérences avec les organes voisins ne sont pas trop intimes. S'il y a eu des poussées péritonitiques et si les adhérences sont bien prononcées, il est préférable de ne pas enlever le kyste et de le suturer sur le pourtour de l'incision abdominale avant de le fendre et d'extraire le fœtus. — L'extraction du placenta exposant à une hémorragie grave, Pinard le laisse en place en ayant soin de drainer largement la cavité du kyste pour permettre l'écoulement des liquides et l'emploi des injections antiseptiques; le placenta n'est enlevé par fragments qu'au bout de 15 à 20 jours alors qu'il existe une membrane granuleuse à la surface interne du kyste.

Si fœtus a succombé, intervention doit être la règle car putréfaction est toujours à craindre à un moment donné, alors même qu'il y a *lithopédion.* L'*élytrotomie* sera la méthode de choix *si le kyste est très accessible par le vagin :* elle consiste à inciser le vagin distendu par le kyste fœtal et à faire passer le fœtus à travers la boutonnière qu'on vient de pratiquer et qu'on peut agrandir dans tous les sens ; placenta sera extrait s'il est possible de le décoller et cavité du kyste sera bourrée de gaze iodoformée et drainée. — *Laparotomie* sera au contraire préférée *si kyste fœtal est surtout développé dans l'abdomen.*

Conduite à tenir dans le cas d'ouverture et de suppuration du kyste

Favoriser et achever si possible l'élimination en dilatant le ou les trajets fistuleux. L'extraction des parties osseuses est parfois difficile et peut nécessiter l'emploi du céphalotribe (Pinard a pratiqué la céphalotripsie sur une tête fœtale qui était expulsée par le rectum).

DYSTOCIE

(δυς, difficile ; τοχος, accouchement)

Nous avons vu page 64 que dans tout accouchement il existait 3 facteurs essentiels.

Lorsque ces facteurs sont normaux, il y a eutocie.

Si ces facteurs sont ou deviennent *anormaux*, il y a *dystocie*.

— Pour qu'il y ait eutocie, il est nécessaire que tous les facteurs de l'accouchement soient et *restent tous* normaux. Il n'en est pas de même pour la dystocie : plusieurs cas de dystocie peuvent se trouver réunis dans le même accouchement ; mais il suffit d'*une anomalie* quelconque dans *un* des 3 facteurs pour que la dystocie existe de fait.

— Des 3 facteurs de l'accouchement 2 sont maternels ; le 3ᵉ concerne le produit de conception. D'où 2 grandes divisions dans la dystocie : la **dystocie maternelle** et la **dystocie fœtale.**

L'étude de la dystocie comprend non-seulement l'étude des anomalies de l'accouchement, mais encore l'étude des difficultés, complications et accidents qui sont occasionnés par ces anomalies (qu'elles soient essentielles ou accidentelles) et qui nécessitent une intervention souvent très active.

Les difficultés de l'accouchement seront étudiées avec les anomalies qui les provoquent.

Nous décrirons ensuite les complications et accidents de l'accouchement et de la délivrance.

Nous consacrerons, en dernier lieu, un chapitre spécial aux opérations obstétricales que l'accoucheur est souvent obligé de pratiquer pour remédier aux difficultés et dangers de l'accouchement.

Les quelques considérations précédentes peuvent se résumer comme suit :

La dystocie, envisagée d'une façon générale, est l'ensemble des difficultés, complications et accidents qui peuvent survenir dans tout accouchement anormal et qui rendent cet accouchement dangereux, difficile ou même impossible.

L'ÉTUDE DE LA DYSTOCIE COMPREND	1° La dystocie maternelle.
	2° La dystocie fœtale.
	3° Les complications et accidents de l'accouchement fœtal.
	4° Les difficultés et accidents de la délivrance.
	5° Les opérations obstétricales nécessitées par les divers cas de dystocie.

DYSTOCIE MATERNELLE

DYSTOCIE MATERNELLE COMPREND	La **dystocie dynamique** ou anomalies des forces expulsives.
	La **dystocie des parties molles.**
	La **dystocie des parties osseuses** ou **viciations du bassin.**

DYSTOCIE DYNAMIQUE
OU ANOMALIES DES FORCES EXPULSIVES

DYSTOCIE DYNAMIQUE comprend : Les anomalies des contractions utérines. { Exagération des contractions. Faiblesse des contractions ou inertie utérine. Perversion des contractions. } Les anomalies de l'effort.

ANOMALIES DES CONTRACTIONS UTÉRINES

EXAGÉRATION DES CONTRACTIONS

Caractères
- Contractions peuvent être exagérées en *intensité, durée* et *fréquence.*
- Fréquence des douleurs peut être telle qu'elles se suivent presque sans interruption. Il y a alors *tétanisation de l'utérus, tétanisme utérin.*
- Exagération des contractions s'observe surtout chez femmes maigres ou nerveuses.

Pronostic

Mère

Accidents généraux
- Surexcitation nerveuse pouvant aller jusqu'au délire.
- Syncope mortelle (cas de Nœgelé) due à la congestion *a vacuo* trop rapide de l'utérus ou à l'anémie passagère et brutale du cerveau.

Accidents locaux à redouter
- Rupture possible de l'utérus ; déchirures fréquentes du col, du vagin et du périnée par suite de l'expulsion brusque du fœtus qui peut tomber sur le sol.
- Prolapsus utérin.
- Hémorragies par décollement partiel du placenta.
- Expulsion brusque du placenta ou rétention du placenta, si contraction persiste.
- Hémorragie de la délivrance par suite de l'inertie de l'utérus qui reste « étonné ».

Enfant
- Mort apparente ou réelle de l'enfant par cessation brusque de la circulation placentaire pendant les spasmes utérins.
- Rupture possible du cordon par suite de l'expulsion trop brusque du fœtus.

Traitement
- Chloral ou laudanum en lavement.
- Chloroforme à dose analgésique ; injections hypodermiques de morphine.
- S'opposer de son mieux à la sortie trop brusque du fœtus.

FAIBLESSE DES CONTRACTIONS OU INERTIE UTÉRINE

Caractères
- Douleurs faibles, irrégulières, de moins en moins prolongées, s'éloignant de plus en plus.
- Travail lent, presque stationnaire (*tedious labor* des Anglais), insuffisant pour déterminer dilatation de l'orifice et expulsion fœtale.
- Symptômes généraux : Insomnie, vomissements, anxiété, énervement, surmenage.

Fréquence
- Faiblesse des contractions plus fréquente *chez primipares, obèses, débilitées.*

Causes
- Distension exagérée ou surdistension de l'utérus (hydramnios, grossesse gémellaire, tumeur fibreuse).
- Rupture prématurée des membranes ; membranes trop résistantes.
- Mort du fœtus, rétention d'urine.
- Débilité générale, impressions morales.
- Résistance du col et du périnée.
- Mauvaises présentations.
- Défaut de pression de la partie fœtale sur l'orifice utérin, dû soit à un rétrécissement du bassin, soit à l'insertion basse du placenta.

DYSTOCIE DYNAMIQUE (*suite*)

FAIBLESSE DES CONTRACTIONS OU INERTIE UTÉRINE (*suite*)

Pronostic

Mère
Danger d'*infection* par suite des touchers trop fréquents.
Grande fatigue pouvant aller jusqu'au surmenage.
Crainte d'eschares et fistules génitales, si compression de la partie fœtale qui se présente dure plus de 2 heures.

Enfant
D'une façon générale, vitalité de l'enfant n'est pas compromise tant que les membranes sont intactes.
Si œuf ouvert, circulation fœtale ne tarde pas à se ralentir; liquide amniotique est teinté par le méconium; intervention est nécessaire pour sauver l'enfant.

Traitement

Traitement général
15 à 20 gouttes de laudanum ou 4 grammes de chloral en lavements.
Chloroforme.

Traitement local
User de beaucoup de patience et savoir attendre.
Si besoin expression utérine pendant 2 ou 3 minutes; la recommencer tous les 1/4 d'heure. (Moyen d'une utilité contestable).
Emploi du dilatateur de Tarnier ou du ballon Champetier de Ribes, si enfant souffre; débridement du col devra être exceptionnel.
Injections d'eau chaude à 47° ou 50° pendant 15 à 20 minutes, le réservoir étant élevé à 50 ou 60 centimètres (moyen de choix).
Jamais d'ergot de seigle tant que l'utérus contient encore quelque chose.

Traitement de la cause
Si rétention d'urine, cathétérisme antiseptique.
Donner un lavement pour vider rectum.
Si surdistension utérine ou membranes trop résistantes, rupture prématurée des membranes à condition que présentation soit normale et *engagée*, et que col soit dilaté de 3 travers de doigt.
Rupture des membranes ramène souvent des contractions puissantes.
Si mauvaises présentations, manœuvres substitutives.

Si col complètement dilaté, et si partie fœtale engagée séjourne plus de 2 heures au même endroit, application de forceps.

PERVERSION DES CONTRACTIONS

Caractères
Contractions sont tantôt générales sans intermittence ni proxysme (tetanos utérin), tantôt partielles (utérus se contracte par zones, par endroits, est inégal, irrégulier, bosselé).
Dureté et rigidité du col utérin qui est tendu comme une corde.
Douleurs vives, crampes.

Causes
Les causes les plus fréquentes sont l'administration intempestive de l'ergot de seigle et les excitations maladroites du col.

Traitement : Chloral, laudanum et surtout chloroforme.

ANOMALIES DE L'EFFORT

Insuffisance de l'effort
L'effort est fréquemment insuffisant chez les femmes débilitées ou grosses.
Et dans les cas d'inertie utérine ou d'éventration considérable de la paroi abdominale.
L'effort sera rendu plus efficace dans le cas d'éventration, si au moment de la contraction on prend soin d'appliquer les 2 mains à plat sur la brèche abdominale.

DYSTOCIE MATERNELLE - DYSTOCIE DYNAMIQUE *(suite)*

Anomalies de l'effort *(suite)* — **Exagération de l'effort**

Caractères
- Ou la femme pressée d'en finir pousse énergiquement.
- Ou elle est incitée d'une manière réflexe à pousser.

Conséquences — Effort trop énergique peut occasionner :
- a. *Déchirure du col* si femme pousse avant la dilatation complète de l'orifice cervical (aussi s'assurer que la dilatation est suffisante avant de laisser pousser la femme).
- b. *Déchirure du périnée et du vagin* par suite de l'expulsion trop brusque du fœtus.
- c. *Fracture du sternum* (rare).
- d. *Emphysème sous-cutané* (exceptionnel) : par suite de la rupture des vésicules pulmonaires, l'air pénètre sous la peau et s'infiltre dans le thorax, le cou et le visage. Emphysème se reconnaît à la crépitation gazeuse que l'on sent sous le doigt ; il disparaît au bout de 5 à 6 jours.
- e. *Asystolie rapide* chez cardiaques.

Traitement : Chloroforme.

DYSTOCIE DES PARTIES MOLLES

a. **VULVE**

ETROITESSE ET RIGIDITÉ — **2 variétés**

Etroitesse congénitale
- Développement incomplet des parties génitales externes.
- Défaut d'élasticité des tissus chez les primipares âgées.

Etroitesse acquise
- Cicatrices fibreuses résultant de déchirures anciennes, accidentelles, puerpérales ou opératoires.
- *Œdème vulvaire* ou accumulation de sérosité dans l'épaisseur des grandes lèvres ; il est dû soit à la compression fœtale, soit à un mauvais état général (albuminurie), soit à des manœuvres maladroites pendant le travail.

Conduite à tenir
- Bain prolongé pendant le travail.
- Incisions vulvaires faites avec prudence dans le cas de rétrécissements cicatriciels.
- Forceps ou version suivant le cas.
- Si œdème vulvaire, mouchetures pour éviter rupture du périnée, qui se produit néanmoins fréquemment malgré toutes les précautions prises.

VICES DE CONFORMATION DE LA VULVE
- Si vulve située trop en avant, rupture périnéale est à craindre, application de forceps peut être nécessaire.
- Si vulve est située en arrière, accouchement est au contraire plus facile.

PERSISTANCE DE L'HYMEN
- Rare : Sectionner l'hymen pour éviter déchirure périnéale.

b. **VAGIN** — **VAGINISME**

2 variétés
- **Vaginisme inférieur** ou contraction du constricteur de la vulve.
- **Vaginisme supérieur** ou contracture du releveur de l'anus.

Traitement
- Cocaïne, belladone ; de préférence chloroforme à dose suffisante pour amener relâchement musculaire.
- Rarement débridement ; forceps.

DYSTOCIE MATERNELLE : DYSTOCIE DES PARTIES MOLLES *(suite)*

b. VAGIN *(suite)*

VICES DE CONFORMATION DU VAGIN

Cloisonnement — *Longitudinal* : Vagin est double et aboutit à un utérus simple, mais le plus souvent double. *Transversal :* Existence de brides situées plus haut que le véritable hymen ; sectionner ces brides si elles gênent la progression du fœtus.

Atrésie du vagin — Vagin peut être rétréci sur toute sa longueur et constituer un grave obstacle.

PROLAPSUS DU VAGIN — La descente du vagin à l'extérieur de la vulve peut s'accompagner de *cystocèle* (hernie de la vessie) ou de *rectocèle* (hernie du rectum dans le cul-de-sac formé par le prolapsus vaginal).

Conduite à tenir — Avoir soin de vider vessie et rectum ; empêcher les efforts d'expulsion ; extraire aussitôt que possible l'enfant par le forceps ou la version.

TUMEURS DU VAGIN — Rarement assez volumineuses pour gêner l'accouchement. Pitres a été obligé de ponctionner un kyste du vagin.

c. COL DE L'UTÉRUS

OBLITÉRATION DU COL

Tantôt *simple agglutination* des lèvres de l'orifice externe (rare).

Tantôt *oblitération fibreuse*, rarement complète, due aux déchirures du col dans un accouchement antérieur ou aux interventions chirurgicales (cautérisations, injections caustiques, etc.).

Sous l'influence des contractions col s'efface mais ne s'entr'ouvre pas ; ni glaires, ni écoulement de liquide amniotique.

Conduite à tenir — Agglomération cède à simple pression du doigt. Oblitération fibreuse doit être traitée chirurgicalement. Avant d'opérer, bien s'assurer qu'il ne s'agit pas d'une déviation très marquée du col ; inciser couche par couche dans l'intérieur du spéculum, éviter de blesser l'enfant.

DÉVIATION DU COL

Col peut être dévié en avant, en arrière, latéralement.

Déviation en arrière est la plus fréquente, antéversion étant bien plus fréquente que rétroversion.

Quelquefois déviation est telle qu'il faut la rechercher sous le chloroforme.

Conduite à tenir — Faire prendre à la femme le décubitus qui corrige l'inclinaison de l'utérus. Au besoin, pendant la contraction, ramener le col avec le doigt dans l'axe de la filière génitale.

RIGIDITÉ DU COL

Définition — Col est dit *rigide* quand son effacement et sa dilatation ne progressent pas ou ne s'opèrent qu'avec une extrême lenteur (Ribemont-Dessaignes).

3 variétés

1° Rigidité anatomique — Bords du col sont infiltrés, *épais,* résistants, *indolores au toucher.* Bourrelet cervical donne la sensation du *cuir bouilli.* Dilatation s'arrête ou est très lente et ne se fait parfois qu'au prix de larges déchirures du col ou même de pertes de substance dans lesquelles Bouffe de Saint-Blaise et Wallich n'ont trouvé aucune particularité anatomique. Rigidité anatomique serait *secondaire* et non primitive ; elle serait le plus souvent due à l'inertie ou à la mauvaise direction des contractions utérines. Rigidité anatomique s'observe chez primipares âgées, dans accouchements prématurés.

DYSTOCIE MATERNELLE : DYSTOCIE DES PARTIES MOLLES *(suite)*

c. COL DE L'UTÉRUS *(suite)* — RIGIDITÉ DU COL *(suite)*

3 variétés *(suite)*

2° *Rigidité spasmodique* — Bords du col sont *minces*, tranchants, durs, tendus, *très douloureux au toucher*.

Spasme peut se produire à tout moment du travail et être funeste à l'enfant lorsque le cou se trouve enserré et emprisonné par la rétraction spasmodique.

Dilatation ne se fait pas malgré contractions énergiques; femme s'énerve, s'épuise et s'affaiblit.

Si travail dure longtemps et que les membranes soient rompues, liquide amniotique devient fétide et commence à se putréfier, enfant succombe; température de la femme s'élève et accidents septicémiques ne tardent pas à se déclarer.

Rigidité spasmodique serait *secondaire* et non primitive et due aux causes suivantes :

3 causes importantes de rigidité spasmodique —
- Administration de l'ergot de seigle.
- Rupture prématurée des membranes.
- Touchers répétés et tentatives de dilation du col.

3° *Rigidité pathologique* — Col est le siège de modifications pathologiques qui s'opposent à sa dilatation : brides, cicatrices, tumeurs, cancers, manifestations syphilitiques (chancre, plaques muqueuses hypertrophiées, gomme, sclérose généralisée du col).

Diagnostic — Diagnostic de la variété de rigidité est généralement facile.

Diagnostic de la cause est par contre souvent difficile et devra être recherché dans les variétés anatomique et spasmodique qui sont rarement primitives.

Pronostic — *Rigidité pathologique* est plus ou moins sérieuse suivant qu'elle est partielle ou totale. Partielle, elle sera peu grave tant que la partie non atteinte du col peut se distendre suffisamment; totale, elle empêche toute dilatation, et est funeste tant qu'il n'y a pas d'intervention.

Rigidités anatomique et spasmodique sont les moins graves; toutefois vie du fœtus est compromise et mère est menacée d'infection si dilatation est peu avancée et si membranes sont rompues.

Traitement —

Précautions générales —
- Pour ne pas augmenter rigidité, surveiller bonne orientation de l'utérus.
- Eviter de rompre membranes, leur rupture prématurée étant souvent une cause de rigidité.

Traitement de la cause —
- Si *inertie*, bains chauds prolongés, injections vaginales chaudes à 48°.
- Si *exagération des contractions*, lavements laudanisés ou chloralés, opiacés, injections de morphine et surtout inhalations de chloroforme.
- Eviter de pratiquer le toucher.

DYSTOCIE MATERNELLE : DYSTOCIE DES PARTIES MOLLES *(suite)*

c. COL DE L'UTÉRUS *(suite)*

RIGIDITÉ DU COL *(suite)* — **Traitement** *(suite)*

Traitement actif

Si intervention nécessitée par état général de la mère ou souffrance du fœtus, pratiquer dilatation à l'aide d'un ballon Champetier.

Ne recourir que *tout à fait exceptionnellement* aux incisions du col qui exposent aux déchirures étendues et à l'infection ; avoir soin de pratiquer les incisions *latéralement,* jamais en avant ni en arrière.

Application de forceps.

Si l'accouchement forcé est impossible, céphalotripsie ou embryotomie si l'enfant est mort ; opération césarienne si l'enfant est vivant.

Traitement post-partum

Après l'accouchement, s'assurer s'il existe des déchirures étendues et les restaurer si besoin.

ŒDÈME DU COL

La lèvre antérieure du col forme souvent un *bourrelet œdémateux* qu'on observe surtout dans les variétés postérieures du sommet (voir page 80).

Œdème du col s'observe plus fréquemment chez les primipares.

Œdème du col qui est dû à la compression mécanique du col entre la partie fœtale et la paroi osseuse gêne le mouvement de rotation et empêche la descente du fœtus.

Traitement

Quand la dilatation est à peu près suffisante, tâcher de relever la lèvre antérieure.

Si besoin, application du forceps.

TUMEURS DU COL

Kystes et végétations : Ils sont rarement assez développés pour mettre obstacle à la sortie de l'enfant.

Cancer

Fréquence

Cancer du col plus fréquent que cancer de l'utérus qui est exceptionnel.

1 cas de cancer du col sur 1.000 accouchements.

Cancer du col plus fréquent chez les multipares.

Siège et caractères

Cancer du col occupe généralement le col en entier, rarement une lèvre seule.

Cancer tend toujours à envahir tissus voisins.

Il affecte le plus souvent la forme végétante et se compose de masses molles, irrégulières, friables, qui l'ont fait comparer à un véritable chou-fleur ; quelquefois il se présente sous forme de noyaux durs, résistants.

Influence de la grossesse sur le cancer

L'hypertrophie et l'hyperplasie de l'utérus gravide favorisent le développement du cancer.

Influence du cancer sur la grossesse

Cancer prédispose à l'avortement ou à l'accouchement prématuré (1/3 des cas) par suite du mauvais état général de la mère épuisée soit par la diathèse, soit par des hémorragies répétées ou continues.

Le plus généralement les enfants nés de cancéreuses sont débiles.

DYSTOCIE MATERNELLE : DYSTOCIE DES PARTIES MOLLES *(suite)*

c. COL DE L'UTÉRUS *(suite)*

TUMEURS DU COL *(suite)*

Cancer *(suite)*

Influence du cancer sur l'accouchement —
Si envahissement partiel, dilatation n'est pas trop difficile.
Si envahissement total, travail traîne en longueur ; il peut durer plusieurs jours sans que résistance du col soit vaincue ; enfant et mère succombent.
Parfois dilatation se fait au prix de déchirures qui se font dans les tissus néoplasiques et qui peuvent atteindre le segment inférieur de l'utérus et déterminer des accidents mortels (hémorragies, péritonite, etc.).

Diagnostic —
Cancer peut être confondu avec d'autres affections telles que métrite, végétation, syphilides.
Pendant le travail cancer peut être confondu avec un placenta vicieusement inséré : bien s'assurer par le toucher digital que la tumeur végétante fait partie des bords de l'orifice utérin.

Pronostic —
Mère : Mortalité : 50 %.
Causes de la mort : Ruptures utérines, hémorragies. Pendant le travail, infection puerpérale, envahissement progressif du cancer.
Enfant : Mortalité fréquente due à la longueur du travail ou à la débilité congénitale.

Conduite à tenir —
Pendant la grossesse : 2 méthodes en présence :
a. Interrompre le cours de la grossesse et pratiquer une opération plus ou moins radicale (grattage, amputation du col, extirpation complète de l'utérus) pour sauver la mère.
b. Se préoccuper de sauver l'enfant puisque la mère est condamnée et laisser évoluer la grossesse.

Pendant le travail : Favoriser la dilatation par des injections vaginales chaudes et par l'emploi du ballon de Champetier de Ribes. Si besoin, petites incisions multiples sur tissu sain. Si dilatation se fait insuffisamment, broiement de la tête si l'enfant est mort ; si l'enfant est vivant, opération césarienne suivie de l'opération de Porro ou de l'hystérectomie abdominale.

Tumeurs fibreuses —
Elles peuvent s'implanter sur tout le pourtour du col, principalement sur la lèvre postérieure, s'hypertrophient pendant la gestation et se laissent infiltrer et ramollir au point qu'elles ont pu être confondues avec une collection liquide et ponctionnées (ponction donne lieu à un léger écoulement sanguin qui ne diminue point la tumeur).

DYSTOCIE MATERNELLE : DYSTOCIE DES PARTIES MOLLES (*suite*)

c. COL DE L'UTÉRUS (*suite*) — **TUMEURS DU COL** (*suite*) — **Tumeurs fibreuses** (*suite*)

Tumeurs fibreuses sont une cause de rigidité du col et mettent obstacle à l'accouchement en proportion de leur volume.

Conduite à tenir :

Pendant la grossesse : pratiquer l'ablation des tumeurs fibreuses autant que possible.

Pendant le travail :
- Tarnier préfère la version, Charpentier le forceps.
- Quelquefois il a fallu pratiquer embryotomie ou céphalotripsie, voire même l'opération césarienne.
- Hémorragies, rétention du placenta et septicémie sont les complications les plus fréquentes.

d. CORPS DE L'UTÉRUS — **TUMEURS FIBREUSES DU CORPS DE L'UTÉRUS**

Siège — Fibrômes siègent le plus souvent au fond et sur la paroi postérieure de l'utérus.

Nombre et volume — De 1 à 200 : leur volume varie de la grosseur d'un grain de chénevis à celle d'une tête d'enfant.

3 variétés :
- *Fibrômes sous-muqueux* (pédiculés ou sessiles).
- *Fibrômes interstitiels* situés dans l'épaisseur de la paroi utérine.
- *Fibrômes sous-péritonéaux* (pédiculés ou sessiles).

Influence des fibrômes sur la fécondation — La stérilité s'observe chez le 1/3 des femmes atteintes de fibrôme, alors qu'elle n'existe qu'une fois sur 8 à l'état normal.

Influence de la grossesse sur les fibrômes :

Pendant la grossesse fibrômes s'hypertrophient, se ramollissent, se déplacent en suivant le mouvement ascensionnel de l'utérus.

Pendant le postpartum fibrômes subissent la régression tout comme les autres parties génitales; toutefois ils restent toujours plus volumineux qu'avant la conception.

Influence des fibrômes sur la grossesse :

Fibrômes prédisposent à l'insertion vicieuse du placenta (42 fois plus fréquente) et à l'avortement (1/5 des cas), aux mauvaises présentations (50 fois sur 100 d'après Lefour).

Grossesse est plus ou moins influencée par les fibrômes suivant leur siège et leur volume. Quand ils sont interstitiels, ils peuvent occasionner des phénomènes de compression et même la rétroversion. Quand ils sont sous-muqueux tout dépend de leur volume.

Hémorragies ne sont pas trop fréquentes au cours de la grossesse.

Influence des fibrômes sur l'accouchement :

Fibrômes compris dans le segment supérieur n'ont qu'une influence peu marquée; toutefois ils ralentissent travail, les contractions s'épuisant en partie sur tumeur.

Fibrômes *siégeant dans le segment inférieur* s'enclavent dans le petit bassin qu'ils peuvent obstruer d'une façon absolue.

D'une façon générale, fibrômes gênent l'efficacité des contractions, exposent aux ruptures utérines en créant des lieux de moindre résistance et prédisposent à l'inertie et aux hémorragies postpartum en empêchant le retrait de l'utérus.

DYSTOCIE MATERNELLE : DYSTOCIE DES PARTIES MOLLES (*suite*)

d. CORPS DE L'UTÉRUS (*suite*)

TUMEURS FIBREUSES DU CORPS DE L'UTÉRUS (*suite*)

Influence des fibrômes sur l'accouchement (*suite*)

Fibrômes sont souvent déplacés pendant le travail : ou ils sont poussés *en bas* dans l'excavation par les contractions utérines; ou ils subissent un *mouvement ascensionnel* dû au raccourcissement des fibres longitudinales du corps de l'utérus pendant la contraction ou à l'allongement du segment inférieur de l'utérus.
Délivrance est souvent retardée et fréquemment compliquée de rétention des membranes.

Complications

Hémorragie et *septicémie* sont les complications les plus fréquentes des fibrômes pendant la délivrance et le postpartum.

Diagnostic

Diagnostic est souvent délicat, surtout pendant la grossesse ; fibrôme est souvent méconnu et peut lui-même faire méconnaître une grossesse.

Fibrôme utérin peut être confondu avec :

1° *Grossesse gémellaire :* Quand utérus se contracte, la double tumeur devient plus apparente dans le cas de fibrôme et n'en forme plus qu'une seule dans grossesse gémellaire.
Auscultation peut aider aussi diagnostic.

2° *Grossesse extra-utérine :* Essayer de reconnaître parties fœtales.

3° *Kystes de l'ovaire :* Fibrôme utérin devient mou au moment du travail, tandis que kyste de l'ovaire reste dur.

4° *Rétroversion utérine :* Elle donne lieu à des phénomènes d'incarcération plus graves que les fibrômes et est souvent brusque.

5° *Fibrôme abdominal :* Deux moyens de diagnostic :

a. Quand on déplace matrice, fibrôme suit l'utérus quand il est utérin et reste immobile quand il s'agit de fibrôme de la paroi.

b. Quand femme fait un effort, contraction abdominale fait ressortir fibrôme de la paroi, tandis qu'elle masque comme par une cuirasse fibrôme de la paroi utérine.

6° *Partie fœtale :* Quand utérus se contracte, fibrôme utérin devient plus convexe, plus apparent, tandis que partie fœtale disparaît derrière paroi utérine contractée, et ne redevient nettement perceptible que dans l'intervalle des contractions.

Pronostic

Grave pour la mère et l'enfant d'une façon générale.
Gravité s'accroît en raison des complications et des difficultés que le volume et le siège des tumeurs fibreuses crée pour l'accouchement.

Conduite à tenir

Pendant la grossesse

Opérer les tumeurs fibreuses accessibles dont le siège et le volume peut faire craindre de grosses difficultés pendant le travail.

DYSTOCIE MATERNELLE : DYSTOCIE DES PARTIES MOLLES (*suite*)

***d*. CORPS DE L'UTÉRUS** (*suite*)	**TUMEURS FIBREUSES DU CORPS DE L'UTÉRUS** (*suite*)	**Conduite à tenir** (*suite*) — *Pendant le travail*	Savoir que sous l'influence de la progression lente du fœtus, tumeur peut se laminer peu à peu et permettre l'expulsion fœtale. Essayer le refoulement manuel de la tumeur. *Si le fœtus ne progresse pas malgré contractions utérines,* ou bien extraire le fibrome s'il est accessible par la voie vaginale, ou bien intervenir soit par le forceps, soit de préférence par la version, ou bien pratiquer l'opération césarienne. L'embryotomie et la basiotripsie ne seront pratiquées que si l'enfant est mort. Il faut souvent pratiquer délivrance artificielle.
	CANCER DU CORPS DE L'UTÉRUS		Très rare à l'état gravide. Deux observations de sarcome et quatre de cancer du corps de l'utérus.
	HERNIES DE L'UTÉRUS		Elles sont surtout ventrales : Soutenir la paroi abdominale pendant la contraction. Si utérus gravide s'est logé dans canal inguinal ou crural, opération césarienne.
	MALFORMATIONS UTÉRINES	**Plusieurs variétés**	Utérus cordiforme, cloisonné, double, unicorne, bicorne. Utérus double et vagin unique, utérus et vagin doubles.
			Les malformations utérines sont des anomalies par arrêt de développement (voir page 28) ; elles prédisposent aux mauvaises présentations, gênent souvent l'expulsion du fœtus, rendent difficiles certaines interventions, la version par exemple, et exposent aux ruptures utérines et à la rétention placentaire.
***e*. ANNEXES DE L'UTÉRUS ET CAVITÉ ABDOMINALE**			Des tumeurs peuvent exister à l'état gravide du côté des ovaires, des ligaments larges, du foie, des reins.
	Kystes de l'ovaire		Sont les plus fréquents. Ces tumeurs, tantôt liquides, tantôt solides qui occupent la cavité pelvienne ou abdominale, prédisposent à l'expulsion prématurée et peuvent provoquer des accidents pendant la grossesse, le travail et au moment des suites de couches.
		Conduite à tenir	*Pendant la grossesse,* expectation ; ne pratiquer l'ovariotomie que si kyste volumineux fait craindre de sérieuses complications. *Pendant l'accouchement :* Savoir temporiser ; si besoin, pratiquer la ponction ; ne faire l'opération césarienne que s'il est impossible d'extraire l'enfant.

DYSTOCIE OSSEUSE

PELVIVICIATIONS OU VICIATIONS DU BASSIN

DÉFINITION { On appelle *bassin vicié* tout bassin qui diffère suffisamment du bassin normal soit par ses dimensions, soit par la direction de ses plans et de ses axes, pour rendre l'accouchement difficile (1) (Ribemont-Dessaignes).

A. — BASSINS RÉTRÉCIS A VICIATION SIMPLE

DIVISION DES PELVIVICIATIONS (2) — **Bassins viciés par maladie générale**

a. **Bassin atrophique** 20 % :

Bassin atrophique ou *nanisme pelvien* se rencontre chez les *naines* dont tout le corps a subi un arrêt de développement (*nanisme généralisé*) ou chez des femmes de *taille moyenne* dont la partie inférieure du corps ou dont le bassin seul se sont atrophiés (*nanisme localisé*).

Causes du nanisme sont encore indéterminées ; hérédité semble jouer un certain rôle.

Variétés de bassin atrophique (Rétrécissement généralisé) :

Bassin justo-minor (avec perfection des formes) (3) :
- C'est un bassin normal en miniature.
- Tous les diamètres sont diminués par arrêt de développement.
- Rétrécissement est *généralisé.*

Bassin aplati ou de Betschler :
- Diamètres A P sont seuls rétrécis.
- Diamètres transverses et obliques sont normaux ou un peu agrandis.
- Bassin de Betschler est un bassin légèrement étroit primitivement qui a subi la pression de la colonne vertébrale.

Bassin justo-minor aplati :
- Rétrécissement de tous les diamètres, surtout des diamètres antéro-postérieurs.
- Bassin primitivement *très* étroit a subi la pression de la colonne vertébrale comme dans le cas précédent.

Bassin achondroplasique de Porak :
- Diminution absolue de tous les diamètres.
- Les os du bassin ont augmenté d'épaisseur au détriment de leur longueur.

b. **Bassin rachitique** 60 % :

Bassin rachitique est la forme la plus fréquente de bassin rétréci.

Rachitisme qui survient de 18 mois à 2 ans est une maladie caractérisée par des troubles de nutrition du *système osseux* tels que les os subissent un certain *arrêt de développement* en même temps qu'ils se déforment, s'incurvent par suite du *ramollissement* qui les atteint.

Rachitisme est le plus souvent *généralisé ;* il prédomine toujours dans les os du bassin et des membres inférieurs qui subissent des altérations de forme.

---

(1) Cette définition exclut les bassins ayant un *excès d'amplitude* c'est-à-dire les bassins *justo-major* dont tous les diamètres ont subi une augmentation de 1 à 2 centimètres et qui n'offrent aucune difficulté pour l'accouchement.

(2) La division que nous donnons n'est autre que la classification d'Auvard, un peu modifiée.

(3) Pinard et Varnier contestent l'existence de cette variété.

31

A. — BASSINS RÉTRÉCIS A VICIATION SIMPLE *(suite)*

DIVISION DES PELVIVICIATIONS *(suite)* — **Bassins viciés par maladie générale** *(suite)* — *b.* **Bassin rachitique 60 °/₀** *(suite)*

Femme rachitique a marché tardivement, vers l'âge de 2 à 3 ans le plus souvent ou a cessé de marcher pendant quelque temps ; taille petite, tête volumineuse avec bosses frontales, asymétrie du visage, face maigre, mâchoire anguleuse. — Thorax évasé à la partie inférieure, bombé au niveau des fausses côtes, présentant des nouures *(chapelet rachitique)* ou renflements au niveau des articulations chondro-sternales. — Tronc est court, colonne vertébrale est souvent déviée. — Ensellure de la région lombaire, d'où vulve très en arrière et antéversion plus ou moins marquée du bassin. — Membres supérieurs sont grêles et longs ; membres inférieurs sont déformés et n'arrivent pas au contact par leur face interne ; fémurs présentent une concavité interne, tibias ont une courbure à concavité postérieure.

Caractères et pathogénie du bassin rachitique

Bassin rachitique est d'ordinaire *grêle, moins lourd* que normalement par suite de l'arrêt de développement (les os sont normaux dans l'ostéomalacie).

Il est *aplati* d'avant en arrière et *surtout rétréci au niveau du détroit supérieur.* Cet aplatissement est dû à la pression exercée par la colonne vertébrale.

Ailes iliaques sont évasées, rejetées en dehors, alors qu'elles sont repliées en cornets d'oublies dans l'ostéomalacie.

La contre-pression fémorale rapproche les pubis, écrase la symphyse qui devient globuleuse et peut déterminer des enfoncements latéraux qui donnent au bassin la forme d'un bassin ostéomalacique.

Les *pointes osseuses* ou *crêtes transversales* qu'on observe dans le *bassin épineux* sont dues aux tiraillements exercés par les muscles sur les os ramollis.

Sacrum subit par la pression verticale un mouvement de bascule en avant qui explique que les diamètres antéro-postérieurs s'agrandissent au fur et à mesure qu'on s'éloigne du détroit supér.

Si sacrum est très concave, bassin est rétréci seulement au niveau du détroit supérieur ; bassin est dit *annelé.*

Face antérieure du sacrum peut être plane : bassin est dit *canaliculé.*

Sacrum présente parfois une saillie *(faux promontoire sacré)* située tantôt à l'union de la 1ʳᵉ et de la 2ᵉ vertèbre sacrée, tantôt à l'union de la 2ᵉ et de la 3ᵉ. Le faux promontoire sacré tient à la mobilité primitive des vertèbres sacrées qui ne sont pas encore soudées.

Variétés de bassin rachitique — **Bassin aplati**

C'est la variété la plus fréquente de toutes les viciations pelviennes.

Rétrécissement promonto-pubien.

Agrandissement relatif et souvent réel des diamètres obliques et transverses.

A. — BASSINS RÉTRÉCIS A VICIATION SIMPLE *(suite)*

DIVISION DES PELVIVICIATIONS *(suite)*

Bassins viciés par maladie générale *(suite)*

b. **Bassin rachitique 60 %** *(suite)*

Variétés de bassin rachitique *(suite)*

Bassin justo-minor : Rétrécissement de tous les diamètres. Arrêt de développement porte sur tout le bassin.

Bassin justo-minor aplati : Rétrécissement de tous les diamètres avec prédominance du rétrécissement antéro-postérieur.

Bassin étoilé : Forme d'une étoile à 3 rayons.

Bassin en 8 de chiffre : Forme d'une haltère.

Bassin pseudo ostéomalacique (3 formes de) : *Bassin épineux :* Saillies pointues au niveau de symphyse sacro-iliaque, d'éminence iléo-pectinée, d'épine du pubis ; ces saillies peuvent perforer les tissus mous au moment de l'accouchement.

c. **Bassin ostéomalacique 1 %**

Ostéomalacie qui se développe de 30 à 50 ans chez les miséreuses habitant des logements humides et malsains, consiste dans un *ramollissement* du système osseux soit par *décalcification* (raréfaction des sels calcaires), soit par *apposition acalcaire* (les éléments nouveaux ou d'apposition, qui remplacent ceux résorbés, étant dépourvus de sels calcaires).

Ostéomalacie serait une *ostéomyélite avec ostéite progressive.*

Dans l'ostéomalacie, ou bien les os fragiles, légers ont une tendance à se fracturer, ou bien ils subissent toutes les pressions et s'incurvent en tous sens.

La pathogénie de l'ostéomalacie est encore mal connue.

L'ostéomalacie serait due pour les uns à l'alcalinité du sang, pour d'autres à la présence de l'acide lactique, de l'acide carbonique ou de l'acide phosphorique, etc.

On sait seulement que l'enlèvement des ovaires a une influence sur l'ostéomalacie et aménerait le plus souvent sa guérison, ce qui tendrait à faire croire que l'ostéomalacie serait le résultat d'une action réflexe ayant pour point de départ l'hyperhémie des ovaires.

Signes de l'ostéomalacie

Ostéomalacie qui est très rare en France et s'observe surtout en Italie, en Suisse, au Danube et dans le sud de l'Allemagne, s'annonce par un endolorissement général de tout le système osseux et des os du bassin en particulier. Femme est obligée de garder l'immobilité pour éviter les douleurs ; elle reste dans le décubitus latéral ; la position assise est pénible sinon impossible, les ischions étant les plus douloureux. Cette affection dure des mois, des années ; amaigrissement et émaciation sont progressifs. Sels calcaires s'éliminent par les urines et même par les muqueuses bronchique et intestinale qui subissent des poussées inflammatoires.

A. — BASSINS RÉTRÉCIS A VICIATION SIMPLE *(suite)*

DIVISION DES PELVIVICIATIONS *(suite)*

Bassins viciés par maladie générale *(suite)*

c. **Bassin ostéomalacique** 1 °/₀ *(suite)* — Caractères du bassin ostéomalacique *(suite)* :

- Bassin subit toutes les pressions.
- Sacrum va à la rencontre du pubis, cavité cotyloïde se rapproche de l'autre au point que les branches horizontales du pubis deviennent presque antéro-postérieures et forment un *bec de canard*.
- Ailes iliaques sont repliées en cornets d'oublies.
- Ouverture du détroit supérieur a la forme d'un tricorne.
- Ensemble du bassin a un *air chiffonné*.
- Mollesse des os est telle que quelquefois l'accouchement a pu se terminer spontanément, les os du bassin se trouvant refoulés de dedans en dehors par la partie fœtale, d'où le nom de *bassins en caoutchouc* donné à ces bassins extensibles.

Bassins viciés par lésions des articulations pelviennes 1 °/₀

Bassin oblique ovalaire ou de Nœgelé (Bassin sacro-iliaque unilatéral)

- Peu fréquent : 122 cas seulement dans la thèse de Tchérépatkine (1893).
- Bassin oblique ovalaire est le résultat d'un arrêt de développement d'un aileron du sacrum avec synostose de l'articulation sacro-iliaque correspondante.
- *L'arrêt de développement du point costal* aux dépens duquel se produit l'aileron sacré a lieu pendant la vie intra-utérine ou dans les premières années de la vie.
- La *synostose* ou soudure de l'articulation sacro-iliaque qui existe dans le plus grand nombre des cas, *mais n'est pas constante*, peut être primitive ou consécutive à une ostéo-arthrite.
- Bassin oblique ovalaire est asymétrique ; c'est presque toujours du côté droit qu'existe la lésion.
- Os iliaque du côté malade s'incline vers centre du bassin en repoussant en sens contraire l'os iliaque du côté opposé de telle sorte que la symphyse pubienne est portée vers le côté sain.
- Ligne innominée située du côté malade n'a pas sa courbure habituelle et forme une ligne droite jusqu'au pubis dès que la vertèbre sacrée est dépassée.
- Détroit supérieur a la forme d'un ovale dont le grand axe est dirigé obliquement et dont la petite extrémité correspond à l'articulation ankylosée. Des 2 diamètres obliques l'un est plus grand : c'est celui qui part du côté sain et forme le grand axe de l'ovale formé par le détroit supérieur; l'autre est au contraire très rétréci (7 centimètres 5).
- Viciation atteint tout le bassin et augmente à mesure qu'on descend : les épines ischiatiques et les tubérosités des ischions subissent un rapprochement sensible.
- Dans bassin oblique ovalaire, aplatissement de la fesse du côté malade.

Bassin de Robert (Bassin sacro-iliaque bilatéral — Bassin double oblique ovalaire)

- Bassin de Robert est très rare (8 cas) ; il est caractérisé par l'absence ou le développement incomplet des *deux* ailerons du sacrum et l'ankylose des articulations sacro-iliaques.
- Il est symétrique : symphyse pubienne reste médiane, ailes iliaques sont aplaties, dirigées en avant; lignes ilio-pectinées sont presque droites et très rapprochées ainsi qu'épines sciatiques et tubérosités des ischions.

A. — BASSINS RÉTRÉCIS A VICIATION SIMPLE *(suite)*

DIVISION DES PELVIVICIATIONS *(suite)*

Bassins viciés par lésions des articulations pelviennes *(suite)*

Bassin de Robert
Bassin sacro-iliaque bilatéral.
Bassin double oblique ovalaire

Détroit supérieur a la forme d'un coin long et étroit à sommet dirigé en avant.

Tous les diamètres sont rétrécis sauf les antéro-postérieurs.

Rétrécissement est surtout transversal.

Dénomination de *bassin double oblique ovalaire* est impropre puisque bassin est symétrique.

Bassins viciés par lésions des membres inférieurs 5 %

Bassin crural avec luxation (Bassin ilio-fémoral de Guéniot)

Bassin vicié par luxation unilatérale

Bassin ne se déforme que si luxation est congénitale ou a lieu dans l'enfance.

Os iliaque du côté luxé *s'atrophie;* comme la tête fémorale appuie plus haut qu'à l'état normal, il subit en outre un mouvement de bascule qui éloigne ischions du centre du bassin en même temps qu'il rapproche crêtes iliaques.

Pour éviter douleur, tout le poids du corps est transporté du côté sain ; par suite de cette pression le bassin subit un mouvement de refoulement vers le côté luxé, la symphyse pubienne se trouve au reste un peu déviée du côté luxé.

Les déformations rendent le bassin *asymétrique* et lui donnent l'aspect d'un *pseudo-oblique ovalaire.*

Contrairement au bassin de Nœgelé la partie la plus large du bassin est celle qui répond au côté luxé; la partie droite répond au côté sain.

Rétrécissement du bassin est peu accentué; il existe surtout au détroit supérieur et porte principalement sur le diamètre oblique qui correspond au côté sain.

Bassin vicié par luxation bi-latérale

Bassin est en antéversion.

Os iliaques sont atrophiés et par suite de la pression des têtes fémorales subissent un mouvement de bascule qui éloigne les ischions et donne au bassin la forme d'un *éteignoir.* Les diamètres antéro-postérieurs sont agrandis par rapport aux transverses qui sont généralement un peu rétrécis.

Femme marche comme un canard, présente des hanches saillantes et est très ensellée ; vulve est très en arrière.

Bassin crural sans luxation. Bassin coxalgique ou coxo-tuberculeux

Le bassin ne se modifie que si la coxalgie apparaît dans le jeune âge.

Les déformations seront très accentuées si le coxalgique est très jeune au début de la maladie et si, ce qui arrive le plus souvent, il est en même temps atteint de rachitisme.

Bassin devient *asymétrique* et prend le type oblique ovalaire.

L'os iliaque du côté malade s'atrophie généralement; quelquefois il est le siège de poussées d'ostéite et de périostite proliférante. L'os iliaque du côté malade qui supporte instinctivement tout le poids du corps subit généralement de ce fait une déformation de la ligne innominée qui perd sa courbure normale et devient plus ou moins rectiligne.

A. — BASSINS RÉTRÉCIS A VICIATION SIMPLE (*suite*)

DIVISION DES PELVIVICIATIONS (*suite*)

Bassins viciés par déviations rachidiennes 10 % (*suite*)

Bassin lordosique

Antéversion pelvienne par suite de la *lordose* lombaire qui est une courbure exagérée en avant de la colonne vertébrale au niveau des lombes. Centre de gravité se trouve reporté en avant; sacrum s'enfonce de telle sorte que détroit supérieur se rétrécit et que détroit inférieur s'agrandit.

Ensellure de la région lombaire doit faire penser à cette déformation.

Bassin scoliotique

Scoliose comprend toutes les déviations pathologiques *latérales* du rachis; elle n'a d'influence sur le bassin que si elle est *lombaire*.

Elle survient dans le jeune âge pendant l'accroissement du bassin.

Déformations du bassin ne sont ni très accentuées ni très fréquentes parce que toute déviation de la colonne vertébrale est généralement accompagnée d'une déviation en sens inverse (*courbure de compensation*) qui en corrige plus ou moins les effets au point de vue de la statique.

Déformations du bassin sont dues au déplacement du centre de gravité : *sacrum* se trouve comprimé par le poids du corps *du même côté que la déviation* et subit un léger *arrêt de développement* et une légère inclinaison de ce côté.

Ligne innominée située du côté du centre de gravité c'est-à-dire du côté de la scoliose subit un aplatissement par suite de la contre-pression fémorale; symphyse pubienne est légèrement déviée du côté opposé à la scoliose.

Bassin scoliotique est *asymétrique;* les déformations étant peu accentuées, il est rare qu'il apporte une gêne sérieuse à l'accouchement.

Bassin scoliotique serait en même temps rachitique, la scoliose n'étant pour Kirmisson qu'une manifestation tardive du rachitisme vertébral.

Bassin cyphotique

Cyphose est une déviation *en arrière* de la colonne vertébrale.

Elle n'a d'influence sur le bassin que si elle est *dorso-lombaire* ou *lombo-sacrée* et si elle survient dans le jeune âge.

Déformations du bassin sont d'autant plus accentuées que gibbosité est plus proche de lui.

Centre de gravité se trouve déplacé en arrière et reporté en arrière de la ligne bi-fémorale. Symphyse pubienne est relevée, bassin et surtout sacrum basculent en arrière; épines sciatiques, ischions, se rapprochent. Bassin prend la forme d'un *entonnoir :* il y a par suite agrandissement du détroit supérieur et *rétrécissement du détroit inférieur.*

Bassins viciés par obstruction ou envahissement 3 %

Bassin vicié par spondilyzème (σπονδυλος, vertèbre, ιξημα, affaissement)

Spondilyzème est l'écrasement, l'affaissement vertébral.

Dans bassin vicié par spondilyzème, 5e vertèbre lombaire, et quelquefois la 4e et la 3e sont malades, *cariées;* elles s'écrasent sous le poids du corps; leur affaissement entraîne en avant la colonne vertébrale qui se couche pour ainsi dire sur détroit supérieur. Sacrum bascule en arrière; il se forme cyphose sacro-vertébrale; *bassin prend la forme d'un entonnoir;* son détroit inférieur est rétréci comme dans bassin cyphotique; détroit supérieur est élargi (Herrgott).

A. — BASSINS RÉTRÉCIS A VICIATION SIMPLE (*suite*)

Bassins viciés par obstruction ou envahissement (*suite*)

Bassin vicié par spondylolisthésis (σπονδυλος vertèbres ολισθησις, glissement)

Dans bassin spondylolisthésique, il y a *glissement lombaire* sur le sacrum. Ce glissement est produit soit par l'altération de l'arc osseux de la dernière vertèbre lombaire, soit par une fracture accidentelle ; il entraîne une exagération de la lordose lombaire et fait basculer le sacrum en arrière, ce qui donne au bassin la forme d'un entonnoir.

Corps seul de la vertèbre glisse en avant ; partie postérieure de la vertèbre reste en place et ne subit qu'un faible changement de direction.

Femme atteinte de bassin spondylolisthésique présente les signes suivants : brièveté du tronc, ventre en besace, obstruction du détroit supérieur par la colonne vertébrale (*pelvis obtecta*), ensellure lombaire (*dos en marche d'escalier*), diamètre bi-trochantérien plus petit que l'intervalle des crêtes iliaques déjetées en dehors.

Bassin fracturaire

Il est consécutif à l'écrasement accidentel du bassin ; suivant le degré de l'écrasement le bassin se trouve plus ou moins envahi par les fragments osseux vicieusement consolidés.

Bassin néoplasique

2 variétés de tumeurs osseuses pouvant mettre obstacle à l'accouchement : les *exostoses* et les *ostéosarcomes*.

Bassin vicié par défaut de continuité

Bassin fendu de Litzmann

Très rare. Les pubis ne se sont pas soudés par suite de leur arrêt de développement.

L'éventration et l'extrophie vésicale sont fréquemment associées à cette malformation.

B. — BASSINS RÉTRÉCIS A VICIATION COMPLEXE

Bassins rétrécis à viciation complexe

La fréquence des viciations complexes est à peu près égale à celle des viciations simples.

Toutes les combinaisons de viciations sont possibles.

Les plus fréquentes concernent les bassins rachitiques.

Bassins rachitiques à viciation complexe

Bassin lordoso-rachitique : Bassin est en antéversion au lieu d'être horizontal.

Bassin scolio-rachitique : Pseudo-oblique ovalaire avec saillie du promontoire en avant.

Bassin cypho-scolio-rachitique · Bassin en entonnoir, asymétrique.

Une viciation complexe (assez fréquente encore) est le mélange du *bassin oblique ovalaire avec la luxation congénitale ;* il peut y avoir coxalgie et synostose du même côté, coxalgie et synostose du côté opposé, etc.

Tout accoucheur qui craint une viciation devra :

1° S'assurer si le bassin est symétrique ;
2° Mesurer les principaux diamètres du bassin (pelvimétrie).
3° Se rendre compte de la déformation générale du bassin.
4° Apprécier le volume de la tête soit approximativement (palper mensurateur), soit exactement (avec le levier préhenseur-mensurateur de Farabeuf).

PROCÉDÉS D'EXPLORATION ET DE MENSURATION DES BASSINS VICIÉS

a. **Procédés destinés à constater l'asymétrie**

Procédé de Nœgelé ou du fil à plomb

Femme est debout, bien droite.

Un 1er fil à plomb est placé au niveau de la symphyse pubienne.

Un 2e fil part de l'apophyse épineuse de la 5e vertèbre lombaire.

Si bassin est symétrique, plan délimité par ces fils se confondra avec plan médian antéro-postérieur.

Si bassin est asymétrique, le plan formé par les fils à plomb coupera plan médian antéro-postérieur suivant un angle qui sera plus ou moins prononcé suivant le degré d'asymétrie.

(À gauche, accolade générale : **DIVISION DES PELVIVICIATIONS (*suite*)**)

PROCÉDÉS D'EXPLORATION ET DE MENSURATION DES BASSINS VICIÉS (*suite*)

PROCÉDÉS D'EXPLORATION ET DE MENSURATION DES BASSINS VICIÉS (*suite*)			
a. Procédés destinés à constater l'asymétrie (*suite*)	Autre procédé basé sur la comparaison des mensurations		Asymétrie peut être également constatée en mesurant la distance qui sépare divers points opposés du bassin ; les mensurations obtenues devront être égales dans les bassins symétriques et inégales dans les bassins asymétriques. On pourra ainsi mesurer les distances qui séparent : *a.* L'ischion d'un côté et l'épine iliaque antéro-supérieure de l'autre côté. *b.* L'épine iliaque postéro-supérieure d'un côté et l'épine iliaque antéro-supérieure de l'autre côté. On pourra également comparer les triangles qu'on obtient en mesurant les distances qui séparent les épines iliaques postéro-supérieure et antéro-supérieure de l'apophyse épineuse de la 5ᵉ lombaire.
b. Pelvimétrie ou mensuration des diamètres du bassin	2 modes de pelvimétrie		*Pelvimétrie instrumentale* (compas ou pelvimètres de Farabeuf, Baudelocque, Budin, Collin). *Pelvimétrie digitale* qui est de beaucoup préférable (Pinard).
	2 variétés de pelvimétrie		*Pelvimétrie externe* ou mensuration des diamètres externes du bassin. *Pelvimétrie interne* ou mensuration des diamètres internes du bassin.
	a. Pelvimétrie externe	Diamètres externes du bassin	Elle est exclusivement instrumentale. 1° *Diamètre bis-épineux* (d'une épine iliaque antéro-supérieure à l'autre) ; longueur normale 23 à 24 c/m. 2° *Diamètre bis-iliaque* (les points les plus éloignés des crêtes iliaques) doit être de 28 c/m. 3° *Diamètre bi-trochantérien* doit être de 31 c/m. (La mensuration de ces 3 diamètres permet d'évaluer approximativement le diamètre transverse). 4° *Diamètre sacro-pubien* (d'apophyse épineuse de 1ʳᵉ sacrée à symphyse) doit être de 20 c/m. Pour obtenir le promonto-pubien minimum il suffit de retrancher 9 c/m (20 — 9 = 11) à savoir : 7 c/m pour l'épaisseur de la base du sacrum et 2 c/m pour l'épaisseur de la symphyse pubienne.
	b. Pelvimétrie interne	Mensuration des diamètres bi-ischiatiques, sciatiques et obliques (Procédé de Tarnier)	Elle est surtout digitale. *Pour mesurer le diamètre bi-ischiatique,* faire mettre la femme à genoux sur son lit, appliquer les 2 pouces sur le plancher périnéal et déprimer fortement les parties molles jusqu'à ce que les pouces viennent au contact de la partie interne des ischions. Un aide mesure la distance qui sépare les 2 pouces et doit être de 9 à 10 centimètres lorsqu'on y a ajouté 2 centimètres pour l'épaisseur des parties molles. *Pour avoir le diamètre bi-sciatique,* retrancher environ 1 centimètre à la mensuration précédente. *Pour avoir le diamètre oblique,* savoir que le chiffre cherché est d'environ 5 millimètres supérieur à celui du diamètre bi-ischiatique.

EXPLORATION ET MENSURATION DES BASSINS VICIÉS (*suite*)

PROCÉDÉS D'EXPLORATION ET DE MENSURATION DES BASSINS VICIÉS (*suite*) — *b.* **Pelvimétrie ou mensuration des diamètres du bassin** — *b.* **Pelvimétrie interne** (*suite*) — **Mensuration des diamètres sacro-sous-pubiens et particulièrement du promonto sous-pubien**

2 procédés : toucher mensurateur et pelvigraphie de Farabeuf.

a. **Toucher mensurateur :** Il se fait le plus souvent avec l'index, quelquefois avec l'index et le médius, si le premier est trop court.

Femme est couchée sur le dos.

Introduire le ou les 2 doigts dans le vagin et explorer de bas en haut la face antérieure du sacrum, si elle est accessible, jusqu'à ce qu'on arrive sur l'angle sacro-vertébral *au-dessus· duquel le doigt ne trouve plus rien.*

Pour ne pas confondre l'angle sacro-vertébral avec un faux *promontoire*, rechercher les ailerons du sacrum qui font une dépression de chaqne côté et la ligne innominée.

S'il y a *faux promontoire lombaire (très rare)*, le doigt ne rencontre aucune dépression osseuse de chaque côte.

S'il y a *faux promontoire sacré*, le doigt rencontre des parties osseuses au-dessus et de chaque côté (face antérieure du sacrum).

Le vrai promontoire reconnu, relever la main de façon que le bord radial vienne au contact du ligament triangulaire, marquer avec l'ongle de l'index de la main libre le point de contact avec l'arcade pubienne, retirer l'index vaginal et mesurer la longueur ainsi obtenue qui doit être à l'état normal de 10 c. 1/2.

Pour connaître le *promonto-pubien minimum, retrancher à cette mesure* 1 cent. 1/2 en moyenne; ce chiffre de déduction ne peut être qu'une moyenne, car il varie pour chaque bassin suivant la hauteur, l'épaisseur et surtout l'inclinaison de la symphyse (les promontoires élevés sont les plus mauvais).

Toutes les fois que l'index atteint le promontoire, le bassin est sûrement vicié; il est *presque toujours* normal quand l'index ne peut atteindre le promontoire avec un périnée de moyenne résistance (il est établi qu'il y a 9 rétrécissements antéro-postérieurs sur 10 pelviviciations).

b. **Pelvigraphie de Farabeuf :** Il mesure promontò-sous-pubien avec le doigt armé d'une *tige rectiligne.* Sur cette tige directrice il assemble une *sonde-èquerre vésicale* qu'il introduit auparavant dans la vessie et qu'il met en contact par sa portion perpendiculaire (3 cent. 1/2 de haut) avec la face postérieure du pubis.

Le chiffre accusé par l'instrument gradué fait connaître la distance promonto-sous-pubienne. L'erreur possible ne dépasse jamais 3 millimètres.

EXPLORATION ET MENSURATION DES BASSINS VICIÉS (*suite*)

PROCÉDÉS D'EXPLORATION ET DE MENSURATION DES BASSINS VICIÉS (*suite*)

c. Appréciation générale de la conformation du bassin (Toucher explorateur)

La mesure des principaux diamètres ne donnant qu'une idée insuffisante de la conformation intérieure du bassin, il faut explorer avec le doigt toutes les parties du bassin, reconnaître la ligne innominée, les parois de l'excavation et en particulier les épines sciatiques qui sont parfois déjetées en dedans et mettent obstacle à l'accouchement.

Le toucher devra être fait avec la main droite pour le côté droit, avec la main gauche pour le côté gauche ; il est souvent long et minutieux, surtout s'il s'agit de décider une opération, et se pratique d'ordinaire dans ce cas sous le chloroforme.

L'écartement des branches ischio-pubiennes sera mesuré approximativement ; l'arcade pubienne sera rétrécie, lorsqu'en pratiquant le toucher il sera impossible de mettre 3 doigts en travers des branches ischio-pubiennes.

APPRÉCIATION DU VOLUME DE LA TÊTE FŒTALE

Généralités

L'exploration de la filière génitale ne suffit pas pour savoir si le fœtus pourra la traverser ; il est souvent nécessaire d'apprécier le volume et la réductibilité de la tête fœtale.

D'une façon générale, l'augmentation du diamètre bi-pariétal se fait parallèlement à celle des mois de grossesse (6 cent. à 6 mois, 7 à 7 mois, 8 à 8 mois, etc.). Ces données générales seront toujours inférieures aux renseignements qu'on obtiendra soit au moyen du palper, soit au moyen du levier préhenseur-mensurateur de Farabeuf.

a. Palper mensurateur (Pinard)

Il consiste à rechercher par palper abdominal si tête fœtale n'est pas trop volumineuse pour s'engager dans détroit supérieur.

Femme est couchée à plat comme pour le palper abdominal.

Si tête élevée, d'abord l'abaisser (ce qui n'est pas toujours facile).

La tête abaissée, il faut d'une main l'appuyer aussi fortement que possible contre l'angle sacro-vertébral, et de l'autre main raser avec les doigts la partie supérieure de la symphyse pubienne ; on se rend compte ainsi si la tête fœtale ne fait pas trop saillie en avant.

Quand l'engagement n'est pas possible, essayer de reconnaître si l'obstacle est dû à une partie osseuse, à la présence du placenta ou à une main interposée entre la tête fœtale et le bassin.

b. Mensuration à l'aide du levier préhenseur-mensurateur de Farabeuf

Ce procédé n'est applicable que *pendant le travail* alors que la dilatation est suffisante.

Le levier préhenseur-mensurateur de Farabeuf qui ressemble à un immense brise-pierre destiné à saisir la tête fœtale, se compose d'une branche droite dont la cuiller fixe est relevée à angle droit, et d'une branche gauche dont la cuiller est mobile autour d'une charnière ; le manche des cuillers est gradué ; il est ainsi facile de connaître le volume et la réductibilité de la tête lorsque les branches de l'instrument ont été mises en place et assemblées au moyen de la tringle qui les réunit.

DIAGNOSTIC DES PELVIVICIATIONS

1° Y a-t-il viciation ?

Diagnostic des viciations repose sur l'*interrogatoire*, l'*aspect de la femme et l'examen méthodique du bassin*.

Un bassin peut être *présumé* vicié lorsque *l'examen extérieur de la femme* permettra de constater soit de l'ensellure, soit une déviation de la colonne vertébrale, soit une déformation des membres inférieurs, soit de la claudication, etc. Ce sont là tout autant de *signes de présomption* qui seront plus ou moins corroborés par l'*interrogatoire* : il est de règle que les dimensions pelviennes ne sont modifiées qu'autant que la maladie généralisée ou localisée qui peut les occasionner est survenue dans le jeune âge et d'une façon générale avant l'âge de 15 ans, c'est-à-dire avant que le bassin ne soit suffisamment résistant.

La viciation du bassin ne pourra être *confirmée* que par la pelvimétrie et l'examen méthodique du bassin de la femme. Les cas douteux n'ont aucune importance, leur influence sur l'accouchement étant à peu près nulle.

DIAGNOSTIC DES PELVIVICIATIONS (*suite*)

DIAGNOSTIC DES PELVIVICIATIONS (*suite*)

2° Quelle est la variété de viciation ?

Diagnostic de la variété de viciation présente parfois de sérieuses difficultés.

Fréquence des bassins viciés donne déjà des indications précieuses.

Bassins rachitiques qui sont les plus fréquents 60 %, se reconnaissent d'ordinaire facilement, car les femmes ont un *air de famille du rachitisme* (déformations osseuses multiples etc.); toutefois les manifestations rachitiques sont quelquefois peu marquées.

Bassins atrophiques (20 %) ne se devinent que chez les naines et sont souvent ignorés chez les femmes de taille moyenne; le palper mensurateur peut rendre dans ces cas de réels services.

Bassins ostéomalaciques sont rares en France et se reconnaissent difficilement au début en raison de leur extrême rareté; ils sont souvent confondus avec le rhumatisme pelvien et le relâchement des symphyses.

Bassin oblique ovalaire est rarement reconnu sur le vivant car le diamètre A P est normal. L'aplatissement de la fesse du côté lésé, l'asymétrie du bassin et les signes constatés par le toucher (ligne innominée accessible du côté aplati du bassin, grand vide de l'autre côté) viendront éclairer le diagnostic. — Si cette variété de bassin est soupçonnée, faire lever la femme et l'examiner debout.

Bassins viciés par les déviations rachidiennes (10 %) sont assez facilement différenciés.

Bassin vicié par spondylolisthésis et *bassin vicié par luxation congénitale double* seront différenciés l'un de l'autre par le *procédé de Neugebauer* : chez la femme vue de dos et ayant un bassin normal, les deux côtés du trapèze bi-iliaque, bi-trochantérien convergent au-dessus de la tête; la convergence a lieu au-dessous des pieds dans le bassin vicié par spondylolisthésis et au milieu du dos dans le bassin vicié par luxation congénitale double.

Bassins coxalgiques sont des pseudo-obliques ovalaires et méritent une attention toute spéciale.

INFLUENCE DES VICIATIONS PELVIENNES SUR LA GROSSESSE

Accouchement prématuré n'est pas plus fréquent qu'avec un bassin normal.

Absence d'engagement s'observe dans toutes les *pelviviciations* sauf dans les bassins cyphotiques (en entonnoir); d'où dans le cas de non-engagement toujours songer à la possibilité d'une viciation pelvienne.

Mauvaises présentations sont dues à l'étroitesse du détroit supérieur qui empêche l'engagement et la fixation de la tête fœtale. Contrairement à l'opinion admise, La Torre a prouvé par ses recherches que dans bassins viciés par le rachitisme, fœtus présente mêmes dimensions et même poids que dans bassins normaux.

INFLUENCE DES VICIATIONS PELVIENNES SUR L'ACCOUCHEMENT

Période de dilatation

Même dans les faibles pelviviciations *travail est très lent* et *viciation très pénible* parce que les contractions ne portent pas bien sur l'orifice cervical, la viciation portant arrêt. Travail peut durer plusieurs jours; il peut même rétrocéder et ne recommencer qu'après 3, 4, 5, ou 15 jours.

Contractions utérines luttent contre obstacle pelvien; elles deviennent plus intenses, plus douloureuses, tétanisantes; parfois *rupture utérine* due à l'intensité des contractions.

A l'exagération des contractions qui est souvent funeste pour l'enfant succède bientôt l'inertie par suite de l'épuisement nerveux de la femme. Cet épuisement peut devenir rapidement mortel s'il n'y a pas d'intervention active.

La grande lenteur du travail peut provoquer par compression prolongée le sphacèle de la portion utérine comprise entre la partie fœtale et le bassin.

INFLUENCE DES VICIATIONS PELVIENNES SUR L'ACCOUCHEMENT (*suite*)

Période de dilatation (*suite*)

Poche des eaux est souvent très grosse, en bissac et peut bomber fortement dans le vagin alors que dilatation n'est pas complète. La rupture prématurée est fréquente ; il y a *rétrocession du travail* si dilatation n'est pas suffisante, col se referme et partie fœtale est obligée de refaire le travail.

Rupture prématurée des membranes rend les interventions plus difficiles par suite de l'écoulement du liquide amniotique et *expose aux procidences.*

Il se forme consécutivement une *bosse séro-sanguine* énorme qui gêne souvent le diagnostic de la présentation et de la position et peut, dans le cas de présentation du sommet, faire croire à la descente de la tête, alors qu'elle reste au-dessus du détroit supérieur.

INFLUENCE DES VICIATIONS PELVIENNES SUR L'ACCOUCHEMENT (*suite*)

Période d'expulsion

Bassin atrophique

Bassin est régulièrement rétréci ; obstacle siégeant non-seulement au détroit supérieur, mais dans toute l'excavation, accouchement est très pénible et *impossible spontanément si le diamètre A P utile est au-dessous de 8 centimètres.*

Bassin rachitique

Sommet

Diamètre bitemporal est seul possible au niveau de l'A P rétréci dans bassin rachitique ; ce diamètre qui est de 7 1/2 peut être réductible à 7 c. par compression. Accouchement spontané sera encore possible si promonto-pubien minimum a 7 c. 1/2 et si bassin n'est pas canaliculé.

Dans bassin rétréci, tête se présente toujours *transversalement* dans une attitude intermédiaire à la flexion et à la déflexion.

Pour présenter son diamètre bitemporal au niveau de l'A P, tête pressée par contractions *glisse latéralement* vers partie du bassin où se trouve occiput et subit pour exécuter ce mouvement une certaine *déflexion* qui produit variété frontale et se reconnaît à l'abaissement de fontanelle ant[re].

Pariétal postér[r] s'engage le 1er (asynclitisme postérieur). Il est facile de le constater par le toucher qui montre que suture sagittale, transversalement dirigée, est plus rapprochée de symphyse que du promontoire. Petit à petit cette suture sagittale s'éloigne de symphyse et se rapproche d'angle sacro-vertébral ; pariétal ant[r] s'est alors engagé dans excavation en *basculant* autour du promontoire comme point d'appui.

Ce mouvement de bascule du pariétal antérieur est capital dans le mécanisme de l'engagement de la tête dans les bassins rétrécis (Farabeuf) ; il est facile dans les bassins *annelés ;* il est difficile et quelquefois même impossible dans les bassins *canaliculés,* car il est limité et parfois entravé par la rencontre prématurée de la face du sacrum trop rapprochée du pubis.

Si utérus en antéversion, pariétal ant[r] peut s'engager le 1er (*inclinaison de Nægelé*) et pariétal *postérieur bascule* sur pubis.

Face

Si *déflexion* s'accentue davantage que dans sommet, présentation de la face est constituée. Même mécanisme que pour sommet : Engagement de la joue post[re] (asynclitisme post[r]), puis mouvement de bascule de la joue ant[re] sur le promontoire.

INFLUENCE DES VICIATIONS PELVIENNES SUR L'ACCOUCHEMENT (*suite*)

INFLUENCE DES VICIATIONS PELVIENNES SUR L'ACCOUCHEMENT (*suite*) — **Période d'expulsion** (*suite*)

Bassin rachitique (*suite*) — Siège :
Les difficultés ne commencent que pour le *passage de la tête dernière à travers une filière pelvienne rétrécie*. L'accoucheur, forcé d'intervenir, doit pratiquer la manœuvre de Champetier de Ribes (voir page 105).
Quand tête est dans excavation, difficultés persistent si bassin est canaliculé et s'accentuent s'il est en entonnoir. Tête fœtale subit souvent des lésions plus ou moins graves : chevauchement considérable des pariétaux, aplatissement du pariétal postérieur et voussure du pariétal antérieur ; enfoncement, fissures et fractures des pariétaux, principalement du pariétal postérieur qui subit davantage la pression du bassin.

Bassin ostéomalacique :
Accouchement spontané est très rarement possible. Exceptionnellement bassin ostéomalacique est un véritable *bassin en caoutchouc* se laissant élargir par compression de la partie fœtale.

Bassin oblique ovalaire :
Asymétrie du bassin crée de sérieuses difficultés. Mécanisme de l'accouchement n'est pas encore suffisamment étudié (Tchérépatkine) ; l'opinion généralement admise est qu'il faut tourner le dos et par suite l'occiput du côté sain et en avant, c'est-à-dire dans la grosse extrémité de l'ovale.

Bassins viciés par lésions des membres inférieurs :
Déformations étant généralement peu marquées, dimensions du bassin sont d'ordinaire largement suffisantes pour permettre accouchement normal.

Bassins rachidiens — *Bassins lordosique et scoliotique* :
Viciation étant peu prononcée également, accouchement se fait généralement assez bien.

Bassins rachidiens — *Bassin cyphotique* :
Rétrécissement du détroit inférieur constitue une grosse difficulté.
Occiput ne peut s'engager sous arcade pubienne rétrécie, et reste séparé de la symphyse par un intervalle d'un ou deux doigts ; l'expulsion très difficile s'accompagne souvent soit d'un enfoncement de la bosse pariétale, soit d'une déchirure du périnée fortement distendu par la tête qui ne peut se loger sous la symphyse.
Dégagement en O S est préférable au dégagement en O P, bitemporal plus petit venant se placer entre les ischions.
Présentations de la face sont favorables, le dégagement se faisant en mento-antérieure.
Dans présentation du siège, difficultés surgissent au passage de la tête arrêtée au détroit inférieur : avoir soin lorsqu'on pratique la manœuvre de Mauriceau de faire passer le bi-temporal entre les ischions.

Bassins viciés par obstruction et envahissement :
Difficultés varient suivant le degré d'obstruction et d'envahissement.
Accouchement est parfois impossible et peut nécessiter l'opération césarienne.

PRONOSTIC DES PELVIVICIATIONS

PRONOSTIC DES PELVIVICIATIONS

Mère

Pronostic essentiellement variable suivant la variété et le degré de viciation du bassin, suivant le volume de l'enfant et suivant les conditions et la gravité de l'intervention obstétricale.

Les accouchements spontanés seraient plus fréquents chez les secondipares (Kummer). — Chez une même femme le pronostic de la viciation s'aggrave avec le nombre des grossesses, probablement à cause du volume de plus en plus grand de l'enfant.

Mère est exposée par la lenteur de l'accouchement aux eschares des parties molles et aux fistules recto et vésico-vaginales.

Mortalité maternelle dans le cas de bassin vicié : 1 sur 72 (Winckel); elle est due soit au surmenage, soit aux ruptures utérines, soit à l'intervention opératoire, soit à la septicémie.

Enfant

Mortalité : 30 %.

Enfant ranimé après sa naissance succombe souvent dans les 48 heures par suite d'hémorragies méningées ou de complications pulmonaires dues aux liquides introduits dans les voies aériennes par les inspirations prématurées.

Causes les plus fréquentes de la mort de l'enfant : Lenteur du travail, contracture de l'utérus, procidence ou compression du cordon, rupture prématurée des membranes, contusion des viscères, fractures et épanchements intra-crâniens.

Si l'enfant vit, il est souvent atteint de lésions plus ou moins graves : contusions, enfoncements, bosse sanguine énorme, céphalématome, paralysies traumatiques, torticolis sterno-mastoïdien (surtout consécutif aux présentations pelviennes, etc).

CONDUITE A TENIR DANS LES BASSINS VICIÉS

Sage-femme devra toujours appeler un médecin dès qu'elle reconnaîtra une viciation du bassin assez accusée pour qu'elle puisse penser qu'il y aura un obstacle à l'accouchement.

Fautes à éviter

Ne jamais crever la poche des eaux tant qu'orifice du col n'est pas suffisamment dilatable.

Dans le but de renforcer contraction utérine, *ne jamais donner d'ergot de seigle* qui pourrait provoquer rupture utérine et rend toujours intervention beaucoup plus difficile.

L'enfant est mort

Attendre spontanéité du travail tant que mère est bien portante.

Extraire l'enfant par *la voie vaginale* soit par le forceps, soit par la basiotripsie, soit par l'embryotomie, soit par le *morcellement*, dans le cas où le rétrécissement pelvien est trop considérable.

L'enfant est vivant et viable — *Conduite à tenir pendant le travail*

Conduite à tenir varie suivant la variété et le degré de viciation.

La déformation étant généralement peu accusée dans les *bassins lordosique, scoliotique, cyphotique, coxalgique*, l'accouchement se termine le plus souvent soit spontanément, soit par la version ou une simple application de forceps suivant le cas.

Dans les *bassins rachitique* et *atrophique*, attendre dans l'espoir d'un accouchement spontané, *si rétrécissement est peu marqué*. Au besoin, faire une application de forceps ou pratiquer la version (toutefois se rappeler que si la version échoue, la symphyséotomie n'est plus guère praticable). Pinard et Varnier ne tentent ni forceps ni version si l'accouchement n'est pas spontané, et pratiquent de suite la symphyséotomie.

Si disproportion trop grande entre volume de la tête fœtale et dimensions du bassin, recourir d'*emblée* à la symphyséotomie.

CONDUITE A TENIR DANS LES BASSINS VICIÉS (*suite*)

CONDUITE A TENIR DANS LES BASSINS VICIÉS (*suite*)

L'enfant est vivant et viable (*suite*)

Conduite à tenir pendant le travail (suite)

Dans les *bassins ostéomalaciques,* pratiquer l'opération césarienne s'ils ne sont pas extensibles ; la castration est en même temps conseillée comme moyen curatif de l'ostéomalacie.

Dans le *bassin oblique ovalaire,* pratiquer immédiatement l'ischio-pubiotomie et demander de suite au bassin tout ce qu'il peut donner. Forceps ou version ne seront essayés que si la viciation est peu accusée.

Dans les *bassins viciés par obstruction,* l'accoucheur proportionne son intervention à la valeur de l'obstacle ; l'opération césarienne est parfois nécessaire.

Conduite à tenir pendant la grossesse

Aucune règle précise ne peut être formulée, car si les dimensions de la filière génitale sont immuables, il n'en est pas de même de celles du fœtus qui peut être disproportionné et présente de grandes variations dans la réductibilité céphalique suivant le degré d'ossification.

Au-dessous de 6 centimètres, ou provoquer l'avortement, si l'on est consulté dans les premiers mois de la grossesse, — ou faire opération césarienne à terme.

Dans les rétrécissements moyens, certains accoucheurs provoquent immédiatement l'accouchement dès que palper mensurateur montre que tête du fœtus *viable* déborde un peu.

Pinard et Varnier abandonnent complètement l'accouchement prématuré et le forceps dans les bassins suffisamment grands pour permettre après symphyséotomie l'extraction d'un enfant vivant.

DYSTOCIE FŒTALE

Dystocie fœtale comprend :

1° Les obstacles créés à l'accouchement par l'excès de volume total ou partiel du fœtus.

2° Les difficultés qui surgissent lorsque l'enfant se présente par son travers, et que la version externe ou interne n'a pas ou n'a pu être pratiquée en temps voulu (*épaule négligée*).

3° Les difficultés suscitées par la procidence des membres que nous étudierons avec les accidents de l'accouchement.

4° Les obstacles créés par l'enclavement ou l'accouchement du fœtus dans grossesse gémellaire (voir Dystocie gémellaire, page 123).

EXCÈS DE VOLUME DU FŒTUS OU HYPERMÉGALIE

Hypermégalie simple ou physiologique

Généralisée

Fœtus *bien proportionné,* au lieu de peser 3 kilos, pèse 4, 5 et même 9 kilos (cas de Cazeaux).

Fœtus trop gros reste souvent ignoré ; palper mensurateur peut parfois éclairer le diagnostic.

Hypermégalie fœtale met obstacle à l'accouchement ; elle s'observe surtout chez les grandes multipares.

Conduite à tenir

Patricien doit se comporter comme s'il avait affaire à un fœtus normal dans un bassin régulièrement rétréci.

Si grand bassin, accouchement pourra être normal, mais pénible.

Si bassin moyen, 2 cas :

a. *Enfant mort :* Pratiquer la basiotripsie ou l'embryotomie.

b. *Enfant vivant :* Tenter d'abord application de forceps, si malgré dilatation complète tête ne progresse plus. Si insuccès, symphyséotomie.

Si hypermégalie fœtale à plusieurs grossesses consécutives, songer à accouchement prématuré.

EXCÈS DE VOLUME DU FŒTUS OU HYPERMÉGALIE (*suite*)

EXCÈS DE VOLUME DU FŒTUS OU HYPERMÉGALIE (*suite*)

Hypermégalie simple ou physiologique (*suite*) — localisée — *Conduite à tenir*

Volume exagéré soit de la tête, soit des épaules, soit du siège. Têtes volumineuses sont les plus fréquentes. Pinard a montré *qu'il y a souvent peu de rapport entre le poids du fœtus et les diamètres de la tête*, et que même à poids égal les garçons ont la tête plus volumineuse.

Volume exagéré de la tête : Appliquer prudemment forceps. Si insuccès, symphyséotomie.

Volume exagéré des épaules :

a. *Tête première* : Tête fœtale reste étroitement appliquée contre la vulve, les épaules étant *enclavées* à la partie supérieure de l'excavation et ne pouvant exécuter leur mouvement de rotation : Si tractions sont insuffisantes, faire *manœuvre de Jacquemier* qui consiste à aller abaisser les bras, en commençant par l'antér'.

b. *Tête dernière* : Si les épaules sont dans l'excavation, abaisser d'abord le bras postérieur, puis le bras antérieur.

Si les épaules sont au détroit supérieur, commencer par abaisser le bras antérieur.

Difficultés d'abaissement des bras sont parfois telles qu'il faut commencer par abaisser le bras qui présente le plus de facilité pour accomplir la manœuvre.

Volume exagéré du siège : Expulsion d'ordinaire pénible mais spontanée. Au besoin, abaissement prophylactique d'un pied.

Hypermégalie pathologique — *a.* **Hydrocéphalie**

Définition : Accumulation anormale de liquide séreux dans la cavité crânienne.

Fréquence : 1 fois sur 3000 accouchements.

Causes : Syphilis (cause la plus fréquente), hydramnios, crétinisme, consanguinité. Causes sont en réalité mal connues.

Quantité de liquide céphalo-rachidien : En moyenne 1 à 2 litres ; elle peut aller jusqu'à 12 litres.

2 variétés :

a. *Hydrocéphalie méningée* : Rare. Epanchement se produit dans les méninges.

b. *Hydrocéphalie ventriculaire* : La plus fréquente. Epanchement se fait dans les ventricules ; substance cérébrale se trouve refoulée et aplatie contre paroi crânienne.

Caractères et prédisposition :

Os du crâne sont amincis, quelquefois tellement usés qu'il se produit une encéphalocèle ; os frontaux sont repoussés en avant et en dehors ; voûte du crâne est élargie, volumineuse.

Diamètres, fontanelles et sutures sont agrandis.

Hydrocéphalie prédispose aux mauvaises présentations et surtout à la présentation du siège, en vertu de la loi d'accommodation.

ÈXCÈS DE VOLUME DU FŒTUS OU HYPERMÉGALIE *(suite)*

Excès DE VOLUME DU FŒTUS OU HYPERMÉGALIE *(suite)* — **Hypermégalie pathologique** *(suite)* — *a.* **Hydrocéphalie** *(suite)*

Symptômes et diagnostic —

a. *Pendant la grossesse* : Hydrocéphalie est le plus souvent ignorée ; palper mensurateur a permis de la diagnostiquer parfois.

b. *Pendant le travail* :

α. Tête première. — Foyer d'auscultation élevé. Tête fœtale ne pouvant s'engager. — *Au toucher*, sutures et fontanelles démesurément larges, longues dentelures du bord des os, crépitation parcheminée due à l'ossification incomplète des os du crâne.

Ne pas confondre hydrocéphalie avec poche des eaux : hydrocéphalie reste élevée au-dessus du détroit supérieur et ne fait· pas saillie dans orifice utérin ; en outre poche des eaux n'est point limitée par des rebords osseux.

β. Tête dernière arrêtée au détroit supérieur. — Diagnostic n'est possible que s'il y a un certain degré d'hydrocéphalie ; il repose sur le palper mensurateur et le toucher manuel qui accuse une grande largeur des fontanelles latérales.

Pronostic —

a. *Mère* : Accouchement normal est difficile ou impossible suivant le volume céphalique.
Pronostic dépend de la conduite tenue.
Femme est exposée aux ruptures utérines, aux infections, à l'inertie, si l'hydrocéphalie n'est pas reconnue.

b. *Enfant* : Pronostic très grave pour le fœtus qui est souvent sacrifié au moment de la naissance et est voué à l'idiotie s'il ne meurt pas dans les premiers mois.

Conduite à tenir —

a. *Présentation du sommet* : Attendre dilatation complète. Essayer une application de forceps ; si elle échoue, ponction crânienne à travers une suture ou une fontanelle ; si besoin basiotripsie.

b. *Présentation du siège* : Version est facile jusqu'au moment de l'extraction de la tête. Si manœuvre de Mauriceau échoue, essayer de pratiquer la ponction du crâne à travers la suture occipito-pariétale (procédé souvent difficile et dangereux), ou mieux recourir à la *méthode de Lacoux,* préconisée par Van Huevel, et consistant à sectionner la colonne vertébrale transversalement et à introduire dans le canal une sonde (avec son mandrin) qu'on pousse jusqu'à l'intérieur du crâne.

EXCÈS DE VOLUME DU FŒTUS OU HYPERMÉGALIE (*suite*)

EXCÈS DE VOLUME DU FŒTUS OU HYPERMÉGALIE (*suite*) — **Hypermégalie pathologique** (*suite*)

b. Œdème généralisé
Œdème généralisé ou anasarque des nouveau-nés est rare; il y a infiltration totale du tissu cellulaire; face offre le facies du *boule-dogue*.
Causes : Syphilis, absence de canal thoracique, affections rénales, anasarque de la mère, altérations du sang.
Mort à peu près constante du fœtus soit pendant l'accouchement (cas le plus fréquent), soit quelques jours après la naissance.

c. Encéphalocèle congénitale
Tumeur pédiculée renfermant méninges, liquide céphalo-rachidien et substance cérébrale.
Elle se réduit en partie, et s'augmente par les cris.
Siège : Ligne médiane, front, occiput.
Volume parfois considérable de cette tumeur rend accouchement spontané impossible et nécessite ponction.

d. Hydrothorax
Accumulation de liquide séreux dans cavité pleurale.
Hydrothorax coexiste généralement avec l'ascite; il est rarement une cause de dystocie s'il existe seul.

e. Ascite congénitale
Epanchement de sérosité dans la cavité péritonéale; il est rare chez le fœtus.
Quantité de liquide . De 1 à 4 ou 5 litres.
Causes : Le plus souvent *syphilis* qui occasionne la gêne de la circulation de la veine porte par suite des lésions du foie. — *Lésions du placenta* qui gênent également la circulation fœtale. — Altérations du sang.
Conduite à tenir : Ponction si l'ascite est un obstacle à l'accouchement.

f. Maladie kystique des reins
Les reins qui peuvent atteindre un poids considérable (cas où les reins pesaient ensemble 1 kilogramme), ont « l'aspect de la masse bulleuse que forme l'eau de savon, quand on la fait mousser en y soufflant de l'air avec un chalumeau » (Duparque).
Leur contenu liquide est généralement formé par l'urine dont l'écoulement serait empêché soit par la non-coalescence des canalicules, soit par la sclérose rénale ou la formation d'un épithélioma mucoïde qui étranglerait les conduits urinifères.
Conduite à tenir : Ponction ou morcellement.

g. Rétention d'urine
Due à l'imperforation de l'urèthre; la rétention d'urine peut constituer une tumeur vésicale volumineuse contenant jusqu'à 2 litres 1/2 d'urine.
Rétention d'urine coexiste assez fréquemment avec ascite.
Ponction est parfois nécessaire,

h. Tumeurs fœtales
Tumeur sacro-coccygienne : Tumeur pédiculée (28 ou 30 cas) constituée par des *inclusions fœtales,* faisant saillie en arrière de l'anus et renfermant un liquide séreux analogue au liquide amniotique, des fragments de membres, d'os, de muscles, de nerfs, etc.
Spina-bifida : Tumeur due à un défaut de développement des lames vertébrales et à la hernie des méninges et de la moëlle.
Tumeurs diverses : Kystes, sarcômes, cysto-sarcômes, fibrômes, lipômes, tumeurs caudales.

EXCÈS DE VOLUME DU FŒTUS OU HYPERMÉGALIE *(suite)*

EXCÈS DE VOLUME DU FŒTUS OU HYPERMÉGALIE *(suite)* — **Hypermégalie pathologique** *(suite)*

h. **Tumeurs fœtales** *(suite)* — *Diagnostic des tumeurs fœtales en général* : Toujours songer à une tumeur fœtale quand dans un bassin normal on éprouve une grande résistance à l'extraction fœtale : *Envoyer la main en éclaireur* (Varnier), l'introduire profondément dans organes génitaux et rechercher successivement tumeurs du cou, du thorax, de l'abdomen, du sacrum.

Conduite à tenir dans les diverses tumeurs fœtales : Ponction si tumeur liquide ; morcellement si tumeur solide.

i. **Emphysème consécutif à la putréfaction intra-utérine** — Œuf étant *ouvert* et fœtus *mort*, il se produit un emphysème du tissu cellulaire qui peut doubler et tripler le volume du fœtus et se traduit par une crépitation gazeuse caractéristique. Souvent odeur épouvantable, horriblement tenace. A la percussion tympanite intra-utérine ou physométrie.

Phénomènes généraux : température élevée, langue sèche, pouls faible.

Conduite à tenir : Intervention obligatoire et dangereuse pour l'opérateur. Avoir recours soit à la basiotripsie (sans employer perforation pour avoir plus de prise), soit à l'embryotomie ou mieux au morcellement. *Jamais de version.*

ÉPAULE NÉGLIGÉE

Fœtus se présente par son travers ; rupture de la poche a eu lieu depuis longtemps ; bras est pendant ou non ; épaule peut être plus ou moins engagée ; évolution spontanée peut être commencée.

Conduite à tenir

a. Fœtus mort : Embryotomie d'emblée.

b. Fœtus vivant : La version est possible et doit être tentée sous le chloroforme et sans la moindre violence qui pourrait provoquer rupture utérine. *Si évolution spontanée est commencée*, ne jamais la laisser se terminer seule (ruptures utérines étant trop fréquentes en ce cas et pratiquer l'embryotomie rachidienne). D'une façon générale sacrifier l'enfant s'il y a danger pour la mère.

DYSTOCIE DUE AU CORDON

Longueur du cordon oscille entre 0 (*placenta sessile* très rare) et 3 mètres.

Longueur moyenne : 0ᵐ50. — *Au-dessus* longueur exagérée ou excès de longueur ; *au-dessous* brièveté du cordon (cordons de 10, 12 centimètres sont déjà peu fréquents, cordons de 5 centimètres sont rares).

ANOMALIES DE LONGUEUR DU CORDON

a. **Excès de longueur** : Longueur exagérée du cordon expose à la procidence et aux circulaires.

b. **Brièveté du cordon** — *2 variétés* : *Brièveté absolue* ou *réelle* ou *naturelle :* cordon a moins de 0ᵐ50 ; la brièveté ne devient *dystocique* qu'au-dessous de 14 à 15 centimètres. *Brièveté relative* ou *accidentelle :* longueur du cordon tombe au-dessous de la moyenne par suite de son enroulement autour d'une partie fœtale (*circulaires* du cou, du tronc ou d'un membre quelconque).

Signes : Aucun signe certain sauf la dépression en cul-de-lampe du fond de l'utérus au moment de la contraction ; ce signe est rarement observé et exige une brièveté accentuée du cordon.

ANOMALIES DE LONGUEUR DU CORDON *(suite)*

ANOMALIES DE LONGUEUR DU CORDON *(suite)* — **b. Brièveté du cordon** *(suite)*

Conséquences

Pendant la grossesse

Brièveté du cordon en empêchant l'évolution du fœtus prédispose aux mauvaises présentations; elle est quelquefois la cause de la non-réussite de la version par manœuvres externes.

Cordon trop court peut subir des tiraillements assez forts pour provoquer chez la mère une douleur vive au niveau de la région placentaire et occasionner parfois une hémorragie plus ou moins intense par décollement du placenta.

Pendant le travail

Brièveté du cordon gêne l'effet des contractions utérines et entrave plus ou moins complètement l'expulsion fœtale.

Sous l'influence des contractions utérines la tension du cordon devient parfois telle qu'il se produit soit un décollement plus ou moins étendu du placenta, soit un certain degré d'inversion utérine, soit une rupture spontanée du cordon; cette rupture qui a le plus souvent lieu au niveau de l'ombilic ou de l'insertion placentaire occasionne la mort de l'enfant.

Dans les présentations du sommet, la brièveté du cordon empêche souvent la rotation interne de la tête dans les occipito-postérieures; elle retarde et empêche même le dégagement de la tête à la vulve; — si l'expulsion réussit quand même à s'effectuer, la tête se trouve attirée en arrière dès sa sortie et appliquée exactement contre l'orifice vulvaire.

Conduite à tenir

Dans la grande extraction ou la version, couper le cordon entre 2 ligatures ou 2 pinces à forcipressure, s'il n'est pas possible de faire une anse au cordon et si la traction qu'il subit expose à sa rupture.

Dans les présentations de la face ou du sommet la brièveté *réelle* n'est dystocique que si elle empêche l'accouchement et force à l'achever à l'aide du forceps. — Les circulaires (brièveté *accidentelle*) seront dégagés par-dessus la tête ou glissés en arrière des épaules; en cas d'insuccès couper le cordon entre deux ligatures et terminer rapidement l'accouchement.

NŒUDS DU CORDON

Très variés comme configuration, ils sont dus à l'évolution de l'enfant.

Pendant la grossesse ils ne sont jamais assez serrés pour interrompre la circulation funiculaire; la striction est du reste combattue par les battements du cordon.

Pendant le travail ils n'apportent aucun obstacle à l'accouchement; la vie de l'enfant est seule menacée, la striction du nœud pouvant exceptionnellement devenir complète sous l'influence de la contraction utérine.

PROCIDENCE ET LATÉROCIDENCE DU CORDON : Voir aux accidents de l'accouchement, p. 262.

COMPLICATIONS ET ACCIDENTS DE L'ACCOUCHEMENT

Les complications et accidents que nous allons étudier sont ceux qui peuvent survenir dans tout accouchement, en dehors de tout état morbide préalable de la mère ou de l'enfant, et qui aggravent le pronostic de l'accouchement.

Ils peuvent provenir soit du fœtus, soit des annexes, soit de la mère.

COMPLICA-TIONS ET ACCIDENTS DE L'ACCOUCHE-MENT

- **Complications et accidents fœtaux**
  - Procidence des membres.
  - Mort du fœtus pendant le travail.
- **Complications annexielles**
  - Procidence et latérocidence du cordon.
  - Résistance des membranes.
  - *Hémorragies par* — Décollement prématuré du placenta inséré normalement. / Insertion vicieuse du placenta.
- **Complications et accidents maternels**
  - Œdèmes, thrombus.
  - Ruptures utérine, vaginale, périnéale.
  - Mort de la femme pendant le travail.

A. — COMPLICATIONS ET ACCIDENTS FŒTAUX

PROCIDENCE DES MEMBRES

Définition : Un membre est dit *procident* quand il précède ou accompagne la région fœtale qui se présente, tout en n'appartenant pas à la présentation.

Exemples de procidence :
- Procidence du bras dans présentation du siège ou du sommet.
- Procidence du pied dans présentation de l'épaule ou du sommet.
- Procidence du bras *droit* dans présentation de l'épaule *gauche* et inversement.
- (Bras droit dans épaule droite n'est pas procident).

Variétés de procidence des membres
- *Suivant l'origine* —
  - *Procidence réelle,* quand elle s'est produite spontanément.
  - *Procidence accidentelle* ou *acquise,* quand elle est le résultat d'une intervention maladroite.
- *Suivant le siège* —
  - *Procidence intra-ovulaire,* quand les membranes sont intactes.
  - *Procidence extra-ovulaire,* quand les membranes sont rompues.
- *Suivant le degré de procidence* —
  - *Procubitus* quand le membre procident se trouve sur le côté de la région fœtale qui se présente et l'accompagne *sans jamais la dépasser.*
  - *Procidence proprement dite ou prolapsus,* quand le membre procident précède la région fœtale qui se présente.

Fréquence : 1 pour 100.

Causes
- D'une façon générale toutes les causes qui gênent l'accommodation (viciations du bassin, hydramnios, insertion du placenta sur le segment inférieur).
- Petitesse du fœtus, grossesse multiple.

Variétés de procidence et leurs conséquences dans chaque variété de présentation
- *Présentation du sommet*
  - Procidence du pied exceptionnelle ; elle est le plus souvent le résultat d'une intervention maladroite.
  - Plus grande fréquence de la procidence du membre supérieur ; main se trouve d'ordinaire au voisinage de la tête ; procidence de tout l'avant-bras est rare.
  - Présence de la main entrave la rotation et le dégagement céphaliques et expose, quand elle se trouve en arrrière, à la déchirure du périnée et même de la cloison recto-vaginale.
- *Présentation de la face*
  - Procidences sont plus fréquentes que dans sommet (*6 procidences* sur *100 présentations* de la face) (Winckel).
  - Main glisse facilement dans l'espace vide situé entre les parois du bassin et les parties latérales de la face. Rotation interne est gênée.
- *Présentation du siège*
  - Procidence du membre supérieur n'a aucune valeur, l'accouchement se faisant tout aussi bien.

COMPLICATIONS ET ACCIDENTS FŒTAUX *(suite)*

PROCIDENCE DES MEMBRES *(suite)*	**Pronostic**	Il est quelquefois peu grave en raison de la coexistence fréquente de la procidence du cordon qui est cependant un peu protégé par le membre procident, et est moins comprimé que s'il était seul prolabé.
	Conduite à tenir	*Dans présentation du sommet et de la face,* essayer réduction du membre procident quand membranes sont rompues. Si difficultés de réduction, application de forceps en ayant soin de ne pas appliquer les branches sur le membre procident *Dans présentation du siège,* réduction du membre supérieur est inutile ; éviter seulement de prendre la main procidente pour un pied quand on pratique la grande extraction.

Mort du fœtus est *apparente* (voir page 134) ou *réelle.*

MORT DU FŒTUS PENDANT LE TRAVAIL

Causes de la mort réelle du fœtus pendant le travail — Toutes les causes qui peuvent entraver la circulation funiculaire (trop grande lenteur du travail, tétanisation utérine, administration intempestive de l'ergot de seigle, procidence et latérocidence du cordon).
Hémorragie par décollement prématuré ou insertion vicieuse du placenta.
Traumatisme obstétrical (version, forceps, embryotomie, etc.).

Signes et diagnostic de la mort réelle du fœtus pendant le travail — Signes de souffrance chez l'enfant (écoulement de méconium si membranes rompues, cessation des mouvements, diminution progressive ou irrégularités ou intermittences dans les battements du cœur) devront faire craindre la mort de l'enfant si l'intervention n'est pas suffisamment rapide.
Cessation brusque des mouvements cardiaques fœtaux ; elle est le résultat d'une hémorragie utéro-placentaire grave ou d'une manœuvre obstétricale plus ou moins difficile et parfois maladroite.
Se rappeler que battements du cœur fœtal peuvent cesser d'être perçus pendant un certain temps bien que l'enfant soit vivant ; d'où grande circonspection de la part de l'accoucheur qui devra toujours faire des réserves.
Absence de battements funiculaires (cas de procidence et d'anse au cordon) est un signe certain de la mort du fœtus.

Conduite à tenir — Tant que la mort du fœtus n'est pas absolument certaine essayer de ranimer l'enfant (voir page 135).

B. — COMPLICATIONS ANNEXIELLES

PROCIDENCE DU CORDON

Définition — Cordon est dit *procident,* quand il vient s'insinuer entre la partie fœtale qui se présente et la paroi du canal génital (Auvard).

Variétés — *Procidence intra-ovulaire* ou *procubitus* (poche des eaux est intacte).
Procidence extra-ovulaire (membranes rompues) : P. intra-utérine. P. intra-vaginale. P. intra-vulvaire.

Fréquence, lieu et mécanisme de la procidence du cordon — Approximativement une procidence du cordon sur 250 accouchements ; fréquence diminuera avec les progrès de l'obstétrique.
Elle a lieu le plus souvent à l'une des extrémités d'un diamètre oblique (éminence ilio-pectinée, symphyse sacro-iliaque).
Elle ne se produit que si cordon a quitté sa loge naturelle (creux existant sur le plan antérieur du fœtus *pelotonné*) par suite du redressement, de la déviation ou de la mauvaise présentation du fœtus.

Causes — *Maternelles* — Toutes les causes qui gênent en général l'accommodation et par suite la présentation du sommet (viciation du bassin, inclinaison de l'utérus, ventre en besace, tumeurs diverses de l'excavation).
Multiparité, défaut de tonicité du segment inférieur de l'utérus.

COMPLICATIONS ET ACCIDENTS FŒTAUX (*suite*)

PROCIDENCE DU CORDON (*suite*)

Causes (*suite*)

Fœtales : Petitesse du fœtus ou des fœtus, mauvaise présentation, procidence d'un membre.

Annexielles : Hydramnios, rupture brusque prématurée des membranes. Longueur exagérée ou gracilité du cordon, insertion du cordon sur le bord inférieur du placenta prævia, insertion du placenta sur le segment inférieur.

Obstétricales : Tentatives de version maladroite ou infructueuses. Rupture artificielle des membranes alors que partie fœtale est élevée.

Signes et diagnostic

a. *Procidence intra-ovulaire ou procubitus* : Sensation au toucher d'un corps cylindrique, fuyant, petit, animé de battements quand l'enfant est vivant.

Causes d'erreurs faciles et fréquentes : Pouls vaginal peut être confondu avec battements du cordon procident. Petits membres et irrégularités des membranes épaissies peuvent donner aussi la sensation d'un cordon.

b. *Procidence extra-ovulaire ou prolapsus du cordon* : Elle est d'une constatation facile par le toucher vaginal, si elle n'est pas visible extérieurement. Accoucheur devra chercher à sentir les battements funiculaires pour savoir si l'enfant est vivant ou mort. Quelque soit le degré de procidence, *il vaut mieux serrer cordon entre index et médius ;* la compression du cordon entre le doigt et la paroi pelvienne est bien inférieure au moyen précédent : les battements funiculaires peuvent être confondus avec le pouls vaginal : il est moins facile de constater si les battements funiculaires sont faibles, fréquents ou ralentis.

Pronostic

Insignifiant pour la mère.
Enfant seul en danger par suite de l'arrêt possible de compression de la circulation funiculaire. Mortalité fœtale approximative 50 °/₀.

Pronostic dépend :

a. *Du degré de procidence :* L'enfant est d'autant plus exposé que la procidence est plus accusée.

b. *De la présentation :* Cordon est moins souvent comprimé dans la présentation du siège ou de l'épaule que dans la présentation de la face ou surtout du sommet (procidence du cordon est heureusement rare dans cette dernière présentation).

c. *De la situation du cordon :* Compression du cordon est moins à craindre en arrière au niveau de l'articulation sacro-iliaque qu'en avant au niveau de l'éminence ilio-pectinée ; elle est moins à redouter aussi auprès des tempes qu'au niveau du front ou de l'occiput.

d. *De l'époque du travail :* Danger est d'autant moindre que travail est plus avancé et intervention plus facile.

e. *De l'état de la poche des eaux :* Procubitus est rarement fatal à l'enfant, compression étant atténuée par la présence du liquide amniotique.

f. *De l'habileté opératoire.*

a. Conduite à tenir, si fœtus mort : Si fœtus mort soit avant, soit après le travail, ne pas s'occuper de procidence du cordon ; sectionner cordon prolabé extérieurement si on craint que son tiraillement n'occasionne décollement du placenta ou inversion utérine.

COMPLICATIONS ET ACCIDENTS FŒTAUX *(suite)*

PROCIDENCE DU CORDON *(suite)*

b. Conduite à tenir, si fœtus vivant ou présumé tel

α. Dilatation incomplète

Intervention nécessaire tant que mort du fœtus n'est pas certaine.

Membranes intactes

Essayer de corriger procidence du cordon ou d'empêcher sa compression :

a. *Soit par la version externe ou mixte* dans le cas de présentation transversale.

b. *Soit par la position de la femme :* Elle devra ou rester couchée et avoir le siège relevé, ou prendre la position genupectorale. Dans ces cas, cordon soumis aux lois de la pesanteur, tombe dans le fond de l'utérus déclive.

c. *Soit par l'introduction d'un ballon protecteur* (ballon Champetier de Ribes), qui empêche compression du cordon en soulevant membranes et accélère dilatation de l'orifice cervical.

d. *Soit par la réduction manuelle à travers les membranes* (Varnier et Pinard): Suivant la dilatation elle se fait avec 2 doigts ou avec la main entière dans l'intervalle des contractions. D'après Varnier, cordon se réduirait plus facilement quand poche des eaux est intacte, grâce à la mobilité de la région fœtale, à la moindre intensité des contractions et au peu de volume de l'anse prolabée qui se déplace et remonte sous la moindre pression. La réduction obtenue, garder la femme dans l'immobilité pour tenter d'éviter la reproduction de la procidence et favoriser l'engagement fœtal; si hydramnios (défavorable à l'engagement), rompre les membranes avec précaution et modérer l'écoulement du liquide.

Membranes rompues

Réduire la procidence le plus promptement possible.

a. A l'aide de la main (Méthode de choix)

Chloroforme facilite l'intervention.

Introduire toute la main dans le vagin, puis saisir cordon entre l'extrémité des doigts, le refouler au-dessus du détroit supérieur et au besoin l'accrocher à un petit membre pour éviter nouvelle procidence. Dans ce dernier but, Mauriceau appliquait une éponge dans l'espace où se faisait la chute du cordon.

Réduction s'opère plus facilement en arrière et sur les côtés au niveau des symphyses sacro-iliaques.

COMPLICATIONS ET ACCIDENTS FŒTAUX *(suite)*

PROCIDENCE DU CORDON *(suite)*

b. Conduite à tenir, si fœtus vivant ou présumé tel *(suite)*

α. Dilatation incomplète *(suite)*

Membranes rompues (suite)

b. A l'aide d'un instrument (Méthode défectueuse, incertaine, aveugle)

Instrument d'Hyerneaux (lyre).

Double crochet à branches mobiles de Murphy.

Crochet en baleine de Schœller (2 tiges à mouvements parallèles).

Sonde ordinaire avec mandrin de Dudan (cordon est saisi par l'intermédiaire d'un lien circulaire et libéré par l'abaissement du mandrin).

Petite fourche en métal ou en bois de Burton.

Longue pince d'Auvard (il ne saisit entre les mors qu'une mince partie du cordon).

Sonde en gomme aseptisée dans laquelle on fait passer une anse de fil qu'on place au-devant du cordon et qu'on va accrocher au-dessus du bout arrondi de la sonde. On pousse sonde dans cavité utérine et on abandonne son extrémité libre dans le vagin.

Quelle que soit la méthode employée, procidence a une grande tendance à se reproduire.

Si réduction ne peut être maintenue, ou essayer de transformer la présentation du siège en sommet par version bipolaire, ou mieux, introduire ballon Champetier pour éviter compression du cordon et compléter dilatation de l'orifice cervical.

β. Dilatation complète ou suffisante

Terminer au plus tôt l'accouchement soit par la version, soit par le forceps.

Dans ce dernier cas, avoir bien soin de ne pas prendre le cordon dans une des cuillers.

LATÉROCIDENCE DU CORDON

Cordon se trouve situé *sur les côtés* de la région fœtale qui se présente, *mais n'est accessible à aucun moment par le toucher.*

Sous l'influence des contractions cordon qui a glissé entre paroi pelvienne et partie fœtale se trouve *exprimé (expression du cordon* de Duncan).

Latérocidence est favorisée par les circulaires lâches du cou; elle détermine la souffrance chez le fœtus (ralentissement et irrégularité des battements du cœur). — Si compression du cordon dure longtemps, fœtus succombe.

RÉSISTANCE ANORMALE DES MEMBRANES

Membranes plus ou moins épaisses peuvent subir, sans se rompre, une tension anormale qui gêne l'engagement de la partie fœtale.

Dilatation progresse peu malgré contractions utérines intenses et *poche des eaux est constamment tendue même dans l'intervalle des contractions.*

Dans ce cas pratiquer rupture artificielle des membranes, tout en ayant soin de s'assurer auparavant qu'il s'agit bien d'une véritable poche des eaux et non d'une bosse séro-sanguine ou d'une hydrocéphalie.

HÉMORRAGIES PENDANT L'ACCOUCHEMENT

3 variétés

Hémorragie interne : Sang s'accumule entre placenta et utérus où entre celui-ci et les membranes.

— *externe :* Sang s'écoule à l'extérieur, c'est-à-dire hors des organes génitaux.

— *mixte :* Il y a en même temps hémorragie interne et hémorragie externe.

34

COMPLICATIONS ET ACCIDENTS FŒTAUX (*suite*)

HÉMORRAGIES PENDANT L'ACCOUCHEMENT (*suite*)

Division des hémorragies d'après leur cause

a. Hémorragies pendant l'accouchement
- *Par décollement prématuré du placenta normalement inséré* (elles sont plus fréquentes pendant la grossesse que pendant le travail).
- *Par insertion du placenta sur segment inf*.

b. Hémorragies immédiatement après l'accouchement
- *Par insertion du placenta sur segment inf*.
- *Par déchirure* du segment inférieur.
- — du col.
- — du vagin.
- — de la vulve.

DÉCOLLEMENT PRÉMATURÉ DU PLACENTA INSÉRÉ EN LIEU NORMAL

Fréquence : Cet accident est beaucoup plus fréquent pendant la grossesse que pendant le travail.

Causes
- 2 seules causes générales démontrées : 1° *albuminurie* (11 fois sur 13); 2° *brièveté naturelle ou accidentelle du cordon* (2 fois sur 13).
- *Cause accidentelle :* traumatismes, chocs, chutes.

Anatomie pathologique
- Hémorragie interne est la plus fréquente : placenta se trouve plus ou moins soulevé, plus ou moins décollé suivant la quantité de sang épanché et coagulé *in situ*.
- Sang provient probablement des vaisseaux de la caduque.
- Décollement du placenta occasionne une hémorragie le plus généralement interne, exceptionnellement externe ou mixte.
- Diagnostic est souvent difficile, décollement prématuré pouvant être confondu avec insertion vicieuse du placenta.

SIGNES DIFFÉRENTIELS

Symptômes et diagnostic

DÉCOLLEMENT PRÉMATURÉ DU PLACENTA	INSERTION VICIEUSE
Accroissement *subit* et souvent énorme du volume de l'utérus (signe caractéristique).	Pas d'augmentation de volume de l'utérus.
Dureté anormale, quelquefois ligneuse de l'utérus.	Rien d'analogue.
Au toucher, col souvent dur; segment inf' a la même épaisseur qu'à l'état normal; *pas de placenta inséré sur le col ou près du col ;* le plus souvent engagement, présentation très facile à percevoir.	Au toucher, *mollesse pâteuse* du segment inférieur notablement épaissi ; doigt atteint souvent le placenta inséré sur le col ou près du col ; pas d'engagement; présentation *souvent vicieuse* par suite de la gêne de l'accommodation reste élevée, vague, difficile à percevoir.
A l'auscultation, souvent cessation des battements du cœur, fœtus ayant succombé.	Aucune modification dans les bruits du cœur fœtal même avec hémorragie externe grave, sauf si décollement placentaire est important.
Etat général grave de la mère même sans hémorragie externe du reste exceptionnelle : face pâle; pouls petit, filiforme; tendances syncopales ; anxiété extrême de la malade qui demande de l'air et s'agite en tous sens.	Pas de modifications dans l'état général de la mère sans hémorragie externe grave.
Parfois douleur subite très vive localisée à l'utérus ou s'irradiant vers lombes et cuisses au moment du décollement.	Aucune douleur.
Dans les 5/6 des cas albumine dans les urines.	Pas d'albumine; coexistence de l'albuminurie avec l'insertion vicieuse ne serait qu'une simple coïncidence.

COMPLICATIONS ET ACCIDENTS FŒTAUX *(suite)*

DÉCOLLEMENT PRÉMATURÉ DU PLACENTA INSÉRÉ EN LIEU NORMAL *(suite)*	**Pronostic**	Presque fatal pour l'enfant. Très grave pour la mère : 50 % de mortalité.
	Conduite à tenir	Si décollement assez considérable, travail se déclare le plus souvent ; l'activer soit par la rupture prématurée des membranes, soit par l'introduction d'un ballon Champetier de Ribes, si segment inférieur n'est pas trop dur. Si état général grave, provoquer l'accouchement autant que possible. — Dans certains cas rares, hystérectomie s'il est impossible d'ouvrir utérus sans rupture.
INSERTION DU PLACENTA SUR LE SEGMENT INFÉRIEUR	**Dénominations impropres**	*Placenta prævia :* Cette variété *exceptionnelle* ne saurait servir de dénomination générale. *Insertion vicieuse :* « L'expression d'insertion vicieuse est impropre parce qu'elle semble préjuger qu'on connaît le lieu le plus habituel où se fait l'insertion normale du placenta. » (Ribemont-Dessaignes).
	Limite supérieure du segment inférieur	Limite sup^{re} du segment inf^r, autrement dit de la *zone dangereuse de Barnes*, est indiquée anatomiquement par la veine circulaire, par la cessation de l'adhérence du péritoine à l'utérus et par le changement d'épaisseur et de structure du muscle utérin.
	Variétés d'insertion du placenta sur le segment inférieur	*Placenta à insertion centrale totale :* Centre du placenta correspondrait à orifice interne de l'utérus ; cette variété exceptionnelle n'a jamais été observée par Pinard qui estime que les cas cités ont été faussement interprétés. *Placenta à insertion centrale partielle :* Placenta recouvrirait *en partie* l'orifice interne du col. *Placenta marginal :* Bord du placenta affleure l'orifice interne du col ou le circonscrit d'une façon irrégulière. *Placenta latéral :* Bord du placenta se trouve éloigné de 1 à 10 centimètres de l'orifice interne du col.
	Fréquence	D'après la statistique de la clinique Baudelocque, placenta bas existerait 46.62 % chez primipares et 53.63 % chez multipares. Placenta latéral est la forme de placenta bas la plus commune.
	Etiologie	Causes sont mal connues. Petits voyages répétés au début de la grossesse et particulièrement la trépidation du chemin de fer sont les seules causes certaines connues d'insertion basse. *Causes possibles :* Malformations utérines (abouchement de la trompe vers le col de l'utérus), chocs répétés, endométrite des multipares (cette dernière cause est bien discutée, le placenta bas étant presque aussi fréquent chez la primipare que chez la multipare).
	Anatomie pathologique	Placenta bas est *moins lourd* qu'à l'état normal. *Forme* est plus ou moins irrégulière ; placenta est aplati, *étalé,* « à l'exemple de ces arbres qui, plantés en terrain maigre, étendent leurs racines au loin pour pouvoir subvenir à leur subsistance. » (Auvard). *Cotylédons* sont ou plus épais ou atrophiés, dégénérés ; certains portent des traces évidentes d'hémorragies anciennes. *Membranes* augmentent d'épaisseur et de résistance au fur et à mesure qu'on se rapproche du placenta. *Fœtus* est souvent moins développé qu'à l'état normal.
	Signes de l'insertion basse du placenta pendant la grossesse	Les signes de l'insertion basse du placenta sont excessivement variables et peuvent même ne pas exister. Effectivement dans nombre de cas la grossesse et le travail évoluent normalement, sans aucune complication et l'insertion du placenta sur le segment inférieur n'est révélée à l'accoucheur que par l'examen des membranes (diagnostic rétrospectif). Les signes les plus fréquents de l'insertion basse du placenta sont : *les signes fournis directement par le toucher vaginal, l'hémorragie, la rupture prématurée des membranes, l'accouchement prématuré.* Ces signes sont rarement tous réunis dans le même cas ; il arrive fréquemment de les rencontrer isolément.

COMPLICATIONS ET ACCIDENTS FŒTAUX (*suite*)

INSERTION DU PLACENTA SUR LE SEGMENT INFÉRIEUR (*suite*) — **Signes de l'insertion basse du placenta pendant la grossesse** (*suite*)

a. Signes fournis par le toucher vaginal

Toucher vaginal ne donne que des renseignements négatifs dans les 6 premiers mois de la grossesse, l'œuf n'étant pas suffisamment développé. Il ne révèle rien d'anormal non plus si le bord inférieur du placenta est plus rapproché de la limite sup^m du segment inférieur que de l'orifice interne du col.

Lorsque placenta est inséré sur la partie inférieure du segment inférieur, doigt vaginal est séparé de la partie fœtale par une assez grande épais^r de tissus. *Segment inférieur est empâté, épaissi,* soit partiellement, soit presque en totalité (rare). Si empâtement n'existe que d'un côté, col est généralement dévié vers le cul-de-sac opposé ; il est presque toujours dévié en avant dans l'insertion basse postérieure.

Souvent partie fœtale n'est pas engagée par suite de la présence du placenta sur le segment inférieur ; *le défaut d'engagement et par suite d'accommodation* prédispose aux *présentations vicieuses* qui sont fréquentes dans insertion basse du placenta et qui la font présumer lorsqu'il n'existe pas d'autre cause telle que viciation du bassin, hydramnios, etc.

Si engagement, il est incomplet ; région fœtale qui se présente reste élevée et vague ; *ballottement vaginal* devient impossible à cause de la présence du coussin mollasse formé par le placenta.

b. Signes fournis par le palper

Quelquefois palper permet de sentir éponge præfœtale au-dessus du pubis quand placenta est inséré sur face antérieure du segment inférieur.

c. Hémorragie

Hémorragie due à l'insertion basse du placenta peut survenir *à toutes les époques de la grossesse;* elle n'est *pathognomonique* que dans les 3 derniers mois ; elle est très rare par rapport au grand nombre d'insertions basses.

La statistique de Baudelocque montre que dans la moitié des cas d'insertion vicieuse reconnue l'hémorragie a lieu dans la première moitié de la grossesse. Cette statistique laisse forcément de côté tous les cas d'avortement qui sont survenus dans les premiers mois de la grossesse et dans lesquels la preuve de l'insertion vicieuse n'a pu être faite *cliniquement.*

Si la preuve clinique de l'insertion basse ne peut être établie nettement dans les 1ers mois de la grossesse, il n'en est pas de même dans les 3 derniers mois.

Les causes d'hémorragies autres que l'insertion basse du placenta sont tellement rares dans le dernier trimestre de la grossesse qu'on peut presque établir en principe, que *toute hémorragie apparaissant dans les 3 derniers mois de la grossesse est le résultat de l'insertion vicieuse du placenta.*

Hémorragie des 3 derniers mois survient généralement *brusquement,* sans cause appréciable ; elle se déclare souvent la nuit, alors que la femme dort profondément ; ni douleurs, ni phénomènes prémonitoires (*hémorragie silencieuse*).

Ecoulement sanguin quelquefois considérable d'emblée est rarement mortel (Pinard), et s'arrête spontanément sans cause connue.

Hémorragie se reproduit généralement au bout de 8 à 15 jours (*hémorragie à répétitions*), et est souvent plus abondante ; par ses répétitions elle affaiblit la femme et met sa vie en danger.

Hémorragie est le résultat du décollement du placenta.

COMPLICATIONS ET ACCIDENTS FŒTAUX *(suite)*

INSERTION DU PLACENTA SUR LE SEGMENT INFÉRIEUR *(suite)*

Signes de l'insertion basse du placenta pendant la grossesse *(suite)*

c. *Hémorragie* (suite)

Pathogénie du décollement placentaire

a. *Théorie de Jacquemier et Depaul :* Décollement du placenta serait dû au défaut de parallélisme entre le développement du placenta et celui du segment inf' qui s'amplifie d'une manière très marquée à la fin de la grossesse.

b. *Théorie de Barnes :* Décollement serait dû au développement trop rapide du placenta et à une sorte de congestion périodique qui se produirait chaque mois au niveau du placenta.

c. *Théorie de Schrœder :* Décollement serait dû au glissement de la paroi utérine sur l'œuf.

d. *Théorie de Pinard* (théorie actuelle). Décollement du placenta serait dû aux *contractions utérines indolores* qui surviennent surtout pendant les derniers mois de la grossesse. Sous l'influence de la contraction utérine membranes et placenta se trouvent tiraillés ; tiraillement s'accroît avec l'*engagement* de la partie fœtale (1) ; décollement se fait et hémorragie provient et du tissu musculaire de l'utérus et du tissu placentaire maternel, et quelquefois de la déchirure du *sinus circulaire ou coronaire* qui entoure placenta et a ses parois particulièrement minces et fragiles.

d. *Rupture prématurée des membranes*

Rupture prématurée des membranes est le plus souvent consécutive à l'insertion basse du placenta (2/3 des cas).

Sous l'influence de la contraction utérine, membranes tiraillées peuvent ne pas résister et se rompre après avoir atteint la limite de l'extensibilité. Cette rupture prématurée des membranes est favorable à la mère car, du fait de l'écoulement du liquide amniotique, elle empêche le tiraillement et le décollement du placenta et par suite l'hémorragie.

e. *Accouchement prématuré*

L'accouchement prématuré qu'on observe assez souvent dans les cas d'insertion basse est le résultat soit de la rupture prématurée des membranes qui provoque contractions utérines, — soit d'une perte de sang trop considérable (hémorragie grave d'emblée ou hémorragies à répétitions) qui amène la mort du produit de conception par défaut de nutrition, et par suite son expulsion dans un délai rapproché.

Signes de l'insertion basse du placenta pendant l'accouchement

a. *Signes fournis par le toucher digital*

Toucher ne donne de renseignements positifs que si placenta occupe la partie infér'e du segment infér'.

Au début du travail, doigt a la sensation d'une *éponge præfœtale,* c'est-à-dire d'un empâtement plus ou moins limité du segment inférieur. L'existence de cette éponge præfœtale gêne souvent le diagnostic de la présentation.

Au fur et à mesure de la dilatation, doigt peut sentir membranes épaisses, plus ou moins rugueuses, et dans certains cas rares des cotylédons placentaires qui sont situés sur le bord de l'orifice utérin ou empiètent même par glissement sur l'orifice dilaté si l'insertion basse est postérieure.

---

(1) Les grandes multipares ou les femmes qui ont une cause de non-engagement ont moins d'hémorragies et moins d'accouchements prématurés.

COMPLICATIONS ET ACCIDENTS FŒTAUX *(suite)*

INSERTION DU PLACENTA SUR LE SEGMENT INFÉRIEUR *(suite)*

Signes de l'insertion basse du placenta pendant l'accouchement *(suite)*

a. Signes fournis par le toucher digital (suite)

L'empiètement des cotylédons sur l'orifice dilaté peut aller en s'accentuant lorsque le placenta se trouve chassé au-devant de la présentation qui le décolle par compression mécanique (ce cas s'observe principalement lorsque le placenta est inséré sur la partie postérieure du segment inférieur).

Membranes sont intactes et très résistantes, ou rompues alors même que la dilatation n'est pas avancée *(rupture prématurée)*; dans ce dernier cas, *procidence du cordon* est relativement fréquente.

Si défaut d'engagement ou présentation vicieuse, dilatation se fait lentement, irrégulièrement; il survient une *fausse rigidité du col* qui induit souvent en erreur et fait croire à une faible dilatation alors que l'orifice est presque dilatable.

Décollement mécanique du placenta peut être complet avant que l'expulsion n'ait eu lieu : il est arrivé, rarement il est vrai, que fœtus est sorti coiffé de son placenta (mort de l'enfant est alors certaine).

Les cas où fœtus s'est fait jour à travers une déchirure du placenta sont encore plus rares.

b. Hémorragie

Hémorragie survient généralement dès le début de l'accouchement; mais elle peut ne pas exister ou n'apparaître qu'à une époque assez avancée du travail quand partie fœtale s'engage.

Hémorragie du travail devient souvent grave en raison de la fréquence des contractions pendant lesquelles elle augmente et de l'engagement de plus en plus profond de la présentation qui en appuyant sur membranes augmente tiraillement placentaire et pousse placenta devant elle.

Elle s'accroît avec l'étendue du décollement; suintement sanguin parfois continu.

Elle cesse d'ordinaire si les membranes se rompent sur une étendue suffisante.

Dans présentation du sommet hémorragie peut se renouveler au moment du passage des épaules.

Hémorragies sont plus fréquentes dans les présentations transversales que dans les présentations longitudinales (Pinard).

La plus favorable des présentations longitudinales serait celle du sommet; la vie de l'enfant serait moins exposée (Pinard).

Hémorragies de la délivrance qui sont plus fréquentes immédiatement après l'accouchement annexiel que pendant la délivrance sont dues au *défaut de rétraction* du segment inférieur sur lequel le placenta était inséré. Le défaut de rétraction du segment inférieur doit être attribué à sa constitution anatomique peu musculaire.

Diagnostic

L'hémorragie des 3 derniers mois de la grossesse ou du travail, la rupture prématurée des membranes et l'accouchement prématuré doivent faire penser à l'insertion basse du placenta.

Diagnostic de l'hémorragie

Hémorragie due à l'insertion basse est *insidieuse, silencieuse, à répétitions.*

Hémorragie pourrait être due à la *rupture de varices vaginales ou vulvaires* qui déterminent parfois un écoulement sanguin rapidement mortel, — à une plaie des organes génitaux, — à un cancer du col. L'examen direct de la vulve et du vagin permettra de faire le diagnostic exact.

COMPLICATIONS ET ACCIDENTS FŒTAUX *(suite)*

INFLUENCE DU PLACENTA SUR LE SEGMENT INFÉRIEUR *(suite)*

Diagnostic *(suite)*

Diagnostic de l'hémorragie (suite)

L'hémorragie externe *par décollement prématuré du placenta* inséré en lieu normal est exceptionnelle (voir page 266 pour le diagnostic différentiel).
Hémorragie pourrait encore être déterminée par la *grossesse molaire.* Cette dernière est rare; sang est en outre moins rouge, plus séreux; souvent il y a des vésicules ; pas de fœtus dans l'utérus.

Diagnostic rétrospectif

Il se fait par l'examen des membranes : *il y a eu insertion vicieuse toutes les fois que membranes ont été rompues à moins de 10 cent. du bord placentaire.* La déchirure est le plus souvent parallèle à ce bord et suit parfois exactement le contour du placenta.

Pronostic

Mère

Mortalité maternelle qui était de 25 % avant l'antisepsie est tombée actuellement à 5 % ; d'où il s'ensuit que dans le cas d'insertion basse l'infection est le plus grave danger encouru par la mère si elle ne prend pas de précautions antiseptiques ; ce danger est d'autant plus grand qu'elle est plus exsangue.
Après l'infection, la complication la plus grave est l'hémorragie qui peut devenir inquiétante, soit par son abondance, soit par sa précocité qui en fait craindre la fréquence ;
L'accouchement prématuré qui survient assez fréquemment pendant le 8ᵉ et le commencement du 9ᵉ mois est grave ou favorable : *grave* lorsqu'il est la conséquence d'hémorragies plus ou moins abondantes qui déterminent l'arrêt de développement de l'œuf et son expulsion ; — *favorable* lorsqu'il succède à la rupture prématurée des membranes.
Insertion basse du placenta est d'autant plus à redouter qu'elle a lieu plus près d'orifice interne du col.
Les adhérences fréquentes du placenta et l'hémorragie de la délivrance sont des complications particulièrement redoutables.

Enfant

Pronostic très grave ; mortalité 50 %. Ce chiffre tend à s'abaisser notablement depuis qu'on emploie ballon Champetier.
Causes de la mort : défaut ou arrêt de nutrition par décollement ou hémorragie grave du placenta, procidence du cordon, mauvaises présentations.

Conduite à tenir

Généralités

Nous avons vu que les conséquences habituelles de l'insertion basse du placenta sont : la *rupture prématurée des membranes, l'hémorragie et l'infection.*
Ces 2 dernières complications devront seules préoccuper l'accoucheur, car nous avons vu que la *rupture prématurée des membranes* est, quand elle est suffisamment étendue, un *accident favorable* puisqu'elle arrête l'hémorragie.
Praticien ne devra donc point craindre cet accident et au contraire le provoquer si l'hémorragie devient inquiétante.
La *rupture artificielle des membranes sur une large étendue sera le moyen de choix contre l'hémorragie;* toutefois ce moyen ne devra être employé que si la perte sanguine devient grave, car la rupture des membranes provoque presque toujours l'accouchement prématuré.

Traitement prémonitoire ou prophylactique

Jamais de seigle ergoté.
Pour prévenir l'infection qui est la complication la plus meurtrière de l'insertion basse, l'accoucheur ordonnera l'antisepsie préventive et fera faire des injections vaginales antiseptiques dès l'apparition et pendant toute la durée de l'écoulement sanguin.

COMPLICATIONS ET ACCIDENTS FŒTAUX *(suite)*

INFLUENCE DU PLACENTA SUR LE SEGMENT INFÉRIEUR *(suite)* — **Conduite à tenir** *(suite)*

Traitement prémonitoire ou prophylactique (suite) :

Soigner utérus malades avant qu'ils deviennent à nouveau gravides.

Chez les femmes qui ont déjà eu une insertion basse, défendre les petits voyages répétés, et en particulier les voyages en chemin de fer (la trépidation des wagons étant particulièrement nocive) pendant les quelques semaines qui suivent la conception.

Traitement obstétrical de l'hémorragie :

a. Pendant la grossesse :

a. Repos absolu au lit — Il doit être prescrit dès l'apparition de l'écoulement sanguin et sera continué pendant une quinzaine de jours après la cessation de l'hémorragie.

b. Injections vaginales chaudes à 48" — Elles suffisent généralement à arrêter l'écoulement sanguin s'il n'est pas trop abondant. Injections seront renouvelées toutes les 2 heures et seront en même temps antiseptiques pour prévenir l'infection.

c. Rupture prématurée des membranes — Si hémorragie devient grave soit par son abondance, soit par sa répétition et sa continuité, si état général de la femme devient inquiétant, et si pouls dépasse ou avoisine 100, injections précédentes seront insuffisantes. *Il faudra savoir ne pas trop attendre;* toute nouvelle déperdition sanguine même légère pouvant être rapidement mortelle, pratiquer la *rupture artificielle des membranes sur une large étendue* de manière qu'il n'y ait plus de tiraillements du placenta par les membranes et en particulier par le chorion. Membranes seront rompues soit avec un perce-membranes, soit avec une aiguille à tricoter; toutes les précautions antiseptiques seront prises. Rupture des membranes est quelquefois très difficile s'il n'y a pas de début de travail. Si rupture des membranes ne provoque pas l'expulsion prématurée, faire de l'expectation et intervenir s'il y a de l'odeur, de la fièvre ou une nouvelle hémorragie. Accouchement sera provoqué par l'introduction d'un ballon Champetier.

b. Pendant le travail :

A. — MOYENS DE TRAITEMENT EMPLOYÉS CONTRE L'HÉMORRAGIE

a. *Repos absolu au lit* durant tout le travail.

b. *Injections vaginales chaudes à 48°* dans le cas d'hémorragie légère.

c. *Tamponnement vaginal* — Si hémorragie abondante, certains accoucheurs pratiquent le tamponnement.

COMPLICATIONS ET ACCIDENTS FŒTAUX (*suite*)

INSERTION DU PLACENTA SUR LE SEGMENT INFÉRIEUR (*suite*) — **Conduite à tenir** (*suite*) — *Traitement obstétrical de l'hémorragie* (suite) — b. *Pendant le travail* (suite) — c. *Tamponnement vaginal* (suite)

Tamponnement de Le Roux perfectionné

α. Préparatifs (très longs) : 1500 gr. de ouate ou charpie stérilisée (de quoi remplir un chapeau à haute forme). A défaut de ouate hydrophile ou de charpie employer coton ordinaire ou étoupe préalablement bouillis.
500 gr. de cérat phéniqué au 50ᵉ ou borique au 25ᵉ.

Faire une *soixantaine* de bourdonnets gros comme une noix ; les fixer à un même fil à une distance de 15 à 20 cent. chacun ; les tremper dans une solution phéniquée au 50ᵉ ou sublimée au 1000ᵉ ; les exprimer avant de les introduire dans le vagin.

β. Position de la femme : Position obstétricale ou position latérale gauche comme dans la méthode anglaise.

γ. Introduction et disposition des bourdonnets : Au préalable débarrasser vagin des caillots qui y sont accumulés, faire une injection antiseptique, vider vessie et rectum. Introduire un à un bourdonnets avec ou sans l'aide du spéculum ; en entourer d'abord le col, puis remplir complètement la cavité vaginale.

δ. Fixation du tampon : Mettre un large gâteau de ouate ou charpie stérilisée sur la vulve ; bandage en T.

ε. Durée du tamponnement : Pas plus de 12 heures pour éviter accidents de compression ou de septicémie.

ζ. Conditions du tamponnement : On ne doit tamponner que si col ne se dilate pas.

η. Doit-on enlever le tampon pendant la période d'expulsion ? Depaul conseillait d'enlever tampon quand se manifestaient douleurs expulsives.

Pajot le laissait en place et la nature expulsait et le tampon et l'enfant.

Tamponnement à la gaze :
Tamponnement à la gaze est préférable à l'emploi des bourdonnets.

COMPLICATIONS ET ACCIDENTS FŒTAUX *(suite)*

INSERTION DU PLACENTA SUR LE SEGMENT INFÉRIEUR *(suite)* — **Conduite à tenir** *(suite)* — *Traitement obstétrical de l'hémorragie* (suite) — b. *Pendant le travail* (suite)

c. *Tamponnement vaginal* (suite)

Prendre 3 à 4 bandes de gaze aseptique ou iodoformée (qui excite contraction utérine) de 5 mètres de long sur 15 cent. de large. Introduire la bande avec l'aide du spéculum et la ranger en feuillets accolés les uns aux autres.

Inconvénients du tamponnement en général :

Pinard reproche au tamponnement d'être douloureux, — inefficace, — fort mal pratiqué, — dangereux au point de vue de l'infection, — bien inférieur aux injections chaudes, à la rupture des membranes et à l'introduction du ballon de Champetier, — illogique puisqu'il n'est pas appliqué là où se produit l'écoulement sanguin.

Pinard a complètement abandonné le tamponnement depuis 1885. Sa statistique est devenue la plus favorable.

Les partisans du tamponnement ne pratiquent la rupture des membranes que si l'hémorragie continue malgré la présence du tampon et menace l'existence de la mère.

d. *Rupture artificielle des membranes* (Méthode de Pinard)

Pinard, nous l'avons dit, condamne le tamponnement et *quel que soit l'état de la dilatation va déchirer les membranes sur une grande étendue si les injections chaudes ne sont pas suffisantes ou si l'écoulement sanguin reparaît.*

Si doigt rencontre des colylédons placentaires sur tout le pourtour du col, ne pas perforer placenta, mais *aller chercher les membranes en avant derrière la symphyse* (Pinard).

Si dilatation du col n'est pas suffisante, employer la *méthode d'Harris* qui consiste à introduire successivement dans le col index, pouce et les autres doigts. La durée de cette manœuvre sous le chloroforme est en moyenne de 20 minutes.

e. *Emploi du ballon Champetier de Ribes*

Si malgré large déchirure des membranes, hémorragie persiste ou réapparaît, c'est que le placenta subit un décollement mécanique par compression de la région fœtale qui s'engage et se trouve chassé en avant d'elle.

Dans ce cas, introduire un ballon Champetier qui arrête hémorragie et produit une dilatation rapide qui permettra d'intervenir promptement.

COMPLICATIONS ET ACCIDENTS FŒTAUX (*suite*)

INSERTION DU PLACENTA SUR LE SEGMENT INFÉRIEUR (*suite*) — **Conduite à tenir** (*suite*)

Traitement obstétrical de l'hémorragie (suite)

b. Pendant le travail (suite)

f. Version bipolaire (Braxton-Hicks)
Elle consiste à arrêter l'hémorragie par l'abaissement du pied qui est attiré au-dehors et forme tampon en attendant que dilatation soit complète.
L'emploi du ballon Champetier est préférable à cette manœuvre.

B. — MÉTHODES DE TRAITEMENT DONNANT LES MEILLEURS RÉSULTATS

Méthode de Pinard
Repos au lit et injections vaginales chaudes dans les cas d'hémorragie légère.
Dès qu'hémorragie est abondante ou reparaît, ou mieux dès que pouls aux environs de 100 montre qu'il y a danger, pratiquer rupture prématurée des membranes.
Si hémorragie continue encore, introduction d'un ballon Champetier.
Il respecte la présentation du sommet et estime qu'il vaut toujours mieux ramener la tête en bas parce qu'on donne plus de chances à l'enfant de naître vivant.

Méthode de Braxton-Hicks
Braxton-Hicks (1864) pratique la *version bipolaire podalique* dès que l'orifice du col permet l'introduction d'un ou deux doigts.
Pied attiré au dehors et maintenu en bas avec le poids du bras sert de tampon ; l'extraction fœtale est faite quand dilatation est suffisante.

Méthode de Barnes
Barnes rompt artificiellement les membranes pour évacuer liquide amniotique et produire contraction utérine.
Si hémorragie persiste, il introduit ses ballons qui sont de plus en plus gros.
Si tête mobile, il termine par version bipolaire.

c. Pendant la délivrance
Aucune traction sur le cordon ; faire délivrance par expression.
Attendre la délivrance naturelle si rien ne presse.
Si hémorragie (cas assez fréquent dans l'insertion basse) injections vaginales ou intra-utérines avec 8 à 10 litres d'eau bouillie à 48 ou 50 degrés.
Si hémorragie ne s'arrête pas ou si elle reparaît, faire délivrance artificielle.

Traitement général
Aucun mouvement, tête basse, moines pour ramener la chaleur.
Injections sous-cutanées d'éther (5, 10, 15, 20 seringues de Pravaz en 2 heures).
Alcool à l'intérieur, boissons chaudes.
Si femme est exsangue avant l'intervention obstétricale, *il est prudent de lui injecter une certaine quantité de sérum artificiel avant de rien tenter.*

COMPLICATIONS ET ACCIDENTS MATERNELS

THROMBUS PUERPÉRAL DE LA VULVE ET DU VAGIN

Définition

Le *thrombus puerpéral* est une tumeur sanguine qui se forme au cours de la grossesse et de l'accouchement dans le tissu cellulaire péri-vaginal ou dans l'épaisseur des grandes lèvres ou du périnée.

La dénomination de thrombus puerpéral est impropre car les caillots qui le composent sont dus à la rupture de vaisseaux plus ou moins nombreux et sont *extra-vasculaires* alors que le *vrai thrombus* n'est autre qu'un caillot *intra-vasculaire* qui s'est formé par thrombose, c'est-à-dire par coagulation du sang dans les vaisseaux.

Fréquence

Affection peu commune : 1 thrombus sur 2.000 accouchements approximativement.

Thrombus plus fréquent chez primipares.

Moment d'apparition

Thrombus exceptionnel avant le travail 1/18ᵉ, rare pendant le travail 3/18ᵉ, surtout fréquent après la délivrance 7/9ᵉ des cas.

Variétés

Thrombus vulvaires (les plus fréquents)
Ils sont d'ordinaire limités à une des grandes lèvres. Muqueuse a une coloration violacée. Sang peut gagner région fessière et même partie interne de la cuisse.

Thrombus périnéaux (limités par aponévroses périnéales)

Thrombus superficiel
Il peut se prolonger jusqu'à l'anus en arrière, jusqu'au pubis en avant et même envahir la région fessière.

Thrombus profond
Il fuse vers partie supérieure, gagne sacrum et fosses iliaques en décollant le péritoine.

Thrombus vaginaux ou intra-pelviens
Sang s'infiltre non pas dans l'épaisseur de la paroi vaginale, mais dans le tissu cellulaire péri-vaginal.

Foyer sanguin peut s'étendre vers la vulve (*thrombus vulvo-vaginal*), ou vers l'abdomen (*thrombus pelvi-abdominal*).

Volume du thrombus

Il varie de la grosseur d'un œuf de pigeon à celle d'une tête d'adulte.

Quantité de sang épanché est de 200 à 1,500 grammes (Hervieux).

Etiologie

Causes prédisposantes : Puerpéralite est la grande cause prédisposante par suite de la suractivité circulatoire génitale.

Causes déterminantes : Traumatismes (timons de voiture, coït impétueux, bicyclette, barre de séparation des omnibus, etc.).

Travail laborieux, forceps ou version, efforts prolongés de la période d'expulsion.

Volume exagéré du fœtus et en particulier de la tête fœtale.

Présence de varices vulvaires et vaginales : Cette cause est discutée et même niée actuellement car on ne s'expliquerait pas que thrombus fût si rare alors que varices sont si fréquentes chez femmes enceintes.

Pathogénie

Thrombus se forme par décollement de la paroi vaginale, soit sous l'influence d'un traumatisme, soit sous l'influence de la contraction utérine.

Dans ce dernier cas, fœtus volumineux pousse devant lui l'entonnoir vaginal et décolle par compression mécanique la paroi du vagin.

Hémorragie provient des petits vaisseaux *artériels et veineux* qui ont été rompus par arrachement ; elle n'apparaît souvent qu'après la délivrance, la compression exercée par le fœtus empêchant généralement l'hématôme de se produire.

COMPLICATIONS ET ACCIDENTS MATERNELS (*suite*)

THROMBUS PUERPÉRAL DE LA VULVE ET DU VAGIN (*suite*)

Symptômes

Douleur subite survenant presque toujours quelques moments après l'accouchement; elle est généralement vive et extrêmement aiguë, parfois sourde profonde, avec irradiations dans les lombes, les fesses et les cuisses.

Ténesme vésical et rectal, *envies de pousser* si thrombus est tant soit peu volumineux.

Au toucher tumeur arrondie, distendue, fluctuante, sans battements, le plus souvent unilatérale, se développant très rapidement; quelquefois épanchement sanguin est diffus et ne peut être délimité.

Symptômes généraux variables suivant le volume et l'étendue du thrombus. S'il est considérable, état général est grave comme dans toute hémorragie abondante : pâleur du visage, tendances syncopales, pouls petit, dépressible, refroidissement des extrémités, nausées, sueurs froides; mort est exceptionnelle.

Diagnostic

Diagnostic généralement facile : c'est la seule tumeur qui apparaisse ainsi au cours ou à la fin du travail et qui prenne un aussi rapide développement.

Poche des eaux, prolapsus utérin et inversion utérine ne seront pas confondus avec thrombus si on pratique un toucher minutieux.

Diagnostic de la variété de thrombus est surtout utile au point de vue du pronostic; il est souvent nécessaire de pratiquer le toucher anal et le toucher rectal pour bien délimiter le thrombus.

Terminaisons

a. Terminaison par *rupture précoce* qui peut avoir lieu par compression mécanique au moment de l'expulsion fœtale, ou qui survient *spontanément* dans les 2 ou 3 jours qui suivent l'apparition de la tumeur.
b. Terminaison par résolution.
c. Terminaison par suppuration.
d. Terminaison par infection.

Influence du thrombus de la grossesse ou du travail sur l'accouchement

Simple retard dans l'expulsion fœtale qui est possible habituellement malgré la présence du thrombus.
Légères difficultés de la délivrance.

Pronostic

Avant l'antisepsie mortalité maternelle était de 25 à 30 %.
Pronostic actuellement presque bénin sauf dans le cas où thrombus remonte dans l'abdomen.

Conduite à tenir

Pendant la grossesse
Repos au lit, éviter tout effort.
Ne pas toucher à cette tumeur qui reste d'ordinaire très limitée et guérit le plus souvent seule. — Au besoin tamponnement vaginal si tumeur prenait des proportions considérables.

Au cours du travail
Se bien garder d'inciser. Incision expose à une hémorragie très abondante, parfois mortelle et à l'infection; terminer le plus vite possible l'accouchement par une application de forceps; basiotripie si l'enfant est mort de façon à léser le moins possible les organes maternels.
Si rupture précoce, lavages antiseptiques de la cavité qui sera débarrassée de ses caillots et drainée, puis *tamponnement du vagin* et non de la cavité.
Tamponnement vaginal sera fait avec gaze iodoformée; il assure par compression le rapprochement des parois de la poche.

COMPLICATIONS ET ACCIDENTS MATERNELS (*suite*)

THROMBUS PUERPÉRAL DE LA VULVE ET DU VAGIN (*suite*) — **Conduite à tenir** (*suite*)

Après la délivrance :

Si thrombus n'a pas de tendance à s'accroître, l'abandonner à lui-même.

Si thrombus s'accroît, tamponnement vaginal antiseptique qui agit par compression et facilite résorption de l'épanchement.

Si symptômes généraux graves d'hémorragie (pouls au-dessus de 100) inciser et tamponner vagin pour arrêter hémorragie car celle-ci fuserait sous le péritoine pariétal jusque dans le ventre.

S'il y a menace de suppuration, inciser largement au point déclive; *lavages antiseptiques* et *tamponnement vaginal*.

Traitement de l'état général : Si la femme *devient exsangue par l'abondance de l'épanchement*, boissons alcooliques et injections hypodermiques de sérum artificiel.

ŒDÈME DE LA VULVE

Il consiste dans une accumulation de sérosité dans l'épaisseur des grandes lèvres.

Il est dû soit à une cause générale telle qu'albuminurie, soit à une gêne de la circulation locale par compression mécanique de la partie fœtale.

Se méfier de l'œdème des petites lèvres; il existe presque toujours un chancre.

Conduite à tenir : Si œdème très accusé, pratiquer mouchetures au moment de la dilatation vulvaire.

ŒDÈME DE LA LÈVRE ANTÉRIEURE DU COL : Voir page 81 (1ᵉʳ et 2ᵉ temps) et page 163.

RUPTURES & DÉCHIRURES DES ORGANES MATERNELS

DIVISION DES RUPTURES ET DÉCHIRURES DES ORGANES MATERNELS

Ruptures et déchirures de l'utérus { Ruptures utérines proprement dites. / Déchirures du col et du segment inférieur.

Déchirures vaginales.

Déchirures vulvo-périnéales.

RUPTURES DE L'UTÉRUS

Division des ruptures

D'après leur époque d'apparition

Ruptures de la grossesse : Très rares, presque toujours traumatiques.

Ruptures du travail : 1 sur 1000 accouchements.

— *du postpartum :* Très rares, presque toujours traumatiques (curetage post partum).

D'après leur degré

Ruptures incomplètes (pas de communication entre la cavité utérine et périnéale) :

Incomplètes internes : Péritoine toujours intact.

Incomplètes externes : Déchirure du péritoine accompagnée ou non d'une déchirure externe du muscle utérin.

Ruptures complètes : Communication entre les cavités utérine et péritonéale (cas les plus fréquents).

Ruptures compliquées : Blessure d'un organe voisin (ouverture de la vessie, de l'intestin).

Etiologie

D'après leur cause

Ruptures traumatiques : Elles peuvent occuper n'importe quelle partie de l'utérus.

— *spontanées :* Elles siègent soit au niveau du *locus minoris resistantiæ* (segment inférieur, tissu utérin malade), soit sur la ligne médiane où le péritoine est le plus adhérent au tissu sous-jacent.

Ruptures traumatiques

Accidentelles : Coup de feu ou de poignard, coups de corne de bœuf ou de vache. Choc violent sur le ventre, compression considérable de l'abdomen.

Obstétricales : Intervention manuelle (version), ou instrumentale (forceps, embryotomie, etc).

Criminelles : Ruptures assez fréquentes dans avortement criminel.

COMPLICATIONS ET ACCIDENTS MATERNELS (*suite*)

RUPTURES DE L'UTÉRUS (*suite*)

Etiologie (*suite*)

Ruptures spontanées

Causes utérines — Défaut de résistance de l'utérus sain : multiparité, âge avancé, amincissement progressif du segment inférieur. Défaut de résistance de l'utérus pathologique : dégénérescences tuberculeuse, cancéreuse, graisseuse, métrite chronique, tumeurs. Malformations utérines, cicatrices anciennes, obliquité de l'utérus. Rigidité ou oblitération du col. Surdistension utérine : grossesse gémellaire, hydramnios.

Causes intra-utérines ou fœtales — Hypermégalie fœtale physiologique ou pathologique. Présentations vicieuses. Putréfaction fœtale qui agit sur utérus par l'action paralysante des gaz fétides Esquilles fœtales dans la basiotripsie.

Causes péri-utérines — Rétrécissements du bassin. Saillie du promontoire. Bassin épineux rachitique, bassin fracturaire. Saillie d'un petit membre fœtal sur lequel l'utérus vient s'amincir, s'user.

Causes obstétricales — Lutte exagérée entre l'utérus et les obstacles qui s'opposent à l'expulsion du fœtus. Rigidité du segment inférieur par décollement prématuré du placenta, syphilis ou cancer. Défaut d'intervention. Tétanisation de l'utérus par l'administration intempestive de l'ergot de seigle.

Mécanisme des ruptures spontanées (2 modes de rupture spontanée)

a. Rupture par amincissement du segment inférieur — Par suite de la disproportion entre la puissance expulsatrice et la résistance utérine, le *segment inférieur s'allonge et s'amincit progressivement* et prend la forme des parties fœtales sur lesquelles il s'applique, de telle sorte qu'il est tiraillé non-seulement de haut en bas, mais encore dans le sens transversal ; finalement il arrive à se rompre. La déchirure qui peut se produire dans toutes les directions, a lieu le plus souvent à gauche ; elle est d'ordinaire transversale et siège à l'union du segment supérieur et inférieur au niveau de l'anneau de Baudl ; elle est plus ou moins complète suivant l'intensité de la contraction utérine. Si déchirure limitée, fœtus reste dans cavité utérine. Si déchirure plus étendue, fœtus peut passer sous le péritoine qu'il soulève ou pénétrer dans l'abdomen au milieu des anses intestinales.

b. Rupture par compression de la paroi utérine — Rupture peut être due à la compression de la paroi utérine entre la région fœtale qui se présente et la paroi osseuse du bassin : il se produit souvent du sphacèle consécutif.

Symptômes

Signes fonctionnels — *Douleur abdominale suraiguë subite,* angoissante, localisée, survenant au moment même de la cause accidentelle dans les ruptures utérines traumatiques, et pendant la période d'expulsion généralement dans les ruptures spontanées. Douleur localisée, qui était d'abord suraiguë, perd de son acuité et devient *continue*.

COMPLICATIONS ET ACCIDENTS MATERNELS (*suite*)

RUPTURES DE L'UTÉRUS (*suite*)

Symptômes (*suite*)

Signes fonctionnels (*suite*)

Sensation de déchirure intérieure ressentie parfois par la parturiente au moment de la douleur sur-aiguë ; souvent *bruit sourd* ou *craquement* perçu par la mère ou les assistants.

Contractions utérines sont généralement supprimées; quelquefois elles restent aussi intenses qu'à l'état normal ; parfois aussi elles ne disparaissent que temporairement et reviennent spontanément.

Hémorragie accompagne le plus souvent rupture utérine ; elle est *externe* ou *interne*, — *faible* si la partie fœtale comprime la déchirure ou si l'utérus vide se rétracte après le passage du fœtus dans le ventre, — ou *forte* s'il y a inertie, décollement du placenta, rupture au niveau de l'insertion placentaire.

Sang est poisseux, noirâtre.

Etat général devient subitement plus ou moins grave suivant l'abondance de l'hémorragie. Dans les cas graves visage pâle, altéré, sueurs froides, pouls petit, filiforme, défaillances, syncopes, nausées, vomissements, sensation de barre, etc.

Symptômes péritonitiques ne tardent pas à apparaître : vomissements, douleur sourde se généralisant, ballonnement du ventre, facies péritonéal.

Auscultation : Plus de bruits du cœur, fœtus ayant généralement succombé.

Toucher vaginal : Rien d'anormal si fœtus est resté dans l'utérus.

Région fœtale qui se présente est devenue subitement inaccessible si fœtus est passé complètement ou incomplètement dans cavité abdominale.

Signes physiques

Palper abdominal : Si fœtus est resté dans utérus, ce dernier conserve sa forme ; au niveau de la rupture douleur localisée augmentant par la pression ; quelquefois empâtement et crépitation gazeuse due à l'emphysème au niveau de la région douloureuse.

Si fœtus est passé complètement ou incomplètement dans l'abdomen, existence de 2 tumeurs formées : l'une par le fœtus, l'autre par l'utérus plus ou moins rétracté qu'on peut prendre pour un fibrôme.

Examen direct de la cavité utérine : L'introduction de la main dans l'utérus permet d'aller constater le siège et l'étendue de la déchirure.

L'intestin a quelquefois fait hernie dans la plaie utérine et s'y est étranglé.

Il est arrivé exceptionnellement que certaines ruptures utérines seraient passées inaperçues si l'accoucheur n'avait été obligé d'aller faire la délivrance artificielle.

Terminaisons

a. Cicatrisation et guérison.
b. Mort rapide (hémorragie et collapsus).
c. Mort retardée (péritonite et septicémie).

Pronostic

Très grave pour l'enfant. Mortalité fœtale 90 %.

Grave également pour la mère, mais beaucoup moins sérieux depuis que l'antisepsie a diminué les risques des opérations abdominales.

Conduite à tenir

Traitement préventif

Jamais d'ergot de seigle.

Laudanum ou morphine si exagération des contractions.

Pas de version si partie fœtale est trop fortement engagée ou si utérus est trop rétracté.

Aucune violence dans les interventions.

Intervenir si l'accouchement est trop lent ou ne peut se terminer spontanément.

COMPLICATIONS ET ACCIDENTS MATERNELS (*suite*)

RUPTURES DE L'UTÉRUS (*suite*) — **Conduite à tenir** (*suite*) — **Traitement curatif** :

Extraction du fœtus par les voies naturelles : *Extraire le plus vite possible le fœtus par les voies naturelles* s'il est resté dans l'utérus ou s'il n'est qu'incomplètement engagé dans la plaie utérine qui devra être *suffisamment large*. L'extraction se fera soit à l'aide du forceps, soit à l'aide du basiotribe si l'enfant est mort ou hydrocéphale, soit exceptionnellement à l'aide de la version.

Extraction du fœtus par la voie abdominale : *Laparotomie* tend de plus en plus à être employée dans le traitement des ruptures utérines ; elle sera le moyen de choix si fœtus est en entier hors de l'utérus, ou serré entre les lèvres de la plaie rétractée. Laparotomie sera suivie de la suture utérine si déchirure est peu étendue, à bords réguliers, — ou de l'opération de Porro (hystérectomie) si plaie utérine est étendue, irrégulière, anfractueuse, car l'utérus a peu de tendance à se cicatriser.

Délivrance artificielle : Quel que soit le procédé d'extraction du fœtus il faut toujours, pour éviter une hémorragie, pratiquer la *délivrance artificielle* immédiatement après avoir extrait l'enfant.

Traitement général : Alcool, glace, quinine. Injections de caféine, d'éther, de sérum artificiel.

DÉCHIRURES DU COL

Fréquence : *Déchirures du col* et surtout de la *portion vaginale du col* sont assez communes pendant le travail et beaucoup plus fréquentes que les ruptures utérines ; elles peuvent se propager au segment inférieur et s'ouvrir dans le ligament large sans toutefois communiquer avec la cavité péritonéale.

Causes :
Œdème par compression de la lèvre antérieure dans les positions postérieures du sommet.
Efforts prématurés de la parturiente qui *pousse* avant que la dilatation soit complète.
Rigidité pathologique et oblitération du col.
Intervention prématurée de l'accoucheur soit par le forceps soit par la version alors que dilatation du col n'est pas suffisante.
Rupture prématurée des membranes qui rend la compression de la paroi utérine plus directe.
Application par erreur du *forceps* sur le segment inférieur qui se trouve arraché, décollé.

Anatomie pathologique (3 variétés de déchirures du col) :

a. Perforations : Par suite de la compression prolongée, il se produit des eschares qui tombent quelques jours après l'accouchement et laissent un trou, une perforation ; il se forme même parfois des fistules vésico-utérines et autres.

b. Déchirures proprement dites : Elles siègent le plus souvent du côté gauche ; parfois elles sont bilatérales, col formant 2 valves dont l'une est antérieure et l'autre postérieure. La déchirure peut n'occuper que l'*orifice externe* (cas le plus fréquent) ; elle peut gagner l'orifice *interne* et même empiéter sur l'*utérus* et le *vagin*.

c. Variété annulaire (rare) : Rigidité du col est quelquefois telle qu'une véritable *couronne* de tissu utérin au centre de laquelle se trouve l'orifice cervical se trouve emportée comme une rondelle sous l'influence des contractions utérines. Bouffe de Saint-Blaise a le premier montré que cette couronne de tissu enlevé ne présentait aucune lésion.

36

COMPLICATIONS ET ACCIDENTS MATERNELS (*suite*)

DÉCHIRURES DU COL (*suite*)

Signes
Un *écoulement sanguin* plus ou moins abondant qui survient au moment de la période d'expulsion et se continue après l'accouchement sans qu'il y ait inertie doit faire craindre déchirure du col.
Le *toucher* et l'*examen direct au speculum* confirment le diagnostic.

Traitement

Préventif
Empêcher les efforts prématurés d'expulsion.
N'intervenir que lorsque la dilatation est complète.

Curatif
Si hémorragie légère, injections vaginales chaudes.
Si hémorragie abondante après l'accouchement, suturer la plaie pour éviter une cicatrice vicieuse ainsi que l'infection.

DÉCHIRURES DU VAGIN

Déchirures vaginales sont généralement le résultat d'un empiètement des déchirures du col ou de la vulve sur le vagin.

Déchirures isolées du vagin sont rares ; elles sont dues soit à une étroitesse ou à une malformation du vagin, soit à une application de forceps dont les branches labourent quelquefois la paroi postérieure.

Déchirures de la paroi antérieure sont exceptionnelles et intéressent parfois l'urèthre ; celles de la paroi postérieure siègent sur un des côtés de la ligne médiane, la colonne postérieure étant plus résistante.

Si la compression fœtale est prolongée, il peut se former une eschare qui tombe au bout de quelques jours et détermine par la perte de substance qu'elle occasionne des *fistules* recto, vésico ou uréthro-vaginales.

Déchirures vaginales occasionnent une hémorragie plus ou moins grave ; les suturer pour arrêter l'écoulement sanguin et éviter l'infection.

Les *fistules* qui permettent le passage de l'urine ou des matières fécales par la voie vaginale nécessitent des opérations délicates qui ne sont pas toujours suivies de succès.

DÉCHIRURES VULVO-PÉRINÉALES

Fréquence
Les déchirures vulvo-périnéales sont les plus fréquentes parmi les déchirures des organes maternels : 30 % chez les primipares ; 10 % chez les multipares, si on ne tient pas compte de la déchirure inférieure du 1er degré qui existe 90 fois sur 100.

Variétés

Déchirures latéro-supérieures
1er *degré* : Simple éraillure sur face inférieure des nymphes (bord libre n'est pas atteint).
2e *degré* : Bord libre des petites lèvres et du capuchon est intéressé.
3e *degré* : Canal uréthral est atteint.

Déchirures inférieures ou postérieures

Déchirures incomplètes
1er *degré* : Commissure naviculaire postérieure est seule intéressée. Fréquence chez primipares 95 %.
2e *degré* : Fourchette est entamée ; déchirure peut aller tout près de l'anus sans toutefois atteindre le sphincter.

Déchirures complètes
3e *degré* : Sphincter anal est intéressé ; large brèche vagino-rectale.

Déchirures complexes
Déchirures sont dites complexes quand les deux variétés précédentes sont réunies sur le même sujet. On a compté jusqu'à 8 plaies vulvo-périnéales sur la même femme.

Déchirure centrale du périnée
Très rare. — Charpentier n'en cite que 45 cas. Elle s'observe surtout chez les femmes qui ont le périnée très long et la vulve en avant (*femmes à type droit* de Charpy).
Déchirure centrale consiste dans une large fente située entre l'anus et la vulve qui sont rarement intéressés et par laquelle le fœtus sort tout entier.
Cette fente qui peut se produire de dedans en dehors et exceptionnellement de dehors en dedans est due soit à la surdistension du périnée, soit à la présence d'une petite partie fœtale qui exerce sur le périnée une pression localisée et finit par le rompre.

COMPLICATIONS ET ACCIDENTS MATERNELS (*suite*)

DÉCHIRURES VULVO-PÉRINÉALES (*suite*) — **Mécanisme des ruptures du périnée et moyens de les éviter (1)**

Sauf la déchirure centrale, *les plaies vulvo-périnéales ont fréquemment l'hymen comme point de départ* (Budin). Cette déchirure hyménéale initiale peut, selon la comparaison de Pajot, être regardée comme le coup de ciseaux donné par le commis de nouveautés qui veut déchirer une étoffe ; la traction suffit ensuite pour la diviser complètement.

Ruptures se produisent soit au passage de la tête, soit au passage des épaules.

Division des ruptures du périnée d'après leurs causes

- *a.* Ruptures du périnée par excès de volume des parties fœtales.
- *b.* Ruptures du périnée par vice de direction des parties fœtales.
- *c.* Ruptures du périnée par vice de conformation du périnée.
- *d.* Ruptures du périnée par vice de direction du périnée.

a. Rupture du périnée par excès de volume des parties fœtales

Si tête et épaules sont trop volumineuses par rapport à la dimension et à l'extensibilité des parties molles maternelles, déchirures périnéo-vulvaires se produiront même dans les meilleures conditions. Accoucheur devra redoubler de précautions pour limiter les déchirures dans ces cas exceptionnels.

Tête et épaules doivent se présenter **progressivement** *aux orifices à traverser par leurs plus* **petites circonférences.**

D'où danger de rupture quand les parties fœtales seront expulsées ou extraites *avec brusquerie* ou en présentant leurs *plus grandes circonférences.*

b. Ruptures par mauvaise direction des parties fœtales pendant leur sortie — *Ruptures par sortie trop brusque des parties fœtales*

a. **Efforts expulsifs immodérés, tête première :** Rupture sera à peu près certaine s'il n'existe pas une pause entre la traversée de l'orifice vulvaire par la circonférence So O B et la traversée de cet orifice par la circonférence So O F, plus considérable.

Accoucheur obtiendra l'expulsion progressive, **sans brusquerie,** *s'il empêche la femme de pousser à partir du moment précis où il sentira la fontanelle antérieure poindre à la commissure postérieure de la vulve.* Il réglera la sortie de la tête avec la main droite qui restera constamment en place, et pendant l'intervalle des contractions il refoulera avec la main gauche la commissure antérieure en arrière de l'occiput et dégagera successivement une bosse pariétale, puis l'autre.

b. **Application du forceps :** Pour éviter rupture, praticien devra encore *régler la sortie, maintenir au lieu de tirer* pendant les poussées, et mettre une pause entre la sortie de la circonférence So O B et celle de la circonférence So O F.

c. **Sortie des épaules :** Epaules ne doivent sortir ni brusquement ni simultanément.

---

(1) L'exposé que nous donnons n'est que le résumé de l'article du Dr Wallich sur le mécanisme des ruptures du périnée. *Revue pratique d'Obstétrique et de Pædiatrie* (Décembre 1897 — Janvier 1898, n°ˢ 117 et 118).

COMPLICATIONS ET ACCIDENTS MATERNELS *(suite)*

DÉCHIRURES VULVO-PÉRINÉALES *(suite)*

Mécanisme des ruptures du périnée et moyens de les éviter *(suite)*

b. Ruptures par mauvaise direction des parties fœtales pendant leur sortie *(suite)*

Ruptures par sortie trop brusque des parties fœtales (suite)

Accoucheur devra empêcher femme de pousser pendant qu'il fait l'extraction du tronc ; après avoir accompli la rotation externe de la tête, il tirera en bas de façon à amener l'épaule antérieure au-dessous du pubis, puis il relèvera le fœtus et tirera en haut pour conduire l'épaule antérieure au-devant du pubis ; ce mouvement entraîne l'épaule postérieure hors de la vulve.

d. **Sortie de la tête dernière** : Elle devra être pratiquée *lentement* et *progressivement*. Circonférence So O F, la plus grande, sort avant la circonférence So O B plus petite ; d'où grandes précautions et grande lenteur dans le mouvement de relèvement du fœtus qui favorise sortie de la tête.

Ruptures dépendant d'un vice de direction de la tête

a. **Direction vicieuse de la tête première :**
α. *Sommet.* — Mouvements de *progression* et de *déflexion* doivent être *combinés, non dissociés* comme dans l'état normal si on veut éviter rupture. Si progression spontanée se fait sans déflexion suffisante, ou si tractions sont mal dirigées dans les applications de *forceps*, tête se présentera par les circonférences *occipitales* qui sont plus grandes que les circonférences *sous-occipitales*.

Redoubler les précautions dans les présentations du sommet en O S, la circonférence qui se présente étant forcément *occipito*-frontale.

β. *Face.* — *Flexion* devra être associée à la *progression*. Face devra franchir la vulve en présentant les circonférences *sous*-mento bregmatiques et *sous*-mento occipitales moins considérables que les circonférences passant par le menton même.

b. **Direction vicieuse de la tête dernière :** Sortie de la tête dernière doit s'exécuter par un mouvement combiné de *progression* et de *flexion*.

Flexion, qui devra être très prononcée, s'obtient à l'aide des doigts introduits dans la bouche et par le relèvement du tronc au-devant du pubis et du ventre de la mère ; elle devra être exécutée *lentement, sans brusquerie* pour éviter rupture.

Tête dernière devra se présenter à la vulve par les circonférences *sous*-occipitales ; par suite, il faudra modérer le mouvement de progression sous peine d'entraîner l'occiput sous le pubis et d'amener à la vulve les circonférences occipitales plus volumineuses.

COMPLICATIONS ET ACCIDENTS MATERNELS *(suite)*

DÉCHIRURES VULVO-PÉRINÉALES *(suite)*

Mécanisme des ruptures du périnée et moyens de les éviter *(suite)*

c. Ruptures par vice de conformation du périnée

Les ruptures reconnaissent comme point de départ :
a. Le *manque d'élasticité naturelle* qu'on rencontre souvent chez *primipares âgées.*
b. Le *manque d'élasticité pathologique* dû soit à *cicatrices anciennes,* soit à *œdème de la vulve et du périnée* (dans ce dernier cas région périnéo-vulvaire ne peut plus se dilater, elle ne peut que se rompre).
c. La mauvaise *constitution* anatomique du périnée *(mauvais tissus).* Pinard annonce la déchirure comme très probable chez les femmes dont le ventre et les cuisses sont sillonnés de larges et nombreuses vergetures qui indiquent le manque de résistance et d'élasticité des tissus.

Dans ces divers cas, la vulve et le périnée n'ont ni une souplesse, ni une élasticité suffisante, quelle que soit la lenteur de la sortie fœtale.

Rôle de l'accoucheur devra être de limiter les déchirures en dirigeant bien la sortie de la partie fœtale qui se présente.

Mouchetures ont été employées avec succès dans les cas d'œdème de la vulve et du périnée.

Incisions médio-latérales, préférables aux incisions en Λ renversé partant de la fourchette ont été pratiquées lorsqu'il y a défaut d'élasticité naturelle ; ces incisions doivent être exceptionnelles ; n'y avoir recours que lorsque le fœtus est sérieusement en danger.

d. Ruptures par vice de direction du périnée

Périnées peuvent être trop courts ou trop longs :
Si périnée trop court, insuffisamment *étoffé,* vulve est en arrière ; rupture survient par défaut d'ampliation et par sortie trop brusque du fœtus.
Si périnée trop long, vulve est en avant ; effort se fait non plus vers l'orifice vulvaire, mais vers le centre du périnée ; déchirure centrale est à craindre ; déchirures sous-vaginales du releveur sont fréquentes et s'annoncent parfois par un *craquement* qui survient pendant le travail.

Accidents et inconvénients des ruptures du périnée

Accidents prochains

Immédiats : Hémorragie.
Secondaires : Phénomènes infectieux.

Accidents tardifs

Déviations utérines, prolapsus, l'utérus étant mal soutenu lorsque le plancher pelvien et particulièrement le releveur sont intéressés.

Diagnostic

S'assurer si déchirure vulvo-périnéale est *complète* ou *incomplète.*
Se bien rendre compte de l'*étendue* des dégâts ; *ne pas oublier de vérifier l'état du conduit vaginal* qui présente parfois une déchirure étendue alors que la plaie périnéale est peu développée.
Songer aux déchirures sous-vaginales du releveur.

Pronostic

Variable suivant étendue de la déchirure ; phénomènes infectieux deviennent de plus en plus rares depuis l'emploi de l'antisepsie.

Traitement

Préventif : Il a été étudié avec le mécanisme des ruptures.

Curatif

Le devoir de l'accoucheur est de fermer les portes à l'infection : d'où suturer immédiatement après l'accouchement les déchirures complètes ou incomplètes ainsi que les fistules primitives qui peuvent exister.

Sutures seront faites avec du fil, du catgut ou du crin de Florence. Sutures en surjet sont préférables.

Si déchirure minime : accolement des cuisses et pansement antiseptique.

Déchirures centrales du périnée guérissent bien : cicatrisation se fait spontanément surtout lorsque la perforation n'a été pour ainsi dire que temporaire et n'a pas donné passage au fœtus qui a été expulsé par les voies naturelles.

DIFFICULTÉS ET ACCIDENTS DE LA DÉLIVRANCE

DIFFICULTÉS ET ACCIDENTS DE LA DÉLIVRANCE

Définition

Les difficultés de la délivrance ne sont autres que les anomalies qui surviennent dans les deux premiers temps de l'accouchement annexiel (défaut de décollement placentaire, rétention anormale) et rendent la délivrance difficile, dangereuse et même impossible sans intervention.

Les *accidents de la délivrance* sont les *phénomènes fortuits* ou *accidentels* qui peuvent surgir pendant la délivrance et mettre l'existence de la femme en danger.

Difficultés et accidents de la délivrance peuvent exister soit isolément soit simultanément.

Classification

a. *Difficultés de la délivrance* : Défaut de décollement du placenta (par inertie utérine. (par adhérences anormales. — Rétention anormale du placenta.

b. *Accidents de la délivrance* :
- *Immédiats* : Hémorragie. Inversion utérine. Rupture du cordon. Perforation utérine.
- *Tardifs* : Hémorragies secondaires. Septicémie.

DIFFICULTÉS DE LA DÉLIVRANCE

a. DÉFAUT DE DÉCOLLEMENT DU PLACENTA

a. Défaut de décollement par inertie utérine

Signes de l'inertie utérine

Absence complète des contractions utérines ou *insuffisance* des dites contractions suivant qu'inertie est *complète* ou *incomplète*.

Utérus est *mou*, flasque, difficile à circonscrire ; il remonte au niveau ou même au-dessus de l'ombilic alors que normalement il devrait n'arriver qu'à 2 cent. au-dessous de l'ombilic.

Conséquences de l'inertie

Pas de décollement du placenta et par conséquent pas d'hémorragie tant qu'inertie est ou reste complète.

Si inertie est incomplète ou survient dans le cours de la délivrance, il se produit ou il s'est déjà produit un *décollement partiel* du placenta qui donne lieu à une hémorragie plus ou moins abondante.

Conduite à tenir pour la délivrance dans l'inertie

a. **Inertie complète** : L'hémorragie n'existant pas puisqu'il n'y a pas de décollement du placenta, attendre les contractions utérines et *bien se garder de tirer sur cordon* dans la crainte d'amener hémorragie par décollement placentaire.

Au bout d'une 1/2 heure d'attente provoquer contraction utérine en exerçant quelques frictions énergiques sur l'utérus. En cas d'insuccès pratiquer des injections intra-cervicales et au besoin intra-utérines d'eau bouillie à 48 ou 50°.

Dès que contractions utérines seront réveillées, renouveler frictions utérines et faire *délivrance par expression, jamais par traction* (dans l'intervalle des contractions).

b. **Inertie incomplète** : Il y a hémorragie externe par suite du décollement partiel du placenta : *aller chercher le placenta*.

Conduite à tenir après la délivrance

Donner thé, café, grogs.

Surveiller attentivement la femme pendant plusieurs heures.

Faire à nouveau des irrigations chaudes si utérus tend à redevenir inerte.

DIFFICULTÉS DE LA DÉLIVRANCE (*suite*)

a. DÉFAUT DE DÉCOLLEMENT DU PLACENTA (*suite*)	**b. Défaut de décollement par adhérences anormales du placenta**	*Variétés des adhérences*

Variétés des adhérences :
Adhérence totale : tout le placenta est adhérent à l'utérus.
Adhérence partielle : placenta est en partie adhérent, en partie décollé.

Causes :
Placentite, endométrite, survenant dans le cours de la grossesse. *Malformations, cornes utérines.*

Signes et diagnostic :

Utérus *se contracte* et forme *globe de sûreté* comme dans la délivrance normale.

Toutefois, lorsqu'au bout de 15 à 20 minutes l'accoucheur croit devoir faire des tentatives de délivrance, il constate que le placenta n'est pas descendu sur le col. L'expression utérine n'amène pas non plus cette descente ; les tractions du cordon sont douloureuses et peuvent amener sa rupture si elles sont trop énergiques ; cordon rentre dès que les tractions sont cessées.

Ces divers signes indiquent que le placenta est *enchatonné ou adhérent*.

Enchatonnement du placenta peut se reconnaître : 1° par la *palpation* : utérus est irrégulièrement contracté et déprimé au niveau de l'anneau de contraction ; 2° *par le toucher digital ou manuel* : placenta se trouve retenu par le *spasme* d'un orifice normal ou de néo-formation.

Adhérences anormales du placenta sont *fausses* ou *vraies*.

Dans *fausse adhérence* ou *pseudo-adhérence* de Cavilan, de Durango (Mexique), placenta reste accolé à la paroi utérine par le fait de la *pression atmosphérique ;* il suffit de perforer placenta avec le doigt pour laisser pénétrer l'air ; la délivrance se fait ensuite sans difficultés.

Adhérence vraie est *totale* ou *partielle* : Dans adhérence totale *pas d'hémorragie*, aucun vaisseau n'étant ouvert. Dans adhérence partielle, il *y a hémorragie intra-utérine* par suite du décollement partiel du placenta.

Diagnostic de l'adhérence vraie est facile à faire *tant qu'orifice interne du col ne s'est pas rétracté ;* souplesse du col et absence d'un orifice de néo-formation montrent que placenta ne peut être retenu que par adhérence ou pseudo-adhérence. (Nous avons vu comment on reconnaissait cette dernière).

Variété d'adhérence est établie d'après l'existence ou la non-existence de l'*hémorragie intra-utérine*.

Hémorragie intra-utérine se reconnaît facilement par l'examen direct de la vulve, du vagin et du col.

Hémorragie intra-utérine peut être due soit à l'inertie utérine (utérus est mou, flasque), soit à l'adhérence partielle du placenta (utérus est généralement dur, globuleux, contracté).

Diagnostic de l'adhérence est plus difficile *si l'orifice interne du col est rétracté* : adhérence totale et enchatonnement seront facilement confondus *s'il n'y a pas hémorragie* et ne se reconnaîtront que lorsqu'on pratiquera la délivrance artificielle. — L'écoulement sanguin intra-utérin sera dû à l'adhérence partielle *si utérus se contracte et se rétracte normalement*.

DIFFICULTÉS DE LA DÉLIVRANCE (*suite*)

a. DÉFAUT DE DÉCOLLEMENT DU PLACENTA (*suite*)

b. **Défaut de décollement par adhérences anormales du placenta** (*suite*)

Conduite à tenir — Délivrance artificielle

S'il n'y a pas hémorragie, attendre 1 heure, 1 heure 1/2 même avant de pratiquer délivrance artificielle; ne pas trop attendre toutefois et *intervenir avant que l'orifice interne ne se soit rétracté au point de pouvoir gêner introduction de la main;* d'où toujours surveiller rétraction du col en cas d'expectation.
Si hémorragie, faire *de suite* la délivrance artificielle.

b. RÉTENTION DE L'ARRIÈRE-FAIX

2 variétés de rétention

a. **Rétention totale**

C'est la rétention de toutes les annexes de l'œuf (placenta et membranes).
Rétention totale du placenta ne s'observe pas sans rétention simultanée des membranes.

b. **Rétention partielle**

α. *Rétention d'une partie du placenta*

Rétention d'un ou plusieurs cotylédons — Il y a un ou plusieurs *godets* indiquant une perte de substance.

Rétention d'un cotylédon accessoire — Les vaisseaux qui aboutissent au cotylédon accessoire sont brusquement rompus au niveau de la perte de substance produite par l'arrachement du cotylédon. Il est souvent nécessaire d'*examiner la membrane par transparence* pour constater la présence des vaisseaux qui indiquent l'existence d'un cotylédon ou placenta accessoire (Ribemont).

β. *Rétention des membranes en totalité :* Placenta sort découronné.

γ. *Rétention d'une partie des membranes* — Craindre rétention partielle des membranes si on ne peut arriver à les reconstituer complètement après la délivrance.

Pathogénie (1)

Il y a *rétention de l'arrière-faix* toutes les fois qu'il se trouve retenu dans la cavité utérine soit par des adhérences, soit par l'insuffisance de dilatation de l'orifice cervical, soit par la contraction de l'orifice cervical ou d'un orifice de néo-formation, soit par malformations ou tumeurs, soit par rupture utérine.

a. **Rétention de l'arrière-faix par adhérences**

Rétention par adhérences physiologiques — Elle survient quand l'expulsion naturelle ou l'extraction artificielle de l'arrière-faix a lieu avant décollement complet.
Elle est le résulat de *contractions utérines trop brusques et trop violentes*, ou d'une *intervention prématurée*, ou de l'*accouchement debout*.
Les parties *non encore décollées* (placenta ou membranes) résistent aux efforts d'expulsion ou de traction, ou aux effets de la pesanteur et sont retenus dans la cavité utérine; on peut observer tous les degrés de rétention partielle cités plus haut.

Rétention par adhérences anormales — Voir défaut de décollement par adhérences anormales du *placenta*, page 287.
Adhérences *des membranes* succèdent souvent aux hémorragies de la grossesse; d'où craindre rétention des membranes quand une femme a perdu du sang pendant le développement de l'œuf.
L'adhérence de la caduque est physiologique pendant le 2ᵉ trimestre.

---

(1) Nous ne comprenons pas l'*inertie* dans les causes de rétention placentaire : il y a en réalité défaut de décollement et non rétention ; le décollement s'accomplit normalement dès qu'on arrive à réveiller contractions utérines.

DIFFICULTÉS DE LA DÉLIVRANCE (*suite*)

b. Rétention par insuffisance de dilatation de l'orifice cervical

Cet accident est surtout fréquent dans l'avortement et rare dans l'accouchement à terme.

Il est exceptionnel que *l'excès de volume du placenta* soit une cause de rétention de l'arrière-faix.

Les *placentas multiples* peuvent former une masse adhérente dont le volume empêche l'engagement à travers l'orifice cervical (rare).

L'expulsion du délivre peut se trouver quelquefois gênée par l'existence d'un *caillot volumineux* encapuchonné dans les membranes ou par la vessie pleine.

b. **RÉTENTION DE L'ARRIÈRE-FAIX** (*suite*) — **Pathogénie** (*suite*)

c. Rétention du placenta par contracture anormale (Spasme utérin)

Contracture anormale de l'utérus ou spasme utérin peut être limité au corps, au col de l'utérus, ou porter sur tout l'organe.

a. *Spasme de l'orifice externe du col*

Auvard dit que cette variété n'est pas prouvée.

Pinard enseigne que la contracture spasmodique de l'orifice externe n'existe qu'au cas où la femme a pris de l'ergot de seigle ; il y a *emprisonnement* de l'arrière-faix.

b. *Spasme de l'orifice interne du col*

Spasme de l'orifice utérin produit l'emprisonnement du placenta.

2 variétés d'emprisonnement

a. *Enkystement* si placenta est complètement au-dessus de l'orifice interne.

b. *Encadrement* si placenta est plus ou moins engagé dans orifice interne. Encadrement peut être *prononcé*, *moyen* ou *faible*.

Cause la plus fréquente : Ergot de seigle.

c. *Spasme d'un orifice de néo-formation* (Hourglass)

Corps de l'utérus peut se contracturer en un point quelconque (généralement au niveau de l'anneau de Bandl ou au voisinage de l'une des cornes).

Il prend la forme d'un sablier (*hourglass*).

Il y a *enchatonnement* du placenta.

2 variétés d'enchatonnement

a. *Enkystement* si placenta est complètement au-dessus de l'orifice de néo-formation.

b. *Encadrement* si placenta est plus ou moins engagé dans l'orifice de néo-formation.

d. *Spasme total de l'utérus*

Sous l'influence de l'ergot de seigle il peut y avoir contraction totale de tout l'utérus qui prend une consistance ligneuse, serre et emprisonne le cordon et l'arrière-faix. Cette contracture, rare à ce degré, disparaît en même temps que cesse l'action de l'ergot de seigle.

d. Rétention par malformations utérines ou par obstacles pathologiques

La *bifidité utérine* favorise les contractions partielles et par suite la rétention du placenta.

Les tumeurs utérines et les tumeurs de l'excavation ou du vagin par leur siège et leur volume peuvent créer un obstacle pathologique qui gêne la descente et l'expulsion du placenta. Ces cas sont rares.

DIFFICULTÉS DE LA DÉLIVRANCE *(suite)*

b. RÉTENTION DE L'ARRIÈRE-FAIX *(suite)*

Pathogénie *(suite)*

e. Rétention du placenta par rupture utérine — Rupture utérine peut être une cause de rétention soit par le fait du passage du placenta dans la cavité péritonéale, soit par le fait des mauvaises conditions mécaniques dans lesquelles s'accomplissent les contractions utérines.

Symptômes et diagnostic

a. Signes fournis par le palper — Utérus est dur, globuleux dans les cas de rétention; il est au contraire mou, flasque dans les cas d'inertie.
Utérus est régulièrement ou irrégulièrement contracté suivant que la contracture utérine est totale ou partielle.

b. Signes fournis par la descente du cordon — Cordon, *lié au ras de la vulve,* doit descendre de 7 centim. lorsque le décollement est complet. Descente du cordon sera nulle dans le cas d'adhérences et incomplète lorsque le placenta sera retenu par un obstacle anormal (contracture, malformation ou tumeur).

c. Signes fournis par le toucher — Toucher *digital* ou *manuel* permettra de constater si le placenta est accessible ou inaccessible et renseignera exactement sur la nature et le siège de la cause qui gêne l'expulsion du délivre.

Complications

a. Complication immédiate — Hémorragie plus ou moins grave par suite du décollement *partiel* du placenta.

b. Complications tardives — Hémorragies du post-partum. Tranchées utérines. Septicémie. — Elles sont dues à la présence de débris placentaires ou membraneux restés dans l'utérus.

Pronostic

Rétention totale est la moins grave; elle ne saurait passer inaperçue; il ne survient aucune complication si la délivrance artificielle est *bien* faite.
Il n'en est pas de même de la *rétention partielle* qui est souvent *méconnue* et qui provoque des *accidents infectieux* plus ou moins intenses.
Rétention isolée des membranes est beaucoup moins dangereuse que la rétention de débris placentaires.
Il faudra craindre rétention partielle si les lochies deviennent fétides, et si le pouls oscille entre 80 et 95, alors même qu'il n'y a pas d'élévation de température.
Accidents infectieux dus à la rétention partielle du délivre peuvent n'éclater qu'après 10, 12, 15 jours d'accouchement.

Conduite à tenir

a. Rétention totale — Attendre 1 heure, 1 heure 1/2 *s'il n'y a pas d'hémorragie* et faire *injections intra-utérines chaudes* avant de pratiquer la délivrance artificielle.
S'il y a hémorragie avec pouls aux environs de 100, extraire de suite le placenta.

b. Rétention partielle — *Si rétention de débris placentaires,* intervention immédiate est de rigueur; il faut aller les décoller avec la main en ayant bien soin de ne pas déchirer ni perforer le tissu utérin.
Si rétention isolée des membranes, 2 méthodes sont en présence: l'intervention ou l'expectation armée. L'*intervention* devra toujours être la méthode de choix; si les membranes sont trop adhérentes, placer sur elles un *fil aseptique* qu'on laissera dans le vagin et sur lequel on pourra tirer les jours suivants. L'*expectation armée* consiste à attendre l'expulsion spontanée des membranes et à faire de fréquentes injections intra-utérines antiseptiques pour éviter l'infection.
Si *phénomènes infectieux* surviennent quelques jours après la délivrance, pratiquer l'écouvillonnage ou le curetage de l'utérus.

ACCIDENTS IMMÉDIATS OU PRIMITIFS DE LA DÉLIVRANCE

a. HÉMORRAGIES PENDANT LA DÉLIVRANCE

Généralités

D'une façon générale toute accouchée perd en moyenne 300 ou 400 grammes de sang pendant la délivrance; cette hémorragie *physiologique, normale* existe toujours, qu'elle soit *externe* ou *interne*.

Hémorragie de la délivrance cesse d'être physiologique et devient *pathologique* quand elle compromet la santé de l'accouchée.

Le *critérium* de l'hémorragie pathologique repose sur *l'état général de la femme,* sur la fréquence de son *pouls* qui dépasse 100 lorsqu'il y a danger, et non sur la *quantité de sang* écoulé ou épanché. A un moment donné telle femme courra de grands dangers avec une perte minime de sang (100 grammes par exemple), alors que telle autre ne donnera aucune inquiétude avec une perte de sang beaucoup plus considérable.

L'hémorragie pathologique est l'accident habituel et redoutable de la délivrance. Elle peut être : *interne, externe* ou *mixte.*

Division

α. Hémorragies non utérines

Causes : Déchirures du col, du vagin ou de la vulve ; — rupture d'un thrombus ou de varices vaginales.

Diagnostic : Présence d'un globe; utérus contracté fait craindre hémorragie non-utérine; examen au spéculum en révèle le siège.

Conduite à tenir : Injections vaginales chaudes, ligature, suture.

β. Hémorragies utérines

Causes des hémorragies utérines

a. *Inertie utérine* — Inertie de l'utérus est une sorte de *syncope* utérine ; muscle utérin qui a été surdistendu, fatigué ou *étonné* par évacuation trop rapide de son contenu est incapable de se rétracter; sinus restent béants et saignent abondamment par suite du *défaut de rétraction.*

b. *Adhérences partielles et décollement incomplet du placenta* — Hémorragie sera d'autant plus abondante que le décollement sera plus étendu.

c. *Tractions intempestives du cordon* — Elles peuvent produire un arrachement partiel du placenta; d'où hémorragie.

d. *Déchirures et ruptures utérines.*

e. *Inversion utérine.*

f. *Insertion vicieuse du placenta* — Hémorragie est fréquente par suite du défaut de rétraction du segment inférieur pauvre en fibres musculaires.

g. *Rétention partielle ou totale du délivre* — Toute rétention partielle ou totale du délivre peut en gênant le retrait de l'utérus devenir la source d'une hémorragie.

Symptômes

Symptômes généraux — Pâleur de la face, bourdonnements d'oreilles, malaise général, dyspnée, tendance syncopale, pouls petit, fréquent.

Symptômes locaux — *Si hémorragie interne,* gonflement du ventre; utérus *mou,* fluctuant remonte au-dessus de l'ombilic jusque dans le creux de l'estomac. *Si hémorragie externe ou mixte,* sang sort à flots ou par gros caillots soit avant le délivre, soit en même temps. Flot devient encore plus abondant si on fait l'expression utérine dans hémorragie mixte.

ACCIDENTS IMMÉDIATS OU PRIMITIFS DE LA DÉLIVRANCE (*suite*)

a. HÉMORRAGIES PENDANT LA DÉLIVRANCE (*suite*) — Division (*suite*) — Hémorragies utérines (*suite*)

Diagnostic

D'abord s'assurer que l'hémorragie est utérine et non vulvo-vaginale.

Rechercher ensuite la cause de l'hémorragie utérine.

Utérus mou, volumineux est un utérus inerte.

Pronostic

Varie avec l'abondance, la cause et le traitement de l'hémorragie.

Hémorragie peut emporter en peu de temps une femme qui n'a pas donné un seul moment d'inquiétude.

Hémorragie prédispose l'accouchée à la septicémie.

Conduite à tenir

A. — Traitement obstétrical

a. Compression de l'aorte abdominale

Faire comprimer l'aorte abdominale pendant qu'on s'aseptise mains, avant-bras et bras.

b. Vider l'utérus

Femme est laissée dans décubitus ordinaire si elle est trop faible ou est placée en position obstétricale.

Appliquer main gauche sur fond de l'utérus.

Introduire main droite dans cavité utérine.

Décoller rapidement placenta et détruire les adhérences s'il en existe.

N'extraire l'arrière-faix et les caillots que lorsque l'utérus est fortement rétracté sur la main.

Réintroduire la main pour s'assurer qu'il n'y a plus de caillots dans l'utérus ; les extraire s'il en existe.

Si rétraction utérine est lente, frictionner doucement avec les doigts la paroi interne de la cavité utérine.

L'utérus une fois vidé, faire une injection intra-utérine avec de l'eau bouillie à 48°.

B. — Traitement général

Grogs, boissons chaudes, café, thé.

Injections de caféine, d'éther, d'ergotine (1 à 2 grammes).

Injections hypodermiques ou intra-veineuses de sérum artificiel (1,200 à 1,500 grammes d'eau salée à 8 °/₀ dans les 24 heures).

*Auto-transfusion du D*ʳ *Prouf :* Elle consiste à comprimer de bas en haut avec des bandes les membres infʳˢ et au besoin les membres supʳˢ. — On obtient le même résultat en mettant la malade les pieds plus haut que la tête ; se servir d'une rallonge de table qu'on met sur le matelas et qu'on hausse sur le bord du lit (côté des pieds) ; l'inclinaison peut être de 60° ; le plan incliné atténue la dyspnée qui accompagne l'état syncopal.

ACCIDENTS IMMÉDIATS OU PRIMITIFS DE LA DÉLIVRANCE (*suite*)

b. INVERSION UTÉRINE

Définition : Intervention utérine est le retournement de l'utérus en dedans.

3 degrés
- Inversion incomplète ou *intra-utérine* : Fond de l'utérus ne dépasse pas l'orifice externe du col.
- Inversion complète : Inversion *intra-vaginale*. — *extra-vaginale*.

Fréquence : 1 inversion sur 200.000 accouchements.

Causes

Causes obstétricales (les plus fréquentes) : Tractions immodérées du cordon / Expression utérine trop brutale — Il est nécessaire qu'il y ait d'abord inertie utérine.

Causes maternelles : Efforts exagérés de la femme (exagération des contractions abdominales suffirait à retourner en dedans l'utérus *inerte*). D'autres fois utérus jouerait un rôle actif : contractions de la partie inférieure de l'utérus saisiraient le fond de l'organe inerte et le pousseraient vers le col.

Symptômes

a. Locaux

Palper : Existence d'un godet plus ou moins prononcé sur le fond de l'utérus (*dépression en cul-de-fiole* de Mauriceau). Si inversion prononcée, plus de globe utérin.

Toucher : Il permet de reconnaître degré d'inversion. *Si inversion intra-utérine* : présence d'une sorte de tumeur qu'on peut confondre avec placenta ou avec fibrôme sous-muqueux ; palper et toucher combinés permettront d'éclairer le diagnostic. *Si inversion intra* ou *extra-vaginale*, vagin est plus ou moins raccourci ; portion vaginale du col forme bourrelet circulaire autour de la tumeur inversée. Quel que soit le degré d'inversion, tumeur présente une surface lisse si placenta est adhérent, et tomenteuse, irrégulière, si la délivrance a eu lieu.

b. Généraux

Hémorragie : Presque constante, peu abondante si placenta est encore adhérent, très intense et parfois mortelle dans le cas contraire.

Etat général plus ou moins grave suivant l'abondance de l'hémorragie : pâleur de la face, pouls petit, fréquent, respiration anxieuse, tendance syncopale.

Douleurs vives dans le ventre et les reins dues aux tiraillements exercés par la tumeur inversée.

Nausées, vomissements, symptômes d'étranglement si l'intestin s'est engagé dans l'entonnoir formé par l'utérus inversé.

Envies d'uriner.

Sensation de pesanteur et de pression sur le périnée qui fait faire à la femme des efforts inconscients d'expulsion.

Syncopes ou convulsions déterminées à la fois par l'hémorragie et par le déplacement utérin.

Marche et terminaison

Inversion se produit d'habitude au moment de la délivrance, exceptionnellement pendant les premiers jours du post-partum.

Principal danger de l'inversion est l'hémorragie qui peut tuer la femme en quelques heures si l'on n'intervient pas.

Réduction spontanée de l'inversion est exceptionnelle.

Inversion se forme le plus souvent brusquement et peut se reproduire après réduction.

Si inversion n'est pas réduite, il peut y avoir gangrène de la partie inversée par suite d'étranglement et des infections graves.

ACCIDENTS IMMÉDIATS OU PRIMITIFS DE LA DÉLIVRANCE (*suite*)

b. INVERSION UTÉRINE (*suite*)

Diagnostic

Relativement délicat.

L'absence de globe utérin ou la dépression en cul-de-fiole permettront de ne pas confondre l'inversion avec un *polype* ou un *fibrôme sous-muqueux*.

Dans le *prolapsus utérin*, l'orifice cervical est situé au bas de la tumeur, alors que dans l'inversion il forme bourrelet à la partie supérieure de la tumeur.

Inversion utérine est souvent méconnue quand elle n'est pas extra-vaginale.

Puech a recueilli 5 observations où l'utérus a été arraché par erreur.

Pronostic

Généralement grave. Mort peut survenir en quelques heures par hémorragie.

Pronostic varie suivant le degré d'inversion et suivant la rapidité et la réussite de l'intervention.

Réduction peut occasionner rupture utérine et arrachement des attaches vaginales.

Conduite à tenir

Traitement préventif

L'inversion utérine étant le plus souvent la faute de l'accoucheur, ne jamais faire de traction sur le cordon si le décollement du placenta n'est pas complet; ne jamais pratiquer la délivrance sans avoir une main appliquée sur le fond de l'utérus.

Traitement curatif

1° Réduire l'inversion

Réduction peut être *instrumentale* (pessaire à air introduit dans le vagin, repoussoir (baguette de bois garni d'ouate) etc.), ou *manuelle* (moyen de choix).

Réduction manuelle se fait en coiffant le poing avec l'utérus et en réduisant en masse.

Réduction devra être tentée le plus tôt possible, quel que soit le degré d'inversion. Femme sera mise dans la position obstétricale.

Si placenta est complètement adhérent et *inversion incomplète,* réduire d'abord et faire la délivrance ensuite.

Si inversion est complète, décoller d'abord placenta pour rendre la tumeur moins volumineuse et réduire ensuite l'inversion.

2° S'opposer à sa reproduction

Quand réduction est obtenue, globe utérin est reconstitué. Main peut pénétrer dans cavité utérine; l'y laisser jusqu'à réveil des contractions.

Maintenir ensuite rétraction utérine à l'aide du massage de l'utérus, des injections intra-utérines; au besoin tamponnement intra-utérin à la gaze iodoformée.

c. RUPTURE DU CORDON

Fréquence

Cet accident relativement rare n'a aucune gravité, sauf quand l'ombilic est arraché.

Causes

Tractions immodérées du cordon.

Accouchement debout

Gracilité ou insertion vélamenteuse du cordon.

Conduite à tenir

S'il n'y a pas d'hémorragie, attendre délivrance spontanée.

Si hémorragie, aller chercher le placenta.

d. PERFORATION UTÉRINE

La perforation utérine est un accident rare de la délivrance artificielle.

Éviter de gratter la surface utérine avec les ongles; toujours *effriter* les parties placentaires entre la pulpe des doigts.

ACCIDENTS TARDIFS DE LA DÉLIVRANCE

a. HÉMORRAGIES DU POST-PARTUM

α. Hémorragies des 12 premières heures

Elles sont considérées comme des hémorragies de la délivrance et se produisent avant l'oblitération des sinus par des caillots solides.

Elles sont dues à l'*inertie secondaire de l'utérus,* sont souvent très graves et quelquefois rapidement mortelles.

Symptômes

a. Généraux — Femme *pâlit* et se sent tout d'un coup très faible; les objets tournent autour d'elle; quelquefois elle ne voit plus clair. Sueur froide, tendance syncopale, pouls petit, filiforme, disparaissant même parfois.

b. Locaux — Hémorragie à la fois *interne* et *externe*. Utérus *mou,* inerte a sensiblement augmenté de volume et est rempli de caillots. *Hémorragie externe* n'est pas visible au premier abord, mais si on prend la peine de soulever le siège, on constate au-dessous de la vulve une tache rouge qui est l'indice révélateur; sang s'est infiltré à travers le matelas si le lit n'a pas été garni; quelquefois même toute la literie est traversée et le sang tombe sur le plancher.

Traitement

Préventif — Empêcher la femme de dormir pour s'assurer de temps à autre de son état général. Palper l'utérus de temps en temps dans les heures qui suivent la délivrance. Pratiquer légères frictions si parois utérines tendent à redevenir molles, dépressibles; au besoin ergotine ou ergot de seigle qu'il faudra toujours avoir soin de laisser chez l'accouchée lorsqu'elle est éloignée de tout secours et dont on indiquera minutieusement l'emploi.

Curatif — Débarrasser l'utérus de ses caillots soit par expression utérine, soit par extraction manuelle. Injections intra-utérines chaudes. Boissons alcooliques, boules d'eau chaude. Couvertures de laine. Plan incliné. Injections de sérum artificiel. Ne pas quitter sa cliente tant qu'elle n'est pas complètement remise depuis plusieurs heures.

β. Hémorragies du post-partum proprement dites

Définition — Hémorragies du post-partum sont celles qui ne commencent qu'à partir de la 12ᵉ heure qui suit la délivrance, Elles sont dites *secondaires* ou *tardives*.

Causes — Rétention des membranes ou de cotylédons (du 2ᵉ au 10ᵉ jour après l'accouchement). Lever prématuré. Déviation utérine, rapports sexuels. Hémorragies tardives dues à une métrite.

Pronostic — Hémorragies du post-partum sont généralement peu abondantes; elles ne sont relativement graves que parce que les vaisseaux béants offrent une porte d'entrée aux produits septiques et par suite à l'infection.

ACCIDENTS TARDIFS DE LA DÉLIVRANCE *(suite)*

a. HÉMORRAGIES DU POST-PARTUM *(suite)*

β. Hémorragies du post-partum proprement dites *(suite)* — **Conduite à tenir** : Suppression de la cause : Forcer la femme à se coucher ; interdire tout rapport sexuel pendant les 40 premiers jours. Injections vaginales chaudes ; les faire précéder du *curetage* s'il y a rétention de débris placentaires ou membraneux.

b. SEPTICÉMIE : Elle est un accident tardif assez rare de la délivrance et est due à la putréfaction des débris placentaires ou membraneux.

DÉLIVRANCE ARTIFICIELLE

Définition : La délivrance est dite *artificielle* toutes les fois qu'il est nécessaire d'*introduire la main dans l'utérus* pour extraire le délivre soit en partie soit en totalité.

Indications :
- Hémorragie grave pendant la délivrance.
- Adhérences anormales du placenta.
- Enchatonnement ou enkystement du placenta.
- Rétention partielle du délivre ; rupture utérine.
- Etat général grave de la femme ; opération césarienne.

2 variétés de délivrance artificielle

a. Extraction manuelle — Elle comprend :
- α. L'introduction de la main dans la cavité utérine.
- β. La saisie du placenta *décollé naturellement*, mais *retenu* par un obstacle quelconque.
- γ. L'extraction du délivre au dehors.

b. Délivrance artificielle proprement dite

α. Délivrance artificielle totale : Il y a rétention totale du délivre par suite d'adhérences partielles ou totales. Accoucheur doit détruire entièrement les adhérences avant de pratiquer l'extraction du délivre. Délivrance artificielle totale n'est en somme qu'une extraction manuelle compliquée du décollement total ou partiel de l'arrière-faix.

β. Délivrance artificielle partielle : Accoucheur doit aller à la recherche des parties du délivre qui ont été retenues par arrachement dans la cavité utérine, l'expulsion naturelle ou artificielle du délivre ayant eu lieu trop brusquement.

Manuel opératoire

Précautions antiseptiques préalables : Elles doivent être rigoureuses du côté de la femme et de l'accoucheur.
- *a. Femme* : Toilette vulvaire et injection vaginale antiseptique.
- *b. Accoucheur* : Désinfection rigoureuse des mains, des avant-bras et de la partie inférieure des bras. Si femme est en danger, un aide fera la compression de l'aorte avant et même pendant l'intervention.

Position de la femme : Mettre la femme en position obstétricale.

Position de la main gauche : Placer la main gauche sur le fond de l'utérus pour le maintenir immobile et la garder dans cette position pendant toute la durée de la délivrance artificielle.

Introduction de la main droite dans la cavité utérine

a. Introduction de la main droite dans un utérus mou, inerte :
- Enduire main droite d'un corps gras antiseptique et l'introduire *en cône* dans la vulve.
- Utérus étant mou, flasque, comparable à un *chiffon mouillé*, prendre le cordon comme guide pour pénétrer dans cavité utérine.
- Quand main est dans l'utérus, l'insinuer entre paroi utérine et placenta et s'assurer si ce dernier est décollé.
- Pinard conseille de ne vérifier et accomplir le décollement du placenta qu'avec la main *coiffée des membranes*.

DÉLIVRANCE ARTIFICIELLE (*suite*)

DÉLIVRANCE ARTIFICIELLE (*suite*) — Manuel opératoire (*suite*) :

Introduction de la main droite dans la cavité utérine (*suite*) — b. *Introduction de la main dans un utérus contracturé* :

Main peut être arrêtée soit par la contracture de l'orifice cervical externe ou interne, soit par la contracture d'un orifice de néoformation.

Employer la *méthode de Harris* qui consiste à introduire successivement dans l'orifice contracturé le pouce, l'index et les autres doigts, puis la main entière ; agir avec lenteur et persévérance pour obtenir sans déchirure la dilatation progressive de l'orifice rétréci par contraction anormale.

Si la dilatation progressive manuelle est trop pénible ou trop difficile, avoir recours au ballon Champetier de Ribes et ne réintroduire la main que lorsque la dilatation sera suffisante.

Décollement du placenta :

Décollement simple du placenta :

Ne jamais se servir des ongles ; toujours pratiquer le décollement soit avec le bout des doigts recourbés et rapprochés lorsque le placenta est inséré sur le fond de l'utérus, — soit avec le bord radial ou le bord cubital de la main lorsque l'insertion du placenta est antérieure, latérale ou postérieure. Procéder toujours avec ménagement et agir comme si on voulait séparer l'écorce d'une orange.

Décollement des adhérences :

En cas d'adhérences anormales du placenta, agir uniquement avec la pulpe des doigts, jamais avec les ongles ; rompre avec précaution les brides adhérentes, en ayant bien soin de ne pas perforer la paroi utérine *moins épaisse* au niveau de l'insertion placentaire.

Si les adhérences sont trop intimes pour être rompues, les effriter petit à petit en les pétrissant entre la pulpe des doigts jusqu'à ce qu'on soit arrivé sur la paroi utérine plus ferme, plus résistante.

Décollement de débris placentaires :

Lorsqu'on va à la recherche de débris placentaires après une délivrance incomplète, ne pas oublier que placenta maternel forme, après décollement du placenta fœtal, *un certain relief* à l'intérieur de l'utérus ; par suite ne pas prendre ce relief pour des débris de placenta fœtal et ne pas essayer d'en faire l'extraction sous peine de produire une perforation utérine.

La main placée sur le fond de l'utérus est nécessaire pour faire apprécier l'épaisseur des tissus maternels et le relief formé par le placenta.

Saisie et extraction du placenta :

Ne jamais extraire les cotylédons décollés au fur et à mesure de leur décollement.

Ne saisir et n'amener le placenta au dehors que lorsqu'il est décollé en totalité.

Le placenta complètement décollé sera saisi à *pleine main* et son extraction sera faite au moyen de *tractions douces* pour permettre aux membranes de se décoller à leur tour et éviter leur arrachement.

DÉLIVRANCE ARTIFICIELLE (*suite*)

DÉLIVRANCE ARTIFICIELLE (*suite*)	Manuel opératoire (*suite*)	**Saisie et extraction du placenta** (suite)	Ne pas se hâter d'entraîner l'arrière-faix à l'extérieur et ne *retirer la main qu'autant que les contractions utérines la chassent pour ainsi dire de l'utérus*. Si les contractions utérines tardent trop à réapparaître, exciter la paroi interne de l'utérus à l'aide de légères frictions manuelles.
		Examen immédiat de l'arrière-faix	Dès qu'arrière-faix est extrait, s'assurer qu'il est complet. S'il reste des cotylédons ou des membranes, aller les rechercher et les enlever immédiatement.
		Soins consécutifs	Injection intra-utérine avec eau bouillie antiseptique à 48° ou 50°. Le permanganate de potasse est généralement utilisé comme antiseptique ; il est moins toxique que le sublimé.

OPÉRATIONS OBSTÉTRICALES

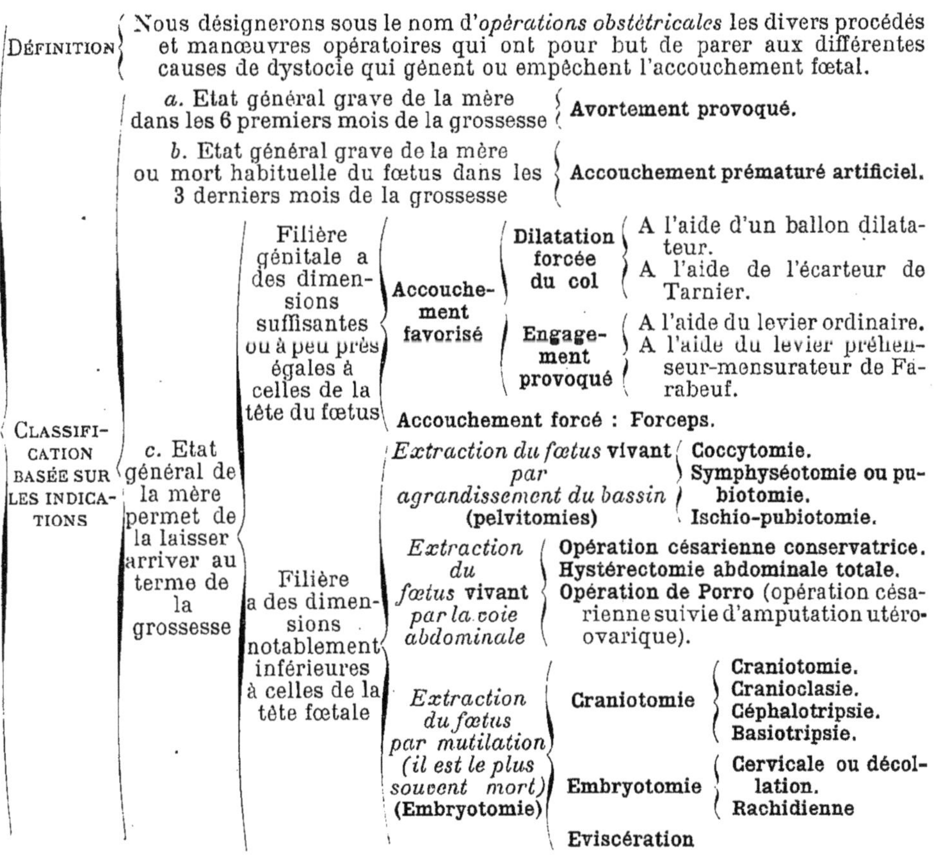

DÉFINITION — Nous désignerons sous le nom d'*opérations obstétricales* les divers procédés et manœuvres opératoires qui ont pour but de parer aux différentes causes de dystocie qui gênent ou empêchent l'accouchement fœtal.

OPÉRATIONS OBSTÉTRICALES

CLASSIFICATION BASÉE SUR LES INDICATIONS

a. Etat général grave de la mère dans les 6 premiers mois de la grossesse — **Avortement provoqué.**

b. Etat général grave de la mère ou mort habituelle du fœtus dans les 3 derniers mois de la grossesse — **Accouchement prématuré artificiel.**

c. Etat général de la mère permet de la laisser arriver au terme de la grossesse :

Filière génitale a des dimensions suffisantes ou à peu près égales à celles de la tête du fœtus

  Accouchement favorisé
- Dilatation forcée du col
  - A l'aide d'un ballon dilatateur.
  - A l'aide de l'écarteur de Tarnier.
- Engagement provoqué
  - A l'aide du levier ordinaire.
  - A l'aide du levier préhenseur-mensurateur de Farabeuf.

  Accouchement forcé : Forceps.

Filière a des dimensions notablement inférieures à celles de la tête fœtale

- *Extraction du fœtus vivant par agrandissement du bassin* (pelvitomies)
  - Coccytomie.
  - Symphyséotomie ou pubiotomie.
  - Ischio-pubiotomie.
- *Extraction du fœtus vivant par la voie abdominale*
  - Opération césarienne conservatrice.
  - Hystérectomie abdominale totale.
  - Opération de Porro (opération césarienne suivie d'amputation utéro-ovarique).
- *Extraction du fœtus par mutilation (il est le plus souvent mort)* (Embryotomie)
  - **Craniotomie**
    - Craniotomie.
    - Cranioclasie.
    - Céphalotripsie.
    - Basiotripsie.
  - **Embryotomie**
    - Cervicale ou décollation.
    - Rachidienne
  - **Eviscération**

ACCOUCHEMENT PRÉMATURÉ ARTIFICIEL

ACCOUCHEMENT PRÉMATURÉ ARTIFICIEL — **Définition** : Accouchement prématuré artificiel est un accouchement provoqué à l'aide de certains actes opératoires avant le terme de la grossesse, *alors que le fœtus est viable* (Ribemont-Dessaignes). Il ne peut être pratiqué que par des médecins qui devront le décider *par consultation* écrite.

ACCOUCHEMENT PRÉMATURÉ ARTIFICIEL *(suite)*

ACCOUCHEMENT PRÉMATURÉ ARTIFICIEL

Historique

On a longtemps considéré comme un crime de devancer l'œuvre de la nature.

En 1756, discussion des médecins anglais à Londres pour savoir si l'accouchement prématuré artificiel était une chose avantageuse et approuvée par la morale. Cette discussion fut résolue par l'affirmative.

Au commencement du siècle, l'accouchement prématuré artificiel était pratiqué dans tous les pays d'Europe sauf en France où il fut désapprouvé jusqu'en 1827, date à laquelle l'Académie de Médecine le repoussa une dernière fois systématiquement.

A partir de 1830, les dernières résistances sont vaincues en France. L'accouchement prématuré artificiel entre de plus en plus dans la pratique courante avec des maîtres tels que Dubois, Velpeau, Tarnier et Pinard qui en précisent les indications et en perfectionnent le manuel opératoire.

L'accouchement prématuré artificiel n'a été pratiqué fréquemment que depuis que les enfants *prématurés* sont élevés plus facilement à l'aide de la *couveuse* et du *gavage*. La couveuse ne donne guère de résultats favorables que lorsque le fœtus a atteint le 7e mois de la vie intra-utérine.

En provoquant l'expulsion du produit de conception avant le 7e mois, il faut bien qu'on sache qu'on provoquera bien plus souvent un avortement qu'un accouchement. (Pinard).

Indications

Mort habituelle du fœtus vers le 8e et le 9e mois.

Maladies et accidents qui mettent la vie de la mère en danger : vomissements incoercibles, anémie grave des femmes enceintes, albuminurie, éclampsie, hydropisie de l'amnios, hémorragies graves dues à l'insertion basse du placenta, accidents cardiaques ou pulmonaires, etc.

Rétrécissement du bassin : cette indication tend de plus en plus à disparaître depuis les heureux résultats de la symphyséotomie. Pinard et Varnier ont abandonné l'accouchement provoqué dans les rétrécissements moyens.

Contre-indications

Mort du fœtus (ne jamais provoquer l'accouchement prématuré sans s'être assuré que le fœtus est vivant).

Rétrécissement trop marqué du bassin.

Etat très grave de la mère qui pourrait mourir pendant l'accouchement (opération césarienne plus prompte serait préférable).

Modes d'intervention

Règle absolue

Quel que soit le mode d'intervention employé, l'antisepsie absolue (mère, accoucheur, instruments) est de rigueur.

Procédés incertains ou illusoires

Administration de médicaments dits abortifs (rue, if, sabine, seigle ergoté, armoise, absinthe, etc.). Ils n'agissent qu'à doses massives et *toxiques*.

Douches d'eau chaude sur le col (elles n'agissent que par le jet et peuvent perforer le cul-de-sac).

Dilatation du col à l'aide de l'éponge préparée ou de la laminaire (moyen quelquefois efficace mais long).

Procédés classiques

Procédés de Krause (Excitateur du travail) :

Introduction d'une bougie n° 18 entre paroi utérine et membranes.

2 accidents à craindre :
- *a.* Rupture des membranes (accident plutôt favorable).
- *b.* Hémorragie due au décollement placentaire : retirer la sonde et l'introduire dans une autre direction.

Travail ne commence qu'après plusieurs heures, parfois au bout d'un jour ou 2 seulement.

ACCOUCHEMENT PRÉMATURÉ ARTIFICIEL (*suite*)

ACCOUCHEMENT PRÉMATURÉ ARTIFICIEL (*suite*) — **Modes d'intervention** (*suite*) — *Procédés classiques* (suite) :

Procédé de Tarnier (Excitateur du travail) :

Le *ballon dilatateur de Tarnier* se compose d'une sonde en caoutchouc dont *l'extrémité ampullaire* fermée et *plus mince* se gonfle sous la poussée d'un liquide introduit par l'extrémité libre munie d'un robinet.

Un mandrin métallique recourbé en permet le placement.

Contractions apparaissent au bout de quelques heures.

Inconvénients :
- Extrémité ampullaire mince ne peut recevoir que 50 gr. de liquide et crève facilement.
- Elle est souvent rapidement expulsée chez grandes multipares sans amener de contractions utérines.

Procédé de Champetier de Ribes :

Ballons Champetier de Ribes sont très résistants, inextensibles. Ils excitent les contractions utérines en tant que corps étrangers ; par leur volume et leur forme conique à base supérieure, ils produisent une dilatation assez rapide de l'orifice cervical.

Il existe plusieurs modèles (petits (capacité 40 gr.), moyens et grands). On introduit d'abord le petit modèle qui joue surtout le rôle d'excitateur ; dès que la dilatation est suffisante on introduit un des moyens ou le grand modèle.

L'introduction du ballon se fait au moyen d'une pince spéciale adaptée à la grosseur des ballons et dont l'articulation est celle de la pince à faux germe.

Femme est mise dans la position obstétricale.

Doigts sont profondément introduits dans le col pour guider la pince.

On porte la pince munie de son ballon et enduite de vaseline antiseptique aussi haut que possible, c'est-à-dire à 10 ou 12 centimètres au-dessus du col.

La pince mise en place, on gonfle le ballon avec une seringue remplie d'eau phéniquée ou d'eau stérilisée, puis on ferme le robinet et on désarticule les branches que l'on retire l'une après l'autre.

Contractions utérines s'éveillent au bout d'un temps variable (3 heures environ).

Lorsque le ballon est *incomplètement* rempli, le travail se déclare généralement plus vite que lorsqu'il est distendu au maximum.

Si au bout de 2 à 3 heures le travail ne se déclare pas, on fait quelques tractions sur le ballon ; s'il ne descend pas, c'est qu'il est trop distendu ; il faut alors retirer 60, 80 ou 100 grammes de liquide qu'on réinjectera dès que contractions seront fortes et rapprochées.

ACCOUCHEMENT PRÉMATURÉ ARTIFICIEL (*suite*)

ACCOUCHE-MENT PRÉMATURÉ ARTIFICIEL (*suite*)	**Modes d'interven-tion**	*Procédés classiques* (suite)	*Procédé de Champetier de Ribes* (suite)	Dès que ballon est expulsé par les contractions, il faut s'assurer par le toucher de la présentation et pratiquer la version bipolaire céphalique si ce n'est pas le sommet qui se présente. Il arrive parfois que, même après l'expulsion du ballon par les contractions, l'orifice interne n'est pas suffisamment dilaté : dans ce cas, ou le ballon n'a pas été introduit assez profondément, ou il a été trop abaissé lorsqu'on a fait des tractions après une ou plusieurs soustractions de liquide. Il est rare qu'accouchement prématuré n'ait pas lieu dans les 24 ou 48 heures qui suivent l'introduction du ballon Champetier; il se produit généralement 4, 6, 8 ou 10 heures après l'intervention.
			Procédé de Boissard (Excitateur et dilatateur)	Il consiste également dans l'introduction de ballons excitateurs et dilatateurs. Son ballon petit modèle (capacité 130 à 150 grammes) a une forme ampullaire qui se rapproche du ballon de Tarnier. Son ballon grand modèle (capacité 230 grammes) diffère de celui de Champetier de Ribés par son moindre volume et par la forme de sa face supérieure qu'on peut rendre concave, analogue à celle d'un *fond d'artichaut* lorsqu'après avoir gonflé le ballon on tire sur la ficelle qui est implantée sur son fond et qui sort par le tube en caoutchouc. *Le petit modèle* s'introduit dans un *tube creux* en aluminium, qui se termine en bec de flûte pour recevoir l'extrémité ampullaire du ballon. Le tube creux qui sert de conducteur est introduit jusque dans l'orifice externe du col; le ballon est alors gonflé; il s'*énuclée* et se met en place de lui-même au fur et à mesure qu'on le gonfle. L'introduction du grand ballon Boissard est identique à celle du grand ballon Champetier; il y a en plus la manœuvre finale de la ficelle pour excaver la face supérieure du ballon. L'excavation de la face supérieure serait plus favorable à l'engagement et exposerait moins aux présentations vicieuses.
			Perfora-tion des mem-branes (Excitateur du travail)	Le procédé consiste à aller perforer les membranes dans le but de provoquer les contractions utérines. La perforation se fait soit avec un perce-membranes, soit avec des instruments plus ou moins perfectionnés tels que la *canule de Meissner* à l'aide de laquelle on va perforer les membranes à la partie supérieure de l'œuf pour éviter une perte trop abondante de liquide amniotique.

ACCOUCHEMENT PRÉMATURÉ ARTIFICIEL (*suite*)

ACCOUCHEMENT PRÉMATURÉ ARTIFICIEL (*suite*)

Modes d'intervention (*suite*) — *Procédés classiques* (suite)

Perforation des membranes (Excitateur du travail) (*suite*)

La perforation des membranes est un *mauvais procédé,* sauf dans l'*insertion vicieuse,* dans l'*hydramnios* et dans les cas où les phénomènes de compression menacent la vie de la mère.

Perforation des membranes a le défaut d'ouvrir l'œuf, de gêner la circulation fœtale par la perte du liquide amniotique et d'exposer aux accidents fébriles avant l'apparition *généralement tardive* des contractions utérines.

Ecarteur utérin de Tarnier (Excitateur et dilatateur)

Il se compose de 3 tiges métalliques s'articulant entre elles, dont les branches sont munies d'une ailette externe et dont les manches sont destinés à recevoir un anneau en caoutchouc qui produit la dilatation du col par pression mécanique.

Cet instrument est rarement employé pour l'accouchement prématuré ; il est surtout destiné à produire la dilatation forcée du col dans certains cas de rigidité.

Il expose aux déchirures utérines s'il est mal manié ; en outre le degré de pression de l'anneau de caoutchouc ne peut être mesuré.

Pronostic

a. *Mère* — Pronostic bénin pour la mère ; mortalité nulle ou à peu près nulle.

b. *Enfant* — Pronostic beaucoup plus réservé ; il est d'autant plus favorable que l'accouchement prématuré artificiel a été pratiqué à une époque plus rapprochée du terme de la grossesse.

Mortalité fœtale est en moyenne de 10 % ; elle est le plus souvent la conséquence de l'état général grave de la mère, qui a motivé l'accouchement prématuré.

AVORTEMENT PROVOQUÉ

AVORTEMENT PROVOQUÉ

Règle — L'avortement provoqué ne peut être pratiqué sauf urgence absolue sans avoir pris l'avis d'un confrère et sans avoir rédigé une consultation écrite.

Indications. — La seule indication nette et assez rare est un *état général grave* de la mère résultant de la grossesse (auto-intoxication aiguë, hydramnios à marche aiguë, affections cardiaques graves).

Rétrécissements extrêmes du bassin forment une indication très discutable depuis que l'opération césarienne donne d'heureux résultats.

Modes d'intervention — Les mêmes que pour accouchement prématuré.

Le petit ballon Champetier est généralement employé de préférence.

Doleris et Puech conseillent le *curetage* comme méthode d'avortement artificiel dans les 3 premiers mois de la grossesse.

Pronostic — Il dépend de la cause et de la gravité des accidents qui ont nécessité l'intervention.

ACCOUCHEMENT FAVORISÉ

ACCOUCHEMENT FAVORISÉ

A. Dilatation forcée du col — *Indications*

Rigidité spasmodique ou anatomique du col.

Souffrance du fœtus.

Putréfaction fœtale commençante.

Accident grave de la mère (hémorragie par insertion basse).

ACCOUCHEMENT FAVORISÉ (*suite*)

ACCOUCHEMENT FAVORISÉ (*suite*)

A. Dilatation forcée du col (*suite*)

2 modes d'intervention

a. Ballon Champetier de Ribes ou Boissard

La dilatation forcée du col au moyen d'un ballon dilatateur est le *procédé de choix*. On peut employer indistinctement soit le grand modèle Champetier, soit le grand modèle Boissard.

L'introduction d'un ballon grand modèle est toujours possible immédiatement, la dilatation étant déjà commencée.

b. Ecarteur de Tarnier

Il se compose de 3 tiges métalliques coudées à angle obtus s'articulant entre elles sans se croiser.

Chaque tige est formée d'une branche munie d'une ailette externe et d'un manche. La 3ᵉ tige ou 3ᵉ branche est munie d'une goupille qui s'enfonce dans les 2 premières branches et qui glisse dans une coulisse de 4 centimètres, ce qui permet d'avancer ou de reculer la 3ᵉ ailette par rapport aux deux autres.

On introduit d'abord successivement les deux branches qui n'ont pas de goupille en ayant soin de glisser l'ailette *entre la paroi utérine et le doigt* et de lui faire franchir entièrement le relief supérieur du col.

Les deux premières branches mises en place sont articulées avec lenteur pour ne pas déplacer les ailettes.

La 3ᵉ branche est introduite en dernier lieu. Lorsqu'on enfoncera la goupille, il faudra qu'elle puisse glisser dans la coulisse pour éviter le déplacement de l'ailette qui sera plus ou moins éloignée de l'articulation suivant le degré de déviation du col.

Les 3 branches une fois articulées, on passe un anneau en caoutchouc dans le crochet des manches.

La rétraction du caoutchouc suffit à assurer la dilatation forcée du col.

L'anneau sera enlevé lorsque les crochets ne seront plus qu'à un centimètre de distance.

Si l'écarteur n'est pas manié avec prudence, il peut se produire des déchirures du segment inférieur. — Son emploi est *plutôt dangereux*.

B. Engagement provoqué de la tête

a. A l'aide du levier (Procédé ancien)

Le *levier* qui a été inventé à peu près en même temps que le forceps se compose d'un manche assez long qui se termine par une cuiller fenêtrée; il ressemble assez exactement à une branche de forceps droit.

Mode d'action

Il agit à la façon d'un *levier* ainsi que l'indique son nom.

Il forme un levier *du 1ᵉʳ genre* lorsqu'on le fait basculer autour du pubis comme centre ou point d'appui ; la puissance est au manche et la résistance du côté de la tête fœtale.

Il peut être levier *du 2ᵉ genre* lorsque le manche étant point d'appui on vient presser avec la main libre sur le milieu du levier.

OPÉRATIONS OBSTÉTRICALES (*suite*)

ACCOUCHE-MENT FAVORISÉ (*suite*)

B. Engagement provoqué de la tête (*suite*)

a. *A l'aide du levier* (Procédé ancien) (*suite*)

Effets du levier

Appliqué sur l'*occiput*, le levier produit la *flexion* de la tête.

Appliqué sur le *pariétal antérieur,* il produit l'*inclinaison latérale* en abaissant la bosse pariétale sur laquelle il est appliqué.

Le levier est abandonné aujourd'hui car ses effets sont incertains et bien inférieurs à ceux qu'on obtient actuellement avec le levier préhenseur-mensurateur de Farabeuf.

b. A l'aide du levier préhenseur mensurateur de Farabeuf

Description et but de cet instrument

Le levier préhenseur-mensurateur de Farabeuf est une sorte de brise-pierre gigantesque destiné à saisir la tête fœtale *non engagée* (1) ou *modérément engagée* et à l'amener dans l'excavation suivant le mécanisme normal de l'accouchement (2) si son volume n'est pas trop considérable.

Il se compose :

1° D'une *branche postérieure* dont la cuiller fixe *courte* ou *longue* (3) est relevée à angle droit ;

2° D'une *branche antérieure* à cuiller mobile autour d'une charnière ;

3° D'une *tringle* réunissant les manches qui peuvent néanmoins glisser l'un sur l'autre. Les manches étant gradués, il suffit de lire la graduation qu'ils accusent lorsqu'ils ont été assemblés, pour se rendre compte exactement du volume de la tête ;

4° D'un *guide-redresseur* indispensable pour atténuer l'inclinaison de la tête et guider la cuiller postérieure.

Avantages de l'instrument de Farabeuf sur le forceps appliqué au détroit supérieur

Le levier préhenseur-mensurateur de Farabeuf *utilise la concavité sacrée,* alors que le forceps ne peut le faire puisqu'il est tendu au-dessus d'elle comme la corde d'un arc.

Le forceps aggrave de ce fait les rétrécissements légers et en produit quand il n'en existe pas. (Farabeuf).

La réductibilité de la tête fœtale est forcément plus considérable avec l'emploi du forceps puisqu'il rétrécit la filière. Les dangers encourus par la mère et l'enfant sont par suite plus sérieux.

Le levier préhenseur-mensurateur de Farabeuf est le véritable forceps du détroit supérieur.

Conditions nécessaires pour l'application du levier préhenseur-mensurateur de Farabeuf

1° Dilatation de l'orifice utérin doit être suffisante.

2° Bassin ne doit pas être *canaliculé*, car *si le sacrum est plat,* la bosse pariétale postérieure *bute,* arrête toute bascule et la tête ne peut passer sans symphyséotomie ou basiotripsie. *Diamètre mi-sacro-pubien doit être au moins égal au bipariétal.*

3° *Promonto-pubien minimum* doit égaler sensiblement le diamètre temporo-pariétal qui se présente, sinon la symphyséotomie préalable est nécessaire.

---

(1) La tête n'est *engagée* que quand les deux bosses pariétales sont parvenues *sous* ou *dans* le détroit supérieur, et peuvent dès lors librement tomber dans l'excavation (Farabeuf).

(2) Dans l'accouchement normal la bosse pariétale s'engage la première (*asynclitisme postérieur*) ; puis vien le tour de la bosse pariétale antérieure (*asynclitisme antérieur*).

(3) Farabeuf conseille de réserver la longue aux symphyséotomies et d'employer la courte dans les autres cas.

OPÉRATIONS OBSTÉTRICALES (*suite*)

ACCOUCHEMENT FAVORISÉ (*suite*)

b. A l'aide du levier préhenseur-men-surateur de Farabeuf (*suite*)

Conditions nécessaires pour l'application du levier préhenseur-mensurateur de Farabeuf (suite)

4° Tête doit être *non engagée* ou *modérément engagée*, sans quoi le levier serait inapplicable par suite de l'enclavement. Quand tête est trop inclinée sur son pariétal postérieur, il faut d'abord la redresser à l'aide du *guide-redresseur* pour permettre l'introduction des branches.

5° Tête doit être *fléchie* pour réussir l'engagement. (Une tête de 90 millimètres de diamètre transversal passe par un bassin de 90 *si elle est fléchie* et peut refuser de s'engager dans un bassin de 95, 100 et plus, *si elle n'est pas fléchie*. (Farabeuf).

Manuel opératoire

Précautions préliminaires

L'antisepsie absolue est de rigueur. Avant de faire l'application, accoucheur doit déterminer : 1° la position du *front;* 2° le *degré de l'inclinaison*, c'est-à-dire la distance du sous-pubis à la suture sagittale.

Choix de la main-guide

Le côté du front étant réservé pour le passage des branches, *la main-guide sera celle qui correspond à l'occiput;* une fois introduite dans le vagin, elle y restera sans sortir jusqu'à la fin de l'application.

Introduction du guide-redresseur et redressement

Le guide-redresseur n'est *indispensable* que dans les cas où l'inclinaison est très marquée; comme il facilite l'introduction des branches dans tous les cas, son emploi doit être considéré comme la règle.

a. *Position de la main-guide : Main-guide* est introduite entre la tête et le promontoire; elle remonte dans l'utérus aussi haut que possible de façon à tâcher d'atteindre la tempe et l'oreille.

b. *Introduction du guide-redresseur:* Guide-redresseur doit être enfoncé doucement; sa cuiller qui est guidée par la paume de la main est engagée profondément de façon à arriver jusqu'au menton; son manche est tenu *constamment en contact avec le bord inférieur de la symphyse.*

c. *Redressement de la tête :* Le guide-redresseur une fois introduit, son manche doit être *abaissé jusqu'au pubis tout en l'enfonçant de 6 bons centimètres;* cet abaissement du manche *redresse* et diminue l'inclinaison de la tête, le bec de la cuiller chassant le menton en avant.

Le guide-redresseur abaissé et ayant conservé sa bonne prise pariétale médiane, est confié à un aide qui le tient en dessous par la queue à pleine main, suivant la ligne médiane.

Introduction de la cuiller postérieure

a. *Position de la main-guide :* Main-guide est descendue dans le vagin et couchée en supination sur le manche du guide-redresseur; pouce est dehors sur la symphyse, l'index dans le fond du vagin s'appuie sur la tête fœtale auprès du guide; les autres doigts complètent la gouttière.

ACCOUCHEMENT FAVORISÉ (*suite*)

ACCOUCHE-MENT FAVORISÉ (*suite*)

b. A l'aide du levier préhen-seur-men-surateur de Farabeuf (*suite*)

Manuel opératoire (suite)

Introduction de la cuiller postérieure (suite)

b. *Introduction de la cuiller postérieure :* Cuiller postérieure introduite dans la concavité de la paume de la main arrive facilement à s'engager dans la gouttière métallique du guide-redresseur si l'on prend soin que le manche soit *constamment au contact du sous-pubis* pendant toute la manœuvre.

c. *Enlèvement du guide-redresseur :* Quand main-guide sent que la cuiller est entièrement placée, confier le manche à l'aide qui le maintient sous le pubis, et enlever le guide-redresseur en relevant son manche.

Introduction et placement de la cuiller antérieure

a. *Position de la main-guide :* Placer la main en arrière et sur le côté devant l'articulation sacro-iliaque correspondant au front.

b. *Introduction de la cuiller antérieure :* Cuiller antérieure est introduite en position oblique postérieure et sera enfoncée dans cette position jusqu'à ce que l'articulation soit cachée par l'arcade. Elle est ensuite amenée directement sur le milieu du front par la collaboration des deux mains ; la *main extérieure* place le manche de champ (position transversale) et l'appuie tant qu'elle peut sur le périnée ; la *main intérieure* se met de champ dans son côté réservé (côté de l'occiput) et accroche du bout de l'index l'articulation de la cuiller qu'elle amène en avant (position oblique antérieure) ; elle doit toujours veiller à ce que l'articulation reste au niveau du milieu du pubis.

Si le placement de la cuiller en oblique antérieure est difficile, index soulèverait la tète par l'intermédiaire de la cuiller postérieure sous lequel il est placé.

e. *Chargement du manche antérieur sur le manche postérieur :* La cuiller antérieure étant arrivée en oblique antérieure, main-guide soulève la tète du bout de l'index et abaisse du bout du pouce le manche postérieur pour faire place à l'antérieur qui est amené sur lui par la main extérieure.

Articulation. Vérification et rectification de la prise fœtale

Ex-main-guide tàte du bout de l'index la fente ou longue boutonnière du manche inférieur et vient guider l'introduction du crochet que porte à son extrémité la tringle d'assemblage qu'on incline à 45°.

Quand le crochet a heurté le boulon, la tringle relevée va s'attacher par l'autre bout à l'extrémité du manche postér'.

L'articulation une fois terminée, ex-main-guide rentre dans le vagin pour vérifier la prise et accentuer au besoin la flexion.

ACCOUCHEMENT FAVORISÉ (*suite*)

ACCOUCHE-MENT FAVORISÉ (*suite*)	b. **A l'aide du levier préhenseur-mensurateur de Farabeuf** (*suite*)	*Manuel opératoire* (suite)	*Articulation. Vérification et rectification de la prise fœtale* (suite)	On ne peut augmenter la flexion si on ne soulève au préalable la tête au-dessus du détroit supérieur et si on ne desserre les cuillers. S'il était nécessaire de retirer l'instrument, il faut que chaque pièce refasse à l'envers le chemin qu'elle a fait pour entrer.
			Mensuration des dimensions transversales de la tête	Avant de pratiquer l'engagement, il faut lire sur l'instrument modérément serré les dimensions transversales de la tête. Si l'écart entre la tête et le bassin est faible, tenter l'engagement. Si l'écart entre la tête et le détroit est considérable, laisser l'instrument en place et faire la symphyséotomie.
			Engagement et descente	1° *Engagement de la bosse pariétale postérieure :* Relever doucement les crochets au maximum pendant que la main-guide appuie *fortement* sur les manches au niveau du ligament sous-pubien. Le relèvement des poignées entraîne l'engagement de la bosse pariétale postérieure. 2° *Engagement de la bosse pariétale antérieure :* En continuant une pression énergique et *prolongée* sous le pubis, on fait *descendre* profondément la bosse pariétale postérieure ; les poignées s'abaissent d'elles-mêmes sous cette pression et décrivent à un moment donné un *arc de cercle* qui indique l'engagement de la bosse pariétale antérieure. On sent à la diminution de la résistance que l'obstacle est franchi et lentement ou rapidement tête et instrument tombent sur le périnée.
			Rotation et extraction de la tête	Levier préhenseur-mensurateur peut faire aussi la rotation interne de la tête et son extraction. Rotation se fait en inclinant les manches vers la cuisse droite ou la cuisse gauche suivant que la position est gauche ou droite. L'extraction peut se faire au moyen d'un ruban tracteur qu'on passe dans les fenêtres de l'instrument.

DU FORCEPS

| **Définition** | Le forceps est une pince à *branches séparables*, destinée à saisir la *tête fœtale première* (1) dans la filière pelvi-génitale et à l'entraîner au dehors. |

Historique

Forceps unicourbe ou droit

L'invention du forceps est due à Chamberlen Pierre qui naquit à Paris en 1560 et quitta la France en 1569 avec sa famille qui se réfugia en Angleterre un peu avant la St-Barthélémy.

Le forceps qu'il inventa n'avait qu'une seule courbure : la *courbure céphalique* s'appliquant exactement par sa concavité sur la tête fœtale.

Forceps bicourbe ou courbe

En 1747, Levret construisit un *forceps bicourbe* qui présentait à la fois une *courbure céphalique* et une *courbure pelvienne* lui permettant de mieux s'adapter à la forme de la filière pelvi-génitale et d'y pénétrer plus profondément.

Le **forceps de Levret**, qui est encore communément employé, se compose ds *2 branches croisées en X* s'articulant à peu près à leur partie moyenne.

Chaque *branche* comprend : 1° un *manche* ou poignée rectiligne se terminant en forme de crochets mousses ; 2° une *partie articulaire* aplatie permettant le croisement ; 3° une *cuiller* fenêtrée, mousse sur ses bords, arrondie à son extrémité, présentant une concavité interne due à la *courbure céphalique* (courbure suivant les *faces)* et une concavité supérieure due à la *courbure pelvienne* (courbure suivant les *bords).*

La courbure pelvienne ayant été imaginée pour adapter la forme du forceps à celle de la filière génitale, il s'en suit que la concavité des bords des cuillers doit toujours être dirigée *en avant et en haut* comme la concavité du canal pelvien et que la même branche devra toujours occuper la même moitié du bassin pour être conservée en bonne attitude. Il y a par suite une *branche droite* pour la moitié droite du bassin et une *branche gauche* pour la moitié gauche.

La *branche droite* convexe à droite et concave en avant porte une *encoche* au niveau de sa partie articulaire.

La *branche gauche* convexe à gauche et concave en avant présente un *pivot* au niveau de sa partie articulaire.

Par suite de l'entrecroisement des branches, le manche de chaque branche est tenu par la main *homonyme.*

Inconvénients du forceps Levret

Forceps de Levret a de nombreux inconvénients auxquels on a essayé de remédier ; c'est ce qui explique le nombre considérable de forceps qui ont été inventés.

Les principaux inconvénients sont :

1° *Une trop grande longueur de l'instrument,* ce qui le rend peu portatif.

Pajot a imaginé un forceps *démontable.*

2° *Une trop forte compression de la tête fœtale,* compression qui ne fait qu'augmenter avec l'intensité des tractions puisque les manches n'ont pas de cran d'arrêt.

Pour éviter cette compression, Thenance, Valette, Chassigny, Poullet ont imaginé des forceps à *branches parallèles..*

3° *L'impossibilité de tirer suivant l'axe du bassin* à moins d'un artifice de traction incertain.

Hubert de Louvain et Tarnier ont créé des forceps *avec tracteur* dont nous allons parler.

En marge : FORCEPS

---

(1) Cette définition exclut les applications de forceps sur *la tête dernière* ou sur le *siège* qui sont discréditées aujourd'hui.

L'application de forceps sur la tête dernière n'est indiquée que si les manœuvres de Mauriceau ou de Champetier de Ribes ont été suivies d'insuccès. La mort du fœtus étant la conséquence de ces cas malheureux, il vaut mieux pratiquer la basiotripsie que d'exposer inutilement la femme aux dangers d'une application de forceps qui pourrait produire des désordres maternels par compression.

L'application du forceps sur le siège qui se fait suivant le diamètre bitrochantérien, s'accompagne souvent de dérapement ou de lésions du bassin ; elle sera toujours inférieure à l'abaissement prophylactique du pied.

DU FORCEPS (*suite*)

Historique (suite)

Forceps bicourbe avec tracteur spécial fixe

Hubert de Louvain est le 1ᵉʳ qui ait ajouté un tracteur spécial au forceps pour permettre de faire les tractions suivant l'axe du canal pelvien. Son tracteur se composait tont simplement d'une tige courbe à concavité postérieure, soudée sur le manche de la branche gauche et sur laquelle il tirait plus ou moins bas, suivant l'estimation approximative de la situation des cuillers.

Moralès et Poullet ont imaginé des forceps à branches parallèles dans lesquelles la partie intermédiaire aux manches et aux cuillers est incurvée de telle sorte que les axes des manches et des cuillers sont sur une même ligne.

Tous ces forceps ont le défaut de ne pas laisser à la tête fœtale la mobilité qui lui est nécessaire pour suivre librement la courbure du bassin.

Tarnier a imaginé un forceps avec tracteur qui permet : 1° de faire les tractions suivant l'axe du bassin; 2° de conserver la mobilité de la tête fœtale pendant tout le temps de l'extraction, et 3° de se rendre compte à chaque moment de la direction qu'il faut imprimer aux tractions pour qu'elles soient utiles et bien dirigées.

Forceps avec tracteur spécial indépendant

Forceps de Tarnier se compose d'un *appareil de préhension* et d'un *appareil de traction.*

L'appareil de préhension est constitué par deux branches à peu près analogues à celles du Levret sauf qu'elles sont moins longues et que la face supérieure de la branche gauche est munie outre la vis ou pivot articulaire, d'une *vis de pression* qui sert à maintenir la tête du fœtus enserrée dans les branches de l'instrument.

L'appareil de traction comprend : 1° *Deux tiges métalliques* (une pour chaque branche) que l'on introduit avant l'application du forceps dans le petit trou situé à l'union des branches et des cuillers et que l'on vient fixer par leur partie libre à un bouton d'arrêt situé à la face interne des branches.

2° Un *tracteur à angle droit* qui se termine d'un côté par une *poignée* mobile en tous les sens, réservée à la traction, et de l'autre côté par une douille carrée, destinée à recevoir l'extrémité libre des tiges métalliques. Ces dernières sont maintenues en place à l'aide d'une languette métallique qu'on fait glisser entre la douille et elles, et qui les soulève assez pour faire pénétrer la partie supérieure de la douille dans l'encoche de leur bord supérieur.

Notions théoriques sur le mécanisme du forceps

Forceps considéré comme agent de préhension

Forme et méridiens de la tête du fœtus

Tête du fœtus ressemble à un *ovoïde allongé*, présentant un *pôle occipital* et un *pôle mentonnier.*

Ovoïde céphalique offre 2 méridiens utiles à connaître: l'un coupe la tête fœtale en 2 moitiés suivant la suture sagittale et s'appelle *méridien sagittal;* — l'autre qui est perpendiculaire au premier et passe de chaque côté en avant et au-dessus de l'oreille, est désigné sous le nom de *méridien jugo-pariétal* ou de *méridien latéral* (méridien de prise).

Conditions d'une bonne prise céphalique (Prise idéale du forceps)

1° Ovoïde doit être saisi par 2 points diamétralement opposés | Sinon il s'échapperait en avant ou en arrière des cuillers à la moindre contraction.

2° Ovoïde doit être saisi au-delà de son ventre ou équateur | Les becs des cuillers glisseraient au moment des tractions s'ils n'étaient appuyés sur l'hémisphère supérieur.

DU FORCEPS (*suite*)

FORCEPS (*suite*) — **Notions théoriques sur le mode d'action du forceps** (*suite*)

Forceps considéré comme agent de préhension (*suite*)

Conditions d'une bonne prise céphalique (Prise idéale du forceps) (*suite*)

3° Ovoïde doit être saisi en long

Forceps doit être appliqué sur le *méridien latéral* pour que l'ovoïde soit saisi en long.

Pour que la saisie de l'ovoïde en long soit idéale, *il faut que la tête se présente par un de ses pôles*, autrement dit il faut que la tête soit *fléchie* dans la présentation du *sommet* et *défléchie* dans la présentation de la *face*.

Si la flexion ou la déflexion sont insuffisantes, il est essentiel de les compléter soit à l'aide de la main, soit à l'aide de forceps.

L'application du forceps sur le *diamètre bi-mastoïdien* amène l'occiput en avant dans la présentation du sommet non fléchi.

La déflexion de la face s'obtient en appliquant les cuillers sur le plateau facial, c'est-à-dire sur l'*angle de la mâchoire inférieure.*

La prise idéale du forceps consiste à placer les cuillers en long sur les méridiens jugo-pariétaux.

Pour que la prise du *sommet fléchi* soit régulière, il faut que le bec de la cuiller soit dirigé ver le pôle mentonnier et que la fenêtre encadre la saillie zygomato-malaire dans l'œillet du bec et la bosse pariétale dans l'œillet du pédicule ; le bord concave de la cuiller aplatit l'oreille.

Pour que la prise de la *face défléchie* soit idéale, il faut que le bec de la cuiller soit dirigé vers le pôle occipital, et que la fenêtre encadre la bosse pariétale dans l'œillet du bec et la saillie jugo-zygomatique dans l'œillet du pédicule ; le bord concave de la cuiller aplatit le haut de l'oreille qui se trouve située dans l'hémisphère supérieur.

4° Ovoïde ne doit jamais être saisi par son méridien sagittal

La saisie de la tête fœtale par son *méridien sagittal* est une *mauvaise prise* : elle ne peut qu'amener la *déflexion* de la tête dans la présentation du *sommet* et sa *flexion* dans la présentation de la *face*, et empêcher l'engagement en ramenant la tête en attitude indifférente.

Forceps considéré comme agent de traction

Conditions d'une bonne traction

Une traction *bien faite* doit satisfaire aux conditions suivantes :

1° Elle est obligée de se faire suivant l'axe des cuillers, c'est-à-dire suivant l'axe par lequel la tête du fœtus s'engage ;

2° Elle ne doit pas gêner la mobilité de la tête fœtale qui est forcée de changer à tout moment de position et de direction *dans son mouvement combiné de progression et de relèvement.*

3° Il faut qu'elle change à tout instant de direction, *tout en restant constamment maintenue dans l'axe de l'ovoïde céphalique* saisi en long, sinon elle produit des frottements qui peuvent non-seulement gêner ou arrêter momentanément l'extraction, mais encore léser les parties maternelles et même fœtales.

DU FORCEPS (*suite*)

Forceps Tarnier (nouveau modèle) permet d'accomplir tous les desiderata d'une bonne traction :

1° La traction se fait suivant l'axe des cuillers ou de l'ovoïde céphalique à condition que l'accoucheur ne relève pas les manches du forceps avec le tracteur et *maintienne constamment la tige du tracteur à un travers de doigt des manches.*

2° La mobilité de la tête fœtale est constamment assurée par suite de l'indépendance de l'appareil de préhension.

3° La traction est toujours *bien dirigée* si l'on obéit à *l'aiguille indicatrice* qui n'est autre que les manches de l'instrument.

Il faut suivre leur mouvement de relèvement et s'arranger de façon que la tige de traction ne soit jamais distante des manches de plus d'un travers de doigt.

Le forceps bicourbe dont le type est le forceps Levret est un mauvais instrument de traction qui demande une très grande habileté pour être manié sans danger. Il est bien inférieur au forceps Tarnier.

Les manches formant avec les cuillers un angle obtus, la traction se fait *très mal* si l'on tire sur les manches, car elle tend à écraser la tête contre la symphyse pubienne (parallélogramme des forces).

La traction pour être *bien faite* doit être appliquée le *plus près possible* de la tête : à cet effet, l'accoucheur saisit le forceps avec une main au niveau de l'articulation et tire *en bas* avec cette main tandis que l'autre main qui tient les manches de l'instrument les empêche de s'abaisser et tend toujours à les relever pour favoriser le mouvement de relèvement normal.

Ce mode de traction décompose les forces de l'accoucheur en deux forces secondaires dont l'une entraîne la tête vers les voies libres tandis que l'autre la pousse contre la vessie et le pubis.

Ces forces secondaires produisent des pressions dangereuses si elles ne sont pas suffisamment contrebalancées l'une par l'autre ; c'est ce qui arrive souvent avec le forceps Levret qui n'a pas comme le forceps Tarnier d'aiguille indicatrice renseignant à tout moment sur la direction qu'il faut imprimer aux tractions.

Forceps Levret a en outre l'inconvénient d'être *un instrument de réduction* alors qu'il ne devrait être simplement qu'un instrument d'extraction. Par suite du croisement des branches en X, on réduit fatalement la tête quand on serre instinctivement les manches afin d'éviter le dérapement ou quand on entraîne de force le fœtus à travers un bassin rétréci.

La tête du fœtus se trouve d'autant plus comprimée que la viciation du bassin est plus accentuée et que les tractions ont besoin d'être plus puissantes.

DU FORCEPS (*suite*)

FORCEPS (*suite*)

Conditions nécessaires pour l'application du forceps

Conditions absolues
- *a.* Orifice utérin doit être dilaté ou suffisamment dilatable.
- *b.* Membranes seront largement rompues.
- *c.* Accoucheur fera le diagnostic exact de la présentation, de la position et de la variété de position avant d'appliquer le forceps.

Conditions relatives ou discutées
- *a.* Fœtus doit être vivant.
- *b.* Pour les uns, tête doit être non-seulement fléchie ou défléchie, mais encore engagée.
- *c.* Pour les autres, il suffit qu'il n'y ait pas de disproportion notable entre le volume de la tête fœtale et les dimensions du bassin.

Indications du forceps

a. Indications d'urgence indépendantes du travail

Etat général *grave* de la mère ou du fœtus.

a. Mère
- Eclampsie.
- Hémorragie génitale grave.
- Asphyxie ou asystolie.

b. Enfant
- Trouble persistant dans la circulation fœto-funiculaire.
- Présence du méconium dans le liquide amniotique (coloration verdâtre) pendant la période d'expulsion.

b. Indications liées à la marche du travail

a. Indications fœtales
- Gros enfant rendant accouchement pénible, laborieux.
- Procidence d'un membre gênant l'évolution de la tête.
- Défaut de rotation interne de la tête fœtale.
- Circulaires empêchant le dégagement de la tête.

b. Indications maternelles
- Résistance du périnée (chez primipares âgées surtout).
- Résistance du coccyx (elle nécessite quelquefois la coccytomie).
- Vulve trop en avant (femmes à type droit de Charpy, anciennement *barrure*).
- Inertie utérine ou insuffisance des contractions utérines.
- Viciation légère du bassin.
- Tumeurs peu volumineuses mettant obstacle à l'expulsion fœtale.
- Nécessité d'éviter l'effort chez une femme qui présente une hernie ou dont l'état général est mauvais sans être immédiatement grave (emphysème, affections cardiaques, tuberculose, etc.).
- Obligation d'intervenir *si tête, à nu dans l'excavation, est restée pendant au moins 2 heures sans progresser quoi qu'il y ait des douleurs* (Pinard).

Lieu et mode d'application

1° Application du forceps au détroit inférieur : *Application directe.*

2° Application du forceps dans l'excavation
- *Application oblique antérieure.*
- *Application transversale.*
- *Application oblique postérieure;* cette application est inusitée depuis que Pinard et Varnier ont érigé en méthode la réduction manuelle des postérieures en transversales, lorsque l'application du forceps est indiquée.

3° Application du forceps au détroit supérieur
- *Application transversale.* L'application du forceps au détroit supérieur tend à être abandonnée. Nous avons vu page 305 que le véritable forceps du détroit supérieur est le levier préhenseur-mensurateur de Farabeuf. Le forceps ordinaire appliqué au détroit supérieur produit un rétrécissement artificiel puisqu'il ne peut utiliser la concavité sacrée; il serre comme 10 quand on tire comme 1; il réduit beaucoup trop la tête et détermine des accidents de compression qui sont souvent funestes à l'enfant.

Précautions préliminaires

a. Parturiente
- Femme devra être placée sur un lit assez haut (une planche sera glissée entre le matelas et le sommier).
- Femme sera mise en position obstétricale; deux aides soutiendront les membres inf^{rs} et maintiendront les cuisses écartées.
- Rectum et vessie seront vidés.
- Toilette vulvaire et injection vaginale antiseptiques.
- Chloroformisation sauf dans les cas d'inertie, de maladies cardiaques ou d'hémorragies antérieures, le chloroforme favorisant l'inertie et les hémorragies.

40

DU FORCEPS (*suite*)

FORCEPS (*suite*)

Précautions préliminaires (*suite*)

b. Accoucheur
- Habit bas, manches retroussées.
- Désinfection des mains, avant-bras et bras.
- Enduire de vaseline antiseptique face dorsale des mains.

c. Forceps
- Forceps sera stérilisé à l'eau bouillante ou flambé à l'alcool.
- Forceps stérilisé sera maintenu dans l'eau chaude aseptique à 30° pour éviter à la femme le froid de l'instrument.
- Face convexe des cuillers sera graissée avec de la vaseline antiseptique.

d. Enfant
- Fil pour la ligature du cordon, ou pince à forcipressure s'il est nécessaire de le couper immédiatement.
- Préparer tout ce qu'il faut pour ranimer l'enfant.

Manuel opératoire (3 temps)

1er temps : Introduction des cuillers

L'introduction des cuillers comprend plusieurs manœuvres qui doivent se succéder dans l'ordre suivant :

1° Introduction de la 1re main ou de la main-guide

Choix de la main-guide
- La 1re main à introduire ou main-guide est toujours celle de *nom contraire* à la branche qui doit être placée la première.
- C'est la main *droite* dans les applications directes (en O P ou en O S).
- C'est la main *antonyme* de la position dans les applications obliques antérieures et transversales. (Les positions postérieures doivent toujours être transformées en transversales par réduction manuelle).

Rôles de la main-guide
- 1° Main-guide doit entrer dans l'utérus pour *rechercher* tantôt l'*oreille* qui est située dans le *côté gauche du bassin* dans les applications directes, — tantôt l'*oreille postérieure* dans les applications obliques antérieures et transversales.
- 2° Main-guide qui empaume la tête fœtale par sa face palmaire doit servir de conducteur à la cuiller et protéger les parties maternelles et le cordon en s'interposant entre eux et l'instrument.

Placement de la main-guide
- Main ne peut trouver place qu'*en arrière*, entre l'arc intersciatique et la tête et sera introduite en entier, pouce compris.
- Elle peut pénétrer en 3 positions différentes:
- 1° A plat devant le coccyx, *en position directe sacrée ;*
- 2° Obliquement à gauche entre le coccyx et l'ischion gauche, *en position gauche postérieure.*
- 3° Obliquement à droite entre le coccyx et l'ischion droit, *en position droite postér".*

2° Introduction et placement de la 1re cuiller

Choix de la 1re cuiller
- Si l'on réduit les variétés postérieures en variétés transversales, la 1re branche à appliquer est toujours la branche *homonyme* de la position dans les *variétés obliques antérieures et transversales,* — et la branche *gauche* dans les *positions directes ;* — d'une façon plus générale, la 1re branche à introduire est la branche *antonyme de la main-guide.*

Règles générales pour l'introduction des cuillers
- L'introduction de la 1re cuiller est soumise aux règles générales de l'introduction des cuillers.
- Branche doit toujours être saisie au niveau du manche par la main *homonyme*: branche droite, main droite ; branche gauche, main gauche.

DU FORCEPS *(suite)*

FORCEPS *(suite)* — Manuel opératoire (3 temps) *(suite)* — 1er temps : Introduction des cuillers *(suite)*

2ᵉ *Introduction et placement de la 1ʳᵉ cuiller*

Règles générales pour l'introduction des cuillers (suite)

Manche sera saisi — soit comme une plume à écrire, — soit entre l'index, et le pouce et le médius, — soit à pleine main, le pouce touchant le crochet.

Manche doit être tenu sans raideur.

Branche devra être introduite doucement, sans *brusquerie* ni *violence*.

La main servant toujours de guide aux cuillers, celles-ci ne pourront être introduites que dans les 3 positions postérieures directe, gauche et droite.

Pour que la cuiller pénètre bien, *sans dévier*, il faut avoir soin d'*abattre le crochet dans un plan parallèle au plan du méridien d'application*.

La main qui tient le crochet est toujours tout entière en dehors du bord radial de l'avant-bras-guide, et doit, dans son mouvement d'abaissement, venir tomber en dehors de l'avant-bras-guide.

Règles particulières pour l'introduction de la 1ʳᵉ cuiller

L'introduction de la 1ʳᵉ cuiller ne doit s'effectuer que lorsque les doigts sont en contact avec l'oreille.

La 1ʳᵉ cuiller est introduite sur la main-guide en position postérieure gauche ou droite dans les applications obliques antérieures, — en position postérieure directe dans les applications transversales, — en position postérieure gauche d'abord puis en position transversale gauche par un léger mouvement de circumduction dans les applications directes.

La 1ʳᵉ branche mise en place, retirer doucement la main-guide en évitant de déplacer la tête et confier le manche à un aide qui devra s'effacer pour ne pas gêner l'opérateur et maintenir la branche constamment immobile en la tenant à pleine main.

3ᵉ *Introduction de la seconde main*

La 2ᵉ main à introduire est celle qui n'a pas encore servi de guide.

Elle est placée en position postérieure droite ou gauche suivant le nom de la cuiller à introduire ; *elle ne va pas à la recherche de l'oreille, mais doit toujours pour le moins dépasser le bord de l'orifice utérin.*

4ᵉ *Introduction de la seconde cuiller*

L'introduction de la 2ᵉ cuiller est soumise aux règles générales que nous avons déjà énoncées ; elle se fait toujours en position postérᵉ gauche ou droite.

Une fois introduite en position postérieure, la 2ᵉ branche doit être amenée soit en position transversale (application directe), soit en position antérieure. Pour y arriver, il faut exécuter le *mouvement spiral* de Mᵐᵉ Lachapelle, c'est-à-dire décrire un mouvement spiroïde qui permet de gagner et même d'envahir l'hémisphère supérieur de la tête.

Dans l'exécution du mouvement spiral, le crochet de la 2ᵉ branche subit un triple mouvement d'abaissement, de translation et de torsion.

La 2ᵉ branche introduite vient toujours croiser son manche sur celui de la première.

DU FORCEPS *(suite)*

FORCEPS *(suite)*

Manuel opératoire (3 temps) *(suite)*

2e temps : Articulation des branches

Articulation simple

Difficultés d'articulation

L'articulation se fait par simple rapprochement toutes les fois que la branche gauche a été introduite la première (positions gauches et positions directes). Pour articuler les branches, saisir chaque manche avec la main homonyme, les rapprocher doucement, mettre en contact leurs surfaces articulaires *si elles sont parallèles* et serrer le pivot pour fixer l'articulation.

a. Défaut de parallélisme des surfaces articulaires — Si les surfaces articulaires ne sont pas parallèles, ne jamais agir sur la branche-guide (1re branche introduite); imprimer un mouvement de rotation sur la 2e branche. Si ce mouvement ne suffit pas à rétablir le parallélisme, vérifier si la branche-guide est toujours bien appliquée et recommencer en partie ou en totalité l'application suivant le résultat de l'examen.

b. Enfoncement inégal des branches — Si les branches ne sont pas à la même hauteur, se rappeler qu'il est toujours moins dangereux de retirer un peu l'une des cuillers que de pousser l'autre à l'aveuglette.

Articulation avec décroisement préalable

Il y a nécessité de *décroiser* toutes les fois que la branche droite a été introduite la première et que par conséquent elle se trouve en arrière. Le décroisement est forcé dans l'application oblique antérieure droite ou transversale droite. Décroisement doit se faire avec la branche gauche autour de la branche droite *qui est la branche-guide et doit par suite rester immobile.* Le décroisement fait, on retombe dans le cas précédent.

Vérification de la prise

1° S'assurer qu'aucun repli des parties maternelles n'a été saisi;

2° Constater que la tête seule est saisie, et qu'il n'y a entre les cuillers ni membre procident ni cordon; ausculter pour vérifier si cordon a été saisi.

3° Vérifier si la tête est bien prise. Cette vérification peut se faire soit par le toucher digital, soit par l'examen des crochets des manches qui ont une direction horizontale dans les applications directes, une direction oblique dans les applications antérieures et une direction verticale dans les applications transversales. — Si la prise est mauvaise, désarticuler, retirer chaque branche en lui faisant suivre l'envers du chemin qu'elle a parcouru, et pratiquer une nouvelle application.

3e temps : Extraction

Nous connaissons la façon de pratiquer les tractions soit avec le forceps Levret, soit avec le forceps Tarnier. Tractions seront *soutenues, lentes et modérées* et pourront se faire *pendant les contractions*, tant que le bregma n'apparaît pas à la vulve.

Dès que fontanelle antérieure apparaît à la commissure postérieure, forceps doit empêcher la sortie de la tête pendant la contraction; *les tractions ne doivent plus avoir lieu que dans l'intervalle des contractions* pour éviter une rupture périnéale.

Extraction peut comporter, suivant les cas, 3 manœuvres qui se succèdent dans l'ordre suivant :

1° Achèvement de la descente — Cette manœuvre consiste à amener la tête sur le plancher pelvien. Ce résultat est obtenu quand on sent une certaine résistance et qu'on voit bomber le périnée postérieur.

DU FORCEPS *(suite)*

FORCEPS *(suite)* / Manuel opératoire (3 temps) *(suite)* / 3ᵉ temps : Extraction *(suite)* / 2° Rotation interne

Si la rotation n'est pas faite, menton ou occiput seront amenés sous le pubis par un mouvement de circumduction assez prononcé qui consiste « à évaser la vulve comme lorsqu'on creuse un entonnoir dans le sable avec un pieu. » (Farabeuf et Varnier).

3° Dégagement de la tête

Dans le dégagement de la tête, accoucheur doit non-seulement ne pas tirer pendant la contraction ; il faut encore qu'il modère la déflexion de la tête pour empêcher son expulsion trop brusque.

Farabeuf et Varnier conseillent de ne désarticuler que lorsque le périnée s'est retiré de lui-même en arrière.

A quel moment doit-on enlever le forceps ?

Certains accoucheurs préfèrent enlever le forceps au moment où les bosses pariétales sont à la vulve, avant le dégagement de la grande circonférence. Il est arrivé parfois que le forceps a été enlevé trop tôt et qu'une seconde application a été nécessaire.

DES APPLICATIONS DU FORCEPS EN PARTICULIER (1)

RÈGLES ABSOLUES COMMUNES A TOUTES LES APPLICATIONS

Choix de la main pour chaque branche

Manche de la branche gauche sera toujours tenu de la main gauche.

Manche de la branche droite sera toujours tenu de la main droite.

Place obligatoire des cuillers

Cuiller gauche doit être mise dans la partie gauche du bassin.

Cuiller droite doit être mise dans la partie droite du bassin.

RÈGLES COMMUNES A TOUTES LES APPLICATIONS SAUF LES APPLICATIONS DIRECTES

Première règle générale

Il faut introduire première la cuiller qui sera postérieure afin d'avoir toute facilité pour la bien placer, car de son placement dépend le succès de l'opération (Farabeuf et Varnier).

Deuxième règle générale

La cuiller introduite deuxième, ne pouvant l'être que par-dessus la première, envoie nécessairement son manche croiser *sur* celui de la première (Farabeuf et Varnier) (2).

A. — APPLICATIONS CLASSIQUES

Les applications classiques sont les applications directes et les applications obliques antérieures ou transversales.

Les règles étant les mêmes pour les variétés de position du sommet et de la face, nous réunirons dans le même tableau les positions analogues.

Se rappeler toutefois que les applications du forceps sur la face doivent être rares. La presque totalité des cas aboutit à l'expulsion spontanée si on ne vient pas troubler le mécanisme par des interventions intempestives ou irrationnelles. — On ne doit appliquer le forceps sur la face qu'en cas de nécessité absolue ; les accoucheurs même très expérimentés hésitent à entreprendre cette application. — Pour les mento-postérieures et la mento-sacrée, on ne peut arriver à provoquer la rotation indispensable qu'après avoir fait une première application de déflexion.

---

(1) La loi du 19 ventôse, an XI, dit :

Art. 38. — Les sages-femmes ne pourront employer les instruments dans les cas d'accouchements laborieux sans appeler un docteur ou un médecin ou un chirurgien anciennement reçu.

Art. 219 du Code pénal : Quiconque par maladresse, imprudence, inattention, négligence ou inobservation des règlements, aura commis volontairement un homicide ou en aura été involontairement la cause, sera puni d'un emprisonnement de 3 mois à 2 ans et d'une amende de 50 à 600 francs.

(2) D'où il suit qu'il y aura fatalement *décroisement* lorsqu'on introduira la branche droite première.

DU FORCEPS (*suite*)

RÈGLES COMMUNES, SPÉCIALES AUX APPLICATIONS CLASSIQUES	**Choix de la 1ʳᵃ main-guide**	Main droite dans les positions directes et gauches. — gauche — droites.
	Choix de la 1ʳᵉ branche	Branche gauche dans les positions directes et gauches. — droite — droites.

APPLICATIONS DIRECTES

	O P et M P (Les plus fréquentes pour chaque variété)		O S et M S (Exceptionnelles)	
1ʳᵉ *Main-guide*	Main droite introduite en position gauche postérieure se met en contact avec l'*oreille* du même côté.			
1ʳᵉ *Branche*	Branche *gauche* introduite en position gauche postérieure et amenée à gauche et sur le côte par un mouvement spiral de 45°.			
2ᵉ *Main-guide*	Main gauche introduite en position droite postérieure (sans s'occuper de la position de l'oreille).			
2ᵉ *Branche*	Branche *droite* introduite en position droite postérieure et amenée à droite et sur le côté par un mouvement spiral de 45°.			
Articulation	Articulation régulière.			
Rotation	Pas de rotaton à faire		Rotation de 4 fois 45° facultative.	Rotation de 4 fois 45° obligatoire.
Dégagement direct sans rotation	Dégagement direct en O P.	Dégagement direct en M P.	Dégagement facultatif en O S.	Dégagement en M S impossible.
			Transformation en O P peut se faire :	Transformation forcée en M P peut se faire :
			A. Sans reprise Avec rotation immédiate de 4 fois 45° (forceps se trouve finalement à l'envers, concavité face au coccyx). *B. Avec reprise* : 1° Rotation de 2 fois 45° pour réduire O S en O T ; 2° Réapplication en O T, et 2ᵉ rotation de 2 fois 45° pour amener O T en O P.	*B. Avec reprise* : 1° Rotation de 2 fois 45° pour réduire M S en M T ; 2° Réapplication en M T et 2ᵉ rotation de 2 fois 45° pour amener M T en M P.
Dégagement avec rotation de 4 fois 45°				

APPLICATIONS OBLIQUES ANTÉRIEURES

	O I G A et M I G A		O I D A et M I D A
1ʳᵉ *Main-guide*	Main droite introduite en gauche postérieure va rechercher l'oreille postérieure.		Main gauche introduite en postérieure droite va rechercher l'oreille postérieure.
1ʳᵉ *Branche*	Branche *gauche* 1ʳᵉ, placée d'emblée à gauche et en arrière.		Branche *droite* 1ʳᵉ, placée d'emblée à droite et en arrière.
2ᵉ *Main-guide*	Main gauche introduite en droite postérieure (sans s'occuper de l'oreille antérieure).		Main droite introduite en gauche postérieure (sans s'occuper de l'oreille).
2ᵉ *Branche*	Branche *droite* 2ᵉ, introduite en droite postérieure et amenée à droite et en avant par un mouvement spiral de 2 fois 45°.		Branche *gauche* 2ᵉ, introduite en gauche postérieure et amenée à gauche et en avant par un mouvement spiral de 2 fois 45°.
Articulation	Articulation régulière.		Articulation *après décroisement.*
Rotation	Rotation de 45°.		Rotation de 45°.
Dégagement	Dégagement en O P.	Dégagement en M P.	Dégagement en O P.	Dégagement en M P.

APPLICATIONS TRANSVERSALES

	O I G T et M I G T		O I D T et M I D T
1ʳᵉ *Main-guide*	Main droite introduite en position postérieure directe va à la recherche de l'oreille postérieure.		Main gauche introduite en position postérieure directe va à la recherche de l'oreille postérieure.
1ʳᵉ *Branche*	Branche *gauche* 1ʳᵉ, placée d'emblée à plat, en arrière.		Branche *droite* 1ʳᵉ, placée d'emblée à plat et en arrière.
2ᵉ *Main-guide*	Main gauche introduite en droite postérieure (sans s'occuper de l'oreille antérieure).		Main droite introduite en gauche postérieure (sans s'occuper de l'oreille antérieure).
2ᵉ *Branche*	Branche *droite* 2ᵉ, introduite en droite postérieure est amenée directement en avant par un grand mouvement spiral de 3 fois 45°.		Branche *gauche* 2ᵉ, introduite en gauche postérieure et amenée à gauche en avant par un grand mouvement spiral de 3 fois 45°.
Articulation	Articulation régulière.		Articulation *après décroisement.*
Rotation	Rotation de 2 fois 45°.		Rotation de 2 fois 45°.
Dégagement	Dégagement en O P.	Dégagement en M P.	Dégagement en O P.	Dégagement en M P.

DU FORCEPS (*suite*)

B. — APPLICATIONS EXCEPTIONNELLES OU DE NÉCESSITÉ

Les véritables applications de nécessité sont les applications obliques postérieures *qui ne doivent être pratiquées que lorsqu'on n'a pas pu transformer par réduction manuelle les positions obliques postérieures en positions transversales.*

<table>
<tr><td></td><td colspan="2" align="center">OIGP   et   MIGP</td><td colspan="2" align="center">OIDP   et   MIDP</td></tr>
<tr><td>1re Main-guide</td><td colspan="2">Main gauche introduite en position droite postérieure va rechercher l'oreille postérieure.</td><td colspan="2">Main droite introduite en position gauche postérieure va rechercher l'oreille postérieure.</td></tr>
<tr><td>1re Branche
(postérieure)</td><td colspan="2">Branche droite 1re, placée d'emblée à droite et en arrière.</td><td colspan="2">Branche gauche 1re, placée d'emblée à gauche et en arrière.</td></tr>
<tr><td>2e Main-guide</td><td colspan="2">Main droite introduite en position gauche postérieure (sans s'occuper de l'oreille antérieure).</td><td colspan="2">Main gauche introduite en position droite postérieure (sans s'occuper de l'oreille antérieure).</td></tr>
<tr><td>2e Branche
(antérieure)</td><td colspan="2">Branche gauche 2e, introduite en gauche postérieure et amenée à gauche et en avant par un mouvement spécial de 2 fois 45°.</td><td colspan="2">Branche droite 2e, introduite en droite postérieure et amenée à droite et en avant par un mouvement spiral de 2 fois 45°.</td></tr>
<tr><td>Articulation</td><td colspan="2">Articulation après décroisement.</td><td colspan="2">Articulation régulière.</td></tr>
<tr><td rowspan="3">Rotation</td><td>Rotation facultative en O S (petite rotation) ou en O P (grande rotation).</td><td>Rotation obligatoire du menton en avant.</td><td>Rotation facultative en O S (petite rotation) ou en O P (grande rotation).</td><td>Rotation obligatoire du menton en avant.</td></tr>
<tr><td>1° Parti de la petite rotation : Transformer en O S par rotation de 45° qui amène le front au droit de symphyse.
2° Parti de la grande rotation :</td><td>Petite rotation qui transforme M I G P en M S impossible.

Grande rotation :</td><td>1° Parti de la petite rotation : Transformer en O S par rotation de 45° qui amène le front au droit de symphyse.
2° Parti de la grande rotation :</td><td>Petite rotation qui transforme M I G P en M S impossible.

Grande rotation :</td></tr>
<tr><td colspan="4">A. — Sans reprise :
Faire une circumduction de 3 fois 45° qui amène forceps à l'envers, concavité face au sacrum.</td></tr>
<tr><td></td><td>B. Avec reprise : A. Rotation de 45° pour réduire OIGP en OIGT; B. Réapplication régulière en O I G T et rotation complémentaire de 2 fois 45°.</td><td>B. Avec reprise : A. Rotation de 45° pour réduire MIGP en MIGT; B. Réapplication régulière en M I G T et rotation complémentaire de 2 fois 45°.</td><td>B. Avec reprise : A. Rotation de 45° pour réduire OIDP en OIDT; B. Réapplication régulière en O I D T et rotation complémentaire de 2 fois 45°.</td><td>B. Avec reprise : A. Rotation de 45° pour réduire MIDP en MIDT; B. Réapplication régulière en M I D T et rotation complémentaire de 2 fois 45°.</td></tr>
<tr><td>Dégagement</td><td>Dégagement en OS avec petite rotation.
Dégagement en O P avec grande rotation.</td><td>Dégagement en MP (seul possible).</td><td>Dégagement en OS avec petite rotation.
Dégagement en O P avec grande rotation.</td><td>Dégagement en MP (seul possible).</td></tr>
</table>

C. — APPLICATION DU FORCEPS AU DÉTROIT SUPÉRIEUR

L'application du forceps au détroit supérieur, autrement dit l'application du forceps sur le *sommet non engagé,* est aujourd'hui très discutée et paraît être remplacée avantageusement :

1° *Par la symphyséotomie* dans les cas de rétrécissement pelvien osseux empêchant l'engagement;

2° *Par le levier préhenseur-mensurateur de Farabeuf* dans les cas de non-engagement par défaut d'accommodation.

Nous avons, vu page 305, que le levier préhenseur-mensurateur de Farabeuf exposait moins la vie de l'enfant que le forceps ordinaire, et qu'il était en somme le véritable forceps du détroit supérieur.

EXTRACTION DU FŒTUS PAR AGRANDISSEMENT DU BASSIN

PELVITOMIES

PELVITOMIES
— **Définition :** Pelvitomies sont des opérations obstétricales qui consistent à *agrandir momentanément* le bassin pour permettre l'expulsion ou l'extraction du fœtus par la voie vaginale sans mutilation ni compression exagérée.
— **Condition absolue des pelvitomies :** Fœtus doit être **vivant** et **viable**.
— **3 variétés de pelvitomies obstétricales :** **Coccytomie.** — **Symphyséotomie** ou **pubiotomie.** — **Ischio-pubiotomie.**

A. — COCCYTOMIE

COCCYTOMIE
— En cas d'ankylose ou de raideur invincible du coccyx qui quelquefois ont produit des enfoncements de la voûte crânienne, asssouplir et au besoin forcer cet os en arrière à l'aide du pouce introduit dans le vagin ou dans le rectum.

EXTRACTION DU FŒTUS PAR AGRANDISSEMENT DU BASSIN *(suite)*

B. — SYMPHISÉOTOMIE OU PUBIOTOMIE

Définition

La *symphyséotomie* ou *pubiotomie* est une opération obstétricale qui consiste à sectionner les ligaments interpubiens et à produire un agrandissement momentané du bassin osseux par la disjonction manuelle ou instrumentale des articulations sacro-iliaques.

Historique

La symphyséotomie fut imaginée par Sigault, d'Angers. En 1768, alors qu'il n'était encore qu'étudiant en médecine, il présenta un mémoire sur ce sujet à l'Académie de Chirurgie qui accueillit mal son travail. Le 22 mars 1773, il soutenait à Angers sa thèse inaugurale sur la même question et faisait ressortir les avantages de la symphyséotomie sur l'opération césarienne. Le 30 septembre 1777 il pratiqua pour la première fois à Paris sur la femme Souchot l'opération qu'il préconisait et qui réussit à merveille.

La Faculté de Médecine pour célébrer cette découverte si utile à l'humanité fit graver un médaillon en l'honneur de son auteur.

Sigault et ses adeptes n'ayant pas été aussi heureux ultérieurement, la symphyséotomie fut délaissée tant en France qu'à l'étranger, sauf en Italie où elle fut toujours défendue et enseignée, particulièrement à l'Ecole de Naples.

Morisani avec une clairvoyance et une ténacité admirables persévère dans la pratique de cette opération discréditée, publie de nombreux travaux sur la symphyséotomie en 1863, 1867, 1874, 1881, 1886 et obtient des résultats qui deviennent chaque jour meilleurs au fur et à mesure que l'antisepsie se perfectionne.

Son ancien assistant Spinelli vient à Paris en 1891 et appelle l'attention de Pinard et Varnier sur les résultats favorables obtenus à Naples. A partir de cette époque, Pinard, Farabeuf et Varnier font une série d'études expérimentales sur la symphyséotomie.

Le 7 décembre 1891, Pinard se déclare publiquement convaincu de l'utilité de la symphyséotomie et la pratique pour la première fois dans son service en février 1892.

Ce fut l'origine d'un nouvel essor pour la pubiotomie et le 31 mars 1893 Varnier publiait 82 observations nouvelles de symphyséotomie pratiquée tant en France qu'à l'étranger.

En mai-juin 1894, le professeur Farabeuf fait paraître, dans les Annales de gynécologie et dans la Gazette hebdomadaire, un mémoire ainsi intitulé : La *symphyséotomie, anatomie, instrumentation et technique du professeur Farabeuf*.

A la suite de tous ces travaux et opérations, la symphyséotomie a pris une place prépondérante et a fait diminuer considérablement les cas d'accouchement prématuré artificiel et contribué avec l'opération césarienne à supprimer l'embryotomie sur l'enfant vivant.

Contre-indications de la symphyséotomie

a. Mort du fœtus (symphyséotomie perd sos droits du moment que le fœtus est devenu un corps étranger).

b. Vitalité fœtale *gravement* compromise par des interventions prématurées et maladroites qui ont pu produire des fractures multiples chez l'enfant et infecter la mère.

c. Ankylose et synostose de l'articulation sacro-iliaque (justiciable de l'ischio-pubiotomie ou de l'opération césarienne).

d. Etroitesse absolue du bassin (qui réclame l'opération césarienne).

e. Infection de la mère avant l'accouchement.

EXTRACTION DU FŒTUS PAR AGRANDISSEMENT DU BASSIN (*suite*)

SYMPHYSÉOTOMIE OU PUBIOTOMIE (*suite*)

Indications

D'une manière générale, symphyséotomie est indiquée toutes les fois qu'il y a une notable disproportion entre le volume de la tête et les dimensions du bassin. Pinard ne fait d'exception que dans les cas d'étroitesse absolue du bassin ou dans les cas où l'enfant étant vivant, l'utérus est déjà infecté; il préfère alors pratiquer l'hystérectomie totale.

Pinard n'admet d'autre alternative que l'accouchement spontané ou la symphyséotomie d'*emblée;* il abandonne *systématiquement* toute application du forceps et toute opération impliquant la lutte de la tête fœtale contre une résistance osseuse du bassin, et pouvant nuire à la vitalité de l'enfant.

Choix du moment de la symphyséotomie pendant le travail

D'une manière générale il faut pour intervenir que la dilatation soit suffisante, que les membranes soient rompues, et que l'engagement n'ait pas progressé depuis 1, 2 ou 3 heures, alors même que la femme a poussé.

Toutefois *la souffrance du fœtus est l'indication capitale* qui commande l'intervention immédiate alors même que la dilatation est *incomplète*. Pinard et Zweifel ont acquis la preuve que la tête devenue libre de s'engager après la symphyséotomie produisait assez rapidement une dilatation suffisante du col. — Au besoin on hâte la dilatation par l'introduction d'un ballon Champetier.

Précautions préliminaires

a. Précautions obstétricales
- S'assurer que la vitalité fœtale n'est pas compromise.
- Vérifier l'attitude du fœtus, les dimensions de la tête fœtale et celles du bassin.
- Explorer avec soin la région pubienne.

b. Préparation de la table — Parturiente sera opérée de préférence sur une table haute, solide, pas trop longue, bien éclairée.

c. Préparation des instruments et objets de pansement

Instruments indispensables : Sonde uréthrale métallique, rasoir, bistouris variés, ciseaux, 2 pinces à dissection, écarteurs, pinces hémostatiques, aiguilles à suture et fils appropriés, forceps, insufflateur.

Instruments spéciaux de Farabeuf (non-indispensables) : Bistouri à lame courte, sonde gouttière arquée, tranche-pubis, écarteur ou divulseur des pubis, pince à tête ou bec-de-coq, levier préhenseur-mensurateur, perforateur porte-fil.

Tous les instruments devront être stérilisés.

Objets de pansement : Préparer : 1° une dizaine de grandes compresses bouillies ou stérilisées pour envelopper racine des cuisses, région sous-ombilicale, etc.; 2° des tampons de coton aseptique et des compresses stérilisées.

Précautions à prendre par les aides et l'accoucheur

Aides et accoucheur devront tous être rompus à la pratique de l'asepsie et de l'antisepsie et auront les mains et les vêtements d'une propreté absolue. 4 aides sont utiles.

Si l'on n'est pas sûr de l'entourage, opérer seul et ne permettre à personne de toucher ni région opératoire, ni instruments, ni objets de pansement.

Précautions à prendre pour la parturiente

- Raser *complètement et de très près* tous les organes génitaux externes.
- Savonner à la brosse la région opératoire; la laver à l'éther et à l'alcool pour dissoudre les corps gras.
- Faire une toilette vaginale et vulvaire antiseptiques.
- Pratiquer le cathétérisme de la vessie.
- Faire une dernière toilette antiseptique de toute la région opératoire.

41

EXTRACTION DU FŒTUS PAR AGRANDISSEMENT DU BASSIN (*suite*)

SYMPHYSÉO-TOMIE OU PUBIOTOMIE (*suite*) — **Manuel opératoire**

Position de la femme, de l'accoucheur et des aides

Femme est placée en position obstétricale.

1 aide donne le chloroforme à la parturiente; 2 autres lui tiennent les jambes pliées sur les cuisses (1); le 4ᵉ se tient prêt à passer les instruments et objets de pansement.

L'opérateur se place entre les cuisses de la femme et fait une désinfection complète de la région opératoire si elle n'a déjà été pratiquée.

a. Incision des téguments. Isolement de la symphyse

Avant de faire l'incision, marquer à la teinture d'iode les deux épines pubiennes ; réunir ces deux points de repère par une ligne transversale.

A 4 centimètres au-dessous de cette ligne et à 1 cent. au-dessus du bord sous-pubien, tracer une 2ᵉ ligne transversale qui passe sur les grandes lèvres et le clitoris et indique la limite inférieure de l'incision.

Commencer l'incision sur la ligne médiane à 4 centimètres au-dessus de la 1ʳᵉ ligne transversale et la mener jusqu'à la rencontre de la 2ᵉ ligne tout en ayant soin d'éviter le clitoris.

Inciser hardiment le pannicule graisseux jusqu'à ce qu'on aperçoive les faisceaux blancs et durs qui constituent les entrecroisements fibreux de la ligne blanche et plus bas le manchon fibro-tendineux.

Couper *en travers* le ligament suspenseur du clitoris, au-dessous du 1/3 moyen, c'est-à-dire à un travers de doigt au-dessus du sous-pubis ; repère toujours tangible au pouce dans le vestibule.

Abaisser fortement le clitoris de manière à voir à nu la gouttière présymphysienne et l'*arcuatum* (ligament triangulaire, sous-pubien).

Insinuer doucement le bec de la sonde-gouttière à quelques millimètres sous et derrière la symphyse en ayant bien soin de ne pas quitter le contact avec l'os et de ne pas piocher ni farfouiller — Retirer la sonde-gouttière.

Inciser ensuite la *ligne blanche* en faisant avec le bistouri une courte boutonnière verticale au-dessous de la 1ʳᵉ barre transversale.

Introduire de bas en haut une branche de ciseaux dans cette boutonnière et fendre la paroi abdominale médiane entre les tendons droits sur une longueur de 4 centimètres.

Plonger l'*index* dans cette fente; s'il ne peut pénétrer, agrandir l'ouverture en débridant de chaque côté les insertions des tendons droits. S'il rencontre un *adminiculum* (triangle fibreux dont la base forme le pied postérieur de la ligne blanche et dont le sommet va se confondre assez haut avec elle), l'effondrer sans brutalité.

Ne pas aller plus loin sans se servir de la sonde-gouttière dont le bec dénudera le bourrelet de haut en bas sans trancher ni déchirer le réseau vasculaire rétro-symphysien.

Ne s'arrêter dans la dénudation que lorsqu'on aura atteint le bord inférieur de l'arcuatum.

Index accompagnera le bec *sans jamais le précéder*.

Retirer la sonde-gouttière tout en laissant l'index qui va guider la réintroduction immédiate du bec par la voie sous-pubienne; n'enlever le doigt que lorsque le bec de la sonde est visible dans la fente médiane sus-pubienne.

____

(1). Ces deux aides peuvent être supprimés si on a une table d'opération avec étriers.

EXTRACTION DU FŒTUS PAR AGRANDISSEMENT DU BASSIN *(suite)*

SYMPHYSÉOTOMIE OU PUBIOTOMIE *(suite)* — **Manuel opératoire** *(suite)*

b. Section de la symphyse

La sonde-gouttière en place, procéder à la section de la symphyse.

Si l'on n'a pas de sonde-gouttière, l'index gauche introduit avec ménagement derrière la symphyse doit en tenir lieu et être enfoncé de plus en plus au fur et à mesure que la section s'opère de haut en bas.

Sectionner de haut en bas la symphyse avec une lame *mince, plate, sans dos, étroite et courte,* ou avec le tranche-pubis de Farabeuf.

Pinard conseille d'*onduler* légèrement la ligne de section.

Si l'interligne articulaire est difficile à trouver, contrôler à nouveau les points de repère et au besoin chercher l'interligne avec la pointe du bistouri.

Le ligament pubien est sectionné en dernier, fibre par fibre, lorsqu'on n'a pas de gouttière protectrice. S'il reste encore quelques fibres, la simple abduction des cuisses faite par les aides suffit à les rompre.

Section de la symphyse dure 2 à 3 minutes ; si elle est trop pénible, employer le ciseau et le marteau ou plutôt la scie à chaîne.

c. Ecartement des pubis. Disjonction ou arthroclasie sacro-iliaque

2 procédés d'écartement : E. *manuel*, E. *instrumental.*

Généralités communes aux 2 procédés d'écartement

Ecartement doit être porté au degré nécessaire ; grands inconvénients en-deçà, pas d'inconvénients au-delà à condition de ne pas distendre les parties molles antérieures jusqu'à les déchirer.

Ecarter immédiatement les 2 cuisses pour obtenir un premier écartement de 4 c. environ.

Surveiller la tension de l'entre-cuisse clitoridien ; en favoriser l'élongation par des pressions prudentes sur les branches descendantes du pubis.

Produire la disjonction sans brusquerie ni violence ; mettre 1 à 2 minutes entre chaque centimètre d'écartement pour permettre aux tissus de se distendre.

L'écartement obtenu, bourrer la plaie de gaze antiseptique pour la mettre à l'abri des souillures accidentelles.

Ecartement manuel

Faire mettre les cuisses dans l'*abduction maxima,* qu'elles soient étendues ou à angle droit et leur imprimer dans le sens de l'abduction des petites secousses synchrones, violentes, mais *brèves, limitées* et pour ainsi dire retenues.

Ecartement doit être *progressif* et *symétrique.* S'il est *asymétrique* les 2 pubis ne sont plus au même niveau. Pour y remédier, mettre la cuisse la plus disjointe dans la flexion-adduction appuyée et continuer les efforts abducteurs sur l'autre cuisse.

Ecartement instrumental

Le disjoncteur de Farabeuf est le plus pratique.

Ne le mettre en place que lorsqu'on a déjà obtenu par abduction un premier écartement de 4 centimètres.

Augmenter l'écartement progressivement cran par cran (une minute d'intervalle entre chaque cran).

EXTRACTION DU FŒTUS PAR AGRANDISSEMENT DU BASSIN (*suite*)

SYMPHYSÉOTOMIE OU PUBIOTOMIE (*suite*) — **Manuel opératoire** (*suite*) — **c. Ecartement des pubis. Disjonction ou arthroclasie sacro-iliaque** (*suite*)

Ecartement instrumental (suite)
: Si l'on craint déchirures des parties molles antérieures appliquer la pince à tête de coq sur les branches descendantes. L'application de cette pince limite l'écartement des sous-pubis sans empêcher les sus-pubis de céder encore au disjoncteur.

Du degré d'écartement à obtenir
: Il est variable suivant le cas. Les écartements de 5 à 6 centimètres sont les plus fréquents. Il est rare qu'on ait besoin d'un écartement de 7 centimètres ; il est dangereux de le dépasser et même de l'atteindre sans surveillance spéciale du décollement des parties molles antérieures.

Modifications apportées aux dimensions du bassin par l'écartement des pubis

    a. Augmentation des diamètres
: Diamètres du bassin participent tous à l'agrandissement. Leur augmentation est due non-seulement à l'écartement du pubis, mais encore à l'abaissement du pubis dans le plan oblique descendant du détroit.
Diamètre antéro-postérieur augmente d'environ 2 millim. par centimètre d'écartement.
Diamètres obliques augmentent plus que l'antéro-postérieur.
Diamètres transverses augmentent d'environ moitié de l'écartement du pubis.
Diamètre bi-ischiatique a une augmentation presqu'égale à l'écartement interpubien.
Plus le bassin est petit, plus il gagne à l'opération.

    b. Augmentation progressive du calibre pelvien par enclavement de la bosse céphalique antérieure
: Le *bénéfice total* est en majeure partie dû à l'enclavement de la bosse antérieure ; il est presque nul pour les premiers centimètres et progresse ensuite de plus en plus ; *aussi faut-il avoir recours aux grands écartements, c'est-à-dire aller jusqu'à 5 ou 6 centimètres pour commencer à recueillir une notable dilatation du calibre pelvien.*
Avec 6 centimètres d'écartement interpubien on gagne :

20ᵐ/ᵐ	pour un bassin de	60;	total	80
19	—	70;	-	89
18	—	80;	-	98
17	—	90;	-	107

Un bassin intact de 8 n'admet qu'une tête de 80 millimètres (petite tête).
Un bassin de 8 avec écartement de 6 centimètres laisse passer une sphère de 98 millimètres (très grosse tête).

EXTRACTION DU FŒTUS PAR AGRANDISSEMENT DU BASSIN (*suite*)

SYMPHYSÉOTOMIE OU PUBIOTOMIE *(suite)* — Manuel opératoire *(suite)*

d. Extraction du fœtus et délivrance

Attendre l'expulsion s'il n'y a aucune complication maternelle ni fœtale.

Si extraction rapide est obligatoire, préférer au forceps le levier préhenseur-mensurateur qui utilise la concavité sacrée et protège de ce fait les parties molles antérieures.

Empêcher la tête de se dégager transversalement dans la crainte de voir se produire un écartement pubien dangereux pour les parties molles sous-jacentes.

Varnier conseille de rapprocher les pubis (en faisant appuyer sur le trochanter par les deux aides) et par suite de faire disparaître l'écartement à partir du moment où la tête a franchi le détroit osseux, c'est-à-dire à partir du moment où elle est descendue dans l'excavation.

Délivrance est le plus souvent spontanée ; toutefois si elle tarde trop, pratiquer la délivrance artificielle pour ne pas prolonger l'anesthésie chloroformique qu'il est utile de continuer pendant les sutures.

Délivrance une fois faite, pratiquer injection antiseptique utérine et vaginale, et mettre un tampon de gaze iodoformée qui aura l'avantage d'être antiseptique et de favoriser l'hémostase par compression.

e. Sutures

Sutures peuvent être faites pendant la délivrance.

Avant de pratiquer sutures, désinfecter à nouveau les mains qui ont été introduites dans le vagin et l'utérus pour l'extraction de l'enfant et la délivrance.

Si on craint que la femme ne soit infectée, confier les sutures à un aide capable plutôt que de les faire soi-même.

Enlever gaze antiseptique qui protégeait la plaie.

Rapprocher les cuisses et appliquer la pince à tête de coq pour maintenir les pubis en contact parfait.

Faire avec une forte aiguille courbe 3 ou 4 sutures profondes avec du fil d'argent ou de la soie plate.

Terminer par 3 ou 4 sutures cutanées placées dans l'intervalle des sutures profondes.

Saupoudrer d'iodoforme, recouvrir de gaze iodoformée et d'ouate antiseptique ; collodionner pour éviter le contact avec la vulve.

Immobiliser os iliaque, soit avec une ceinture métallique, soit avec une ceinture Guéniot.

Mettre la femme sur un lit Dupont pour qu'elle puisse aller à la garde-robe et être lavée sans faire aucun mouvement par elle-même.

Complications et accidents de la symphyséotomie

α. Hémorragies

Assez fréquentes : 1 fois sur 7. Mortalité par hémorragie 1,08 %.

Conduite à tenir : Ne pas perdre de temps à arrêter l'écoulement et pratiquer aussi rapidement que possible l'extraction de l'enfant (Pinard).

Tamponner ensuite directement la plaie et lier si possible les vaisseaux ouverts.

EXTRACTION DU FŒTUS PAR AGRANDISSEMENT DU BASSIN *(suite)*

SYMPHYSÉOTOMIE OU PUBIOTOMIE *(suite)*

Complications et accidents de la symphyséotomie *(suite)*

a. Immédiats — *β. Déchirures des parties molles* : Assez fréquentes, surtout chez primipares. Déchirures se produisent soit pendant l'opération, soit principalement pendant l'extraction ; les plus fréquentes sont : déchirures des parties molles rétro-pubiennes, déchirures de la paroi ant^re du vagin, déchirures d'urèthre et du vagin. *Conduite à tenir :* Suturer au plus vite.

b. Tardifs ou consécutifs : Incontinence d'urine. Douleur à la marche. Endolorissement des articulations sacro-iliaques. Accidents infectieux.

Soins consécutifs : Eviter tout mouvement du bassin pendant 10 ou 15 jours. Alimenter femme comme accouchée ordinaire et la laisser nourrir. Prendre la température matin et soir. Faire après chaque miction un lavage antiseptique des organes génitaux. Vérifier tous les jours que la plaie pubienne est saupoudrée d'iodoforme. N'enlever le pansement vaginal que le 3e ou 4e jour ; faire ensuite 3 ou 4 injections vaginales par 24 heures. Retirer tous les fils à suture vers le 8e ou 9e jour. Ne laisser lever la femme que du 22e au 25e jour.

Pronostic

a. Mère — *Pronostic immédiat* : Très favorable si les précautions antiseptiques sont minutieusement prises et s'il ne survient pas de complications pendant la symphyséotomie.

Pronostic éloigné : Généralement favorable également. Consolidation de la symphyse rarement complète au point de vue osseux, est parfaite pour les tissus blancs au bout de 2 mois 1/2 (Farabeuf). Opérées peuvent reprendre leurs occupations et redevenir enceintes sans que la marche soit gênée.

b. Enfant : Mortalité nulle ou presque nulle si l'on est intervenu en temps opportun.

C. — ISCHIO-PUBIOTOMIE

ISCHIO-PUBIOTOMIE OU OPÉRATION DE FARABEUF

Indication et définition : Ischio-pubiotomie est une opération obstétricale qui ne se pratique que sur les bassins obliques ovalaires, c'est-à-dire sur les bassins présentant une ankylose ou synostose sacro-iliaque. Elle consiste à scier verticalement, *du côté de la synostose,* la branche ischio-pubienne ainsi que la branche horizontale du pubis, — et à détruire les parties fibreuses avoisinant les sections osseuses de façon à obtenir un agrandissement momentané du bassin grâce au jeu de la symphyse pubienne et de l'articulation sacro-iliaque du côté sain.

Historique : Ischio-pubiotomie a été imaginée par Farabeuf en 1891 et pratiquée pour la première fois à la Clinique Baudelocque par le professeur Pinard, le 7 novembre 1892.

Fréquence : Rareté de l'ischio-pubiotomie tient au peu de fréquence du bassin oblique ovalaire.

Avantages de l'ischio-pubiotomie sur la symphyséotomie dans les bassins obliques ovalaires : *Symphyséotomie* pratiquée sur un bassin oblique ovalaire n'agrandit que le côté sain, les dimensions du côté ankylosé restant forcément immuables.

Ischio-pubiotomie agrandit non-seulement le côté sain, *mais encore le côté rétréci* grâce au jeu de la symphyse pubienne qui permet à la valve osseuse, détachée de l'os iliaque ankylosé, « de se déplacer en avant comme un volet ».

Ischio-pubiotomie donne déjà, avec un demi écartement de 15^m/m une surface utilisable plus grande que la symphyséotomie d'un tel bassin avec un écartement double de 30^m/m (Farabeuf).

EXTRACTION DU FŒTUS PAR AGRANDISSEMENT DU BASSIN (*suite*)

Instruments nécessaires
Bistouris, ciseaux, pinces hémostatiques, écarteurs, rugines, scie à chaîne, aiguille mousse flexible, passe-fil emmanché ; — si l'on veut faire des sutures : perforateur, fils métalliques, aiguille à pédale de Reverdin, fils divers.

Précautions préliminaires
Stériliser tous les instruments ; préparer tous les objets de pansement.
Opérateur et aides prendront toutes les précautions antiseptiques usitées.
Femme sera mise en position obstétricale et chloroformisée.
Raser organes génitaux ; tamponner vagin après injection.
Savonner et désinfecter région opératoire.
Tracer sur la peau une ligne verticale parallèle à la ligne médiane dont elle est distante de 4 centimètres.

ISCHIO-PUBIOTOMIE OU OPÉRATION DE FARABEUF (*suite*)

Manuel opératoire

a. Section de l'ischion
Introduire index dans vagin, placer pouce dans sillon labio-crural et enserrer tissus jusqu'à ce que l'ongle arrive sur l'os.
Faire au ras de l'ongle une incision verticale de 4 centimètres, ayant sa partie moyenne à hauteur de la fourchette.
Inciser les muscles parallèlement à leurs fibres et arriver jusqu'à l'os qu'on dénude en tous sens avec une rugine courbe.
Dénudation terminée, passer l'aiguille de dedans en dehors dans la voie faite derrière l'os et ramener la scie à chaîne.
Ne scier qu'après avoir refoulé les parties molles le plus possible en arrière vers l'ischion ; éviter de faire des pointes osseuses.
Avec le doigt et le bout d'une rugine droite, détacher aussi haut que possible la membrane obturatrice.

b. Section du pubis
Sur la ligne opératoire-guide, faire une incision de 5 centimètres commençant à un grand travers de doigt au-dessus de l'arcade crurale.
Sectionner l'arcade, le ligament de Gimbernat et l'aponévrose pectinéale, tout en respectant le contenu du canal inguinal.
Fendre hardiment le pectiné sur l'os qui se montre à nu et qu'on dénude en tous sens avec une rugine.
Passer l'aiguille et la scie à chaîne derrière l'os de haut en bas et d'arrière en avant.
Avant de scier, refouler les parties molles en dehors à l'aide d'un écarteur ou d'une rugine.
Faire la section osseuse à 5 centimètres de la ligne médiane ; pour y arriver, il est parfois nécessaire de soulever la tête fœtale.

c. Achèvement de la séparation des os
La double section osseuse accomplie, achever avec la rugine la désinsertion de la membrane obturatrice.
Pour obtenir l'écartement, cuisse doit être tenue dressée, c'est-à-dire en 1/2 flexion et en adduction très légère, jamais en abduction, car les adducteurs distendus tiendraient rapprochées les surfaces de section.
Si l'écartement ne se produit pas, explorer la plaie et rompre les fibres qui résistent soit avec le doigt, soit avec une rugine.

EXTRACTION DE L'ENFANT VIVANT PAR LA VOIE ABDOMINALE

HYSTÉROTOMIE OU OPÉRATION CÉSARIENNE ABDOMINALE CONSERVATRICE

(Opération césarienne proprement dite)

HYSTÉROTOMIE ABDOMINALE OU OPÉRATION CÉSARIENNE CONSERVATRICE

Définition

Hystérotomie abdominale ou opération césarienne est une opération abdominale qui consiste à pratiquer l'ouverture de l'abdomen et de l'utérus pour extraire le fœtus.

Historique

L'opération césarienne *post-mortem* date des temps anciens; une loi de Numa Pompilius ordonnait d'extraire le fœtus par le bas-ventre chez toute femme morte.

L'opération césarienne a été pratiquée sur la femme vivante vers la fin du XVe siècle.

Jacques Nuffer, qui était châtreur de porcs à Sigershausen (Thurgovie) aurait le premier ouvert le ventre de sa femme pour extraire l'enfant. Suivant Sacombe, la première opération césarienne aurait été faite sur Jeanne Seymour, femme du roi d'Angleterre Henri VIII.

Wiel (1835) est le premier qui s'est occupé de suturer l'utérus.

L'opération césarienne fut longtemps délaissée en présence des résultats constamment mortels.

Elle fut remise un peu en honneur vers la fin du XVIIIe siècle lors de la lutte vive qui s'établit entre les *césariens* et les *symphyséotomistes*.

Malgré les perfectionnements apportés dans la méthode opératoire les résultats furent encore si peu encourageants que l'opération césarienne fut de nouveau abandonnée pendant les deux tiers du XIXe siècle.

Depuis cette époque l'application rigoureuse des règles de l'antisepsie et de l'asepsie a beaucoup diminué et même presque supprimé la mortalité maternelle dans l'opération césarienne.

Malgré tout, l'hystérotomie abdominale est une opération qui tend à devenir de moins en moins fréquente depuis la renaissance de la symphyséotomie.

Indications

D'une manière générale tous les cas dans lesquels il y a danger pour le fœtus à l'extraire par les voies naturelles même agrandies (bassin de 4 à 6 centimètres); bassins obstrués par des tumeurs fibreuses ou osseuses.

Actuellement aucune indication très précise sur le degré de rétrécissement permettant de motiver exactement soit l'opération césarienne, soit l'accouchement prématuré et symphyséotomie combinés.

L'opération césarienne étant incontestablement plus grave que la symphyséotomie, toujours donner la préférence à cette dernière opération quand elle est possible.

Préparatifs

Instruments nécessaires

Bistouris convexe et boutonné; ciseaux longs et forts; 2 douzaines de pinces à forcipressure variées, sonde cannelée, aiguille à pédale de Reverdin, aiguilles fines et rondes chargées d'avance pour les sutures superficielles de l'utérus, porte-aiguilles, tube de caoutchouc non perforé pour hémostase (50 centimètres de long, 5 millimètres de diamètre), 2 broches, serre-nœud, curette tranchante, seringue de Pravaz pour injections d'ergotine, seringue de Roux ou appareil Potain pour injection de sérum artificiel en cas d'hémorragie grave.

Thermocautère. Laveur. Sonde vésicale.

Fils de soie de grosseur différente. Catguts.

EXTRACTION DE L'ENFANT VIVANT PAR LA VOIE ABDOMINALE *(suite)*

HYSTÉROTOMIE ABDOMINALE OU OPÉRATION CÉSARIENNE CONSERVATRICE *(suite)*

Préparatifs *(suite)*

Objets de pansement et solutions antiseptiques ou aseptiques

Gaze iodoformée ou ouate hydrophile.
Bandage de corps en flanelle si possible, assez long pour faire deux fois le tour du corps.
Eau bouillie froide et chaude en grande quantité.
Solutions antiseptiques variées.
Nombreuses compresses éponges conservées dans des solutions antiseptiques chaudes (ne jamais les présenter que prises dans les mors d'une pince).
Linges chauds et froids.

Opérateur, aides et parturiente

Antisepsie rigoureuse de l'opérateur et des aides.
Antisepsie rigoureuse de la femme qui aura pris un grand bain et dont toute la région opératoire et la vulve seront rasées, savonnées et désinfectées minutieusement. Rectum et vessie auront été vidés.
Garnir complètement le lit ou la table, en prévision de l'abondance de l'écoulement des liquides amniotique et sanguin.

Manuel opératoire

Incision de la paroi abdominale et du péritoine

Incision sur la ligne médiane, de 16 à 17 centimètres, commençant au-dessus de l'ombilic qu'elle contourne à gauche et s'arrêtant au niveau du fond de la vessie, c'est-à-dire à 4 centimètres environ de la symphyse.
Pinces sur les vaisseaux.
Soulever péritoine avec une pince, y faire une petite boutonnière et sectionner la séreuse sur une sonde cannelée avec le bistouri ou sur le doigt avec des ciseaux.
Placer de chaque côté des pinces sur le péritoine pour l'empêcher de se rétracter.
La cavité abdominale ouverte, insinuer de larges compresses aseptiques entre la paroi abdominale et l'utérus non-seulement sur les bords de la plaie, mais encore aux deux angles pour éviter la sortie de l'intestin et plus tard la pénétration du liquide amniotique dans l'abdomen, pénétration qu'il faut éviter à tout prix si l'œuf est ouvert depuis un certain temps.

Incision de l'utérus

Ramener l'utérus sur la ligne médiane, détruire sa torsion et faire *sur son milieu* une boutonnière d'un à deux centimètres qui intéresse le péritoine.
Compléter la boutonnière avec l'index gauche qui est obligé de déchirer le muscle utérin pour le traverser.
Agrandir *rapidement* par en haut et par en bas la boutonnière avec des ciseaux guidés sur l'index.
Incision utérine occupera son milieu; elle devra avoir environ 16 centimètres pour permettre le passage de la tête fœtale; éviter de sectionner le segment inférieur et de léser la vessie.
Ne pas s'occuper du placenta; inciser quand même, mais *aller vite.*

Extraction du fœtus

Œuf a été le plus souvent ouvert en faisant l'incision utérine; s'il ne l'est pas, rompre les membranes et extraire rapidement le fœtus dont on connaît primitivement l'attitude, soit en dégageant d'abord la tête si elle se présente la première, soit le plus habituellement en allant à la recherche de l'un ou des deux pieds. (Moyen de choix).
Si la tête dernière est retenue par la boutonnière utérine, ne faire que des tractions modérées, le doigt introduit dans la bouche. Si elles échouent, agrandir l'incision de préférence à la partie supérieure.

HYSTÉROTOMIE ABDOMINALE OU OPÉRATION CÉSARIENNE CONSERVATRICE *(suite)*

Manuel opératoire *(suite)*

Extraction du fœtus *(suite)*

Le fœtus extrait, placer une pince sur le cordon, le sectionner rapidement et confier l'enfant étonné ou en état de mort apparente à un aide expérimenté. — Pendant l'extraction les aides devront bien veiller à ce que les bords de la plaie garnis de compresses soient bien appliqués sur la paroi utérine pour empêcher la pénétration des liquides dans la cavité abdominale.

Garnir les lèvres de l'incision utérine si l'enfant a commencé à rendre du méconium.

Extraction de l'arrière-faix

Le fœtus extrait, placenta vient s'engager au niveau de la plaie par suite de la rétraction utérine; le saisir à pleine main et achever de le décoller avec l'autre main si le décollement est incomplet.

Sutures de la paroi utérine

Lutte préalable contre l'hémorragie

Avant de suturer l'utérus, lutter *rapidement* contre l'hémorragie qui provient *de la plaie utérine* et *de la surface placentaire*, et est abondante, effrayante parfois, tant que l'utérus n'est pas revenu sur lui-même.

Employer les moyens ordinaires (injections hypodermiques d'ergotinine, massage et pétrissage de l'utérus, injections chaudes) si l'hémorragie n'est pas trop abondante.

Si hémorragie intense, recourir *d'emblée* à la *compression de l'utérus*, — soit avec un tube en caoutchouc qu'on glisse aussi bas que possible en arrière de l'utérus, qu'on serre progressivement jusqu'à constriction suffisante et qu'on ne relâche qu'après que les sutures sont faites, — soit avec une serviette antiseptique pliée en cravate qu'on enroule rapidement autour de l'utérus et qu'on tord comme un garrot (Saënger). D'après Potocki la serviette exposerait moins que le tube en caoutchouc aux hémorragies secondaires par inertie utérine.

Ne jamais mettre sur la plaie utérine de pinces hémostatiques qui ne font que la déchirer; l'hémostase directe avec les doigts est la seule praticable si l'hémorragie est trop abondante; elle est faite par un aide pendant qu'en même temps l'opérateur glisse le tube ou la serviette en arrière de l'utérus.

Si femme tend à devenir exsangue, faire des injections de sérum artificiel.

Comme dernière ressource, faire une ligature élastique et l'amputation de l'utérus (opération de Porro).

Sutures profondes

Pendant la suture de l'utérus, l'envelopper de compresses aseptiques chaudes pour en éviter le refroidissement.

Faire avec du fil de soie fort 7 à 8 sutures profondes, distantes d'environ 2 cent.

Pour chaque suture, piquer l'aiguille à pédale à environ 1 cent. du bord de la plaie, cheminer dans le tissu utérin et sortir au niveau de la couche muqueuse; faire le trajet inverse dans l'autre lèvre de la plaie.

EXTRACTION DE L'ENFANT VIVANT PAR LA VOIE ABDOMINALE (*suite*)

HYSTÉROTOMIE ABDOMINALE OU OPÉRATION CÉSARIENNE CONSERVATRICE (*suite*)

Manuel opératoire

Suture de la paroi utérine (*suite*)

Sutures profondes (suite)
- Saisir chaque chef du fil avec une pince à forcipressure.
- Ne serrer les fils que quand ils sont tous passés ; on aura soin auparavant d'enlever l'éponge qui a été introduite avant de suturer dans la cavité utérine pour favoriser la rétraction et recevoir le sang qui s'écoule des points de suture.

Sutures superficielles
- Les faire avec du fil plus fin, dans l'intervalle des sutures profondes.
- Les uns ne suturent que le péritoine, les autres suturent en même temps une certaine portion du tissu musculaire.

Toilette péritonéale
- Les sutures terminées, enlever la serviette ou le tube en caoutchouc ; s'assurer que l'utérus n'augmente pas de volume par inertie; dans ce cas, masser l'utérus.
- Procéder ensuite à la *toilette du péritoine;* avec des compresses vider la cavité péritonéale, spécialement le cul-de-sac de Douglas et le cul-de-sac vésico-utérin.
- Finalement rabattre grand épiploon sur face antérieure de l'utérus.

Suture de la paroi abdominale
- Le procédé Pozzi qui est une suture en surjet à 3 plans (péritonéal, musculo-fibreux, cutané), est le plus communément employé.
- Chaque point sera espacé d'un 1/2 centim. environ.

Pansement
- Laver paroi abdominale; saupoudrer plaie avec iodoforme.
- Gaze iodoformée, couche d'ouate antiseptique; bandage de corps en flanelle.
- Lavage du vagin, bourrage à la gaze.

Durée : Variable suivant les difficultés : 25 minutes à 1 heure 1/2.

Pronostic

a. **Fœtus** : Pronostic essentiellement favorable si vitalité fœtale n'est pas trop compromise avant l'opération.

b. **Mère**

Pronostic immédiat : Mortalité maternelle 10.7 % (Léopold); mortalité moyenne 16 %.

Pronostic éloigné : Ruptures utérines ne s'observent plus que très rarement dans les grossesses ultérieures depuis qu'on suture la paroi utérine.

Traitement consécutif

Traitement général
- Faire presque systématiquement des injections d'eau salée (300 à 400 grammes en une seule fois, si hémorragie a été modérée; 1,000 à 1,500 grammes en quelques heures si hémorragie a été abondante).
- Boissons glacées pendant les 3 ou 4 premiers jours.
- Antisepsie intestinale à l'aide de cachets de naphtol ou de pastilles de charbon naphtolé.
- Lavements quotidiens.
- Enlever sutures vers le 10ᵉ jour.
- Ne laisser lever la femme que vers le 20ᵉ jour.

Traitement local

2 complications à redouter: Hémorragie et péritonite
- Hémorragie et péritonite, souvent concomitantes, sont habituellement le résultat de sutures mal faites.
- Si sutures n'assurent pas l'hémostase, mettre glace sur le ventre et donner injections d'ergotinine.
- Si insuccès, enlever sutures et pratiquer *l'opération de Porro.*

EXTRACTION DE L'ENFANT VIVANT PAR LA VOIE ABDOMINALE (*suite*)

OPÉRATION CÉSARIENNE POST MORTEM

Elle doit être pratiquée dans les 20 minutes qui suivent la mort de la mère. Pas de manuel opératoire particulier.

La seule indication est d'*opérer vite* tout en évitant de blesser le fœtus.

L'enfant est le plus souvent mort, car il succombe généralement par asphyxie pendant la période asphyxique qui précède généralement la mort de la mère ; il n'a des chances d'être sauvé que si la mort de la mère est réellement *subite*.

OPÉRATION DE PORRO OU AMPUTATION UTÉRO-OVA-RIQUE

Définition

L'opération de Porro est une césarienne dans laquelle on remplace la suture utérine par l'amputation sus-vaginale de l'utérus.

Indications

Infection probable de l'utérus (on évite ainsi que la plaie utérine même suturée propage l'infection au péritoine).

Obstruction partielle ou totale du canal utéro-vaginal soit par des tumeurs du segment inférieur, soit par une tumeur du voisinage.

Cancer de l'utérus et en particulier du col.

Bassin vicié par ostéomalacie (il est d'observation que castration et par suite l'opération de Porro arrêtent l'ostéomalacie).

Hémorragie secondaire par inertie utérine complète dans le cours d'une opération césarienne conservatrice.

Trop grande minceur de la cicatrice utérine provenant d'une césarienne antérieure.

Manuel opératoire

Incision de la paroi abdominale. Incision de l'utérus. Extraction du fœtus

Même manuel opératoire que pour l'opération césarienne conservatrice.

Toutefois si on sait à l'avance qu'on va pratiquer une opération de Porro (infection probable de l'utérus, tumeur cancéreuse du col empêchant le passage du fœtus) pratiquer une incision abdominale plus grande (24 centimètres) pour pouvoir faire basculer l'utérus en avant et l'énucléer en quelque sorte de façon à éviter ultérieurement l'infection de la cavité abdominale par pénétration des liquides provenant de la cavité utérine.

Incision utérine sera faite plus grande pour permettre une extraction rapide du fœtus.

Aussitôt le fœtus extrait, ne pas s'occuper du placenta ; pendant qu'un aide soulève le plus possible l'utérus, opérateur applique très près du col un tube en caoutchouc, fait deux tours avec le tube, serre peu à peu vigoureusement en évitant de prendre l'intestin ou la vessie dans la ligature et fait un nœud très serré qu'il saisit entre les mors d'une forte pince ou d'un clamp.

Si hémorragie trop abondante, établir au plus vite un lien provisoire ; on placera ensuite un lien définitif dans les meilleures conditions possibles.

Amputation utéro-ovarique

A l'aide d'un fort bistouri ou d'un petit couteau à amputation, sectionner l'utérus à deux travers de doigt au-dessus du lien définitif.

Si les annexes n'ont pas été détachées, les enlever après ligature.

Avec les ciseaux creuser *légèrement* la partie médiane, abraser la muqueuse qui fait hernie et s'il s'agit d'un cas septique toucher au thermocautère ou au chlorure de zinc.

Passer les broches en croix au-dessus du lien élastique (1).

Les broches ainsi placées empêchent la ligature élastique de glisser, et permettent de fixer le moignon à la paroi abdominale et d'éviter ainsi qu'il ne verse ses produits septiques dans la cavité abdominale.

---

(1) Quelques opérateurs fixent le moignon à la paroi abdominale sans passer de broches qui sont douloureuses.

EXTRACTION DE L'ENFANT VIVANT PAR LA VOIE ABDOMINALE (*suite*)

OPÉRATION DE PORRO OU AMPUTATION UTÉRO-OVARIQUE (*suite*)

Manuel opératoire (*suite*)

Suture de la paroi abdominale — Faire des sutures profondes et superficielles comme dans l'opération césarienne conservatrice. Suturer également tout le pourtour du moignon à la plaie abdominale en faisant des sutures au-dessous des broches. Bien matelasser les broches pour les empêcher de meurtrir la paroi abdominale.

Pansement

a. *Pansement de la plaie abdominale* : Poudre d'iodoforme, gaze iodoformée, ouate antiseptique.

b. *Pansement du pédicule* : Entourer la base d'une bandelette de gaze iodoformée. Saupoudrer avec un mélange à parties égales de tannin, d'iodoforme et d'acide salicylique, qui dessèche moignon et empêche en partie l'odeur.

Pronostic — Mortalité serait moindre pour l'opération de Porro que pour l'opération césarienne.

Depuis 1893 : Mortalité { Dans l'opération césarienne : 16 %. Dans l'opération de Porro : 10 %. }

Traitement

Général : Le même que pour opération césarienne conservatrice.

Local : Ne renouveler le pansement que si la gangrène est humide au lieu d'être sèche ; panser toutes les fois que les pièces de pansement seront traversées par les sécrétions et pratiquer en même temps l'abrasion des parties mortifiées qui tardent à s'éliminer. Si hémorragie du moignon dans les deux ou trois premiers jours, faire des ligatures isolées au-dessus du lien élastique. Enlever les fils de la suture abdominale vers le 8ᵉ jour. Pédicule tombe généralement du 18ᵉ au 25ᵉ jour en laissant un gros ombilic granuleux.

HYSTÉRECTOMIE ABDOMINALE TOTALE

Définition — Hystérectomie abdominale totale est une opération dans laquelle on enlève l'utérus en totalité.

Indications — Hystérectomie abdominale totale est indiquée dans les cas où l'utérus gravide est *seul* cancéreux. Les statistiques ultérieures montreront si elle doit remplacer l'opération de Porro sur laquelle elle a l'avantage de ne pas laisser dans l'organisme maternel une portion du segment inférieur et du col qui peuvent être infectés.

Méthode américaine (P. Segond) — Segond résume ainsi les divers temps : Opérateur étant placé à droite de la patiente « ligature et section de l'artère utéro-ovarienne gauche en dehors des annexes ; même manœuvre pour l'artère du ligament rond ; — d'un coup de ciseaux, section du ligament large du haut en bas jusqu'à l'artère utérine. — Isolement soigné, ligature et section de celle-ci ; — puis au-dessous d'elle dans le cul-de-sac latéral, ouverture directe du vagin, sans autre guide que la perception digitale du col au travers des parties molles. Par cette brèche vaginale latérale, préhension et renversement du museau de tanche, en haut et à droite, à l'aide d'une pince appropriée ; puis en quelques coups de ciseaux, libération complète du col en arrière et en avant, avec la précaution d'entailler à ce niveau et sur la face utérine antérieure un lambeau péritonéal suffisant. Enfin, continuation des tractions sur le col en haut et à droite, jusqu'à la découverte fort simple de l'artère utérine correspondante. Ligature de celle-ci et section du ligament large droit de bas en haut avec ligatures successives de l'artère du ligament rond et de l'utéro-ovarienne. » Parer les surfaces cruentées en ramenant au-dessus d'elles les lambeaux péritonéaux disponibles sans surjet péritonéal. Drainage au moyen d'une mèche de gaze iodoformée placée dans le vagin. Finalement, suture complète de la paroi abdominale.

EXTRACTION DU FŒTUS PAR MUTILATION

EMBRYOTOMIE

EMBRYOTOMIE

Définition : On désigne sous le nom d'*embryotomie* toute opération mutilatrice ou réductrice du fœtus.

Condition presque absolue de l'embryotomie : Mort du fœtus.

Variétés :

Embryotomie céphalique
- *Craniotomie* : Simple perforation de la voûte ou de la base du crâne.
- *Cranioclasie / Céphalotripsie / Basiotripsie* : Écrasement des os de la tête soit avec le cranioclaste, soit avec le céphalotribe, soit avec le basiotribe.

Embryotomie proprement dite
- *Embryotomie cervicale ou décollation* : Section du cou.
- *Embryotomie rachidienne* : Section du tronc.

Éviscération : Arrachement des viscères abdominaux, suivi de l'évolution forcée ou de la version forcée.

A. — EMBRYOTOMIE CÉPHALIQUE

a. CRANIOTOMIE

Définition : Craniotomie consiste à perforer la voûte ou la base du crâne dans le but de diminuer le volume de la tête fœtale en donnant issue au contenu cérébral.

Instrumentation : Se servir soit des *ciseaux de Smellie* (à bords tranchants situés en dehors), soit du *perce-crâne de Blot,* soit du perforateur alésoir du basiotribe de Tarnier qui peut suffire dans tous les cas.

Manuel opératoire :

1° Il est prudent de recommander à un aide de fixer extérieurement la tête avec les 2 mains.

2° Guider le perforateur sur la main introduite dans les organes génitaux et appliquée sur la tête pour ne pas léser la mère.

3° Perforer la tête *au centre* de l'orifice utérin ; toutefois percer sur un os et non au niveau des sutures et fontanelles, le trou se refermant au moment de la contraction utérine.

4° Éviter de traverser de part en part la voûte du crâne et donner autant que possible à l'instrument une direction perpendiculaire à la base du crâne.

5° Lorsque le perforateur a pénétré dans la cavité cranienne, faire avec la main qui opère des mouvements alternatifs de pronation et de supination pour dilacérer le cerveau en tous sens. Il s'écoule souvent un sang noir abondant qui provient des sinus.

6° Faire une injection antiseptique dans la cavité cranienne pour chasser la pulpe cérébrale.

— Si la tête est dernière, perforer de préférence au niveau de l'occiput pour éprouver moins de difficultés.

Il sera toujours possible d'y arriver en orientant convenablement le tronc.

La pénétration par la voûte palatine (présentation de la face) est souvent laborieuse et demande beaucoup d'attention pour ne pas léser la mère.

— Une fois la craniotomie pratiquée, attendre l'accouchement spontané.

Si travail trop lent, intervenir et préférer basiotribe au forceps.

Indications : La seule indication nette de craniotomie simple sans broiement de la tête est l'hydrocéphalie.

La craniotomie faite sur un fœtus mort dans le but de hâter l'engagement et la dilatation du col expose à la putréfaction intra-cranienne par suite de la pénétration de l'air et ne donne pas une dilatation aussi rapide que celle qu'on obtient par l'introduction d'un ballon.

b. CRANIOCLASIE

La *cranioclasie* est une opération inusitée aujourd'hui et bien inférieure à la basiotripsie.

Elle consistait à écraser la tête avec le *cranioclaste*, sorte de forceps à deux branches dont les deux cuillers étaient garnies à l'intérieur de mors et étaient l'une concave en dedans et l'autre covexe en dehors.

EXTRACTION DU FŒTUS PAR MUTILATION *(suite)*

c. CÉPHALO-TRIPSIE

La *céphalotripsie* est aussi bien inférieure à la basiotripsie et est tombée en désuétude comme la cranioclasie dont elle est déjà un perfectionnement.

La céphalotripsie se pratiquait avec le *céphalotribe*, forceps puissant, à faible courbure céphalique, dont la face interne des cuillers était garnie de mors et dont les manches pouvaient être rapprochés au moyen d'un écrou à volant.

Inconvénients des céphalotribes

Tous les céphalotribes laissent souvent échapper la tête soit en avant, soit en arrière pendant le rapprochement des cuillers, nécessitent des broiements multiples, et lâchent prise pendant l'extraction.

Tous ces inconvénients n'existent pas dans la basiotripsie qui est seule pratiquée aujourd'hui.

d. BASIOTRIPSIE

Définition

Basiotripsie est une opération qui consiste à broyer la tête et en particulier la base cranienne d'un fœtus *mort* dans le but d'obtenir une réduction du volume céphalique, qui permette de hâter ou de terminer immédiatement l'accouchement lorsque l'intérêt de la mère le réclame.

Description du basiotribe de Tarnier

Ancien modèle

Le modèle présenté par Tarnier à l'Académie de Médecine le 11 décembre 1883, pèse 1200 gr., a une longueur de 44 centimètres et une largeur maxima de 4 centimètres 1/2.

Il se compose de 3 branches étagées, *d'inégale* longueur et d'une vis d'écrasement.

La branche médiane la plus courte munie d'un perforateur alésoir est destinée à être introduite la première pour perforer le crâne et à être enfoncée dans la cavité cranienne jusqu'à ce qu'elle soit arrêtée par la résistance de la base du crâne *avec laquelle elle devra* rester en contact jusqu'à la fin de l'opération.

La branche gauche analogue à la branche gauche d'un forceps est appliquée de suite après la branche médiane et articulée avec cette dernière. Un petit crochet maintient les deux branches rapprochées lorsqu'on a pratiqué le *petit broiement* soit par la pression manuelle, soit à l'aide de la vis d'écrasement.

La branche droite, la plus longue est appliquée la dernière et rapprochée des deux premières par la vis d'écrasement qui pratique le *gros broiement*.

Nouveau modèle

Bar ayant fait une critique justifiée de l'ancien modèle, Tarnier a de concert avec lui modifié son instrument et présenté un nouveau basiotribe qui offre les perfectionnements suivants :

a. Les cuillers sont un peu plus longues.

b. Le perforateur est muni d'une pièce mobile à mors externes qu'on applique du côté de la cuiller qui sera introduite la première, ce qui rend la prise plus intime, plus solide.

c. On peut suivant les circonstances introduire première soit la branche droite, soit la branche gauche.

Indications

Fœtus mort et nécessité de terminer l'accouchement, soit que le fœtus soit retenu au-dessus du détroit supérieur rétréci, soit que sa putréfaction commençante devienne une source d'infection pour la mère.

Basiotripsie peut se pratiquer même si la dilatation est incomplète (paume de main par exemple), à condition toutefois de ne pas terminer l'extraction séance tenante.

Contre-indication formelle : Fœtus vivant.

EXTRACTION DU FŒTUS PAR MUTILATION *(suite)*

Antisepsie est de rigueur comme dans toute opération obstétricale.

d. Basiotripsie *(suite)* — **Manuel opératoire** *(suite)*

1er temps : Perforation

Faire immobiliser la tête par un aide qui la fixe avec ses 2 mains.

Introduire la main gauche jusque sur la tête.

Guider le perforateur sur cette main, et appliquer sa pointe sur un os, au centre de l'orifice utérin et l'enfoncer par un mouvement de vrille dans une direction perpendiculaire à la base du crâne jusqu'à ce qu'elle vienne buter contre cette dernière.

Confier le perforateur à un aide en lui recommandant de le *tenir toujours en contact avec la base du crâne.*

2e temps : Introduction et placement de la branche gauche

Accoucheur devra, *autant que possible,* saisir la tête fœtale — suivant son méridien sagittal ou à défaut suivant un de ses diamètres obliques dans la présentation du *sommet,* — suivant le diamètre transversal ou suivant le diamètre occipito-mentonnier dans la présentation de la *face,* — suivant un diamètre oblique ou transversal de la base dans la *tête dernière* (Bar).

L'application des branches dans la basiotripsie se faisant par rapport au bassin suivant ses grands diamètres qui sont les plus praticables, la branche gauche sera glissée sur la main droite-guide qui dépassera les bords de l'orifice utérin, — et appliquée sur la tête fœtale, soit à l'extrémité gauche du diamètre transverse, soit à la partie postérieure du diamètre oblique droit. Le diamètre choisi par l'accoucheur sera forcément celui qui lui permettra de saisir la tête fœtale dans les conditions favorables que nous avons indiquées plus haut.

3e temps : Articulation de la branche gauche avec le perforateur

Pour articuler, mettre les manches de la branche gauche et du perforateur dans le même plan en faisant pivoter la branche médiane sur sa pointe.

N'articuler qu'autant que la pointe est toujours en contact avec la base du crâne.

4e temps : Petit broiement

Pratiquer le *petit broiement* en rapprochant les 2 manches par pression manuelle et maintenir le rapprochement à l'aide du crochet d'arrêt.

Si la pression manuelle est insuffisante, se servir de la vis à ailette qu'on applique d'abord sur la branche gauche et qu'on rabat sur le perforateur.

5e temps : Introduction et placement de la 2e branche

Main gauche-guide est introduite au-dessus des bords de l'orifice utérin.

Branche droite est guidée par la main gauche et glissée assez profondément sur la tête fœtale pour pouvoir s'articuler.

S'il est difficile de faire passer la branche entre la tête et le bassin, « faire soulever légèrement la tête à l'aide du perforateur et de la branche gauche qui ne font plus qu'un avec la tête. » (Pinard).

6e temps : Articulation de la 2e branche

Articulation est en général facile; s'il est difficile d'obtenir le parallélisme des branches, « faire tourner la tête en même temps qu'elle est soulevée avec le perforateur. » (Bar).

EXTRACTION DU FŒTUS PAR MUTILATION *(suite)*

d. BASIOTRIP- SIE *(suite)*	Manuel opératoire	**7ᵉ temps : Grand broiement** : Mettre en place la vis à ailette et serrer *lentement* (pour laisser s'écouler complètement la matière cérébrale) avec des temps d'arrêt jusqu'à ce que les branches soient rapprochées au maximum ; ne s'arrêter que si on craint de briser l'instrument. Pendant le grand broiement, s'assurer de temps à autre, et surtout au début, que la paroi vaginale postérieure n'est pas pincée entre le manche et le perforateur.

**7ᵉ temps :
Grand
broiement**

Mettre en place la vis à ailette et serrer *lentement* (pour laisser s'écouler complètement la matière cérébrale) avec des temps d'arrêt jusqu'à ce que les branches soient rapprochées au maximum ; ne s'arrêter que si on craint de briser l'instrument.

Pendant le grand broiement, s'assurer de temps à autre, et surtout au début, que la paroi vaginale postérieure n'est pas pincée entre le manche et le perforateur.

**8ᵉ temps :
Extraction
du fœtus**

Tête fœtale broyée est *aplatie en galette* et a ses grands diamètres perpendiculaires aux manches du basiotribe.

La tête fœtale devant toujours adapter ses grandes dimensions à celles du bassin, il est nécessaire pendant l'extraction de mettre les manches du basiotribe *dans le sens vertical lorsque la tête s'engage dans l'excavation* et de les remettre *horizontaux* lorsqu'elle est arrivée au *détroit inférieur.*

Si l'extraction du tronc est difficile, ne pas trop tirer sur la tête ; employer la *manœuvre de Ribemont* qui consiste à aller dégager les épaules en commençant par la plus accessible et à casser les bras au besoin pour y arriver.

**2ᵉ
broiement**

Il est rare qu'on soit obligé de pratiquer un 2ᵉ broiement.

S'il était nécessaire, désarticuler *tout en laissant le perforateur en place* et saisir la tête suivant son grand diamètre ; de cette façon la tête sera broyée suivant 2 diamètres perpendiculaires. (Pinard).

Remarque

Le manuel que nous venons de décrire s'applique à l'ancien modèle avec lequel la branche gauche doit être introduite forcément première. Avec le nouveau basiotribe, on a l'avantage de pouvoir placer en premier la branche qui peut être le plus facilement introduite, c'est-à-dire celle correspondant au côté du bassin qui présente l'espace vide le plus large.

Pronostic

Mortalité opératoire nulle si la basiotripsie est exécutée avec méthode et sans force.

Lorsque la basiotripsie a été bien faite, la mort de la femme doit être attribuée à une intervention antérieure, ou à des touchers faits avec des doigts malpropres.

B. — EMBRYOTOMIE CERVICALE PROPREMENT DITE

a. EMBRYOTO-
MIE
CERVICALE
OU
DÉCOLLATION

Définition : *Embryotomie cervicale* n'est autre que la section du cou ou *décollation.*

Indication : *Fœtus mort* se présentant par *l'épaule.*

**Contre-
indication
absolue** : Incertitude de la mort du fœtus ; le doute doit lui être favorable et oblige l'accoucheur à tenter la version sous le chloroforme ou l'opération césarienne.

**Procédés
opératoi-
res**

Autant de procédés que d'embryotomes différents.

Les embryotomes sont fort nombreux (embryotomes-couteaux, embryotomes-scies, embryotomes-constricteurs, dilacérateurs, transforateurs). Nous ne parlerons que des plus usités.

Avant de décrire leur mode d'emploi, rappelons que lorsqu'on pratique une embryotomie, toutes les précautions antiseptiques usitées doivent être prises pour les instruments, pour la parturiente et par l'opérateur et ses aides.

Femme est placée en situation obstétricale. Vessie et rectum ont été vidés.

EXTRACTION DU FŒTUS PAR MUTILATION *(suite)*

a. EMBRYOTOMIE CERVICALE OU DÉCOLLATION *(suite)* — **Procédés opératoires** *(suite)*

Procédé de Dubois (Ciseaux de Dubois)

Il consiste à sectionner le cou de l'enfant avec les *ciseaux de Dubois*.

Ils sont forts, longs ; leurs lames courtes, droites ou courbes, sont épaisses, tranchantes, arrondies à leur extrémité.

Pinard a modifié heureusement ciseaux de Dubois.

1er temps : Introduction de la main gauche. Abaissement du cou en fourche

- Quelle que soit la présentation de l'épaule, introduire la *main gauche* dans l'orifice utérin (après avoir fixé le bras avec un lacs dans le cas de variété brachiale).
- Enfourcher le cou en l'embrassant dans la paume de la main, les 4 derniers doigts étant placés au-dessus du cou et en arrière, et le pouce en avant.
- Abaisser le cou autant que possible par traction manuelle.

2º temps : Section du cou

- Glisser ciseaux le long de la main gauche et sectionner cou *par tout petits coups* pour ne pas léser organes maternels.
- L'opération doit se faire en somme dans le creux de la main de l'opérateur qui doit éviter de se blesser lui-même.
- La section de la colonne vertébrale est parfois pénible ; tâtonner avec l'instrument pour essayer de tomber sur un disque, toujours moins résistant.
- Couper jusqu'à section complète (1).

Extraction du tronc et de la tête (2)

- Tirer sur le lacs ou aller chercher le bras le plus accessible.
- La traction du bras amène le plus souvent le dégagement du tronc.
- La tête restée dans l'utérus est ensuite extraite en introduisant 2 doigts dans la bouche, et en faisant des tractions sur le maxillaire infr. Si insuccès, se servir du forceps ou mieux du basiotribe.

Procédé de Braun (Crochet de Braun)

Ce procédé, communément employé à l'étranger, s'accomplit à l'aide du *crochet de Braun,* qui se compose d'une poignée ou manche transversal sur lequel vient s'implanter une tige en acier, longue de 32 cent., se recourbant en forme de crochet et se terminant par un bouton de la grosseur d'un pois.

On fait glisser cet instrument à plat entre la main-guide et le cou. Lorsque ce dernier est dépassé, *on fait tourner le crochet de 90 degrés* du côté du cou qui se trouve ainsi enfourché.

Le crochet mis en place, on tire d'une façon continue par en bas en même temps qu'on fait des mouvements alternatifs de rotation de gauche à droite et de droite à gauche qui luxent les vertèbres cervicales et finissent par dilacérer en totalité les parties molles du cou.

Pendant tout le temps de l'opération, la main gauche est laissée auprès du cou pour protéger les parties maternelles ; malgré tout l'instrument peut glisser et *faire des échappées dangereuses.*

Difficultés de la section du cou :

(1) Section du cou peut se faire à la rigueur avec des ciseaux ordinaires quand on n'a pas d'instruments. Décollation très difficile dans dorso-antérieures avec de gros enfants (Pinard), main qui saisit le cou étant en extension forcée. — Il faut être ambidextre et sectionner de la main gauche dans la dorso-antérieure de l'épaule droite (tête à gauche).

(2) Quel que soit le procédé employé, l'extraction fœtale se fait toujours de la même façon ; nous la décrivons donc une fois pour toutes.

EXTRACTION DU FŒTUS PAR MUTILATION (*suite*)

a. EMBRYOTOMIE CERVICALE OU DÉCOLLATION (*suite*)

Procédés opératoires (*suite*)

Procédé de Pajot ou procédé de la ficelle

Pajot a imaginé de sectionner le cou avec une ficelle de fouet *bis* et non *blanc*.

Pour porter la ficelle au-dessus du cou, il se servait d'un crochet de son invention.

Le crochet de Pajot ne diffère de celui de Braun qne parce qu'il est creusé d'un canal à rainure pour le passage de la ficelle et que le bouton du crochet est remplacé par une balle de plomb passée dans la ficelle.

Le crochet de Pajot est introduit comme celui de Braun ; lorsqu'il est en place, on détache la ficelle qui est entraînée au-dehors par le poids de la balle de plomb ; on enlève le crochet et le cou se trouve emprisonné dans une anse de fil.

On protège le vagin avec un spéculum en bois ou un verre de lampe (Pajot); on saisit les deux chefs du fil et on scie par un mouvement de va-et-vient.

Pour scier la colonne vertébrale, avoir soin de faire arriver sur elle une portion du fouet n'*ayant pas encore servi*.

Cou peut être scié en quelques secondes.

On peut improviser un crochet de Pajot avec un fil de fer fort qu'on recourbe en crochet et dont l'extrémité se termine par un œillet. On place dans l'œillet une balle garnie d'une ficelle de fouet bis et on enroule celle-ci autour du fil de fer.

Procédé de Ribemont-Dessaignes

Rihemont-Dessaignes a perfectionné le crochet de Pajot et a inventé un embryotome qui rend la section du cou plus facile et inoffensive pour la mère.

Description de l'embryotome Ribemont-Dessaignes

Cet instrument se compose de 4 pièces distinctes :

1° Un crochet métallique destiné à porter la ficelle-scie autour du cou de l'enfant et à protéger en partie les organes maternels contre l'action de cette scie;

2° Un tube qui s'articule avec le crochet destiné à compléter l'appareil protecteur des organes maternels ;

3° Un double ressort d'acier muni à l'une de ses extrémités d'une petite pièce percée d'un trou pour fixer la ficelle-scie, et portant à l'autre extrémité un anneau métallique mobile ;

° Une ficelle-scie de Thomas.

Manuel opératoire

1er temps : Application du crochet

Armer le crochet du ressort auquel on fixe la ficelle-scie.

Si un bras est pendant, tirer sur lui pour rendre le cou plus accessible.

Introduire le crochet de Ribemont, comme le crochet de Braun ou de Pajot. L'application faite, tirer le manche un peu en bas, de manière à ce que le crochet embrasse fortement le cou.

2e temps : Saisie de l'anneau et abaissement de la ficelle-scie

Desserrer la vis de fixation du ressort; au besoin, faire glisser un peu ce dernier de manière à rendre l'anneau plus accessible.

Aller saisir l'anneau avec un doigt et l'amener à la vulve par tractions modérées qui font cheminer ressort métallique dans rainure du crochet.

EXTRACTION DU FŒTUS PAR MUTILATION (*suite*)

a. EMBRYOTOMIE CERVICALE OU DÉCOLLATION (*suite*)

Procédés opératoires (*suite*)

Procédé de Ribemont-Dessaignes (*suite*) — *Manuel opératoire (suite)*

3e temps : Introduction du tube protecteur

- Engager la partie étroite du ressort dans l'extrémité du tube protecteur.
- Maintenir fixe l'anneau du ressort et pousser doucement le tube protecteur jusqu'à ce qu'il arrive à toucher le bec du crochet.

4e temps : Articulation

- Quand l'anneau a dépassé l'extrémité inférieure de la poignée du protecteur, engager le pivot du protecteur dans la mortaise du crochet et serrer à fond le pivot.
- Achever de dégager le ressort et donner un coup de ciseaux sur la ficelle-scie.

5e temps : Décollation

- Faire maintenir *solidement* l'instrument par un aide.
- Saisir les chefs de la ficelle et sectionner le cou par de rapides mouvements de va-et-vient.
- Section du cou est terminée en quelques secondes.
- L'instrument est retiré sans le désarticuler.
- Veiller à ce que la ficelle ne quitte à aucun moment les tubes protecteurs.

Procédé de Tarnier

Tarnier fit construire un embryotome spécial pour pratiquer indifféremment la section du cou ou du rachis.

Description de l'embryotome Tarnier

L'embryotome de Tarnier est une *sorte de guillotine,* qui comprend :

1° Un crochet avec manche et rainure spéciale pour recevoir les deux parties essentielles suivantes :

2° Un couteau triangulaire, véritable guillotine qui glisse dans la rainure du crochet, s'adapte exactement à la partie recourbée de ce crochet. — Un écrou à ressort fixé sur le manche sert à fixer ou à rendre libre la lame du couteau.

3° Un protecteur qui accompagne le couteau auquel il ressemble comme forme, avec des dimensions un plus grandes. Le protecteur n'abandonne le couteau que lorsque le tranchant de celui-ci a pénétré dans les parties fœtales.

Manuel opératoire

1° Introduction de la main

- Introduire la main homonyme au côté du bassin dans laquelle la tête du fœtus est située.
- Placer la main entre le pubis et le fœtus, la paume regardant en arrière.

2° Introduction et placement du crochet

- Glisser le crochet sur la paume de la main-guide, l'enfoncer jusqu'à ce qu'on sente une diminution ou absence de résistance qui indique que le tronc est dépassé. Faire avec le crochet une rotation de 90° dans le sens connu à l'avance d'après la position et enfourcher le cou en tirant en bas sur le crochet.

EXTRACTION DU FŒTUS PAR MUTILATION *(suite)*

a. EMBRYOTOMIE CERVICALE OU DÉCOLLATION *(suite)* — **Procédés opératoires** *(suite)* — **Procédé de Tarnier** *(suite)* — Manuel opératoire *(suite)*

3° Introduction et maniement du couteau

Retirer la main-guide lorsque le crochet est placé et le confier à un aide qui aura soin de le maintenir toujours en contact avec la partie fœtale.

Fixer le protecteur sur le couteau ; introduire ce dernier dans la rainure du crochet et le faire monter jusqu'à la vulve.

Réintroduire la main dans les organes génitaux pour les protéger, faire pousser par l'aide le couteau garni de son protecteur et arriver ainsi jusqu'à la rencontre du fœtus.

4° Section du cou

Mettre la lame au clair en abaissant le capuchon ou protecteur et sectionner le cou en tournant sur elle-même la poignée du couteau jusqu'à ce qu'on soit arrivé au bout de la vis.

La section faite, enlever l'instrument sans le désarticuler.

On est presque toujours obligé de faire 3 ou 4 sections pour que la décollation soit complète.

b. EMBRYOTOMIE RACHIDIENNE

Embryotomie rachidienne est rarement pratiquée, car il est exceptionnel que le cou ne puisse être atteint en abaissant les bras et en les sectionnant au besoin.

Si abaissement des bras est impossible, avoir recours à l'*embryotomie thoraco-abdominale, toujours possible* soit avec l'embryotome de Tarnier, avec lequel il faut faire de multiples sections, — soit avec l'embryotome de Ribemont-Dessaignes, instrument très commode pour l'embryotomie en écharpe.

Embryotomie rachidienne n'est jamais dangereuse si le manuel opératoire est bien exécuté.

C. — ÉVISCÉRATION

ÉVISCÉRATION OU OPÉRATION DE LEE

Elle consiste à faire sur la partie accessible de l'abdomen du fœtus une incision qui permette de pénétrer dans la cavité abdominale et d'arracher successivement les viscères qu'elle contient..

Elle s'accompagne forcément de la section de la colonne vertébrale.

L'extraction fœtale se fait ensuite par *évolution forcée* ou par *version forcée*.

Les cas d'éviscération sont de plus en plus rares.

Pour en finir avec le chapitre des opérations obstétricales il nous reste :

1° A indiquer les dispositions que doit prendre toute sage-femme *en attendant l'arrivée du médecin,* lorsqu'elle l'a fait appeler pour terminer un accouchement dystocique.

2° A dire quelques mots de la responsabilité de l'accoucheur.

DISPOSITIONS A PRENDRE PAR LA SAGE-FEMME EN ATTENDANT LE SECOURS D'UN MÉDECIN

En attendant l'arrivée du médecin, toute sage-femme doit prendre certaines dispositions générales, applicables et indispensables à toute opération obstétricale, dans le but de permettre au praticien d'économiser un temps souvent précieux pour la vie de la mère et de l'enfant.

Les principaux préparatifs à organiser sont les suivants :

a. *Tables.* — Disposer une table propre pour les cuvettes, bols et serviettes. Au besoin s'assurer qu'on pourra avoir à sa disposition une table solide à 4 pieds sur laquelle on pourra mettre un matelas et étendre la parturiente dans le cas de laparotomie ou de symphyséotomie.

b. *Cuvettes et bols.* — Préparer 2 à 3 cuvettes et 4 ou 5 bols pour les liquides antiseptiques et le nettoyage des mains.

c. *Eau bouillante et eau bouillie froide.* — Avoir une grande quantité d'eau bouillante (5 à 10 litres) et d'eau bouillie froide (15 à 20 litres) pour la stérilisation des instruments, la préparation des liquides antiseptiques, les injections intra-utérines en cas d'hémorragie, etc.

EXTRACTION DU FŒTUS PAR MUTILATION *(suite)*

DISPOSITIONS A PRENDRE PAR LA SAGE-FEMME EN ATTENDANT LE SECOURS D'UN MÉDECIN *(suite)*

d. *Linges.* — Préparer des serviettes en grande quantité.

S'il y a une opération à craindre telle que symphyséotomie, opération césarienne, faire bouillir un certain nombre de compresses et de linges qu'on gardera dans l'eau bouillante et qui serviront à étancher et nettoyer la plaie et à garantir les intestins, si besoin.

e. *Toniques.* — Café, cognac, vin généreux, éther pour ranimer la malade.

f. *Aides.* — S'assurer le concours de 2 à 3 aides solides et intelligents.

g. *Eclairage.* — Prendre des précautions pour qu'il y ait un éclairage suffisant si le médecin est appelé la nuit. — La région opératoire a toujours besoin d'être largement éclairée pour permettre d'intervenir avec sécurité et promptitude.

h. *Préparatifs pour la parturiente.* — α. Vider la vessie et le rectum.

β. Antisepsie vulvo-vaginale.

γ. Préparation du lit définitif dans lequel on pourra coucher l'opérée immédiatement après l'intervention.

δ. Linge de corps pour la toilette de la femme.

ε. Bassinoire pour chauffer le lit.

Moines ou bouteilles en grès dans lesquelles il n'y aura plus qu'à verser de l'eau bouillante pour réchauffer la malade couchée dans son lit définitif.

i. *Préparatifs pour l'enfant.* — Préparer la layette et tout ce qu'il faut pour ranimer l'enfant (tube larygien, farine de moutarde, etc.).

RESPONSABILITÉ DE L'ACCOUCHEUR

La responsabilité de l'accoucheur est une des questions les plus délicates de l'obstétrique; elle comporte un certain nombre de principes que nous allons tenter de résumer en quelques mots :

a. D'une façon générale, défendre les intérêts de la mère tout en sauvegardant ceux de l'enfant, toutes les fois que cela est possible.

b. S'abstenir de toute opération inutile, autrement dit n'intervenir qu'autant que l'accouchement spontané est impossible, ou qu'il survient des complications qui mettent en danger la vie de la mère ou de l'enfant.

c. Ne jamais négliger d'informer la famille des dangers encourus pendant l'accouchement soit par la mère, soit par l'enfant. Cette ligne de conduite dégage notre responsabilité professionnelle et morale, laisse aux intéressés l'initiative qu'ils sont en droit d'avoir et nous met à l'abri de tout reproche.

d. Ne tenter d'opération obstétricale qu'avec le consentement soit de la femme, soit de l'entourage, et en particulier du mari.

User de tact, de persuasion et de fermeté pour faire accepter les décisions qu'on croit utiles à la mère et à l'enfant, et quoi qu'il arrive, ne jamais sacrifier l'enfant, même sur le désir formel de la famille, toutes les fois qu'il y aura des chances de l'obtenir vivant soit en agrandissant le bassin de la mère, soit en pratiquant l'extraction fœtale par la voie abdominale.

— L'étude de la responsabilité médicale nous amène à parler du *baptême in extremis* que beaucoup de mères et familles nous prient de pratiquer lorsqu'elles sont prévenues que la vie du fœtus est en danger.

Tout médecin ou sage-femme a le droit, quelle que soit sa religion, de donner le baptême *in extremis*.

Pour que le baptême soit valable, il faut prendre de l'eau naturelle (l'eau bouillie est considérée par l'Eglise comme étant de l'eau naturelle puisqu'elle n'a pas changé de composition chimique; au reste on chauffe l'eau en hiver pour baptiser les enfants), et *faire* **couler** *cette eau directement sur la partie fœtale qui se présente* en même temps qu'on prononce la phrase sacramentelle suivante : Je te baptise au nom du Père et du Fils et du Saint-Esprit.

Pour faire couler l'eau directement sur la partie fœtale qui se présente, plusieurs moyens sont à notre disposition :

a. Ou faire une injection d'eau bouillie sur la partie fœtale ;

b. Ou porter directement sur cette dernière un tampon d'ouate hydrophile qu'on trempera dans de l'eau bouillie et qu'on exprimera sur la région accessible du fœtus.

POST-PARTUM

POST-PAR-TUM

Définition et caractères
Le post-partum qui constitue la troisième et dernière période de l'état puerpéral est caractérisé :

1° Par *un travail réparateur* destiné à guérir la plaie placentaire et les déchirures des organes maternels. La cicatrisation de ces plaies devra se faire à l'abri de tout germe infectieux pour éviter la septicémie puerpérale qui est la menace dominante des suites de couches.

2° Par *un travail régressif* concomitant qui fait disparaître presque complètement les modifications subies pendant la grossesse par l'organisme maternel et en particulier par l'appareil génital.

3° Par l'établissement d'une nouvelle fonction qui n'est autre que la *lactation* ou *sécrétion lactée*.

Durée
Variable suivant que la femme allaite ou n'allaite pas.

Dans le premier cas, post-partum s'étend jusqu'à la fin de l'allaitement.

Dans le deuxième cas, post-partum ne finit qu'après les secondes règles qui surviennent d'ordinaire au bout de 3 mois, laps de temps généralement nécessaire pour l'achèvement complet de la régression utérine latente.

Division
Suites de couches normales ou physiologiques.
— pathologiques.

DIDACTIQUE DU POST-PARTUM

DIDACTIQUE DU POST-PARTUM

Nouvelle accouchée
Suites de couches normales ou physiologiques.
Conduite à tenir pendant les suites de couches normales.
Suites de couches anormales ou pathologiques :
  a. Accidents du post-partum : Hémorragies du post-partum. Fistules génitales.
  b. Infections puerpérales et leur traitement.

Nouveau-né
Anatomie et physiologie du nouveau-né.
Hygiène du nouveau-né bien portant.
Hygiène du nouveau-né débile (faiblesse congénitale).
Allaitement.
Vices de conformation du nouveau-né.
Etats pathologiques du nouveau-né.

NOUVELLE ACCOUCHÉE

SUITES DE COUCHES NORMALES

OU MODIFICATIONS PHYSIOLOGIQUES SUBIES PAR L'ORGANISME MATERNEL CONSÉCUTIVEMENT A L'ACCOUCHEMENT [1]

MODIFICATIONS DE L'ORGANISME MATERNEL CONSÉCUTIVES A L'ACCOUCHEMENT

a. Modifications physiologiques de l'appareil génital

Généralités

Les modifications de l'appareil génital comprennent la *régression des organes génitaux et en particulier de l'utérus,* les *tranchées utérines* et les *lochies.*

Ces 3 phénomènes concomitants se complètent l'un l'autre et contribuent chacun à favoriser, d'une façon différente, le retour de l'utérus à son état normal.

La régression ou involution utérine est caractérisée d'une part par l'atrophie et la dégénérescence des tuniques séreuse et musculaire, et d'autre part par la régénération de la muqueuse.

Les tranchées utérines ou contractions utérines, qui surviennent pendant les premiers jours qui suivent l'accouchement, facilitent le retrait de l'utérus sur lui-même.

Les lochies physiologiques aident la cicatrisation utérine par les produits séreux qu'elles contiennent et servent encore à expulser les débris sphacélés de la caduque et à empêcher l'auto-infection par cette élimination.

α. Régression des organes génitaux et de leurs dépendances

Vulve

Par suite de l'irritation produite par le passage du fœtus, sensation de cuisson qui persiste pendant plusieurs heures, et s'exagère par le frottement, le toucher et le contact de l'eau chaude.

Disparition rapide de l'œdème. Affaissement des varices. Cicatrisation des déchirures vulvaires par 1re ou 2e intention, si les précautions antiseptiques sont bien observées.

Vagin

Souvent desquamation vaginale.

Rétraction dans les 1ers jours qui suivent l'accouchement; colonnes antér^{re} et postér^{re} se reconstituent d'abord; plis vaginaux se reforment en dernier. (Voir régression utérine page 18).

Utérus

Les phénomènes de régression ou involution utérine sont caractérisés d'une part par la contractilité et la rétractilité de la fibre musculaire utérine, et d'autre part par des modifications anatomiques qui sont *régressives (dégénérescence et atrophie)* pour les tuniques séreuse et musculaire, et *réparatrices* pour les caduques utérine et inter-utéro-placentaire qui se transforment en muqueuse utérine par *prolifération* des éléments épithéliaux des culs-de-sac glandulaires et des cellules de la partie profonde de la caduque entre les espaces glandulaires.

La muqueuse utérine régénérée a une épaisseur d'un millimètre à un millimètre et demi.

Régression utérine (Détails complémentaires)

La reconstitution du *col* dure environ 10 semaines; elle commence par l'orifice interne, gagne la cavité cervicale qui se plisse longitudinalement, puis transversalement (formation de l'arbre de vie) et finit par l'orifice externe du col.

Col est souvent déformé par la cicatrisation irrégulière des déchirures du col et des petites plaques de sphacèle du museau de Tanche.

---

[1] Nous suivrons le plan que nous avons déjà adopté pour la grossesse et nous commencerons par les modifications de l'appareil génital qui sont de beaucoup les plus importantes.

SUITES DE COUCHES NORMALES OU PHYSIOLOGIQUES *(suite)*

a. Modifications physiologiques de l'appareil génital *(suite)*

α. **Régression des organes génitaux et de leurs dépendances** *(suite)*

Utérus (suite) — *Régression utérine* (Détails complémentaires) *(suite)* :

Col qui mesurait 7 centimètres après l'accouchement, n'a plus que 3 centimètres vers le 10ᵉ jour.

Le diamètre d'orifice interne est d'un centimètre vers le 10ᵉ jour ; on ne peut plus le franchir vers le 14ᵉ jour.

— Le corps de l'utérus est généralement *dévié* (à droite le plus souvent) dans les 1ᵉʳˢ jours qui suivent l'accouchement.

L'utérus ne revient guère à son poids normal (40 à 60 grammes) qu'au bout de 5 à 6 semaines.

— Involution serait plus rapide chez multipares.

— L'influence de l'allaitement sur la régression utérine est controversée : pour les uns la succion répétée du mamelon entretiendrait un état congestif nuisible au retrait utérin ; pour les autres allaitement favoriserait l'involution par la répétition des contractions, et aurait même une influence heureuse sur la régression des utérus fibromateux.

— Si régression apparente est exagérée, il y a *superinvolution* : utérus devient plus petit qu'avant la fécondation.

Si involution utérine s'arrête, il y a *subinvolution* ; utérus peut rester volumineux pendant plusieurs mois, surtout dans les utérus infectés ; col reste entr'ouvert.

Ovaires, trompes, ligaments de l'utérus : Les annexes de l'utérus subissent une certaine dégénérescence et reprennent leurs dimensions et leur direction normale.

Dépendances de l'appareil génital :

Parois abdominales distendues reviennent sur elles-mêmes, le plus souvent incomplètement ; elles peuvent rester flasques, plissées, quelquefois il subsiste une éventration de la ligne blanche.

Varices génitales et celles des membres inférieurs s'affaissent sitôt après l'accouchement, œdème des membres et bouffissure du visage disparaissent petit à petit).

β. **Tranchées utérines**

Définition : Tranchées ou coliques utérines sont des contractions utérines, douloureuses, intermittentes, analogues à celles de l'accouchement, mais généralement moins prononcées ; parfois elles font crier la femme et l'énervent au point de lui donner du délire.

Durée de chaque contraction : 1/2 minute, 1 minute, 2 minutes.

Durée des tranchées : 12 heures, 1, 2 ou 3 jours.

Intervalle entre les contractions : Toutes les 10 minutes, puis toutes les 1/2 heures, toutes les heures et même plus. Elles vont en s'atténuant au fur et à mesure qu'elles s'éloignent.

Fréquence et intensité des tranchées :

Elles sont rares chez primipares.

Elles sont d'autant plus fortes et plus intenses que les femmes ont eu plus d'enfants.

Elles sont très prononcées si le travail a été rapide.

Elles sont souvent très aiguës lorsqu'il existe un caillot plus ou moins volumineux ou des débris placentaires et ne s'atténuent qu'après l'expulsion du corps étranger.

SUITES DE COUCHES NORMALES OU PHYSIOLOGIQUES *(suite)*

MODIFICATIONS DE L'ORGANISME MATERNEL CONSÉCUTIVES A L'ACCOUCHEMENT *(suite)*

a. Modifications physiologiques de l'appareil génital *(suite)*

β. Tranchées utérines *(suite)*

Causes

Causes les plus fréquentes :
- Imparfaitement connues.
- Présence de caillots, de lambeaux de membranes et de débris placentaires.
- Constipation, rétention d'urine.
- *Succion du mamelon* (certaines femmes appréhendent même de donner le sein).
- Parfois moindre mouvement de la femme ou simple attouchement de la région utérine suffit pour provoquer tranchée.

Diagnostic différentiel des tranchées

Les 3 caractères des tranchées *(douleur intermittente, durcissement du globe utérin,* en même temps que *sortie d'un peu de sang)* permettent de les distinguer des douleurs dues à la distension de la vessie, — à des coliques intestinales, néphrétiques, hépatiques, — à la péritonite, — à la périmétrite qui s'accompagne toujours de fièvre.

Traitement

Si fortes tranchées, recourir aux calmants suivants : 10 à 15 gouttes de laudanum en lavement ; cataplasme chaud laudanisé.
De 10 à 100 gouttes de viburnum prunifolium.
1 à 2 grammes d'antipyrine dans les 24 heures.
2, 4, 6 et même 8 gr. de chloral } en dernier ressort
Au besoin, injection de morphine }
Eviter rétention d'urine et constipation qui exagèrent tranchées.

γ. Lochies

Définition

On appelle *lochies* l'écoulement qu'on observe pendant les suites de couches.

Constitution et provenance

Lochies sont constituées par les éléments du sang qui est presque pur au début « par les débris de caduque contenus dans l'utérus, par des liquides plus ou moins épais provenant de la fonte de certains éléments de l'utérus et par la desquamation du vagin. » (Ribemont-Dessaignes).

Odeur

Lochies normales ont une odeur *fade* spéciale.
Lochies septiques ou pathologiques ont une odeur fétide, *cadavéreuse.*
Fétidité paraît être symptômatique de corps étrangers ou d'eschares.

Aspect

Du 1ᵉʳ au 3ᵉ jour : *sanguines.*
Du 3ᵉ au 6ᵉ jour : *sanguinolentes* (mucus teinté de sang).
Du 6ᵉ au 9ᵉ jour : *muqueuses.*
Couleur des lochies est souvent modifiée par les antiseptiques.
Les lochies *purulentes* (jaunâtres) et celles qui ont une couleur *purée de marrons, brique pilée* ou *marc de café* sont des lochies septiques ou pathologiques.

Réaction

Alcaline pendant les premiers jours.
Acide ou neutre à partir du 7ᵉ ou 8ᵉ jour.

Composition des lochies normales

Au début sang presque pur.
Globules rouges diminuent de nombre peu à peu ; sérum devient prédominant.
Globules blancs, cellules épithéliales du vagin, débris de caduques, granulations graisseuses, tissu embryonnaire, cristaux de cholestérine, etc.

Examen bactériologique des lochies

D'une façon générale *pas de micro-organismes dans les lochies normales ;* 3 fois sur 30 seulement d'après Dœderlein.
Micro-organismes n'existent que dans le vagin et le col ; il n'y en a ni dans l'utérus ni dans les trompes.
La présence de micro-organismes dans les lochies indique un état pathologique existant ou imminent (Pasteur) ; dans ce cas, il y a souvent fétidité plus ou moins marquée de l'écoulement lochial.

SUITES DE COUCHES NORMALES OU PHYSIOLOGIQUES (*suite*)

MODIFICATIONS DE L'ORGANISME MATERNEL CONSÉCUTIVES A L'ACCOUCHEMENT (*suite*)

a. Modifications physiologiques de l'appareil génital (*suite*)

γ. Lochies (*suite*)

Quantité
- 1500 gr. environ dans les 8 premiers jours : 1000 grammes du 1er au 4e jour. 450 à 500 gr. du 4e au 8e jour.
- A partir du 9e jour, écoulement très faible, simple suintement.

Variations diverses de l'écoulement lochial

Variations normales
- Abondance des lochies dans les premiers jours ; elles sont souvent mélangées de petits caillots surtout chez multipares.
- Légère diminution au moment de la montée laiteuse.
- Recrudescence de l'écoulement lochial après la montée de lait.
- Diminution progressive du 5e au 9e jour ; simple suintement et quelquefois disparition complète à partir du 9e jour.
- Généralement réapparition de l'écoulement sanguin du 15e au 17e jour.

Variations anormales
- Parfois dans les premiers jours qui suivent l'accouchement, formation de *gros caillots* soit dans la cavité utérine, soit dans le vagin. Ces caillots peuvent occasionner de fortes tranchées, une sensation de pesanteur inaccoutumée et des tiraillements lombaires.
- Lochies *peuvent rester rouges, sanglantes pendant longtemps ou redevenir sanguines.*
- Causes des lochies sanguinolentes prolongées :
  - Fatigue, constipation, lever prématuré.
  - Congestion utérine, retard dans l'involution utérine (subinvolution), coït prématuré.
  - Présence de débris membraneux ou placentaires dans la cavité utérine.
- Lochies peuvent devenir *purulentes, septiques* comme nous l'avons vu plus haut.
- *Rétention des lochies* expose l'accouchée à l'auto-infection.
- *Suppression brusque des lochies* est un signe d'infection le plus souvent.

Conduite à tenir
- Repos au lit pendant toute la durée des lochies, ou tout au moins tant qu'elles sont sanguinolentes.
- Bien surveiller l'état et la quantité des lochies.
- Si lochies sanguinolentes prolongées, injections vaginales chaudes ; en rechercher la cause et la combattre.
- Si lochies deviennent fétides, purulentes, et si température dépasse 38°, faire des injections intra-utérines. — Curetage si ces injections n'abaissent pas la température.

Modifications des mamelles ou sécrétion lactée

La sécrétion lactée sera traitée complètement à l'allaitement.

Disons seulement que la *montée du lait* a lieu au bout de 2 à 3 jours, quelquefois plus tard ; seins deviennent durs, tendus ; veines bleuâtres à la surface ; nodosités formées par les lobules ; parfois gonflement fort douloureux, *femme est crucifiée.*

Fièvre de lait n'existe pas : il peut y avoir frisson nerveux sans température ; la fièvre est toujours un signe d'infection.

SUITES DE COUCHES NORMALES OU PHYSIOLOGIQUES (*suite*)

MODIFICATIONS DE L'ORGANISME MATERNEL CONSÉCUTIVES A L'ACCOUCHEMENT (*suite*)

Modifications des appareils extra-génitaux ou modifications de l'organisme en général

Système nerveux

Souvent après l'expulsion du fœtus, plus rarement après la délivrance, accouchée est prise d'un *frisson (sans élévation de la température ni accélération du pouls)* avec tremblement général et claquement des dents.

Ce frisson *physiologique* est un phénomène de *réaction nerveuse ;* il n'est nullement inquiétant.

S'il persiste, grogs, boules d'eau chaude aux pieds et le long des membres inférieurs.

Après l'accouchement, tantôt la femme est *surexcitée,* agitée; tantôt elle est *épuisée,* courbaturée et ne demande qu'à se reposer surtout si l'accouchement a été lent et laborieux.

Appareil digestif

Réapparition complète de l'appétit au bout de 2 ou 3 jours; il ne diminue qu'au bout de 10 à 15 jours par suite du séjour prolongé au lit.

Soif est généralement assez vive.

Constipation est la règle; elle est due au séjour au lit, à la paresse intestinale, au défaut de contraction des muscles de l'abdomen, etc.

Appareil respiratoire

Légère diminution des mouvements respiratoires.

Pour les uns, capacité pulmonaire augmente.

Pour les autres, · — reste la même ou diminue.

Appareil circulatoire

Pouls

Après la délivrance *ralentissement* du pouls qui devient *ample, plein* et tombe à 60, 56 ou 54, rarement à 45.

Ce ralentissement du pouls qui est surtout prononcé chez multipares persiste pendant 5 à 6 jours.

Ralentissement du pouls est dû à l'augmentation de la tension artérielle par suite de la diminution considérable de la circulation utérine (Blot et Marey) — et à l'hypertrophie du ventricule gauche (Dumas et Perreymond).

Pouls n'est accéléré que si la femme a perdu beaucoup de sang ou s'il y a eu menace d'infection.

La moindre émotion nerveuse ou le moindre mouvement peut donner une amélioration momentanée du pouls.

Modifications du sang

Chez la nouvelle accouchée *leucocytose* physiologique (Peter) caractérisée par une augmentation considérable de la *fibrine* et des *globules blancs;* elle atteint son maximum 12 heures après l'accouchement.

Appareil urinaire

Rétention d'urine

Souvent dans les premières heures qui suivent l'accouchement *rétention d'urine* soit par inertie de la vessie, soit par contraction spasmodique du col vésical, meurtri par le passage du fœtus. — Attendre le plus possible (24 et même 36 heures) avant de pratiquer le cathétérisme.

Première miction a lieu en moyenne au bout de 10 heures chez multipares et au bout de 15 heures chez primipares (Recht).

Modifications de l'urine

Polyurie — Très nette pendant les premiers jours (1600 gr. par jour au lieu de 1300).

Densité de l'urine — Diminution de la densité dans les 48 premières heures (1010 à 1018). Augmentation à partir du 3e jour (1022).

Composition de l'urine — Diminution progressive de l'urée, des chlorures, des sulfates et des phosphates, sauf au moment de la montée laiteuse où il y a une recrudescence.

Glycosurie passagère chez les femmes qui ne nourrissent pas et surtout chez celles qui cessent d'allaiter.

SUITES DE COUCHES NORMALES OU PHYSIOLOGIQUES *(suite)*

MODIFICATIONS DE L'ORGANISME MATERNEL CONSÉCUTIVES A L'ACCOUCHEMENT *(suite)* — **Modifications des appareils extra-génitaux ou modifications de l'organisme en général** *(suite)*

Appareil urinaire *(suite)* — *Modifications de l'urine* (suite) — *Composition de l'urine* (suite) : *Peptonurie* due à la transformation du tissu musculaire de l'utérus en peptone. Elle apparaît le 2ᵉ jour du post-partum, augmente jusqu'au 4ᵉ, va ensuite en diminuant et ne disparaît totalement que du 10ᵉ au 12ᵉ jour.

Système cutané : La pigmentation du visage, de l'aréole et de la ligne blanche disparaissent petit à petit.

Etat général :

Diminution de poids de l'accouchée : Accouchée diminue en moyenne de 4500 grammes dans les 8 premiers jours qui suivent l'accouchement. — Cette diminution est due à l'exagération de toutes les secrétions pendant les suites de couches.

Température de l'accouchée : Si travail a été laborieux, température peut s'élever de 5 à 8 dixièmes de degré pendant les 12 premières heures qui suivent l'accouchement. — Température ne doit guère dépasser 37° même le soir où il y a une augmentation normale de 2 à 5 dixièmes de degré. — Il y a infection si la température axillaire atteint 38 degrés. — Lorsque la température atteint 37°6, il faut craindre ou une complication légère ou un début d'infection. Si température se maintient pendant plusieurs jours dans les environs de 37°4, redouter la phlébite.

CONDUITE A TENIR PENDANT LES SUITES DE COUCHES

RÔLE DE L'ACCOUCHEUR PENDANT LE POST-PARTUM :
a. Eviter la septicémie chez l'accouchée et lui donner des soins jusqu'à ce qu'elle ait repris la vie ordinaire (voir tableau suivant).
b. Surveiller l'allaitement (voir allaitement).
c. Soigner le nouveau-né (voir hygiène du nouveau-né et allaitement).

CONDUITE A TENIR VIS A-VIS DE L'ACCOUCHÉE PENDANT LES SUITES DE COUCHES

a. EXAMEN DE L'ACCOUCHÉE A CHAQUE VISITE — **Examen général** :

Interrogatoire : S'enquérir si l'état général est resté normal, s'il n'y a eu ni malaise, ni maux de tête, ni frissons, ni sensation de chaleur exagérée. — S'assurer que la femme a pu uriner dans les 24 ou 36 heures qui suivent l'accouchement. — Se préoccuper de l'appétit, de la constipation, de l'état des lochies. — Demander à l'accouchée si elle ne ressent aucune douleur anormale.

Pouls : Faire prendre le pouls matin et soir avec une montre à secondes ou un sablier. — Prendre le pouls soi-même à chaque visite; si on constate une accélération le compter de nouveau au bout de quelques minutes dans la crainte que sa fréquence ne soit occasionnée par l'émotion. — Ne pas oublier que le pouls devient lent au bout de 12 à 24 heures et qu'il reste au-dessous de la normale pendant les 8 ou 10 premiers jours. — Si pouls atteint 80, 90, 100, rechercher la cause (constipation, tachycardie, hémorragie grave, accident infectieux). Dans ce dernier cas, sage-femme devra dégager sa responsabilité et réclamer le secours d'un médecin.

CONDUITE A TENIR VIS-A-VIS DE L'ACCOUCHÉE PENDANT LES SUITES DE COUCHES (*suite*)

a. EXAMEN DE L'ACCOUCHÉE A CHAQUE VISITE (*suite*)	**Examen général** (*suite*)	**Tempéra-ture**	Faire prendre la température axillaire matin et soir avec un thermomètre *à maximum*. La prendre au besoin soi-même si elle n'est pas en rapport avec l'état général, ou si l'on craint une complication. Se méfier dès que température atteint 37°6. — *A 38° il y a infection.* Savoir toutefois que la rétention des matières fécales peut donner temporairement de la fièvre par auto-intoxication, par stercorémie. Lorsqu'accouchement a été laborieux, température peut s'élever de 5 à 6 dixièmes de degré pendant les 12 heures qui suivent l'accouchement.
	Examen des divers appareils et en particulier de la zone génitale	**Examen de la zone génitale** — *Palpation de la région abdominale*	Rechercher la hauteur du fond de l'utérus pour s'assurer que la régression utérine est normale (1 centimètre par jour en moyenne à partir du 3ᵉ ou 4ᵉ jour). Constater qu'aucun point n'est douloureux et que l'utérus est contracté. Dès qu'il y a ballonnement du ventre ou sensibilité anormale de la région utérine, sage-femme devra prévenir médecin surtout s'il y a de la fièvre. Rétention d'urine des premières heures peut amener une distension de la vessie et occasionner des phénomènes péritonéaux qui disparaissent aussitôt après la miction ou le cathétérisme. — S'il existe une douleur au niveau de la région utérine, s'assurer qu'elle est constante et non intermitente comme cela a lieu lorsqu'il y a des tranchées; la bien délimiter pour pouvoir se rendre compte dans visites ultérieures qu'elle n'a pas de tendance à se généraliser. Ne pas confondre les phénomènes péritonéaux localisés ou généralisés avec les coliques hépatiques ou néphrétiques.
		Examen des lochies	Constater l'état des lochies (odeur, aspect, quantité).
		Examen des plaies génitales	S'assurer, si besoin, qu'elles ne sont ni enflammées, ni sanieuses, ni recouvertes d'une couenne blanchâtre.
		Toucher vaginal	A partir de la délivrance ne pratiquer le toucher vaginal qu'en cas de nécessité absolue.
		Examen des seins	En cas de fièvre, vérifier qu'il n'existe ni fissures ni crevasses qui sont des portes d'entrée pour les microbes. Voir s'il n'y a pas d'empâtement des seins ou de traces de lymphangite.
		Examen de la poitrine	S'il survient des crachats hémoptoïques, de la dyspnée, des points de côté au niveau du thorax ou de l'épaule, craindre la *phlébite à début pulmonaire*, rechercher le siège des embolies pulmonaires microbiennes et ne pas les confondre avec la congestion pulmonaire, la pleurésie, voire même la tuberculose pulmonaire au début.
		Examen des membres inférieurs	Si accouchée se plaint d'une douleur localisée au niveau de l'aine, du creux poplité ou du mollet, si sa jambe lui semble lourde, craindre la *phlegmatia alba dolens* et rechercher l'œdème qui débute le plus souvent au niveau de la malléole.

CONDUITE A TENIR VIS-A-VIS DE L'ACCOUCHÉE PENDANT LES SUITES DE COUCHES *(suite)*

b. Soins A DONNER A L'ACCOUCHÉE JUSQU'A SON LEVER	**Soins antiseptiques**	**a. Génitaux**	*Généralités*	L'antisepsie génitale devra être rigoureuse pendant toute la durée de l'écoulement lochial et de la réparation des plaies génitales. Toutes les personnes qui donnent des soins génitaux à l'accouchée doivent se conformer aux règles de l'antisepsie, sinon elles sont plus dangereuses qu'utiles.
			Toilettes vulvaires antiseptiques	Elles sont indispensables ; en faire 3 ou 4 par 24 heures. Les mictions doivent toujours être suivies d'une toilette vulvaire. Après chaque toilette, recouvrir la vulve d'une couche assez épaisse d'ouate hydrophile ou antiseptique pour mettre les organes génitaux à l'abri de l'air ; appliquer un bandage en T.
			Injections vaginales antiseptiques	Injections vaginales mal faites sont plus nuisibles qu'utiles. N'en ordonner que lorsqu'on est sûr de la gardienne; dans le doute les faire soi-même. Injections vaginales sont plutôt agréables à la femme ; elles ont l'inconvénient de tirailler, par le contact de la canule, les plaies du col, du vagin et de la vulve et de retarder leur cicatrisation. Injections vaginales ne sont indispensables que lorsqu'il y a fétidité ou purulence des lochies, — ou suppuration des plaies génitales. Si les injections vaginales sont bien faites, en ordonner une par jour quand les suites de couches sont normales. Ribemont ne les commence que 8 à 10 jours après l'accouchement. En pratiquer 2, 3, 4 par jour et même plus si les lochies sont abondantes et fétides.
			Injections intra-utérines	Ne faire d'injections intra-utérines que s'il y a infection. Pratiquer le curetage si la température ne s'abaisse pas.
		b. Mammaires		Après chaque tétée, laver les mamelons avec de l'eau tiède boriquée ou alcoolisée ; les essuyer doucement sans frotter ; on évitera souvent ainsi les fissures et les crevasses. — Si femme ne nourrit pas, épaisse couche de ouate hydrophile aseptique et bandage compressif sur la poitrine, ce qui rend souvent inutile l'administration d'un purgatif. Alimentation de l'accouchée sera très modérée si on fait tarir son lait.
	Soins hygiéniques (1)	**Hygiène de la chambre de l'accouchée**		Si possible ni tapis, ni tentures qui sont des nids à microbes. Si on ne peut passer de serpillère humide sur le parquet, balayer la chambre avec un balai hygiénique qui ramasse la poussière.

(1) Pour le traitement des complications et accidents infectieux, voir suites de couches pathologiques.

CONDUITE A TENIR VIS-A-VIS DE L'ACCOUCHÉE PENDANT LES SUITES DE COUCHES *(suite)*

b. Soins a donner a l'accouchée jusqu'a son lever *(suite)* — **Soins hygiéniques** *(suite)*

Hygiène de la chambre de l'accouchée *(suite)*
- Emporter soigneusement le linge sale hors de la chambre.
- Renouveler plusieurs fois l'air chaque jour en évitant de refroidir l'accouchée.
- Maintenir constamment température de 16° à 17°.

Hygiène de l'accouchée

Visites à l'accouchée
- Interdire toute visite inutile pendant les premiers jours.
- Les visites devront être très courtes.
- Organiser le calme le plus complet autour de l'accouchée qui devra éviter de faire de longues conversations, lorsqu'elle est obligée de recevoir.

Alimentation
- La diète est nuisible.
- Le 1er jour, boissons et aliments liquides, orangeades, grogs, bouillon, lait, œufs, tapioca, café au lait, chocolat. Boissons peuvent être données tièdes ou froides.
- Le 2e jour, aliments légers (œufs, poisson); lait à volonté, eau rougie.
- A partir du 3e jour, permettre la viande si la femme doit allaiter ou n'a pas de complications, et revenir rapidement à la nourriture ordinaire.
- Si la femme ne nourrit pas, alimentation légère jusqu'à la disparition de la montée laiteuse.

Rétention d'urine des 1res heures
- Ne pas pratiquer le cathétérisme avant 24, 36 heures, à moins d'accidents sérieux.
- Si l'on fait le cathétérisme, prendre toutes les précautions antiseptiques nécessaires pour éviter cystite infectieuse.
- (Pour le manuel opératoire, voir page 37).

Constipation
- Ne pas attendre plus de 48 heures pour la 1re selle à moins qu'il n'y ait une suture complète du périnée, auquel cas on pourra différer jusqu'au 4e jour.
- Donner des lavements simples ou glycérinés pour faciliter la défécation. En cas d'insuccès, ordonner un purgatif (calomel est excellent) ou une eau purgative, car constipation peut occasionner céphalalgie, douleurs abdominales, fièvre, persistance de l'écoulement sanguin.

Séjour au lit
- Exiger le séjour absolu au lit tant que l'utérus n'est pas redenu organe pelvien.
- Accouchée ne devra pas changer de lit pendant les 4 ou 5 premiers jours.
- Alèze sera changée tous les jours. Pour y parvenir sans difficulté, épingler un des côtés de l'alèze propre à celle qu'on doit enlever, tirer ensuite l'alèze sale par l'autre bord.
- Replier l'alèze propre sous le matelas pour la fixer.
- Au moment des tétées ou des repas, mettre un oreiller en arrière de la femme pour l'empêcher de se fatiguer.
- Si femme est gênée par l'accumulation dans le lit des mies de pain qui durcissent, étaler une serviette-éponge sous le siège; les mies de pain pénètrent dans le tissu-éponge et sont par suite facilement enlevées.

CONDUITE A TENIR VIS-A-VIS DE L'ACCOUCHÉE PENDANT LES SUITES DE COUCHES (*suite*)

b. Soins a donner a l'accouchée jusqu'a son lever (*suite*) — **Soins hygiéniques (*suite*)** — **Hygiène de l'accouchée (*suite*)**

Séjour au lit (suite) — Autant que possible décubitus dorsal pendant les 2 ou 3 premiers jours. Décubitus à volonté dans les jours qui suivent ; toutefois décubitus latéral ne sera jamais prolongé. A partir du 4ᵉ jour faire quotidiennement le lit de l'accouchée qui sera glissée ou transportée sur un lit voisin préalablement bassiné. — Eviter tout refroidissement à la femme chaque fois qu'on la change de lit.

Ceinture abdominale — Faire mettre à l'accouchée une large ceinture qui servira à fixer le bandage en T et facilite le retrait de la paroi abdominale selon les uns ; Pinard ne l'emploie plus. L'usage de cette ceinture est surtout utile pendant le lever tant que la sangle musculo-aponévrotique abdominale n'a pas repris sa tonicité. Accouchée fera bien de garder la ceinture abdominale jusqu'au retour de couches.

c. Lever de l'accouchée et reprise graduelle de la vie ordinaire — **Lever**

Epoque approximative du lever — Dans les maternités, les femmes sortent du 10ᵉ au 12ᵉ jour, à moins qu'il ne se soit présenté quelque complication. Elles peuvent le faire sans trop grands inconvénients parce qu'elles sont généralement plus robustes et ont plus d'endurance que les femmes de la classe aisée ou riche. Les femmes de la classe ouvrière se lèvent d'ordinaire beaucoup trop tôt et s'en font malheureusement un point d'honneur entre elles. Aussi est-ce dans cette classe qu'on observe le plus souvent les accidents du *lever prématuré* dont les principaux sont les suivants : Douleurs lombaires continues par suite du tiraillement des ligaments utérins, subinvolution utérine, congestion utérine, persistance anormale de l'écoulement sanguin, métrite, prolapsus utérin plus ou moins marqué, phlegmatia alba dolens tardive. Lorsque l'accoucheur pourra se faire obéir, *il n'ordonnera le lever que du 18ᵉ ou 25ᵉ jour,* c'est-à-dire lorsque l'utérus sera redevenu pelvien et que l'écoulement sanguin aura disparu. Si l'accouchée continue à perdre du sang en assez grande quantité, si elle a eu de la fièvre dans les premiers jours du post-partum, la maintenir quelques jours de plus au lit.

Direction du lever — Procéder avec ménagement pour lever de la femme.

Durée du lever — 1 heure le 1ᵉʳ jour. 2 heures le 2ᵉ — 3 — 3ᵉ — Etc. | 1 heure de plus par jour en moyenne (tâter l'endurance)

Indications générales sur le lever — Les 3 premiers jours, accouchée devra rester sur une chaise longue ou sur un fauteuil avec les jambes relevées. 1ᵉʳ lever peut amener des défaillances ; *allonger* la femme immédiatement et la transporter dans son lit. 1ᵉʳ lever ramène souvent un écoulement sanguin ; si cet écoulement est abondant, ordonner le repos au lit pendant quelques jours.

CONDUITE A TENIR VIS-A-VIS DE L'ACCOUCHÉE PENDANT LES SUITES DE COUCHES (*suite*)

c. LEVER DE L'ACCOUCHÉE ET REPRISE GRADUELLE DE LA VIE ORDINAIRE (*suite*)

Lever (*suite*) — Direction du lever (*suite*) — *Indications générales sur le lever* (suite) : A partir du 4ᵉ jour, accouchée fera quelques pas dans sa chambre. Elle augmentera progressivement la durée de la marche et de la station debout ; elle évitera toutefois la fatigue et devra se reposer souvent sur la chaise longue.

Changement d'appartement : Accouchée pourra circuler dans ses appartements vers le 25ᵉ jour.

Premières sorties :
La 1ʳᵉ sortie en plein air aura lieu 1 mois après l'accouchement.
Le temps devra être favorable ; sortir pendant les heures chaudes de la journée ; 1ʳᵉ sortie devra être courte.
Augmenter rapidement la durée des sorties et reprendre au bout de quelques jours ses occupations habituelles.

Voyages, exercices, rapports sexuels :
Sauf cas exceptionnels, ne permettre les *voyages* et *les exercices fatigants* (équitation, danse, etc.) qu'après les secondes règles, c'est-à-dire lorsque la régression utérine est complète.
Femme qui allaite devra éviter les exercices fatigants dans la crainte d'altérer la composition de son lait par surmenage.
Rapports sexuels ne seront autorisés qu'après le retour de couches, c'est-à-dire 6 semaines environ après l'accouchement. Les rapprochements prématurés retardent l'involution et favorisent les accidents congestifs, la métrite.

RETOUR DE COUCHES :
Le retour de couches n'est autre chose que le rétablissement de la menstruation ; il survient généralement 6 semaines après l'accouchement chez la femme qui n'allaite pas.
Le retour de couches prenant souvent un caractère hémorragique, il sera prudent que la femme garde le lit pendant toute la durée de cet écoulement menstruel.
Quand la femme allaite, les règles ne reviennent que tardivement, généralement à partir du 4ᵉ mois pour un premier allaitement, et le rétablissement de la menstruation est fréquemment irrégulier.

SUITES DE COUCHES ANORMALES OU PATHOLOGIQUES

A. — ACCIDENTS DU POST-PARTUM

ACCIDENTS DU POST-PARTUM

α. **Hémorragies du post-partum** : Déjà traitées avec les accidents tardifs de la délivrance (voir page 295).

β. **Fistules génitales** :

Définition : On appelle *fistule génitale* toute communication anormale des organes génitaux avec les voies urinaires ou l'intestin.

Etiologie et pathogénie :

a. *Fistules primitives* : Elles se produisent au moment de l'accouchement ; tissus génitaux sont perforés soit par un instrument, soit par une esquille fœtale ou maternelle.

b. *Fistules secondaires* : Elles sont le résultat d'une compression fœtale trop prolongée ou d'une extraction particulièrement pénible. Tissus dont la vitalité a été compromise se mortifient ; eschares tombent de 6 à 10 jours après l'accouchement ; il s'établit de ce fait un ou plusieurs trajets fistuleux qui laissent passer soit l'urine, soit la matière fécale suivant le cas.

Variétés :

Fistules génito-urinaires : Fistule utéro-vésicale — vésico-vaginale — uréthro-vaginale : Urine s'écoule au dehors par le vagin.

Fistules génito-rectales : Fistule utéro-rectale — vagino-rectale — vagino-anale : Matière fécale sort par la voie vaginale.

Traitement : Purement chirurgical ; insuccès sont fréquents.
Aviver complètement le trajet fistuleux et faire sutures aussi rapprochées et aussi serrées que possible, sans toutefois nuire à la vitalité des tissus. Inutile d'attendre 4 mois comme on le disait anciennement.

SUITES DE COUCHES ANORMALES OU PATHOLOGIQUES (*suite*)

B. — INFECTIONS PUERPÉRALES (1)

DÉFINITION — On désigne sous le nom d'*infections puerpérales* tous les accidents infectieux d'origine microbienne, qui surviennent pendant l'état puerpéral.

FRÉQUENCE DES INFECTIONS DANS L'ÉTAT PUERPÉRAL — Infections puerpérales sont exceptionnelles pendant la grossesse. Elles surviennent surtout pendant le post-partum et sont précoces ou tardives suivant qu'elles apparaissent dans les premiers jours qui suivent l'accouchement ou après le 25e jour.

HISTORIQUE

Théorie d'Hippocrate — Jusqu'à la fin du 17e siècle on admit la théorie d'Hippocrate qui croyait que la fièvre puerpérale était due à la suppression des lochies : l'effet était pris pour la cause.

Théorie de la métastase laiteuse — Puzos (1700) ayant remarqué la diminution ou la suppression de la sécrétion lactée dans la fièvre puerpérale imagine la théorie du *lait répandu :* le lait en se répandant dans toute l'économie développait la fièvre ; la coloration blanchâtre des lochies purulentes (*lochies laiteuses*) était due à la présence du lait.

Théorie des miasmes aériens — Strother (1718) estime que la fièvre puerpérale est due à des miasmes aériens de nature indéfinie.

Théorie anatomique localisatrice
Capuron (1810) pense que les manifestations générales ne sont que la conséquence d'une *métro-péritonite*.
Dance, Béhier, Courtier, Hervieux, soutiennent que la fièvre puerpérale est due à l'inflammation des *veines utérines*.
Tonnelé (1830) prétend que les lésions des lymphatiques sont la cause prédominante des troubles généraux et en soupçonne la nature parasitaire.
Eisenmann (1337) considère que la fièvre puerpérale n'est autre chose qu'un érysipèle interne.

Théorie essentialiste — Dubois, Depaul (1858) déclarent que la fièvre puerpérale est *essentielle* et dépend d'un état général spécial.

Théorie de la contagiosité
Samuel Kneeland (1846) songe un des premiers à la contagion qui expliquerait les épidémies puerpérales.
Semmelveis, à Vienne (1847) croit que l'infection est d'origine cadavérique et défend aux étudiants de son service de fréquenter les salles d'autopsie.
Tarnier (1856) montre que la mortalité est moindre en ville qu'à la maternité et conclut à la contagion.

Théorie infectieuse
En 1857, Tarnier admet que la fièvre puerpérale est une *fièvre de résorption* produite par la pénétration dans l'économie d'un principe étranger nuisible.
En 1858, Trousseau compare l'infection puerpérale à l'infection purulente et à la septicémie des blessés en chirurgie.

Théorie microbienne (Théorie actuelle) — En 1862, Sieffermann, élève de Stolz, affirme que l'infection puerpérale est due à un germe, à un ferment qu'il importe de trouver.

---

(1) Bien que la sage-femme ne doive et ne puisse pas traiter une accouchée atteinte d'infection puerpérale, elle est tenue :

1° D'avoir une notion sur les diverses variétés d'infection puerpérale de façon à être à même d'en constater rapidement l'existence et d'en bien comprendre la gravité et la nécessité qu'il y a de réclamer des soins médicaux immédiats ;

2° De savoir de quelle manière les affections puerpérales se développent et se propagent afin d'en comprendre la prophylaxie ;

3° De connaître à fond les règles antiseptiques qui devront être sa ligne de conduite dans la pratique des accouchements et lui permettront d'éviter les infections puerpérales.

— D'une façon générale sage-femme devra faire appel au médecin *toutes les fois qu'elle reconnaîtra que l'état de l'accouchée est anormal.*

Les frissons, les douleurs constantes utérines et péri-utérines, la fétidité de l'écoulement lochial, la suppression brusque des lochies et en particulier la fièvre sont les principaux signes de l'infection puerpérale.

Il y aura fièvre toutes les fois que la température atteindra ou dépassera 38° et que le pouls montera à 80, 100, 120 pulsations et même plus. — Cet état fébrile pourra n'être que passager et disparaître 8, 10 ou 12 heures après l'accouchement lorsqu'il sera dû au surmenage occasionné par le travail ; — il pourra être dû à une affection aiguë préexistante (pneumonie, grippe, fièvre typhoïde, variole, etc.) ; — il sera le plus souvent la première manifestation de l'infection puerpérale qui sera traitée d'autant plus efficacement que le diagnostic en sera fait plus tôt.

SUITES DE COUCHES ANORMALES OU PATHOLOGIQUES (*suite*)

En 1872, Quinquaud inocule aux animaux la péritonite purulente et démontre par ce fait expérimental que les accidents des femmes en couches sont à la fois épidémiques et contagieux, et sous la dépendance d'un agent infectieux encore inconnu.

En 1879, Pasteur parvient le premier à isoler le *streptocoque;* il le cultive dans des bouillons de culture et l'inocule.

En 1880, Doléris publie dans sa thèse le résultat des recherches de Pasteur et les siennes propres. Il décrit quatre microbes de l'infection puerpérale.

Chauveau et Arloing (1882) estiment que ces 4 variétés de microbes ne sont en réalité qu'un seul et même microbe, le *streptocoque,* observé à des périodes différentes de son développement.

Widal (1889), Winter, Dœderlein, Bumm (1892), Jocobs de Bruxelles (1894), Emmanuel de Berlin, Robinson, etc., continuent les recherches bactériologiques et sur la femme saine et sur la femme atteinte d'infection puerpérale, — et étudient en même temps les questions de terrain (résistance plus ou moins grande de l'organisme), de virulence ou toxicité, d'habitat, etc.

L'origine microbienne de l'infection puerpérale est de toute évidence à l'heure actuelle.

Pour les uns (Chauveau, Arloing, Widal) l'infection puerpérale ne serait due qu'à *un seul microbe, le streptococcus pyogenes,* et on aurait affaire à telle ou telle forme d'infection suivant l'activité microbienne.

Pour les autres l'infection puerpérale serait souvent *polymicrobienne.* Les microbes les plus fréquents seraient le *streptocoque,* le *staphylocoque,* le *vibrion septique,* le *gonocoque* et le *bacterium coli commune.*

HISTORIQUE (*suite*) — **Théorie microbienne** (Théorie actuelle) (*suite*) — **Etat actuel de la microbiologie génitale**

Micro-organismes observés dans le vagin de la jeune fille et de la femme saine

Sarcines, levures, diplocoques, staphylocoques albus, aureus, citreus, streptocoques, bâtonnets vagineux de Dœderlein, plusieurs espèces de bacilles entre autres le coli-bacille.

— Nombre des micro-organismes augmenterait avec la menstruation.

Chez les femmes enceintes, microbes seraient exceptionnels lorsque les sécrétions vaginales sont acides (cas le plus ordinaire) ; l'alcalinité de ces sécrétions favoriserait au contraire la pullulation microbienne.

Microbes siégeraient dans le vagin et le col. Stroganoff (1893) nie leur existence dans le col. On ne les rencontre jamais à l'état normal ni dans le corps de l'utérus, ni dans les trompes.

Principaux micro-organismes observés dans les organes génitaux de la femme atteinte d'infection puerpérale

a. *Streptococcus pyogenes* ou streptocoque (*microbe en chaînettes*).

Il est aérobie ; autrement dit il ne se développe qu'au contact de l'air ; il est formé de points séparés ou doubles (diplocoque) et constitue de petites traînées en chaînettes.

Le streptocoque est le microbe de l'infection puerpérale, de la scarlatine et de l'érysipèle.

b. *Vibrion septique* : microbe anaérobie (ne se développant pas au contact de l'air), découvert par Pasteur. Il provient de la terre et est formé de filaments allongés, sporulés, séparés ou réunis bout à bout. Il est très redoutable et engendre la septicémie.

SUITES DE COUCHES ANORMALES OU PATHOLOGIQUES *(suite)*

HISTORIQUE *(suite)* — **Théorie microbienne** (Théorie actuelle) *(suite)* — **Etat actuel de la microbiologie génitale** *(suite)* — *Principaux micro-organismes observés dans les organes génitaux de la femme atteinte d'infection puerpérale* (suite) :

c. *Staphylococcus aureus* ou *staphylocoque* : il est aérobie, formé de points simples, se rencontre dans les abcès chauds, les furoncles, les ostéites, s'associe souvent au streptocoque et est moins dangereux que ce dernier.

d. *Bacterium coli commune* : il se présente sous forme de bâtonnets plus larges que longs, arrondis à leurs extrémités ; ils partent de l'intestin et gagnent l'utérus.

e. *Pneumocoque* ou microbe de la pneumonie : il a la forme de grains d'orge groupés par paires ou en courtes chaînettes ; tue souvent et la mère et l'enfant quelques jours après sa naissance.

f. *Gonocoque* ou microbe de la blennorragie : éléments ovoïdes, d'apparence réniforme, réunis par 2, par 4, ou en petits amas.

g. Germe de la putréfaction (bacillus pyogenes fœtidus) : courts bâtonnets arrondis.

— L'action particulière de chaque microbe est mal connue.

Le vibrion septique et le streptocoque seraient les plus redoutables.

Il peut exister des associations de microbes qui déterminent sans doute une infection mixte.

Les germes de la putréfaction prédisposeraient tout au plus à l'infection sans la provoquer ; ils rendraient le terrain favorable à la pullulation des microbes septiques.

Les fièvres puerpérales antiseptiques actuelles sont des *infections atténuées* par rapport aux infections qu'on observait autrefois.

PATHOGÉNIE

Données générales sur la contamination microbienne

Principe : Pas d'infection puerpérale possible sans contamination préalable de l'organisme par les germes infectieux provenant soit de l'extérieur, soit de l'œuf.

Divers modes d'apport des germes infectieux :

a. Transport des microbes puerpéraux par l'*air* et les *poussières* (exceptionnel) et par l'*eau non stérilisée*.

b. *Apport des microbes par l'accoucheur, par ses aides et les personnes qui soignent l'accouchée* — *Modes d'apport habituels* : Mains non désinfectées. Vêtements contaminés.

Divers modes de contamination :

a. Contamination par une femme déjà infectée.

b. Contamination par une affection pouvant provoquer la fièvre puerpérale : Scarlatine, érysipèle, abcès, phlegmons, panaris, ozène, certaines angines graves, puis mis en contact avec organes génitaux peuvent être le point de départ du développement des accidents puerpéraux.

SUITES DE COUCHES ANORMALES OU PATHOLOGIQUES *(suite)*

PATHOGÉNIE *(suite)*

Données générales sur la contamination microbienne *(suite)*

Divers modes d'apport des germes infectieux *(suite)*

c. Propagation des germes infectieux par les *instruments* servant soit aux opérations obstétricales, soit aux pansements (cathéters, canules, bassins, etc.), par les *linges, éponges et objets de pansement.* Tous ces objets peuvent être contaminés par des germes provenant soit d'une femme infectée, soit d'une affection capable de provoquer l'infection puerpérale comme nous l'avons vu pour l'accoucheur.

d. Pénétration dans l'économie des germes infectieux provenant de la putréfaction du fœtus ou des débris membraneux ou placentaires, de la décomposition du liquide amniotique.

Moment de l'apport des germes infectieux

Avant l'accouchement — Existence fréquente de microbes puerpéraux dans le vagin des femmes enceintes. Ouverture prématurée ou précoce de l'œuf, surtout si le fœtus est mort.

Pendant l'accouchement — Contamination par l'accoucheur ou ses aides.

Après l'accouchement — Fautes antiseptiques commises par les gardes (eau non stérilisée, instruments et mains non désinfectés, linges sales, etc.). Putréfaction des débris placentaires et membraneux.

Voies d'arrivée ou portes d'entrée des microbes

a. *Organes génitaux* (Voie d'arrivée la plus fréquente) — Plaie placentaire, déchirures du col, du vagin et de la vulve.

b. *Seins* — Gerçures et crevasses du mamelon, excoriations produites par le colostrum.

c. *Voies urinaires* — Cystite et néphrite infectieuse à la suite d'un cathétérisme septique.

Voies de pénétration des microbes dans l'organisme de l'accouchée

Voie génitale — Microbes cheminent sur la muqueuse génitale qu'ils infectent de proche en proche et peuvent être amenés directement par la trompe dans cavité péritonéale. Si les microbes n'arrivent pas à gagner la cavité péritonéale, l'infection a des chances de se localiser, la couche sous-jacente à la muqueuse étant souvent infiltrée par une couche de leucocytes (*zone de réaction*) qui met obstacle au passage des germes.

Voie lymphatique — Germes infectieux pénètrent dans l'organisme par les lymphatiques qui aboutissent aux plaies génitales. Cette voie de pénétration est généralement plus lente, les ganglions offrant souvent une barrière infranchissable.

Voie sanguine — Germes pénètrent directement dans le sang par les veines et les sinus utérins. Voie sanguine est la voie de pénétration la plus rapide; accidents infectieux ont de grandes chances de se généraliser.

Données générales sur les effets de la contamination microbienne (Pouvoir infectieux)

Pouvoir infectieux dépend d'une part de la virulence microbienne, et d'autre part des conditions de terrain.

a. *Virulence microbienne* — Elle est subordonnée à la pullulation et à la vitalité microbienne qui sont intimement liées aux conditions de terrain. Plus l'accouchée deviendra un terrain de culture favorable, plus l'infection puerpérale aura d'intensité. Les microbes agissent sur l'organisme par les poisons qu'ils sécrètent, autrement dit par leurs *toxines.*

SUITES DE COUCHES ANORMALES OU PATHOLOGIQUES (*suite*)

Les gestantes, parturientes et accouchées sont des *anémiées* (voir anémie globulaire de la femme gravide page 51); elles offrent par suite un terrain de culture plus ou moins favorable suivant leur degré d'anémie.

Plus la femme est anémiée, plus elle est prédisposée à l'infection, et moins elle a de chances de lutter avantageusement contre les germes infectieux.

PATHOGÉNIE (*suite*) — **Données générales sur les effets de la contamination microbienne** (*suite*) — **b. Terrain** :

α. Conditions favorisant l'infection

Avant l'accouchement :
- Anémie globulaire physiologique de l'état gravide.
- Auto-intoxication gravidique.
- Débilitation générale (amaigrissement, privations, maladies intercurrentes ou préexistantes).
- Absence de soins avant l'accouchement.
- Hémorragies répétées des derniers mois.

Pendant l'accouchement :
- Attouchements répétés.
- Fatigue du travail, travail prolongé.
- Ouverture prématurée de l'œuf.
- Hémorragies du travail.

Après l'accouchement :
- Plaie placentaire, déchirures vulvo-vaginales qui mettent l'accouchée dans un état de *réceptivité* tout particulier si les soins ne sont pas donnés antiseptiquement.

En résumé, deux grandes causes d'infection : *a.* Débilitation générale de l'organisme; *b.* absence ou insuffisance de soins et de précautions antiseptiques.

β. Lutte de l'organisme contre l'infection

Lutte de l'organisme contre l'envahissement microbien :
- *Voie génitale :* Lorsque muqueuse est infectée, il se produit une *zone de réaction* sous-jacente caractérisée par une couche de leucocytes qui peut atteindre une épaisseur de 6 millimètres et forme une barrière contre les germes infectieux.
- *Voie lymphatique :* Ganglions ont la propriété de retarder ou même d'arrêter l'envahissement microbien.
- *Voie sanguine :* Organisme cherche à enkyster les microbes dans les caillots qui se forment sur le pourtour des parois veineuses et tendent à s'organiser.

Lutte de l'organisme contre les toxines :
- Toxines sécrétées par les microbes sont éliminées par la sueur, par l'urine, par la voie intestinale; elles sont en outre détruites dans le foie.
- Pouvoir infectieux sera par suite accru si le fonctionnement du foie et des reins se fait mal, comme cela a lieu chez les diabétiques et albuminuriques.

SUITES DE COUCHES ANORMALES OU PATHOLOGIQUES (*suite*)

PATHOGÉNIE (*suite*) — **Données générales sur les 2 modes de genèse de l'infection puerpérale**

Pathogénie de la fièvre auto-génétique : Contamination de l'accouchée par les microbes puerpéraux existant dans le vagin avant l'accouchement. (Une femme qui accouche seule et qui n'est pas contaminée après l'accouchement, peut présenter des accidents infectieux dus à la préexistence des microbes dans les organes génitaux). Contamination de l'accouchée par les germes infectieux de la putréfaction fœtale ou placentaire.

Pathogénie de la fièvre hétéro-génétique :

Pendant l'accouchement : Contamination de la parturiente par l'accoucheur, par les aides, par les instruments et objets de pansement employés (voir page 358 les divers modes d'apport).

Après l'accouchement — Contamination de l'accouchée : Par les personnes qui lui donnent des soins ou par les instruments, linges et objets de pansement employés. Par son enfant atteint d'ecthyma, d'ophtalmie purulente ou d'érysipèle. Par l'air et les poussières (exceptionnel).

FORMES CLINIQUES DES INFECTIONS PUERPÉRALES

APERÇU GÉNÉRAL

FORMES CLINIQUES DES INFECTIONS PUERPÉRALES

Formes généralisées (Grande infection) : Septicémie aiguë non suppurée ou septicémie puerpérale. Septicémie aiguë suppurée ou pyohémie. Péritonite généralisée.

Formes localisées (Infection localisée) : Vulvo-vaginite infectieuse. Endométrite puerpérale aiguë. — — chronique. Métro-salpingo-ovarite ou salpingite puerpérale. Pelvi-péritonite. Phlegmon du ligament large ou paramétrite. Cellulite pelvienne diffuse. Phlegmatia alba dolens. Mammite.

A. — INFECTION GÉNÉRALISÉE (grande infection)

FORMES CLINIQUES DE L'INFECTION GÉNÉRALISÉE — Septicémie aiguë non suppurée (Infection généralisée sans lésions)

Définition : Intoxication suraiguë à évolution si rapide que les lésions locales n'ont pas le temps de s'établir.

Origine : Elle est due au streptocoque pour les uns, au vibrion septique pour les autres. Agent infectieux pénétrerait par la voie sanguine.

Fréquence : Rare depuis l'emploi de l'antisepsie.

Date d'apparition : Au 2e ou au 3e jour de l'accouchement ; quelquefois le 1er jour, rarement le 4e.

Symptômes : Frisson unique prolongé ou petits frissons successifs le lendemain ou surlendemain de l'accouchement. Ascension brusque de la température qui atteint rapidement 40°, 41°, 42° ; peu d'écart entre la température du matin et du soir (un 1/2 degré seulement); *fièvre est continue.* Pouls fréquent (120, 140, 160), petit, filiforme, irrégulier. Facies pâle, livide, surtout terreux, plombé. Bouche sèche ; langue rouge, sèche, sans enduit blanchâtre ou noirâtre. Dyspnée qui va en s'accentuant : accouchée se plaint d'un poids qui l'étouffe au niveau de l'estomac.

SUITES DE COUCHES ANORMALES OU PATHOLOGIQUES (*suite*)

FORMES CLINIQUES DE L'INFECTION GÉNÉRALISÉE (*suite*)

Septicémie aiguë non suppurée (Infection généralisée sans lésions apparentes) (*suite*)

Symptômes (*suite*)
Apparition du hoquet indique que la fin est prochaine.
Fréquemment diarrhée très abondante, noirâtre, fétide.
Vomissements non constants, peu abondants.
Suppression des lochies et de la secrétion lactée.
Urine rare, albumineuse.
Parfois éruption scarlatiniforme sur tout le corps.
Ventre à peine ballonné, nullement douloureux. Pas de trace de localisation.
Prostration et indifférence de l'accouchée ; parfois délire aigu terminal (nocturne d'abord, puis constant), ou coma.

Terminaison
Mort en 36, 48 heures ou 3 jours (*forme foudroyante*).
Mort au bout de 7 à 10 jours (*forme typhoïde*).

Autopsie : Négative ; examen du sang décèle seul la présence des microbes.

Septicémie aiguë suppurée ou pyohémie puerpérale (Infection généralisée avec lésions apparentes)

Définition
Intoxication aiguë caractérisée par l'apparition plus ou moins tardive d'abcès multiples, *métastatiques,* pouvant occuper tous les points de l'organisme.

Pathogénie
Streptocoques pyogènes, charriés par le sang, se fixeraient sur les parois des vaisseaux et les irriteraient.
Sur les points de fixation, formation d'un thrombus : endophlébite par pullulation microbienne, puis phlébite et périphlébite devenant le point de départ d'un abcès métastatique.

Fréquence : Forme assez rare.

Date d'apparition : Du 3ᵉ au 10ᵉ jour qui suit l'accouchement.

Symptômes
Frisson intense, prolongé, durant une heure et même plus. Ce frisson est souvent le 1ᵉʳ signe de l'infection ; quelquefois il est devancé par une fièvre légère et par la fétidité des lochies.
Elévation brusque de la température qui atteint 48° d'emblée puis retombe à 38° et même à 37°. Sueurs abondantes.
Etat général redevient à peu près normal ; toutefois pouls reste fréquent, urines continuent à être rouge-foncé et rares.
Après 24, 48 heures de calme relatif, nouveau frisson, fièvre intense, sueurs profuses, nouvelle accalmie.
Bientôt frissons se succèdent sans périodicité ; rémission trompeuse entre les frissons.
Fièvre qui était *intermittente* devient généralement continue.
Etat général est de plus en plus mauvais : face pâle, terreuse, subictérique, langue saburrale, soif vive, diminution de l'appétit, diarrhée profuse, urines rares, albumineuses, amaigrissement continu, cachexie progressive.
8 à 15 jours après le premier frisson surviennent les manifestations métastatiques (*période de localisation*). Par ordre de fréquence, citons :
a. *Articulations :* Arthrites apparaissent généralement les premières ; elles peuvent atteindre successivement le genou, la hanche, le coude.
b. *Appareil circulatoire :* Endocardite infectieuse, végétante, de préférence ; suffusions sanguines du péricarde ; phlébite de plusieurs veines à la fois.
c. *Appareil respiratoire :* Embolies microbiennes produisant soit des abcès miliaires, soit des foyers de gangrène, soit une pleurésie purulente par propagation.
d. *Organes génitaux :* Abcès des ligaments larges, pus dans les trompes et les ovaires.
e. *Appareil digestif :* Abcès du foie, de la rate, de la parotide.
f. *Appareil urinaire :* Abcès des reins, phlegmon périnéphrétique tardif.
g. *Peau :* Plaques érythémateuses, scarlatiniformes, lésions trophiques produisant des eschares plus ou moins étendues.
h. *Système musculaire :* Myosites parenchymateuses et interstitielles, particulièrement dangereuses si elles atteignent les muscles de la déglutition et de la respiration.

SUITES DE COUCHES ANORMALES OU PATHOLOGIQUES (*suite*)

FORMES CLINIQUES DE L'INFECTION GÉNÉRALISÉE (*suite*)

Septicémie aiguë suppurée ou pyohémie (Infection généralisée avec lésions apparentes) (*suite*)

Marche et terminaison

Évolution plus ou moins rapide suivant la virulence microbienne.

Guérison est exceptionnelle.

Mort est rapide quand les abcès des organes compromettent la vitalité générale (*forme aiguë*) ou s'ouvrent dans une cavité naturelle importante comme le péritoine, le péricarde ou la plèvre (*forme subaiguë*).

Dans la *forme lente* ou *chronique,* les abcès sont migrateurs et la mort survient par hecticité. Dans les cas rares de guérison, souvent infection se localise à quelques foyers purulents ; microbes s'enkystent dans ces abcès et ne se retrouvent plus dans le sang ; organisme finit par s'immuniser.

Péritonite puerpérale généralisée

Définition : Inflammation aiguë du péritoine, d'origine streptococcique.

Fréquence : Forme la plus fréquente de la grande infection.

Modes de développement

Péritonite primitive ou *d'emblée :* Quand elle s'étend immédiatement à tout le péritoine.

Péritonite secondaire consécutive : Quand elle succède à une péritonite partielle (pelvi-péritonite, péri-métro-salpingite).

Voies d'apport du streptocoque

Voie lymphatique : lymphangite utérine s'étendant au péritoine (lympho-péritonite).

Voie salpingienne : infection directe par la trompe.

Date d'apparition

2e, 3e ou 4e jour après l'accouchement (péritonite primitive).

Date indéterminée si la péritonite est secondaire (rare toutefois après le 12e jour).

Symptômes

Frisson intense initial, unique, prolongé (30 à 40 minutes).

Douleur concomitante, suraiguë, généralisée, s'exagérant par les mouvements ou la moindre pression (poids des couvertures est même très pénible) et faisant pousser des cris à la malade.

Habitude extérieure particulière : facies grippé péritonéal (yeux excavés, traits tirés), voix cassée, immobilité absolue de l'accouchée qui garde décubitus dorsal et cuisses demi-fléchies.

Fièvre intense 39°, 40°, 41°. Pouls à 110, 120 et plus. Sécheresse de la peau. Langue saburrale, puis sèche ; soif vive ; urines rares, foncées ; souvent anurie ; suppression des lochies et de la sécrétion lactée.

Vomissements incessants et abondants, d'abord alimentaires, puis muqueux et enfin verdâtres ou fécaloïdes.— Exceptionnellement absence de vomissements et de douleurs.

Hoquet presque continuel. — Insomnie.

Ballonnement du ventre par distension gazeuse des anses intestinales ; il va sans cesse en s'accentuant.

Diarrhée séreuse, très fétide, au lieu de la constipation habituelle dans les péritonites non puerpérales.

Dyspnée douloureuse qui va en s'accroissant par suite du refoulement du diaphragme.

Intelligence reste intacte ; délire ne survient qu'à la fin.

Marche et terminaisons

Forme suraiguë foudroyante

Mort rapide, 3 ou 4 jours. Toute la séreuse est prise en quelques heures. Etat général et local s'aggrave de plus en plus ; quelquefois rémission trompeuse de quelques heures suivie d'une nouvelle poussée. -- Pouls devient petit, serré, dépressible, incomptable.

Sueur visqueuse et froide ; dyspnée croissante, hoquet continuel, hypothermie à la période ultime ; quelquefois subdelirium terminal.

Forme subaiguë

Mêmes signes que précédemment, sauf que la marche et l'aggravation des accidents infectieux sont moins rapides.

Infection peut se propager à d'autres organes : épanchements pleuraux, congestions pulmonaires, endocardite ou péricardite.

SUITES DE COUCHES ANORMALES OU PATHOLOGIQUES (*suite*)

FORMES CLINIQUES DE L'INFECTION GÉNÉRALISÉE (*suite*) (1) — **Péritonite puerpérale généralisée** (*suite*) — **Marche et terminaisons** (*suite*) — *Forme subaiguë* (suite) :

Mort est presque la règle et ne survient que vers le 8e jour de la maladie.

Dans les cas rares de guérison il se produit soit une accalmie brusque de tous les symptômes, — soit une régression lente de tous les accidents ; il se forme dans l'abdomen un large plastron induré qui met 3 ou 4 mois à disparaître et même plus et qui devient parfois le siège d'abcès qui s'ouvrent dans le rectum, le vagin, la vessie ou au niveau de la paroi abdominale.

INFECTION LOCALISÉE

FORMES CLINIQUES DE L'INFECTION LOCALISÉE

Vulvo-vaginite :

Plaies ou eschares vulvo-vaginales se recouvrent parfois de fausses membranes épaisses ayant une coloration gris-jaunâtre (*forme diphtérique* de l'infection puerpérale à streptocoques). Ces fausses membranes peuvent être le point de départ de lymphangites, de phlegmons et même d'une infection généralisée si on ne les combat énergiquement par des attouchements à la teinture d'iode, ou mieux au perchlorure de fer. Injections mal faites peuvent communiquer cette infection à l'utérus.

Endométrite puerpérale aiguë :

3 formes (d'après Bumm) :

2 formes bénignes :

a. Endométrite putride : Germes de la putréfaction envahissent *seuls* les parties nécrosées de la caduque. Le curettage est le moyen de choix qui donne les résultats les plus sûrs et les plus rapides.

b. Endométrite septique localisée : *Zone superficielle* mortifiée, nécrosée de la caduque est contaminée par les streptocoques. Sous cette zone se développe une couche granuleuse formée de cellules rondes ou leucocytes qui opposent une barrière aux microbes (*zone de réaction*) et localisent par suite l'infection qui reste bénigne de ce fait.

1 forme grave :

Endométrite septique avec infection généralisée consécutive : *Zone de réaction* précédente est incomplète ; microbes envahissent de place en place l'organisme ; symptômes généraux dominent la scène, à tel point que la métrite passe inaperçue.

Symptômes :

Formes bénignes :

Elles ont été souvent méconnues ; c'est ce qu'on appelait la *fièvre de lait*, leur début coïncidant généralement avec la montée de lait qui doit s'établir sans fièvre.

Les principaux symptômes sont : Douleur vive continue localisée à la région sous-ombilicale, s'augmentant par le ballottement de l'utérus ; arrêt de la régression utérine ; lochies roussâtres, jaunâtres, un peu fétides ; fièvre passagère, 38°, 39° ; rarement 40°, disparaissant au bout de quelques jours ; quelquefois frisson initial, unique.

État général faiblement influencé ; appétit diminué ; ni vomissements ni diarrhée.

Formes bénignes durent de 3 à 10 jours ; elles sont souvent consécutives à la forme diphtérique de l'infection vulvo-vaginale.

Forme grave :

Mêmes symptômes au début que pour les formes bénignes ; les symptômes généraux ne tardent pas à dominer la scène par suite de la généralisation.

---

(1) On a observé quelques cas de paralysie et d'hémiplégies d'origine infectieuse. — Ces manifestations puerpérales sont très rares et généralement malignes. — Les paralysies infectieuses des membres inférieurs ne devront pas être confondues avec celles qui résultent de la compression fœtale ou instrumentale pendant l'accouchement.

SUITES DE COUCHES ANORMALES OU PATHOLOGIQUES *(suite)*

FORMES CLINIQUES DE L'INFECTION LOCALISÉE *(suite)*

Endométrite puerpérale tardive, chronique

Cette forme d'infection puerpérale, assez fréquente, passe souvent inaperçue pendant les suites de couches et n'est souvent constatée que 18 mois à 2 ans après l'accouchement.

Son début est tout à fait insidieux ; absence presque complète de symptômes généraux.

Suivant Rémy de Nancy, les signes suivants peuvent la faire craindre : lochies odorantes, roussâtres, persistance de l'écoulement lochial au-delà de 15 jours ; *petit accès de fièvre* soit au moment de la montée de lait, soit vers le 15e jour ; exagération du *petit retour* (15e ou 16e jour) comme quantité et comme durée qui n'est que 2 à 4 jours à l'état normal.

Endométrite chronique est souvent fongueuse ou hémorragique.

Salpingite puerpérale ou métro-salpingo-ovarite

Anatomie pathologique

Métrite infectieuse se propage simultanément à la trompe et à l'ovaire soit par la continuité de la muqueuse, soit par la voie lymphatique, soit par la voie sanguine.

Lésions de la trompe sont d'ordinaire tardives et très tenaces ; elles sont unilatérales ou bilatérales (cas le plus fréquent).

Métro-salpingo-ovarite s'accompagne toujours d'un certain degré de pelvi-péritonite ; il existe d'abord un empâtement diffus de toute la région enflammée ; utérus est immobilisé dans cette masse œdématiée.

Métro-salpingo-ovarite est difficile à diagnostiquer et est souvent confondue avec la pelvi-péritonite tant que l'empâtement est généralisé ; ce n'est guère qu'au bout d'un mois, alors que les accidents se sont calmés, qu'on peut sentir que la trompe est devenue bosselée, grosse comme le doigt et que les ovaires augmentés de volume sont tombés dans un cul-de-sac latéral ou dans le Douglas.

Symptômes

Métro-salpingo-ovarite donne lieu à des symptômes généraux (fièvre à paroxysmes vespéraux, petits frissons correspondant à de nouvelles poussées infectieuses, état général plus ou moins mauvais suivant l'intensité des poussées) et à des symptômes locaux (douleur avec irradiations lombaires, empâtement de toute la région enflammée et du cul-de-sac correspondant au côté infecté).

Marche et terminaisons

Métro-salpingo-ovarite peut rester *catarrhale,* n'avoir que peu d'influence sur l'état général et se terminer assez rapidement par résolution, surtout si l'accouchée prolonge son séjour au lit ; — elle peut suppurer et s'accompagner de phénomènes généraux assez graves ; il se forme par poussées successives des abcès salpingiens ou ovariens qui atteignent parfois le volume d'un œuf et même plus, et peuvent gagner la région ano-rectale ou s'ouvrir dans les organes voisins et en particulier dans le péritoine.

Pelvi-péritonite puerpérale

Définition — Inflammation du péritoine d'origine microbienne, localisée à la région péri-utérine.

Synonymie — Pelvi-péritonite, péri-métro-salpingite, inflammation péri-utérine circonscrite et diffuse.

Fréquence — Plus rare dans l'état puerpéral que le phlegmon du ligament large.

Date d'apparition : 8 premiers jours qui suivent l'accouchement.

Pathogénie — Transport des germes septiques se fait le plus souvent par les lymphatiques qui traversent le muscle utérin, rarement par la voie salpingienne (si péritoine se trouve contaminé directement par la sérosité purulente de la trompe, réaction péritonéale est beaucoup plus prononcée).

Symptômes — *Forme subaiguë, bénigne*

Œdème inflammatoire péri-utérin donnant lieu à des phénomènes douloureux peu accusés.

Culs-de-sac sont empâtés, douloureux.

Réaction générale peu marquée.

SUITES DE COUCHES ANORMALES OU PATHOLOGIQUES *(suite)*

FORMES CLINIQUES DE L'INFECTION LOCALISÉE *(suite)*

Pelvi-péritonite puerpérale *(suite)*

Symptômes *(suite)* — *Forme aiguë* : Mêmes symptômes que pour la péritonite généralisée ; ils peuvent être aussi accusés au début, mais vont en s'atténuant progressivement.
Frisson initial ; température de 39°, 40°, s'abaissant bientôt ; pouls fréquent à 120, 130 ; suppression des lochies et de la sécrétion lactée ; douleur vive localisée à la région utérine s'apaisant au bout de quelques jours ; ballonnement limité au bas-ventre ; empâtement péri-utérin aussi prononcé à gauche qu'à droite ; tumeur siégeant dans le cul-de-sac postérieur et empiétant sur un des culs-de-sac latéraux du vagin tendu, douloureux et chaud ; immobilité de l'utérus.

Marche et terminaisons

a. *Résolution* au bout d'une huitaine de jours dans les formes bénignes ; empâtement disparaît petit à petit laissant à sa suite quelques noyaux d'induration et quelquefois des adhérences qui peuvent produire des déviations de l'utérus et des annexes.

b. *Généralisation* de la pelvi-péritonite soit par propagation de continuité, soit par rupture d'un abcès dans le péritoine.

c. *Formation d'abcès pelviens* (mode de terminaison le plus fréquent) qui se forment plus ou moins rapidement (une ou plusieurs semaines) et viennent s'ouvrir soit dans le rectum soit dans le vagin, soit sous l'arcade de Fallope ou à l'anneau inguinal, soit exceptionnellement dans le péritoine ou la vessie.

L'issue la plus favorable est dans le cul-de-sac postérieur du vagin ; c'est le lieu d'élection chirurgical.

Phlegmon du ligament large ou paramétrite

Pathogénie — Phlegmon du ligament large, rare en dehors de l'état puerpéral, est dû à l'infection des gros troncs lymphatiques. Il est le résultat d'une *péri-lymphangite tronculaire supérieure (phlegmon supérieur)* lorsque les microbes envahissent le groupe lymphatique utéro-ovarien ou supérieur, — d'une *péri-lymphangite de la base du ligament large (phlegmon inférieur ou phlegmon de la gaîne hypogastrique)* lorsque la contamination se fait par le groupe lymphatique, hypogastrique ou inférieur (cas assez fréquent). — Les 2 gros troncs sont souvent infectés en même temps ; on a alors affaire au *phlegmon proprement dit du ligament large*.
Phlegmon siège d'ordinaire à gauche, les déchirures du col siégeant le plus souvent à gauche (Emmet).

Symptômes — Phlegmon du ligament large débute généralement vers le 7ᵉ jour de l'accouchement soit par un frisson, soit par une douleur de la fosse iliaque s'irradiant vers les lombes et la cuisse.
Fièvre toujours supérieure à la normale, est rémittente, elle atteint souvent 39° et 40°, pouls fréquent à 120 et plus ; disparition de l'appétit et du sommeil ; sueurs profuses ; frissons erratiques fréquents ; amaigrissement marqué, altération des traits ; météorisme fréquent, vomissements rares.
Au palper, dureté en nappe de la fosse iliaque (*plastron abdominal de Guérin*) si le phlegmon est généralisé ou supérieur.
Au toucher vaginal empâtement du cul-de-sac latéral correspondant qui est tendu et très douloureux ; il est surtout très marqué si le phlegmon est inférieur. Utérus est repoussé du côté sain ; il est dévié et immobilisé par l'empâtement.

Terminaisons — a. *Résolution* : Elle est assez fréquente si les soins antiseptiques sont bien donnés ; il se produit petit à petit une résorption des produits plastiques et une rétraction nodulaire qui provoque une déviation utérine.
Résolution dure plusieurs mois ; on doit toujours craindre une nouvelle poussée infectieuse qui aboutit à la suppuration.

SUITES DE COUCHES ANORMALES OU PATHOLOGIQUES (*suite*)

FORMES CLINIQUES DE L'INFECTION LOCALISÉE (*suite*)

Phlegmon du ligament large ou paramétrite (*suite*)

Terminaisons (*suite*)

b. Suppuration

La suppuration est la terminaison la plus habituelle. Phlegmon vient s'ouvrir au niveau de l'arcade de Fallope lorsqu'il est supérieur, — dans le vagin ou le rectum lorsqu'il est inférieur; — il s'ouvre parfois dans le péritoine et provoque une péritonite généralisée mortelle.

Fluctuation ne commence guère à être perçue qu'après le 4ᵉ jour.

c. Mort

Elle peut survenir pendant la période de suppuration si les symptômes généraux prédominent et s'il n'y a pas intervention.

Elle est parfois la conséquence de l'ouverture spontanée du phlegmon dans le péritoine.

Elle peut être due à la fièvre hectique qui survient lorsque la suppuration se prolonge et ne trouve pas une issue suffisante.

Cellulite pelvienne diffuse

Tous les lymphatiques du bassin sont contaminés; l'infection se généralise à tout le tissu cellulaire pelvien.

Symptômes généraux prédominent généralement et entraînent assez souvent la mort par intoxication aiguë.

Phlegmatia alba dolens

Définition

Phlegmatia alba dolens est la *phlébite oblitérante des gros troncs;* c'est une manifestation atténuée et le plus souvent tardive de l'infection puerpérale.

Siège

Le plus souvent membre inférieur gauche; quelquefois les deux. Elle peut envahir exceptionnellement veines du membre supérieur et même les jugulaires.

Fréquence

Autrefois 1 phlegmatia alba dolens sur 500 accouchements. Elle est bien moins fréquente depuis l'emploi de l'antisepsie, et quand elle existe, elle est presque toujours atténuée.

Historique

Phlegmatia alba dolens était autrefois considérée comme un *reflux humoral* (Mauriceau), — comme un *engorgement laiteux* (Puzos, Levret, etc.), — comme une *phlébite primitive inflammatoire* (Davis, Dance), — comme une *thrombose spontanée* déterminant secondairement la phlébite.

Hervieux, Doléris, Hutinel, Siredey (1880 à 1884) trouvent des microbes dans le caillot sanguin et mettent en évidence l'origine infectieuse de la phlegmatia.

Widal (1889) démontre que la phlegmatia est due au streptocoque et qu'elle n'est qu'une forme atténuée de la septicémie puerpérale.

Physiologie pathologique (Widal)

Formation du caillot

Streptocoques charriés par le sang se fixent sur l'endothélium de la veine et de préférence près des nids valvulaires.

Endothélium s'enflamme au contact des microbes et devient granuleux; un caillot plus ou moins oblitérant (thrombus) se forme au niveau de la zone inflammatoire; sang se coagule en arrière par suite de l'interruption plus ou moins complète de la circulation et la thrombose est ainsi constituée.

Phlegmatia envahit d'ordinaire le membre inférieur gauche par suite de la pénétration des streptocoques au niveau de la déchirure du col qui siège le plus souvent à gauche. Microbes pénètrent dans les veines utérines et gagnent la fémorale par l'hypogastrique, l'iliaque primitive et l'iliaque externe.

Modifications diverses du caillot

a. Extrémité libre du caillot, battue par le sang, peut se détacher sous forme d'*embolie* et être lancée dans le cœur, puis dans le poumon (embolie pulmonaire).

b. Caillot peut régresser, se rétrécir, se résorber peu à peu.

SUITES DE COUCHES ANORMALES OU PATHOLOGIQUES (*suite*)

Formes cliniques de l'infection localisée (suite)

Phlegmatia alba dolens (*suite*)

Physiologie pathologique (Widal) (*suite*)

Modifications diverses du caillot (suite)

c. Caillot peut s'organiser par formation de fibrilles conjonctives et de nouveaux vaisseaux ; il finit par faire partie de la veine et forme avec elle un cordon fibreux (phlébite adhésive).

d. Caillot peut se ramollir, devenir caséeux, purulent (*phlébite suppurante*).

Epoque d'apparition de la phlegmatia

Rare avant le 12e jour.

Elle apparaît souvent du 15e au 20e jour, quelquefois plus tard ; j'en ai observé une le 45e jour.

Phlébite d'*emblée* est exceptionnelle ; beaucoup d'accoucheurs la nient. Elle est presque toujours précédée de symptômes fébriles plus ou moins accentués et peut être consécutive à d'autres manifestations septicémiques telles qu'endométrite, pelvi-péritonite.

Symptômes

Symptômes précurseurs

Quelques jours avant l'apparition de la phlegmatia douleur utérine plus ou moins prononcée, constante, quelques symptômes fébriles, insomnie plus ou moins complète.

Phlébite à début pulmonaire — Points de côté au niveau du thorax ou de l'épaule ; dyspnée, parfois même orthopnée ; crachats hémoptoïques dus à des embolies microbiennes qui font croire à la congestion pulmonaire, à la pleurésie ou à un début de tuberculose ; enfin phlegmatia. (Pinard).

Période d'état

Symptômes locaux

Douleur sourde, parfois aiguë, accompagnée de crampes, d'engourdissements, de sensation de pesanteur, et siégeant sur trajet des veines enflammées, dans la fosse iliaque, au pli de l'aine, dans le creux poplité, au mollet pour le membre infér, — au creux de l'épaule, au pli du coude pour le membre sup.

Veine enflammée donne la sensation d'un *cordon* dur, douloureux, quelquefois noueux au niveau des nids valvulaires.

Bientôt apparition d'un *œdème blanc*, luisant, caractéristique qui débute au niveau du pied (au pourtour des malléoles d'ordinaire), ou de la main (doigts), et qui s'accroît rapidement et tend la peau au point qu'on obtient difficilement la dépression en godet.

Œdème commence parfois par la racine du membre qu'il envahit progressivement de haut en bas ; il est dû à l'extravasation du sérum du sang par suite de l'interruption plus ou moins complète de la circulation ; — il double souvent le volume du membre qui est déformé et en légère flexion.

Peau perd un peu de sa sensibilité ; parfois au contraire il y a hyperesthésie.

Moindre mouvement ou moindre pression réveille les douleurs.

Articulation du genou est souvent le siège d'hydarthrose.

Disparition du pouvoir contractile des muscles mal nourris.

Température du côté malade est généralement plus élevée que celle du côté sain de quelques dixièmes de degré (Damaschino).

SUITES DE COUCHES ANORMALES OU PATHOLOGIQUES (*suite*)

FORMES CLINIQUES DE L'INFECTION LOCALISÉE (*suite*)

Phlegmatia alba dolens (*suite*)

Symptômes (*suite*) — *Période d'état* (suite) — *Symptômes généraux*

Symptômes généraux sont subordonnés à l'intensité de l'infection ; frissons, fièvre (38°, 39°, 40°) pouvant durer 8 à 10 jours avant de tomber à la normale; pouls fréquent, inappétence; insomnie. Parfois retour de la fièvre qui indique une nouvelle poussée infectieuse et le plus souvent l'envahissement d'un autre membre, ce qui entraîne une prolongation de la durée de l'affection.

Terminaisons

Résolution — Forme bénigne

Période d'état dure 3 semaines, 1 mois, souvent 2 et 3 mois. Au bout de ce temps œdème disparaît progressivement, lentement, soit que la circulation se rétablisse en partie par la veine par régression et résorption du caillot, — soit qu'il se développe une circulation collatérale. Impotence dure 1 an, 18 mois par suite de la raideur articulaire et de la récupération lente de la fonction musculaire.

Résolution — Forme chronique

Quelquefois résolution n'a lieu qu'incomplètement ; il se forme une sorte d'œdème éléphantiasique avec dermite chronique (œdème chronique). Parfois raideurs articulaires persistantes, atrophie musculaire par névrite infectieuse, difformités des pieds et des orteils (pieds bots phlébitiques de Verneuil).

Forme chronique s'observe surtout chez les arthritiques (Fochier).

Suppuration

Abcès infectieux peuvent se former dans le membre atteint et enlever la malade par infection purulente ou hecticité.

Mort subite

Mort subite est le résultat d'une embolie qui peut enlever la femme en quelques secondes (*forme syncopale*) à la suite d'une exploration, d'un mouvement brusque, ou pendant le lever. Malade ressent une douleur vive dans le bas-ventre; elle étouffe, a soif d'air; sa figure est anxieuse, pâle, et elle retombe morte. Mort n'est pas toujours aussi brusque ; elle peut se produire par *asphyxie lente*. L'asphyxie est due dans les 2 cas à l'oblitération d'un gros tronc pulmonaire.

Pronostic

Il est en rapport avec l'intensité des phénomènes infectieux. Phlegmatia alba dolens est une septicémie atténuée qui amène rarement la mort sauf par embolie. Phlegmatia constitue pour l'avenir un *locus minoris resistantiæ*; aussi est-il prudent de redoubler les précautions antiseptiques dans les accouchements ultérieurs et d'exiger alors un séjour prolongé au lit.

Mammite

Définition

On désigne sous ce nom les inflammations de la mamelle ou des tissus voisins de la mamelle.

Pathogénie

Pas de mastite s'il n'y a au préalable pénétration de micro-organismes ; engorgement laiteux ne suffit pas pour produire l'inflammation. Micro-organismes pouvant produire la mammite sont : les streptocoques, les spaphylocoques blancs et dorés et un microcoque semblable au gonocoque.

SUITES DE COUCHES ANORMALES OU PATHOLOGIQUES *(suite)*

Formes cliniques de l'infection localisée (suite)

Mammite *(suite)*

Pathogénie *(suite)*

Micro-organismes peuvent être transportés dans les mamelles par le sang *(voie sanguine)* et produisent dans ce cas la mastite totale (exceptionnelle); ils sont apportés le plus souvent sur le mamelon soit par la bouche ou les yeux de l'enfant, soit par les mains de la mère.

Micro-organismes pyogènes peuvent suivre la voie lymphatique *(lymphangite du sein* consécutive aux gerçures, fissures ou crevasses du mamelon), — ou pénétrer dans la glande par les conduits galactophores et arriver ainsi jusqu'aux acini où ils provoquent le maximum des lésions *(galactophoro-mastite).*

Symptômes

Inflammations superficielles (lymphangite, abcès tubéreux)

Les *exfoliations, érosions, excoriations, fissures, gerçures* et *poussées eczémateuses* du mamelon, de l'aréole, sont souvent déterminées et aggravées par les efforts de succion ou par le grattage. Elles rendent les tétées très pénibles, et sont autant de portes d'entrée microbiennes qui peuvent être le point de départ des *lymphangites :* peau devient rouge, chaude, douloureuse; il se forme des traînées rougeâtres qui vont de l'aréole vers l'aisselle dont les ganglions deviennent tuméfiés et douloureux.

Etat général est toujours influencé : frisson, fièvre assez intense (39" ou 40°), inappétence.

Ces lymphangites peuvent occasionner des phlegmons superficiels parfois profonds et même rétro-mammaires, si l'on n'institue pas dès le début une médication locale antiseptique, énergique.

En outre des lymphangites, il peut se former des *abcès tubéreux,* du volume d'une noix, dans les glandes accessoires et les tubercules de Montgomery.

Inflammations profondes

Galacto-phoro-mastite

Elle est favorisée par l'engorgement laiteux.

Glande mammaire est tuméfiée partiellement, surtout dans les parties déclives; elle est chaude, douloureuse; sécrétion lactée est moins abondante.

Lait qui vient ou qu'on fait sourdre à l'extérieur est mélangé de pus qui reste à la surface de la ouate, alors que le lait l'imbibe (procédé de Budin). La femme ressent des battements dans le sein et a de la fièvre.

Galactophoro-mastite peut se terminer par résolution, le plus souvent par suppuration; fluctuation se forme par endroits; abcès s'ouvre par une série d'orifices (pomme d'arrosoir).

Il se forme souvent une série d'abcès par propagation des germes infectieux aux loges voisines *(mastite chronique* qui dure de plusieurs mois à un an).

Mastite totale

Tuméfaction de la glande mammaire est totale et non partielle comme dans le cas précédent; la suppuration est la terminaison habituelle. Elle s'accompagne de symptômes généraux graves qui débilitent l'accouchée, sans toutefois mettre sa vie en danger.

SUITES DE COUCHES ANORMALES OU PATHOLOGIQUES (*suite*)

DIAGNOSTIC DES INFECTIONS PUERPÉRALES

a. Diagnostic de l'infection puerpérale en général

α. Menaces de septicémie

- Fétidité et mauvaise couleur des lochies.
- Mollesse ou inertie constante du globe utérin.
- Arrêt de la régression utérine.
- Rétention d'une partie des annexes (débris placentaires, membranes).
- Douleur abdominale localisée.
- Malaise généralisé et en particulier céphalalgie.
- Elévation constante du pouls (au-dessus de 80), alors que la température reste normale ou au-dessous de la normale. La discordance entre le pouls et la température doit toujours faire craindre une complication infectieuse.
- Rechercher cette complication soit du côté de l'appareil génital, soit du côté des membres, soit du côté des seins.
- Insomnie plus ou moins complète ; nous attachons une grande importance à ce symptôme et nous avons maintes fois remarqué que l'insomnie et l'élévation anormale du pouls précédaient souvent longtemps à l'avance la fièvre et le frisson et étaient, dans bien des cas, les deux seuls signes précurseurs de l'infection puerpérale tardive et notamment de la phlébite.
- Etat diphtéroïde des plaies vulvo-vaginales.

β. Septicémie déclarée

- Apparition des frissons et de la fièvre.
- Frissons nerveux sans élévation du pouls ni de la température n'ont aucune importance.
- Ne pas oublier que la fièvre peut être due à une maladie préexistante, à une intoxication ancienne comme l'impaludisme ou récente comme l'hydrargyrisme, à la stercorémie (aussi toujours commencer le traitement par un lavement).
- En dehors de ces cas, les frissons et la fièvre sont une manifestation de l'infection puerpérale. L'apparition de ces symptômes est toujours inquiétante, sauf lorsqu'il y a complication du côté des seins.
- Les frissons et la fièvre sont le plus souvent accompagnés d'autres symptômes que nous avons signalés en décrivant les formes cliniques des infections puerpérales.

b. Diagnostic des formes cliniques des infections puerpérales

Formes généralisées

Septicémie aiguë
- *Signes caractéristiques* : Fièvre continue ; profonde altération de l'organisme ; évolution rapide, quelquefois stupéfiante.
- Ne pas la confondre avec un empoisonnement ni avec la fièvre typhoïde (taches rosées lenticulaires), ni avec la malaria.

Pyohémie
- *Signe pathognomonique* : Fièvre intermittente avec frissons multiples.
- Manifestations articulaires ont été souvent confondues avec le rhumatisme articulaire aigu.

Péritonite généralisée
- Frisson, fièvre, douleur abdominale intense, généralisée, ballonnement, vomissements continuels, facies péritonéal.
- Ne pas confondre, comme je l'ai vu, les douleurs abdominales continues avec les tranchées qui sont intermittentes.
- Ne pas oublier que la rétention d'urine des premières heures donne souvent lieu à des phénomènes péritonitiques et que la rétention des matières stercorales a engendré des péritonites spéciales d'origine intestinale.

Formes localisées

Etat diphtéroïde des plaies vulvo-vaginales { Facilement reconnaissable rien qu'à l'aspect grisâtre des plaies.

Endométrite puerpérale { Fièvre, douleur plus ou moins intense particulièrement au niveau des annexes, écoulement fétide, chaleur du vagin.

DIAGNOSTIC DES INFECTIONS PUERPÉRALES (*suite*)

b. Diagnostic des formes cliniques des infections puerpérales (*suite*) — **Formes localisées (*suite*)** :

Métro-salpingo-ovarite ou salpingite : Ne se distingue de l'endométrite qu'à la période de résolution ; trompes utérines donnent alors la sensation d'un cordon bosselé, gros comme le doigt. Absence de vomissements écarte l'idée de péritonite.

Pelvi-péritonite : Elle offre en petit les symptômes de la péritonite généralisée qu'il y a toujours lieu de redouter.

Phlegmon du ligament large : Frissons erratiques, fièvre, sueurs profuses, empâtement de la fosse iliaque. Ne pas confondre le phlegmon du ligament large avec l'appendicite.

Phlegmatia alba dolens : Facilement reconnaissable à l'œdème blanc caractéristique du membre atteint, et à la douleur localisée sur le trajet des gros troncs veineux.

Mammite : La lymphangite superficielle se distingue facilement à ses traînées rougeâtres. Le diagnostic de la galactophoro-mastite et de la mastite totale est également facile. Mastite chronique a été souvent confondue avec les tumeurs kystiques et malignes de la mamelle.

PRONOSTIC DES INFECTIONS PUERPÉRALES

D'une façon générale pronostic est subordonné :

1° A la forme d'infection : Plus la septicémie est localisée, meilleur est son pronostic. Les formes généralisées sont toujours très graves. Le pronostic s'aggrave encore s'il y a albuminurie infectieuse. Les phénomènes péritonitiques sont très inquiétants même lorsqu'ils sont subaigus. Pronostic est moins défavorable dans les formes utérine ou péri-utérine. Les diverses formes de mammite ne mettent pas la vie de la femme en danger. Nous avons vu que la phlegmatia alba dolens est une septicémie atténuée rarement mortelle.

2° A l'époque d'apparition de l'infection : En général le pronostic est d'autant meilleur que le début de l'infection est plus éloigné du moment de l'accouchement.

3° A l'intensité, à la continuité et à la durée de la fièvre : Plus la fièvre est intense, plus le pronostic devra être réservé. La continuité de la fièvre est toujours un signe défavorable surtout si on ne constate pas de phénomènes de localisation. Plus la fièvre est durable, plus l'accouchée est exposée à succomber par hecticité.

4° Au milieu : Les milieux où sévit la scarlatine, l'érysipèle et l'infection puerpérale sont toujours redoutables. Les premiers cas sont généralement bénins ; le pouvoir infectieux semble s'accroître avec la multiplicité des cas, la virulence paraissant suivre une marche progressive. Dans les milieux infectés redoubler les précautions antiseptiques. En clientèle engager les accouchées à ne pas recevoir, les germes infectieux pouvant être apportés non-seulement par les personnes qui donnent les soins mais encore par celles qui viennent rendre visite. Bien que les cas d'infection puerpérale soient le plus souvent limités à la clientèle de tel ou tel médecin ou de telle ou telle sage-femme, il sera prudent de conseiller l'éloignement aux gestantes qui viennent nous demander notre avis ; si sûr qu'on puisse être de soi-même, on ne saurait répondre des soins donnés ni de l'entourage.

5° A la rapidité du diagnostic et au traitement suivi : Les chances de guérison des infections puerpérales seront d'autant plus grandes que les accidents infectieux auront été plus vite reconnus et combattus immédiatement par un traitement rationnel.

SUITES DE COUCHES ANORMALES OU PATHOLOGIQUES (*suite*)

Nous avons vu que l'autopsie était négative dans la septicémie aiguë et qu'on constatait seulement la présence de nombreux streptocoques dans le sang.

Les lésions qu'on observe à l'autopsie dans les autres formes d'infection sont excessivement variables suivant les cas ; elles peuvent être disséminées dans tous les organes ou localisées à certains organes seulement ; elles sont plus ou moins prononcées et plus ou moins étendues suivant le siège, l'intensité et la durée des accidents infectieux.

Les principales lésions observées sont les suivantes :

ANATOMIE PATHOLOGIQUE

Vulve, vagin et col — État diphtéroïde des plaies de la vulve, du vagin et du col qui sont recouverts de fausses membranes dues rarement au bacille de Löffler et le plus souvent au streptocoque seul ou associé aux germes de la putréfaction.

Utérus

Tunique muqueuse — Elle est souvent seule atteinte et présente toujours les lésions maxima.

Elle peut être rouge, tuméfiée, friable, recouverte d'un liquide purulent fétide (*endométrite suppurée*), ou de fausses membranes grisâtres renfermant des streptocoques (*endométrite diphtérique*), ou de plaques de gangrène verdâtres (*endométrite gangréneuse*), ou de zones nécrosées par les germes de la putréfaction (*endométrite putride*).

Au-dessous de la couche superficielle nécrosée existe une couche granuleuse ou de réaction, composée de petites cellules rondes ou leucocytes qui forment la zone de défense de l'organisme ; il y a absence totale ou partielle de cette zone de réaction dans l'*endométrite septique avec infection générale consécutive*.

Tunique musculeuse — Plus rarement atteinte, elle est devenue friable par dégénérescence granuleuse et est le siège d'une infiltration séro-purulente, surtout accusée autour des veines thrombosées et des lymphatiques.

Trompes — Tuméfaction, bosselures et flexuosités des trompes qui deviennent très vasculaires.

Muqueuse frangée forme de nombreux replis. Pus est souvent collecté (pyo-salpinx) dans la trompe oblitérée à ses extrémités du fait de l'inflammation.

Ovaires — Presque toujours atteints secondairement, ils sont souvent le siège de petits abcès et renferment parfois de petits kystes sanguins.

Ligaments larges — Ils sont le siège d'une infiltration séro-purulente plus ou moins étendue.

Phlegmon du ligament large est généralement diffus et tend à fuser dans toutes les directions déclives et surtout le long du psoas.

Péritoine — Dans les *péritonites puerpérales mortelles*, la séreuse est terne au lieu d'être brillante et polie, et recouverte de fausses membranes qui établissent des adhérences intestinales et baignent dans un liquide séro-purulent, jaunâtre ou laiteux plus abondant que dans les autres formes péritonéales.

Intestin est distendu par les gaz.

Lésions sont surtout accusées du côté du péritoine pelvien.

On peut rencontrer des *abcès pelviens* dont la cavité est circonscrite par des fausses membranes et des anses intestinales agglutinées.

Dans certaines péritonites puerpérales généralisées, l'évolution est quelquefois tellement rapide que la purulence n'a pas le temps de s'établir ; péritonite est seulement fibrineuse.

Production des fausses membranes est due à l'action du streptocoque.

Autres organes et appareils — Nous avons vu page 361 que les lésions pouvaient se généraliser à tous les appareils et organes et qu'on pouvait observer des arthrites rarement suppurées, — de l'endocardite et des phlébites infectieuses, — des embolies microbiennes donnant lieu à des pneumonies secondaires, à des abcès miliaires, à des foyers de gangrène, à de la pleurésie purulente, — des abcès de foie, de la rate et de la parotide, — des abcès des reins et même des phlegmons périnéphrétiques, — des myosites parenchymateuses et interstitielles.

On a noté quelquefois la congestion ou la suppuration des méninges cérébrales.

SUITES DE COUCHES ANORMALES OU PATHOLOGIQUES *(suite)*

ANATOMIE PATHOLOGIQUE *(suite)* — **Examen bactériologique des sorganes lésés**

L'examen bactériologique montre que l'infection puerpérale semble être polymicrobienne ; le streptocoque est le microbe le plus important auquel il faut attribuer la plupart des lésions ; les bactéries de la putréfaction n'ont qu'une influence peu nocive, mais leurs produits solubles semblent renforcer la virulence du streptocoque.

En Allemagne l'infection est dite *saprémique* quand elle est due aux microbes de la putréfaction, et *septique* quand l'action nocive des microbes pyogènes (staphylocoques, gonocoques, coli-bacilles), et en particulier du streptocoque vient s'ajouter aux effets des germes de la putréfaction.

TRAITEMENT DES INFECTIONS PUERPÉRALES EN GÉNÉRAL

a. TRAITEMENT PRÉVENTIF OU PROPHYLACTIQUE

a. **Débarrasser la cavité vaginale des microbes préexistants** : Désinfection du canal vaginal avant l'accouchement.

b. **Eviter l'apport des germes infectieux pondant et après l'accouchement** :
- Asepsie et antisepsie de l'accoucheur, de la garde et de l'entourage.
- Asepsie et antisepsie de la femme.
- Asepsie des instruments, linges et objets de pansement.
- Dispositions à prendre dans les logements pour éviter l'infection puerpérale.

(Voir pages 35 et 36)

- Isolement dans les maternités des femmes menacées de septicémie.
- Isolement des enfants atteints d'ophtalmie ; nettoyage des yeux avant les tétées ; soins antiseptiques mammaires après les tétées.

c. **Fermer les portes d'entrée microbiennes accidentelles** : Suture d'emblée et pansement antiseptique des déchirures vulvo-périnéales.

b. TRAITEMENT DES MENACES DE SEPTICÉMIE

a. **Fétidité des lochies**
Fétidité des lochies étant due soit à la putréfaction des caillots. des membranes, des débris placentaires ou de la caduque, soit à l'élimination des parties nécrosées des eschares, débarrasser les organes génitaux de ces produits septiques par des injections vaginales fréquentes, et au besoin par des injections intra-utérines si les lavages du vagin ramènent des débris membraneux ou placentaires.

S'il y a élévation de température ou frissons, la septicémie est déclarée ; le curettage devient nécessaire si les injections ne diminuent pas la fièvre.

b. **Etat diphtéroïde des plaies vaginales**
Cautérisation au nitrate d'argent.

Badigeonnages soit avec la teinture d'iode, soit avec l'eau oxygénée, soit avec le perchlorure de fer.

Certains accoucheurs conseillent le grattage des plaies, leur avivement et la suture secondaire.

Pansement à la gaze iodoformée.

Injections de sérum anti-diphtérique si les membranes renferment des bacilles de Löffler.

c. TRAITEMENT DE LA SEPTICÉMIE DÉCLARÉE (Fièvre, frissons, etc.)

a. **Médication obstétricale** — *Médication génitale anti-microbienne*

Injections vaginales : Généralement insuffisantes lorsque l'infection est déclarée ; y renoncer en tant que moyen curatif et recourir de suite aux injections intra-utérines pour ns pas perdre un temps précieux.

Injections intra-utérines : Ne pas abuser des injections intra-utérines ; rechercher auparavant si l'hyperthermie n'est pas due à la stercorémie, à des lymphangites du sein, à de l'infection vulvo-vaginale, à une maladie aiguë préexistante ou intercurrente. Toutefois « mieux vaut une injection intra-utérine inutile qu'une trop tardive. » (Tarnier).

SUITES DE COUCHES ANORMALES OU PATHOLOGIQUES *(suite)*

c. TRAITEMENT DE LA SEPTICÉMIE DÉCLARÉE (Fièvre, frissons, etc.) *(suite)*

a. **Médication obstétricale** *(suite)*

α. *Médication génitale anti-microbiene* (suite)

Injections intra-utérines (suite)

La température de 38° est l'indication formelle d'*une* injection intra-utérine (Pinard). Ne pas renouveler l'injection si la température est redevenue normale au bout de 6 heures.

Faire une 2ᵉ injection intra-utérine au bout de 6 heures si la température a été abaissée tout en étant au-dessus de la normale.

Si fièvre n'a pas disparu après 2ᵉ injection intra-utérine, ce moyen de traitement est insuffisant et il faut avoir recours soit à l'irrigation continue, soit au curettage.

(Pour le *manuel opératoire,* voir page 35). Ne pas oublier d'appliquer une main sur le fond de l'utérus pendant l'introduction de la sonde et durant tout le temps de l'injection.

Outre les antiseptiques que nous avons cités page 35, on peut encore employer le phénosalyl ou le bleu de méthylène en solution au 1/10.000ᵉ.

Chaque injection intra-utérine devra être de 10 à 15 litres.

Accidents possibles des injections intra-utérines (Potocki et Tarnier)

a. *Hémorragies :* Ouverture d'un sinus ou décollement d'un cotylédon par le bec de la sonde. Injection devra alors être faite à 48° ou 50°.

b. *Perforation de l'utérus* par le bec de la sonde.

c. *Frissons et fièvre :* S'observent parfois une 1/2 heure après l'injection ; tremblement, extrémités froides, face grippée, fièvre.

Ces accidents seraient dus soit à un réflexe nerveux, soit à l'ensemencement de l'utérus par la sonde qui traverse le canal vaginal plus ou moins infecté.

d. *Contractions spasmodiques et douloureuses de l'utérus,* qui durent de plusieurs minutes à quelques heures et peuvent faire croire à un début de péritonite.

e. *Accidents nerveux* (défaillances, syncope plus ou moins prolongée, convulsions, dyspnée, cyanose et mort rapide). Ces accidents sont dus soit à un réflexe nerveux utérin qui annihilerait les centres respiratoires et cardiaques, soit à un reflux du liquide dans le péritoine, soit à la pénétration de l'air ou du liquide dans les veines.

Irrigation utérine continue

Employée par Schüking, Schroeder, Lœvenstein, et vulgarisée par Pinard et Tarnier.

Indiquée quand fièvre n'a pas cédé après la 2ᵉ injection intra-utérine.

Manuel et dispositions opératoires

Placer bout à bout deux matelas repliés sur eux-mêmes ; recouvrir chaque matelas d'une toile imperméable qui tombera dans l'interstice qu'on aura ménagé et aboutira à un récipient placé sous le lit.

SUITES DE COUCHES ANORMALES OU PATHOLOGIQUES *(suite)*

c. TRAITEMENT DE LA SEPTICÉMIE DÉCLARÉE (Fièvre, frissons, etc.) *(suite)*

a. Médication obstétricale *(suite)*

α. *Médication génitale anti-microbienne* (suite)

Irrigation utérine continue (suite)

Mettre un réservoir de 15 litres à 50 centimètres au-dessus du plan du lit. Un long tube en caoutchouc, avec robinet pour régler l'écoulement du liquide, sera adapté au réservoir; fixer une canule en étain ou en argent, garnie d'œillets sur l'extrémité libre du tube.

Femme sera couchée sur le dos; son siège correspondra à l'interstice des 2 matelas.

Sonde sera introduite dans la cavité utérine et maintenue en place à l'aide de lacs qu'on passera dans les œillets et qu'on fixera *autour du bassin de la femme* (jamais aux barreaux du lit ni aux matelas dans la crainte de perforation utérine au moindre mouvement de l'accouchée). Extrémité libre de la sonde ne devra jamais porter sur un plan résistant.

Irrigation devra être *continue*. Se servir d'abord d'une solution au bi-iodure, puis d'une solution phéniquée à 1 pour 100 qu'on remplacera par l'eau boriquée saturée ou naphtolée s'il se produisait un peu d'intoxication (urines noirâtres).

Irrigation utérine continue peut donner lieu aux mêmes accidents que les injections intra-utérines, cè qui oblige à la cesser au moins momentanément.

Effets de l'irrigation continue (Pinard)

a. Abaissement graduel de la température et du pouls. Retour à l'état normal au bout de quelques heures. Cesser l'irrigation.

b. Chute de la température au-dessous de la normale; toutefois pouls reste fréquent et montre que l'infection n'est pas vaincue.

Remplacer l'eau phéniquée par l'eau naphtolée ou boriquée.

c. Température et pouls restent stationnaires ou s'élèvent; l'infection gagne; curettage est indiqué.

Durée maxima de l'irrigation continue : 24 heures pour Pinard et Varnier; si au bout de ce temps la température reste élevée, ils conseillent le curettage.

Écouvillonnage

Il consiste à racler à diverses reprises toute la surface interne de la cavité utérine au moyen d'un *écouvillon* de gros calibre.

Ce moyen de traitement est inférieur au curettage.

Curettage

Définition : Curettage consiste à racler avec une curette toute la surface interne de la cavité utérine pour la débarrasser des colonies microbiennes et des débris de placenta, de membranes ou de caduque nécrosée qu'elle peut contenir.

SUITES DE COUCHES ANORMALES OU PATHOLOGIQUES (*suite*)

c. TRAITE-
MENT
DE LA SEPTI-
CÉMIE
DÉCLARÉE
(Fièvre, fris-
sons, etc.)
(suite)

a. **Médica-
tion
obstétri-
cale**
(suite)

ɑ. *Médica-
tion
génitale
antimicro-
bienne*
(suite)

*Curet-
tage*
(suite)

Moment de l'intervention : Ne pas curetter l'utérus avant la fin du 3ᵉ jour qui suit l'accouchement. — Curettage offre le plus de chances de succès lorsqu'on le pratique après la 2ᵉ élévation de température ou quand l'irrigation utérine continue n'a pas ramené la température à l'état normal après 24 heures de durée. — Alors même que l'infection date de plusieurs jours, il vaut mieux faire un curettage tardif que de regretter de ne l'avoir pas pratiqué. — Curettage est souvent inefficace lorsqu'il y a infection sanguine généralisée; il est préférable malgré tout de le tenter.

Appareil instrumental : 2 longues curettes à bords mousses (1 à grand bec, 1 à petit bec pour les cornes et les bords de l'utérus), (curette irrigatrice d'Auvard peut servir de grande curette) — 1 sonde intra-utérine, 1 pince de Museux à 2 mors — 2 pinces *à longs mors,* courbe et droite — 1 sonde vésicale.

Manuel opératoire

Femme est placée en position obstétricale; deux aides maintiennent les cuisses écartées et fléchies.

Vessie et rectum ont été préalablement vidés.

Pas de chloroforme dans la crainte d'hémorragies inquiétantes. Grynfeltt de Montpellier, se contente d'administrer à la malade une 1/2 heure avant l'opération une potion renfermant : sirop de morphine 40 grammes et chloral 2 grammes.

Saisir la lèvre antérieure avec une pince de Museux, l'attirer à la vulve et confier la pince à un aide qui devra la maintenir horizontalement sans tirer.

Pratiquer une injection intra-utérine.

Introduire la grande curette et racler en avant, en arrière et sur les côtés. Procéder avec ménagement car l'utérus de l'accouchée est moins consistant, moins résistant que l'utérus non gravide.

Prendre la petite curette, racler les 2 cornes et à nouveau toute la surface utérine jusqu'à ce que l'instrument ne ramène plus que des caillots.

Faire une nouvelle injection intra-utérine pour enlever les débris.

Cautériser la paroi interne de l'utérus avec de la teinture d'iode, de la glycérine créosotée ou du chlorure de zinc.

Introduire avec une pince une lanière de gaze iodoformée dans la cavité utérine. Ne s'arrêter dans l'introduction que lorsque la pince pénètre avec une certaine difficulté : ne jamais forcer.

Laisser un bout de la lanière pendant dans le vagin; enlever cette dernière au bout de 24 heures.

Accidents du curettage

a. *Perforation de l'utérus :* On l'évitera en procédant avec ménagement. Elle peut passer inaperçue et être suivie de péritonite. — Si on est certain de la perforation, pratiquer l'hystérectomie abdominale.

b. *Hémorragies inquiétantes :* Faire des injections très chaudes à 48° ou 50°.

c. *Extension de l'infection* par le fait même du curettage qui ouvre des vaisseaux servant de portes d'entrée aux microbes. — Il se produit une nouvelle poussée infectieuse qui provoque la fièvre et même le frisson qu'on observe quelquefois après le curettage.

Résultats du curettage et conduite à tenir
(Pinard et Wallich)

1er *type.* — *Chute définitive de la température et du pouls :* Retirer la mèche iodoformée au bout de 24 heures et faire une injection intra-utérine. Se borner ensuite aux injections vaginales quand il existe des plaies.

2e *type.* — *Chute progressive, mais lente de la température et du pouls :* Retirer la mèche iodoformée au bout de 24 heures et faire une injection intra-utérine qu'on recommencera chaque jour jusqu'au retour à l'état normal. 3 injections vaginales par jour.

3e *type.* — *Type ascendant :* S'il y a une simple ascension suivie d'une chute progressive ou définitive, se conduire comme dans les 2 cas précédents.

Si la température monte progressivement, l'infection continue soit qu'elle ait été attaquée insuffisamment ou qu'elle se généralise. — Curetter à nouveau, et en cas d'insuccès, recommencer l'irrigation continue et pratiquer des injections de sérum antistreptococcique.

Les applications de glace ont l'avantage de calmer les douleurs, — de modérer ou même d'arrêter l'inflammation, — d'abaisser la température des organes génitaux et de ralentir la pullulation des microbes.

Elles doivent être *continues* pour produire un effet utile.

Mettre la glace dans une vessie de porc ou dans un sac de caoutchouc. Ne jamais laisser le liquide se réchauffer.

Avoir soin d'interposer une flanelle entre la glace et le ventre pour éviter les eschares que produirait la congélation.

Structure (accolades) :

- c. TRAITEMENT DE LA SEPTICÉMIE DÉCLARÉE (Fièvre, frissons, etc.) (*suite*)
  - a. **Médication obstétricale** (*suite*)
    - α. *Médication génitale antimicrobienne* (suite)
      - *Curettage* (suite)
    - β. *Médication abdominale*
      - *Médication antiphlogistique et sédative*
        - *Glace sur le ventre* (Moyen de choix)

48

SUITES DE COUCHES ANORMALES OU PATHOLOGIQUES (*suite*)

c. TRAITEMENT DE LA SEPTICÉMIE DÉCLARÉE (*suite*)

a. **Médication obstétricale** (*suite*)

β. *Médication abdominale* (suite)

Médication antiphlogistique et sédative (suite)

Emissions sanguines locales — Ventouses scarifiées et sangsues ont donné parfois de bons résultats quand l'inflammation et la douleur sont localisées à l'utérus et à ses annexes; elles soulagent très vite la douleur.

Onctions mercurielles — Lorsque symptômes abdominaux sont très prononcés, Pinard cherche à obtenir l'hydrargyrisme par des onctions répétées de pommade mercurielle double. Faire une onction matin et soir jusqu'à production d'un érythème assez intense.

Ceinture abdominale collodionnée — Entourer tout l'abdomen d'une ceinture de gaze qu'on collodionne. Nous en avons obtenu de bons résultats, surtout lorsque nous l'avons appliquée dès les premiers symptômes de généralisation. Cette ceinture n'empêche pas l'emploi de la glace : la ceinture modère le tympanisme; la glace réagit contre l'inflammation et la pullulation microbienne et soulage les douleurs aiguës.

Tarnier conseille la laparotomie dans les cas de péritonite généralisée. Les résultats, bien que peu brillants, sont encore les moins mauvais selon lui, par rapport aux autres moyens employés.

Moment de l'intervention : Opérer de bonne heure dès que l'état général devient grave ; ne pas retarder l'intervention jusqu'aux symptômes qui précèdent l'agonie.

Nettoyage et drainage de la cavité abdominale (Bouilly, Tarnier, etc.)

Manuel opératoire

Faire une incision de 6 centimètres sur la ligne blanche. Cette incision donne issue à un liquide louche, rougeâtre, purulent, quelquefois fétide.

Mettre 2 doigts-guides dans la plaie et injecter 10, 15, 20 litres de liquide dans la cavité abdominale au moyen d'une longue canule en verre qu'on promènera dans toutes les directions.

Injection sera faite avec de l'eau bouillie ou avec une solution de sublimé à 1 pour 5.000 si l'exsudat est purulent et fétide.

Introduire 2 gros drains dans le cul-de-sac de Douglas et suturer comme à l'ordinaire. Pansement à la gaze iodoformée.

Opération doit être faite rapidement en 10 ou 20 minutes (Bouilly).

Renouveler le pansement s'il survient une élévation de température; faire une injection par les drains si le suintement est abondant ou purulent.

c. **Traitement de la septicémie déclarée** (*suite*)

a. Médication obstétricale (*suite*)

β. *Médication abdominale* (suite) — *Hystérectomie* :
Elle consiste dans l'ablation de l'utérus *infecté* par la voie abdominale ou vaginale.
Voie abdominale est préférable à cause de la friabilité des tissus infectés et des difficultés d'abaissement de l'utérus.
L'hystérectomie dans les cas d'infection est toute récente. Elle n'est indiquée que si l'infection est parenchymateuse et si les autres moyens de traitement (irrigation continue, curettage) ont échoué.
Contre-indication : Péritonite ou infection généralisée.

c. Médication pyogénique dérivatrice ou provocation d'abcès superficiels :
Cette méthode, imaginée par Fochier, est basée sur ce fait que certaines formes de septicémie grave ne guérissent qu'autant qu'il se forme des collections purulentes.
On provoque les abcès superficiels au moyen d'injections sous-cutanées d'essence de térébenthine (Fochier) ou de solution concentrée de chlorydrate de quinine (Chambrelent).
On laisse ces abcès évoluer sans les ouvrir.
Cette méthode qui a fourni quelques succès est encore à l'étude. Fochier la recommande dans les phlébites graves.

b. Médication générale

Médication tonique :
Soutenir forces de la malade par les moyens possibles.
Boissons alcooliques, grogs, potion de Todd, champagne frappé.
Injections sous-cutanées de caféine, d'éther, de sérum artificiel.
Inhalations d'oxygène.
Lait (aliment nutritif et diurétique); café noir (tonique du cœur et diurétique).

Médication sédative :
Contre les douleurs : laudanum sur le ventre ou en lavement, pilules d'opium, injections de morphine, viburnum prunifolium.

Antiseptie intestinale :
Calomel, benzo-naphtol (1 à 2 grammes par jour.

Antithermiques médicamenteux :
Sels de quinine (sulfate; bromhydrate).
— Dose : 0 gr. 50 à 2 gr. par jour.
Mode d'administration : Voie stomacale, voie rectale ou voie hypodermique.

Médication antithermique — *Bains froids* :
Employés par Playfair (1877), Stoltz (1881), Thomas et Tansky (1883), préconisés par Vincent de Lyon (1884).

Indication des bains froids :
Fièvre continue aux environs de 40° n'ayant cédé ni à la médication génitale ni aux antithermiques médicamenteux.

Contre-indications :
Septicémie putride.
Accidents infectieux avec suppuration; péritonite; phlegmatia alba dolens.

Température des bains : De 18 à 28°, commencer par 28°.

Durée du bain : 20 minutes.

Fréquence des bains :
Les renouveler toutes les 8 heures jusqu'à ce que la température reste aux environs de 38°.

Affusions froides, enveloppements mouillés :
A défaut de bains, pratiquer des affusions froides sur le tronc et les membres toutes les 2 heures, ou faire des enveloppements dans un drap mouillé.

c.* TRAITEMENT DE LA SEPTICÉMIE DÉCLARÉE *(suite)

b. Médication générale *(suite)*

Lavage du sang

Lavage dans les infections a été préconisé et expérimenté en 1889 par Dastre et Loye.

Il consiste à faire des injections de sérum salé à doses massives (1500 gr. en moyenne) voire même 4, 5 et 6 litres par 24 heures. D'après Hayem on peut injecter sans inconvénient des doses égales au 15ᵉ ou au 20ᵉ du poids du corps.

Lavage du sang augmente la diurèse et par suite l'élimination des toxines; il activerait en outre la phagocytose.

Dans le lavage du sang, se servir soit de l'appareil Potain, soit d'un bock à injection muni d'un tube en caoutchouc armé de l'aiguille Dieulafoy nº 2.

Lavage du sang peut se faire par la voie intra-veineuse ou par la voie cutanée.

Injection veineuse se fait d'ordinaire sur la veine médiane céphalique ou sur la saphène interne au niveau de la malléole : Dénuder la veine sur une petite étendue; introduire canule de bas en haut et ne pas faire pénétrer d'air dans la veine.

Si on est obligé de faire une nouvelle injection intra-veineuse, on la pratique au-dessus de la 1ʳᵉ.

L'injection terminée mettre un point de suture sur la plaie et panser.

Voie cutanée est préférable, elle ne paraît comporter aucune contre-indication alors qu'on recommande de ne pas faire d'injection intra-veineuse s'il existe des lésions cardiaques, rénales ou pulmonaires.

Injections de sérum salé doivent être faites à une température de 37º à 38º et pratiquées dans les régions riches en tissu cellulaire (abdomen, fesse, cuisse).

En obstétrique les injections de sérum salé à doses massives sont indiquées dans l'éclampsie, la péritonite, la fièvre puerpérale et surtout dans l'anémie consécutive aux hémorragies graves.

Injecter de 300 à 500 gr. en une seule fois; on peut recommencer au bout de 5 à 6 heures et atteindre une moyenne de 1500 gr. dans les 24 heures, en ayant soin de surveiller sécrétion urinaire.

Sérothérapie

Signalons en terminant l'emploi du *sérum antistreptoccique de Marmorek* (1895).

Ce sérum provient d'animaux immunisés par des inoculations successives de cultures virulentes de streptocoques.

Marmorek attribue à son sérum une action préventive et curative. Selon lui le sérum antistreptococcique ne s'adresse qu'aux infections à streptocoque; — il n'a aucune influence sur le streptocoque associé au bacterium coli commune; — il agit d'autant mieux qu'on l'administre plus tôt et que l'infection puerpérale est simple; — il ne présente aucun danger, peut arrêter court l'évolution de l'infection et transformer les cas aigus en cas à marche lente.

Doses : Injecter dès le début 20 centimètres cubes et faire toutes les 12 heures ou toutes les 24 heures une nouvelle injection de 10 à 20 centimètres suivant la gravité de l'infection; — ne cesser les injections que lorsque les accidents infectieux ont disparu; on a injecté jusqu'à 300 centimètres cubes chez la même malade.

SUITES DE COUCHES ANORMALES OU PATHOLOGIQUES (*suite*)

c. **TRAITEMENT DE LA SEPTICÉMIE DÉCLARÉE** (*suite*) — **b. Médication générale** (*suite*) — *Sérothérapie* (suite)

Marmorek tient pour nuisible toute intervention intra-utérine telle que lavage, curettage, qui devront être réservés seulement aux cas de rétention de débris placentaires ou de pus, par cause mécanique.

Roger estime que l'emploi du sérum n'empêche pas l'usage des autres moyens thérapeutiques, notamment du curettage et des lavages intra-utérins.

L'efficacité du sérum antistreptococcique est très discutée. Le sérum de Marmorek aurait surtout une action immunisante plutôt qu'une action curative ; il est contre-indiqué dans les cas d'infection puerpérale compliqués d'albuminurie.

Selon Pinard et Wallich « *on a le droit*, puisque l'innocuité du sérum antistreptococcique est établie, de l'employer, mais *on a aussi le devoir* de recourir au traitement intra-utérin dont l'efficacité est établie. »

Sérum antistreptococcique a parfois déterminé de l'urticaire et des douleurs passagères dans les articulations.

TRAITEMENT DES INFECTIONS PUERPÉRALES EN PARTICULIER

FORMES GÉNÉRALISÉES

Septicémie aiguë

Sulfate de quinine en injections, benzo-naphtol.
Bains froids renouvelés toutes les heures.
Sérothérapie ; être très prudent dans le cas d'albuminurie, sérum antistreptococcique paraissant avoir sur le rein une action nuisible que Marmorek conteste.
Lavage du sang.
Irrigation utérine continue. — Curettage.
Médication tonique. — Inhalations d'oxygène.

Pyohémie

Injection intra-utérine dès l'apparition de fièvre et frissons.
Irrigation utérine continue dès la 2ᵉ élévation de température.
Curettage (ne le pratiquer qu'à la fin du 3ᵉ jour qui suit l'accouchement).
Provocation d'abcès superficiels.
Sulfate de quinine en injections, benzo-naphtol.
Médication tonique. — Lavage du sang.
Hystérectomie abdominale.

Péritonite généralisée

Sulfate de quinine, benzo-naphtol.
Lavage du sang.
Contre les vomissements : Boissons glacées, champagne frappé.
Contre la douleur : Pilules d'opium, injections de morphine.
Médication abdominale : Ceinture abdominale collodionnée. Glace sur le ventre. Onctions mercurielles. Nettoyage et drainage de la cavité abdominale.

FORMES LOCALISÉES

Etat diphtéroïde des plaies

Attouchements à la teinture d'iode, au perchlorure de fer.
Eau oxygénée.
Injection de sérum antidiphtérique s'il y a des bacilles de Löffler.

Endométrites et métro-salpingo-ovarite

Glace sur le bas-ventre, révulsifs.
Injections intra-utérines, irrigation continue, curettage.
Sulfate de quinine. Médication tonique.
Sérothérapie au besoin.

Phlegmon du ligament large

Sulfate de quinine. — Médication tonique.
Glace sur le ventre. — 25 à 30 sangsues au-dessus du pli de l'aine du côté malade.
Injections vaginales très chaudes.

SUITES DE COUCHES ANORMALES OU PATHOLOGIQUES (*suite*)

FORMES LOCALISÉES (*suite*)

Phlegmon du ligament large (*suite*) — *Traitement chirurgical* :

a. Incision dans le cul-de-sac postérieur du vagin si poche bombe dans ce dernier. — Drainage.

b. Si le pus tend à venir vers l'arcade de Fallope, faire une incision parallèle à cette dernière (*laparotomie sous-péritonéale* de Pozzi), décoller le péritoine, le relever et ouvrir la collection purulente qu'on draine à la fois par le ventre et le vagin.

Pelvi-péritonite : Même traitement que pour la péritonite généralisée.

Phlegmatia alba dolens

Traitement local :

Combattre la fièvre et soutenir les forces.

Injections hypodermiques de morphine si douleurs sont vives.

Sérum Marmorek aurait une heureuse influence.

Provocation d'abcès superficiels dans les cas graves.

Mettre la femme sur un lit mécanique ou dans une gouttière de Bonnet.

Immobilisation du membre atteint qui sera légèrement relevé au moyen d'un coussin (talon devra dépasser le coussin pour éviter la production d'une eschare).

Pinard entoure tout le membre avec des compresses imbibées de solution saturée de chlorhydrate d'ammoniaque et les recouvre de taffetas gommé ; il les imbibe 2 fois par jour avec la même solution et continue le même pansement jusqu'à l'apparition de vésicules qui surviennent d'ordinaire au bout de 5 à 6 jours ; lorsque l'éruption est bien accusée, il saupoudre le membre d'amidon et fait un pansement ouaté.

S'il se produit des abcès périphlébitiques, les ouvrir et faire un pansement antiseptique.

Époque approximative du lever :

Ne laisser la femme se lever que lorsqu'il n'y a plus eu de fièvre pendant 40 jours.

Lever devra être graduel.

Traitement consécutif :

Mobilisation des articulations, massage, bains.

Electricité au besoin pour rétablir la fonction musculaire.

Faire porter pendant plusieurs mois un bas-varices ou une bande de flanelle suffisamment serrée.

Mammites

Traitement préventif :

Soins antiseptiques mammaires après chaque tétée.

Redoubler de précautions si l'enfant est atteint d'ophthalmie purulente.

Traitement curatif :

Gerçures et crevasses :

Compresses sublimées ou boriquées recouvertes d'un taffetas gommé.

Nettoyer avec grand soin le mamelon et l'aréole après chaque tétée.

Si les tétées sont trop douloureuses, badigeonner 5 minutes avant le mamelon avec une solution de chlorhydrate de cocaïne à 1 pour 20 ; au moment de la tétée laver le mamelon avec de l'eau pour éviter l'empoisonnement de l'enfant.

Lymphangite superficielle :

Suspendre temporairement allaitement du côté malade, laver le sein au sublimé et faire un pansement antiseptique, humide et surtout compressif.

Recommencer l'allaitement 3 ou 4 jours après la disparition des accidents inflammatoires.

Abcès superficiel :

Incision, lavage et pansement antiseptique.

FORMES LOCALISÉES *(suite)* — **Mammites** *(suite)* — *Traitement curatif* (suite) — *Galactophoro-mastite* :

Cesser l'allaitement du côté malade.

Evacuer pus et lait par des pressions exercées d'arrière en avant (Budin). Craindre toutefois de refouler pus en arrière.

Si ce moyen ne réussit pas à empêcher le pus de se collecter, inciser au bistouri parallèlement aux canaux galactophores, ou mieux faire une ponction avec un trocart (Pinard). Injecter et drainer.

Macmakude Sheild ne se contente pas seulement d'inciser l'abcès auprès du mamelon ; il fait en outre une contre-ouverture assez large au niveau de la partie la plus déclive de l'abcès, pratique un grand lavage, suture au crin de Florence l'incision supérieure qu'il recouvre ensuite de collodion, et enfonce un gros drain dans l'incision inférieure.

NOUVEAU-NÉ

ANATOMIE ET PHYSIOLOGIE DU NOUVEAU-NÉ ET DE LA PREMIÈRE ENFANCE

Préliminaires

« Le produit de conception, séparé de sa mère, transforme sa vie parasitaire en vie indépendante, et c'est au monde extérieur qu'il emprunte les éléments de l'hématose et de la nutrition. Dès lors les poumons entrent en action et les organes digestifs fonctionnent (Tarnier). » D'une façon générale les divers appareils de l'organisme subissent des modifications plus ou moins sensibles qu'il est nécessaire d'étudier en détail.

Appareil respiratoire

État des poumons

a. Au moment de la naissance — Poumons sont en état *d'atélectasie ;* ils présentent la couleur rouge brun du foie et forment un tissu spongieux très dense qui tombe au fond de l'eau.

b. Après la naissance — Poumons s'agrandissent en tous sens dès que le fœtus respire ; alvéoles dans lesquels pénètre l'air se déplissent et se gonflent en même temps que le sang afflue dans leurs capillaires (ce qui n'a pas lieu dans l'insufflation).

La réplétion aérienne des poumons demande plusieurs heures, plusieurs jours ; il peut même exister des noyaux pulmonaires qui échappent à cette réplétion aérienne et restent pendant longtemps à l'état atélectasique.

Poumons qui ont respiré se reconnaissent facilement à l'autopsie : leur couleur est blanc rosé avec des marbrures capillaires à leur surface ; alvéoles remplis d'air crépitent sous le doigt et les fragments de poumons dont ils dépendent surnagent au lieu de tomber au fond de l'eau.

Établissement de la respiration (1)

« Quelle est la cause de la première inspiration ? Nul ne l'a trouvée d'une façon précise ; aussi la plupart des auteurs, à l'exemple de Longet, ont-ils invoqué vaguement « une loi primitive de la nature, une force inconnue qui domine tous les phénomènes de la vie. » On a encore dit que le premier mouvement respiratoire est *un acte réflexe provoqué par l'excitation que produit l'air atmosphérique sur la peau du fœtus* au moment où il sort des voies génitales (2). — Pour Vierordt il est dû à une *excitation de la moelle allongée par un sang contenant de l'acide carbonique en excès,* par suite de la suppression de la respiration placentaire (3) ». (Tarnier). Pour Barnes, la première respiration serait déterminée par *la suppression brusque de la compression* supportée par le tronc et le thorax de l'enfant dans les parties maternelles ; la poitrine ayant été trop comprimée subirait une expansion rapide qui occasionnerait un appel d'air (4).

---

(1) Nous avons exposé page 128 notre manière de voir sur ce point.

(2) Le contact de l'air ne suffit pas. Pour que le nouveau-né respire, il est nécessaire qu'il ressente une impression pénible dans l'état normal, voire même douloureuse dans l'état de mort apparente. — Cette impression pénible est produite par le *brusque changement de température, par l'impression de froid* que subit le fœtus en sortant des organes génitaux, le milieu aérien étant sensiblement plus froid que le milieu intra-utérin.

L'impression du froid extérieur n'est perçue par le nouveau-né qu'autant qu'il naît bien portant, c'est-à-dire en pleine possession de ses fonctions cérébrales. — Lorsque ces fonctions sont obnubilées ou annihilées (asphyxie, anémie des centres nerveux, lésions cérébrales) l'impression du froid extérieur n'a plus d'action suffisante ; il faut ou attendre que le cerveau récupère ses propriétés vitales par l'oxygénation du sang apporté par le cordon, — ou ébranler le système nerveux soit par une impression plus pénible que celle produite par l'air ambiant (filet d'eau froide sur la région précordiale, eau très chaude), soit par une impression douloureuse (flagellation, bain chaud sinapisé, électrisation, etc.). Si ces moyens n'arrivent pas à vaincre la torpeur cérébrale, la respiration artificielle s'impose.

(3) Si l'excitation de la moelle allongée par l'acide carbonique en excès était la vraie cause du premier mouvement inspiratoire, comment expliquer que l'enfant qui naît en état d'asphyxie bleue (excès de Co^2) ne respire pas immédiatement et qu'il faut que l'oxygénation se fasse par le cordon pour que la respiration s'établisse spontanément ?

(4) La théorie de Barnes est loin d'être exacte puisqu'il faut ranimer les enfants qui naissent en état de mort apparente.

ANATOMIE ET PHYSIOLOGIE DU NOUVEAU-NÉ ET DE LA PREMIÈRE ENFANCE (*suite*)

Appareil respiratoire (1) (suite)

Nombre des mouvements respiratoires

En moyenne 54 respirations par minute chez le nouveau-né ; 40 à 3 ans, 25 à 5 ans, 16 à 18 chez l'adulte.

Le rhythme est irrégulier dans les premières heures qui suivent la naissance, l'enfant étant inhabile à respirer.

Mouvements respiratoires seraient un peu plus fréquents pendant le sommeil.

Type respiratoire

Chez le nouveau-né type *abdominal* pendant le sommeil et *costal* pendant la veille (Depaul).

Type costo-supérieur propre au sexe féminin et type costo-inférieur propre au sexe masculin apparaîtraient vers 10 ans (Sibson) ou quelques années plus tôt (Riegel).

Appareil circulatoire

a. *Modifications physiologiques de la circulation chez le nouveau-né*

Transformation de la circulation transitoire en circulation définitive

La circulation qui était *placentaire* pendant la vie intra-utérine (*vie parasitaire*) devient *pulmonaire* peu après la naissance (*vie indépendante*).

Cette transformation est rendue nécessaire par le seul fait que la vie n'est possible qu'autant que le sang s'hématose d'une façon continue. L'hématose ne pouvant plus avoir lieu par la circulation placentaire qui cesse quelques instants après la naissance, est obligée de se faire par une autre voie qui n'est autre que la voie pulmonaire.

Circulation pulmonaire est intimement liée à l'établissement de la respiration qui est le phénomène primordial ; elle ne peut avoir lieu qu'autant que l'enfant se met à respirer.

Cage thoracique en se dilatant fait appel au sang contenu dans le ventricule droit; ce sang s'oxygène dans les poumons au contact de l'air extérieur et revient oxygéné dans le cœur gauche (*petite circulation*). En entrant dans l'oreillette gauche, il refoule par pression le repli semi-lunaire qui ferme le trou de Botal et tombe dans le ventricule gauche ; de là il est lancé dans l'aorte (*grande circulation*) et se distribue dans tout le corps jusque dans l'intimité des tissus où il abandonne en grande partie son oxygène et emporte acide carbonique ; il fait retour au cœur droit par l'intermédiaire du système veineux et est de nouveau lancé par le ventricule droit dans les poumons où se fait l'hématose (absorption d'O, dégagement de Co^2).

La circulation définitive étant ainsi constituée, les vaisseaux spéciaux à la circulation placentaire n'ont plus leur raison d'être. Ils se ferment, s'oblitèrent, se rétractent ou s'éliminent par un mécanisme que nous étudierons en détail plus loin.

Composition du sang

Sang du nouveau-né subit de grandes variations physiologiques, surtout dans les 1res jours (Hayem).

Globules rouges seraient plus inégaux et plus nombreux (globules nains et globules géants) que chez l'adulte (5.696.700 par millimètre cube au lieu de 5 millions). Hématoblastes seraient identiques, tout en étant en quantité moindre; globules blancs seraient plus petits mais en bien plus grand nombre (d'après Hayem et Lépine, 10.400 globules blancs par millimètre cube chez le nouveau-né au lieu de 6.400 chez l'adulte).

Sang serait plus foncé et plus riche en hémoglobine dans les 1ers jours; il y aurait moins de fibrine, d'où la tendance hémophilique du nouveau-né, sang se coagulant moins aisément que chez l'adulte.

---

(1) Respiration s'établit quelquefois, mais très rarement avant la naissance (*inspirations prématurées, vagissement intra-utérin*). Efforts prématurés d'inspiration et cris peuvent se produire quand fœtus est menacé d'asphyxie (travail lent, pénible), ou quand on pratique une opération intra-utérine (Th. Moyne).

49

ANATOMIE ET PHYSIOLOGIE DU NOUVEAU-NÉ ET DE LA PREMIÈRE ENFANCE (*suite*)

ANATOMIE ET PHYSIOLOGIE DU NOUVEAU-NÉ ET DE LA PREMIÈRE ENFANCE (*suite*)

Appareil circulatoire (*suite*)

b. Modifications anatomiques de l'appareil circulatoire chez le nouveau-né

a. Oblitération du canal artériel — Cage thoracique produit en se dilatant un vide qui appelle le sang dans les poumons. Canal artériel n'étant plus traversé par le sang se rétracte et s'oblitère par hypertrophie de la tunique moyenne: prolifération est surtout accusée au milieu de la longueur du canal artériel, de telle sorte que la lumière du vaisseau présente la forme d'un sablier. Oblitération est complète vers le 20ᵉ jour.

b. Oblitération du trou de Botal — Sang qui revient des poumons par les veines pulmonaires refoule la valvule de Vieussens et l'applique contre la paroi interauriculaire qui forme un croissant antérieur à concavité postérieure. Oblitération est rarement complète ; il est presque toujours possible d'enfoncer un stylet d'avant en arrière et de droite à gauche entre la cloison interauriculaire et la valvule obturatrice; toutefois l'accolement des 2 replis semi-lunaires suffit pour intercepter toute communication sanguine entre les 2 oreillettes.

c. Oblitération des vaisseaux ombilicaux

Portion funiculaire (Chute du cordon) — Il se forme un caillot dans la veine ombilicale qui ne reçoit plus le sang. Artères ombilicales se rétractent et s'oblitèrent par la contraction de leurs fibres musculaires plus puissantes que l'ondée sanguine dont la poussée a diminué par suite de l'établissement de la circulation pulmonaire. Circulation étant interceptée dans les vaisseaux ombilicaux qui n'ont pas de vasa vasorum et gélatine de Wharton n'ayant pas de vaisseaux, tout le cordon se mortifie et se dessèche au contact du corps de l'enfant dont la température est de 37°. Un sillon se creuse au niveau de l'ombilic qui est le point où cesse la vascularisation; le cordon se détache petit à petit à la façon d'une eschare, et à sa place il reste une petite plaie, un bourgeon charnu qui se cicatrise rapidement. Chute du cordon a généralement lieu du 4ᵉ au 6ᵉ jour; elle peut ne se produire qu'au 10ᵉ et même au 15ᵉ jour; elle est retardée par les pansements antiseptiques et les bains. L'oblitération commence avant la chute du cordon, est très avancée avant la fin de la 3ᵉ semaine, et n'est complète que vers la fin de l'année.

Portion intra-abdominale — Les tuniques interne et moyenne se rétractent et s'atrophient, tandis que la tunique externe s'hypertrophie dans toute la longueur et contracte des adhérences avec le pourtour de l'anneau fibreux de l'ombilic. Finalement les vaisseaux ombilicaux forment 3 cordons fibreux qui tirent en bas la cicatrice ombilicale et lui donnent la forme d'un croissant à concavité supérieure. Les cordons fibreux qui succèdent aux artères ombilicales occupent les côtés de la vessie; celui qui succède au canal veineux d'Aranzi occupe le ligament falciforme.

ANATOMIE ET PHYSIOLOGIE DU NOUVEAU-NÉ ET DE LA PREMIÈRE ENFANCE (*suite*)

Appareil circulatoire (*suite*)	*b. Modifications anatomiques de l'appareil circulatoire chez le nouveau-né* (suite)	*e. Epaississement progressif du ventricule gauche, ses conséquences physiologiques*	*d. Augmentation du calibre des artères et des veines pulmonaires.* Ventricule gauche est primitivement moins épais que le ventricule droit; il s'épaissit au fur et à mesure que le cœur fonctionne et finalement sa paroi devient la plus grosse. Il s'en suit : 1° que *la tension artérielle* est moindre chez le nouveau-né (111 millimètres cubes de mercure) que chez l'adulte (200 millimètres cubes) (Vierordt); 2° que le *pouls radial* est d'autant plus faible qu'on se rapproche davantage du moment de la naissance; 137 pulsations par minute dans les 2 premiers mois, 128 du 2ᵉ au 6ᵉ, 120 du 6ᵉ au 10ᵉ, 118 de 1 an à 21 mois. Pulsations sont d'autant plus régulières et d'autant moins fréquentes que le nouveau-né est plus vigoureux; pouls varie énormément sous l'influence des mouvements, des cris, des impressions.
Appareil digestif	*Ingestion des aliments liquides* (4 modes d')	*a. Cuiller*	Aliments liquides sont portés directement dans la cavité buccale; l'enfant n'a qu'à opérer les mouvements de déglutition. Bien s'assurer que la déglutition a lieu et que les liquides ne tombent pas dans les voies respiratoires.
		b. Timbale ou verre	(On ne saurait trop recommander de prendre un verre épais). Liquides sont *humés,* c'est-à-dire entraînés dans la bouche à l'aide d'un mouvement inspiratoire; liquides s'accumulent dans les parties déclives de la bouche et sont ensuite déglutis. Si mouvement inspiratoire est trop prononcé, enfant « avale de travers » et a une suffocation passagère due à la pénétration anormale du liquide dans le larynx.
		c. et d. Tétée et biberon	Lorsqu'enfant prend le biberon ou le sein, l'ingestion du lait se fait par *succion.* Enfant applique lèvres et langue autour du mamelon ou de la tétine; cavité buccale se ferme en arrière par abaissement du voile du palais. Aspiration du lait se fait au moyen de la langue qui agit à la manière d'un piston en faisant des mouvements d'avant en arrière. Cavité buccale une fois remplie, il se produit un mouvement de déglutition qui s'accompagne le plus souvent d'un bruit de glouglou très perceptible, et produit un mouvement d'élévation très appréciable du larynx.
	Insalivation		Très peu abondante dans les 3 1ᵉʳˢ mois de la vie extra-utérine. Salive ne contiendrait qu'une très petite quantité de ptyaline; par suite les bouillies ne sauraient convenir aux nouveau-nés qui ont moins de 3 mois, la transformation amylacée ne pouvant avoir lieu suffisamment faute de ptyaline.
	Digestion stomacale	*Capacité stomacale*	1ʳᵉ semaine, 36 c. m. c.; — 2ᵉ semaine, 78 c. m. c.; — 3ᵉ à 4ᵉ semaine, 80 à 92 c. m. c.; — 3ᵉ mois, 140 c. m. c.; — 5ᵉ mois, 260 c. m. c. (Fleischmann).
		Rôle chimique de l'estomac	Muqueuse stomacale sécrète un suc gastrique acide qui coagule le lait très rapidement. Caillots de lait renferment la caséine, l'albumine et les graisses. Partie liquide du lait *(petit lait)* est absorbée par la muqueuse stomacale. Acidité du suc gastrique est due à la présence de l'acide chlorhydrique qui est sécrété en plus grande abondance lorsque l'enfant est nourri au lait de vache (il faut 8 à 9 c. m. c. d'HCl pour 50 c. m. c. de lait de femme et 15 à 16 c. m. c. d'HCl pour 50 c. m. c. de lait de vache). Lait fait un court séjour dans l'estomac.

ANATOMIE ET PHYSIOLOGIE DU NOUVEAU-NÉ ET DE LA PREMIÈRE ENFANCE *(suite)*

ANATOMIE ET PHYSIOLOGIE DU NOUVEAU-NÉ ET DE LA PREMIÈRE ENFANCE (suite)

Appareil digestif (suite)

Digestion intestinale

Digestion du lait se fait surtout dans l'intestin au moyen : 1° du *suc pancréatique* qui émulsionne les graisses et transforme la caséine et les substances albuminoïdes en peptones; et 2° au moyen de *la bile* qui est sécrétée en grande abondance, émulsionne les graisses et a surtout la propriété d'aider au renouvellement de la muqueuse intestinale et d'empêcher la putréfaction du contenu intestinal.

Absorption intestinale est très intense ; elle se fait par les villosités.

Selles du nouveau-né (3 périodes)

a. *Période méconiale*

Caractères et composition du méconium

Coloration brun-verdâtre, consistance sirupeuse analogue au suc épaissi du pavot ($\mu\eta\chi\omega\nu$).

Composition : Bile surtout, cellules intestinales desquamées, mucus; Schild y a trouvé des bacilles, et en particulier le bacillus coli de 10 à 17 heures après la naissance.

Durée de la période méconiale : 3 jours.

Quantité de méconium expulsée : En moyenne 72 gr. (Depaul).

b. *Période de transition*

Méconium est mêlé à du lait digéré. *Durée :* 1 jour.

c. *Période lactée*

Caractères et composition des selles

Selles deviennent jaune-clair *(œufs brouillés)*, inodores et forment une bouillie presque liquide, homogène, qui renferme débris épithéliaux, mucus, caséine et graisses neutres.

Escherich y a trouvé 2 bactéries dont l'une *bactérie acétique* (Baginsky) produit la fermentation acétique.

Selles primitivement jaune-clair peuvent verdir à l'air par suite de la présence de la biliverdine (surveiller la régularité des tétées et donner des alcalins).

Selles normales sont acides.

Selles vertes, généralement très microbiennes, sont alcalines. Les selles vertes ou striées de vert indiquent une mauvaise digestion ou une mauvaise direction de l'alimentation.

Fréquence des selles

2 à 4 par jour pendant la 1re semaine, 1 à 3 par jour ensuite.

Constipation assez commune est due soit à la puissance d'absorption, soit le plus souvent à l'insuffisance de l'alimentation.

Quantité de matières fécales : 70 à 80 grammes chez le nouveau-né ; chez l'adulte 170 grammes.

Sécrétion urinaire

Quantité

Très faible pendant les premiers jours : de 12 à 36 grammes; première miction qui passe souvent inaperçue est d'environ 10 grammes.

Du 3e au 8e jour : quantité varie de 70 à 200 gr. par jour.

Au 3e mois : quantité moyenne est de 90 grammes par kilogr.

Au 5e mois : — 150 grammes —

A l'âge adulte : — 20 à 25 gr. —

Densité : 1003 à 1004.

Couleur : Un peu foncée dans les premiers jours, elle devient bientôt jaune paille, incolore.

Réaction : Neutre chez le nouveau-né bien portant (Parrot).

ANATOMIE ET PHYSIOLOGIE DU NOUVEAU-NÉ ET DE LA PREMIÈRE ENFANCE (*suite*)

Sécrétion urinaire (*suite*) — **Composition**

Urée est très peu abondante dans les premiers jours ; du 3ᵉ au 10ᵉ jour 0 gr. 15 à 0 gr. 18 par 24 heures ; 3 gr. entre 3 et 5 mois, 14 dans la 3ᵉ année, 25 à 35 chez l'adulte.

Acide urique augmente pendant les 1ᵉʳˢ jours de la vie, diminue ensuite pour progresser à nouveau. Quantité excrétée est environ la 25ᵉ partie de celle que l'on trouve chez l'adulte.

Dépôts : Urine dépose pendant les 5 premiers jours ; on y trouve surtout des cellules épithéliales, puis des cristaux d'acide urique, d'oxalate de chaux et de soude.

Dépôts de l'urine sont surtout considérables dans l'athrepsie qui amène une déperdition considérable dans l'élément aqueux du sang ; dépôts peuvent dans cet état pathologique se produire dans le rein et y former des *infarctus uratiques* composés d'urate de soude.

Urine renferme des chlorures, des phosphates et des sulfates.

Somme toute, composition de l'urine est très variable suivant l'âge, la direction de l'alimentation, l'état de santé de l'enfant.

Fluxion mammaire des nouveau-nés

Souvent il se produit, même chez les petits garçons, un gonflement des seins du 4ᵉ au 6ᵉ jour ; il s'écoule un liquide lactescent qui renferme les principales substances du lait.

Sécrétion lactée peut durer plusieurs semaines.

S'abstenir de toute pression, de tout massage, la glande mammaire ayant une grande tendance à s'abcéder.

S'il se forme un abcès, pansement boriqué humide et inciser dès qu'il y a fluctuation.

Ecoulement sanguin vulvaire

Cette pseudo-menstruation assez rare et due probablement à une congestion de l'appareil utéro-ovarien et à la rupture d'une vésicule de de Graaf, est caractérisée par l'écoulement d'une petite quantité de sang par la vulve.

Phénomènes cutanés — **3 Phases successives durant en moyenne 3 jours chacune**

a. Phase rouge

Vive congestion cutanée due à l'impression du froid extérieur et au contact de l'air ; elle ne survient souvent que quelques heures après la naissance.

Peau peut présenter des taches d'un rouge plus vif que le reste de la peau ; elles siègent principalement au front, aux paupières et aux lèvres. Ces taches, qu'il ne faut pas confondre avec les nœvi materni s'effacent sous la pression du doigt, ne forment aucun relief et disparaissent au bout de quelques mois.

Phase rouge existe même chez les enfants nègres, pigmentation n'existant tout d'abord qu'au niveau de l'ombilic, sur le scrotum et les grandes lèvres.

b. Phase jaune

Peau présente le plus souvent une coloration jaunâtre dès les premiers jours qui suivent l'accouchement ; on a affaire à un *ictère hémaphéique* peu important qui paraît être lié à la ligature précoce (Pinard) ou à une légère infection.

c. Phase blanche

Peau se *desquame* plus ou moins complètement et prend insensiblement sa teinte rosée normale ; desquamation se fait soit par petites écailles (*furfur*), soit par larges plaques.

Sécrétion et perspiration cutanées

L'enduit sébacé qui recouvre le corps de l'enfant à la naissance est dû à la sécrétion des glandes sébacées.

La perspiration cutanée ne s'établit d'ordinaire qu'après la desquamation épidermique, c'est-à-dire vers le 8ᵉ jour. Glandes sudoripares sécréteraient environ 55 grammes de sueur par 24 heures (Bouchand).

Système nerveux

Réflexes viscéraux seraient plus accusés que chez l'adulte (Farago).

La fréquence des convulsions chez l'enfant en bas âge en est une preuve.

A la naissance le cervelet est le plus développé ; il s'accroît ensuite moins rapidement que les lobes cérébraux ; toutefois les lobes frontaux ne prennent leur véritable développement que vers la 6ᵉ année.

ANATOMIE ET PHYSIOLOGIE DU NOUVEAU-NÉ ET DE LA PREMIÈRE ENFANCE (*suite*)

Organes des sens

Vision : Il existe une vague perception de la lumière quelques minutes ou quelques heures après la naissance. A 6 ou 8 semaines enfant fixe et suit les objets. Distinction des couleurs n'aurait guère lieu que vers la 3ᵉ année.

Audition : Enfant serait sourd à la naissance ; il n'entend vaguement que lorsque l'air a pénétré dans la caisse moyenne après plusieurs mouvements de déglutition.

Goût : Il semble exister dès le 2ᵉ jour.

Odorat : Peu développé chez le nouveau-né.

Toucher : Peu net dans les premiers mois ; il se développe petit à petit par l'habitude.

Nutrition

Données générales

Nutrition du nouveau-né est normale quand les échanges nutritifs se traduisent par une augmentation de poids en rapport avec l'âge de l'enfant (voir plus loin accroissement).

Aspect général d'un enfant bien portant est le suivant : Figure ronde et pleine, peau tendue, chairs fermes ; nombreux plis ou fossettes dus à la surcharge graisseuse.

Par contre l'enfant qui décline et dont la nutrition est par suite *insuffisante,* a la figure vieillotte, ridée, les tissus mous et flasques ; gastro-entérite et diarrhée accompagnent le plus souvent cet état maladif.

Appréciation de l'état général par le simple examen des sutures et fontanelles : *Si nutrition suffisante,* sutures et fontanelles sont assez écartées et modérément tendues. *Si nutrition insuffisante,* fontanelles se dépriment, sutures deviennent linéaires et chevauchent même parfois ; il y a diminution de la tension crânienne par suite de la résorption du liquide céphalo-rachidien.

Recherches physiologiques sur la nutrition normale du nouveau-né (Charles Michel) [1]

Charles Michel a publié en 1896 dans l'obstétrique ses recherches sur la nutrition normale du nouveau-né. Il a calculé les ingesta et excreta et établi le bilan de la nutrition chez le nouveau-né entre le 5ᵉ et le 15ᵉ jour.

Moyennes obtenues :

Quantité moyenne de lait maternel ingéré............ 589ᵍʳ36
soit 162ᵍʳ36 par jour et par kilo du poids du corps.

Excreta			
Urines	Par jour......................	225ᵍʳ94
	Par jour et par kilo............	62 16
Fèces	Par jour......................	11ᵍʳ98
	Par jour et par kilo............	3 30

Ingesta

Les 589 gr. 36 de lait ingéré contiennent :

	Par jour	Par kilo et par jour
Azote......................	1ᵍʳ61	0ᵍʳ446
Sels minéraux	1 35	0 374
Chaux......................	0 272	0 075
Acide phosphorique..........	0 276	0 076

Excreta

Quantités éliminées sont les suivantes :

	Par jour	Par kilo et par jour	Elimination Par urine	Par fèces
Azote...............	0ᵍʳ355	0ᵍʳ098	0ᵍʳ249	0ᵍʳ106
Sels minéraux.......	0 745	0 205	0 384	0 361
Chaux..............	0 0945	0 026	0 0105	0 084
Acide phosphorique.	0 051	0 014	0 025	0 026

---

(1) Charles Michel doit poursuivre ses recherches sur l'enfant plus âgé, sur le lait de vache et comparer les résultats que donne l'allaitement naturel et artificiel.

ANATOMIE ET PHYSIOLOGIE DU NOUVEAU-NÉ ET DE LA PREMIÈRE ENFANCE *(suite)*

Nutrition *(suite)*

Recherches physiologiques sur la nutrition normale du nouveau-né (Charles Michel) *(suite)*

Bilan ou gains par jour

Gain pour l'azote	1gr255
— les sels minéraux	0 605
— la chaux	0 177
— l'acide phosphorique	0 225

Augmentation moyenne de poids correspondant à ces gains est de 35 gr. 25 par jour.

Gain d'azote est le plus important (1 gr. 255); il correspond à 8 gr. 14 d'albumine qui est la forme sous laquelle l'azote est assimilé.

L'accroissement de poids moyen étant de 35 gr. 25 par jour, le gain moyen en albumine (8 gr. 14) constitue à lui seul le 1/4,33 du poids du gain total. — D'après Moleschott, l'organisme adulte contiendrait le 1/5 de son poids d'albumine.

Accroissement de l'enfant

Accroissement de l'enfant est le résultat des gains quotidiens.

Accroissement de poids

Nouveau-né devra être pesé tous les jours pendant les 15 premiers jours; lorsque l'accroissement s'établit régulièrement, une pesée tous les 8 jours suffira.

Pesée se fait au moyen de pèse-bébés; le plus communément employé dans les maternités est la balance à plateau allongé ou à hamac de Roberval.

Pesées devront être faites avec soin; dans les maternités poids sont inscrits chaque jour sur une feuille de clinique spéciale à l'enfant.

Poids moyen de l'enfant à terme est de 3,000 à 3,250 grammes.

Enfant perd habituellement de son poids pendant les 2 ou 3 premiers jours.

Déperdition est en moyenne de 150 à 200 grammes (Budin), de 200 à 300 grammes (Ribemont); elle est due à l'évacuation de l'urine et du méconium, au fonctionnement de la peau et du poumon.

Les limites extrêmes de la déperdition de poids sont de 10 grammes à 700 grammes.

Déperdition est moins marquée chez les enfants de multipares, la sécrétion lactée s'établissant plus rapidement. Budin évite à peu près complètement cette déperdition en donnant du lait stérilisé à l'enfant dès sa naissance.

Nouveau-né nourri au sein augmente de poids dès le 3e ou le 4e jour; augmentation plus rapide pour les nouveau-nés chez lesquels on a pratiqué tardivement la ligature du cordon (Ribemont-Dessaignes); enfant doit avoir reconquis son poids primitif vers le 7e jour et avoir gagné 100 grammes le 10e jour.

Accroissement de poids est surtout marqué pendant les 2 premiers mois; à partir du 3e mois l'augmentation quotidienne va sans cesse en diminuant.

Poids de l'enfant doit être un peu plus que doublé à 6 mois et un peu plus que triplé au bout d'un an.

« *En pratique il suffit de savoir qu'un enfant doit gagner chaque jour de 30 à 20 grammes pendant les 4 premiers mois, de 10 à 20 grammes pendant les 4 mois suivants, de 10 à 5 grammes pendant les 4 derniers mois de la première année, les chiffres les plus bas correspondant toujours à l'âge le plus avancé.* » (Tarnier).

ANATOMIE ET PHYSIOLOGIE DU NOUVEAU-NÉ ET DE LA PREMIÈRE ENFANCE (*suite*)

<table>
<tr><td rowspan="30" style="writing-mode:vertical-rl">ANATOMIE ET PHYSIOLOGIE DU NOUVEAU-NÉ ET DE LA PREMIÈRE ENFANCE (suite)</td></tr>
</table>

Nutrition (*suite*)	*Accroissement de l'enfant* (suite)	*Accroissement de poids* (suite)	*Poids moyens de l'enfant à la fin de chaque mois* (Bouchand) Poids à la naissance, 3250 gr. ; — à 1 mois, 4000 ; — à 2 mois, 4700 ; — à 3 mois, 5350 ; — à 4 mois, 5950 ; — à 5 mois, 6500 ; — à 6 mois, 7000 ; — à 7 mois, 7450 ; — à 8 mois, 7850 ; — à 9 mois, 8200 ; — à 10 mois, 8500 ; — à 11 mois, 8750 ; — à 12 mois, 8950.
		Accroissement de taille	Accroissement de taille est en moyenne de 20 centimètres pour la première année, à savoir : 4 centimètres le 1ᵉʳ mois, 3 cent. le 2ᵉ mois, 2 cent. le 3ᵉ mois, et 1 cent. à 1 cent. 5 pendant chacun des mois suivants (Quételet). Dans la 2ᵉ année, accroissement de la taille est de 90 millimètres. Dans la 3ᵉ année, accroissement de la taille est de 73 millimètres. Enfant a atteint la moitié de sa taille d'adulte avant la fin de sa 3ᵉ annnée. Accroissement de taille n'est pas uniforme ; tête augmenterait plus lentement que les membres.

Chaleur animale

A la naissance température rectale de l'enfant est de 38° à 38°5 (Perrot).

Elle diminue progressivement dans les heures qui suivent la naissance, tombe à 36°5, 36°, voire même à 33° (Prouff) spécialement chez les enfants chétifs ou prématurés ; elle remonte ensuite et atteint dès le lendemain 37° qui est le chiffre normal.

Température axillaire est moins élevée que température rectale ; différence est de 0°6.

Modifications des sutures et des fontanelles

Fontanelle postérieure et fontanelles latérales s'effacent dès la 1ʳᵉ année.

Fontanelle antérieure qui a une largeur de 21 millimètres 6 à la naissance, s'agrandit et atteint 31 millimètres au 9ᵉ mois ; elle ne diminue et disparaît que dans le cours de la 2ᵉ ou 3ᵉ année (Elsæsser et Sappey).

Sutures s'ossifient dans le courant de la première année ; ossification est souvent très précoce chez rachitiques et fort tardive chez hydrocéphales.

Langage (Gyoux)

« Au 5ᵉ mois son laryngé n'est déjà plus un cri. Aux 8ᵉ et 9ᵉ mois, voix augmente, enfant remue les lèvres. Vers les 10ᵉ et 11ᵉ, il articule d'abord les voyelles a, e, i, o, u, puis les consonnes labiales p, b, m, n. » (Camille Fournier).

Station et locomotion

Station assise est permise à 4 ou 5 mois chez le nouveau-né.

Jambes peuvent supporter le poids du corps à 8 ou 9 mois (station debout).

Enfant ne commence d'ordinaire à marcher que que vers un an. « Tout enfant qui ne marche pas à l'âge de 2 ans est malade. »

Rachitisme est la cause la plus fréquente du retard dans la marche.

Dentition	*Dents temporaires ou dents de lait*	*Germes des dents de lait*	Ils commencent à paraître chez l'embryon vers la moitié du 2ᵉ mois et sont tous formés vers la moitié du 3ᵉ mois. Leur ossification est complète du 5ᵉ au 7ᵉ mois de la vie intra-utérine. Germes dentaires sont renfermés dans le sac dentaire contenu lui-même dans l'épaisseur de la gencive. Quand a lieu l'éruption dentaire, racine se forme peu à peu et repousse la couronne contre le sac dentaire qui se soude à la gencive devenue rouge et gonflée. — Couronne finit par perforer sac dentaire et gencive qui se rétractent jusqu'au collet de la dent. Sac dentaire rètracté constitue le périoste alvéolo-dentaire. Travail dentaire s'accompagne généralement de salivation, de prurit général et souvent d'accidents plus ou moins graves et très variés.

Nombre de dents de lait : 20.

ANATOMIE ET PHYSIOLOGIE DU NOUVEAU-NÉ ET DE LA PREMIÈRE ENFANCE (*suite*)

Dentition (*suite*)

Dents temporaires ou dents de lait (suite)

Ordre et apparition des dents de lait

1° Incisives médianes (4) — du 6ᵉ au 8ᵉ mois : Les 2 incisives médianes inférieures. Les 2 incisives médianes supérieures.

2° Incisives latérales (4) — du 9ᵉ au 11ᵉ mois : Les 2 incisives latérales supérieures. Les 2 incisives latérales inférieures.

3° Premières petites molaires (4) — du 12ᵉ au 13ᵉ mois : Les 2 premières petites molaires inférieures. Les 2 premières petites molaires supérieures.

4° Canines (4) — du 15ᵉ au 17ᵉ mois : Les 2 canines inférieures. Les 2 canines supérieur**es**.

5° Secondes petites molaires (4) — du 18ᵉ au 21ᵉ mois : Les secondes petites molaires inférieures. Les secondes petites molaires supérieures.

Sauf pour les incisives les dents de la mâchoire inférieure sortent avant les correspondantes de la mâchoire supérieure.

Dents permanentes ou définitives (32)

Germes des dents permanentes

Germes des dents permanentes se forment à partir du 5ᵉ mois de la vie fœtale.

Leur ossification se fait dans l'ordre suivant : première grosse molaire au 9ᵉ mois de la vie fœtale; incisives dans la première année, canines dans la deuxième; petites molaires dans la troisième; à 5 ans elles sont toutes ossifiées sauf les dents de sagesse (Tarnier).

Eruption des dents permanentes débute par la résorption des cloisons osseuses qui les séparent des dents de lait. Racines de celles-ci se résorbent tandis que racines des premières s'allongent. Cauronne des dents temporaires est chassée par la dent de remplacement qui s'élève au-dessous d'elle.

Dents d'enfance — Dents d'enfance sont les *4 premières grosses molaires* qui sont permanentes et apparaissent vers 5 ans.

Dents de remplacement

Nombre — 20; leur nombre est le même que celui des dents de lait qu'elles sont destinées à remplacer; d'où leur nom.

Ordre et époque d'apparition —
1° Incisives médianes.......... 8 ans.
2° Incisives latérales.,......... 9 —
3° Premières petites molaires .. 10 —
4° Deuxièmes petites molaires.. 11 —
5° Canines.................... 12 —

Dents d'adolescence (4) — Ce sont les 4 deuxièmes grosses molaires qui sortent vers l'âge de 13 ans.

Dents de sagesse (4) — Les 4 troisièmes grosses molaires apparaissent de 18 à 25 ans et quelquefois plus tard.

Remarques générales sur l'éruption dentaire (Auvard) —
Chaque groupe de dents de lait se montre à 3 mois d'intervalle.
Chaque groupe de dents de remplacement se montre à un an d'intervalle.
Quant aux grosses molaires leur éruption est espacée pour chaque groupe par 7 ans environ.

Anomalies de l'éruption dentaire —
Chez certains enfants les dents sont très précoces. Louis XIV et Mirabeau avaient des dents à leur naissance.
L'éruption des dents peut être retardée par différentes causes dont les principales sont : la faiblesse congénitale, la syphilis héréditaire, la scrofule, la tuberculose, le rachitisme qui prédispose en outre à la carie dentaire, l'idiotisme dont l'influence se fait surtout sentir sur la 2ᵉ dentition.

ANATOMIE ET PHYSIOLOGIE DU NOUVEAU-NÉ ET DE LA PREMIÈRE ENFANCE (*suite*) — **Dentition** (*suite*)

Accidents de la dentition — Très variés et très fréquents à tel point que les mères attribuent presque toujours les indispositions de leurs jeunes enfants à la dentition. Les accidents qu'on peut observer sont : Troubles digestifs (vomissements, diarrhée), une fièvre parfois intense, surtout la nuit, des convulsions, quelquefois des congestions méningitiques, des éruptions cutanées (urticaire, érythèmes, eczéma, impetigo). On est souvent obligé de faire des applications locales d'une solution faible de cocaïne ou de pratiquer une incision cruciale sur le sommet de la dent.

Dentition et sevrage — Dentition étant une cause de troubles digestifs pour l'enfant, faire en sorte que le sevrage ne coïncide pas avec l'éruption d'un groupe de dents ; attendre 8 jours après l'évolution d'un groupe dentaire pour priver complètement l'enfant du sein.

HYGIÈNE DE LA PREMIÈRE ENFANCE

A. — ENFANT BIEN PORTANT

Habillement — Nous avons vu à la page 133 la composition du maillot français et celle du maillot anglais.

Chaque système a ses avantages : *maillot français* conserve mieux la chaleur du corps, mais favorise la macération de l'épiderme des fesses. — *Habillement à l'anglaise* laisse à l'enfant une plus grande liberté des mouvements, permet de le changer plus facilement, mais l'expose au froid et par suite aux bronchites quand il se salit et que les liquides traversent la culotte de flanelle ou remontent dans le dos, la chemise se mouillant de bas en haut par imbibition. Il est surtout en usage dans la classe aisée où on change souvent les enfants.

Maillot français est généralement préféré et préférable pendant les premières semaines ; il est particulièrement destiné aux enfants prématurés ou débiles. Lorsque l'enfant est vigoureux, on le met en *culot* au bout d'un mois dans la saison chaude, au bout de 2 ou 3 mois seulement dans la saison froide.

Nettoyage de l'enfant ou soins de toilette usuels — *Bains* — Pinard recommande de ne pas donner de bains au nouveau-né jusqu'à la cicatrisation complète de la plaie ombilicale. On évitera ainsi les inoculations septiques.

Bastard a constaté que jusqu'à la chute du cordon les accidents érythémateux ou de suppuration étaient de 6,3 pour 100 chez les enfants non baignés et de 19 pour 100 chez les enfants baignés.

Dès que l'ombilic est cicatrisé, les bains journaliers rendent de grands services. Ils doivent être de courte durée (2 à 3 minutes) et avoir une température de 25° à 30° ; ils ont l'avantage de bien nettoyer la peau.

Les enfants qui sont baignés sont moins exposés à l'érythème.

Bains simples suffisent chez les enfants vigoureux ; bains légèrement alcoolisés sont très utiles chez les débiles ; ils activent les fonctions de la peau et la raffermissent.

Bains seront généralement donnés le matin ; toutefois il y aura avantage à attendre le soir pour baigner les enfants nerveux ou agités qui dorment mal ; les bains de tilleul sont alors recommandés.

Aussitôt sorti de l'eau, l'enfant doit être rapidement essuyé avec des linges spongieux et chauds et habillé promptement, au coin du feu quand il fait froid. Se méfier des trop grands feux, même à distance.

Nettoyage de l'enfant ou soins de toilette usuels (*suite*) — *Toilettes* — *Grande toilette ou première toilette quotidienne complète*

Faire tous les jours une grande toilette à l'enfant et 3 à 4 toilettes de propreté.

Elle doit avoir lieu chaque matin, et être complète.

Enfant sera complètement déshabillé, baigné ou lavé sur tout le corps.

Les diverses pièces qui constituent l'habillement seront changées chaque matin.

Dans la saison froide il sera bon, lorsque l'enfant sera simplement lavé, de ne découvrir que successivement les diverses parties du corps en commençant par le tronc ; dès qu'un côté est lavé et essuyé, passer rapidement les vêtements propres et chauds avant de nettoyer l'autre côté.

Tous les plis de la peau devront être bien essuyés et saupoudrés avec la poudre d'amidon, de lycopode ou de talc pour éviter les excoriations et l'intertrigo.

Ne pas faire usage de fécule qui à l'humidité fait pâte et est assez difficile à enlever.

Saupoudrer particulièrement les régions génitale et fessière plus spécialement exposées à l'érythème par suite du contact de l'urine et des matières fécales. Lorsque cet érythème survient, faire prendre à l'enfant quelques cuillérées à café d'eau minérale alcaline (Alet, Vichy ou Vals) ; donner de grands bains, vaseliner les régions atteintes et changer l'enfant chaque fois qu'il s'est sali. Si ces moyens ne suffisent pas, on se trouvera bien de coucher l'enfant dans le *son ;* de cette façon, nouveau-né est toujours à sec et ne s'excorie plus, les matières fécales et l'urine formant avec le son de grosses boulettes que l'on enlève chaque fois qu'on procède à la toilette.

Nous avons déjà indiqué page 134 les principales règles générales pour l'habillement de l'enfant ; nous n'y ajouterons que quelques détails sur l'emmaillottement qu'il ne faudra pas faire remonter trop haut sous les aisselles, sous peine de forcer les épaules à remonter et de donner aux enfants l'aspect de petits bossus.

Eviter également de mettre la couche en tampon entre les jambes ou de la rouler autour des membres inférieurs en la serrant le plus possible ; plier la couche comme un fichu (en triangle) ; la partie la plus large entoure le corps à la façon d'une ceinture ; la pointe du triangle est ramenée en avant entre les jambes.

En terminant l'habillement, mettre autour du cou de l'enfant un fichu qui le garantit du froid et maintient la tête vacillante.

Nettoyage des yeux : Pendant les 8 ou 10 jours qui suivent la naissance, faire à chaque toilette le nettoyage des yeux avec l'eau boriquée, de façon à éviter l'ophtalmie secondaire ; ces soins devront être très minutieux s'il y a la moindre mucosité jaunâtre à l'angle des paupières ; dans ce cas, les lavages boriqués devront être renouvelés fréquemment et continués quelque temps après la guérison complète.

Pansement du cordon et de l'ombilic. — Pansement du cordon et de l'ombilic devra avoir lieu chaque jour jusqu'à cicatrisation complète de la plaie ombilicale.

HYGIÈNE DE LA PREMIÈRE ENFANCE : ENFANT BIEN PORTANT (*suite*)

HYGIÈNE DE LA PREMIÈRE ENFANCE : ENFANT BIEN PORTANT (*suite*)	**Nettoyage de l'enfant ou soins de toilette usuels** (*suite*)	*Toilettes* (suite)	*Grande toilette* (suite) : Pansement du cordon doit être sec et aseptique. Bains retardent la chute du cordon et doivent être proscrits puisque la statistique de Bastard a montré qu'ils exposaient aux inoculations septiques. Cordon tombe au bout de 4 à 6 jours généralement, rarement du 10ᵉ au 15ᵉ jour ; après sa chute il reste une petite plaie, un bourgeon charnu qui se cicatrise d'ordinaire rapidement sans pansement spécial autre qu'un pansement aseptique. — Si cicatrisation de l'ulcération est trop lente, avoir recours à la poudre de salol, ou au tannin, ou aux cautérisations avec le crayon de nitrate d'argent. Quelquefois suppuration ne cède pas ; dans ce cas il existe le plus souvent un *polype* qui siège au fond de la dépression ombilicale et qu'il faut tordre avec une pince hémostatique, ou lier avec un fil fin.
			Petites toilettes : Outre la grande toilette, faire chaque jour 2 à 4 toilettes de la région génito-anale qu'il faudra laver, essuyer et saupoudrer avec soin pour éviter l'irritation cutanée qui pourrait se produire au contact prolongé des fèces et de l'urine.
	Habitudes de propreté à donner à l'enfant en bas-âge		Habituer l'enfant à ne pas salir ses langes dès qu'on le met en culot ; à cet effet, le mettre plusieurs fois par jour sur un vase de nuit en lui relevant les jambes. User de patience jusqu'à ce qu'il satisfasse ses besoins quand on le met dans cette posture. L'enfant arrive vite à prendre des habitudes de propreté si on persévère dans cette pratique qu'il réclame souvent lui-même soit par son agitation, soit par ses cris.
	Alimentation de l'enfant en bas âge		Elle sera traitée dans un chapitre spécial en même temps que l'allaitement.
	Coucher et sommeil de l'enfant en bas-âge	*Chambre*	Chambre dans laquelle couche l'enfant devra pouvoir être aérée convenablement et chauffée au feu de bois qui est le meilleur mode de chauffage. Ne pas faire usage de poêles qui dégagent de l'oxyde de carbone et exposent nouveau-né à l'anémie, parfois même à l'asphyxie. Maintenir dans la chambre température constante de 16° à 18°.
		Berceau	*Conditions nécessaires* : Berceau devra être assez profond pour que l'enfant ne puisse tomber ; il sera assez élevé pour mettre le nouveau-né hors de l'atteinte des animaux (chiens, chats, porcs). Il devra pouvoir être lavé facilement. Rideaux de gaze légère si on ne peut en obtenir la suppression.
			Composition de la literie du berceau : 1 ou 2 paillassons de balle d'avoine ou de varech. 1 premier drap qu'on applique directement sur le ou les paillassons. 1 feutre absorbant sec ou 1 toile imperméable qu'on met à même sur le paillasson pour l'empêcher d'être mouillé par l'urine (sans cette précaution, il se dégage une odeur amoniacale, forte, nuisible à l'enfant). 1 drap sur lequel repose l'enfant. 1 oreiller de crin ou de balle : jamais de plume. 1 deuxième drap qui recouvre l'enfant. 1 couverture chaude, 1 petit édredon en hiver ou une 2ᵉ couverture. Dans certains pays on remplace les paillassons et le feutre par une couche de son de 25 à 35 c/m d'épaisseur ; l'enfant revêtu simplement de sa chemise et de ses brassières est plongé à mi-corps dans le son, et recouvert d'un drap et d'une couverture.

HYGIÈNE DE LA PREMIÈRE ENFANCE : ENFANT BIEN PORTANT (*suite*)

Coucher et sommeil de l'enfant en bas-âge (*suite*)

Berceau (suite) — *Choix de l'emplacement du berceau*

Placer le berceau dans un coin de la pièce à l'abri de tout courant d'air direct.

S'il y a impossibilité de le faire, entourer le berceau d'un paravent.

Certains placent le berceau de telle façon que la tête de l'enfant se trouve soit à contre-jour, soit directement en face de la lumière. Cette précaution qui a pour but d'éviter *le strabisme* est considérée aujourd'hui comme inutile.

Familles ne devront pas s'inquiéter si l'enfant louche légèrement les premiers jours; ce strabisme léger est sans importance et disparaît dès que le nouveau-né commence à regarder.

Indications générales sur le coucher et sur les habitudes de sommeil à donner à l'enfant en bas-âge

Enfant doit toujours être couché dans son berceau, *jamais dans le lit de la mère ou de la nourrice* qui pourrait s'appuyer sur lui et l'étouffer.

Coucher l'enfant alternativement sur le côté gauche et sur le côté droit; *ne jamais le mettre sur le dos* dans la crainte que les liquides qu'il peut régurgiter ne pénètrent dans les voies aériennes et ne produisent des accidents asphyxiques parfois mortels.

Ne pas endormir l'enfant dans les bras ni sur les genoux; l'habituer à dormir de lui-même dans son berceau (*pas de chansons, ne pas le bercer*).

Eviter tout bruit exagéré quand l'enfant dort; il est utile néanmoins de ne rien changer aux habitudes de la maison; nouveau-né s'accoutume très vite aux bruits non-seulement intérieurs, mais encore extérieurs (brouhaha de la rue, passage des tramways, des trains de chemins de fer, son des cloches, industries et ateliers plus ou moins bruyants, etc.).

Avoir soin de mettre une boule d'eau chaude dans le berceau de l'enfant sauf pendant les grandes chaleurs. Vérifier qu'elle est bien fermée, l'envelopper dans un linge ou l'entourer d'un manchon et la placer à quelques centimètres des pieds de façon à éviter toute brûlure.

Laisser constamment le nouveau-né dans son berceau jusqu'aux premières sorties.

Ne l'en retirer que pour le changer et le mettre au sein.

Lorsqu'on enlève l'enfant de son berceau, l'entourer d'un fichu de laine ou lui mettre un vêtement quelconque pour éviter qu'il se refroidisse.

Pendant les premières semaines, nouveau-né s'endort généralement après chaque tétée, et ne se réveille qu'au moment de boire si on prend dès le début l'habitude de régler son alimentation à des heures fixes.

Si le sommeil du nouveau-né se prolonge, ne point le réveiller à moins qu'il ne soit débile ou qu'il ne décline par suite de l'insuffisance de la nutrition (défaut de nourriture ou d'assimilation).

Certains enfants dorment le jour et restent éveillés la nuit; dans ce cas, s'opposer au sommeil de l'après-midi.

Si enfant est agité la nuit, donner un bain simple et au besoin un bain de tilleul le soir au lieu du matin. Administrer, après quelques jours de naissance seulement, 1 à 2 cuillérées à café d'eau de fleurs d'oranger.

HYGIÈNE DE LA PREMIÈRE ENFANCE : ENFANT BIEN PORTANT (*suite*)

Hygiène de la première enfance : enfant bien portant (suite)

Coucher et sommeil de l'enfant en bas âge (suite)

Indications générales sur le coucher et sur les habitudes de sommeil à donner à l'enfant en bas âge (suite)

Au bout de quelques semaines, l'enfant se tient éveillé une partie de la journée et ne veut plus rester dans son berceau; le prendre sur les bras ou l'asseoir sur les genoux; autant que possible essayer de le distraire et d'occuper son attention, tout en restant immobile. Ne pas prendre la mauvaise et fatigante habitude de promener l'enfant dans la maison.

Ne le mettre dans une chaise que lorsqu'il a 6 à 8 mois.

Habituer l'enfant en bas âge à dormir dans le milieu de la journée; conserver cette habitude pendant les 3 ou 4 premières années.

Lorsque l'enfant dort, éviter de fermer les rideaux du berceau, sinon on produit une asphyxie lente; engager les mères à supprimer les rideaux.

Toujours coucher les enfants en bas âge de très bonne heure, vers 6 ou 7 heures du soir; les lever vers 7 ou 8 heures du matin.

Cris

Cris constituent pendant les premières semaines le seul langage du nouveau-né qui témoigne de la sorte ses exigences, sa colère, ses besoins et ses diverses sensations (faim, douleur, etc.).

Nouveau-né ne peut guère exprimer la *joie* qu'environ 2 mois après sa naissance; c'est alors seulement qu'il commence à rire et à pousser de petits cris joyeux, saccadés.

Enfants en bas âge sont dits « difficiles » quand ils crient à chaque instant sans cause apparente; il y a lieu le plus souvent d'en rendre responsables les parents qui avouent eux-mêmes qu'ils ne savent pas résister aux exigences de leur enfant. Certains croient que le nouveau-né contractera une hernie si on le laisse crier; on ne saurait trop s'élever contre ce préjugé.— Un enfant crie d'autant moins qu'on lui donne dès le début de bonnes habitudes; il deviendra au contraire d'autant plus exigeant et criera par suite d'autant plus qu'on lui cédera davantage.

Cris de l'enfant sont très difficiles à interpréter. Il faut toujours en rechercher la cause s'ils sont insolites, intenses et prolongés; ils indiquent le plus souvent un *état de souffrance* qui peut être dû soit au *froid* (mettre une boule d'eau chaude dans le berceau), soit à une *épingle* qui éraille la peau, soit à la gêne dans les *vêtements* (démaillotter l'enfant), soit à des *coliques* provoquées par une digestion difficile ou une mauvaise direction de l'allaitement (appliquer un cataplasme sur le ventre et régler l'enfant s'il y a lieu).

Cri de la faim est le plus fréquent : Si l'enfant est bien réglé, il ne crie qu'au moment des tétées et cesse de le faire dès qu'on le met au sein (lorsqu'il souffre, il s'arrête de téter pour crier et est souvent rebelle à toute distraction).

Cris de l'enfant sont parfois dus à l'*insuffisance de l'alimentation* : S'il crie régulièrement après les tétées, il y a tout lieu de craindre que le lait soit insuffisant comme quantité ou comme qualité; les pesées donneront alors de précieux renseignements et dicteront la conduite à tenir.

Il est certains enfants qui crient lorsqu'ils se sentent mouillés par l'urine ou salis par les matières fécales.

Cris effarés sont dus aux cauchemars : Administrer eau de fleurs d'oranger.

Il arrive que l'enfant pousse des cris, parfois même perçants quand on le soulève; c'est souvent un signe de rachitisme à son début; s'assurer qu'il n'a ni abcès ni poussée phlegmoneuse.

Sorties et promenades de l'enfant

Date de la 1re sortie

Saison chaude (été) : Au bout de 8 jours environ.

Saison tempérée (printemps, automne) : Au bout de 15 jours en moyenne.

Saison froide (hiver) : Du 25e au 30e jour.

Heures favorables pour les sorties

En hiver : Heures chaudes de la journée (midi à 2 heures).

En été : Heures les moins chaudes (9 à 11 heures et de 3 à 5 heures).

Avantages des sorties

Promenades au grand air activent les fonctions digestives, calment l'enfant et rendent le sommeil plus profond.

HYGIÈNE DE LA PREMIÈRE ENFANCE : ENFANT BIEN PORTANT *(suite)*

Sorties et promenades de l'enfant *(suite)*

Manière de tenir l'enfant

Jusqu'à 3 mois porter l'enfant allongé sur les bras et le tenir presque horizontalement.

Après 3 mois, ou mieux quand l'enfant est suffisamment vigoureux, le tenir assis tantôt sur le bras droit, tantôt sur le bras gauche pour éviter une déviation de la colonne vertébrale. — Station assise oblige en quelque sorte l'enfant à se livrer à une gymnastique salutaire (Tarnier).

Petites voitures

Petites voitures sont malsaines pour l'enfant, l'exposent aux refroidissements et lui donnent des soubresauts nuisibles quand elles ne sont pas bien suspendues.

Se montrer hostile à ce mode de locomotion ; le proscrire complètement pendant les 6 premiers mois.

Indications générales sur les sorties

Sortir l'enfant en bas âge le plus souvent possible.

L'habituer progressivement aux intempéries des saisons en ayant soin de le couvrir bien chaudement.

Toutefois si la température est très basse et surtout s'il gèle ou s'il y a un vent fort ou froid, il y aurait danger à sortir l'enfant en bas âge.

Premiers pas de l'enfant

Enfant cherche à se soutenir et marche vers la fin de première année : le mieux est de le mettre sur un tapis et de l'abandonner à lui-même ; les chutes qu'il peut faire sont sans importance.

Les chariots à roulettes, les lisières, le tourniquet et la glissière ont plus d'inconvénients que d'avantages ; ces divers appareils sont souvent employés trop tôt ou trop longtemps de suite ; leur principal défaut est de favoriser l'incurvation des membres inférieurs.

En interdire l'usage si on craint que l'enfant ne soit menacé de rachitisme.

Vaccination

Définition

Vaccination est une opération qui consiste à inoculer sous la peau un virus appelé *vaccin* qui a la propriété de préserver de la variole.

Vaccin est un liquide pulpeux, de couleur légèrement rougeâtre, qu'on extrait des pustules du pis des vaches atteintes de la maladie pustuleuse et contagieuse qu'on désigne sous le nom de *vaccine* ou *cowpox*.

2 sortes de vaccin

Vaccin humain

C'est ce liquide rougeâtre qu'on retire des pustules de l'homme vacciné depuis 8 à 10 jours et qu'on ne recueille qu'au moment de faire l'inoculation à d'autres individus (*vaccination humaine,* dite *de bras à bras*).

Vaccination humaine tend de plus en plus à être abandonnée en raison des risques de transmission des maladies auxquels elle expose.

Vaccin animal

C'est cette pulpe spéciale qui provient des pustules de l'animal vaccinifère (génisse généralement) auquel on a inoculé préalablement le cowpox.

Vaccin animal se recueille et se conserve dans des tubes capillaires en verre, effilés à leurs deux extrémités.

Choix du moment de la vaccination

En temps d'épidémie variolique, vacciner dès les premiers jours de la naissance.

D'une façon générale vacciner les enfants à l'âge de 3 à 4 mois.

Vaccination prématurée a l'inconvénient de produire parfois de petites ulcérations.

Manuel opératoire

Vaccination se pratique au moyen d'une *lancette spéciale* qu'on prend la précaution de flamber avant de s'en servir.

Lieu d'élection de la vaccination : Chez les garçons au bras au niveau de l'insertion inférieure du deltoïde, — *Chez les filles* au gré des parents qui expriment souvent le désir que la vaccination soit pratiqué à la *face externe du mollet;* si on vaccine les filles au bras, faire les piqûres à l'endroit où reposera la partie du vêtement appelée épaulette de façon que les cicatrices de vaccin puissent rester cachées.

HYGIÈNE DE LA PREMIÈRE ENFANCE : ENFANT BIEN PORTANT (*suite*)

HYGIÈNE DE LA PREMIÈRE ENFANCE : ENFANT BIEN PORTANT (*suite*)

Vaccination (*suite*)

Manuel opératoire (suite)

Opération proprement dite. — Quand on se sert de vaccin animal, casser préalablement le tube à vaccin qu'on étalera en soufflant dans le tube sur une plaquette de verre minutieusement propre.

Charger la lancette de vaccin animal ou humain.

Tendre avec la main gauche la peau du bras ou du mollet suivant le cas (peau aura été savonnée à l'avance), main droite tiendra la lancette comme une plume à écrire.

Enfoncer la pointe obliquement sous la peau et faire ainsi une piqûre profonde de 2 à 3 millimètres environ.

Il n'est pas nécessaire que le sang vienne sourdre au dehors; s'il sort plus d'une gouttelette de sang la piqûre aura été trop profonde; certains enfants saignent très facilement et on est obligé de piquer la peau très légèrement.

Pratiquer 2 à 3 piqûres espacées chacune de 1 a 2 centimètres.

Ne permettre de s'habiller qu'au bout de 3 ou 4 minutes.

On a l'habitude de vacciner les 2 bras ou les 2 jambes pour augmenter les chances de réussite et éviter ainsi de recommencer l'opération.

Insuccès sont rares lorsqu'on dépose un peu de vaccin sur le bras ou le mollet avant de pratiquer la piqûre et lorsqu'on fait cette dernière au milieu du petit amas de pulpe vaccinale; il nous semble que la gouttelette de sang qui s'étale au milieu du vaccin constitue un agent d'absorption très favorable.

Evolution de la vaccine

1° Période d'incubation

Vaccin produit une infection généralisée appelée *vaccine* qui évolue comme les fièvres éruptives et débute par une période d'incubation qui dure en moyenne 3 jours.

Période d'incubation est généralement un peu plus longue lorsqu'on se sert du vaccin animal.

2° Période d'éruption

4ᵉ jour : Apparition d'une petite saillie qui renferme un liquide clair.

5° jour : Pustule qui va en s'élargissant s'entoure d'une aréole rouge.

6ᵉ jour : Pustule devient *ombiliquée,* autrement dit se déprime en son centre; elle offre une couleur argentée.

7ᵉ et 8ᵉ jour : Ombilication s'accentue, pustule augmente de volume.

9ᵉ et 10ᵉ jour : Liquide devient louche, moins transparent; il se produit une aréole inflammatoire très marquée; peau est rouge et chaude aux alentours de la pustule; inflammation peut gagner les ganglions de l'aisselle ou de l'aine.

3° Période de dessiccation

Elle commence du 10ᵉ au 12ᵉ jour; symptômes locaux diminuent d'intensité, il se forme une croûte jaunâtre, puis noirâtre qui diminue progressivement de volume et d'étendue, tombe du 21ᵉ au 28ᵉ jour et laisse à sa place une cicatrice blanchâtre, gaufrée, indélébile qui s'étend avec l'âge.

Phénomènes généraux

Evolution de la vaccine s'accompagne de phénomènes généraux ordinairement peu marqués; ils peuvent être parfois très accusés surtout s'il y a des accidents inflammatoires et occasionner de la fièvre, des vomissements, de la diarrhée et un état général plus ou moins grave.

Pseudo-vaccin

L'évolution est la même au début que celle de la vaccine; toutefois les pustules se dessèchent et tombent avant l'ombilication.

Pseudo-vaccin ne confère aucune immunité.

HYGIÈNE DE LA PREMIÈRE ENFANCE : ENFANT BIEN PORTANT *(suite)*

HYGIÈNE DE LA PREMIÈRE ENFANCE : ENFANT BIEN PORTANT *(suite)*

Vaccination *(suite)*

Accidents possibles de la vaccination
- Transmission de la syphilis. / Transmission de la tuberculose (douteux). } dans la vaccination de bras à bras
- Accidents phlegmoneux ou érysipélateux si les précautions antiseptiques n'ont pas été prises.
- Eruptions eczémateuses, furonculeuses.

Précautions à prendre pendant l'évolution du vaccin
- Supprimer les grands bains pendant l'évolution du vaccin.
- Sortir l'enfant tant qu'il n'y a pas de fièvre ; savoir toutefois qu'il est plus sensible aux actions pathogènes de l'extérieur.
- Protéger la région vaccinée à l'aide d'un petit pansement sec.
- Si l'inflammation locale est trop accentuée, appliquer de petites compresses boriquées à 4 pour 100.

Durée de l'immunité du vaccin
- Très variable suivant les sujets.
- Pratiquer les revaccinations tous les 10 ans environ.
- Se faire revacciner s'il survient une épidémie de variole.

Circoncision
- Les Israélites ont l'habitude de pratiquer la circoncision vers le 7ᵉ jour.
- Attendre quelques semaines si l'enfant est né prématurément, toute perte de sang, si minime qu'elle soit, ne pouvant qu'augmenter la débilité.

b. — ENFANTS DÉBILES

DÉBILITÉ DES NOUVEAU-NÉS (P. Bouquet)

Définition
Débilité des nouveau-nés est caractérisée par un amoindrissement plus ou moins marqué des fonctions vitales qui les met dans un état de moindre résistance.

3 variétés de débilité ; leurs symptômes

Débilité congénitale essentielle
Faiblesse congénitale essentielle est cet état particulier que présente le nouveau-né *à terme* dont le développement a été entravé par suite de l'état maladif des parents (syphilis, albuminurie, tuberculose, maladies infectieuses, aiguës ou chroniques) ou des maladies de l'œuf et en particulier du placenta : Poids de l'enfant est inférieur à la moyenne et oscille entre 1000 et 2500 gr.; — corps petit, grêle, — peau molle, rouge, transparente, sous laquelle on aperçoit les vaisseaux sous-cutanés, — inertie des muscles qui sont flasques, — mouvements de succion faibles et insuffisants, — déglutition difficile, — cris sans vigueur, analogues au piaulement des jeunes poussins, — respiration imparfaite, faible, à peine sensible, — torpeur continuelle ; — hypothermie, c'est-à-dire température au-dessous de la moyenne ; — somme toute, vie est languissante ; enfant semble prêt à s'éteindre.

Débilité congénitale accidentelle
Elle se rencontre chez les enfants *prématurés,* autrement dit chez ceux qui naissent *avant terme.* Leur poids, bien qu'inférieur à la moyenne, est *proportionnel à leur âge ;* mais leurs fonctions vitales sont amoindries par suite du développement incomplet de leurs organes; enfants prématurés respirent mal et ne s'alimentent guère; leur température est au-dessous de la moyenne ; leur débilité est d'autant plus grande qu'ils sont nés plus loin du terme.

Débilité acquise
Enfant est né *à terme* et ne paraissait nullement chétif à sa naissance ; il ne devient débile que par suite de l'insuffisance de la nutrition ou d'un trouble de la circulation générale ; il en résulte une diminution de la chaleur animale qui se traduit le plus souvent par de l'œdème ou du sclérème (induration des téguments).

HYGIÈNE DES ENFANTS DÉBILES

HYGIÈNE DES ENFANTS DÉBILES

2 grandes indications

a. Combattre l'hypothermie

α. Emmaillottement dans la ouate

Envelopper membres et tronc d'une couche de ouate, puis faire l'emmaillottement ; mettre également une feuille de coton sous le bonnet.

Entourer l'enfant de boules d'eau chaude : 1 de chaque côté du corps et 1 aux pieds.

Maintenir dans la chambre une température constante de 25°.

Avoir soin de faire le change devant un feu de bois clair.

— Malgré toutes ces précautions, l'enfant respire un air trop froid pour lui ; cet inconvénient peut être évité par l'emploi de la couveuse qui est le moyen de choix.

Principe de l'incubation artificielle : Maintenir l'enfant dans un air suffisamment chaud et à température constante (28° à 32°).

Des divers modèles de couveuses :

Couveuse de Tarnier (1881) : Elle se compose d'une caisse en bois, rectangulaire, munie d'un couvercle mobile et vitré pour permettre de surveiller l'enfant.

L'intérieur de la caisse est divisé en 2 compartiments par une cloison horizontale, incomplète qui établit la communication entre les 2 étages.

L'étage supérieur est destiné à recevoir l'enfant; on y suspend un thermomètre ainsi qu'une éponge imbibée d'eau pour humecter l'air.

L'étage inférieur est réservé aux moines. Ces moines au nombre de 5 sont introduits par une trappe latérale qu'on peut ouvrir et fermer à volonté.

β. Couveuses ou incubation artificielle (1)

L'air extérieur entre dans la caisse par une ouverture qu'on a ménagée dans le compartiment inférieur, se réchauffe au contact des moines, passe dans le compartiment supérieur et sort de la couveuse par le tuyau d'échappement qui se trouve sur la paroi supérieure. Ce tuyau est muni d'une hélice qui ne tourne qu'autant que le courant d'air chaud est établi.

Pour chauffer la couveuse, on commence par y mettre 3 boules d'eau bouillante ; au bout de 2 heures on y met une 4ᵉ boule ; à partir de ce moment on remplace toutes les heures et demie ou toutes les 2 heures la boule la moins chaude par une boule d'eau bouillante.

Température doit atteindre constamment 28° à 32° ; si le thermomètre accuse davantage il suffit de soulever légèrement le couvercle pendant quelques instants.

Couveuse d'Auvard : Elle ne diffère de celle de Tarnier que par son compartiment inférieur : moines sont remplacés par un réservoir fixe qui peut contenir 10 litres d'eau chaude.

Il suffit de verser d'abord 5 litres d'eau bouillante, puis 3 litres toutes les 4 heures pour maintenir autour de l'enfant 30° environ.

______

(1) Les premiers essais d'incubation artificielle ont été faits en 1857 par Denucé de Bordeaux, qui a imaginé un *berceau* incubateur en zinc, à doubles parois entre lesquelles circulait de l'eau chaude.

En 1884, Crédé se servait d'un modèle à peu près semblable.

L'invention de la couveuse est due à Tarnier (1881); son premier modèle pouvait contenir plusieurs enfants; en raison des dangers de contagion, Tarnier a été amené à construire un petit modèle dont on se sert encore actuellement et qui ne peut recevoir qu'un enfant.

HYGIÈNE DES ENFANTS DÉBILES (*suite*)

2 grandes indications (*suite*) — a. *Combattre l'hypothermie* (suite) — 3. *Couveuses ou incubation artificielle* (suite)

Couveuse de Mme Henry : Couveuse de Mme Henry, sage-femme en chef de la Maternité de Paris, est une couveuse en verre à réservoir mobile; elle est assez facile à désinfecter.

Couveuse de Lion avec régulateur à gaz : Couveuse de Lion est chauffée au gaz; elle est munie d'un régulateur qui permet de maintenir une température constante.

Couveuses à gaz demandent une surveillance très attentive.

Leur emploi n'est pas sans offrir quelque danger : Vie de l'enfant serait en péril si le régulateur ne fonctionnait pas bien.

Indications générales sur la direction de l'incubation artificielle

Mettre la couveuse à l'abri de tout courant d'air pendant son fonctionnement.

Enfant est couché comme dans son berceau; il est préférable qu'il soit emmaillotté.

Ne le sortir de la couveuse que pendant le temps strictement nécessaire pour le change et l'alimentation.

Température de la couveuse sera de 28° à 32°, toutefois au bout de quelques jours, l'abaisser à 27° et même 25° si les pesées n'accusent plus d'augmentation malgré une bonne alimentation.

Taut que l'enfant est faible, il dort constamment dans la couveuse; dès qu'il devient plus vigoureux, il crie quand on l'y met et se tait quand on l'en retire.

Durée de l'incubation artificielle : Elle est subordonnée à l'état général de l'enfant et peut durer de 15 à 40 jours et même plus.

Avant de supprimer complètement l'incubation abaisser progressivement la température de la couveuse, habituer l'enfant à vivre de plus en plus dans l'air de la chambre, et continuer pendant un certain temps l'usage de la couveuse la nuit.

Indications de l'incubation artificielle

Faiblesse congénitale essentielle ou accidentelle. Débilité acquise.

Cyanose, œdème et sclérème.

Athrepsie ou maladies générales affaiblissant le nouveau-né.

Vitalité compromise par un accouchement lent et laborieux.

D'une façon générale mettre dans la couveuse les enfants qui pèsent moins de 2 kilos à la naissance ou qui ont été affaiblis par une hémorragie.

Résultats de l'incubation artificielle

Avant l'emploi des couveuses la mortalité des enfants au-dessous de 2 kilos étaient de 66 %; depuis leur usage elle est tombée à 36 %.

De 1877 à 1880, il est mort 181 enfants à la Maternité de Paris avec de l'œdème ou du sclérème; — avec la couveuse, il n'en est mort que 9 de 1882 à 1885.

On est parvenu à élever dans des couveuses des enfants qui n'avaient pas plus de 6 mois et quelques jours de vie intra-utérine.

Hygiène des enfants débiles (suite) — **2 grandes indications** (*suite*) — b. *Bien diriger l'alimentation* — Des divers modes d'alimentation des enfants débiles et prématurés

a. *Allaitement au sein, à la téterelle ou à la cuiller*

Commencer par mettre les débiles et prématurés au sein de la mère ou d'une nourrice.

S'assurer que l'enfant a la force de téter et d'avaler.

Dans le doute, femme qui allaite se servira de la téterelle bi·aspiratrice, — ou fera couler son lait dans la bouche de l'enfant, — ou le lui adminisà l'aide d'une cuiller.

Si le nouveau-né est trop faible pour avaler, recourir au gavage.

b. *Gavage*

Définition : Gavage consiste à introduire directement le lait dans l'estomac à l'aide d'un appareil spécial qui se compose d'une sonde uréthrale en caoutchouc rouge (n° 14 à 16 de la filière Charrière) à laquelle on adapte une cupule en verre graduée ou un bout de sein artificiel.

Indications : Gavage qui a été préconisé par Tarnier dès 1884 ne doit être employé que chez les enfants qui ne peuvent ni téter, ni boire à la cuiller, — ou chez ceux qui diminuent sans cesse de poids parce qu'ils régurgitent la plus grande partie du lait qu'on leur donne.

Manuel opératoire :

Faire tenir l'enfant dans une position presque verticale.

Mouiller la sonde et l'introduire jusqu'à la base de la langue ; enfant la fait pénétrer dans son pharynx par des mouvements instinctifs de déglutition ; il ne reste plus qu'à la pousser doucement jusque dans l'estomac ; il suffit pour cela de faire parcourir à la sonde un trajet de 15 c/m environ.

Verser le liquide alimentaire dans la cupule graduée, et au bout de quelques instants, retirer *rapidement* la sonde pour éviter la régurgitation.

Direction du gavage :

Eviter l'*hypernutrition* que produisent les gavages trop copieux ; elle se manifeste par une augmentation rapide de volume et de poids et détermine un œdème considérable de tout le corps (*œdème du gavage*).

Dans ce cas, diminuer la quantité alimentaire sous peine de provoquer des indigestions et une entérite le plus souvent fatale.

Pour obtenir un heureux résultat, ingérer de petites quantités à chaque gavage, sauf à multiplier les repas qui seront d'autant plus nombreux et d'autant moins abondants que l'enfant sera plus jeune et plus faible.

8 gr. de lait toutes les heures suffisent pour un gavage lorsque l'enfant est très petit et qu'il est né loin du terme de la grossesse (Tarnier).

Si gavage est bien dirigé, lait n'est pas vomi ; selles sont jaunes, enfant augmente de poids.

Dès que nouveau-né devient un peu plus fort, alterner le gavage avec l'allaitement au sein (*gavage mixte*) ; augmenter petit à petit le nombre des tétées (gavage ne devient plus qu'un *gavage de renfort*) et ne cesser le gavage que lorsque l'enfant tète et digère bien.

Revenir au gavage à la moindre apparition d'un trouble des fonctions digestives.

HYGIÈNE DES ENFANTS DÉBILES (*suite*)

Le choix de l'alimentation des débiles et prématurés a une importance considérable. Il ne suffit pas d'empêcher leur refroidissement ni de combattre leur hypothermie, « il faut ensuite leur donner des aliments qu'ils puissent ingérer, digérer et assimiler. Les organes qui se trouvent incomplètement développés chez ces petits êtres, semblent ne pas fournir tous les éléments nécessaires à la bonne utilisation du lait. » (Budin et Michel).

Le lait de femme est l'aliment de choix par excellence.

Sa digestibilité est supérieure à celle des autres laits; Michel a montré, dans l'Obstétrique du 15 novembre 1897, que les matériaux nutritifs du lait de femme étaient utilisés en presque totalité par le nouveau-né, ainsi que l'attestent les proportions suivantes :

Matériaux alimentaires totaux ou extrait sec de lait	96,11 %
Graisse	96,35
Matériaux azotés	93,00
Sels minéraux	78,26
Dont { Chaux	59,42
Acide phosphorique	91,63

A défaut du lait de femme, le meilleur lait est celui d'*ânesse ;* il a le défaut d'être d'un prix élevé et de ne pouvoir être stérilisé sans s'altérer. Donner de 10 à 12 grammes par repas.

Le lait qu'on peut se procurer le plus facilement et qu'on est obligé d'employer le plus souvent est le *lait de vache ;* il diffère essentiellement du lait de la femme ; ce dernier est plus riche en sucre, mais beaucoup plus pauvre en sels minéraux et en matières albuminoïdes.

Des essais nombreux ont été et sont encore poursuivis actuellement pour modifier le lait de vache et lui donner une composition aussi rapprochée que possible du lait de femme :

a. Soxhlet a modifié le lait de vache en l'additionnant d'eau et de lactose et a obtenu des résultats assez satisfaisants.

b. Boissard a publié dans l'Obstétrique de janvier 1897 un mémoire sur le *lait maternisé* ou *décaséiné* par le procédé du Dʳ Gaertner, de Vienne (caséine du lait de vache est ramenée de 3 gr. 6 à 1 gr. 7 qui est la proportion contenue dans le lait de femme). Sans vouloir tirer de conclusions fermes ou définitives, il estime « que le lait maternisé rend de grands services dans l'alimentation des nouveaunés, que dans bien des cas qu'il faut encore chercher à déterminer, il est substitué avantageusement au lait stérilisé, et que son usage exclusif et prolongé peut donner de très heureux résultats. »

Structure marginale (accolades) :

HYGIÈNE DES ENFANTS DÉBILES (*suite*) — 2 grandes indications (*suite*) — b. *Bien diriger l'alimentation* (suite) — *Choix de l'alimentation des débiles et prématurés*

HYGIÈNE DES ENFANTS DÉBILES (*suite*)

HYGIÈNE DES ENFANTS DÉBILES (*suite*)

2 grandes indications (*suite*)

b. *Bien diriger l'alimentation* (suite)

Choix de l'alimentation des débiles et prématurés (suite)

c, Budin et Michel ont pratiqué des *digestions artificielles de lait de vache au moyen de macérations de pancréas de veau;* ils ont fait avec ce lait digéré artificiellement une série d'expériences qu'ils ont publiée dans l'Obstétrique du 15 mars et du 15 mai 1897. Leurs conclusions sont les suivantes : « Nous sommes partis de cette hypothèse que chez certains débiles n'augmentant pas de poids, les sucs digestifs n'étaient point aptes à opérer d'une manière suffisante toutes les transformations qui doivent rendre assimilables les matériaux nutritifs du lait ingéré. »
« Nous avons au moyen de macérations de pancréas de veau, digéré partiellement le lait de vache de façon à modifier sa matière albuminoïde surtout, en la transformant en albumoses et en peptones. »
« Nous nous sommes ensuite assurés, par l'expérimentation sur de jeunes animaux, que le lait de vache ainsi modifié n'avait rien perdu de ses qualités nutritives, qu'il pouvait encore accroître et nourrir un organisme jeune. Nous l'avons administré à des enfants nés avant terme, concurremment avec le lait de femme, nous n'avons jamais observé le moindre accident et dans bon nombre de cas nous avons vu l'organisme débile faire des gains de poids relativement grands, ce qui prouvait que les matériaux de l'aliment ingéré étaient assimilés. »

Direction de l'alimentation des débiles et prématurés

Nous en avons déjà énoncé les principales règles avec le gavage.
Eviter l'entérite par hypernutrition.
Ne faire absorber à l'enfant que de petites quantités à la fois ; mieux vaut multiplier les repas (un toutes les heures en moyenne) qui seront d'autant plus nombreux que la quantité de lait ingérée à chaque fois sera plus petite et que l'enfant sera plus jeune et plus faible (Tarnier).

Indications accessoires

a. *Frictions* — Les pratiquer sur tout le corps avec de l'eau-de-vie, du vin aromatique, etc.

b. *Massage* — Pétrir les membres avec la main enduite d'huile chaude, pendant 5 minutes environ.
2 à 3 massages par 24 heures.

c. *Bains chauds* : Additionnés de 2 à 3 litres de vin.

d. *Injections hypodermiques de sérum salé* — Sont employées avec succès dans la faiblesse congénitale.
Le sérum de Chéron (acide phénique neigeux 1 gr., chlorure de sodium 2 gr., sulfate de soude 8 gr., phosphate de soude 4 gr., eau distillée 1 00 gr.) rend de grands services chez les enfants débiles et prématurés.
Pinard aurait obtenu de bons résultats avec du sérum de chien.

ALIMENTATION DE L'ENFANT EN BAS AGE

ÉTUDE DE L'ALIMENTATION DE L'ENFANT EN BAS AGE COMPREND :

a. Étude des aliments employés dans la 1ʳᵉ enfance — Lait de femme / Lait d'animaux / Succédanés du lait. — Leur étude comparative.

b. Allaitement et ses divers modes — *Allaitement naturel* (Allaitement maternel / Allaitement par une nourrice) / Allaitement par un animal. / Allaitement artificiel. / Allaitement mixte. — Leur étude comparative

c. Régime de l'enfant en bas âge — Régime approprié à ses fonctions physiologiques. / *Vices de régime* (Défaut d'alimentation. / Excès d'alimentation.

A. — ALIMENTS EMPLOYÉS DANS LA PREMIÈRE ENFANCE

a. — LAIT DE FEMME

LAIT DE FEMME — **Sa sécrétion**

Caractères généraux de la sécrétion lactée

Sécrétion lactée est une *fonction temporaire* de la glande mammaire. Elle commence à se manifester dans les derniers mois de la grossesse, — ne devient en pleine activité qu'à partir de la montée laiteuse qui a lieu de 2 à 4 jours après l'accouchement, — et a une durée subordonnée à celle de l'allaitement. L'évacuation du produit sécrété ne s'opère que sous l'influence d'une action extérieure : pression ou succion; les femmes qui allaitent sont en proie à des douleurs de plus en plus intolérables par suite de la réplétion excessive des seins lorsque l'enfant qu'elles nourrissent refuse de téter pendant un certain nombre d'heures. — Au début de la lactation, il arrive parfois que les seins « coulent » surtout au moment des tétées; cet écoulement dû au thélotisme est insignifiant par rapport à la sécrétion glandulaire et ne tarde pas généralement à disparaître.

Modifications de la mamelle dues à l'établissement de la sécrétion lactée

Nous avons vu page 25 les modifications des mamelles pendant la grossesse; elles aboutissent à la sécrétion du *colostrum* qu'on peut faire sourdre par pression pendant les derniers mois de la grossesse et qui sert à l'alimentation du nouveau-né pendant les 2 ou 3 premiers jours de sa naissance. *Période colostrale* dure jusqu'au moment de la montée laiteuse.

Montée laiteuse (1) — *Symptômes locaux*

Montée laiteuse a lieu généralement de 40 à 60 heures après l'accouchement; elle est un peu plus tardive chez les primipares et chez les femmes qui n'allaitent pas. Seins deviennent gros, durs, douloureux, tendus; mamelon devient moins saillant; veines sont bleuâtres, gorgées de sang. Montée de lait est rarement lente et insidieuse; elle s'établit le plus souvent brusquement et quelquefois avec une intensité telle que les femmes sont « crucifiées ».

(1) On cite quelques faits exceptionnels de femme qui, n'ayant jamais conçu, ont eu du lait au point de pouvoir allaiter.

La sécrétion du lait s'est même montrée parfois chez l'homme.

LAIT DE FEMME (suite)

Sa sécrétion (suite)

Modifications de la mamelle dues à l'établissement de la sécrétion lactée (suite) — *Montée laiteuse* (suite) — *Symptômes généraux* :

Montée de lait a un retentissement plus ou moins marqué sur l'état général : le plus souvent légers malaises, céphalée et accélération peu sensible du pouls (80 pulsations en moyenne), parfois frisson sans fièvre ; il est exceptionnel que la fluxion mammaire détermine une légère élévation de température ; aussi peut-on dire avec raison que « *la fièvre de lait* n'existe pas. »

Mécanisme de la sécrétion lactée :

Sécrétion lactée s'établit aux dépens du sang apporté à la glande par les artères mammaires ; le sérum du sang transsude, gonfle les cellules épithéliales des acini. Ces dernières, qui subissent la dégénérescence graisseuse, peuvent éclater et laisser échapper leur contenu dans les canaux glandulaires ; le plus souvent les cellules conglomérées se détachent sous forme de *grains mûriformes* qui constituent les corpuscules du *colostrum*. La présence de ces corpuscules indique une sécrétion peu active et caractérise la *période colostrale*. Dès que se produit la *montée de lait,* il s'établit une *poussée congestive* intense ; la transsudation du sérum sanguin est très active par suite de l'afflux sanguin et aboutit rapidement à l'éclatement, à la dissociation ou à la fonte des éléments épithéliaux qui se renouvellent incessamment.

— Somme toute, le *lait est le résultat de la fonte des conduits et des acini glandulaires.*

De ce qui précède, il résulte que le colostrum renferme un grand nombre d'éléments figurés, isolés et surtout conglomérés (grains mûriformes), tandis que les éléments figurés sont rares dans le lait qui est une véritable émulsion dans laquelle se trouvent les gouttelettes graisseuses des corpuscules butyreux dissociés, éclatés ou fondus par suite de la suractivité glandulaire.

Ses caractères

Lait est un liquide opaque, blanc jaunâtre, ou blanc bleuâtre, ayant une saveur sucrée, c'est une sorte d'émulsion dans laquelle on trouve en suspension : 1° des *corpuscules graisseux* réfringents ou corpuscules de beurre, qui ont de 2 à 20 μ et paraissent doués de *mouvements browniens*, et 2° le plus souvent des granulations libres de caséine insoluble.

Densité : De 1025 à 1036 (Bouchardat). Elle varie suivant la proportion des éléments qui le constituent ; les sels, le sucre de lait et la caséine sont plus lourds que l'eau ; le beurre est au contraire plus léger (par suite un lait riche en beurre peut avoir une densité aussi faible qu'un lait pauvre en matériaux nutritifs).

Réaction : Alcaline ; lait ne devient acide que lorsqu'il est exposé à l'air depuis quelque temps. (Laits d'animaux sont presque toujours acides),

Sa composition

Lait considéré comme aliment : Lait est un aliment complet comme l'œuf, puisqu'il renferme des *matières albuminoïdes* ou azotées (caséine et albumine), des *matières hydrocarbonées* non azotées (sucre de lait), et des *graisses* (corpuscules graisseux).

a. Partie solide :

1° *Corpuscules graisseux* ou *butyreux,* 3 %, renfermant les matières grasses suivantes : margarine, stéarine, oléine, butyrine, caprine, caproïne, capryline, myristicine, butine, lécithine, etc.

2° *Caséine insoluble* sous forme de très fines granulations (matière azotée).

ALIMENTS. EMPLOYÉS DANS LA PREMIÈRE ENFANCE *(suite)*

LAIT DE FEMME *(suite)*

Sa composition *(suite)*

b. Partie liquide

1° *Eau* en quantité considérable 88 °/₀.

2° *Sucre de lait* ou *lactose* (4 °/₀), se transformant à l'air en acide lactique par suite de la présence du *ferment lactique* qui fait tourner le lait et le rend acide.

3° *Matières azotées*

α. *Caséine dissoute* (3 °/₀) se coagule sous l'influence d'un acide (acide lactique, suc gastrique dont la réaction est acide). — Présure dont on se sert pour coaguler le lait est une macération d'estomac de veau.

β. Une *albumine* en faible proportion, plus abondante dans le colostrum que dans le lait ; c'est elle qui forme la *frangipane* ou pellicule qui se produit à la surface du lait quand on le chauffe.

4° *Substances inorganiques en dissolution 2 °/₀*

Par ordre d'importance, citons : *phosphate de chaux*, chlorure de potassium, *phosphates de soude*, de magnésie et de fer, *sodium à l'état de chlorure* de lactate ou de carbonate, urée.

c. Partie gazeuse

Gaz libres du lait sont : acide carbonique 55 volumes °/₀ ; azote 40 vol. °/₀ ; Oxygène 4 vol. °/₀.

Abandonné à l'air, le lait lui cède de l'acide carbonique et peut absorber tout l'oxygène contenu dans un volume d'air triple du sien (Hoppe-Seyler).

Quantité moyenne de lait

Très variable pour chaque femme et suivant l'époque de l'allaitement.

En moyenne 1000 à 1200 grammes par 24 heures.

Ses variations physiologiques et pathologiques (1)

Différences individuelles

Il y a des femmes *beurrières* et des femmes *fromagières* (prédominance de la caséine) tout comme il y a des vaches à beurre et des vaches à fromage.

Rousses seraient souvent moins bonnes nourrices que les autres femmes (Donné).

Vernois et Becquerel auraient trouvé moins d'éléments solides dans le lait des brunes.

Blondes auraient le lait moins riche.

Mamelles

Volume des mamelles a peu d'influence sur la composition du lait et son abondance.

Quantité de lait est généralement plus considérable chez les femmes qui ont les seins volumineux.

Forme des mamelles n'a aucune importance pour la sécrétion lactée.

Les 2 seins n'ont pas toujours un lait identique ; lait peut varier comme quantité et comme qualité pour chaque sein ; au reste il est fréquent que l'enfant manifeste sa préférence ou sa répulsion pour l'un des deux seins.

Age de la femme

Lait est le plus riche à 20 ans ; sa composition se rapproche de la moyenne normale entre 20 et 30 ans ; moins de principes solides au-dessus de 30 ans.

Age du lait

Colostrum est plus dense et plus chargé de principes nutritifs et renferme moins de sucre ; densité dépasse 1060.

Matériaux nutritifs diminuent dans le lait de femme depuis la période colostrale jusque vers le 4ᵉ et 5ᵉ mois ; lait est de plus en plus abondant jusqu'à 6 mois. On y trouve des grains mûriformes en assez grand nombre jusque vers la fin de la 3ᵉ ou 4ᵉ semaine.

---

(1) Nous avons résumé dans Tarnier la plupart des détails qui suivent.

ALIMENTS EMPLOYÉS DANS LA PREMIÈRE ENFANCE *(suite)*

LAIT DE FEMME *(suite)* — **Ses variations physiologiques et pathologiques** *(suite)*

Multiparité — Lait des multipares qui ont déjà nourri serait plus abondant et plus riche en beurre et en sucre.

Grossesse intercurrente — Grossesse intercurrente diminue quelquefois la quantité de lait. Il est faux que le lait d'une femme enceinte devienne mauvais pour l'enfant qu'elle nourrit. Femme devra cesser d'allaiter pour éviter une double cause de fatigue. Succions répétées du mamelon peuvent en outre déterminer des contractions utérines et parfois provoquer l'avortement ou l'accouchement prématuré.

Menstruation — Pendant la menstruation, lait deviendrait moins abondant, renfermerait plus de matériaux solides et serait moins sucré. Lait reprend sa composition normale dès la disparition des règles. D'ordinaire l'enfant digère moins bien pendant la période menstruelle, crie davantage, cesse de s'accroître ou même diminue de poids ; ces accidents passagers n'ont aucune importance.

Aliments et boissons — Un régime abondant et substantiel augmente la quantité de lait. Insuffisance de nourriture diminue considérablement les matières albuminoïdes et surtout le beurre ; proportion de sucre reste la même. Un changement brusque de régime amène une diminution passagère de la sécrétion lactée. Lait peut être subitement appauvri par un excès de table (Doyère). L'influence exercée par la nature des aliments est encore mal connue. Le lait empruntant à l'économie les matériaux qui lui sont nécessaires, il y aura amaigrissement de la femme si certains principes font défaut dans les aliments. Sel donné à dose élevée provoque une lactation abondante, ce qui tient à ce que sous son influence l'appétit et la soif sont augmentés. Boissons augmentent la quantité de lait et diminuent la proportion des éléments solides, surtout celle des matières albuminoïdes et du beurre.

Exercice et fatigue — Exercice modéré stimule l'appétit et augmente la sécrétion lactée. Fatigue excessive nuit à la production du lait.

Troubles du système nerveux — Émotions ont une influence très marquée sur la sécrétion lactée ; les émotions dépressibles et surtout brusques peuvent faire tarir le lait au moins d'une façon temporaire. Les *maladies nerveuses* (hystérie, épilepsie, etc.) nuisent à la lactation et contre-indiquent l'allaitement.

Rapports conjugaux — Ils sont défavorables à la sécrétion mammaire.

Température — Elle exerce une influence considérable sur la quantité de lait qui diminue sensiblement pendant la saison chaude en raison de la quantité d'eau perdue par l'exhalation cutanée et pulmonaire.

Maladies aiguës et chroniques — *Maladies aiguës* diminuent considérablement la quantité de lait et modifient sa qualité ; sucre et eau sont moins abondants ; caséine, beurre et sels sont augmentés.

ALIMENTS EMPLOYÉS DANS LA PREMIÈRE ENFANCE (*suite*) ·

LAIT DE FEMME (*suite*)	**Ses variations physiologiques et pathologiques** (*suite*)	*Maladies aiguës et chroniques* (suite) — *Maladies chroniques* ont aussi une grande influence sur la composition du lait; beurre et sels augmentent, caséine et eau diminuent; proportion du sucre reste la même. Tuberculose peut se transmettre par le lait; la transmission de la syphilis par le lait est douteuse. *Action de certains médicaments sur la sécrétion lactée* — Jaborandi, digitaline et caféine auraient une action galactogogue. Chloral diminuerait l'abondance du lait. Abondance du lait s'accroîtrait ou diminuerait en même temps que la tension du sang dans les vaisseaux (Rœhrig)
	Passage dans le lait des substances et médicaments divers introduits dans l'organisme	Parmi les substances alimentaires qui passent dans le lait, citons au 1ᵉʳ rang l'*alcool* qui détermine chez l'enfant des phénomènes d'agitation, d'insomnie, des convulsions même et à la longue du dépérissement lorsque la nourrice abuse des boissons fermentées.

Parmi les substances alimentaires qui passent dans le lait, citons au 1ᵉʳ rang l'*alcool* qui détermine chez l'enfant des phénomènes d'agitation, d'insomnie, des convulsions même et à la longue du dépérissement lorsque la nourrice abuse des boissons fermentées.

Absinthe et feuilles d'artichaut rendent le lait amer; l'odeur des alliacées et des asperges se retrouve dans le lait de la nourrice et même dans l'urine de l'enfant allaité, etc.

Beaucoup de médicaments passent également dans le lait; les principaux sont : rhubarbe, scammonée, magnésie, acide acétique, borax, antimoine, zinc, arsenic, bismuth, plomb, cuivre, fer, mercure, iode, iodoforme, iodure de potassium, bicarbonate de soude, chlorure de sodium, opium (1), jaborandi, colchique, digitaline, caféine, sulfate de quinine, etc. (Oui).

Passage dans le lait des substances alimentaires ou médicamenteuses démontre que la sécrétion lactée contribue, comme les autres sécrétions à l'élimination des principes contenus en excès dans le sang.

Passage des médicaments dans le lait est utilisé dans la thérapeutique de l'enfant en bas âge : rhubarbe et gratiole, administrées à la nourrice, purgent aussi l'enfant; on soigne la syphilis du nouveau-né en administrant du mercure et de l'iodure de potassium à sa nourrice, etc.

Les micro-organismes du lait de nourrice bien portante proviennent de l'extérieur et siègent dans les gros canaux galactophores; ils disparaissent du lait si on prend le soin de faire un pansement aseptique du mamelon pendant 2 jours. Charrier a fait, à la Maternité de Paris, l'examen de 41 laits de nourrice bien portantes (le mamelon fut lavé soigneusement avant de recueillir le lait), 14 fois les cultures ont été stériles; 27 fois elles ont donné en grande abondance du staphylococcus albus, sans autre microbe.

Si la femme qui allaite est atteinte d'une maladie microbienne, il n'est pas rare de trouver dans son lait le microbe de la dite maladie qu'elle peut transmettre à son enfant.

Les microbes de la suppuration, de l'infection puerpérale, de la tuberculose, de la scarlatine, ont été constatés dans le lait de la mère.

On connaît 6 cas probants d'infection paludéenne transmise de la mère à l'enfant par le lait (Aymard).

Bazzola a signalé, au cours de la pneumonie maternelle, la présence du pneumocoque dans le lait et l'a trouvé dans la bouche de l'enfant.

La transmission de la syphilis par le lait n'est pas encore prouvée. Toutefois Woss en 1877 a déterminé la syphilis chez une femme saine en lui injectant sous la peau du lait d'une femme syphilitique.

---

(1) On a observé des cas de narcotisme grave et même mortel chez les enfants dont la nourrice prenait de l'opium en grande quantité.

ALIMENTS EMPLOYÉS DANS LA PREMIÈRE ENFANCE (*suite*)

b. — LAITS D'ANIMAUX

Les divers laits usités ou proposés pour l'alimentation des enfants en bas âge sont les laits d'ânesse, de jument, de chèvre, de vache, de brebis.

Nous indiquons plus bas la composition centésimale de chacun de ces divers laits, y compris le lait de femme (1).

Les laits d'ânesse, de jument et de chèvre ont une proportion d'eau à peu près identique à celle du lait de femme.

Les laits de vache, de brebis et de chienne sont beaucoup plus concentrés.

α. Lait d'ânesse — Le lait d'ânesse est celui qui se rapproche le plus du lait de femme tant par la proportion de ses éléments constitutifs que par leur digestibilité. Il est très supérieur aux autres laits d'animaux tant que l'enfant n'a pas 2 mois; lorsque cet âge est dépassé, il est trop léger et est remplacé avantageusement par le lait de vache.

Il coûte très cher, ne peut être transporté parce qu'il s'altère rapidement et se stérilise difficilement.

Les ânesses sont réfractaires à la syphilis; on s'en sert aux Enfants-Assistés pour l'allaitement direct des enfants syphilitiques.

β. Lait de jument — Le lait de jument est rarement utilisé; il convient aux tout jeunes enfants comme le précédent; néanmoins la proportion de caséine qu'il renferme le rend moins digestible que le lait d'ânesse.

γ. Lait de chèvre — Le lait de chèvre, trop riche en caséine, est moins digestible que le lait d'ânesse et de jument; il contient une faible proportion de sucre. Il faut l'additionner d'une grande quantité d'eau sucrée pour les nouveau-nés; il ne doit être donné pur qu'aux enfants qui ont au moins 6 mois.

δ ε. Lait de brebis et de chienne — Le lait de brebis et surtout celui de chienne sont beaucoup trop concentrés pour pouvoir être digérés facilement. On en a totalement abandonné l'emploi.

ζ. Lait de vache — Le lait de vache est de beaucoup le plus usité pour l'allaitement mixte ou artificiel; il est cependant moins digestible que les laits d'ânesse, de jument et de chèvre; mais outre qu'il est bien facile de s'en procurer, il coûte moins cher, se conserve plus longtemps que les autres laits et peut supporter l'ébullition et la stérilisation sans s'altérer.

Composition — Lait de vache contient moins de sucre que le lait de femme; il est beaucoup plus riche en caséine.

Mauvaise digestibilité du lait de vache — Lait de vache est moins assimilable que le lait de femme; le suc gastrique digère en quelques heures la caséine du lait de femme sans qu'il en reste aucun résidu, alors que celui du lait de vache résiste beaucoup plus longtemps dans les mêmes conditions et laisse des nucléines comme résidu (Biedert).

LAITS D'ANIMAUX, LEUR VALEUR COMPARATIVE PAR RAPPORT AU LAIT DE FEMME

---

(1) COMPOSITION CENTÉSIMALE MOYENNE DES DIVERS LAITS (Filhol et Joly)
(Chiffres empruntés au Dictionnaire de Chimie de Wurtz)

	FEMME Lait de 34 jours 30 ans	ANESSE	JUMENT Lait de 25 jours 6 ans	CHÈVRE Lait d'un mois	VACHE Lait de 6 mois 7 ans	BREBIS Lait de 2 mois	CHIENNE Lait de 8 jours
Densité	1,0326	1,033	1,032	1,0323	1,027	1,035	1,034
Matières fixes							
a. Caséine et albumine	1,5	1,6	3,0	3,75	4,25	7,0	5,25
b. Beurre	3,05	2,5	2,15	2,9	8,25	7,2	9,0
c. Sucre de lait	6,66	5,1	5,2	4,44	4,75	4,0	4,0
d. Sels inorganiques	0,85		0,6	0,5	0,14	0,62	5,25
TOTAL des matières fixes	12,06	9,2	10,95	11,59	17,39	18,82	23,50
Eau	87,94	90,8	89,05	88,41	82,61	81,18	76,50

ALIMENTS EMPLOYÉS DANS LA PREMIÈRE ENFANCE *(suite)*

LAITS D'ANI-
MAUX,
LEUR VALEUR
COMPARA-
TIVE
PAR RAPPORT
AU LAIT
DE FEMME
(suite)

ζ. **Lait de vache** *(suite)*

Modifications artificielles du lait de vache : Laits additionnés, décaséinés. Digestions pancréatiques du lait

Pour tenter d'obvier au défaut de digestibilité du lait de vache, les uns *coupent* le lait en l'étendant d'une certaine quantité d'eau ; les autres rapprochent sa composition de celle du lait de femme soit en l'*additionnant d'eau et de lactose,* soit en le *décaséinant* (voir page 405). Budin et Michel ont constaté que ces diverses modifications ne changeaient en rien la digestibilité de la matière albuminoïde et furent amenés à rendre le lait de vache plus assimilable en lui faisant subir préalablement une *digestion pancréatique artificielle* (voir page 406).
— Les laits décaséinés et les digestions pancréatiques du lait de vache ont déjà donné des résultats encourageants chez les enfants débiles ; toutefois, la préparation de ces laits plus ou moins modifiés n'est pas encore tombée dans le domaine industriel.

Variations de composition chimique du lait de vache

L'abondance et la qualité du lait de vache peuvent varier d'une façon très sensible :
a. *Suivant la race :* Vaches normandes et bretonnes fournissent la meilleure qualité de lait ; les hollandaises ont beaucoup plus de lait, mais il est très aqueux et peu crémeux.
b. *Suivant les dispositions individuelles :* Des vaches de même race, ayant la même nourriture sont, les unes *beurrières,* les autres *fromagières.*
Le lait d'une même vache varie beaucoup d'un jour à l'autre ; le lait commun d'une même étable diffère au contraire très peu et doit être préféré au lait d'une même vache pour l'alimentation du nouveau-né (Gautrelet).
c. *Suivant le régime alimentaire :* Fourrage sec augmente la proportion des principes solides ; fourrages verts la diminuent.
Pommes de terre, carottes, betteraves augmentent le sucre ; luzerne, avoine donnent plus de caséine.
Asphodèle donne bon goût au lait.
Lin, colza, drèches (résidu des brasseries) donnent au lait un mauvais goût ; lait des vaches ayant mangé des drèches a souvent déterminé des entérites mortelles.
Tout un équipage anglais aurait eu des vomissements, des diarrhées, des défaillances pour avoir pris du lait de chèvres ayant brouté une certaine plante de la famille des euphorbiacées (Mackey).
Quelques plantes donnent au lait une coloration particulière : il est coloré en rouge par la garance, en jaune par le safran, en bleu par le sainfoin, etc.
d. *Suivant le séjour au grand air :* Vaches qui vont au grand air donnent le meilleur lait.
e. *Suivant la traite et l'heure de la traite :* Proportion de caséine et de sucre est généralement plus forte à la fin de la traite qu'au commencement.
Lait du matin contient moins de matériaux fixes que celui du soir.
f. *Suivant la durée du séjour du lait dans la mamelle :* Proportion des matériaux fixes est d'autant moindre qu'il s'est écoulé plus de temps depuis la dernière traite.

ALIMENTS EMPLOYÉS DANS LA PREMIÈRE ENFANCE (*suite*)

LAITS D'ANI-MAUX, LEUR VALEUR COMPARATIVE PAR RAPPORT AU LAIT DE FEMME (*suite*) — ζ. **Lait de vache** (*suite*) — *Microbiologie du lait de vache* (suite)

α. — Microbiologie du lait de vache saine

Lait de vache saine ne contient aucun microbe si on lave avec soin le pis de l'animal avant la traite.

Néanmoins les microbes ne tardent pas à s'y développer en grand nombre et d'autant plus abondamment que le lait est un excellent milieu de culture pour les micro-organismes. Miquel y a trouvé 9000 bactéries par centimètre cube au bout de 2 heures par le seul fait de l'exposition du lait à l'air et 5.600.000 et même plus après 24 heures.

Divers modes d'apport extérieur des microbes dans le lait de vache saine

a. *Pis de la vache :* Pis sont plus ou moins salis par le fumier et peuvent contaminer le lait s'ils ne sont pas lavés avant la traite.

b. *Poussières de l'air :* Germes de l'air se déposent à la surface du lait et y pullulent. Principaux microbes observés sont les suivants : pneumocoque de Friedlaender, streptocoques, bacilles virgules, bacilles de la diphtérie et de la tuberculose, etc.

c. *Eau de coupage et de nettoyage :* Eau qui sert à couper le lait ou à nettoyer les vases destinés à le recueillir peut provenir d'un puits ou d'un ruisseau contaminé par des déjections typhiques, cholériques, etc.

d. *Malpropreté des vases et des biberons :* Les vases et les biberons mal entretenus ont souvent déterminé des diarrhées meurtrières surtout au moment des grandes chaleurs.

e. *Mouches :* Elles sont un agent de transmission microbienne assez fréquent. Spillmann et Haushalter (1892) obtinrent des colonies de bacilles virgules en renfermant dans des ballons de verre contenant de la gélatine neuf mouches préalablement mises en contact avec des intestins de cholériques.

f. *Bouche de l'enfant :* Lait peut entraîner dans le tube digestif les microbes contenus dans la bouche de l'enfant ; leptothrix buccalis, vibrions, bacilles, etc.

Microbes observés dans le lait de vache saine

a. *Microbes saprogènes* ou *saprophytes du lait :* Ils sont bénins et donnent un goût désagréable au lait. Pour que ce dernier devienne inutilisable, il faut qu'il y en ait plus de 100 000 par centimètre cube.

b. *Microbes pathogènes :* Les maladies qu'ils développent sont subordonnées à leur espèce. Tous les microbes pathogènes peuvent pulluler dans le lait qui est un excellent bouillon de culture ; la présence de tels ou tels microbes dans le lait n'est qu'une question de milieu et de moment. Hort a relaté 72 épidémies dues à la contagion par le lait.

ALIMENTS EMPLOYÉS DANS LA PREMIÈRE ENFANCE (*suite*)

LAITS D'ANIMAUX, LEUR VALEUR COMPARATIVE PAR RAPPORT AU LAIT DE FEMME (*suite*)

ζ. Lait de vache (*suite*).

Microbiologie du lait de vache (suite)

β. — **Microbiologie du lait de vache atteinte de maladie infectieuse**

La bactéridie charbonneuse, le pneumocoque de la péripneumonie, le germe de la scarlatine que les Anglais croient être d'origine bovine, le virus de la rage, les microbes de la fièvre aphteuse, du typhus, de la tuberculose ont été observés dans les laits de vache atteintes de ces diverses maladies; ces divers laits contaminés directement peuvent transmettre la même infection au nourrisson; toutefois la transmission de la rage par le lait est rare, même expérimentalement (Nocard et Roux).

Ses falsifications

Lait de vache est malheureusement trop souvent falsifié.

Le plus généralement on lui enlève une partie de sa crème et on l'étend d'eau.

Certains lui rendent sa couleur avec du caramel, des carottes ou des oignons torréfiés, etc., — d'autres y ajoutent du sucre, de la dextrine, du sel pour qu'il ait le goût moins plat; — quelques-uns y délayent de la cervelle pour remplacer les globules de beurre, le font devenir mousseux avec du blanc d'œuf; un certain nombre y mélange de la farine, de la gélatine, de la gomme pour le rendre plus épais; on y a introduit du bicarbonate de soude, de l'eau, de l'acide borique et de l'acide salicylique, etc.

C. — SUCCÉDANÉS DU LAIT OU ALIMENTS DE LA PREMIÈRE ENFANCE AUTRES QUE LE LAIT

SUCCÉDANÉS DU LAIT OU ALIMENTS DE LA PREMIÈRE ENFANCE AUTRES QUE LE LAIT (*suite*)

Lait condensé ou concentré ou lait suisse

Lait condensé s'obtient en ajoutant 75 grammes de sucre par litre de lait de vache et en réduisant par évaporation son volume de 5 à 1.

Lait suisse est conservé dans des boîtes en fer blanc, hermétiquement closes. Il a la consistance du miel.

Mode d'emploi : 1er mois, 1 cuillérée de lait et 16 cuillérées d'eau; 2e mois, 1 de lait et 12 d'eau ; à 6 mois, 1 de lait et 1 d'eau.

Ses effets : Prospérité des enfants n'est qu'apparente; ils résistent mal aux influences morbides.

Ses usages : Lait condensé est très utile à bord des bateaux.

Crème de Biedert

Elle comprend 6 mélanges différents ; le 1er est très léger, les autres sont de plus en plus substantiels.

Le 1er mélange se compose de 3/8e d'eau bouillie, d'1/8e de crème naturelle et de 15 grammes de sucre de lait. Les 5 autres mélanges ne diffèrent du 1er que par la proportion de lait de vache qui y est ajoutée (2e 1/16e de litre de lait de vache, 3e 1/8e, 4e 1/4, 5e 3/8e, 6e 1/2).

Crème de Biedert n'est en somme que du lait de vache plus ou moins décaséiné; elle se conserve dans des boîtes métalliques.

Ses effets : Crème de Biedert est moins mal supportée que le lait de vache; elle est inférieure au lait de femme ou d'ânesse.

Aliments préparés avec des œufs

Boisson albumineuse des 1res semaines : blanc d'œuf battu, sel marin, sucre et eau bouillie. (Cette boisson rend de grands services dans la diarrhée).

Au bout de quelque temps, ajouter à cette boisson un jaune d'œuf cru ; un peu plus tard, y introduire un quart de lait et arriver progressivement à l'usage du lait pur.

A la fin de la 1re année on peut donner un lait de poule (jaune d'œuf délayé dans de l'eau sucrée ou du bouillon), ou mélanger un jaune d'œuf à la panade.

Ne donner un œuf complet qu'au commencement de la 2e année (œuf à la coque ou œuf bouilli à peine cuit).

ALIMENTS EMPLOYÉS DANS LA PREMIÈRE ENFANCE *(suite)*

SUCCÉDANÉS DU LAIT OU ALIMENTS DE LA PREMIÈRE ENFANCE AUTRES QUE LE LAIT *(suite)*

Aliments lactés et amylacés (Farine, fécule, pain)

Aliments amylacés ne doivent jamais être donnés avant le 6ᵉ mois, le nouveau-né étant, comme nous l'avons vu, peu apte à digérer les substances amylacées; il vaut mieux n'en commencer l'usage qu'au 9ᵉ ou au 10ᵉ mois.

Potages et bouillies avant le 6ᵉ et 7ᵉ mois ont fait périr plus d'enfants en bas âge que toutes les maladies ensemble (Levret).

Farine lactée de Nestlé
C'est un mélange de farine de froment ou de légumineuses et de lait desséché dans le vide.
Mode d'emploi : Faire bouillir 1 cuillérée à soupe du mélange avec 10 cuillérées d'eau.

Potage de Liebig
Il est très usité en Allemagne; c'est une préparation dans laquelle on a réuni artificiellement les principaux éléments azotés et hydrocarbonés du lait.
Composition : Farine de lait 20 gr., lait de vache 200 gr., orge germée 20 gr., eau additionnée de 18 % de bicarbonate de soude 15 gr.
Appréciation : Ce potage, long à préparer, demande beaucoup de soins et ne vaut pas dans la pratique les bouillies et biscottes bien préparées.

Bouillies
Elles devront être bien cuites et dépourvues de grumeaux; légères au début, elles ne seront épaissies qu'au fur et à mesure que l'enfant s'y habitue.
Bouillies seront préparées avec de l'eau, du lait et une des farines ou fécules suivantes :
Farines utilisées pour les bouillies : Farine de riz, de froment, d'orge ou d'avoine.
Fécules usitées pour les bouillies : Tapioca, *arrow-root* (fécule retirée dans l'Inde de la racine du maranta indica), *racahout* (mélange de cacao, sucre, vanille, fécule de pommes de terre, farine de riz), *sagou* (fécule extraite de la tige du sagoutier).

Panades
Panades se font soit avec du *pain ordinaire,* soit avec de la *biscotte* (pain de choix séché au four ou grillé) qu'on délaye dans un peu d'eau, de lait ou de bouillon.
Panades doivent être cuites pendant plusieurs heures de façon à réduire le pain en bouillie impalpable; on y ajoute souvent un jaune d'œuf.

B. — DE L'ALLAITEMENT OU DES DIVERS MODES D'ALIMENTATION DE L'ENFANT EN BAS AGE

DE L'ALLAITEMENT

Définition
L'allaitement est le terme générique sous lequel on désigne les divers modes d'alimentation usités chez l'enfant en bas âge depuis sa naissance jusqu'à l'âge de 2 ans environ, c'est-à-dire jusqu'au moment où le lait cesse de devenir l'aliment de fond, ayant été remplacé graduellement par des substances de plus en plus nutritives, d'abord amylacées, puis azotées. (P. B.)

2 périodes distinctes dans l'allaitement
Allaitement approprié au développement des fonctions digestives de l'enfant en bas âge, comprend :
1° Une *période lactée,* dans laquelle l'enfant est nourri exclusivement de lait ;
2° Une *période de transition* ou *période mixte* dans laquelle le lait devient de moins en moins la base de l'alimentation et est remplacé graduellement par des aliments de plus en plus nutritifs qui proviennent de l'alimentation commune et qui varient comme cette dernière suivant les coutumes des différents milieux et pays (P. Bouquet).

Division de l'allaitement
a. *Allaitement naturel* { Allaitement maternel. / Allaitement par une nourrice.
b. Allaitement par un animal.
c. Allaitement artificiel.
d. Allaitement mixte.
} Leur étude comparative.

a. — ALLAITEMENT NATUREL

a. ALLAITEMENT MATERNEL

Indices permettant de prévoir à l'avance si une femme enceinte sera bonne nourrice ou non

Il est très difficile de pouvoir dire à l'avance si une femme enceinte sera bonne nourrice.

Mamelons rentrants, ombiliqués sont d'un fâcheux augure.

Indices fournis par les règles : Femmes qui ont des règles peu abondantes, irrégulières auraient généralement peu de lait (Trousseau).

Indices fournis par le colostrum : Si colostrum est peu abondant pendant la grossesse, femme aura peu de lait; — ce dernier sera aqueux et pauvre si colostrum est lui-même aqueux; un colostrum abondant, épais indique qu'il y aura beaucoup de lait (Donné).

— Tous ces indices comportent beaucoup d'exceptions.

Disons en terminant que les cas d'*agalactie primitive* (absence de sécrétion lactée) sont rares (1 fois sur 500).

Agalactie primitive résulte le plus souvent d'un défaut de développement de la glande ou d'une atrophie de cet organe au milieu d'un tissu adipeux abondant.

Ses indications

générales : Allaitement maternel étant le seul naturel, le seul normal, *toute femme saine devra élever son enfant au sein.*

Les faits cliniques montrent qu'elle y a tout avantage : régression utérine est plus rapide et plus complète chez les femmes qui allaitent; — corps fibreux diminuent; — métrite chronique et déviations utérines sont plus rares chez elles (Legay et Aran); — hypertrophie, congestions de l'utérus sont surtout dues à l'absence d'allaitement ou à la stérilité (Pinard).

absolues :

a. *Mère syphilitique :* Toute femme syphilitique doit nourrir son enfant et ne jamais le confier à une nourrice mercenaire.

Nous avons vu page 171 que l'enfant sain ne pouvait jamais être contaminé par sa mère syphilitique (loi de Profeta).

b. *Enfant syphilitique :* Enfant syphilitique ne pouvant jamais contaminer sa mère (loi de Colles ou mieux de Baumés), devra être nourri par elle.

Ses contre-indications

absolues : Maladies du cœur, du cerveau, des poumons, et en particulier la *tuberculose* ancienne ou récente; d'une façon générale la plupart des maladies chroniques et les états anémiques.

relatives :

a. Hystérie et tous les états neurasthéniques en général. (Allaitement est parfois favorable aux névropathes; le faire cesser si l'enfant souffre des variations brusques de composition du lait auxquelles ces malades sont particulièrement sujettes).

b. Albuminurie : Pinard se déclare toutefois partisan de l'allaitement dans les cas où l'albuminurie est transitoire et manifestement liée à l'état de grossesse.

Précautions à prendre en prévision de l'allaitement

Éviter de comprimer les seins dans un corset trop serré.

Pendant tout le dernier mois, procéder à la préparation du mamelon : A cet effet, le laver chaque matin avec de l'eau-de-vie ou de la teinture d'arnica; ces lotions auront l'avantage de raffermir le mamelon et l'aréole et de les débarrasser des coagula de matière sébacée ou de colostrum.

Pendant 15 derniers jours pratiquer succions sur mamelon s'il est aplati ou ombiliqué; aspirations seront faites soit au moyen de la téterelle bi-aspiratrice, soit à l'aide d'une pipe; savoir que la préparation du mamelon a parfois provoqué l'accouchement avant terme; Pinard n'en est pas partisan.

ALLAITEMENT NATUREL *(suite)*

α. ALLAITEMENT MATERNEL *(suite)* — **Hygiène de l'allaitement**

Hygiène générale

Éviter toutes les circonstances qui peuvent avoir une influence sur la sécrétion lactée :

Mener une vie calme et régulière.

Tout en ne se fatiguant pas, faire des exercices modérés ; sortir chaque jour pendant 1 heure ou 2.

Se coucher de bonne heure.

Rapports conjugaux seront peu fréquents, toute excitation génitale ayant une influence défavorable sur la sécrétion lactée ; ni émotion violente, ni chagrin, ni peur, ni colère.

Femme qui nourrit pourra prendre des bains tièdes et courts sans inconvénient ; elle pourra continuer l'usage de l'eau froide et de l'hydrothérapie si elle y est habituée.

Le retour de la menstruation n'est pas une cause de cessation de l'allaitement.

Toute grossesse intercurrente doit faire cesser l'allaitement (sauf pendant les mois chauds, *Pinard*) pour éviter à la femme un surcroît de fatigue.

Régime

Alimentation : Choisir des aliments substantiels ; alimentation azotée augmenterait le beurre et la caséine ; féculents (haricots, lentilles, etc.), rendraient le lait plus abondant.

S'abstenir d'aliments qui donnent de l'odeur au lait : ail, asperges, oignons, carottes, salade, tomates.

Boissons : Vin coupé d'eau ou bière qui paraît augmenter le lait.

Usage modéré du café, du thé et des liqueurs, alcool passant dans le lait et provoquant de l'insomnie chez le nourrisson.

Tisane d'orge, de réglisse ou eau pure.

Certains défendent le lait à cause de son action diurétique (?) (beaucoup d'albuminuriques, qui sont au lait sont d'excellentes nourrices).

Soins mammaires pendant l'allaitement — *Soins mammaires prophylactiques*

Si femme qui allaite fait usage du corset, avoir soin qu'il soutienne les seins sans les comprimer.

Pour empêcher dans une certaine mesure l'*exfoliation épidermique du mamelon*, ne pas laisser l'enfant jouer avec le bout de sein ni le mordiller pendant les tétées.

Pour éviter lymphangites et par suite abcès du sein, laver le mamelon avant et après chaque tétée avec une solution boriquée ou légèrement alcoolisée et l'essuyer avec soin. Dans l'intervalle des tétées, recouvrir le bout de sein avec un tampon d'ouate hydrophile ou avec une étoffe fine d'une propreté absolue. La femme qui allaite étant obligée de mettre le mamelon dans la bouche de l'enfant, *lui recommander de bien nettoyer ses mains avant de donner à boire.*

Pansement prophylactique de Tarnier (Actuellement réservé aux gerçures et crevasses)

Tarnier appliquait *systématiquement* sur les seins de toute nouvelle accouchée des compresses imbibées d'une solution de sublimé à 0.20 pour 1.000.

Il commençait le pansement dès que l'accouchée était transportée dans son lit et le continuait pendant 3 semaines à 1 mois.

ALLAITEMENT NATUREL *(suite)*

α. ALLAITEMENT MATERNEL *(suite)*

Hygiène de l'allaitement *(suite)*

Soins mammaires pendant l'allaitement (suite)

Soins mammaires prophylactiques (suite)

Pansement de Tarnier (suite). — Il employait le même traitement pour les gerçures et crevasses. Avec les pansements sublimés préventifs, il n'a pas eu un seul abcès sur 4.000 accouchements.

Pansement des seins en cas de gerçures et crevasses (suite). — Si malgré précautions prises, il se produit des éraillures, des gerçures ou des crevasses du mamelon par suite des mouvements de succion répétés, faire usage jusqu'à guérison complète des pansements humides antiseptiques, qu'on préférera aux onguents et pommades qui ne sont pas toujours préparés aseptiquement et fermentent facilement.

Pansements antiseptiques le plus communément employés sont ceux de Pinard et de Lepage, et celui de Tarnier, dont nous avons parlé précédemment; il est rare qu'ils provoquent de l'hydrargyrie; dans ce cas, remplacer les compresses mercurielles par linges bouillis trempés dans de l'eau boriquée saturée.

Pansement de Pinard. — Application permanente sur le sein de compresses stérilisées, préalablement trempées dans la mixture suivante: glycérine 500 gr., eau stérilisée 450 gr., alcool 50 gr. biodure de mercure 10 cent., iodure de potassium q. s. Compresses seront recouvertes d'une toile imperméable. Une couche de ouate appliquée sur cette dernière et une ceinture de flanelle complètent le pansement.

Pansement de Lepage. — Appliquer sur le mamelon et l'aréole un rond de linge aseptique, imbibé d'un mélange à parties égales de glycérine et de liqueur de Van Swieten.

Quel que soit le pansement employé, avoir soin de nettoyer la bouche de l'enfant avant de le mettre au sein, et laver le mamelon avant (Hg étant dangereux pour l'enfant) et après chaque tétée soit avec de l'eau bouillie, soit avec de l'eau légèrement salée ou boriquée.

Refaire le pansement humide dès que l'enfant a cessé de boire et que le bout de sein a été nettoyé.

Direction générale de l'allaitement maternel

Indications générales sur le début de l'allaitement. — Ne pas attendre la montée laiteuse pour donner le sein, sans quoi il devient dur et le nouveau-né saisit plus difficilement le mamelon.

Ne permettre à l'accouchée de mettre l'enfant au sein que lorsqu'elle a pris un repos de 8 à 10 heures et même davantage, si le travail a été pénible.

Ne rien *donner à l'enfant pendant les 8 ou 10 heures qui suivent sa naissance :* ni eau sucrée, ni *eau de fleurs d'oranger* qui lui donne des nausées et vomissements.

ALLAITEMENT NATUREL (*suite*)

α. ALLAITEMENT MATERNEL (*suite*) — Direction générale de l'allaitement maternel (*suite*)

Indications générales sur le début de l'allaitement (suite)

Nouveau-né qu'on gorge d'eau sucrée dort mal et souvent vomit, alors qu'il dort paisiblement si on ne lui ingurgite aucun liquide.

Si enfant ne peut être mis au sein avant 24 ou 36 heures, attendre que les 8 premières heures de sa naissance soient écoulées, puis lui donner toutes les 2 heures 1 à 2 cuillerées à café d'eau bouillie sucrée additionnée d'un 1/3 de lait de vache ou de 2 à 3 gouttes de cognac. Pinard ordonne du lait pur

Manière de faire téter l'enfant

a. *Position à donner à l'enfant :* Pendant les 2 ou 3 premiers jours accouchée ne doit pas s'asseoir dans son lit, et est obligée pour faire boire son enfant de le placer parallèlement à elle et de se pencher un peu vers lui pour lui donner le sein.

Dès qu'elle peut se mettre sur son séant elle prend son enfant dans les bras et le fait téter en le plaçant transversalement à elle et en ayant soin que la tête soit un peu plus élevée que les pieds.

Lorsque la femme est levée, elle s'assied de préférence sur un siège bas pour donner à boire à son enfant, le tient transversalement à elle et lui maintient sans fatigue la tête plus élevée si elle prend le soin de poser sur un tabouret le pied de même nom que le sein qu'elle donne.

b. *Difficultés fréquentes des premières tétées :* Si certains enfants prennent le sein d'emblée et pratiquent immédiatement la succion, beaucoup sont inhabiles à téter et mettent plusieurs jours avant d'en prendre l'habitude. *Mères doivent alors s'armer de patience et ne pas se décourager.*

Certains enfants ne peuvent saisir le mamelon : en presser la base entre l'index et le médius, le rendre aussi saillant que possible et l'introduire au-dessus de la langue, jamais au-dessous.

D'autres saisissent bien le mamelon, mais le lâchent presque immédiatement parce qu'ils ne peuvent plus respirer, le sein obstruant les narines : dégager les orifices du nez en déprimant à leur niveau la mamelle avec les doigts.

Un certain nombre prennent le mamelon, le gardent, mais n'exercent aucun mouvement de succion : faire sourdre soit par pression, soit à l'aide d'une téterelle quelques gouttes de colostrum ou de lait, de façon à forcer l'enfant à faire quelques mouvements réflexes de succion qui l'amènent souvent à téter.

Quelques-uns refusent le sein et crient quand on veut les faire téter : il arrive souvent que ces enfants ont pris peu de temps auparavant soit un peu de tilleul, soit un peu d'eau sucrée coupée avec du lait de vache. — Ne mettre les enfants au sein que lorsqu'ils ont bu depuis un certain temps (2 heures environ); ils sont plus disposés à prendre le mamelon lorsqu'ils sont un peu affamés. Si malgré tout, ils ne veulent pas téter, user de patience et de persévérance et faire de nouvelles tentatives toutes les 2 heures jusqu'à réussite.

ALLAITEMENT NATUREL (*suite*)

a. ALLAITEMENT MATERNEL (*suite*) — **Direction générale de l'allaitement maternel** (*suite*)

Manière de faire téter l'enfant (suite)

c. *Surveillance de l'enfant pendant les tétées :* Toute femme qui allaite doit s'assurer 1° que l'enfant fait des mouvements de succion et 2° qu'il avale à intervalles assez réguliers. A cet effet, examiner le larynx qui doit remonter à chaque mouvement de déglutition ; cette précaution est le plus souvent inutile, la déglutition s'accompagnant presque toujours d'un bruit de glouglou caractéristique.

d. *Bonnes habitudes à donner à l'enfant pendant et immédiatement après les tétées :* L'empêcher de boire mollement et par intervalles et de s'endormir pendant qu'il tette ; ne pas le laisser jouer avec le mamelon, ni le lâcher pour le reprendre au bout de quelques instants.

Jusqu'à la montée du lait, donner les 2 seins à chaque tétée pour favoriser la sécrétion lactée ; dès qu'elle est établie, *habituer l'enfant à ne prendre qu'un sein à chaque tétée :* Lait est plus substantiel, plus nourrissant ; risques d'exfoliation épidermique du mamelon sont beaucoup moindres, la succion étant moins souvent répétée.

Mettre l'enfant dans son berceau dès qu'il a bu, même le jour, pendant les 2 ou 3 premiers mois. Ne jamais l'endormir sur les bras ; il subit de ce fait de petites secousses réitérées qui facilitent les régurgitations et les vomissements.

Durée des tétées

15 à 20 minutes en moyenne si l'enfant tette bien. S'il reste plus longtemps au sein, ou on lui a laissé prendre de mauvaises habitudes, ou l'insuffisance de la sécrétion lactée le force à téter plus énergiquement et l'oblige à se reposer par moments, ou il n'a pas assez de vitalité pour faire des mouvements de succion suffisants.

Données générales sur la fréquence des tétées ; nécessité de leur régularité

Capacité stomacale du nouveau-né augmentant au fur et à mesure qu'il avance en âge, tétées deviendront de plus en plus copieuses et de moins en moins fréquentes.

Laisser toujours un intervalle minimum de 2 heures entre chaque tétée pour que la digestion puisse être complète.

Tétées seront plus espacées la nuit que le jour pour permettre à la mère de prendre un repos suffisamment réparateur ; toutefois l'enfant ne devra jamais rester plus de 5 à 6 heures sans boire si on ne veut l'exposer à la dilatation de l'estomac, par suite de l'ingestion d'une trop grande quantité de liquide quand il est affamé.

Régularité dans les repas est un principe d'hygiène qui s'applique aussi bien à l'enfant au sein qu'à l'adulte ; avec un peu de persévérance l'enfant s'habitue assez facilement à téter à des heures régulières.

Un enfant bien réglé se réveille la nuit à heure fixe et le jour ne demande à boire qu'au moment voulu.

Nombre des tétées pendant les diverses périodes de l'allaitement

D'une manière générale, tétées devront être réglées comme suit :

1ᵉʳ trimestre
- Le jour : 1 tétée toutes les 2 heures.
- La nuit : 2 tétées (1 toutes les 4 heures).

2ᵉ trimestre
- Le jour : 1 tétée toutes les 3 heures.
- La nuit : 1 tétée vers 3 ou 4 h. du matin.

3ᵉ et 4ᵉ trimestres
- Le jour : 1, 2, puis 3 tétées sont remplacées par des aliments.
- La nuit : tétée de la nuit ne doit être supprimée qu'après le 4ᵉ trimestre.

ALLAITEMENT NATUREL (*suite*)

α. ALLAITEMENT MATERNEL (*suite*)

Direction générale de l'allaitement maternel (*suite*)

Quantité de lait ingérée par tétée et par jour

Quantité de lait ingérée par tétée s'obtient en pesant l'enfant immédiatement avant et après chaque tétée et en faisant la différence des pesées.

Quantités de lait par tétée et par jour (Bouchaud)

Par tétée	Par jour		Par tétée	Par jour
1er jour : 3gr	30gr	jusqu'à 1 mois	60gr	600gr
2e — : 15	150	2e et 3e mois	70	650
3e — : 40	400	4e et 5e mois	100	750
4e et 5e j. : 55 (1)	550	6e mois	120	800
		7e m. et au-delà 150		900

Durée de l'allaitement

En moyenne de 12 à 14 mois ; si l'enfant est chétif et ne supporte pas les succédanés du lait, allaitement peut aller jusqu'à 18 mois, rarement davantage.

Difficultés de l'allaitement

a. *Difficultés provenant de la mère*

α. *Brièveté, ombilication du mamelon :* Préhension directe du mamelon étant difficile ou impossible, dans ces 2 cas y remédier par l'emploi soit du bout de sein du Dr Bailly, soit de la téterelle bi-aspiratrice d'Auvard.

Bout de sein se compose d'une cupule en verre qui coiffe le mamelon et est surmontée d'une tétine en caoutchouc. — Succion de cet appareil est très pénible et exige que l'enfant soit vigoureux.

Téterelle bi-aspiratrice se compose d'une cupule en verre terminée par une ampoule qui forme réservoir et est munie de 2 tubes en caoutchouc, l'un supérieur destiné à la mère, l'autre inférieur destiné à l'enfant. En aspirant sur l'embout du tube supérieur la mère fait sourdre le lait qui tombe dans l'ampoule et peut ainsi à son gré épargner totalement ou partiellement la fatigue de la succion à son enfant.

Dans l'intervalle des tétées le bout de sein ou la téterelle doivent être nettoyés minutieusement et plongés en permanence dans de l'eau boriquée saturée ou dans une solution alcaline.

β. *Gerçures et crevasses du mamelon :* Elles sont très fréquentes, déterminées par le mâchonnement de l'enfant ou le défaut de soins mammaires et provoquent pendant la tétée des douleurs quelquefois telles que l'allaitement devient un véritable supplice et que les femmes les plus courageuses ne peuvent s'empêcher de crier.

Pour éviter l'agrandissement des gerçures et rendre les tétées moins douloureuses, faire usage du bout de sein ou de la téterelle bi-aspiratrice. — Favoriser la cicatrisation de ces gerçures par l'application de pansements antiseptiques (voir page 419).

Si gerçures ou crevasses se compliquent de lymphangites ou d'abcès du sein par suite d'infection ; cesser momentanément l'allaitement du côté malade et appliquer un bandage mammaire humide, antiseptique et surtout compressif.

Nous avons vu page 382 qu'on ne pouvait recommencer à donner le sein que 3 ou 4 jours après la disparition des accidents inflammatoires.

---

(1) Ces chiffres concernent multipares et non primipares dont la quantité de lait peut être à peu près nulle pendant les 3 ou 4 premiers jours.

ALLAITEMENT NATUREL (*suite*)

a. ALLAITE- / MENT / MATERNEL. / (*suite*)

Difficultés de l'allaitement (*suite*)

b. Difficultés provenant de l'enfant

Débilité congénitale,
Vices de conformation des lèvres, de la langue ou de la voûte palatine,
Paralysie faciale obstétricale.

Si impossibilité de téter, recourir à la téterelle bi-aspiratrice ou au gavage.

Brièveté du frein de la langue ou filet : Dans ce cas exceptionnel (1 fois sur 1000), placer le frein dans la fente de la plaque d'une sonde cannelée et le sectionner au-dessous de l'instrument, aussi loin que possible de la langue afin d'éviter la blessure des veines ranines. — Accidents possibles de la section du filet sont : le renversement de la langue en arrière et une hémorragie entretenue par les mouvements de succion et difficile à arrêter (pression modérée avec un tampon trempé dans de l'eau alcoolisée ou de l'eau de Pagliari, attouchement du vaisseau lésé avec un stylet chauffé à blanc).

Indications de cesser l'allaitement commencé

Indications provenant de la mère

Indications momentanées

Maladies aiguës de courte durée (embarras gastrique, grippe, angine). Femme devra cesser immédiatement l'allaitement ou s'aider avec le biberon.

Indications absolues

Bronchites rebelles.

Maladies infectieuses graves et contagieuses (fièvre typhoïde, fièvres éruptives, érysipèle, etc.), supprimer l'allaitement pour éviter l'épuisement de la mère et l'empoisonnement de l'enfant par un lait altéré, riche en toxines ; éloigner l'enfant dans la crainte de contagion.

Épuisement dû à l'allaitement et dont les caractères sont les suivants : (insomnie, inappétence, amaigrissement progressif, désordres nerveux graves, etc.).

Agalactie secondaire due soit à une maladie intercurrente, soit à une émotion morale.
Pauvreté du lait en éléments solides.

Galactorrhée caractérisée par un écoulement continu d'un lait trop abondant et trop fluide, et déterminant chez la femme des signes d'épuisement.

Grossesse confirmée (si la mère commence à fatiguer).

Indications provenant de l'enfant

Mauvais état général révélé par les 2 principaux signes suivants :

a. *Déperdition continue de poids* sans cause morbide spéciale telle que lymphangites de l'ombilic, bronchite, coryza, conjonctivite purulente, muguet qui provoquent toujours un certain arrêt dans l'accroissement.

b. *Selles vertes, diarrhéiques,* persistantes accompagnées d'érythème indiquent un état athreptique. (Savoir imposer rapidement le changement de nourrice et montrer à la mère les dangers que courrait son enfant si elle persistait à vouloir l'allaiter).

ALLAITEMENT NATUREL (*suite*)

β. ALLAITEMENT PAR UNE NOURRICE MERCENAIRE

2 catégories de nourrices

a. *Nourrices sur lieu*, qui viennent habiter le domicile des parents de l'enfant qu'elles ont accepté d'allaiter; ce sont celles qui offrent le plus de sécurité puisqu'on peut établir une surveillance permanente.

b. *Nourrices à distance* qui emportent chez elles le nourrisson qui leur est confié; elles ne sont que trop rarement surveillées, et malgré la loi Roussel qui s'efforce de protéger les enfants en bas âge, les résultats obtenus sont généralement déplorables.

Choix d'une nourrice

Indications générales

Nourrice devra être robuste, active, et avoir autant que possible des habitudes de propreté; elle sera patiente et douce avec les enfants.

Elle ne sera ni trop jeune ni trop âgée (entre 20 et 30 ans).

Multipares seront préférées aux primipares; elles sont moins sujettes aux variations de la sécrétion lactée, sont plus habituées aux soins à donner aux enfants et ont fait preuve qu'elles pouvaient supporter les fatigues de l'allaitement; elles offriront de sérieuses garanties si elles ont déjà été nourrices sur lieu et si les renseignements qu'il est facile de se procurer leur sont favorables.

Nourrice devra être complètement rétablie de son accouchement et ne perdre ni en rouge ni en blanc; elle aura accouché depuis au moins 3 mois de façon à pouvoir se rendre compte si son enfant ne présente pas d'accidents syphilitiques.

Ne pas choisir une nourrice accouchée depuis plus de 8 à 10 mois, non parce que le lait est trop ancien (il est reconnu aujourd'hui que depuis les premiers temps jusqu'à la fin de l'allaitement la composition du lait reste sensiblement la même), mais parce qu'on s'expose à avoir une femme qui ne pourra pas terminer l'allaitement du nourrisson.

Filles-mères et femmes mariées ont chacune leurs inconvénients : avec la fille-mère primipare, redouter la cessation prématurée de la sécrétion lactée; avec une fille-mère multipare craindre tout particulièrement l'inconduite; — avec une femme mariée, généralement préférée, on peut être tourmenté par les réclamations incessantes du mari.

Examen médical

Examen général : Nourrice devra ne présenter *aucune tare diathésique* et ne pas avoir d'antécédents héréditaires.

Chaque appareil sera examiné minutieusement.

Se méfier tout particulièrement :

1° De la nourrice elle-même

1° De la *scrofule :* S'assurer qu'il n'existe ni blépharite chronique, ni adénites cervicales, ni écrouelles, ni otorrhée;

2° De la *tuberculose :* Refuser impitoyablement toute nourrice dont l'auscultation de la poitrine laissera à désirer ou sera quelque peu suspecte;

3° De la *syphilis :* Bien vérifier qu'il n'existe ni plaques muqueuses de la bouche, ni ganglions mastoïdiens, etc.;

4° De l'*hystérie* (clou hystérique, boule œsophagienne, etc.) et de l'*épilepsie,* un enfant ne pouvant être confié à une femme présentant une tare nerveuse.

ALLAITEMENT NATUREL (*suite*)

β. ALLAITEMENT PAR UNE NOURRICE MERCENAIRE (*suite*)

Choix d'une nourrice (*suite*)

Examen médical (suite)

1° De la nourrice elle-même (suite)

S'assurer du bon état du *tube digestif* : Dentition doit être bonne, les dents cariées occasionnent souvent des digestions pénibles, des fluxions et névralgies qui troublent le sommeil, l'appétit et par suite la sécrétion lactée. — Amygdales hypertrophiées sont souvent le siège d'angines à répétition. Tout trouble gastrique ne saurait qu'être défavorable à la sécrétion lactée.

Ni affection cardiaque ni albuminurie.

S'informer s'il n'y a pas de nouvelle grossesse et au besoin le constater.

Examen local : Se rendre compte que les 2 seins ont sensiblement le même volume, que le mamelon est bien conformé, dépourvu de crevasses, et que le lait sort facilement et abondamment quand la nourrice presse au niveau de la base du mamelon. — Se méfier des seins mous ou trop gras par prédominance du tissu adipeux ; les seins *pleins de nodosités et sillonnés de veines bleuâtres,* (indice d'une grande activité circulatoire), fournissent généralement du lait en abondance, alors même qu'ils sont peu volumineux, la richesse en lait dépendant non du volume du sein, mais du développement du tissu glandulaire.

2° De l'enfant de la nourrice

Examen du lait de la nourrice : L'examen du lait à l'œil nu ne saurait donner de résultats sérieux ; l'analyse chimique donne des renseignements plus positifs ; toutefois on ne saurait mieux juger du lait de la nourrice que par l'état de l'enfant. Pour qu'une nourrice soit acceptable, son enfant doit être bien en chair, avoir au moins 3 mois et ne pas présenter de syphilides ni aux ailes du nez, ni aux lèvres, ni à la région ano-génitale. — Etre bien sûr de l'identité de l'enfant, le peser pour voir si son poids correspond à son âge. Faire téter l'enfant devant soi, et voir s'il est obligé, pour se rassasier, de prendre les 2 seins et de les vider complètement, ce qui indiquerait une insuffisance de lait chez la nourrice.

Hygiène de la nourrice

Régime

Alimentation : Autant que possible conserver à la nourrice son alimentation habituelle ; ne l'accoutumer que progressivement à la nourriture substantielle des gens aisés, sous peine de lui occasionner une constipation opiniâtre et une grande diminution de la sécrétion lactée.

Boissons : Aux repas soit vin (un 1/2 litre par jour), soit bière ou cidre (1 litre par jour).

En dehors des repas, eau, tisane d'orge ou de réglisse (coco).

Ni café, ni alcool.

— L'expérience a prouvé qu'il vaut mieux que les nourrices prennent leurs repas avec les domestiques, à condition de les surveiller indirectement.

ALLAITEMENT NATUREL (*suite*)

β. ALLAITEMENT PAR UNE NOURRICE MERCENAIRE (*suite*)

Hygiène de la nourrice (*suite*)

Hygiène générale — Nourrice étant le plus souvent habituée à la vie au grand air, la faire sortir tous les jours. L'occuper aux petits travaux de la maison, sans la fatiguer; la faire coucher de bonne heure et lui éviter toutes les contrariétés et émotions qui peuvent influer sur la sécrétion lactée. Habituer la nourrice aux bains de propreté; exiger qu'elle en prenne un dès son arrivée.

Soins mammaires —
a. *Pendant le voyage :* Quand nourrice vient de loin sans son enfant, elle devra, pour éviter l'engorgement, vider ses seins avec un tire-lait.
b. *Pendant l'allaitement :* Les mêmes que ceux indiqués à l'allaitement maternel (p. 418).

Direction générale de l'allaitement par une nourrice

Difficultés fréquentes des 1res tétées —
a. *Nourrisson n'a jamais tété :* Nous avons vu à l'allaitement maternel combien certains nouveau-nés prenaient difficilement le sein. Nourrice devra *s'armer de patience, de douceur et de ténacité;* ayant déjà allaité, elle triomphera plus facilement des résistances de l'enfant que la jeune mère primipare qui veut nourrir.
b. *Nourrisson est déjà habitué aux tétées :* Souvent enfant refuse le sein d'une nourrice nouvelle; dans ce cas, elle donnera d'abord à téter dans l'obscurité.

Habitudes à donner au nourrisson. Sa réglementation — Nourrice donnera de bonnes habitudes à l'enfant pendant les tétées et le réglera comme il a été dit à l'allaitement maternel (p. 421).

Diminution momentanée du lait chez la nourrice — Diminution momentanée du lait chez la nourrice est assez fréquente dans les premiers jours, surtout si le nourrisson est un nouveau-né. Elle est due en partie au changement de vie et de régime, en partie à la moindre quantité de lait absorbée par le nourrisson généralement moins âgé et par suite d'une capacité stomacale plus petite. Diminution du lait inquiète beaucoup les familles qu'il faut rassurer et faire patienter quelques jours, pour permettre à la sécrétion lactée de reprendre son cours normal (cas le plus fréquent). Pour éviter cette diminution qui peut aller jusqu'à l'agalactie complète, certains ont conseillé de garder l'enfant de la nourrice pendant quelques jours et de le faire téter après le nouveau-né pour bien vider les seins. Cette précaution, bien qu'utile, n'est pas suivie en raison de ses nombreux inconvénients; toutefois, elle est indispensable, si le nouveau-né est débile et ne doit cesser que lorsque le nourrisson tette suffisamment.

Changement de nourrice

Ses indications —
a. *Nourrice* —
Diminution progressive de la sécrétion lactée.
Agalactie due à une maladie intercurrente.
Retour de la menstruation : S'élever contre le préjugé qui veut que toute nourrice réglée soit une mauvaise nourrice; le retour des règles est certainement un inconvénient, mais non une condition suffisante pour le renvoi de la nourrice.
Grossesse intercurrente : S'en méfier si le dépérissement ou l'état stationnaire de l'enfant coïncide avec des malaises et des vomissements chez la nourrice.
Fatigue générale.

ALLAITEMENT NATUREL *(suite)*

β. ALLAITEMENT PAR UNE NOURRICE MERCENAIRE *(suite)*

Changement de nourrice *(suite)*

Ses indications (suite)

b. Nourrisson : Dépérissement ou même état stationnaire prolongé du nourrisson, sans cause morbide appréciable.

Conduite à tenir : Ne pas hésiter à changer la nourrice dès que la santé du nourrisson est en jeu. Ne prévenir la nourrice de son remplacement qu'après en avoir choisi une autre.

γ. SEVRAGE

Définition : Sevrage consiste à supprimer les tétées soit brusquement, soit graduellement, et à remplacer le lait de femme soit par du lait de vache, soit par d'autres aliments.

2 variétés de sevrage

Sevrage brusque : Enfant est, le plus souvent, séparé de sa mère ou de sa nourrice et confié à une personne qui lui donne : le jour des aliments auxquels il est déjà habitué ; — la 1re nuit de l'eau sucrée, puis de l'eau pure dès la 2e ou la 3e nuit, et enfin, rien du tout.

Ses difficultés : Dans le cas où la nourrice est obligée de sevrer elle-même son enfant, elle est parfois forcée d'appliquer sur les mamelons une solution d'aloès, de gentiane ou de la moutarde, etc., pour dégoûter l'enfant et lui faire perdre le désir de téter. Sevrage brusque occasionne souvent chez l'enfant un dépérissement marqué et des phénomènes de gastro-entérite, dus au changement immédiat de régime.

Sevrage graduel : Tétée de la nuit est d'abord supprimée ; puis, les tétées de jour sont successivement remplacées soit par du lait de vache pris à la tasse, soit par des aliments légers.

Ses avantages : Sevrage graduel ou progressif est de beaucoup préférable ; il permet de reprendre l'allaitement si besoin est, et d'éviter les complications d'un brusque changement de régime.

Indications générales sur le moment du sevrage : Sevrage prématuré (avant un an) expose l'enfant au rachitisme. Sevrage retardé (au-delà de 18 mois) nuit à l'enfant et l'expose au lymphatisme. Sevrage doit avoir lieu entre 12 et 18 mois et sera d'autant plus rapproché de la première date que l'état de santé de l'enfant est plus florissant. Le retarder s'il coïncide avec les grandes chaleurs ou avec l'éruption d'un groupe de dents.

Précautions à prendre par les femmes qui sèvrent : Diminuer, pendant quelques jours, la quantité de boissons et d'aliments. Faire usage de laxatifs. Quand le sevrage est définitif, faire un bandage mammaire compressif (1) ; à cet effet, couvrir les seins de ouate, les ramener sur la ligne médiane pour éviter la tension axillaire si pénible et serrer assez fortement le bandage de corps qui maintient le pansement et assure la compression.

b. — ALLAITEMENT ARTIFICIEL

b. ALLAITEMENT ARTIFICIEL

Définition : Allaitement est dit *artificiel* quand enfant en bas âge est nourri exclusivement avec un lait d'animal domestique (lait de vache, d'ânesse, de brebis, de chèvre, de jument ou de chienne).

2 variétés d'allaitement artificiel

α. Allaitement artificiel direct : Nouveau-né est mis directement au pis de l'animal.

β. Allaitement artificiel indirect : Lait d'animal est administré à l'enfant soit avec une cuiller, soit avec une timbale, soit avec un biberon, soit avec une sonde.

---

(1) Les femmes qui n'allaitent pas doivent faire usage de ce même bandage mammaire compressif ; elles l'appliquent avant la montée laiteuse et pendant toute sa durée, et prennent un purgatif, généralement salin, dès que se fait sentir la lactation.

La plupart des accoucheurs nient l'utilité du purgatif et veulent que la compression mammaire suffise à tarir la sécrétion lactée.

ALLAITEMENT ARTIFICIEL *(suite)*

a. ALLAITEMENT ARTIFICIEL DIRECT OU ALLAITEMENT PAR UN ANIMAL

Données générales

Choisir un animal dont le lait se rapproche le plus possible de la composition du lait de femme : ânesse, jument, chèvre satisfont à ces conditions.

Trayons doivent être peu volumineux, longs, facilement saisissables par l'enfant.

Anesse et chèvre offrent cet avantage et se prêtent en outre assez bien à l'allaitement direct.

Chèvre est le plus généralement employée. Se procurer de préférence une chèvre sans cornes, à poils blancs (l'odeur qu'elle exhale étant beaucoup moins forte), ayant mis bas récemment.

Anesse réfractaire à la syphilis est l'animal de choix pour nourrissons syphilitiques.

Manière de mettre l'enfant au pis de l'animal

a. *Anesse :* L'enfant est mis directement au pis de l'animal et soutenu horizontalement pendant tout le temps de la tétée.

b. *Chèvre :* On la place en quelque sorte à cheval au-dessus du berceau qui doit être peu élevé au-dessus du sol ; il n'est pas rare qu'après quelques jours elle ne prenne d'elle-même la position voulue et présente directement son pis à l'enfant.

Règles de l'allaitement par un animal

Même réglementation des tétées que pour l'allaitement naturel.

Après chaque tétée laver la bouche de l'enfant et le trayon de l'animal.

Avantages de l'allaitement direct par un animal

Enfant tette un lait pur, non altéré, à température constante.

Ce lait peut être médicamenteux au besoin : il suffit d'injecter à l'animal une solution du médicament qu'on veut faire absorber à l'enfant.

Ce mode d'allaitement, qui n'est guère possible qu'à la campagne, donne souvent de bons résultats.

Inconvénient de l'allaitement par un animal

Malgré toute la surveillance qu'on exerce, toujours craindre que l'enfant ne soit blessé par l'animal.

b. ALLAITEMENT ARTIFICIEL INDIRECT OU ALLAITEMENT ARTIFICIEL PROPREMENT DIT

Remarques générales sur les divers laits d'animaux

Nous avons vu page 412 qu'il n'y a que 3 laits d'animaux couramment employés pour l'alimentation des enfants en bas âge, à savoir : les laits d'ânesse, de chèvre et de vache,

Lait d'ânesse est un lait léger qui s'altère rapidement, et doit être pris soit directement au pis de l'animal, soit aussitôt la traite puisqu'il ne se stérilise pas ; il ne convient guère qu'aux débiles et aux enfants n'ayant pas plus de 2 mois.

Lait de chèvre est trop concentré et ne doit être donné qu'aux enfants ayant au moins 6 mois.

Lait de vache, bien que moins digestible que les 2 autres, est presque exclusivement employé pour l'allaitement artificiel direct, parce qu'il est moins coûteux, se transporte facilement, peut se stériliser sans s'altérer ; tous les détails qui vont suivre s'appliqueront au lait de vache.

Nécessité de la stérilisation du lait de vache

Lait de vache étant un excellent milieu de culture pour les micro-organismes renferme toujours un grand nombre de microbes qui proviennent soit de l'extérieur, soit de l'animal lui-même (pages 414 à 416) et peuvent être très dangereux pour l'enfant ; d'où nécessité de détruire par la stérilisation les microbes du lait avant de se servir de ce dernier pour l'alimentation de l'enfant en bas âge.

Procédés de stérilisation du lait de vache

1° Ebullition

Bon moyen de stérilisation à condition de ne pas laisser le lait *monter* (il n'est alors qu'entre 75° et 80°) et de le faire bouillir pendant 5 minutes à gros bouillons (température est alors à 101°). — Microbes sont détruits.

Lait ainsi bouilli est malheureusement mal digéré par le nouveau-né. Le recueillir dans de petits vases préalablement échaudés à l'eau bouillante et pouvant se fermer hermétiquement.

ALLAITEMENT ARTIFICIEL *(suite)*

B. Allaitement artificiel indirect ou allaitement artificiel proprement dit (suite) — **Procédés de stérilisation du lait de vache** *(suite)*

2° Pasteurisation — Lait est chauffé d'après la méthode de Pasteur à 75 ou 80° et ramené très vite à 10°. Microbes et ferments sont détruits; mais les spores restent intactes. — Ce procédé est inférieur à l'ébullition.

3°. Autoclave —
Lait est renfermé dans de petites bouteilles munies d'un bouchon qui les fermera hermétiquement lors du vide que produira la stérilisation.

Ces bouteilles sont mises dans l'autoclave dans lequel on établit pendant 10 minutes une température de 110° à 120° sous pression de vapeur d'eau.

Microbes et spores sont entièrement détruits.

L'autoclave est le seul procédé qui réalise la stérilisation *absolue*.

Lait qui a passé à l'autoclave, peut se conserver plusieurs semaines sans s'altérer; il a le goût désagréable du lait qui a subi l'ébullition; toutefois il est mieux supporté par l'enfant que le lait bouilli.

4° Bain-marie —
La stérilisation du lait au moyen du bain-marie est le procédé le plus communément employé : l'eau du bain-marie dans laquelle plongent les bouteilles de lait est portée à l'ébullition, c'est-à-dire à 100° pendant 40 minutes. Lait se trouve ainsi stérilisé sans bouillir, car il ne bout qu'à 101°; il conserve son bon goût et n'a pas celui donné par l'ébullition.

La stérilisation au bain-marie est moins absolue qu'avec l'autoclave; elle est toutefois assurée à la condition que le lait ainsi préparé soit consommé dans les 24 heures.

— Appareils inventés pour stériliser le lait au bain-marie sont nombreux; ils satisfont en général aux desiderata suivants :

a. Lait ne pouvant rester en vidange sans risquer de s'altérer, les flacons contenant le lait ont une capacité maxima de 150 grammes.

b. Flacons sont gradués pour permettre de connaître à toute minute la quantité de lait qu'absorbe l'enfant.

c. Chaque flacon a un système de bouchage différent pour chaque appareil, mais permettant la fermeture automatique du flacon par le refroidissement; de cette façon lait stérilisé reste à l'abri de l'air et peut être conservé un certain temps sans s'altérer, ce qui permet de préparer en une seule fois la quantité de lait nécessaire à l'alimentation de l'enfant pendant 24 heures.

d. Chaque appareil comprend un plus ou moins grand nombre de flacons 6, 9, 12 et même davantage, qui sont contenus dans un grand vase métallique pouvant servir de marmite pour le bain-marie.

Appareil de Soxhlet modifié par Gentile (le plus usité) —
Il remplit tous les desiderata précédents; à chaque flacon d'une contenance de 150 grammes s'adapte un disque en caoutchouc rouge ayant la forme d'un cône très effilé à base large.

Mode d'emploi : Flacons contenant chacun la quantité de lait pur ou coupé nécessaire pour une tétée sont recouverts de leur disque en caoutchouc et placés dans la marmite métallique qu'on remplit d'eau froide jusqu'à l'affleurement du lait.

ALLAITEMENT ARTIFICIEL *(suite)*

β. ALLAITEMENT ARTIFICIEL INDIRECT OU ALLAITEMENT ARTIFICIEL PROPREMENT DIT *(suite)*

Procédés de stérilisation du lait de vache *(suite)*

4° Bain-marie (suite) — *Appareil de Soxhlet modifié par Gentile* (le plus usité) *(suite)* : Cette eau est chauffée jusqu'à l'ébullition et maintenue bouillante pendant 40 minutes. Flacons sont alors retirés de l'appareil; par le refroidissement il se produit un certain vide dans chaque flacon par suite de la condensation de la vapeur du lait et le bouchon se trouve assez fortement déprimé dans son centre par la pression atmosphérique. Si la dépression n'existe pas, le lait stérilisé n'est pas à l'abri de l'air et ne saurait être conservé. Au moment de se servir du flacon, le tiédir dans de l'eau chaude, le déboucher et mettre une tétine sur son goulot. Un flacon ne doit servir que pour une tétée. Stériliser le lait chaque jour.

Manière d'administrer le lait à l'enfant

a. Cuiller — *Ses inconvénients :* Enfant avale beaucoup d'air en même temps que le lait. — Quantité de lait ingérée est mal connue, car il s'en perd beaucoup par ce mode d'administration.

b. Timbale — Mêmes reproches que pour la cuiller; en outre, le lait traverse trop rapidement la bouche sans avoir le temps de se mêler à la salive dont l'alcalescence empêche la coagulation trop prompte du lait à son arrivée dans l'estomac (Trousseau).

c. Biberon — *Sa composition :* Tout biberon, quel qu'il soit, se compose d'une fiole destinée à recevoir le lait et d'un mamelon artificiel.

Ses avantages : Biberon exige comme le sein un effort de succion, provoque la même salivation; lait pénètre avec plus de lenteur dans l'estomac qu'avec la timbale.

Son inconvénient majeur : Gros danger du biberon réside dans la difficulté de le tenir aseptique.

Qualités d'un bon biberon : Le meilleur biberon est le plus simple et celui qui peut se nettoyer le plus aisément. Biberon actuellement le plus simple est la vulgaire fiole en verre munie d'une tétine. Proscrire les biberons qui ont un long tube en caoutchouc, difficile à tenir propre.

Nettoyage du biberon : Il doit être fait avec un soin méticuleux; un des meilleurs procédés consiste à plonger le biberon dans de l'eau qu'on porte à l'ébullition. Lorsqu'il est nettoyé ainsi que la tétine, les mettre dans une solution chloratée ou alcaline (carbonate de soude).

Manière de donner le biberon : Tenir le biberon à la main durant toute la tétée. Ne jamais le laisser à demeure dans le berceau sans quoi l'enfant arrive à le sucer à tout moment.

d. Sonde œsophagienne — Sonde œsophagienne qu'on introduit jusque dans l'estomac soit par la voie nasale soit par la voie buccale sert à pratiquer le gavage (voir page 404) auquel on n'a recours que dans le cas de débilité très prononcée ou de malformation buccale congénitale (bec-de-lièvre, etc.), empêchant la succion et la déglutition.

ALLAITEMENT ARTIFICIEL *(suite)*

β. ALLAITEMENT ARTIFICIEL INDIRECT OU ALLAITEMENT ARTIFICIEL PROPREMENT DIT *(suite)*

Direction de l'allaitement artificiel

Coupage du lait

Lait de vache étant beaucoup plus concentré que le lait de femme (environ 2 fois plus de caséine et de sels), certains conseillent de ne pas le donner pur à l'enfant avant 6 mois, et de l'étendre jusqu'à cette époque d'une certaine quantité d'eau variable avec l'âge de l'enfant.

Indications générales sur le coupage (L'eau est le meilleur liquide de coupage) :
- 1re semaine, 1 partie de lait, 3 parties d'eau.
- 2e semaine, 1 partie de lait, 2 parties d'eau.
- Jusqu'à la fin du 3e mois, 1 partie de lait, 1 partie d'eau.
- Du 4e au 6e mois, 2 parties de lait, 1 partie d'eau.
- A partir du 6e mois, lait pur.

Ajouter au lait 5 gr. de sucre pour 100.

Budin et Chavanne combattent aujourd'hui le coupage et donnent le lait pur à l'enfant dès sa naissance ; ils s'efforcent de démontrer que les enfants qui boivent du lait coupé prennent une plus grande quantité de liquide, qu'ils s'accroissent moins et qu'ils n'augmentent beaucoup de poids qu'à partir du moment où on leur donne du lait pur ou presque pur. Pinard a abandonné aussi le coupage.

Température du lait : Lait stérilisé doit être donné à la même température que le lait du sein, c'est-à-dire à 37°.

Réglementation des repas : Même réglementation que dans l'allaitement au sein (voir page 421).

Quantité de lait à ingérer à chaque repas :
Quantité de lait à ingérer varie suivant que le lait a été ou non *coupé*.
Si le lait a été coupé, donner suivant l'âge de l'enfant les mêmes quantités que celles indiquées pour le lait de femme.
Si le lait de vache est donné pur, quantités de lait à ingérer seront moindres que dans le cas précédent.
D'après Parrot : 1er mois, 300 gr. par jour ; 2e, 3e, 4e et 5e mois, 600 gr. ; 6e mois, arriver à 800 gr.

γ. ALLAITEMENT MIXTE

Définition
L'allaitement mixte consiste dans l'emploi simultané de l'allaitement naturel et de l'allaitement artificiel.

Ses avantages
L'allaitement mixte permet de suppléer à l'insuffisance de la secrétion lactée, ou de ménager les forces de la femme qui allaite.
Il conserve à l'enfant l'habitude de boire au sein, ce qui peut être d'un grand secours en cas de maladie.
Allaitement mixte est préférable à l'allaitement artificiel.

APPRÉCIATION DES DIVERS MODES D'ALLAITEMENT ; LEUR ORDRE DE CHOIX

a. *Allaitement maternel* est celui qui donne la mortalité la plus faible (10 pour %) et par suite les meilleurs résultats.
Mortalité est due souvent à la mauvaise habitude qu'ont certaines mères de ne pas vouloir régler leur enfant et de le mettre au sein dès qu'il crie. Enfant mal réglé est voué à l'athrepsie et en sera le plus souvent la victime si la mère ne se décide pas à se conformer aux règles de l'allaitement.
L'allaitement maternel étant le seul rationnel, le seul normal, toujours conseiller à la mère de nourrir s'il n'existe aucune contre-indication (voir page 417) ; lui montrer qu'elle y a tout avantage et qu'elle pourra toujours recourir à l'allaitement mixte si elle se fatigue.
L'allaitement maternel ou à défaut l'allaitement artificiel sont de rigueur si l'enfant est atteint ou menacé de syphilis.
b. *Allaitement mixte* vient immédiatement après l'allaitement maternel et les résultats en sont satisfaisants si la mère surveille avec le plus grand soin la préparation du lait stérilisé.

APPRÉCIATION DES DIVERS MODES D'ALLAITEMENT

APPRÉCIA-TION DES DIVERS MODES D'ALLAITE-MENT ; LEUR ORDRE DE CHOIX (*suite*)

c. *Allaitement artificiel indirect* est de beaucoup inférieur à l'allaitement maternel et à l'allaitement mixte.

Mortalité infantile par ce mode d'allaitement était en moyenne de 46 pour 100, il y a à peine quelques années ; elle a atteint 90 pour 100 ; actuellement elle n'est guère supérieure à celle de l'allaitement maternel lorsqu'on fait usage du lait *stérilisé*.

Toutefois, l'allaitement artificiel doit être bien surveillé et bien dirigé, il exige la plus grande propreté et ne saurait être conseillé dans tous les milieux.

Le lait étant un excellent milieu de culture pour les microbes. tout enfant élevé au biberon est constamment guetté par la diarrhée infantile si meurtrière, si toutes les règles relatives à la stérilisation du lait et à la propreté de biberons ne sont pas observées d'une façon continue et scrupuleuse.

d. *Allaitement par une nourrice mercenaire* donne des résultats bien différents suivant les 2 sortes de nourrices :

La nourrice sur lieu est de beaucoup préférable ; elle présente néanmoins tant d'inconvénients qu'il vaut mieux conseiller l'allaitement mixte ; certains même trouvent que les risques sont moindres avec l'allaitement artificiel convenablement dirigé.

A part de rares exceptions, les *nourrices à distance* sont si peu consciencieuses qu'il faut leur préférer l'allaitement artificiel.

e. *Allaitement artificiel direct* est d'un emploi difficile et peu pratique, le lait d'ânesse est très léger et ne convient qu'aux enfants ayant moins de 2 mois ; la chèvre qui a un lait très concentré ne peut être tétée que par un enfant ayant au moins 6 mois.

RÉGIME DE L'ENFANT EN BAS-AGE

a. — DIRECTION GÉNÉRALE DE L'ALLAITEMENT, QUEL QU'EN SOIT LE MODE

DIRECTION GÉNÉRALE DE L'ALLAITE-MENT

Période exclusivement lactée (1er semestre)

Alimentation du 1er semestre (*semestre lacté*) devra être exclusivement lactée, toute autre nourriture étant mal digérée par l'enfant en bas âge. — Alimenter l'enfant toutes les 2 heures le jour, toutes les 4 heures la nuit.

Période de transition ou période mixte

2e semestre (Semestre féculent)

A 6 mois, commencer à habituer l'enfant bien portant aux *aliments amylacés* qu'il est alors capable de digérer, l'insalivation étant devenue assez abondante. Éviter de commencer l'emploi de ces aliments pendant la saison chaude.

Remplacer une tétée ou un biberon du matin par une bouillie légère, bien cuite et un peu salée ; donner 4 ou 5 cuillérées à café seulement au début.

A 8 mois, donner 2 bouillies (1 le matin, 1 le soir).

A partir du 9e ou 10e mois, remplacer une bouillie par une panade de biscotte de Bruxelles ou de pain ordinaire ; on peut y mélanger un jaune d'œuf.

On pourra essayer du bouillon gras dégraissé vers le 12e mois ; toutefois ne pas le donner pur.

Tétées ou repas seront moins fréquents, mais plus copieux que dans le 1er semestre.

Alimenter l'enfant toutes les 3 heures le jour, une seule fois la nuit (tétée ou lait stérilisé).

3e semestre (Semestre azoté)

Outre le lait qui fait encore la base de l'alimentation, outre les bouillies, panades ou potages gras ou maigres, il faudra commencer à donner à l'enfant des *aliments azotés,* tels que le poisson, la viande.

A partir de 12 mois, faire sucer de temps à autre à l'enfant un peu de pain trempé dans du jus de viande et quelques parcelles d'aliments solides.

Supprimer toute alimentation la nuit à 13 ou 14 mois.

RÉGIME DE L'ENFANT EN BAS AGE *(suite)*

DIRECTION GÉNÉRALE DE L'ALLAITEMENT *(suite)* — **Période de transition ou période mixte** *(suite)* — **3e semestre (Semestre azoté)** *(suite)*

Vers 14 à 15 mois, quand enfant a 10 à 12 dents (Trousseau dit d'attendre 16 dents), lui donner de tout petits morceaux de viande (aile de poulet, filet de bœuf, etc.) et lui apprendre à mastiquer les aliments. Interdire légumes, sauf purées féculentes.

Permettre un peu d'eau rougie; jamais de vin pur.

Pratiquer le sevrage graduellement en substituant petit à petit les aliments de la vie commune au lait qui cesse de devenir la base de l'alimentation.

Bien surveiller la transition de l'allaitement à la nourriture usuelle et dès l'apparition de troubles digestifs être prêt à revenir aux premiers aliments, surtout au lait (1).

APPRÉCIATION DES RÉSULTATS DE L'ALLAITEMENT — **Signes communs aux divers modes d'allaitement**

a. Signes fournis par l'aspect extérieur de l'enfant

Nous avons vu, page 390, que l'*aspect général* d'un enfant bien portant est le suivant : figure ronde et pleine, peau tendue, chairs fermes; nombreux plis ou fossettes dus à la surcharge graisseuse.

Enfant qui dépérit prend au contraire une figure ridée, vieillotte; ses tissus sont mous et flasques.

Enfant qui vient de boire a souvent le *hoquet.* — Ce signe est plutôt favorable; il disparaîtrait chez l'enfant malade et reparaîtrait quand la santé lui revient (Parrot).

b. Signes fournis par l'examen les sutures et fontanelles

Fontanelles sont modérément tendues chez l'enfant qui profite, alors qu'elles se dépriment dans le cas de dépérissement.

Sutures tendent, en outre, à devenir linéaires et à chevaucher lorsque la nutrition est insuffisante.

c. Constatation des résultats de l'allaitement par les pesées périodiques

La meilleure manière de constater les résultats de l'allaitement est de peser l'enfant tous les 8 jours (dans les maternités l'enfant est pesé chaque jour).

Pesées permettront de constater si l'accroissement est normal, exagéré ou insuffisant. (Pour l'accroissement normal, voir les chiffres indiqués page 391).

---

(1) L'alimentation de l'enfant est tellement importante que nous croyons utile d'en indiquer les principales règles pendant la seconde enfance, c'est-à-dire à partir du moment où l'enfant est sevré.

Direction générale de l'alimentation de l'enfant après le sevrage

RÉGIME PENDANT LE 4e SEMESTRE

Après le sevrage, continuer à fixer le nombre et le moment des repas qui seront de quatre par jour, à savoir :

a. Un premier déjeuner le matin au réveil vers 7 ou 8 heures : bouillie ou soupe;

b. Un deuxième déjeuner vers 11 heures ou midi : potage, œuf, un plat de viande finement hâchée ou de poisson ou un plat sucré. Comme boisson : lait ou eau à peine rougie ou coupée d'un peu de bière légère;

c. Goûter vers 3 ou 4 heures : une tasse de lait avec un biscuit ou du pain;

d. Dîner vers 6 ou 7 heures : un bon potage gras ou maigre et du lait en plus si l'enfant a soif.

RÉGIME DE 2 A 7 ANS

Repas devront toujours être réglés et seront encore au nombre de 4, dont 2 fondamentaux; enfant ne sachant pas de lui-même se modérer sera en outre rationné.

Premier déjeuner : potage, soupe, café au lait, chocolat.

Deuxième déjeuner : plat de viande, purée de légumes qui remplacera la soupe; comme dessert, fruits cuits, compote ou confiture.

Goûter : du pain et une tasse de lait.

Dîner ou souper : soupe sera le fond du souper; un œuf ou un plat à base d'œufs; pas de viande.

Recommandations générales : Pendant la dentition temporaire, ne donner à l'enfant que des aliments facilement digestibles.

Viandes devront être molles et bien cuites et coupées par tout petits morceaux dans la crainte que l'enfant n'avale sans mâcher suffisamment.

Ne donner de la viande qu'une fois par jour.

Légumes devront être en purée; pas de crudités.

Pas trop de pâtisseries qui sont indigestes et font naître le dégoût d'aliments plus sains;

Comme condiment, plutôt du sel que du sucre ; pas de vinaigre ni d'épices!

RÉGIME DE L'ENFANT EN BAS AGE (*suite*)

APPRÉCIATION DES RÉSULTATS DE L'ALLAITEMENT (*suite*)

— **Signes communs aux divers modes d'allaitement** (*suite*)

d. Signes fournis par l'examen des selles — Tout enfant qui s'accroît régulièrement doit avoir des selles normales, régulières, bien digérées, présentant la couleur et la consistance des œufs brouillés ; souvent il a une tendance à la constipation qu'on rencontre également chez les enfants insuffisamment nourris (dans ce dernier cas, il y a dépérissement). — Selles diarrhéiques, parsemées de grumeaux blanchâtres et verdâtres indiquent un vice de régime (repas trop fréquents ou mal espacés, lait trop fort, défaut ou excès d'alimentation).

— **ignes particuliers l'allaitement naturel**

Signes fournis par la manière de téter — Se rappeler qu'il faut 5 à 8 mouvements de succion pour un mouvement de déglutition. — Si le lait est abondant, bruit de glouglou est très distinct et précipité. — Si le lait est trop rare, tétée est pénible et beaucoup plus longue, car enfant se fatigue et est obligé de se reposer par moments ; bruit de glouglou s'entend à peine. — Si enfant n'a pas la force de téter, il fait des mouvements de succion, sans grand résultat et n'avale presque rien.

Signes fournis par l'attitude de l'enfan' après la tétée — Enfant qui a fait une bonne tétée reste calme ou s'endort ; il a souvent des régurgitations qu'il ne faut pas confondre avec des vomissements qui sont l'indice d'une mauvaise digestion. — Si au contraire la tétée est insuffisante, enfant crie, s'agite dès qu'on lui enlève le sein et se calme difficilement.

VICES DE RÉGIMI.

— **Excès 'alimentation ou uralimentation**

2 causes principales — a. Trop grande richesse du lait ingéré. — b. Trop grande abondance du lait ingéré soit que les tétées ou repas soient trop copieux ou trop fréquents.

Signes —

1re Période Accroissement exagéré — Sous l'influence de la suralimentation enfant augmente de poids (s'il ne vomit pas) dans des proportions exagérées (60, 70, 80 gr. par jour et même davantage). Urines abondantes, garde-robes plus fréquentes qu'à l'état normal.

2e Période Dépérissement — Suralimentation exige une suractivité des fonctions digestives qui finit par fatiguer l'intestin et occasionner de la gastro-entérite (diarrhées, coliques, cris, etc.) ; cette dernière amène un dépérissement d'autant plus rapide et d'autant plus grand que l'inflammation intestinale continue à être entretenue par la même cause.

Conduite à tenir — Rechercher la cause de tout accroissement de poids exagéré et la supprimer soit en exigeant la régularité absolue des tétées ou repas, soit en diminuant la quantité de lait ingérée (durée moindre des tétées, diminution de la dose de lait stérilisé), soit en espaçant davantage les tétées ou repas.

— **Défaut 'alimentation**

Ses causes — a. Mauvaise qualité du lait, quelle que soit sa provenance. — b. Insuffisance de la sécrétion lactée. — c. Débilité du nouveau-né qui n'a plus la force de téter

RÉGIME DE L'ENFANT EN BAS AGE *(suite)*

VICES DE RÉGIME *(suite)* — **Défaut d'alimentation** *(suite)*

Ses signes

Si enfant ne se nourrit pas suffisamment pour une des causes précédentes, ses chairs ne tardent pas à devenir molles et flasques; si le dépérissement s'accentue, enfant prend une figure vieillotte, ridée; ses forces diminuent de plus en plus; ses cris sont de moins en moins forts; miction est peu abondante, garde-robes sont rares. — Petit à petit enfant cesse de crier; il sommeille tout le temps et lorsqu'on le fait boire ou téter il exécute par intervalles de faibles mouvements de succion, mais n'avale rien et s'endort le plus souvent en buvant; finalement il cesse de boire ou de téter, tombe dans l'hypothermie et succombe dans le coma.

Conduite à tenir

a. *Dépérissement de l'enfant au sein :* Faire l'analyse du lait pour savoir s'il est suffisamment riche.

Si le lait est trop pauvre, allaitement mixte dans le cas d'allaitement maternel, changement de nourrice si l'allaitement est mercenaire.

Si le dépérissement de l'enfant est dû à l'insuffisance de la sécrétion lactée, conseiller l'allaitement mixte à la mère; si l'on a affaire à une nourrice mercenaire, patienter quelques jours tout en surveillant l'enfant, la diminution du lait pouvant n'être que momentanée.

Ne demander le renvoi de la nourrice que si la diminution de poids du nourisson augmente d'une façon continue ou trop considérable.

b. *Dépérissement de l'enfant nourri au lait stérilisé :* Si les quantités de lait donné à l'enfant sont suffisantes et administrées régulièrement, c'est que l'enfant digère mal le lait stérilisé : réclamer une nourrice et en faire comprendre la nécessité.

c. *Dépérissement de l'enfant débile :* Se servir de la téterelle bi-aspiratrice et au besoin du gavage.

Donner toutes les heures de petites quantités à l'enfant pour favoriser la tolérance stomacale. Comme il faut craindre l'hypothermie si elle n'existe déjà, mettre l'enfant dans la couveuse, faire des frictions, du massage.

TÉRATOLOGIE [1]

(τερας, MONSTRE; λογος DISCOURS)

DÉFINITION	Tératologie est l'étude des monstres ou d'une façon plus générale l'étude des malformations dues aux anomalies de développement de l'embryon.

Autrefois les monstres étaient considérés comme un fait hors nature, comme une manifestation de colère et de menace de la divinité.

Plus tard les monstruosités qui présentent parfois certaines ressemblances avec des espèces animales différentes furent attribuées à la bestialité, et cette croyance fit qu'en plein xviie siècle des femmes furent brûlées pour avoir mis au monde des enfants monstrueux.

Pendant longtemps il a été dit (et même encore actuellement par quelques-uns) qu'il existe un rapport évident entre les difformités fœtales et les objets ou pensées qui ont pu impressionner vivement la mère. (Il est démontré aujourd'hui qu'une impression déterminée ne peut produire une monstruosité déterminée; toutefois il est certain qu'une émotion morale vive peut amener des contractions spasmodiques de la musculature utérine et produire de ce fait sur l'embryon des compressions irrégulières et anormales qui donnent lieu à un arrêt de développement).

Morgagni fut le premier à attribuer les monstruosités à des maladies du fœtus (1711); son assertion bien qu'encore inexacte fut la première explication scientifique des monstres.

Au milieu du xviiie siècle Buffon fit une classification raisonnée des monstres.

A quelques années d'intervalle, Etienne Geoffroy St-Hilaire en établit une autre plus complète qui ne fut réellement terminée que par son fils.

HISTORIQUE — Leur classification qui est encore en honneur aujourd'hui a mis en relief les arrêts de développement, et a si bien prévu tous les évènements tératologiques possibles que Geoffroy fils a pu lui-même annoncer avec raison que la découverte d'un type tératologique nouveau serait extrêmement rare.

Etienne Geoffroy St-Hilaire eut en outre le mérite de faire les premiers essais de tératogénie expérimentale : il a cherché à produire des monstres en employant divers procédés sur des œufs ayant déjà subi trois jours d'incubation artificielle; il laissait ainsi passer sans agir la période précisément propice aux malformations et n'obtint par suite aucun résultat.

Dareste fut plus heureux dans ses tentatives et détermina des monstruosités en troublant l'incubation dès les premières heures : il a été en somme le véritable fondateur de la tératogénie expérimentale et depuis 1855 qu'il s'est consacré à la production artificielle des monstres, il a obtenu plusieurs milliers de monstres, a pu étudier les divers types tératologiques à divers moments de leur évolution, et montrer qu'en défitive la *tératogénie n'est qu'une embryogénie modifiée*.

Malgré tous les progrès accomplis dans la production artificielle des monstres, Dareste n'est pas encore arrivé à un déterminisme exact : en agissant d'une certaine façon il est sûr de produire une monstruosité quelconque, mais il ne peut pas produire une monstruosité déterminée.

CLASSIFICA-TION DES MALFORMA-TIONS (Geoffroy St-Hilaire)	A. **Hémitéries** ou **demi-monstres** (ημισυς, demi ; τερας, monstre).

A. **Hémitéries** ou **demi-monstres** (ημισυς, demi ; τερας, monstre).

B. **Hétérotaxies** ou **inversions viscérales** (ετερος, autre ; ταξις, disposition).

C. **Hermaphrodismes** (Ερμης, Mercure; Αφροδιτη, Vénus), ou réunion apparente ou réelle des 2 sexes sur le même individu.

D. **Monstruosités** ou **monstres proprement dits**.

(Voir ci-dessous les subdivisions de ces 4 grandes classes d'anomalies).

A. — HÉMITÉRIES

A. Hémité-ries (Geoffroy St-Hilaire)	**Anomalies de taille**	*Nanisme :* Accroissement tardif.
		Géantisme : Accroissement précoce.
	Anomalies de volume	*Diminu-tion* : Petitesse des membres, des mamelles, du vagin, etc.
		Défaut de développement des muscles, etc.

HÉMITÉRIES (*suite*)

A. HÉMITÉ-RIES (Geoffroy St-Hilaire) (*suite*) (1)	**Anomalies de volume** (*suite*)	*Augmentation*	Développement considérable du système adipeux.
			Volume excessif de la tête, des mamelles, etc.
			Mamelles lactifères chez l'homme.
	Anomalies de forme		Difformités de la tête.
			Formes anormales de l'estomac, de l'utérus, du vagin, du bassin, etc.
	Anomalies de couleur	*Diminution* : Albinisme complet, partiel, imparfait.
		Augmentation : Mélanisme complet, partiel, imparfait.
		Altération : Variétés diverses chez les animaux.
	Anomalies de structure	*Ramollissement* : Etat cartilagineux des os, etc.
		Induration : Ossifications anormales, etc.
	Anomalies relatives à la disposition	*Anomalies par déplacement des organes splanchniques*	Encéphalocèle, méningocèle, etc.
			Déplacement des viscères thoraciques (cœur, poumons).
			Déplacement des viscères abdominaux (hernie ombilicale, exstrophie de la vessie, déplacement herniaire des ovaires, arrêt des testicules).
		Anomalies par déplacement des organes non splanchniques	Pied bot, torsion du rachis, etc.
			Déplacement divers des vaisseaux.
		Anomalies par changement de connexion	Articulations anormales de quelques os.
			Dents implantées hors de rang.
			Attaches anormales des muscles et ligaments.
			Embranchements anormaux des vaisseaux, nerfs.
			Embouchure anormale de divers vaisseaux dans le cœur, etc.
			Embouchures anormales du canal cholédoque, du vagin, de l'intestin, des uretères, de l'urèthre.
			Existence anormale d'un cloaque.
		Anomalie par continuité	*Imperforations anormales* : Imperforation du rectum, de la vulve, de l'urèthre, de l'œsophage, de la bouche, etc.
			Réunion anormale d'organes : Réunion des reins, des testicules, etc. Réunion des doigts, des dents, des côtes. Adhérence de la langue au palais, etc.
		Anomalies par cloisonnement	Cloisonnement du vagin, de la matrice, etc.
		Anomalies par disjonction	*Perforations anormales* : Persistance de l'ouraque, du canal artériel, du trou de Botal, etc.
			Divisions anormales : Fissure sternale, spinale ou spina bifida, épispadias, hypospadias, bec-de-lièvre.
	Anomalies de nombre	*Anomalies par diminution numérique*	Existence d'un seul poumon, d'un seul rein, etc.
			Absence de quelques vertèbres, côtes, doigts, dents, etc.
			Absence de la matrice, du vagin, de la vessie.
			Absence de faisceaux musculaires, d'apophyses osseuses, etc.
		Anomalies par augmentation numérique	Faisceaux musculaires et tendons surnuméraires, etc.
			Vertèbres, côtes, dents surnuméraires, etc.
			Polydactylie, polymastie, utérus double, etc.

---

(1) **Notions sommaires sur les principales hémitéries ou principaux vices de conformation du nouveau-né**

α. *Vices de conformation du tube digestif*

α. **BEC-DE-LIÈVRE**	Définition	: Bec-de-lièvre est la division congénitale de la lèvre supérieure.
	Division	*Bec-de-lièvre simple* (lèvre est seule intéressée) : Unilatéral (le plus souvent à gauche). Bilatéral.
		Bec-de-lièvre compliqué (Large fente faisant communiquer fosses nasales avec cavité buccale et occupant non seulement la lèvre supérieure, mais encore le rebord alvéolaire et souvent même tout le voile du palais).

B. — HÉTÉROTAXIES

B. HÉTÉRO-TAXIES OU INVERSIONS VISCÉRALES

Définition — Hétérotaxies sont des anomalies congénitales complexes (affectant un certain nombre d'organes) qui ne mettent obstacle à l'accomplissement d'aucune fonction et consistent dans de simples changements dans la situation des organes sans altération réelle de leur position relative et de leurs connexions.

Pathogénie des hétérotaxies — Inversion viscérale ne peut se produire qu'autant que 2 moitiés primitivement symétriques d'un organe se sont développées inégalement et en sens inverse de ce qui a lieu à l'état normal. Ex. : Inversion hépatique est constituée par l'hypertrophie du lobe gauche et l'atrophie du lobe droit.

2 ordres d'hétérotaxies

Caractères — Forme extérieure de l'individu est conservée. Malformation non apparente à l'extérieur, n'atteint que les viscères.

Inversion splanchnique — *Division*

Inversion splanchnique totale — Tous les viscères sont inversés ; ils sont aux organes normaux ce qu'est une gravure sur bois à l'épreuve qui en est tirée. Inversion splanchnique totale serait due pour Serres à l'inversion hépatique primitive, — et pour Dareste à la saillie de l'anse cardiaque à gauche alors qu'à l'état normal elle se trouve à droite par suite du plus grand développement du blastème cardiaque droit.

Inversion splanchnique partielle — Rare. — Inversion peut être très limitée et n'atteindre qu'un organe, l'appareil pulmonaire par exemple.

Inversion générale — Tout l'individu est intéressé, les organes externes aussi bien que les internes. Inversion ne pouvant exister sans asymétrie, inversion générale ne saurait se rencontrer chez l'homme dont les 2 moitiés du corps sont symétriques

---

Notions sommaires sur les principales hémitéries (*suite*)

a. BEC-DE-LIÈVRE (*suite*)

Pathogénie — Formation de la lèvre supérieure a lieu au moyen de 3 bourgeons (un médian, *bourgeon incisif*; les 2 autres latéraux, *bourgeons maxillaires*) qui, normalement doivent se rencontrer et se souder sur la ligne médiane.

Bec-de-lièvre sera unilatéral ou bilatéral suivant qu'il se produit un arrêt de développement d'un seul ou des 2 bourgeons maxillaires; il sera compliqué d'une division de la voûte palatine si les 2 bourgeons maxillaires ont été frappés à la fois d'arrêt de développement dans toute leur étendue.

Ses inconvénients — Difficulté ou même impossibilité de la succion et de l'allaitement naturel; alimenter l'enfant à l'aide de la cuiller ou de la téterelle bi-aspiratrice.

Conduite à tenir — Si bec-de-lièvre est simple, conseiller l'opération qui peut se faire, la perte de sang étant minime, tout de suite après la naissance.

Si bec-de-lièvre est compliqué, attendre que l'enfant ait 2, 3 et même 4 ans, avant de tenter l'opération qui fait perdre une quantité de sang assez considérable.

b. FISSURES CONGÉNITALES DE LA VOUTE PALATINE

Caractères — La division congénitale du palais est partielle ou totale; elle complique le plus souvent le bec-de-lièvre, mais peut exister isolement.

Elle est *médiane* (absence de cloison), *bilatérale* (existence du vomer) ou *latérale* (insertion de la cloison sur le bord de la division).

Inconvénient — Succion très difficile, sinon impossible; alimenter l'enfant au verre, à la cuiller ou à la téterelle.

Conduite à tenir — Attendre que l'enfant ait plusieurs années (de 8 à 11 ans de préférence) avant de pratiquer l'uranoplastie.

c. FILET — Voir page 423. — Section du filet ne doit être pratiquée qu'autant que la brièveté du frein gène la succion et la déglutition.

d. MALFORMATIONS CONGÉNITALES DE L'ŒSOPHAGE

a. Oblitération de l'œsophage — Anomalie très rare. Enfant rejette constamment le lait qu'il avale et a souvent des accidents de suffocation, le lait pénétrant dans le larynx après avoir rempli la partie supérieure de l'œsophage.

Enfant meurt fatalement d'inanition au bout d'un petit nombre de jours, à moins qu'on ne pratique la gastrotomie, s'il n'existe aucune autre malformation incompatible avec la vie.

b. Fissure trachée-œsophagienne — Anomalie très rare également. A chaque déglutition, une partie du lait avalé tombe dans les voies respiratoires et provoque des accès de suffocation et une toux qui détermine l'expulsion du liquide introduit dans les voies aériennes.

Mort est fatale. Si enfant survit quelque peu, une pneumonie l'enlève.

Traitement : Gastrotomie.

C. — HERMAPHRODISMES

C. HERMA-PHRODISMES (Réunion apparente ou réelle des 2 sexes sur le même individu)

Hermaphrodisme vrai

Fréquence : Hermaphrodisme vrai est très rare et même mis en doute par Pozzi.

Division (Klebs) :
- *H. bilatéral* : Des deux côtés existence d'un testicule et d'un ovaire.
- *H. unilatéral* : D'un côté testicule et ovaire; de l'autre côté une seule glande.
- *H. latéral* : Testicule d'un côté, ovaire de l'autre.

Pseudo-hermaphrodisme (Pozzi)

Gynandroïdes (Prédominance du sexe féminin)

Gynandroïdes andromastes : Aspect général masculin : Développement du système pileux, raucité de la voix, *mamelles rudimentaires comme celles de l'homme;* malformation des organes génitaux internes pouvant aller jusqu'à l'occlusion complète de la vulve.

Gynandroïdes phalloïdes : *Développement exagéré du clitoris;* souvent soudure des grandes et des petites lèvres simulant le scrotum et masquant l'orifice vaginal.

Androgynoïdes (Prédominance du sexe masculin)

Androgynoïdes gynécomastes : *Développement féminin des mamelles :* Organes génitaux externes ont le type masculin (scrotum soudé et surmonté d'une verge à gland perforé), et l'aspect féminin (verge peu développée, absence de testicules dans les bourses, dépressibilité médiane du scrotum).

Androgynoïdes réguliers : Organes génitaux externes ont un type féminin *très proportionné;* au lieu d'ovaires on trouve des testicules dans l'abdomen ou dans le canal inguinal. Ces individus déclarés *femmes* en conservent l'apparence toute leur vie.

Androgynoïdes irréguliers ou hypospadiaques : Organes génitaux externes ont le type féminin *avec disproportion* de leurs parties constituantes : vulve est rudimentaire alors que pénis clitoridien est volumineux. — Ces individus ont une *hypospadias scrotal* ou mieux *périnéo-scrotal;* beaucoup ont été mariés et ont eu des rapports avec les hommes bien plus par l'orifice de l'urèthre qui se creuse en infundibulum, que par la dépression vulvaire; beaucoup ont pu pratiquer avec les femmes un coït plus ou moins incomplet.

Notions sommaires sur les principales hémitéries (*suite*)

e. VICES DE CONFORMATION DE L'ANUS ET DU RECTUM

Notions préliminaires sur le développement normal du rectum

Rectum provient de 2 parties ampullaires primitivement distinctes : l'une supérieure ou *cloaque interne,* l'autre inférieure ou *cloaque externe.*

Cloaque interne qui forme une ampoule commune aux 2 cavités intestinale et allantoïde se trouve bientôt divisé par l'allongement de la cloison située entre les 2 cavités en 2 culs-de-sac : l'un antérieur ou *sinus uro-génital* (qui donne naissance à l'urèthre), l'autre postérieur ou *ampoule rectale.*

Cloaque externe est bientôt également séparé en 2 parties par l'apparition d'une cloison transversale : la partie antérieure génitale est réservée aux organes génitaux externes : la partie postérieure constitue l'ampoule anale.

Les 2 ampoules rectale et anale qui ne sont que la portion postérieure des cloaques interne et externe doivent normalement aller à la rencontre l'une de l'autre, se rejoindre et former en se soudant bout à bout une cloison transversale qui ne tarde pas à se résorber complètement, et a transformer ainsi en un seul canal les 2 cavités ampullaires.

Pathogénie des vices de conformation de l'anus et du rectum

a. Rétrécissement congénital : Il s'explique facilement par la résorption incomplète de la cloison transversale formée par réunion des 2 ampoules.

b. Abouchements anormaux : Si la cloison qui doit séparer le sinus uro-génital du rectum se développe incomplètement, il s'en suit une fistule qui met en communication le rectum soit avec l'urèthre, soit avec la vessie (portion embryonnaire de l'allantoïde), soit avec le vagin.

D. — MONSTRUOSITÉS OU MONSTRES PROPREMENT DITS

MONSTRUO-SITÉS OU MONSTRES PROPREMENT DITS	**Définition**	Monstruosités sont des déviations du type spécifique, complexes, très graves, vicieuses, apparentes à l'extérieur et congénitales (Geoffroy St-Hilaire).
	Division	**a. *Monstres simples ou unitaires*** (Éléments complets ou incomplets d'un seul individu) — *Monstres autosites* (αὐτόσιτος, se procurant lui-même sa nourriture), pouvant vivre par lui-même après sa naissance. *Monstres omphalosites* (ὀμφαλος, ombilic, — σιτος, nourriture), mourant dès qu'ils ne tiennent plus à la mère par le cordon ombilical. *Monstres parasites* (très imparfaits, vivant implantés sur leur mère).
		b. *Monstres composés* (Éléments complets ou incomplets de plus d'un individu) — *Monstres doubles* (Monstres doubles autositaires. Monstres doubles parasitaires. *Monstres triples.*

Notions sommaires sur les principales hémitéries (*suite*)

Pathogénie des vices de conformation de l'anus et du rectum (*suite*)	**c. *Imperforations***	Ou les 2 ampoules ne se sont pas rejointes (il peut y avoir entre-elles un écart de 2, 3 et 4 centimètres) ou la cloison transversale qui succède à leur réunion ne s'est pas résorbée.
	d. *Absences*	Absences de l'anus peuvent être isolées; le plus souvent il y a simultanément absence d'une partie plus ou moins considérable du rectum.

Fréquence des vices de conformation ano-rectaux : 1 sur 11.000.

e. VICES DE CONFORMATION DE L'ANUS ET DU RECTUM (*suite*)	**Symptômes ι diagnostic**	3 types cliniques :	
		1° *Abouchement anormal du tube digestif*	Abouchement anormal se révèle de lui-même par l'écoulement du méconium à travers l'urèthre ou le vagin et constitue une infirmité plus ou moins pénible qui ne met pas immédiatement la vie en danger.
		2° *Rétrécissement congénital*	Rétrécissement congénital reste souvent ignoré tant que les matières sont liquides, mais occasionne des phénomènes d'occlusion très marqués dès qu'elles deviennent dures ou qu'un petit corps étranger (noyau, haricot) vient obturer ou diminuer la lumière du canal intestinal.
		3° *Absence d'ouverture ou imperforation* — **a. *Imperforation est externe***	L'imperforation anale et l'absence d'anus sont faciles à constater de visu; le praticien ne devra jamais négliger de faire cet examen aussitôt après la naissance.
		b. *Imperforation est interne*	Cette anomalie ne se révèle que par l'apparition des accidents d'occlusion; enfant ne rend pas de méconium; il crie, s'agite, fait des efforts impuissants d'expulsion; physionomie s'altère; ventre se ballonne; peau devient terreuse; bientôt survient la prostration et la mort si on n'intervient pas. Si enfant ne rend pas son méconium, explorer le rectum avec une sonde ou avec le petit doigt.
	Conduite à tenir	***Abouchements anormaux***	Abouchement dans le vagin étant compatible avec l'existence, attendre que l'enfant ait un certain nombre d'années avant d'agir. Contre les abouchements anormaux dans la vessie et l'urèthre qui compromettent à bref délai la vie de l'enfant, conseiller la création d'un anus iliaque.
		Rétrécissement	Si l'anus est rétréci, pratiquer la dilatation avec de l'éponge ou de la laminaire, ou mieux avec le doigt.
		Imperforation	Dès que l'imperforation est constatée, opérer *le plus tôt possible*; l'opération sera d'autant plus difficile que l'ampoule rectale sera située plus haut. Inciser couche par couche en allant vers la concavité du sacrum; profondeur de l'incision ne devra jamais dépasser 4 ou 5 centimètres; si ampoule rectale n'est point encore atteinte, ne plus continuer l'opération, du moins de ce côté. — Si, au contraire, on sent l'ampoule rectale, inciser la partie la plus saillante, mettre une pince sur chaque lèvre de la plaie, laisser écouler le méconium et suturer avec la peau la paroi rectale avivée et attirée vers l'extérieur.

MONSTRUOSITÉS OU MONSTRES PROPREMENT DITS (*suite*)

a. MONSTRES UNITAIRES

MONSTRES UNITAIRES

Monstres unitaires autosites — *Tératoméles* μέλος, membres

Ectroméliens εκτρώω, j'avorte (Arrêt de développement des membres.)

Phocoméle : (φώκη, phoque) Des 3 segments des membres, l'inférieur (mains ou pieds) est seul développé.

Hémiméle (ήμι, demi) : Segment supérieur ou basal (cuisse ou bras) seul développé.

Ectroméle : Atrophie ou absence complète des 3 segments du membre.

Syméliens σύν, avec

Syméle : Membres inférieurs sont soudés, fusionnés par leurs faces externes et terminés par un pied double dont la plante est en avant.

Uroméle (ουρά, queue) : Membres inférieurs sont encore soudés, mais terminés par un seul pied rudimentaire.

Sirénoméle : A la fois ectromélie et symélie, les 2 segments supérieurs sont soudés (symélie) ; rudimentaires (ectromélie) et terminés en pointe; pas de pied.

Notions sommaires sur les principales hémitéries (*suite*)

β. *Principaux vices de conformation des organes génitaux* (non compris hermaphrodismes)

a. VICES DE CONFORMATION DE L'URÉTHRE

1° Étroitesse et imperforation du méat — *Étroitesse du méat* occasionne une lenteur plus ou moins grande de la miction et peut amener de l'incontinence d'urine et des phénomènes spasmodiques avec ou sans rétention d'urine.

Imperforation du méat peut provoquer une rétention d'urine intra-utérine capable de mettre obstacle à l'accouchement naturel.

Dans le cas d'imperforation et même d'étroitesse, agrandir le méat soit d'un coup de bistouri. soit à l'aide d'un lithotome spécial.

2° Hypospadias

Définiion : Hypospadias est un vice de conformation caractérisé par l'ouverture de l'urèthre à la face inférieure de la verge et par l'absence de la paroi inférieure de l'urèthre au-delà du méat anormal.

Fréquence : 1 sur 300 (Bouisson).

Pathogénie : Arrêt de développement et manque de réunion des divers bourgeons qui doivent former l'urèthre. Hypospadias s'accompagne presque toujours d'une atrophie des corps caverneux et d'une forte incurvation de la verge.

4 variétés d'hypospadias : *Balanique* (ouverture anormale à la face inférieure du gland). *Pénien* (ouverture anormale à la face inférieure de la verge). *Péno-scrotal* (ouverture anormale à l'union de la verge et des bourses). *Perinéo-scrotal* (ouverture anormale à l'union des bourses et du perinée).

Traitement : 1° Section de la bride fibreuse qui incurve la verge. 2° Reconstitution du canal par portions successives.

3° Epispadias

Définition : Epispadias est un vice de conformation caractérisé par l'ouverture de l'urèthre à la face dorsale de la verge.

Fréquence : Epispadias est beaucoup plus rare que l'hypospadias.

3 variétés d'épispadias : *Balanique* (orifice uréthral s'ouvre à la base du gland). *Pénien* (orifice uréthral s'ouvre sur le dos de la verge). *Complet* (orifice uréthral s'ouvre au niveau du pubis). Variété la plus fréquente.

Traitement : Reconstitution du canal par portions successives.

b. ECTOPIE TESTICULAIRE

Définition : Testicule est en *ectopie* quand il s'est arrêté en un point de la migration qui l'amène de l'abdomen au fond des bourses.

Variétés — *Suivant le nombre* : Unilatérale (monorchidie : 1 fois sur 1.000). Bilatérale (cryptorchidie ou anorchidie : 1 fois sur 10.000).

Suivant le siège : *Ectopie inguinale* (la plus commune ; se complique fréquemmen de hernie). — abdominale. — cruro-scrotale. — périnéale. — crurale.

c. HYDROCÈLE CONGÉNITALE

Définition : Hydrocèle congénitale est l'accumulation de sérosité dans la tunique vaginale par suite de la persistance du canal vagino-péritonéal.

Caractères : Transparence éclatante du liquide; possibilité du reflux de la sérosité de la tunique vaginale dans le péritoine.

Conduite à tenir : N'évacuer le liquide avec une aiguille fine que si la tumeur est trop tendue ; savoir qu'une péritonite peut être la conséquence d'une opération qui n'es point indispensable, cette affection ayant guéri quelquefois spontanément

MONSTRUOSITÉS OU MONSTRES PROPREMENT DITS *(suite)*

Monstres unitaires autosites *(suite)* (Monstres unitaires *(suite)*) — *Tératosomes* (σῶμα, corps) (Éventration par arrêt de développement des parois antérieures) — *Célosomiens* (κήλη, hernie) :

a. *Eventration n'atteignant pas le thorax*

Aspalosome (ἀσπάλαξ, taupe) : Eventration latérale ou médiane de la moitié inférieure de l'abdomen ; appareils urinaire, génital et rectal s'ouvrent par 3 organes distincts.

Agénosome (α privatif γεννάω j'engendre) : Outre l'éventration, atrophie. à peu près complète de l'appareil génital.

Cyllosome (χυλλός, boiteux) : Eventration latérale de l'abdomen avec atrophie du membre inférieur correspondant.

Schistosome (σχιστός, fendu) : Eventration abdominale latérale ou médiane, membres pelviens absents ou très imparfaits.

b. *Eventration atteignant le thorax*

Pleurosome (πλευρά, côté) : Eventration latérale de la poitrine avec atrophie du membre thoracique correspondant.

Célosome : Outre l'éventration thoracique il y a déplacement herniaire du cœur en avant.

Notions sommaires sur les principales hémitéries *(suite)*

γ. *Vices de conformation du côté du tronc*

a. Exstrophie de la vessie (ἐξ, hors — στροφή, renversement)

Elle consiste essentiellement dans l'absence de la face antérieure de la vessie. Symphyse pubienne est plus ou moins écartée ainsi que la ligne blanche à laquelle la face postérieure de la vessie vient se souder, de telle sorte qu'elle paraît faire partie de la paroi abdominale.

Exstrophie de la vessie s'accompagne en général d'autres vices de conformation, et en particulier d'épispadias ; elle constitue une infirmité très pénible, l'urine s'écoulant goutte à goutte par les uretères, dont on aperçoit les orifices à l'œil nu.

Ne jamais tenter d'opération avant la 3ᵉ ou 4ᵉ année ; le seul résultat qu'on puisse espérer est de recouvrir la surface vésicale avec un revêtement cutané qui permettra l'application efficace d'un urinal.

b. Hernie ombilicale congénitale

Définition — Hernie ombilicale est une tumeur de la région ombilicale contenant dans son intérieur un ou plusieurs viscères de l'abdomen.

Pathogénie — Hernie ombilicale congénitale n'est pas due à la distension des parois abdominales ; elle est le résultat d'une formation primitive incomplète des dites parois par non-pénétration des lames musculaires et des couches mésodermiques qui les accompagnent. entre les 2 feuillets (cutané et pleuro-péritonéal) qui constituent primitivement ces parois.

2 variétés :

Variété embryonnaire — Elle est plutôt une éventration qu'une hernie proprement dite ; elle peut renfermer le foie tout entier, une grande partie de l'intestin et même le cœur.

Variété fœtale — Les parois abdominales étant suffisamment rapprochées à partir du 3ᵉ mois pour ne plus former qu'un anneau, cette variété constitue une petite hernie dont le volume varie depuis celui d'une bille jusqu'à celui d'une pomme d'api.

Conduite à tenir — *Si grosse hernie embryonnaire*, surveiller attentivement la chute du cordon ; prévenir et modérer autant que possible l'inflammation et la péritonite. *Si hernie peu volumineuse*, lier le cordon avec précaution et à distance pour ne pas comprendre un diverticule ; se rappeler qu'elle a une grande tendance à la guérison spontanée par le retrait graduel de l'orifice qui lui donne passage ; mettre un bandage avec une pelote *plate*, toute pelote saillante pénétrant dans l'anneau et l'empêchant de se resserrer.

c. Spina bifida

Définition — Spina bifida est une fissure congénitale d'étendue variable des arcs vertébraux, à travers laquelle la moelle et ses enveloppes font une hernie plus ou moins complète.

Siège — Spina bifida siège sur un point quelconque de la colonne vertébrale, de préférence à la région cervicale ou vers la fin de la région dorsale.

Pathogénie et anatomie pathologique — Spina bifida est dû à un arrêt de développement des arcs vertébraux. La plus grande fréquence du spina bifida au cou et aux lombes s'explique par ce fait que la soudure des arcs vertébraux se fait plus vite à la région dorsale (3ᵉ mois) qu'aux régions cervicale et lombaire.

MONSTRUOSITÉS OU MONSTRES PROPREMENT DITS (*suite*)

Monstres unitaires (suite) · Monstres unitaires autosites (suite) · Tératencéphales (Monstruosités du crâne et de l'oncéphale)

Exencéphaliens (ἐξ, dehors, ἐγκέφαλος, encéphale)

a. *Sans fissure spinale*

Notencéphale (νῶτος, dos) : Cerveau fait hernie au travers de l'occipital ouvert.

Proencéphale (πρό, devant) : Hernie du cerveau au travers des os frontaux.

Podencéphale (ποδός, pied. pédicule) : Tumeur encéphalique. Hernie s'échappe en tel ou tel point de la voûte du crâne et est pédiculisée.

Hyperencéphale (ὑπέρ, au-dessus) : Cerveau est situé au-dessus de la cavité crânienne par suite de l'atrophie presque complète de la voûte crânienne.

b. *Avec fissure spinale*

Iniencéphale (ἰνίον, occiput) est un notencéphale avec fissure spinale à la région cervicale.

Exencéphale est un hyperencéphale avec fissure spinale à la région cervicale.

Pseudencéphale (ψευδής, faux)

a. *Fissure spinale*

Nosencéphale (νόσος, maladie) : Encéphale est remplacé par une tumeur vasculaire qui n'occupe que la partie supérieure de la tête.

Thlipsencéphale (θλῖψις, écrasement) : Tumeur fongueuse descend jusqu'au trou occipital qui n'est plus distinct ; elle est comme écrasée.

b. *Avec fissure spinale*

Pseudencéphale : Crâne et canal vertébral ouverts, cerveau remplacé par une tumeur vasculaire, point de moelle épinière.

Anencéphaliens (ἀ privatif)

Dérencéphale (δέρη, col) : Absence de voûte crânienne, fissure spinale cervicale, — ni cerveau ni moelle épinière sauf à la partie inférieure non ouverte du canal vertébral.

Anencéphale : Ni cerveau, ni moelle épinière, crâne et canal rachidien étant largement ouverts dans toute leur étendue.

Notions sommaires sur les principales hémitéries (*suite*)

e. SPINA BIFIDA (suite)

Pathogénie et anatomie pathologique (suite)

Contenu du spina bifida qui forme une tumeur fluctuante et transparente, varie suivant que le liquide qu'il contient siège entre la moelle et ses enveloppes (*hydrorrachis externe*) ou au centre même de la moelle dans le canal de l'épendyme (*hydrorrachis interne*). Dans le premier cas il n'existe qu'une méningocèle ; dans le deuxième, la tumeur contient la moelle elle-même et les nerfs rachidiens qui en naissent.

Spina bifida est *sessile* ou *pédiculé* suivant l'étendue de la fissure ; il est le plus souvent *unique*, mais peut être *multiple* (il existe alors en même temps à la région cervicale et à la région lombaire) ; — il a généralement la grosseur d'une noix ou d'un œuf et a atteint jusqu'à 62 centimètres de circonférence ; les cris, les efforts et la station verticale augmentent sa distension.

Pronostic

Spina bifida entraîne le plus souvent la mort dans les premiers temps de la vie ; certains sujets, atteints de cette tumeur, ont vécu jusqu'à 28, 37, 43, et même 50 ans.

Conduite à tenir

Expectation si spina bifida est peu volumineux et ne grossit pas ; il arrive parfois qu'il se transforme en un kyste indépendant par soudure des arcs vertebraux.

S'il grossit ou s'il survient des accidents inflammatoires, recourir soit à l'injection iodée ou iodo-glycérinée, soit à l'ablation de la poche, dont la suppression brusque a parfois été suivie d'une hydrocéphalie mortelle.

MONSTRUOSITÉS OU MONSTRES PROPREMENT DITS (*suite*)

MONSTRES UNITAIRES (*suite*)

Monstres unitaires autosites (*suite*)

Tératocéphales (Monstruosités de la face)

Cyclocéphaliens (κύκλος, cercle ou globe de l'œil)

a. *Deux fosses orbitaires rapprochées*

Ethmocéphale (ηθμος, os ethmoïde) : Deux yeux rapprochés, distincts ; nez atrophié disposé en trompe au-dessus des orbites.

Cébocephale (χῆβος, singe) : Deux yeux rapprochés, distincts ; atrophie complète du nez d'où la ressemblance avec les singes cébiens.

b. *Un seul orbite (par fusion des orbites)*

Rhinocéphale (ρίνος, nez) : Deux yeux contigus ou réunis en un seul situé sur la ligne médiane : nez atrophié en forme de trompe.

Cyclocéphale : Tous les caractères du rhinocéphale moins la trompe qui disparaît par atrophie plus accentuée de l'appareil nasal.

Stomocéphale στόμα, bouche) : Deux yeux contigus ou un seul médian. — Peau ne subissant pas l'arrêt de développement des maxillaires devient trop longue et forme au niveau de la bouche une saillie en forme de trompe.

Otocéphaliens (ὠτός, oreille)

a. *Deux fosses orbitaires*

Sphénocéphale (σφήν, coin) : Deux yeux séparés ; bouche et mâchoires distinctes ; oreilles sont rapprochées ou même réunies sous la tête ; sphénoïde est bien conformé.

b. *Un seul orbite*

Otocéphale : Un seul œil ou 2 yeux dans le même orbite ; 2 oreilles rapprochées ou réunies sous la tête, mâchoires et bouche distinctes, point de trompe nasale.

Edocéphale (αἰδοιον, parties sexuelles) : Au-dessus de l'œil une trompe ressemblant à un pénis ; un seul œil ; oreilles rapprochées ou réunies sous la tête ; mâchoires atrophiées, pas de bouche.

Opocéphale (ὠπος, œil) : Oreilles rapprochées ou réunies sous la tête ; ni trompe ni bouche ; œil et ses dépendances forment à eux seuls la plus grande partie de la tête.

c. *Absence des yeux*

Triocéphale : Ni yeux, ni bouche, ni trompe (nez); tête n'est plus qu'un petit renflement sphéroïdal ayant à sa partie inférieure une fente auriculaire terminée à droite et à gauche par les conques.

Notions sommaires sur les principales hémitéries (*suite*)

d. TUMEURS SACRO-COCCYGIENNES CONGÉNITALES

Très variables comme volume et comme contenu.

Classification suivant le contenu
1. Inclusions fœtales (contenant des débris de fœtus).
2. Tumeurs communiquant avec le canal rachidien.
3. Tumeurs diverses (fibrôme, lipôme, sarcôme).

Pathogénie
Pour certains, tumeurs sacro-coccygiennes ne seraient autre chose que des spina bifida antérieurs.
Pour d'autres, elles ne seraient qu'une série de tératomes.

Pronostic : Presque tous les enfants meurent si on les abandonne à eux-mêmes.

Conduite à tenir
Opération sera subordonnée au volume de la tumeur, à ses prolongements pelviens, a la largeur du point d'implantation et au degré de vitalité de l'enfant.
Si opération décidée, la faire radicale : ni ponction, ni incision ; ablation totale au thermo-cautère afin d'éviter le plus possible la perte de sang.

MONSTRUOSITÉS OU MONSTRES PROPREMENT DITS (*suite*)

MONSTRES UNITAIRES (*suite*)

Monstres unitaires omphalosites (Omphalosite ou acardiaque est toujours accompagné d'un jumeau bien conformé)

Paracéphaliens (πχρά, presque ἀκέφαλος, sans tête) (Tête très imparfaite)

Paracéphale : Tête mal conformée encore volumineuse, avec bouche et cavité buccale, organes sensitifs rudimentaires; membres existants mais très incomplets.

Omocéphale (ὦμος, épaule) : C'est un paracéphale, avec les membres thoraciques en moins.

Hémiacéphale (ἡμισυς, demi) ou demi-acéphale : Tête qui n'est qu'une tumeur informe, sans bouche véritable, avec appendices et replis qui sont les seuls vestiges des organes sensitifs; membres atrophiés et contournés

Acéphale : Tête fait défaut; le reste du corps existe, mais s'écarte d'une manière plus ou moins marquée de la symétrie et des proportions normales

Acéphaliens (Atrophie complète de la tête)

Péracéphale (πέρα, outre mesure) : Ni tête, ni membres supérieurs, ni thorax.

Mylacéphale (μύλη, môle) : Forme de corps irrégulière, méconnaissable.

Anidiens (α, privatif, εἶδος, forme)

Anide : Espèce de globe formé de peau, de parties liquides, charnues, osseuses, n'ayant aucune forme. Rien de très caractérisé. Infiniment rare.

Monstres unitaires zoomyles ou parasites

Zoomyliens (ζῶον, animal (μύλη, môle)

Zoomyle : Masse informe contenant des os, poils, dents, se rapprochant des môles ou plutôt leur appartenant. — Ils comprennent aussi bien les kystes dermoïdes de l'ovaire que les tumeurs très diverses (altération du placenta, polypes) qui peuvent être expulsés de l'utérus.

Notions sommaires sur les principales hémitéries (*suite*)

δ. *Vices de conformation du côté du crâne*

a. HYDROCÉPHALIE : Voir page 256.

b. et c. MÉNINGOCÈLE ET MÉNINGO-ENCÉPHALOCÈLE

Définitions : *Méningocèle* est la hernie des méninges distendues par le liquide céphalo-rachidien. — *Méningo-encéphalocèle* est la hernie des méninges, aqueuse ou non, compliquée de hernie de l'encéphale.

Fréquence : Méningocèle est très rare par rapport à la méningo-encéphalocèle.

Siège : Presque constamment régions occipitale et fronto-nasale.

Volume : Depuis le volume d'une noisette jusqu'à celui de la tête même de l'enfant.

Caractères : Tumeur molle, fluctuante, peu ou pas réductible, indolente, occupant toujours la ligne médiane ou le voisinage de cette ligne au niveau des sutures. — Compression de la tumeur provoque souvent des convulsions et du coma chez l'enfant.

Pathogénie : Méningocèle ou méningo-encéphalocèle seraient une sorte de spina bifida crânien et le résultat d'un arrêt primitif du développement des os du crâne.

Conduite à tenir : Se bien garder d'y toucher.

ε. *Vices de conformation des membres inférieurs*

a. PIED BOT

Définition : Pied bot est une difformité du pied permanente, essentiellement caractérisée par ce fait que la plante du pied ne repose plus sur le sol dans la station ou la marche.

Variétés

Variétés simples (rares) : Pied bot varus : Face plantaire regarde en dedans. — valgus : Face plantaire regarde en dehors. — talus : Pointe du pied en haut. — equus ou équin : Pointe du pied en bas.

Variétés combinées (fréqtes) : Pied bot varus équin (infiniment plus fréquent que le suivant). — varus valgus (Tillaux n'en a vu qu'un seul cas).

Pathogénie

Théorie mécanique : Pied bot serait dû à la compression du fœtus dans la cavité utérine (théorie insuffisante).

Théorie de la rétraction musculaire : Par suite d'altération du système nerveux central il y aurait d'abord contracture, puis rétraction musculaire — Pure hypothèse en dehors du spina bifida et de l'hydrocéphalie.

Malformation primitive : Théorie la plus généralement acceptée. — Malformation consisterait pour le varus dans l'inflexion de l'astragale. — Jusqu'à 3 et 4 mois pieds du fœtus sont en varus dans le sein de la mère; cette disposition initiale peut persister et s'accroître sous l'influence de la compression utérine, de la pauvreté du liquide amniotique et des adhérences de l'amnios au fœtus.

MONSTRUOSITÉS OU MONSTRES PROPREMENT DITS (*suite*)

b. MONSTRES COMPOSÉS

MONSTRES DOUBLES

Monstres doubles autositaires (2 individus sont sensiblement égaux en développement)

Tératopages (παγείς, uni)

Eusomphaliens (εὐ, bien ὀμφαλὸς, ombilic) (Chaque sujet a son ombilic et son cordon)

a. Union sous-ombilicale

Pygopage (πυγή, fesse) : Unis par les fesses.

b. Union sus-ombilicale

Métopage (μέτωπον, front) : Unis front à front.

Céphalopage : Front de l'un est soudé à l'occiput de l'autre.

Monomphaliens (μόνος, seul) (1 seul om- et 1 seul cordon)

a. Union sous-ombilicale

Ischiopage : Les 2 individus ont la face tournée du même côté et sont réunis bout à bout par la région pelvienne.

b. Union sus-ombilicale

Xiphopage : Unis de l'appendice xiphoïde à l'ombilic.

Sternopage : Réunis face à face par tout le sternum

Ectopage (ἐκτὸς, dehors) : Union par tout un côté du thorax.

Hémipage : Union par le thorax, le cou et les mâchoires.

Janiceps (Janus, type fabuleux à double visage) : Union des têtes par la région occipitale ; les 2 faces sont opposées.

Iniope (ἰνίον, occiput ; ὄψ, œil, visage) : Tête est incomplètement double : d'un côté une face complète, de l'autre côté une face incomplète (un œil, 2 oreilles rapprochées ou 1 seule oreille médiane).

Synote (σύν, avec ; ὠτός, oreilles) : Face incomplète n'ayant qu'une oreille médiane et pas d'œil.

Tératadelphes (ἀδελφὸς, frère) (Soudure pouvant aller de la tête à l'ombilic)

Sycéphaliens (σύν, avec)

Notions sommaires sur les principales hémitéries (*suite et fin*)

a. PIED BOT (*suite*)

Diagnostic : Se rappeler que les enfants naissants ont généralement le pied en dedans ; avant de dire qu'il y a pied bot, s'assurer qu'on ne peut absolument pas le placer dans la situation normale.

Conduite à tenir : Conseiller l'opération chez tout enfant atteint de pied bot. — Ne pas attendre que l'enfant commence à marcher, et savoir qu'il y a grand intérêt à ce que les surfaces articulaires conservent le moins longtemps possible leurs rapports anormaux. Tillaux opère dans le premier mois qui suit la naissance si l'enfant n'est pas chétif.

2 indications dans l'opération :
1° Ramener le pied à sa rectitude normale en pratiquant la section complète du tendon d'Achille et quelquefois celle de l'aponévrose plantaire.
2° Maintenir le pied dans sa nouvelle position au moyen d'un appareil plâtré que l'on enlèvera au bout d'un mois et que l'on remplacera par un appareil orthopédique.

A partir de 6 ou 7 ans, le squelette du pied ne permet plus le redressement, même après section des parties molles ; recourir à la tarsectomie.

b. LUXATION CONGÉNITALE DE LA HANCHE

Elle n'est en général soupçonnée et reconnue que lorsque l'enfant commence à marcher. Elle est toujours postérieure et se produit à la suite d'un mouvement de flexion, d'adduction et de rotation en dedans, attitude que le fœtus présente dans la cavité utérine et est attribuée soit à une diminution du liquide amniotique, soit à la pression des parois utérines.

2 variétés :

Luxation unilatérale : Crête iliaque inclinée du côté luxé ; rectitude normale du membre plus court que l'autre ; claudication ; intégrité presque complète des mouvements.

Luxation double : Forte ensellure et relief des fesses qui forme une véritable croupe ; démarche en canard.

Conduite à tenir : Extension continue pendant plusieurs mois.

MONSTRUOSITÉS OU MONSTRES PROPREMENT DITS *(suite)*

Monstres doubles autositaires (2 individus sont sensiblement égaux en développement)

Tératadelphes (ἀδελφὸς, frère) (Soudure pouvant aller de la tête à l'ombilic) *(suite)*

Monocéphaliens (μόνος, seul)

Déradelphe (δερή, cou) : Troncs séparés au-dessous de l'ombilic, unis au-dessus ; 4 membres pelviens, 3 ou 4 membres thoraciques ; une seule tête.

Thoradelphe : Les deux thorax paraissent confondus en un seul ; 4 membres pelviens ; 2 membres thoraciques.

Synadelphe (σὺν, avec) : Soudure des 2 troncs dans toute leur étendue ; 8 membres.

Tératodymes δύμος, double (Soudure de bas en haut sur l'extrémité inférieure de l'ombilic)

Sysomiens (σὺν, avec σῶμα, corps)

Psodyme (ψόα, région lombaire) : 2 corps distincts au-dessous de la région lombaire : 2 thorax ; 2 membres pelviens, parfois un 3e.

Xiphodyme : 2 corps distincts en haut, 2 thorax complets et séparés ; 2 membres pelviens, parfois un 3e.

Dérodyme : Séparation ne se fait qu'au niveau du cou : 2 têtes, 1 sternum, 2 membres supérieurs, 2 inférieurs, parfois un 3e.

Monosomiens

Atlodyme : Un seul corps, 1 seul cou, 2 têtes séparées.

Iniodyme : Un seul corps, 2 têtes réunies par leur partie postéro-latérale (occiput), 2 visages bien distincts presque contigus.

Opodyme : Les 2 visages sont soudés ; les 2 yeux médians sont contenus dans une cavité orbitaire commune.

Monstres doubles parasitaires (Plus petit sujet se nourrit aux dépens du grand)

Hétérotypiens ἕτερος, autre, τύπος, type parasite s'insère près de l'ombilic sur la paroi antérieure du sujet principal

Hétéropage : Tête et membres du parasite sont distincts.

Implantation sur la face antérieure du sujet principal.

Hétéradelphe : Parasite forme un corps sans tête ; il semble que cette tête soit incluse dans le point d'implantation.

Hétérodyme : Parasite n'est plus représenté que par une tête plus ou moins imparfaite s'implantant par un col et un thorax très rudimentaire sur la face antérieure de l'autosite.

Hétéraliens ἕτερος, autre, ἀλοή, place (Insertion loin de l'ombilic)

Epicome (ἐπί, sur κόμη, chevelure) : Parasite est représenté par une tête imparfaite, mais complète qui s'implante par son sommet sur le haut de la tête de l'autosite.

Epignathe : Tête accessoire très incomplète, mal conformée est attachée au palais de l'autosite.

Polygnatiens πολύς, plusieurs γνάθος, mâchoires (Tête parasite est réduite à des mâchoires ou à des masses irrégulières qui s'implantent sur les mâchoires de l'autosite)

Hypognathe : Tête accessoire rudimentaire est attachée à la mâchoire inférieure du sujet principal.

Augnate (αὖ, adverbe qui indique redoublement) : Tête du parasite n'est plus représentée que par une mâchoire rudimentaire qui s'implante sur le maxillaire inférieur de l'autosite.

MONSTRUOSITÉS OU MONSTRES PROPREMENT DITS *(suite)*

MONSTRES DOUBLES *(suite)*

Monstres doubles parasitaires (Plus petit sujet se nourrit aux dépens du grand) *(suite)*

Polymèliens πολύς, plusieurs μέλος, membres (Parasite est formé d'un ou 2 membres)

Pygomèle (πυγή, région fessière) : Un ou 2 membres s'insèrent derrière ou entre les membres postérieurs de l'autosite.

Gastromèle : Insertion d'un ou 2 membres, accessoires sur l'abdomen.

Notomèle (νῶτος, dos) : Insertion sur le dos d'un ou 2 membres accessoires.

Céphalomèle : Insertion du parasite sur la tête,

Mélomèle : Un ou 2 membres accessoires sont insérés par leur base sur les autres membres.

Endocymiens ἔνδον, dedans, κῦμα, fœtus (Monstres par inclusion)

a. *Inclusion sous-cutanée :* Kyste congénital du sourcil.

b. *Inclusion abdominale :* Kystes dermoïdes de l'ovaire (1).

MONSTRES TRIPLES

Fréquence : Peu nombreux et mal connus.

Classification de Geoffroy St-Hilaire

Monstres tri-dérodymes.

— tri-atlodymes.

— tri-iniodymes.

TÉRATOGÉNIE OU GENÈSE DES MONSTRUOSITÉS

NOUS INDIQUERONS SUCCESSIVEMENT

1° Les généralités actuelles sur la pathogénie générale de l'œuf en voie d'évolution.

2° L'étiologie tératogénique chronologique.

3° Les principaux processus tératogéniques.

1° GÉNÉRALITÉS

GÉNÉRALITÉS ACTUELLES SUR LA PATHOGÉNIE GÉNÉRALE DE L'ŒUF EN VOIE D'ÉVOLUTION

Influence des causes pathogéniques

a. *Pendant la période embryonnaire* (Troubles formateurs ou tératogéniques)

La *période embryonnaire* est celle pendant laquelle le nouvel être se forme et se constitue graduellement par la multiplication et la différenciation des éléments anatomiques provenant de la première cellule qui n'est autre que l'ovule fécondé. — Il n'y a pas encore d'organes en fonctions, il y a seulement des *organes en formation.* Tout se réduit à la production de cellules nouvelles qui vivent d'une vie propre et presque indépendante et jouissent jusqu'à un certain point de la faculté de repullulation et même de restauration.

Dans la période embryonnaire, les causes pathogéniques ne peuvent déterminer que des *troubles de formation ou de développement* puisque les organes n'ont pas encore de fonctions. — Ces troubles occasionnent suivant leur intensité soit la mort totale, soit la mort partielle de l'embryon. Dans ce dernier cas, les portions survivantes continuent à s'accroître régulièrement et sont une preuve de l'indépendance de la vie cellulaire. La mort partielle ne peut se produire que pendant la période embryonnaire, les différentes parties de l'organisme n'ayant pas encore entre elles cette étroite solidarité qui caractérise l'âge adulte.

b. *Pendant la période fœtale* (Troubles fonctionnels)

La *période fœtale,* qui débute dans l'espèce humaine vers la fin du 2° mois, est celle dans laquelle les organes s'accroissent, se développent, et *commencent à remplir leurs fonctions* qui sont sensiblement les mêmes qu'à l'âge adulte.

Les causes pathogéniques déterminent par suite des *troubles fonctionnels* et se traduiront par des maladies fœtales qui offrent la plus grande analogie avec celles de l'enfant.

(1) Les partisans de la parthénogénèse n'admettent plus que les kystes dermoïdes soient rangés dans les monstres doubles et les considèrent comme des monstres unitaires.

TÉRATOGÉNIE OU GENÈSE DES MONSTRUOSITÉS *(suite)*

GÉNÉRALITÉS ACTUELLES SUR LA PATHOGÉNIE GÉNÉRALE DE L'ŒUF EN VOIE D'ÉVOLUTION *(suite)* **(1)** — **Influence des causes pathogéniques** *(suite)* — *c. Pendant la période de transition* (Troubles à la fois tératogéniques et morbigènes)

Période de transition est celle dans laquelle certaines parties de l'organisme sont déjà arrivées à la période fœtale, alors que d'autres sont encore dans la période embryonnaire.

Les bourgeons des membres notamment sont d'apparition tardive, et ne sont encore formés que de cellules indifférentes alors que déjà les autres organes sont constitués et différenciés en tissus ayant chacun leurs propriétés spéciales. Il s'en suit par conséquent qu'on peut rencontrer sur le même sujet des effets ou actions à la fois tératogéniques et morbigènes. A la pathologie du fœtus appartiennent les pieds-bots, les luxations congénitales ; à la tératologie appartiennent l'ectromélie, la symélie, etc.

Résultats des causes tératogéniques — D'une façon générale, monstruosités sont d'autant plus considérables que leurs causes agissent à une époque plus primitive et sur des phénomènes plus essentiels.

ÉTIOLOGIE TÉRATOGÉNIQUE CHRONOLOGIQUE — **Avant la fécondation** — **1° *Atavisme***

L'ontogénie (développement de l'individu) est une récapitulation abrégée de la *phylogénie* ($\varphi u \lambda \eta$, espèce) ou évolution de l'espèce ; — autrement dit :

Tout individu, et par suite tout organe, passe successivement par une série de transformations qui ont constitué l'évolution de son type spécifique. Si un arrêt de développement maintient cet individu ou cet organe dans un de ces états primitifs ou ancestraux et arrête ses transformations successives, son évolution définitive, la manifestation atavique est constituée.

L'atavisme est par suite la réapparition de la forme ancestrale, c'est-à-dire la réapparition de caractères anatomiques que n'offraient point les parents immédiats, mais que présentaient les ancêtres plus ou moins reculés.

---

(1) Les quelques généralités que nous venons d'exposer nous permettront d'apprécier la valeur des principales théories tératogéniques scientifiques que nous allons résumer succinctement.

THÉORIE DE LA PRÉEXISTENCE DES GERMES OU DE LA MONSTRUOSITÉ ORIGINELLE — Pour les partisans de la préexistence des germes qui est une des plus vieilles doctrines tératogéniques, il devait exister des germes monstrueux aussi bien que des germes normaux. — Wolff, qui fut le fondateur de l'embryologie, montra en 1851 que les organes de l'embryon ne préexistent pas à l'état infiniment petit comme on le pensait, mais qu'ils se forment par une série de transformations successives et toujours identiques des feuillets blastodermiques.

THÉORIES PATHOLOGIQUES

Théorie de Morgagni — Morgagni fut le premier à attribuer les monstruosités à des maladies du fœtus (1711); il déclarait notamment que la pseudencéphalie et l'exencéphalie étaient dues à l'hydrocéphalie.
Dareste a détruit cette théorie en prouvant expérimentalement que l'hydropisie cérébrale était une conséquence du développement incomplet des parois des vésicules cérébrales.

Théorie de J. Guérin — Pour Jules Guérin, les monstruosités aussi bien que les simples déformations des membres sont sous la dépendance d'un état morbide antérieur du système nerveux central.
Cette théorie est renversée actuellement par de nombreux faits tératologiques qui sont venus établir que la lésion des centres nerveux, loin d'être primitive, était secondaire et consécutive à un arrêt de développement; — entre autres faits, Spérino a constaté que la moelle épinière était saine et ne présentait aucune anomalie chez un monstre ectromèle trouvé au 3° jour de l'incubation dans un œuf d'oiseau et a ainsi prouvé que l'atrophie médullaire que l'on rencontre généralement dans ces cas est secondaire.

Théorie de Serres — Pour Serres, la généralité des arrêts de développement est due, non à une affection du système nerveux, mais à une oblitération du système vasculaire. — Là encore, l'effet a été pris pour la cause : l'atrophie de l'organe est le phénomène primitif; l'absence ou l'oblitération des vaisseaux est le résultat et non la conséquence de cette atrophie de l'organe.

THÉORIE EMBRYOLOGIQUE — Geoffroy St-Hilaire père et fils, qui firent une étude complète des monstres, arrivèrent les premiers à déduire que les monstruosités étaient dues à un développement anormal de l'embryon, et plus spécialement à des arrêts de développement.
Leurs déductions théoriques furent confirmées, non seulement par les découvertes incessantes de l'embryologie, mais encore par la tératogénie expérimentale dont les progrès marchèrent de pair avec l'embryologie.
La théorie embryologique est toujours d'actualité puisqu'il est démontré que la tératogénie n'est qu'une embryogénie modifiée.

TÉRATOGÉNIE OU GENÈSE DES MONSTRUOSITÉS (*suite*)

ETIOLOGIE TÉRATOGÉNIQUE CHRONOLOGIQUE (*suite*)

Avant la fécondation (*suite*)

1° Atavisme (suite)

L'atavisme comprend toutes les anomalies réversibles, *rétrogrades* (1); il rend compte de la morphologie systématique des monstres, mais n'explique pas la cause occasionnelle qui a déterminé l'accident monstrueux.

Exemples d'atavisme : La polydactylie du cheval, la présence accidentelle de dents incisives sur le maxillaire supérieur des ruminants est une réapparition évidente de forme ancestrale (à l'origine, le cheval était polydactyle ; les incisives existent encore à l'état embryonnaire chez les ruminants actuels).

2° Hérédité

Toutes les monstruosités peuvent être héréditaires, sauf celles de l'appareil génital, puisqu'elles empêchent la reproduction.

Hérédité est très rare pour les monstruosités graves ; elle est surtout fréquente pour les anomalies ou monstruosités légères.

On cite des cas d'hypospadie et de polydactylie qui se sont répétés pendant plusieurs générations.

Tendances héréditaires sont le plus souvent identiques ; elles peuvent être *dissemblables* (alternance de l'ectrodactylie et de la polydactylie), ou *associées* à des malformations d'organes éloignés n'ayant entre eux aucun rapport (association du bec-de-lièvre et du spina-bifida, de la polydactylie avec l'hypospadias, etc.).

Ces hérédités dissemblables ou associées ne sauraient provenir d'un même accident de la vie intra-utérine et forcent à admettre une influence générale des producteurs sur la constitution du germe.

3° Influence immédiate des générateurs

Il est actuellement certain que l'extrême jeunesse, l'âge trop avancé, l'alcoolisme chronique ou l'ivresse favorisent la production des monstres.

Les anomalies amniotiques sont souvent dues à la syphilis de l'un des générateurs.

D'après Chabry, certains parents seraient *monstripares* et engendreraient des monstres régulièrement ou d'une manière pour ainsi dire périodique.

4° Anomalies des produits sexuels

Les anomalies morphologiques de l'ovaire et du spermatozoïde ont une influence tératogénique certaine, mais encore incomplètement étudiée.

La tératogénie des ovules à 2 noyaux (à 2 vésicules germinatives) est démontrée par les faits ; il en est très probablement de même pour les spermatozoïdes à 2 têtes, mais les observations recueillies méritent encore confirmation.

Développement sans fécondation (Parthénogénèse)

La parthénogénèse ou développement de l'ovule en embryon sans fécondation, c'est-à-dire sans intervention de l'élément mâle est indiscutable chez les animaux inférieurs : chez les pucerons on peut obtenir plus de dix générations de femelles aptes à se multiplier sans le concours du mâle; toutefois les produits parthénogénétiques sont de plus en plus mal conformés et naissent souvent monstrueux.

Les recherches et travaux de Morel (1864), de Mathias Duval (1884), de Répin (1891), semblent démontrer que la parthénogénèse existe également dans l'espèce humaine : selon eux la segmentation parthénogénétique de l'ovule est un processus ordinaire presque normal ; elle aboutit *rarement* à la formation d'un blastoderme et se continue *plus rarement encore* jusqu'à la production de rudiments embryonnaires affectant la forme d'organes fœtaux plus ou moins reconnaissables et plus ou moins développés.

---

(1) Une anomalie n'est pas forcément réversive, rétrograde, atavique ; on tend à admettre aujourd'hui qu'il y a des *anomalies de formes anticipées*, c'est-à-dire des anomalies qui loin de rappeler une forme ancienne seraient au contraire l'origine d'une forme nouvelle. Pierre Marie a interprété dans ce sens certains cas de *polymastie.*

TÉRATOGÉNIE OU GENÈSE DES MONSTRUOSITÉS (*suite*)

ÉTIOLOGIE TÉRATOGÉNIQUE CHRONOLOGIQUE (*suite*) | Avant la fécondation (*suite*) | Développement sans fécondation (Parthénogénèse) (*suite*)

Chez femmes mortes de péritonite puerpérale 8 à 10 jours après l'accouchement, Morel a observé plusieurs ovules dans lesquels la segmentation était aussi nettement dessinée que dans les œufs fécondés. — Henneguy a montré récemment (1894), que la fragmentation parthénogénétique des ovules des mammifères était irrégulière et désordonnée par suite du manque d'action régulatrice exercée par le noyau et que si par exception cette évolution anormale se continue, il ne peut se produire qu'un organisme monstrueux et incomplet.

Répin qui est un des fondateurs de la parthénogénèse attribue cette origine à tous les kystes dermoïdes de l'ovaire qui selon lui sont tous embryonnés et d'origine ovulaire (l'ovule est effectivement la seule cellule de l'organisme qui jouisse de l'individualisation, c'est-à-dire de la propriété de donner naissance à des productions figurées).

L'embryon de ces kystes présenterait certaines particularités caractéristiques anatomiques : *a*. Il se développe en plusieurs segments somatiques dispersés sans aucun ordre par suite du manque de régularité dans la segmentation et du *défaut d'individualisation* ou d'*apolarité* du blastoderme; — *b*. Il y a toujours *absence ou arrêt de développement d'un ou de 2 feuillets du blastoderme :* le feuillet externe ou cutané qui se développe le premier en date est toujours prépondérant (c'est ce qui explique la présence des poils, et des glandes sébacées dans tous les kystes dermoïdes); le feuillet moyen (cartilages, os, muscles) existe dans un nombre restreint de cas); le feuillet interne (épithélium intestinal) se trouve dans quelques-uns seulement; — *c*. On trouve dans ces embryons non-seulement des parties caractéristiques d'un état embryonnaire à la fois récent et ancien, mais encore des parties qui n'appartiennent qu'à l'état adulte (dents de la 2ᵉ dentition, ossification successive des parties osseuses, allongement considérable des poils ou cheveux). Ces anomalies de développement ont été expliquées par Geoffroy St-Hilaire : les rudiments embryonnaires sont le résultat d'un arrêt de développement; l'existence d'éléments adultes est due à la longue durée du séjour de l'embryon dans le kyste ovarien.

L'origine parthénogénétique des kystes dermoïdes de l'ovaire est la seule rationnelle : Ils ne sauraient plus être attribués à l'*enclavement* ou à une *invagination se formant aux dépens de l'ectoderme* au niveau de la région lombaire; car si les poils, les ongles, les glandes et même les dents sont d'origine ectodermique, il n'en peut être de même de ces productions tératoïdes (membres, tube digestif, etc.) qu'on rencontre dans les kystes dermoïdes ovariens. — Ces derniers ne peuvent pas davantage être rangés dans la catégorie des *monstres endocymiens ou par inclusion :* les parasites endocymiens sont *frères* du sujet porteur, et s'accroissent durant les premières années de celui-ci, c'est-à-dire dans le bas-âge et l'enfance, tandis que les kystes dermoïdes ne se développent guère qu'entre 25 et 35 ans et sont *fils* du sujet porteur pour les partisans de la parthénogénèse; Répin a fourni des observations de kystes dermoïdes trouvés chez des femmes dont l'ovaire examiné au cours d'une laparotomie antérieure, avait été trouvé sain; en outre, les inclusions abdominales sont rares alors que les kystes dermoïdes de l'ovaire sont souvent bilatéraux. — Les kystes en question, rarement isolés alors même qu'ils sont unilatéraux, ne sont pas non plus le résultat d'une *grossesse extra-utérine :* on en a trouvé chez des filles non pubères et vierges et chez certaines femmes dont les malformations congénitales excluaient toute possibilité de fécondation.

TÉRATOGÉNIE OU GENÈSE DES MONSTRUOSITÉS (*suite*)

ÉTIOLOGIE TÉRATOGÉNIQUE CHRONOLOGIQUE (*suite*)

A l'époque de la fécondation

Accidents de la fécondation

a. *Hybridité*

Définition : Hybridité est la fécondation d'un ovule par un spermatozoïde d'une autre espèce animale.

Ses résultats : Rapprochements entre espèces différentes sont le plus souvent stériles ; si œuf est hybridé, segmentation est irrégulière, désordonnée, et bientôt impuissante à finir son développement.

b. *Polyspermie*

Définition : Polyspermie est la fécondation par l'arrivée dans l'œuf de 2 ou plusieurs spermatozoïdes.

Conditions de la polyspermie : Pour Fol, qui a découvert et étudié d'une façon toute spéciale la polyspermie, cette dernière serait toujours un phénomène d'ordre pathologique, un œuf sain et normal n'étant jamais fécondé que par un seul spermatozoïde par suite de l'épaississement de la couche vitelline superficielle qui se produit immédiatement après la pénétration du zoosperme et empêche l'entrée d'autres éléments mâles. Les expériences de Fol sur les Echinodermes ont montré notamment que cette membrane-limite ne se formait pas ou très incomplètement quand les œufs n'étaient pas encore assez mûrs (avant l'excrétion des globules polaires), ou trop mûrs (plusieurs heures après la formation des globules polaires), ou quand ils avaient souffert d'un trop long état de captivité.

Résultats de la polyspermie : Les noyaux mâles qui ont pénétré dans le vitellus le traversent et vont se réunir successivement au noyau femelle ; toutefois la conjugaison est limitée et l'œuf succombe et ne se développe pas s'il pénètre plus d'un certain nombre de spermatozoïdes (au-delà de 10 pour les Echinodermes).

Le processus de conjugaison le plus fréquent est la *diplogénèse ;* au moment de la segmentation on voit se produire un *tetraster* et le vitellus se scinde du coup en 4 sphères égales au lieu de 2, puis en 8 au lieu de 4, et ainsi de suite.

Les cas expérimentaux de conjugaison avec un 3ᵉ aster sont déjà plus rares ; au-delà du 4ᵉ aster, ils sont exceptionnels même avec un engourdissement profond des œufs par l'action prolongée de l'acide carbonique. Dans ces diverses circonstances le noyau fécondé se change en un tétraster ou double amphiaster et chacun des noyaux mâles isolés devient un simple amphiaster et paraît former un centre de développement.

Quel que soit le processus de conjugaison, les résultats de la segmentation sont le plus souvent anormaux et aboutissent aux monstres composés (doubles, triples, etc.) suivant le nombre de spermatozoïdes qui ont pénétré dans l'œuf.

Notions sommaires sur la diplogénèse

Définition

La diplogénèse est le développement de 2 individus, c'est-à-dire de 2 lignes primitives dans un seul et même œuf.

2 modes de diplogénèse

a. *Diplogénèse par fécondation de 2 vésicules germinatices ou de 2 noyaux femelles dans le même œuf.* — Ce mode de diplogénèse est rare, la présence de 2 disques blastodermiques étant exceptionnelle, et ne donne pas lieu à des monstres doubles : effectivement les nombreuses expériences d'incubation d'œufs à 2 jaunes ont montré que les 2 embryons se développent indépendamment l'un de l'autre, mais qu'il arrive d'ordinaire que l'un des deux périt avant l'autre par suite du défaut de place.

ÉTIOLOGIE TÉRATOGÉNIQUE CHRONOLOGIQUE (suite)

A l'époque de la fécondation (*suite*)

Notions sommaires sur la diplogénèse (*suite*)

2 modes de diplogénèse (suite)

Ce mode de diplogénèse est comme le suivant le résultat de la polyspermie, car il est nécessaire qu'il y ait pénétration de 2 spermatozoïdes pour que les 2 vésicules germinatives soient fécondées.

b. *Diplogénèse par polyspermie ou hyperfécondation, c'est-à-dire par pénétration de 2 noyaux mâles dans un seul disque blastodermique.* — Ce mode de diplogénèse, qui est en quelque sorte la règle, donne presque toujours lieu à un monstre double par soudure plus ou moins étendue des 2 embryons. La gémellité univitelline, c'est-à-dire la production de 2 sujets distincts et bien conformés n'est qu'accidentelle et exige que les 2 lignes primitives soient séparées par une distance suffisante pour ne pas arriver au contact (non-soudure).

Données générales actuelles sur la genèse et la morphologie des monstres doubles

Sauf les cas rares de développement normal de 2 vésicules germinatives et de gémellité univitelline, les différents types de diplogénèse sont monstrueux et résultent pour ainsi dire géométriquement des diverses positions que peuvent présenter deux lignes primitives apparues sur un même disque blastodermique.

Pour bien comprendre ce qui va suivre, il est nécessaire de rappeler que chaque ligne primitive apparaît sous la forme d'une encoche sur le bord du disque blastodermique du poulet, — que cette encoche, en se dirigeant vers le centre, prend la forme d'une ligne, — que cette ligne finit par se séparer de la périphérie et par être située en plein disque blastodermique, — et que la partie qui gagne le centre (encoche) formera la tête alors que l'autre extrémité sera caudale.

α. **Anomalies des monstres doubles également développés**

Généralités : Les 2 lignes primitives se développant également, les 2 embryons ne peuvent se trouver en contact que par les parties homologues de leur corps.

Morphologie des monstres doubles également développés dépend du mode de rencontre des 2 lignes primitives.

Des divers modes de rencontre des 2 lignes primitives

a. *Lignes primitives en opposition :* Les 2 embryons arrivent en contact au centre du disque et par suite se soudent par le vertex. Union se fait front à front et occiput à occiput chez les *métopages ;* — le front d'un des sujets est soudé à l'occiput de l'autre et l'occiput du 1ᵉʳ au front du 2ᵉ chez les *céphalopages.*

Ces 2 dispositions s'expliquent par le mouvement de torsion (à gauche normalement) que subit tout embryon dans son développement. La céphalopagie est la règle normale, les 2 sujets s'étant couchés sur le côté gauche ; la métopagie est une exception, l'un des sujets s'étant couché anormalement sur le côté droit.

b. *Lignes primitives à angle obtus ou à angle droit. Monstres en Λ ou en X (V et Y renversés) :* Union des 2 embryons se fait par les parties latérales du vertex.

Types de cette formation : *monocéphaliens et sycéphaliens.*

ÉTIOLOGIE TÉRATOGÉNIQUE CHRONOLOGIQUE (*suite*) — A l'époque de la fécondation (*suite*) — Notions sommaires sur la diplogénèse (*suite*) — *Données générales actuelles sur la genèse et la morphologie des monstres doubles* (suite) — *Des divers modes de rencontre des 2 lignes primitives* (suite)

c. *Lignes primitives disposées à angle aigu. Monstres en* X *allongé par en bas.* Type *hémipage :* Union des 2 thorax, des 2 cous et des parties inférieures basales des 2 têtes.

d. *Parallélisme des lignes primitives. Monstres en* X *à entrecroisement très allongé :* Union ne se fait que par le tronc, les 2 extrémités de l'embryon étant recourbées. Types variables suivant le degré de torsion des embryons :

Ectopage, s'ils sont encore couchés sur leur face ventrale ; — *Sternopage* ou *Xiphopage*, si les 2 sujets se font face ; — *Pygopage*, s'ils se tournent le dos. Nous avons vu qu'union ne se faisait pas et qu'il y avait gémellité univitelline lorsque les 2 lignes primitives sont trop éloignées.

e. *Lignes primitives fusionnées à leur extrémité périphérique. Monstres en* V *ou en* Y suivant la plus ou moins grande divergence des lignes primitives. Types variables suivant l'étendue de la soudure :

Monosomiens, si la soudure s'étend très loin en avant ; — *Sysomiens*, si la soudure est de plus en plus réduite ; et peut-être même les *Ischiopages* qui offrent le minimum de soudure à l'extrémité postérieure.

b. **Monstres doubles parasitaires irrégulièrement développés ou diplogénèse hétérotypique**

Si l'un des sujets a un développement moindre que l'autre, la soudure se fait forcément par des parties *non homologues ;* c'est ainsi que se forment les monstres doubles hétérotypiens et hétéraliens.

Il arrive encore fréquemment que le sujet dont le développement est moindre soit résorbé dans une certaine partie de son étendue et ne soit plus représenté que par un fragment d'individu inséré sur l'autre ; c'est ce qui a lieu pour les Epicomes et les Hypognathes.

Chez les *Endocymiens*, la résorption partielle est précédée de l'inclusion fœtale abdominale : l'allantoïde du plus petit embryon est peu à peu emprisonnée entre les 2 amnios et le vitellus, et contracte des adhérences au niveau de la surface ventrale du plus grand embryon qui, petit à petit, par suite des adhérences, déglutit le sujet moins développé dans son orifice ombilical.

La résorption partielle est surtout très accusée quand on descend l'échelle animale. Selon d'Audeville, les poissons seraient doués de la faculté de corriger, pour ainsi dire, les défauts de leur corps en supprimant à la longue les monstruosités le mieux caractérisées.

La vie végétative irait encore plus loin chez le crustacé qui voit repousser, non-seulement sa carapace, mais la chair même et les muscles de se membres amputés.

TÉRATOGÉNIE OU GENÈSE DES MONSTRUOSITÉS (*suite*)

ÉTIOLOGIE TÉRATOGÉNIQUE CHRONOLOGIQUE (*suite*)

A l'époque de la fécondation (*suite*)

Notions sommaires sur la diplogénèse (*suite*)

Données générales actuelles sur la genèse et la morphologie des monstres doubles (suite) (1)

c. **Aperçus nouveaux sur la production des omphalosites**

Pour bien saisir le développement de l'omphalosite, il est bon de faire remarquer que les résultats de la diplogénèse diffèrent essentiellement suivant que les 2 lignes primitives de l'œuf diplogénétique arrivent ou non à se souder, et suivant que leur développement se produit également ou inégalement.

Dans le cas de soudure des 2 lignes primitives, on verra se produire un monstre double autositaire si elles sont également développées et un monstre double parasitaire si le développement de l'un des sujets est moindre.

Dans le cas de non-soudure des 2 lignes primitives, on aura affaire à la gémellité univitelline si les 2 sujets sont également développés, et à un monstre omphalosite associé à un sujet normal si le développement de l'un des sujets est moindre.

De ce qui précède, il résulte que l'omphalosite est au jumeau bien conformé qui l'accompagne toujours ce que le sujet parasitaire est à l'autre élément d'un monstre double.

L'omphalosite est un être très imparfait qui présente un défaut de formation de toute la partie antérieure du corps et qui de plus n'a pas de cœur ou un cœur incapable de remplir ses fonctions.

Pour qu'un être aussi incomplet que l'acardiaque puisse vivre, il ne saurait exister seul, sans quoi il succombe dès que le cœur subit un arrêt dans les phases de son développement; il faut qu'il se forme dans un même œuf en même temps qu'un frère jumeau bien conformé, et la vie intra-utérine de l'acardiaque n'est possible qu'autant qu'il se produit des anastomoses entre les appareils vasculaires des deux embryons par l'intermédiaire du placenta commun.

Ces communications vasculaires permettent au jumeau bien conformé de suppléer à l'insuffisance cardiaque du sujet imparfaitement développé; petit à petit cette suppléance est telle que le cœur du sujet le plus faible finit par s'atrophier par défaut de fonctionnement, et que la circulation de l'omphalosite ne devient plus qu'un simple diverticule de la circulation du fœtus bien conformé.

Des considérations précédentes il résulte que l'omphalosite doit être considéré comme un monstre parasitaire; il doit être en outre placé à la suite des monstres doubles puisqu'il représente l'un des sujets d'une diplogénèse dans laquelle les 2 composants sont restés indépendants.

Théories de la diplogénèse

Théorie de Lémery (1724) ou théorie de la soudure par dualité primitive

On a longtemps cru que les monstres doubles étaient le résultat de la soudure de 2 embryons distincts provenant chacun d'un œuf particulier.

Aucune expérience d'incubation n'est venue confirmer cette théorie chez les vertébrés : les œufs de poule à 2 jaunes qui présentent les meilleures conditions de rapprochement n'ont jamais donné de monstres doubles.

(1) Certaines des données que nous venons d'exposer, notamment à propos des omphalosites montre que la classification bien que géniale de Geoffroy St-Hilaire est loin d'être parfaite et il est à prévoir qu'un jour les monstres pourront être classés d'après leurs rapports génétiques rigoureux.

TÉRATOGÉNIE OU GENÈSE DES MONSTRUOSITÉS *(suite)*

ÉTIOLOGIE TÉRATOGÉNIQUE CHRONOLOGIQUE *(suite)*

A l'époque de la fécondation *(suite)*

Notions sommaires sur la diplogénèse *(suite)*

Théories de la diplogénèse (suite)

Les faits ont en outre montré que la monstruosité double était souvent plus fréquente chez les espèces unipares que chez les multipares.

Théorie de Valentin ou théorie de dédoublement par fissuration

Les expériences de pisciculture ayant démontré la possibilité de la présence de 2 embryons dans un même œuf, Valentin a essayé d'expliquer la diplogénèse par la division ou le dédoublement par fissuration d'un sujet primitivement simple et unique.

Cette théorie n'a reçu aucune sanction expérimentale et est actuellement détruite par les découvertes de Fol sur la polyspermie (1879).

Théorie de Fol ou théorie de la polyspermie (1879)

Les expériences de Fol (page 452), établissent nettement que la polyspermie est le facteur essentiel, sinon le seul facteur, de la diplogénèse.

L'étude de la diplogénèse nous a montré que le monstre double est toujours le résultat de l'hyperfécondation d'un seul disque blastodermique, c'est-à-dire d'un seul noyau femelle. — Par contre, tout noyau femelle hyperfécondé ne produit pas fatalement une monstruosité double ; il peut exceptionnellement donner lieu à la gémellité univitelline par défaut de rencontre des 2 lignes primitives.

Pendant la segmentation

Influence tératogénique de certains agents et notamment des toxiques sur la segmentation

Hertwig en 1891 et Francotte en 1894, ont été les premiers à produire expérimentalement des anomalies de segmentation. Leurs expériences ont prouvé que pour obtenir des effets tératogéniques, il était nécessaire d'opérer sur les œufs dès le début de la segmentation ; c'est ce qui explique pourquoi les recherches sont toujours restées infructueuses tant qu'on s'est servi d'œufs d'oiseau dont la karyokinèse est déjà commencée avant la ponte.

Hertwig a expérimenté sur des œufs d'Invertébrés et de quelques Vertébrés à fécondation externe (Batraciens notamment) en les plongeant, pendant 20 à 30 minutes dans une solution de quinine ou d'hydrate de chloral *dès l'apparition du fuseau de segmentation*, ou en les soumettant, dans les mêmes conditions à l'action de la réfrigération, il a obtenu des résultats toujours identiques : sous l'une quelconque de ces diverses influences, le fuseau de segmentation disparaissait et le noyau se reconstituait à l'état de repos ; puis, au bout d'une heure environ, la division s'effectuait à nouveau et affectait cette fois une disposition *tétrapolaire*.

Francotte a assisté également à la formation d'un *tétraster* sur des ovules de Leptoplana inoculés avec des Bactéries.

La constatation de ces faits tératogéniques permet de concevoir l'influence perturbatrice possible de l'alcoolisme et même de l'ivresse au moment de la conception.

Production de monstres fractions d'individus par destruction partielle des sphères de segmentation

Chabry ayant remarqué chez les Ascidies qu'il ne se produisait qu'une fraction de l'individu lorsque certaines sphères de segmentation étaient atteintes de sphacèle, eut l'idée de produire expérimentalement des traumatismes cellulaires, et obtint des monstruosités artificielles qu'il pouvait déterminer à l'avance suivant le siège de la lésion.

Pour comprendre ce déterminisme, il faut savoir que lorsqu'un œuf à globule polaire se segmente, il se produit un premier sillon de fractionnement qui passe par ce globule et divise le futur embryon en deux moitiés (droite et gauche), puis un deuxième sillon perpendiculaire au premier qui le divise en deux autres moitiés (antérieure et postérieure).

TÉRATOGÉNIE OU GENÈSE DES MONSTRUOSITÉS (*suite*)

Ces données embryologiques permettent de comprendre qu'on peut à volonté produire un *demi-individu* ou un *trois quarts d'individu* ou une *fraction quelconque d'individu* suivant qu'on détruit telle ou telle sphère de segmentation.

Les monstruosités ainsi obtenues sont d'autant plus complexes et plus profondes que la lésion a été plus précoce.

Les expériences de Roux et Chabry ont enfin montré que tel organe n'apparaîtra pas par le fait de la destruction de la cellule initiale qui devait donner naissance à toute la lignée de cellules destinées à constituer cet organe.

Une première condition tératogénique importante est le temps qui s'écoule entre la ponte et le début de l'incubation. Si ce temps est très long et dépasse 3 ou 4 semaines, la vitalité du germe diminue graduellement et finit par s'éteindre; si elle n'est que diminuée, il se produit des développements partiels par suite de la mort de certaines cellules du germe; et l'embryon qui en résulte est d'autant plus anormal qu'on se rapproche davantage de la mort totale du germe; — la vitalité de ce dernier est-elle éteinte par suite d'une incubation trop tardive, le blastoderme se développe seulement en surface sans production d'embryon. — Des faits semblables ont été observés chez les mammifères, mais on n'a pas encore pu en préciser la cause.

Dareste a en outre démontré que certaines influences extérieures produisaient des actions mécaniques perturbatrices sur l'accroissement du blastoderme : la chaleur incubatrice, lorsqu'elle est inégale, produit des déformations du blastoderme par suite de la prolifération inégale des cellules qui le composent; — les œufs de poule soumis à la trépidation donnent presque toujours lieu à des monstres, à moins qu'on n'ait eu le soin de les laisser se reposer pendant près de 8 jours; — l'incubation dans un air raréfié a engendré de nombreuses formes monstrueuses, notamment par arrêt de formation de l'aire du blastoderme (Giacomini).

Les causes qui occasionnent le développement du blastoderme sans embryon peuvent également faire que celui-ci périsse de bonne heure soit en totalité, soit en partie.

Mort totale de l'embryon est généralement suivie de sa résorption; seul le placenta, qui est une production embryonnaire ectodermique, continue à vivre en parasite sur le tissu utérin et le pénètre graduellement.

Mort partielle de l'embryon est une preuve que les causes tératogéniques agissent sur les individualités cellulaires; les portions survivantes continuent à s'accroître régulièrement et donnent lieu à des monstruosités plus ou moins considérables.

Généralités : Formation de l'amnios étant très précoce, il en résulte que ses anomalies de développement peuvent avoir une influence nocive dès les premiers temps de la vie embryonnaire et occasionner des monstruosités d'autant plus graves qu'elles sont plus primitives.

Il n'est pas rare de voir la compression amniotique déterminer des soudures anormales et des arrêts de développement portant sur les premiers bourgeons des membres, sur l'apparition de l'extrémité céphalique, sur la formation des organes.

Anomalies de développement de l'amnios

Absence d'amnios : Embryon est à nu sur le blastoderme, le plus souvent il succombe; si par exception il continue à s'accroître, les anomalies de la tête et notamment les exencéphalies sont fréquentes.

58

TÉRATOGÉNIE OU GENÈSE DES MONSTRUOSITÉS *(suite)*

ÉTIOLOGIE TÉRATOGÉNIQUE CHRONOLOGIQUE *(suite)*

Pendant la période de formation de l'embryon et de ses annexes *(suite)*

Modifications tératogéniques des annexes de l'embryon *(suite)*

a. *Amnios* (suite)

Inégalité de développement des diverses parties de l'amnios : Un des replis ou capuchons peut faire défaut, tandis que les autres se développent à peu près normalement; au niveau des parties manquantes ou incomplètement formées, il se produit des compressions locales qui donnent lieu aux anomalies les plus diverses.

Adhérences et brides amniotiques : Elles sont plus ou moins étendues et produisent des malformations très variées: parmi les plus fréquentes citons l'encéphalocèle, l'exencéphalie, les amputations congénitales.

Arrêt de développement total de l'amnios : Il exerce son influence nocive sur l'embryon tout entier et détermine simultanément la production d'anomalies les plus diverses (exencéphalies, célosomies, ectromélies, etc.).

b. *Liquide amniotique*

Hydramnios : Il est souvent accompagné d'anomalies fœtales (spina-bifida, exencéphalies, bec-de-lièvre, pieds bots, etc.). Les uns pensent que ces anomalies sont le résultat de la compression de l'embryon par l'hydramnios; les autres sont d'avis qu'elles sont, y compris l'hydramnios, provoquées par une maladie générale de l'œuf (syphilis le plus souvent).

Hypoamnios : Le liquide amniotique servant à protéger le fœtus contre la pression des parois utérines et de l'amnios, il s'en suit que, lorsqu'il y a hypoamnios, les différentes parties fœtales sont pour ainsi dire tassées et serrées les unes contre les autres ; il n'est pas rare dans ce cas d'observer des malformations surtout fœtales (pieds et mains bots, luxations congénitales, etc.).

c. *Allantoïde*

Les arrêts de développement de l'allantoïde produisent généralement l'asphyxie de l'embryon; ils sont le plus souvent associés à une malformation amniotique et alors la monstruosité vient s'ajouter à la tendance asphyxique de l'embryon.

d. *Cordon ombilical*

Le cordon ombilical par ses circulaires peut provoquer l'amputation congénitale d'un ou plusieurs membres.

L'enroulement du cordon autour du cou a quelquefois occasionné une brièveté accidentelle exagérée et déterminé la mort du fœtus par constriction.

e. *Vésicule ombilicale*

La vésicule ombilicale peut elle-même exercer une action tératogénique sur l'embryon *par le développement de son aire vasculaire.* A l'état normal les îlots de Wolff qui sont les lieux de formation des globules rouges poussent des prolongements qui leur permettent de s'anastomoser entre eux et avec l'appareil central de la circulation; à l'état anormal, ces mêmes îlots s'hypertrophient, mais ne contractent plus aucune anastomose, en sorte que les globules rouges restent emprisonnés dans leurs cavités. La circulation centrale ou cardiaque n'étant pas mise en communication avec les îlots de Wolff, l'embryon ne reçoit que du sang incolore, tous ses tissus s'infiltrent peu à peu de sérosité (c'est ainsi que se produit l'hydropisie des centres nerveux dans l'anencéphalie) et bientôt le nouvel être ne forme plus qu'une masse d'apparence gélatineuse dans laquelle il est difficile de retrouver la trace des organes en formation.

TÉRATOGÉNIE OU GENÈSE DES MONSTRUOSITÉS (*suite*)

Geoffroy St-Hilaire distinguait *les arrêts de formation* (cas où un organe ne se forme point), et *les arrêts de développement* (cas où un organe reste arrêté dans certaines conditions embryonnaires).

Les arrêts de formation sont aujourd'hui très discutés et la tératogénie expérimentale semble dès maintenant démontrer qu'un organe apparaît toujours si la cellule initiale qui doit le constituer n'a pas été détruite et que quand un organe primitivement constitué fait défaut, ou il a été résorbé dès les 1res phases de son développement, ou il a subi une amputation congénitale (cas le plus fréquent pour Hémimèles [1] et Ectromèles).

— *L'arrêt de développement qui est le processus tératogénique le plus fréquent consiste dans la persistance d'un état embryonnaire qui ne devrait être que transitoire.*

CONSÉQUENCES DES INFLUENCES TÉRATOGÉNIQUES OU PRINCIPAUX PROCESSUS TÉRATOGÉNIQUES

a. Arrêts de formation et de développement

b. Excès de développement

3 catégories d'arrêts de développement

a. *Arrêts de développement proprement dits* (Arrêt d'un organe à un état rudimentaire)

Exemples : Sur les membres : phocomélie.
Sur la paroi ant^{re} du tronc : diverses formes d'éventration ou célosomie (célosomes, pleurosomes, schistosomes, agénosomes, aspalosomes), l'exstrophie de la vessie, les ectopies du cœur, etc.
Sur la région postérieure du tronc : spina-bifida.
Sur la région céphalique : anencéphalie, exencéphalie, etc.

b. *Défaut de soudure de parties qui devraient se réunir*

Exemples : Variétés de spina-bifida dues à la non-soudure des lames vertébrales.
Défaut de fusion des 2 moitiés du cœur, alors même que chaque moitié se développe ultérieurement en un cœur complet (les 2 cœurs ne se formant que par suite de la persistance de l'état embryonnaire).

c. *Persistance de dispositions ou de parties qui devraient disparaître*

Exemples : Hermaphrodisme interne : les divers types d'hermaphrodisme sont caractérisés d'une part par la persistance d'organes qui devraient disparaître (les parties constituantes de l'un des 2 sexes devant normalement s'atrophier sur tout embryon), et d'autre part par l'arrêt des appareils bi-sexuels à l'état rudimentaire, car ils sont souvent incomplètement développés, atrophiés et ne sauraient réaliser une double fonction.
Malformations dues à la présence de fentes branchiales qui normalement devaient disparaître.

Les excès de développement ne sont autre chose qu'une exagération de la force productrice de l'ovule ; les causes en sont encore mal connues.

Principaux exemples d'excès de développement

Développement féminin des mamelles dans le type masculin du pseudo-hermaphrodisme.
Développement exagéré du clitoris et soudure des replis génitaux dans le type femelle du pseudo-hermaphrodisme.
Apparition d'organes qui normalement doivent rester rudimentaires : appendice caudal chez l'homme (véritable retour atavique par excès de développement des vertèbres coccygiennes).
Vertèbres surnuméraires par segmentation anormale de la partie axiale du mésoderme.
Doigts surnuméraires ou polydactylie.
La production des monstres doubles doit être considérée comme un fait d'excès de développement, puisqu'elle consiste en ce qu'un ovule donne lieu par hyperfécondation à deux centres d'individualisation et non à un seul, ce qui porte au double ce qu'on peut appeler la force productrice de l'ovule.

---

(1) L'hémimélie qui est caractérisée par la présence de bras ou de cuisses bien développés, terminés par des doigts imparfaits et rudimentaires est une preuve de la possibilité de la régénération ou de la repullulation des tissus embryonnaires.

Cette propriété de repousser n'est pas le seul phénomène qui permette d'assimiler l'embryon d'un animal à sang chaud à celui d'un animal à sang froid : il est démontré aujourd'hui qu'on peut, comme chez les vertébrés inférieurs, arrêter par le froid les mouvements du cœur de l'embryon d'oiseau et les ranimer par le réchauffement. — Reyer ayant conservé au froid, pendant toute une nuit, un embryon humain de 3 semaines, eut l'idée de le réchauffer le matin et ne fut pas peu étonné de voir la poche cardiaque en forme d' S se contracter avec des pauses de 20 à 30 secondes.

TÉRATOGÉNIE OU GENÈSE DES MONSTRUOSITÉS (*suite*)

<table>
<tr><td rowspan="40">PRINCIPAUX PROCESSUS TÉRATOGÉNIQUES (*suite*)</td></tr>
</table>

L'évolution de l'organisme résulte de 2 ordres de faits très différents : les faits de formation, c'est-à-dire de production même des organes et les faits de simple accroissement. Or, ces 2 ordres de faits, bien que reliés entre eux par des relations intimes, ne s'accompagnent pas d'une manière nécessaire; ils peuvent dans certains cas se trouver en antagonisme : lorsque le développement est très rapide, il prédomine sur l'accroissement. » (Dareste). Il pose seulement la question pour les faits inverses.

c. Arrêts ou excès d'accroissement

Dareste aurait vu des poulets éclore plus tôt, mais présenter alors une taille sensiblement plus petite en faisant incuber les œufs à une température supérieure à celle de l'incubation normale.

Pendant la vie intra-utérine le défaut d'accroissement d'organes complètement constitués est dû le plus souvent à la compression ou à un défaut de circulation.

Le nanisme et le gigantisme seraient de précieux exemples d'arrêts ou d'excès d'accroissement s'ils se manifestaient pendant la vie fœtale, ce qui est le cas le moins fréquent, car ils ne commencent guère qu'à l'âge de quelques mois.

Gerlach et Koch ont produit expérimentalement le nanisme : ils ont obtenu des embryons très petits, à peu près normaux, dans des œufs dont la coquille était totalement vernie à l'exception d'une petite zone perméable à l'air.

d. Arrêts et excès de développement combinés; hétérotaxies

Dans l'espèce humaine, les arrêts et excès de développement combinés sont propres à l'appareil central de la circulation et à l'appareil digestif qui, de symétriques qu'ils étaient primitivement, deviennent asymétriques par suite de l'inégalité de leur développement.

L'asymétrie des organes qui constituent cês appareils a généralement lieu dans le même sens; toutefois, il peut arriver que le développement inégal se produise en sens inverse de ce qui a lieu dans l'état normal; on dit alors qu'il y a *hétérotaxie* ou *inversion viscérale*.

L'hétérotaxie est déterminée par la rotation en sens inverse du corps de l'embryon; dans l'inversion, ce dernier se coucherait sur le côté droit et non sur le côté gauche comme cela se produit normalement; on a du reste remarqué que l'inversion des viscères de l'un des sujets était de règle chez les monstres doubles, unis par des parties similaires et qu'elle se produisait généralement sur l'individu couché sur le côté droit.

Quant au mouvement de rotation de l'embryon. il serait dû pour Dareste à la saillie de l'anse cardiaque à droite dans les cas normaux, et à la saillie de l'anse cardiaque à gauche dans l'hétérotaxie.

Fol et Warynski l'attribuent à une croissance plus rapide des tissus dans une des moitiés du corps : opérant sur des embryons de poulet de moins de 36 heures, ils ont obtenu une inversion complète du cœur et du tube digestif en ralentissant l'activité formatrice normale du côté gauche par l'action à distance du thermo-cautère.

e. Métamorphoses

Ces processus tératologiques qui sont surtout caractérisés par des changements anormaux dans la forme et la destination des organes sont très fréquents chez les végétaux (Ex. : production de pétales à la place d'étamines, de bractées à la place de feuilles); ils sont au contraire très rares chez les animaux; on cite du reste, à titre de curiosité, l'observation de Milne-Edwards qui en 1864 a constaté chez une langouste un cas de transformation du pédoncule oculaire en une antenne.

Chez les vertébrés on a remarqué que les anomalies des muscles du membre supérieur (Ex. : existence d'un muscle pédieux sur la main) tendaient à reproduire des dispositions du membre inférieur et inversement. Cette tendance s'explique par ce fait que les membres supérieur et inférieur ont primitivement la même conformation.

f. Soudures anormales

Les soudures anormales consistent dans la réunion intime d'organes qui devraient normalement rester indépendants, s'ils n'étaient rapprochés dans un contact trop étroit par des pressions anormales résultant le plus souvent des malformations de l'amnios (arrêt de développement de l'amnios, brides amniotiques).

TÉRATOGÉNIE OU GENÈSE DES MONSTRUOSITÉS *(suite)*

PRINCIPAUX PROCESSUS TÉRATOGÉNIQUES (suite)

f. Soudures anormales — Principaux exemples de soudures anormales

a. *Symélie* ou soudure des 2 membres postérieurs : Membres sont unis par leurs bords externes ; talons sont en avant, orteils en arrière, gros orteils en dehors, et petits orteils en dedans.

Ce mode de soudure est dû à l'orientation primitive des 2 palettes qui constitueront les membres postérieurs : à l'origine, future face plantaire regarde en avant, la région du gros orteil (tibia) en haut, celle du petit orteil (péroné) en bas. Dans la genèse de la symélie, les bourgeons des membres postérieurs comprimés par l'amnios s'infléchissent jusqu'à contact étroit vers la ligne médiane et arrivent à se souder par leur bord inférieur péronéen, devenu interne. L'action compressive de l'amnios serait due à un arrêt de développement du capuchon caudal de l'amnios ; elle détermine d'abord la symélie et produit ensuite l'uromélie par amputation congénitale si elle s'exagère. La sirénomélie est encore un type d'amputation avec tentatives de repullulation (rudiments d'orteils).

b. *Cyclopie* : Pour comprendre sa genèse, il faut savoir que la vésicule cérébrale antérieure primitive a la forme d'un trèfle dont le lobe médian serait affecté aux hémisphères et dont les 2 lobes latéraux représenteraient les vésicules optiques. S'il se produit un arrêt de développement du lobe médian, les 2 lobes latéraux peuvent arriver à se rapprocher (2 cavités orbitaires et 2 yeux distincts), à se rencontrer (2 yeux distincts dans une cavité orbitaire unique), et à se souder au-devant du lobe médian resté stationnaire (œil unique qui, par sa situation médiane, gène le développement de l'appareil olfactif et occasionne la cébocéphalie ou la rhinocéphalie suivant que l'appareil nasal ou olfactif est atrophié ou représenté par une trompe).

c. *Otocéphalie* est le résultat de l'arrêt de développement de la 3ᵉ vésicule de l'encéphale. Si cette vésicule qui doit former le 4ᵉ ventricule ne s'évase pas et conserve sa disposition tubulée primitive, les 2 vésicules auditives qui sont situées de chaque côté de la 3ᵉ vésicule cérébrale, les 2 oreilles moyennes qui se forment aux dépens de l'extrémité postérieure du premier arc branchial sont forcément rapprochées et tendent à se souder. L'arrêt de développement de la première fente branchiale est primordial et provoque. suivant son intensité, les diverses déformations buccales qu'on rencontre dans l'otocéphalie. Cette dernière est généralement accompagnée d'un développement incomplet de la 1ʳᵉ vésicule cérébrale ; on aura affaire à un otocéphale cyclope si cette vésicule est peu développée, et à un triocéphale (absence d'yeux et d'appareil olfactif) si elle est restée à l'état rudimentaire.

g. Enclavement

L'enclavement est aux anomalies simples ce que l'inclusion est aux monstruosités par diplogénèse.

Les enclavements sont toujours le résultat d'une invagination ectodermique. Les portions enclavées de l'ectoderme donnent naissance à une certaine catégorie de kystes dermoïdes dans lesquels on ne doit trouver que des productions de l'ectoderme (poils, glandes sébacées, derme, épiderme et ses dérivés).

Parmi ces kystes, citons les kystes de la région sourcilière, les kystes intra-crâniens et intra-rachidiens, les kystes développés au voisinage des maxillaires et pouvant de ce fait renfermer des germes dentaires.

Les enclavements ectodermiques se produisent surtout au niveau des lignes de coalescence de replis cutanés ; une portion du tégument externe peut se trouver pincée au niveau de la plicature, invaginée progressivement dans la profondeur des tissus et finalement séparée complètement de l'ectoderme par rupture du pédicule épithélial qui la rattachait à la peau.

<table>
<tr><td rowspan="2" style="writing-mode: vertical-rl">PRINCIPAUX PROCESSUS TÉRATOGÉNIQUES (suite)</td><td>g. Enclavement (suite)</td><td>Les enclavements peuvent également être la conséquence de formations squelettiques qui viennent enserrer une portion cutanée plus ou moins adhérente aux organes profonds ; c'est ce qui a lieu au niveau du crâne et de la colonne vertébrale. À l'origine, la peau est en contact immédiat avec les enveloppes cérébrales et médullaires et peut contracter des adhérences avec ces organes ; lors de la formation des lames vertébrales et de la voûte crânienne, les parties cutanées adhérentes se trouvent peu à peu pincées et enserrées par les formations osseuses et finalement invaginées ; c'est ainsi que sont constitués les kystes dermoïdes intra-crâniens et intra-rachidiens.</td></tr>
</table>

a. *Monstres unitaires :* Il est rare que les monstres unitaires occasionnent des difficultés sérieuses pendant l'accouchement.

<table>
<tr><td rowspan="2">INFLUENCE DES MONSTRUOSITÉS SUR L'ACCOUCHEMENT</td><td>Dans l'anencéphalie et l'exencéphalie les présentations de la face sont beaucoup plus fréquentes et la tête, dont le volume est moindre qu'à l'état normal, franchit le col et sort à l'extérieur, alors que la dilatation cervicale est encore insuffisante pour le passage des épaules. Il suffit d'attendre pour que l'accouchement se termine spontanément.</td></tr>
<tr><td>b. *Monstres doubles ou montres adhérents :* Nous avons vu, page 124, que dans les cas de monstruosités doubles les accouchements se terminaient le plus souvent assez bien, la membrane unissante étant d'ordinaire assez souple.</td></tr>
</table>

Si l'accouchement est rendu difficile, employer les procédés de réduction.

PATHOLOGIE DU NOUVEAU-NÉ

a. LÉSIONS OBSTÉTRICALES DU NOUVEAU-NÉ

LÉSIONS OBSTÉTRICALES DU NOUVEAU-NÉ

Bosses séro-sanguines — Nous avons étudié leur forme et leur mode de développement avec les présentations.

Céphalématome

Définition — Céphalématome est une tumeur formée par un épanchement sanguin entre la surface externe d'un os du crâne et le périoste décollé.

Fréquence — 1 sur 250 accouchements; il est plus fréquent chez les garçons que chez les filles.

Nombre et siège — Céphalématome généralement unique siège habituellement au niveau d'une des bosses pariétales; il peut être bi-latéral et symétrique; on peut rencontrer également des céphalématomes non symétriques.

Etiologie et pathogénie
— Présentation de la face : Céphalématome qui se rencontre dans les mêmes proportions que cette dernière n'est pas forcément particulier à cette présentation, mais s'observe beaucoup plus rarement avec le sommet.
— Rétrécissement du bassin; gêne de la circulation fœto-placentaire.
— Tiraillement occasionné par la longueur des cheveux (Pinard); plus les cheveux sont longs, plus le cuir chevelu a des chances d'être tiraillé pendant le travail.
— Causes traumatiques : application du forceps, extraction de la tête dernière, chute du fœtus sur le sol.
— La cause primordiale est la disposition anatomique prédisposante des os du crâne chez le fœtus : d'une part les adhérences du périoste à l'os sont très faibles; d'autre part la table interne des os du crâne se développant plus rapidement que la table externe, il s'en suit que les vaisseaux du diploé sont mal fermés, mal soutenus et peuvent être facilement lésés.

Symptômes et marche
— Décollement du périoste se produit au cours du travail, mais l'épanchement sanguin ne se manifeste guère que 1 à 4 jours après l'accouchement.
— Céphalématome forme une tumeur aplatie, lisse, assez tendue, élastique, fluctuante, indolore, irréductible et non pulsatile.
— Epanchement ne recouvre jamais les sutures.
— Au bout de quelques jours, par suite d'un travail de résorption et de réparation, production d'un *bourrelet* périphérique pathognomonique, qui est sécrété par le périoste tout autour de l'épanchement, et est quelquefois assez saillant pour faire croire à une perforation du crâne.
— Céphalématome diminue peu à peu de volume et disparaît en général au bout de 2 mois.

Diagnostic
— 1° *Avec bosse séro-sanguine :* Périoste n'étant pas traversé par le sang, on ne rencontre pas dans le céphalématome la coloration violette du cuir chevelu qui est si marquée dans la bosse séro-sanguine.
— 2° *Avec abcès du crâne :* Ni chaleur, ni rougeur inflammatoire dans le céphalématome, sauf dans le cas très rare de suppuration.
— 3° *Avec méningo-encéphalocèle :* Ni la toux, ni les cris n'augmentent le céphalématome qui n'occupe jamais les sutures comme cela a lieu dans la méningo-encéphalocèle.

Pronostic — Bénin; guérison spontanée est la règle; terminaison par suppuration est exceptionnelle, à moins d'intervention.

Traitement
— Expectation pure et simple.
— Ni compression, ni friction, ni pansement résolutif quelconque.
— Bien se garder des incisions ou des ponctions, sauf le cas de suppuration.

LÉSIONS OBSTÉTRICALES DU NOUVEAU-NÉ (*suite*)

Définition. — Paralysies obstétricales des nouveau-nés sont celles qui se produisent pendant le travail de l'accouchement, soit *spontanément* sous l'influence des contractions utérines (cas le moins fréquent), soit *secondairement* par suite de manœuvres ou d'application d'instruments (Comby).

2 variétés suivant l'origine :

Paralysies périphériques. — Les plus communes : Elles sont le résultat de la compression directe des nerfs ou de leur élongation. Elles atteignent par ordre de fréquence : 1° le facial ; 2° les nerfs des membres supérieurs et 3° les nerfs des membres inférieurs.

Paralysies centrales. — Rares : Elles sont dues soit à une hémorragie cérébrale, soit à un traumatisme violent du crâne, soit à un arrachement de la moelle. Ordre de fréquence : 1° Hémiplégie faciale (assez rare); 2° paralysies centrales du membre supérieur (rares); 3° hémiplégie complète (exceptionnelle).

Ordre de fréquence des paralysies obstétricales :

a. Paralysie faciale ou de la 7e paire (De beaucoup la plus fréquente)

Etiologie. — a. *Paralysie périphérique :* Compression directe du nerf facial soit au niveau du trou stylo-mastoïdien soit dans la région parotidienne. *Elle est due le plus souvent à l'application du forceps;* dans certains cas dits spontanés, nerf paralysé a été comprimé au niveau de l'angle sacro-vertébral, des ischions, du pubis ; quelquefois la compression a été produite par une tumeur du bassin ou par l'inclinaison très accusée de la tête sur l'épaule (Varnier).

b. *Paralysie centrale* (exceptionnelle) : Compression spontanée du cerveau ; — attrition de la substance cérébrale consécutivement à une fracture crânienne déterminée par l'application du forceps.

Symptômes : Asymétrie du visage peut ne survenir que quelques heures après la compression directe; elle n'apparaît souvent que quand l'enfant crie ou boit ; obliquité et torsion de la bouche par tiraillement de la commissure saine, inocclusion permanente d'un œil sans épiphora généralement, la sécrétion lacrymale étant réduite au minimum.

Alimentation rarement compromise; déviations de la langue, du voile du palais sont exceptionnelles.

Paralysie faciale peut n'être que partielle et porter isolément sur la branche temporale ou cervicale du facial.

Diagnostic : Paralysie faciale centrale est très rare; elle est d'origine périphérique et non centrale quand elle est complète et intéresse l'orbiculaire de l'œil.

b. Paralysie des membres supérieurs

Symptômes. — a. *Paralysie fasciculaire :* Paralysie est limitée à un nerf (nerf circonflexe, nerf radial, etc.); le plus souvent on a affaire à la paralysie du deltoïde, qui donne lieu à un abaissement et à un effacement de l'épaule.

b. *Paralysie radiculaire supérieure :* 5e et 6e paires cervicales sont généralement atteintes. Paralysie est localisée dans les muscles deltoïde, sous-épineux, fléchisseurs de l'avant-bras sur le bras; épaule est immobile, abaissée, effacée; bras appliqué contre le tronc est dans la rotation en dedans; avant-bras est étendu, ne peut être fléchi spontanément; main est en pronation avec flexion des doigts. Impotence fonctionnelle absolue; sensibilité est généralement conservée.

Pathogénie. — *Théorie de Erb :* Erb pense que la paralysie radiculaire supérieure résulte d'une compression exercée soit par les doigts, soit par les instruments au niveau des scalènes (*point d'émergence* des 5e et 6e paires cervicales ou point de Erb).

Théorie de Fieux : Fieux, de Lyon, a démontré que la compression du point de Erb ne peut être qu'exceptionnelle et attribue la paralysie obstétricale du membre supérieur au tiraillement et à l'élongation des 2 racines supérieures du plexus brachial dans la flexion du cou : Plexus brachial ayant la forme d'un cône à base cervicale et à sommet axillaire, les nerfs seront d'autant plus tiraillés qu'ils émaneront de plus haut ; les lésions seront d'autant plus profondes et d'autant plus persistantes que le tiraillement aura été plus prononcé ; muscle deltoïde sera toujours le plus atteint et parfois même le seul atteint, les filets nerveux qu'il reçoit étant les plus élevés et les plus exposés à subir l'élongation.

Etiologie : Exagération du diamètre bisacromial dans les cas spontanés exceptionnels.

Violence des tractions exercées sur les épaules pour faire descendre la tête.

Dégagement des bras avec le doigt ou un crochet.

Flexion exagérée du cou.

Enfoncement trop profond du forceps.

Circulaires du cordon déterminant la constriction des racines du plexus brachial.

Diagnostic : Paralysie centrale affecte presque toujours la forme hémiplégique et intéresse à la fois les membres et le facial inférieur.

Paralysies obstétricales débutent dans les premiers jours de la vie alors que la paralysie atrophique de l'enfance et la pseudo-paralysie syphilitique ne se montrent guère avant un mois et souvent plus.

Très rares : Elles sont dues à une lésion de la moelle (rupture le plus souvent), ou à une hémorragie dans le canal vertébral, et sont généralement plus graves que celles des membres supérieurs.

Forme plus fréquemment observée est la paraplégie.

Il dépend de l'intensité des lésions, de la variété de la paralysie et du mode de traitement.

Paralysies centrales sont généralement mortelles, par suite de l'intensité des lésions.

Paralysies périphériques sont d'ordinaire bénignes. En 15 jours, 1 ou 2 mois, les fonctions reviennent habituellement surtout sous l'influence de l'électrisation, du massage et des frictions ; dans certains cas, paralysie reste acquise par suite de la dégénérescence nerveuse ; craindre l'incurabilité de la paralysie si les courants faradiques ne produisent aucune contraction musculaire.

Recourir au massage, aux frictions stimulantes, aux bains salés et surtout à l'électrisation très bien supportée par nouveau-né.

Courants continus (20 à 50 milliampères) paraissent supérieurs aux courants interrompus ; ils réussissent d'autant mieux qu'ils sont employés dès les premiers jours de la paralysie.

Continuer l'électrothérapie pendant toute la durée de la paralysie ; ne la cesser que si les résultats sont absolument négatifs.

LÉSIONS OBSTÉTRICALES DU NOUVEAU-NÉ (*suite*)

Hématome du sterno-mastoïdien

Caractères : Tumeur sanguine, le plus souvent unilatérale, siégeant sur le trajet du muscle sterno-mastoïdien et déterminant souvent un torticolis congénital.

Volume : Il est en rapport avec l'étendue de la rupture musculaire, cause de l'épanchement sanguin.

Etiologie et pathogénie : Hématome du sterno-mastoïdien a été observé à la suite de l'application du forceps en OIDP ou consécutivement à l'extraction du fœtus par le siège ; il résulte d'une torsion exagérée du cou qui occasionne la rupture des fibres musculaires par le même mécanisme que Fieux a décrit pour la paralysie des nerfs du membre supérieur ; l'existence simultanée de l'hématome et de la paralysie des muscles du bras du même côté s'observe du reste fréquemment.

Terminaison : Guérison spontanée par résorption au bout de 1 ou 2 mois.

Traitement : Immobilisation relative, massage, électrisation.

Fractures des membres

Leurs causes : Difficultés dans la version ou l'extraction du siège. Pression trop violente avec le bout des doigts.

Caractères communs aux fractures des membres chez le nouveau-né : Fractures sont généralement sous-périostées. Peu ou point de déplacement, crépitation rare. Consolidation bien plus rapide que chez adulte.

Leur ordre de fréquence :

a. Fractures du membre supérieur : La plus fréquente est la fracture de l'humérus au niveau de sa partie moyenne ; elle s'annonce par un bruit sec caractéristique ; crépitation assez fréquente ; déformation et impotence fonctionnelle du membre.
Traitement : Réduire le mieux possible la fracture ; la maintenir à l'aide d'attelles en carton et d'un pansement ouaté ; appliquer bras le long du corps.

b. Fractures de la clavicule : Pas de déplacement ; crépitation rare ; douleur spontanée s'exagérant par la pression et par les mouvements du bras.
Traitement : Maintenir le bras immobile le long du corps en épinglant les manches aux vêtements.

c. Fractures du membre inférieur : Fractures des 2 os de la jambe sont exceptionnelles. Fractures du fémur sont beaucoup plus rares depuis qu'on n'emploie plus ni les lacets, ni les crochets et se reconnaissent à la déformation du membre, à la douleur, à la crépitation.
Traitement : Extension continue n'est pas possible. Se contenter d'immobiliser le membre à l'aide d'attelles de carton et d'un pansement ouaté. Crédé fléchit le fémur sur le bassin et le fixe pendant 15 jours dans cette position au moyen d'une bande passée au-dessous du creux poplité.

Enfoncements et fractures du crâne

Enfoncements sont assez fréquents lorsque le bassin est trop rétréci ou que le fœtus est trop volumineux ou lorsqu'il y a accrochement des 2 têtes dans l'accouchement gémellaire ; ils siègent d'ordinaire au niveau de la bosse pariétale postérieure, et peuvent déterminer des accidents cérébraux et hémorragies méningées plus ou moins graves, et parfois mortelles.

Fractures du crâne sont rarement spontanées, c'est-à-dire produites par la seule influence de la contraction utérine ; elles succèdent le plus souvent à une intervention obstétricale (application de forceps ou extraction de la tête dernière dans un bassin rétréci).

Dans le cas de rétrécissement du bassin, fracture siège au niveau de la bosse pariétale postérieure.

Les fractures du crâne déterminées par le forceps résultent de la mauvaise application des cuillers, se produisent au niveau du point le plus comprimé, et par suite varient de siège suivant les différents cas.

Fractures du crâne sont d'autant plus graves qu'elles siègent plus près de la base.

Traitement : Immobilité et expectation.

Redressement à l'aide d'instruments des enfoncements très prononcés a été conseillé dans ces derniers temps.

b. INFECTIONS SEPTIQUES DU NOUVEAU-NÉ ET LEURS PRINCIPALES VARIÉTÉS

α. INFECTIONS SEPTIQUES DU FŒTUS, DU NOUVEAU-NÉ ET DU NOURRISSON (1)

AGENTS DE L'INFECTION ET DE L'INTOXICA-TION SEPTIQUES

Rudolf Fischl considère comme « agents d'infection et d'intoxication, en dehors des microbes spécifiques, tous les micro-organismes qui possèdent le pouvoir ou de provoquer des phénomènes généraux par les poisons (toxines et toxalbumines) qu'ils forment au foyer primitif, ou d'envahir l'organisme par la voie sanguine et lymphatique, soit en passant par le foyer primitif, soit en franchissant la barrière naturelle formée par l'épithélium intact de la peau et des muqueuses. »

Les agents des infections septiques sont par ordre de fréquence :

Le streptocoque et le staphylocoque (agents pyogènes ordinaires);

Le coli-bacille, le bacille pyocyanique, le pneumocoque de Talamon-Fraenkel;

Le pneumo-bacille de Friedlander et les bacilles hémorragiques spécifiques des infections septiques à manifestations hémorragiques.

FRÉQUENCE DES INFECTIONS SEPTIQUES CHEZ LE NOUVEAU-NÉ PAR SUITE DE LA RÉCEPTIVITÉ SPÉCIALE DE L'ORGANISME INFANTILE

Causes de la réceptivité spéciale ou de l'infériorité des moyens de défense de l'organisme infantile contre l'envahissement microbien

Infections septiques sont très fréquentes chez le fœtus, le nouveau-né et le nourrisson, par suite de leur peu de résistance à l'envahissement microbien.

a. Insuffisance de la phagocytose chez le nouveau-né, due au développement incomplet des organes (ganglions lymphatiques, moelle osseuse, rate) dans lesquels se forment les phagocytes dont le rôle consiste à arrêter l'envahissement microbien par la formation d'une zone de réaction.

b. Faiblesse des moyens de défense extérieurs par suite du développement incomplet de la couche cornée de la peau (Hulot) et de la desquamation très vive de la peau et des muqueuses.

c. Alcalescence peu accusée du sang ; diminution de cette alcalescence chez les enfants infectés.

d. Défaut ou faiblesse de la réaction fébrile; cette dernière entrave d'autant moins le développement des bactéries et la formation des toxines qu'elle est moins prononcée.

PATHOGÉNIE DES INFECTIONS SEPTIQUES

Provenance des divers agents septiques

α. Hétéro-infection

a. Infection par l'air : L'air constitue la plus importante source d'infection dans les milieux où il y a agglomération d'individus (asiles, hospices, etc.); dans ces endroits, il est très riche en micro-organismes (les plus fréquents sont les micrococoques pyogènes et le coli-bacille), et peut infecter la nourriture, la literie, le linge et les sécrétions buccales de l'enfant.

b. Infection par voie alimentaire : Lait de femme et lait de vache sont souvent infectés; nous avons étudié leur microbiologie pages 411 et 414.

c. Infection par le corps de la mère et ses sécrétions : Les cas d'infection du fœtus par voie placentaire sont notoires; il est également démontré que l'enfant peut être infecté par les produits de décomposition du liquide amniotique dans le cas de rupture prématurée des membranes, — et par les lochies et sécrétions vaginales normales ou pathologiques.

Dans ces cas, les germes infectieux peuvent encore être apportés par l'air, les mains, les instruments.

d. Infection par les couveuses (non nettoyées ou mal nettoyées), par l'eau des bains, surtout si elle a déjà servi à des enfants contaminés, *ou par des baignoires mal nettoyées.* — Ces divers modes d'infection sont relativement rares.

e. Infection par les mains, linges et objets de pansements non désinfectés.

---

(1) Art. de Rudolf Fischl. Traité des maladies de l'enfance de Grancher, tome I.

INFECTIONS SEPTIQUES (*suite*)

PATHOGÉNIE DES INFECTIONS SEPTIQUES (*suite*)

Provenance des divers agents septiques (*suite*)

β. Auto-infection
- Dans l'auto-infection, micro-organismes proviennent de l'organisme infantile lui-même.
- Ce mode d'infection est de beaucoup le moins fréquent ; nous en verrons quelques exemples en étudiant les diverses voies d'arrivée des germes septiques.

Voies d'arrivée ou portes d'entrée des germes septiques

a. Peau
- Portes d'entrée possibles : Certaines affections cutanées donnant lieu à des pertes de substance (eczéma, syphilides, rhagades, etc.)
- Lésions mécaniques ou traumatiques de la peau pendant l'accouchement.
- Réceptivité particulière de la peau par suite de sa desquamation très vive et du développement incomplet de sa couche cornée chez le nouveau-né.

b. Ombilic
- Auto-infection résultant de la putréfaction du cordon avant sa chute.
- Hétéro-infection de la plaie ombilicale (mains sales, instruments contaminés, pansements sales, bains septiques).

c. Cavité bucco-pharyngienne
- Existence constante de germes pathogènes provenant des mucosités et du liquide amniotique qui ont pénétré dans la bouche pendant l'accouchement. Infection n'est possible qu'autant qu'il existe des lésions inflammatoires ou des érosions produites par le nettoyage de la cavité buccale.

d. Appareil respiratoire
- Auto-infection provenant des suppurations et nécroses de la cavité nasale.
- Hétéro-infection pendant le travail par pénétration dans les bronches du liquide amniotique infecté et des sécrétions génitales septiques ; elle n'est possible qu'autant qu'il existe des érosions épithéliales de la muqueuse bronchique.
- Infection par l'insufflateur de Ribemont.

e. Tube digestif
- Infection par les micro-organismes pathogènes contenus dans le lait non stérilisé ou souillé avant l'absorption.

f. Conjonctives
- Leur infection très fréquente est rarement le point de départ d'une infection générale.

g. Oreille moyenne
- Auto-infection résultant de la suppuration de l'oreille moyenne, fréquente chez le nouveau né.

h. Appareil génito-urinaire
- Hétéro-infection par micro-organismes venus du dehors.
- Auto-infection par micro-organismes qui vivent dans l'appareil génito-urinaire dans des conditions normales ou pathologiques.

Voies de pénétration des germes septiques dans l'organisme infantile

a. Voie lymphatique
- Voie lymphatique est d'autant plus facile à envahir que la phagocytose est peu développée chez le nouveau né et que les ganglions lymphatiques sont encore incomplètement développés et n'opposent qu'une faible barrière aux microbes ou à leurs toxines.

b. Voie sanguine
- Voie la plus rapide et la moins fréquente en tant que pénétration directe.

2 modes d'action des germes septiques sur l'organisme infantile

a. Bactérihémies
- Bactérihémies impliquent la pénétration et la multiplication des germes septiques dans le sang ; processus est très fréquent chez le nouveau-né.

b. Toxinémies
- Germes septiques se multiplient aux points de leur entrée ; les phénomènes généraux qu'ils occasionnent sont dus aux toxines qu'ils sécrètent et qui envahissent l'organisme.

INFECTIONS SEPTIQUES (*suite*)

PATHOGÉNIE DES INFECTIONS SEPTIQUES (*suite*)

Données générales sur le pouvoir infectieux des germes septiques (Coefficient bactérien de Marmorek)

a. Virulence microbienne

Pouvoir infectieux ou coefficient bactérien dépend d'une part de la virulence microbienne et d'autre part des conditions de terrain.

Activité des germes septiques est subordonnée à leur pullulation et à la virulence des toxines qu'ils sécrètent.

Les *bactérihémies* et *toxinémies* s'accroissent généralement chez le nouveau-né (Marmorek) par suite de l'alcalescence peu accusée du sang qui offre de ce fait un milieu de culture très favorable; au reste l'observation démontre que la virulence des micro-organismes s'exagère par le passage de l'infection septique d'un enfant à un autre. L'exagération fréquente de la virulence microbienne explique la gravité assez commune des infections septiques.

b. Conditions de terrain

Nous avons vu plus haut que le nouveau-né offrait normalement peu de résistance à l'envahissement microbien.

Cette faible résistance de l'organisme qui est encore amoindrie chez les débiles, syphilitiques, tuberculeux, etc., permet de comprendre la fréquence des diverses infections septiques, leur retentissement plus ou moins prononcé sur l'état général et leur tendance très marquée à se généraliser.

Variabilité des phénomènes morbides engendrés par les germes septiques

Phénomènes morbides engendrés par les germes septiques varient essentiellement, non-seulement avec chaque microbe, mais même avec le même microbe. Pour ne citer qu'un exemple « le streptocoque provoque tantôt une modification érysipélateuse ou phlegmoneuse de la peau, tantôt une infection localisée aux bronches, et gagnant de là tout l'organisme (Hutinel et Claisse), tantôt une entérite rapidement mortelle, évoluant avec des phénomènes cholériformes (Tavel), tantôt une infection hémorragique (Hlava, Babès et autres); c'est toujours le même micro-organisme qui attaque le corps, mais sa virulence est variable, et de son côté le corps réagit différemment suivant la porte d'entrée de l'infection, suivant son pouvoir de résistance. » (R. Fischl).

DIVISION DES INFECTIONS SEPTIQUES

a. Infections classées suivant leur porte d'entrée

Infections cutanées, ombilicales, buccales, pharyngées, digestives, respiratoires, conjonctivales, nasales, otogènes, uro-génitales (voir plus loin la description de ces principales variétés).

b. Infections cryptogénétiques

Infections cryptogénétiques sont celles dont on ne connaît encore ni la porte d'entrée, ni la cause; leur apparition est brusque et les troubles graves qu'elles occasionnent « portent de préférence sur certains organes comme le poumon, l'intestin, le cerveau, ou se manifestent encore sous forme d'atrophie avec phénomènes intestinaux et pulmonaires, aboutissant à une cachexie chronique dont la nature septique ne devient quelquefois évidente qu'à l'autopsie.» (R. F.).

SYMPTOMATOLOGIE DES INFECTIONS SEPTIQUES

Symptomatologie des infections septiques est tellement complexe et variable pour les mêmes processus infectieux qu'il est impossible de classer les cas d'infection septique d'après leur évolution; Fischl se borne donc à signaler les manifestations septiques le plus fréquemment observées.

Peau

Au nombre des principales manifestations cutanées, citons :

La sécheresse et la desquamation presque constantes de la peau;

Son aspect sclérémateux chez les prématurés ;

La fréquence de la teinte subictérique et des lésions hémorragiques (pétéchies, suffusions sanguines) chez les nourrissons infectés ;

INFECTIONS SEPTIQUES (*suite*)

SYMPTOMA-TOLOGIE DES INFECTIONS SEPTIQUES (*suite*)	**Peau** (*suite*)	L'apparition des érythèmes polymorphes généralisés ou localisés aux membres (côté d'extension des articulations); La cyanose généralisée à tout le tégument ou localisée aux parties périphériques (mains, pieds, nez, oreilles); Les abcès multiples superficiels (face, cuir chevelu, fesses, région péri-anale), ou profonds; les phlegmons circonscrits ou diffus; la gangrène infectieuse disséminée de la peau; Les éruptions pemphigoïdes ou pustuleuses (pustulose staphylogène d'Unna); La lymphangite pseudo-érysipélateuse; l'érysipèle; La dermatite exfoliatrice de Von Ritter, caractérisée par la formation étendue de vésicules qui donnent lieu à des pertes de substance rappelant celles produites par les brulûres.
	Muqueuses	*Conjonctives :* Conjonctivites plus ou moins purulentes. *Muqueuse buccale :* Rougeur catarrhale, érythémateuse; ulcérations, ecchymoses, nécroses de la voûte palatine; gangrènes étendues, processus pseudo-membraneux, muguet. *Muqueuse génitale :* Rougeur, tuméfaction et parfois gangrène.
	Appareil respiratoire	Catarrhe nasal plus ou moins intense; laryngite avec raucité de la voix; bronchite; dyspnée résultant de la présence de foyers broncho-pneumoniques ou hémorragiques.
	Appareil circulatoire	Modifications dans la fréquence et le rythme du pouls, effacement des bruits, endocardite septique.
	Appareil digestif	Renvois et vomissents fréquents; anorexie et diarrhée septique presque constantes; tuméfaction du foie et de la rate dans les cas chroniques.
	Appareil urinaire	Néphrite infectieuse ou toxique. Urines moins abondantes, souvent albumineuses et parfois diabétiques.
	Appareil locomoteur	Tuméfaction diffuse des os longs; sensibilité des articulations avec ou sans gonflement de la peau; parfois décollements épiphysaires.
	Système nerveux central	Agitation, insomnie, convulsions limitées ou généralisées, contractions tétaniformes des membres, contractures diverses, paralysie par lésion localisée du cerveau.
	Etat général	*Température :* Le plus souvent fièvre plus ou moins intense; — hypothermie fréquente dans les cas graves à marche rapide. *Poids du corps :* Amaigrissement constant; dans les cas rapidement mortels perte de poids a atteint jusqu'à 700 grammes dans les 24 heures.
4 TYPES CLINIQUES D'INFECTION SEPTIQUE	**Types sur-aigus** (mortels)	Ces cas sont généralement épidémiques. Virulence des germes infectieux est telle que la mort de l'enfant, qui paraissait jusque là bien portant, survient de 12 à 20 heures après l'apparition des premiers symptômes.
	Types aigus et subaigus	Les premiers ont une durée de 2 à 5 jours; les seconds mettent une quinzaine de jours à évoluer. Ces divers cas guérissent généralement et passent rarement à l'état chronique.
	Types chroniques	Infections septiques qui durent plus de quinze jours rentrent dans le groupe des états chroniques. Infections septiques à marche chronique aboutissent à la cachexie infantile et sont fréquemment mortelles. Quand la guérison survient, la résistance de l'organisme est et reste très diminuée, et les enfants acquièrent de ce fait une très grande susceptibilité pour d'autres affections, notamment pour les troubles digestifs graves.

INFECTIONS SEPTIQUES (*suite*)

<table>
<tr><td>DIAGNOSTIC
DES
INFECTIONS
SEPTIQUES</td><td>

S'il est relativement facile dans la plupart des cas, il est au contraire extrêmement difficile dans les infections cryptogénétiques dont on ne peut déterminer la cause, ni la porte d'entrée.

Il faut alors avoir recours soit à l'examen bactériologique du sang, des sécrétions ou excrétions, — soit à la ponction des organes qui sont le siège des lésions, — soit à l'examen ophtalmoscopique qui a permis à Herrnheiser de retrouver des lésions spécifiques de la rétine dans un grand nombre de cas d'infection cryptogénétique chez les nourrissons.

</td></tr>
<tr><td>ANATOMIE
PATHOLOGI-
QUE</td><td>

Dans les infections septiques des nourrissons, les lésions anatomiques sont aussi variables que les symptômes; elles sont parfois si peu significatives que l'infection septique ne peut être décelée que par l'examen microscopique et l'ensemencement des parties.

Les modifications qu'on trouve dans les organes relèvent d'un processus de nécrose, d'inflammation purulente, d'hémorragie ou de dégénérescence graisseuse.

D'une façon générale les lésions diffèrent suivant la façon dont la mort a été déterminée :

a. Si l'organisme a succombé à une toxinémie pure par absorption des toxines très actives formées à la porte d'entrée de l'infection, on notera une inflammation locale limitée et une dégénérescence parenchymateuse étendue de plusieurs organes; l'examen microscopique et bactériologique restera stérile.

b. S'il a succombé à une bactérihémie par invasion des germes pathogènes avant toute réaction phagocytaire, les lésions seront les mêmes que précédemment; toutefois l'examen bactériologique et microscopique des organes révélera la présence des germes pathogènes.

c. Si l'organisme a lutté contre l'invasion bactérienne par une phagocytose intense avant de succomber à l'intoxication par les toxines formées aux foyers de suppuration, des foyers multiples d'inflammation et de suppuration viendront s'ajouter à la dégénérescence parenchymateuse des organes et les germes pathogènes se retrouveront en partie dans les foyers de suppuration, en partie dans le sang et les liquides organiques (bactérihémie avec suppuration et dégénérescence).

d. Dans d'autres cas la mort est déterminée par des bactéries hémorragiques spécifiques ou par des micro-organiques pyogènes particulièrement virulents donnant lieu à des hémorragies; les manifestations hémorragiques (sous forme de piqueté ou de foyers disséminés) sont alors les lésions dominantes dans les divers organes.

(Ces divers cas-types se rencontrent rarement à l'état pur et sont le plus souvent combinés de diverses façons).

Quand un nourrisson a succombé à l'infection septique, il est à remarquer que la putréfaction est toujours très rapide et débute après quelques heures de mort seulement par la coloration verdâtre de la peau addominale.

</td></tr>
<tr><td>TRAITEMENT</td><td>

a. Traitement prophylactique des infections septiques

Indications prophylactiques découlent de la pathogénie des infections septiques :

a. *Eviter l'apport par l'air :* Désinfecter les pièces contaminées, ne pas balayer les poussières et surtout isoler immédiatement les enfants infectés. — Mettre toutes les plaies du nouveau-né (lésions traumatiques ou plaie ombilicale) à l'abri du contact de l'air et bien veiller à ce que les pansements soient aseptiques.

b. *Propreté la plus minutieuse* pour les couveuses, baignoires, instruments et objets de pansement. — Eviter de baigner plusieurs enfants dans la même eau; proscrire l'emploi des éponges pour le lavage des nouveau-nés.

c. *Veiller à ce que le nouveau-né ne soit pas mis en contact avec des linges contaminés par les lochies de la mère.*

d. *Surveiller de très près l'alimentation* pour éviter les infections et intoxications digestives : nettoyer le mamelon avant et après chaque tétée; ne faire boire que du lait stérilisé; éviter l'excès d'alimentation.

</td></tr>
</table>

INFECTIONS SEPTIQUES *(suite)*

<table>
<tr><td rowspan="2">TRAITEMENT
(suite)</td><td rowspan="2">**Traitement**
curatif</td><td>Pour faciliter l'élimination, bains chauds et enveloppements destinés à provoquer une sudation abondante.
Lavage de l'intestin avec une solution antiseptique faible.
Administration interne de substances antiputrides : acide lactique benzoate, de soude, benzo-naphtol, salicylate de bismuth.
Traitement tonique par l'alcool.
Injections de sérum salé.
En dernier lieu sérothérapie : sérum antistaphylococcique de Viquerat et sérum antistreptococcique de Marmorek dont la valeur thérapeutique est encore contestée.
Ouverture des foyers de suppuration dès que leur existence est constatée.</td></tr>
</table>

β. PRINCIPALES INFECTIONS SEPTIQUES DU NOUVEAU-NÉ

1° OPHTALMIES DES NOUVEAU-NÉS

OPHTALMIE PURULENTE DES NOUVEAU-NÉS

<table>
<tr><td rowspan="1">OPHTALMIE
PURULENTE
DES
NOUVEAU-NÉS</td><td>**Symptô-**
mes</td><td>a. *Forme*
grave</td><td>*Époque d'apparition* : Elle se déclare d'ordinaire le 3e jour de la naissance, rarement le 4e et le 5e jour, exceptionnellement le 6e (dernière limite) et ne commence que sur un œil, rarement sur les deux à la fois.
Période initiale (période de sécrétion claire et transparente) : Elle s'annonce par un *gonflement rosé* des paupières qui est surtout marqué pour la paupière supérieure et augmente tellement rapidement qu'au bout de quelques heures l'œil ne peut plus s'ouvrir.
L'écoulement des paupières fait sortir à flots et parfois même en jet un *liquide citrin*, transparent, qu'on ne trouve que dans l'ophtalmie gonococcique au début et qui se reforme très rapidement.
Période d'état (période séro-purulente ou période des complications) : 36 ou 48 heures après le début de l'affection, liquide citrin est remplacé par un *liquide séro-purulent, louche, floconneux*, encore très abondant.
Paupières demeurent gonflées et difficiles à retourner ; — conjonctive d'un rouge intense est rugueuse, boursouflée au point qu'il se forme un *chémosis* séreux plus ou moins marqué autour de la cornée qu'on ne peut voir qu'en se servant d'écarteurs.
Si la maladie est abandonnée à elle-même, cornée ne tarde pas à se ramollir par infiltration septique et à être le siège d'une ulcération en coup d'ongle ou en forme d'arc qui gagne surtout en profondeur et aboutit le plus généralement à la perforation.
Si perforation est très étendue, on assiste à une véritable fonte purulente de l'œil ; si elle est peu importante, l'iris peut se trouver plus ou moins enclavé lors de la cicatrisation, et il se forme soit une synéchie antérieure, soit un leucome adhérent, soit un staphylôme partiel ou total.
Dans les cas bien traités, complications cornéennes sont rares, aboutissent exceptionnellement à la perforation, mais laissent à leur suite une taie plus ou moins étendue.</td></tr>
</table>

OPHTALMIES DES NOUVEAU-NÉS

OPHTALMIE PURULENTE DES NOUVEAU-NÉS (*suite*)

Symptômes (*suite*)

a. Forme grave (suite)

Période d'état a presque toujours un certain retentissement *sur l'état général,* surtout s'il existe des complications cornéennes; enfant semble souffrir, a de la fièvre et souvent de la diarrhée et dépérit généralement. Ce dépérissement ne laisse pas que d'être inquiétant, car les lésions cornéennes s'aggravent d'autant plus qu'état général est moins bon.

Période terminale : Si complications ont été évitées par les soins donnés, suppuration se tarit peu à peu, muqueuse devient moins rouge, moins gonflée, l'œil s'ouvre de plus en plus et la guérison est complète au bout de quelques jours. — Parfois conjonctivite reste tomenteuse, villeuse; il se forme un état chronique caractérisé par une suppuration insignifiante, persistante (yeux collés au réveil), très difficile à guérir.

Durée de la forme grave : S'il ne survient pas de complications, la durée moyenne de la forme grave est en général de 15 jours pour chaque œil, car il est rare que le second ne soit pas rapidement envahi.

b. Forme bénigne ou catarrhe conjonctival des nouveau-nés

3 ou 4 jours après la naissance, sans gonflement appréciable des paupières, apparition d'un peu de muco-pus à l'angle interne ou aux 2 angles des paupières. — Pendant le sommeil ce pus se dessèche sur les bords palpébraux et les agglutine.

Conjonctive est rouge foncé, *unie, sans villosités;* au fond du cul-de-sac inférieur existence d'un muco-pus concret pathognomique; aucune sécrétion dans le cul-de-sac supérieur. Catarrhe conjonctival est le plus souvent double; enfant peut ouvrir les yeux pendant toute la durée de cette affection.

Complications cornéennes sont rares.

Durée moyenne : 1 à 3 semaines; si l'affection dure plus longtemps, elle est presque toujours symptomatique, d'un mauvais état général ou d'une obstruction des voies lacrymales (dacryocystite souvent syphilitique) Dans ce cas, le catarrhe est unilatéral et s'accompagne de larmoiement; conjonctive est villeuse; pression du sac lacrymal fait sourdre un liquide plus ou moins épais.

Etiologie et pathogénie

Pas d'ophtalmie purulente sans infection préalable de la conjonctive par un liquide ou agent septique.

Elle peut être déterminée par 3 espèces de microbes, à savoir : *Staphylocoque, streptocoque* ou *gonocoque* qui est le micro-organisme de la blennorrhagie et se rencontre 68.5 %.

2 modes d'apport des agents septiques

1° Contamination génitale

Ophtalmie résulte de la non-désinfection du canal vaginal avant et pendant l'accouchement et de l'inoculation de la conjonctive par les liquides septiques vaginaux (*leucorrhée simple* sans gonocoque, ou *écoulement* blennorrhagique qui produit ophtalmies les plus graves): Début de l'infection a lieu 2 ou 3 jours après l'accouchement.

2° Contamination extra-génitale

Lavages oculaires mal faits.

Contagion par un autre enfant ophtalmique.

Contamination par mains de l'accoucheur, de la sage-femme, de la mère, — par linges, taies d'oreiller, éponges, etc.

Ophtalmie qui est alors secondaire, tardive, n'apparaît guère qu'au bout de 8 à 10 jours.

60

OPHTALMIES DES NOUVEAU-NÉS *(suite)*

OPHTALMIE PURULENTE DES NOUVEAU-NÉS *(suite)*

Fréquence

Ophtalmie est beaucoup moins fréquente (1 %, au lieu de 12 à 15 %, depuis qu'on pratique la désinfection du canal vaginal avant et après l'accouchement, — et qu'on fait des lavages oculaires antiseptiques immédiatement après la naissance.

Pronostic

Forme légère est généralement bénigne, parfois longue.

Forme grave : Sa gravité dépend de l'intensité des complications cornéennes ; on estime qu'en France les aveugles sont dans le 1/3 des cas les victimes de l'ophtalmie purulente non soignée.

Traitement préventif

a. Désinfection du canal vaginal avant et pendant l'accouchement.

b. Lavage des yeux de l'enfant *avant la section du cordon,* soit avec du jus de citron, soit avec une solution d'acide citrique à 5 %, (Pinard), ou de nitrate d'argent à 2 %, (Budin), à 1/150 pour Kalt qui évite ainsi le sel marin après la cautérisation. Valude préfère une insufflation de poudre d'iodoforme au jus de citron et au nitrate d'argent qui provoquent parfois pendant 2 ou 3 jours un léger catarrhe avec suintement léger qui en impose pour une ophtalmie un début.

Pas de sublimé qui est pernicieux pour la conjonctive des nouveau-nés (Valude).

c. Isoler les enfants atteints d'ophtalmie.

d. Eviter la contamination de l'œil sain par un pansement occlusif de l'œil malade ou de l'œil non atteint.

Traitement curatif

a. Irrigations antiseptiques chaudes répétées (35° à 45°)

Irrigations qui doivent être chaudes (35° à 45°) se pratiquent soit avec une poire, soit avec l'entonnoir-laveur de Kalt, soit avec l'écarteur-laveur de Fage.

Les commencer dès le début de l'affection ; en faire 4 par jour dans les cas graves ; — se contenter de 2 par jour dans les cas bénins ou devenus tels.

Chaque irrigation devra être de 2 à 3 litres ; avoir soin que le jet soit toujours modéré et ne dépasse pas une pression de 30 centimètres.

Kalt recommande le permanganate de potasse ou de chaux à 1/3000 et le préfère à l'eau boriquée 3 %, naphtolée 1/5000, phéniquée 3/1000.

Application de compresses imbibées d'eau boriquée chaude dans l'intervalle des lavages ; Kalt fait des pansements froids, glacés, si gonflement est intense.

Cautérisations doivent être évitées à la période de début (Valude et Homer) ; elles sont nécessaires dans la période de suppuration.

b. Cautérisation (Nitrate d'argent, alun, sulfate de cuivre, etc.)

Faire 2 cautérisations par jour : Toucher les paupières préalablement retournées avec un pinceau volumineux trempé dans une *solution de nitrate d'argent* à 3 %. Après la cautérisation, neutralisation immédiate à l'eau salée.

Dans l'intervalle des cautérisations, lavages antiseptiques.

Ne faire de nouvelle cautérisation qu'autant que la couenne blanchâtre ou grisâtre résultant de la cautérisation antérieure s'est détachée.

Diminuer la force et le nombre des cautérisations au fur et à mesure que l'affection décroît. Solution de nitrate d'argent sera abaissée à 2 puis à 1 p. 100.

Si la muqueuse devient villeuse, granuleuse, faire des attouchements au crayon de *cristal d'alun* ou de *sulfate de cuivre* (pierre divine).

Si complications cornéennes, instiller quelques gouttes de collyre au bleu de méthylène à 1/200 et mettre 2 fois par jour de la pommade iodoformée.

OPHTALMIES DES NOUVEAU-NÉS (*suite*)

CATARRHE CONJONCTIVAL DES PRÉMATURÉS

Symptômes : Ecoulement purulent d'*emblée* d'une abondance extrême ; pas de liquide citrin préalable.
Pus presque blanc, très crémeux, épais. Peu ou pas de gonflement des paupières ; pas de chémosis. Complications cornéennes rares.

Durée : De plusieurs semaines à 1 ou 2 mois.

Pronostic : Cette affection dénote un mauvais état général ; elle est très tenace au point qu'écoulement purulent résiste à tout traitement et reste très abondant jusqu'à la fin de la maladie.

Traitement : Valude recommande les irrigations fréquentes thébaïsées (eau stérilisée 1.000 grammes, extrait thébaïque 10 centigrammes) et des attouchements avec un mélange de terpinol et d'huile de vaseline à parties égales, auquel il ajoute de l'iodoforme dans le cas de plaie cornéenne.

CONJONCTIVITES A FAUSSES MEMBRANES ET DIPHTÉRIE OCULAIRE

Caractères généraux :
a. *Conjonctivites pseudo-membraneuses :* Elles succèdent le plus souvent à la conjonctivite catarrhale et en diffèrent par la présence d'une membrane mince qui recouvre les culs-de-sac ; cette membrane est plus ou moins adhérente à la muqueuse suivant que l'infiltration septique est superficielle ou profonde ; elle est plus ou moins lardacée suivant que le bacille de Löffler s'y trouve dans des proportions plus fortes.
Ces conjonctivites sont le plus souvent polymicrobiennes ; le bacille de Löffler s'y rencontre constamment ; tantôt il est associé au staphylocoque (formes légères de la conjonctivite pseudo-membraneuse), tantôt il est uni au streptocoque (formes graves).
b. *Conjonctivite diphtéritique proprement dite :* Cette forme grave rare est caractérisée par une infiltration profonde, interstitielle de la muqueuse conjonctivale qui devient épaisse, lardacée et finit par se nécroser.

Traitement :
Irrigations chaudes, thébaïsées ou boriquées.
Pommade iodoformée au 1/50ᵉ.
Attouchements à la glycérine phéniquée au 1/10ᵉ (2 par jour).
Sérothérapie ; les injections de sérum de Roux ont donné dans ces derniers temps des résultats encourageants.

2° INFECTIONS OMBILICALES

INFECTIONS OMBILICALES

Fréquence : Infections ombilicales sont au nombre des plus fréquentes.

Etiologie :
Coïncidence des accidents ombilicaux avec la fièvre puerpérale de la mère.
Inoculation septique de la plaie ombilicale par la putréfaction du cordon.
Pansements négligés du cordon, objets septiques, bains (nous avons vu p. 394 que les bains favorisent les inoculations septiques et qu'il valait mieux s'abstenir d'en donner au nouveau-né jusqu'à cicatrisation complète de la plaie ombilicale).

Pathogénie :
Agents septiques des infections ombilicales : Parmi les plus fréquemment observés par Cholomorogoff, citons :
Staphylocoques, streptocoques, bactérium coli commune, bacillus subtilis.
Voie de pénétration microbienne : Pénétration microbienne a lieu par les *lymphatiques* qui avoisinent le sillon d'élimination. (Les lésions vasculaires qu'on observe fréquemment dans les infections ombilicales généralisées sont consécutives à une propagation par les lymphatiques).

Anatomie pathologique :
Lésions les plus communément provoquées par les agents septiques sont les *lymphangites* et *cellulites* de la région ombilicale.
A un degré plus avancé de l'infection, il se développe successivement par propagation de voisinage des péri-artérites et péri-phlébites, puis des artérites et phlébites.

INFECTIONS OMBILICALES (*suite*)

INFECTIONS OMBILICALES (*suite*)

Anatomie pathologique (*suite*)

Artères ombilicales cont plus fréquemment atteintes que la veine et présentent une coloration brunâtre et une induration qui peut s'étendre jusqu'au niveau de la vessie ; péri artérite se traduit par une inflammation du tissu conjonctif périvasculaire ; l'endo-artérite se signale par une thrombose adhérente, rougeâtre à la périphérie, puriforme au centre.

Lésions veineuses restent ordinairement limitées à la veine ombilicale ; toutefois l'infection peut gagner la veine-porte, se généraliser et donner lieu à des foyers infectieux au niveau des différents viscères (foie, poumons, rate, cœur).

4 variétés

a. Erysipèle péri-ombilical

Caractères : Rougeur progressivement envahissante de la région ombilicale ; zone rougeâtre est limitée par un bourrelet moins saillant que chez adulte.

Retentissement marqué sur l'état général : fièvre d'emblée à 39°, 40°, sans rémission notable pendant la durée de l'affection.

Terminaisons : α. *Résolution* au bout de quelques jours par atténuation progressive des symptômes généraux et locaux.

β. Formation d'un *érysipèle phlegmoneux ;* cette terminaison est généralement favorable, car lorsqu'il y a suppuration, il y a réaction phagocytaire.

γ. *Sphacèle* plus ou moins étendu des régions envahies : peau devient livide, se couvre de phlyctènes bientôt suivies d'escarres. Dans ces cas particulièrement septiques l'enfant est souvent emporté par la fièvre hectique au bout d'un temps plus ou moins long.

b. Lymphangite

Traînées rougeâtres péri-ombilicales disparaissant en quelques jours sans amener de retentissement appréciable sur l'état général.

c. Omphalite

Inflammation de l'ombilic et des régions voisines par propagation ; elle est souvent phlegmoneuse et le pus peut produire des décollements qui lui permettent de fuser dans les régions voisines et dans le péritoine (péritonite par propagation). Vaisseaux ombilicaux sont souvent atteints par l'inflammation, et l'infection se généralise.

Gravité de l'omphalite est subordonnée à l'étendue des lésions et à la généralisation de l'infection.

d. Gangrène et ulcère de l'ombilic

Cette forme très grave d'infection, anciennement fréquente dans les maternités était provoquée par la *gangrène humide du cordon* qui devenait plus gros, mou, noirâtre et nauséabond ; germes infectieux gagnaient ensuite ombilic et les régions voisines qui se mortifiaient sur une étendue plus ou moins grande ; l'artérite infectieuse était fréquente dans ces cas.

Pronostic

Relativement bénin lorsque l'infection reste localisée à l'ombilic.

Beaucoup plus grave s'il survient de l'artérite ou de la phlébite infectieuse, — et fatal si l'infection gagne tout le système vasculaire.

Traitement préventif

Bains favorisant les inoculations septiques de la plaie ombilicale, ne pas en donner au nouveau-né jusqu'à cicatrisation complète de cette plaie.

Panser *à sec* et *aseptiquement* le cordon, pour favoriser sa dessiccation et éviter son infection. Si plaie ombilicale tend à suppurer ou sécrète abondamment, faire des attouchements avec nitrate d'argent à 1 ou 2 pour 100. Petit drainage à l'ouate pour obvier à la rétention du pus dans le fond de la plaie.

Traitement curatif

Pansements humides antiseptiques.

Contre l'infection généralisée, traitement tonique par l'alcool, injection de sérum salé, voire même de sérum antistreptococcique si l'infection est due à ce microbe.

3° INFECTIONS SEPTIQUES PAR VOIE CUTANÉE

ÉRYSIPÈLE DES NOUVEAU-NÉS

ÉRYSIPÈLE DES NOUVEAU-NÉS

Origine streptococcique de l'érysipèle — Trousseau et Maurice Raynaud frappés de ce fait que les épidémies de fièvre puerpérale étaient souvent accompagnées de véritables épidémies d'érysipèle ombilical eurent les premiers l'idée que ces 2 affections devaient avoir une origine non-seulement commune, mais encore parasitaire ; toutefois, c'est Felheisen qui arriva à démontrer que l'érysipèle est une infection streptococcique (1883).

Fréquence — Erysipèle du nouveau-né est beaucoup moins fréquent depuis qu'on observe les règles antiseptiques.

Epoque d'apparition — Du 1ᵉʳ au 10ᵉ jour de la naissance ; beaucoup plus rarement du 10ᵉ au 15ᵉ.

Pathogénie (3 modes de contagion érysipélateuse)

- *a. Contagion dans l'utérus* — Excessivement rare ; streptococoque traverserait le placenta.
- *b. Contagion pendant le travail* — Elle n'est guère possible qu'à la suite d'attachements ou d'interventions septiques.
- *c. Contagion après la naissance* (De beaucoup la plus fréquente) — Contagion a lieu le plus souvent au niveau de la plaie ombilicale ; toutefois toute plaie, si petite qu'elle soit, peut être la porte d'entrée.

Symptômes

- *Symptômes locaux* — Rougeur luisante, œdémateuse des parties envahies. Dureté et résistance du tissu cellulaire sous-jacent, bourrelet périphérique moins saillant que chez l'adulte, tendance envahissante de l'affection. Si la rougeur ne commence pas par l'ombilic, elle débute le plus souvent par le pénil et gagne dès le lendemain la vulve et le scrotum.
- *Symptômes généraux* — Abattement profond ; température d'emblée à 39° et 40° sans grande rémission ; diarrhée fréquente ; enfant refuse souvent le sein.

Marche et terminaisons

- *Terminaison fatale* — Mort est d'autant plus fréquente et d'autant plus rapide que la réaction phagocytaire est peu accusée et que ce défaut de défense phagocytaire favorise au plus haut point l'infection sanguine ; mort peut survenir insidieusement, alors même que les nouveau-nés tettent à merveille et que leurs cris sont vigoureux. — Le plus souvent elle succède au collapsus et est déterminée par l'infection cardiaque, méningitique, pulmonaire ou intestinale.
- *Terminaison par abcès curateurs* — Lorsque la guérison doit survenir, il se forme par réaction phagocytaire des abcès multiples qui se succèdent pendant 4 à 6 semaines et s'observent généralement sur toute la surface cutanée.
- *Terminaison par induration dermique* : Exceptionnelle.

Diagnostic

- *1° Avec œdème des nouveau-nés* — Œdème des nouveau-nés s'observe au mollet, à la face postérieure des cuisses, aux mains et aux organes génitaux. Peau est jaunâtre ou rouge violacée. — Il y a *hypothermie*.
- *2° Avec sclérème* — Il y a également hypothermie dans le sclérème ; il débute à la partie postérieure des membres inférieurs, et de là gagne le dos, la région lombaire et enfin tout le corps.

Traitement — Application de topiques antiseptiques au niveau des parties envahies ; 10 à 15 grammes d'alcool dans les 24 heures ; injections de sérum salé.
Les résultats fournis par les sérums antistreptococciques sont encore moins certains que chez l'adulte.

4° INFECTIONS SEPTIQUES DES VOIES DIGESTIVES

INFECTIONS ET INTOXICATIONS DIGESTIVES CHEZ LE NOURRISSON (1)
(Gastro-Entérites)

INFECTIONS ET INTOXICATIONS DIGESTIVES CHEZ LE NOURRISSON

Généralités

Les infections et intoxications digestives chez le nourrisson sont le résultat de fermentations intestinales d'origine microbienne et s'observent chez les enfants en bas-âge soumis à une alimentation vicieuse ou de mauvaise qualité.

Elles peuvent survenir en toute saison, mais elles acquièrent leur maximum de fréquence pendant l'été, le lait s'altérant plus vite à cette époque de l'année.

Elles sont épidémiques pendant la saison chaude ; leur origine microbienne explique la possibilité de la contagion.

Elles affectent une *forme aiguë* et une *forme lente, chronique, à répétitions* suivant la virulence microbienne et suivant les conditions étiologiques.

Elles atteignent indifféremment les 2 sexes, s'observent jusqu'à l'âge d'un an et demi, sont surtout fréquentes pendant les 3 premiers mois de la vie et pendant les 8ᵉ et 9ᵉ mois au moment du sevrage prématuré et trouvent un terrain très fovorable chez les enfants débiles et chez ceux qui présentent de mauvaises conditions hygiéniques.

Elles sont la cause de la moitié de la mortalité infantile avant le sevrage et fournissent à elles seules le 1/6ᵉ de la mortalité générale pour la France.

Elles sont bien moins fréquentes depuis l'emploi du lait stérilisé.

Pathogénie

Intoxications par des substances contenues dans le lait non fermenté

Certaines nourrices, en dépit des apparences les plus favorables, et en dehors de tout écart de régime, ont un lait mauvais par lui-même qui provoque pendant toute la lactation l'apparition de la diarrhée chez l'enfant.

Il semblerait que certains organismes produisent continuellement des substances d'une toxicité variable, notamment au moment des règles, et cependant l'analyse du lait ne révèle rien d'anormal. Il en est de même du lait de certaines vaches.

L'intoxication produite par ces laits nocifs ou toxiques est en général légère et aboutit rarement aux formes graves (infection à forme algide ou pyrétique).

Infection par les laits fermentés

Les fermentations du lait les plus communes sont la fermentation lactique (acide), la fermentation butyrique (acide), et la fermentation de la caséine (alcaline).

Toutes les fermentations sont d'origine microbienne ; les microbes les plus fréquents sont le coli-bacille, le bacille butyrique, le streptocoque, le leptothrix buccalis, le micrococoque, etc.

Quel que soit le microbe agent de la fermentation, le résultat est le même : il y a infection des voies digestives par ce microbe qui pénètre en masse dans l'appareil digestif avec le lait absorbé, continue à se développer et engendre des toxines qui produisent l'intoxication.

Suivant la virulence microbienne, les accidents infectieux varient d'intensité et donnent lieu à la forme légère, à la forme avec fièvre ou à la forme avec algidité.

Les cas d'infection par les laits fermentés sont de beaucoup les plus fréquents ; ils ont beaucoup diminué depuis l'emploi du lait stérilisé.

---

(1) Art. de Lesage. Traité des maladies de l'enfance de Grancher, tome II.

Pathogénie (suite) — *Fermentations intestinales microbiennes des aliments ingérés en excès ou inaptes à être digérés*

a. *Fermentations intestinales par surcharge alimentaire :* Si l'enfant prend trop de lait, il y a surcharge de l'appareil digestif : les microbes normaux de l intestin trouvent dans le lait ingéré en excès et non digéré un terrain de culture favorable et donnent lieu à des fermentations qui aboutissent à des infections lentes, chroniques, à répétitions.

b. *Fermentations intestinales des aliments inaptes à être digérés par l'enfant :* Si on donne à l'enfant des aliments qu'il est encore inapte à digérer (pain, farines, viandes, légumes), les microbes normaux de l'intestin trouvent un champ d'action très favorable; les fermentations et les décompositions qu'ils engendrent donnent lieu à une véritable intoxication alimentaire qui se traduit par des accidents toujours aigus et fréquemment mortels.

Anatomie pathologique

Lésions anatomiques ne sont apparentes que si l'infection digestive a une certaine durée.

Dans les *cas aigus à marche rapide* les organes abdominaux (foie, rate, reins), ne changent pas de volume et présentent une teinte cyanique, asphyxique, due à la distention du système veineux; seule la vésicule biliaire est plus volumineuse et renferme une bile très verte, très chargée en biliverdine, présentant souvent une couleur rosée hémorragique. — Paroi interne de l'intestin est légèrement rosée alors que sa surface externe est pâle.

Dans les *cas aigus à évolution moins rapide* (3, 4, 5, 6 jours de durée), les organes perdent leur teinte cyanique, deviennent pâles, anémiés et subissent un certain degré de rétraction ; leur pâleur augmente avec la durée de la maladie; il en est de même de la bile dont la teinte verte diminue de plus en plus. — La muqueuse intestinale et stomacale est plus ou moins anémiée également ou présente un piqueté congestif, parfois hémorragique au sommet des plis, des villosités, des valvules; la pâleur de l'intestin est surtout marquée dans l'intestin grêle qui présente le maximum de lésions et est le siège d'une desquamation d'autant plus intense qu'il est moins congestionné. Les espaces interglandulaires et les villosités sont infiltrés par des lymphocytes plus ou moins nombreux; quant aux glandes intestinales, elles sont le siège d'une dégénérescence muqueuse tellement abondante qu'il se produit des boules de mucus que l'on trouve dans les selles et qui font croire à une entérite muqueuse.

Dans les *infections lentes, chroniques,* l'intestin subit un allongement assez sensible (8 à 9 fois la taille sans gros ventre, 9 à 12 fois avec gros ventre, alors que la longueur normale est de 7 à 8 fois la longueur du corps) qui augmente à mesure que la maladie s'invétère. Outre cet allongement caractéristique de l'infection digestive, le tube intestinal subit une distension considérable qui occupe tantôt le gros intestin, tantôt l'intestin grêle.

Dans les infections lentes, chroniques, les lésions qui occupent tout le tractus intestinal n'ont pas de localisation précise ; elles atteignent leur maximum dans l'intestin grêle; la pâleur et la desquamation marchent de pair et les endroits les plus malades sont ceux qui présentent la desquamation la plus intense et la rougeur la moins apparente. — Les tissus interglandulaires s'infiltrent de lymphocytes et deviennent peu à peu scléreux; glandes subissent une dégénérescence muqueuse qui explique la fréquence des selles muqueuses; souvent les altérations glandulaires sont telles que la glande finit par disparaître. — Les follicules lymphatiques subissent parfois une hypertrophie qui n'a rien de caractéristique et est liée plutôt à l'individu qu'à la maladie.

Bactériologie des infections intestinales : L'étude bactériologique des selles et des laits altérés fermentés montre que les mêmes microbes se rencontrent dans le lait que boit l'enfant et dans les selles qu'il émet, et permet d'établir que les diverses infections et intoxications digestives résultent des diverses fermentations intestinales et que les diverses modalités cliniques dépendent de la quantité des toxines microbiennes.

INFECTIONS ET INTOXICATIONS DIGESTIVES CHEZ LE NOURRISSON (*suite*)

INFECTIONS ET INTOXICATIONS DIGESTIVES CHEZ LE NOURRISSON (*suite*)

Anatomie pathologique (*suite*)

Pour Baginsky et Rodet (de Lyon), l'infection digestive serait le résultat de l'action collective des divers microbes. Comme il est certains microbes dont la présence est presque constante, on tend à admettre de plus en plus l'unité de l'agent infectieux; l'un des agents de la fermentation prendrait le dessus et présenterait de la virulence alors que les autres microbes ne joueraient qu'un rôle accessoire.

Dans les infections intestinales aiguës, le bacterium coli aurait une action prépondérante : il donnerait lieu à la forme pyrétique quand il sécrète une faible quantité de toxines, et à la forme algide si la dose de toxine sécrétée est forte. Il semblerait également que la présence constante du streptocoque est presque caractéristique de la chronicité.

Types cliniques des infections digestives

a. Infection aiguë (3 types)

α. Infection légère

Vomissements toujours acides, d'ordinaire peu abondants, rarement tenaces, le plus souvent indolores.

Diarrhée généralement peu intense, jaune ou panachée, verdissant à l'air, avec ou sans poussées biliaires.

Absence de réaction des troubles digestifs sur l'état général, température et pouls normaux; rarement accès de fièvre très légers (38°) et très courts.

Amaigrissement presque constant de l'enfant ou arrêt de l'accroissement.

Pronostic peu grave.

β. Infection grave à type pyrétique

Début est de suite plus bruyant que précédemment. Enfant est agité, remuant, crie fréquemment.

Fièvre atteint vite 39°5, 40°; peau chaude, face rouge, pupilles dilatées, soif vive, langue saburrale devenant bientôt sèche.

Vomissements fréquents et abondants, *diarrhée fétide, tympanisme.*

Coliques plus ou moins vives coïncidant avec l'expulsion des matières fécales. Poussées biliaires fréquentes avec teinte verte des selles.

Maladie dure 4, 5, 6 jours; si elle se termine par la mort, l'enfant meurt à la façon d'un typhique et non d'un cholérique. Souvent la guérison survient; elle est rarement brusque et s'annonce généralement par une atténuation progressive des phénomènes morbides. Rechutes sont assez fréquentes après 2 ou 3 jours d'apyrexie; parfois forme pyrétique se transforme en forme algide.

Complications de la forme pyrétique grave. Les plus fréquentes sont : les complications pulmonaires (congestion pulmonaire, asthme infectieux), les complications cérébrales (forme méningitique de la diarrhée avec délire, convulsions, strabisme, paralysie et coma), les complications rénales (anurie, albuminurie), les complications cutanées (pemphigus, erythème infectieux, suppurations et gangrènes).

γ. Infection digestive à forme algide

Cette forme débute le plus souvent brusquement ou est précédée d'une courte période pyrétique qui s'aggrave rapidement.

La caractéristique de la forme algide est l'abondance, la fréquence et l'extrême fluidité des selles qui ne renferment jamais les grumeaux riziformes caractéristiques du choléra : l'enfant se vide littéralement et perd en quelques heures jusqu'à 500 grammes de son poids.

Vomissements sont inconstants; lorsqu'ils existent, ils sont très abondants.

INFECTIONS ET INTOXICATIONS DIGESTIVES CHEZ LE NOURRISSON (*suite*)

Types cliniques des infections digestives (*suite*)

a. *Infection aiguë* (3 types) (*suite*)

γ. *Infection digestive à forme algide* (suite)

L'enfant est d'abord très agité et a une soif inextinguible ; au fur et à mesure de la déperdition aqueuse, son agitation cesse pour faire place au collapsus, — sa figure devient méconnaissable (traits tirés, nez pincé, yeux de plus en plus excavés), — sa voix s'enroue, devient à peine perceptible, — la dépression des fontanelles augmente sans cesse ; — l'algidité s'établit progressivement et s'accompagne de cyanose et de sclérème des membres inférieurs par suite de la diminution de l'élément aqueux ; — l'anurie est constante.

La mort est presque fatale (3/4 des cas) et peut survenir en quelques heures ; elle se produit généralement au bout de 2 à 3 jours et succède au collapsus ou aux complications cérébrales (forme méningitique de la diarrhée).

Dans les cas heureux, les phénomènes morbides s'amendent le 4ᵉ ou le 5ᵉ jour ; l'*urine réapparaît* (signe très favorable), la chaleur revient progressivement et le retour à la santé est rapide.

b. *Infections digestives à répétitions* (Infections lentes ou chroniques)

2 modes d'origine

α. Infections lentes secondaires

Infection chronique est dite secondaire quand elle succède à l'infection aiguë : l'organisme profondément intoxiqué récupère difficilement ses fonctions digestives ; les aliments continuent à être imparfaitement digérés et donnent lieu à des infections digestives à répétitions qui minent la santé de l'enfant et déterminent souvent la mort par leur trop grande fréquence.

b. Infection chronique d'emblée

L'infection lente à rechutes, est la maladie de la surcharge digestive et de l'excès d'alimentation.

Symptomatologie

Vomissements (1) : Vomissements d'abord peu abondants, puis bientôt incessants au point que l'enfant dont l'estomac est irrité rejette tout ce qu'il prend.

Matières vomies sont souvent grumeleuses et fréquemment acides, le suc gastrique ayant déjà commencé son action.

État général de l'enfant : Enfant souffre dès qu'il a bu, crie, a du hoquet et des coliques ; il boit de moins en moins et ne tarde pas à refuser toute nourriture, si les accidents infectieux continuent.

État des selles — Lientérie — Diarrhée : Au début selles sont mal digérées et parsemées de striés verdâtres ; bientôt elles deviennent *lientériques*, ont la couleur blanche et la consistance du mastic (teinte blanche est due à la suralimentation, car il y a autant de bile qu'à l'état normal) et dégagent une odeur très forte de fermentation.

A la lientérie succède bientôt une diarrhée tenace, persistante, acide, fétide, souvent muqueuse avec poussées biliaires (selles vert-de-gris) correspondant à de nouveaux accès infectieux.

---

(1) Ne pas confondre vomissements avec régurgitation.

Régurgitation est un vomissement quasi-physiologique ; l'enfant rejette presque immédiatement et *sans malaise aucun* le trop plein stomacal, et le lait vomi n'a aucune odeur. Quelquefois la régurgitation est provoquée par la mauvaise habitude qu'on a parfois de secouer l'enfant en le promenant.

Vomissement ne survient que quelque temps après les repas (un 1/4 d'heure, 1 heure après l'absorption du lait). Avant de vomir, l'enfant est pris de malaise, devient rouge et pâle alternativement et a souvent plusieurs spasmes de l'estomac avant le vomissement. Les matières vomies ont une odeur fade, spéciale et sont acides.

INFECTIONS ET INTOXICATIONS DIGESTIVES CHEZ LE NOURRISSON (*suite*)

Types cliniques des infections digestives (*suite*)

b. Infections digestives à répétitions (Infections lentes ou chroniques) (*suite*)

Symptomatologie (suite)

Etat du ventre : Ventre *dur, tympanisé,* par suite des fermentations ; si l'infection persiste, il devient *gros,* large, étalé, volumineux et ne présente de dureté qu'au moment des fermentations.

Urines : Elles sont moins abondantes qu'à l'état normal et contiennent de l'indican et de l'urobiline.

Marche et terminaisons

Infection chronique présente des périodes d'acuité qui correspondent aux poussées d'infection digestive ou sont le résultat d'infections secondaires.

Mort est fréquente d'une façon générale, et fatale si l'enfant n'a pas 3 mois ou s'il arrive à la cachexie.

Les enfants qui guérissent se rétablissent difficilement et sont exposés au rachitisme.

Complications

Complications les plus fréquentes sont : les érythèmes, le purpura, les abcès multiples, les infections à coli-bacille qui ont une tendance à l'hypothermie, les complications pulmonaires, les adénites généralisées, les thromboses veineuses, le rachitisme et le muguet.

Fréquence des infections digestives par rapport aux divers modes d'allaitement

Enfants nourris au sein sont peu sujets aux infections digestives (1/12ᵉ des cas seulement) ; l'absence de réglage et les tétées trop abondantes déterminent une surcharge alimentaire qui les expose aux infections lentes ; ces dernières sont rarement graves et beaucoup moins fréquentes que chez l'enfant nourri au lait stérilisé, car il est démontré que les enfants au sein ont dans l'intestin beaucoup moins de variétés microbiennes que les nourrissons élevés au lait de vache (Van Puteren).

L'infection digestive sera imminente chez l'enfant au sein et aura bien des chances d'être grave, si on lui fait absorber des aliments qu'il n'est pas encore apte à digérer, ou si on ne prend pas la précaution de stériliser le lait de vache qu'on lui donne parfois pour venir en aide à la personne qui allaite. — Si en dehors de ces cas il se produit des troubles digestifs, les attribuer aux qualités nocives du lait de la nourrice.

Les *enfants soumis à l'allaitement artificiel* sont particulièrement exposés aux infections digestives (11 cas sur 12). Ils sont sujets aux mêmes vices d'alimentation que l'enfant nourri au sein (absence de réglage, suralimentation, absorption d'aliments inaptes à être digérés), et courent d'autant plus de risques d'être atteints d'infection digestive que la proportion de leurs microbes intestinaux est normalement plus considérable. Toutefois le principal danger de l'allaitement artificiel réside dans l'emploi de laits fermentés ou contaminés qui sont la cause presque exclusive des infections aiguës et en particulier des formes algides.

Les cas d'infection aiguë sont beaucoup moins fréquents depuis qu'on se sert du lait stérilisé.

Taitement des infections digestives aiguës

Diète hydrique

Elle constitue la première indication et répond à l'instinct même du malade (Luton). Elle favorise le repos des voies digestives, contrebalance l'effet des déperditions aqueuses, augmente la diurèse et facilite l'élimination des poisons.

Elle doit être employée dès le début de l'infection et continuée pendant 1 à 2 jours.

Eau ne sera pas donnée trop froide pour éviter des contractions intestinales vives, préjudiciables ; elle sera administrée par petites gorgées toutes les 1/2 heures.

Pendant la diète hydrique, on peut donner de l'eau albumineuse à raison d'un blanc d'œuf par litre, — ou du bouillon fait avec 1 kilogramme d'os, 2 litres d'eau et une pincée de sel, et réduit de moitié après 24 heures d'ébullition.

Ne redonner du lait à l'enfant qu'autant que les troubles digestifs aigus ont cessé ; pendant quelques jours, quantité de lait ingéré devra être inférieure à la quantité normale. Revenir de suite à la diète hydrique si accidents aigus réapparaissent.

INFECTIONS ET INTOXICATIONS DIGESTIVES CHEZ LE NOURRISSON *(suite)*

(Left margin, vertical: INFECTIONS ET INTOXICATIONS DIGESTIVES CHEZ LE NOURRISSON *(suite)*)

Traitement des infections digestives aiguës *(suite)*

Médication antiseptique

Purgatifs
- Ils tiennent le premier rang dans la médication antiseptique.
- Doses purgatives si diarrhée est peu abondante, fétide.
- Doses filées si diarrhée est aqueuse et s'il y a tendance à l'algidité.
- Citons, par ordre de choix : *Calomel, huile de ricin*, rhubarbe, magnésie.
- Si vomissements intenses, recourir aux lavements purgatifs (séné 2 grammes, miel mercuriale 25 grammes), sauf dans l'infection algide.

Antiseptiques
- Benzo-naphtol, salicylate de bismuth.
- Ils ne donnent que peu de résultats dans les infections aiguës.

Médication astringente

Acide lactique à 3 °/₀ est mieux toléré en solution sucrée, a des propriétés à la fois astringentes et antiseptiques et cesse d'être utile lors de la reprise de l'alimentation.

Phosphate soluble de bismuth (2 °/₀) qui sera continué 1 à 2 jours après la cessation de la diarrhée.

Tannigène (1 gr. par jour environ) dont l'action est astringente et antiseptique.

Lavages de l'estomac et de l'intestin

Lavages *froids* s'il y a de la fièvre.

Lavages *chauds* à 38° s'il y a de l'hypothermie.

Employer eau bouillie, eau salée à 7 p. 1000, ou eau alcaline.

Lavage de l'estomac (100 à 150 gr.) fait cesser rapidement les vomissements ; il ne donne aucun résultat s'il a hypothermie.

Lavage intestinal (1 à 2 litres), calme la soif, élève la tension sanguine.

Médication abdominale

Compresse mouillée appliquée sur le ventre et recouverte de taffetas gommé, calme les coliques et les mouvements de l'intestin.

Médication générale

Éther en inhalations, caféine en injection.

Alcool sous forme de grogs, café noir ou café vert chaud très étendu d'eau.

Frictions générales à l'alcool.

Bains d'une durée de 5 minutes : *Froids* (22 à 25°) si fièvre au-dessus de 38°5 ; — *chauds* à 38° dans le cas d'algidité et d'hypothermie ; y ajouter dans la dernière minute de la farine de moutarde (*bain sinapisé*) si l'on veut produire une certaine excitation qui ne devra pas être trop énergique, sous peine d'être nuisible.

Bains favorisent l'émission de l'urine ; pronostic sera grave si bain chaud n'abaisse pas la température et si bain sinapisé ne détermine aucune réaction cutanée.

Injections de sérum artificiel (sérum de Hayem ou sérum salé à 7 pour 1000) ; elles sont de beaucoup supérieures aux médications intestinales et donnent souvent des résultats inespérés. — Y avoir recours toutes les fois que la diarrhée est abondante, aqueuse ; les faire dans les cuisses ou dans le dos ; les pratiquer à dose massive (5 à 6 injections par jour de 30 centimètres cubes chacune) dès que la diarrhée est abondante, aqueuse et ne pas attendre l'apparition de l'algidité ; les cesser dès que les fonctions s'accomplissent normalement ou dès qu'elles produisent un état d'excitation inquiétant avec cris et insomnie. — Savoir que ces injections réveillent la tuberculose latente.

Injections de sérum sanguin de cheval (10 à 20 c. c. par jour) ; elles auraient un pouvoir de *relèvement* encore supérieur à celui du sérum artificiel.

Sérum anticolique (1 à 2 doses de 5 c. c.) aurait fourni de bons résultats et aurait fait disparaître immédiatement la teinte verte des selles biliaires.

INFECTIONS ET INTOXICATIONS DIGESTIVES CHEZ LE NOURRISSON (*suite*)

INFECTIONS ET INTOXICATIONS DIGESTIVES CHEZ LE NOURRISSON (*suite*)

Traitement des infections lentes

1° Donner, si possible, une nourrice aux enfants au biberon, atteints d'infections lentes, le lait de femme étant le meilleur médicament ;

2° Faire usage de lait stérilisé si l'enfant ne peut avoir une nourrice ; essayer le coupage avec eau bouillie si lait pur est mal supporté ;

3° Quel que soit le mode d'allaitement, observer strictement les règles de l'hygiène alimentaire et prescrire une *diète relative,* l'enfant ne devant ingérer qu'une quantité de lait inférieure à son âge, lorsqu'il est atteint d'infection lente ;

4° Annihiler la puissance nocive des germes contenus dans le tube digestif en ordonnant avant la tétée du benzo-naphtol, du salicylate de bismuth ou du tannigène, — et en administrant tous les 5 à 6 jours un purgatif (de préférence calomel) ;

5° Favoriser la digestion du lait en prescrivant soit un peu de bicarbonate de soude avant l'ingestion du lait si les selles diarrhéiques sont acides, — soit une goutte d'HCl après l'ingestion du lait si les selles lientériques indiquent une acidité insuffisante du suc gastrique ;

6° Si malgré tout, lait stérilisé est mal digéré : ou le remplacer par une même quantité de Képhyr, qui donne souvent de bons résultats ; — ou tenter l'adjonction soit d'un peu de viande crue finement hachée et mélangée à du sucre, à des confitures, — soit d'un peu de conserve de Damas (mélange de poudre de viande, de sucre et de conserve de roses). Doses de viande crue et de conserve de Damas seront les suivantes : 10 gr. le 1er jour, 20 gr. le 2e jour, 30 gr. le 3e jour et aller ainsi jusqu'à 100 gr., en ayant soin de cesser si les selles deviennent trop fétides ;

7° Recourir au sérum de Chéron à doses faibles et répétées (1 à 2 injections par jour de 5 centimètres cubes chacune) pour relever l'organisme toutes les fois que la diarrhée traînante, chronique s'accompagne d'un amaigrissement notable et d'un état cachectique (atrophie du nourrisson).

Cesser les injections à petites doses dès qu'il survient de l'énervement ; ne plus les continuer également lorsqu'il se produit une augmentation de poids, sous peine de provoquer par surmenage lymphatique une sorte de cachexie qui ressemble au mal de Bright et s'annonce par un léger œdème des extrémités et des paupières et par des modifications dans le teint qui devient pâle et blafard. — Les injections de sérum, réveillant la tuberculose latente, sont nettement contre-indiquées lorsqu'il existe des antécédents héréditaires nets ou une lésion pulmonaire ou lymphatique, si minime qu'elle soit.

8° Si poussée aiguë : diète hydrique, sérum artificiel à doses massives, etc.

MUGUET

MUGUET (1)

Définition
Muguet est une affection contagieuse, produite par un champignon appelé *oïdium albicans*, qui se développe de préférence dans les milieux acides.

Pathogénie

Conditions favorables pour le développement de l'oïdium

Conditions de terrain : Acidité de la salive commune chez les nouveau-nés ; Gubler en faisait une condition *sine quâ non.*

Moins grande résistance du jeune âge : plus un enfant est jeune, plus il offre de prise au muguet qui est surtout fréquent dans les premiers mois de la vie.

Débilité congénitale : enfants débiles et prématurés.

Débilité acquise ou pathologique et tous les états morbides (troubles digestifs, gastro-entérites, etc.) qui provoquent une déchéance organique.

Conditions de milieu : Encombrement facilitant la contagion atmosphérique.

Caractères de l'oïdium albicans

Oïdium albicans est une mucédinée constituée : 1° par des filaments tubuleux, ramifiés, longs d'un 1/2 millim., larges de 3 à 4 millim., et formés de cellules articulées bout à bout ; et 2° de spores isolées sphériques, disséminées au milieu des filaments enchevêtrés (ces spores prolifèrent activement dans une solution sucrée).

(1) Art, de Comby, traité des maladies de l'enfance de Grancher, tome II,

INFECTIONS DES VOIES DIGESTIVES (*suite*)

MUGUET (*suite*)

Pathogénie (*suite*)

Divers modes d'apport ou de propagation de l'oïdium

Usage de biberons, de téterelles, de bouts de sein plus ou moins malpropres.

Emploi de lait non stérilisé.

Propagation par un mamelon contaminé par un autre nourrisson (ce mode de contagion étant exceptionnel, il en résulte que le muguet est rare dans l'allaitement au sein).

Contagion par l'atmosphère fréquente dans les milieux hospitaliers, l'air renfermant l'oïdium en suspension.

Symptômes

Période prémonitoire : Avant l'apparition du muguet, coloration rouge, chaleur et sécheresse particulière de la muqueuse buccale (stomatite érythémateuse).

Réaction nettement acide du liquide buccal.

Période d'invasion : Muguet apparaît d'abord sur la face dorsale de la langue sous forme d'un semis blanc assez discret ; la maladie suivant une marche extensive et progressive, les plaques ne tardent pas à devenir confluentes, à se réunir et à envahir successivement la face interne des joues, les lèvres, le voile du palais, le pharynx, les piliers, la luette et même le tube digestif.

Muguet se développe et se reproduit d'autant plus vite que l'état général du nouveau-né est plus mauvais ; lorsqu'il est très étendu, il gêne la succion et la déglutition, et l'enfant a l'air de souffrir chaque fois qu'il avale.

Diagnostic

1° Avec grumeaux blanchâtres du lait

Plaques du muguet sont adhérentes, tandis que les grumeaux de lait qu'on trouve dans la bouche du nouveau-né qui vient de boire s'enlèvent facilement.

Muqueuse est rouge-vif sous les plaques de muguet et normale quand il s'agit de grumeaux de lait.

2° Avec la diphtérie buccale

Diphtérie buccale moins étendue, plus adhérente, débute par la gorge (et non par la langue comme dans le muguet), et s'accompagne presque toujours d'adénite sous-maxillaire ; elle se distingue facilement du muguet par l'examen microscopique.

3° Avec les kystes épidermoïdes de la voûte palatine

Kystes épidermoïdes de la voûte palatine très communs chez le nouveau-né occupent généralement la ligne médiane, forment de petits grains nacrés qui font corps avec la muqueuse, guérissent par évacuation spontanée et ne se reproduisent pas.

Pronostic

Muguet qui survient par contagion chez un enfant bien portant (muguet *idiopathique*) est très bénin et disparaît en quelques jours avec des soins méthodiques.

Quand il survient chez des enfants débiles ou chez des nouveau-nés présentant des troubles digestifs ou morbides graves (*muguet symptomatique*), il est d'autant plus dangereux et tenace que l'état général est plus compromis et la déchéance organique plus accentuée ; mais ce n'est en réalité qu'un épiphénomène qui vient compliquer la situation déjà défavorable de l'enfant qui en est atteint.

Traitement

Prophylactique

Il consiste dans la pratique des soins mammaires avant et après chaque tétée, — dans la très grande propreté des objets servant à l'allaitement, — et dans l'emploi du lait stérilisé.

Curatif

Recourir aux alcalins, et *éviter les acides et les substances sucrées* (entre autres miel rosat) qui favorisent la pullulation du champignon.

Frotter les taches blanchâtres buccales avec un linge fin imbibé de solution alcaline à 5 pour 100 ou d'eau de Vichy, et badigeonner largement la cavité buccale avec la même solution, ou avec une solution de benzoate de soude à 10 pour 100 (Tordeus).

INFECTIONS DES VOIES DIGESTIVES (*suite*)

MUGUET (*suite*) — Traitement (*suite*) — *Curatif* (suite) :

Donner 1 à 2 cuillérées à café d'eau de chaux ou d'eau de Vichy au nouveau-né avant de lui donner à boire.

Dans les cas rebelles, faire 2 badigeonnages par jour avec la liqueur de Van Swieten (Quinquaud), ou 1 badigeonnage bi-quotidien avec le perchlorure de fer.

Quand muguet est symptomatique, instituer un traitement général approprié à la cause et toujours craindre la récidive tant que les conditions qui ont provoqué la maladie persistent.

5° INFECTIONS DES VOIES RESPIRATOIRES

INFECTIONS DES VOIES RESPIRATOIRES :

Nous ne ferons que signaler les broncho-pneumonies graves, le plus souvent fatales, qui résultent de l'absorption du liquide amniotique infecté ou rempli de méconium — ou de l'insufflation quand l'insufflateur n'a pas été désinfecté — ou de la généralisation des infections septiques. Leur description nous entraînerait trop loin (voir Traité des maladies de l'enfance).

c. ÉTATS PATHOLOGIQUES FRÉQUEMMENT, MAIS NON CONSTAMMENT INFECTIEUX

ICTÈRES DES NOUVEAU-NÉS

ICTÈRES DES NOUVEAU-NÉS (3 variétés) — 1° Ictère simple ou ictère dit idiopathique (Variété la plus fréquente) — *Étiologie et pathogénie* :

Fréquence : 80 cas d'ictères simples sur 100 nouveau-nés.

Date d'apparition : Ictère simple apparaît le 2ᵉ ou le 3ᵉ jour après la naissance.

Causes et pathogénie d'ictère simple sont encore peu nettes.

Filles y paraissent plus prédisposées que les garçons.

Ictère simple s'observe surtout chez les débiles, les prématurés et chez les nouveau-nés qui ont souffert au cours du travail; il serait très fréquent dans les cas de ligature tardive du cordon (Porak).

Les opinions les plus diverses ont été émises sur la pathogénie de l'ictère simple.

Il serait dû : à l'expulsion tardive du méconium (Baumès), — à la congestion exagérée de la peau (Breschet), — à l'augmentation du passage de la bile dans le sang par suite des modifications de la circulation fœtale au moment de la suppression de la circulation ombilicale (Frerichs), — au passage dans le sang des pigments biliaires résorbés par l'intestin (*ictère biliphéique* d'Hervieux), — à la destruction trop considérable des globules rouges et à l'élimination insuffisante par les urines et par la bile du pigment sanguin mis en liberté par la destruction globulaire (*ictère hémaphéique* de Gubler), — à une infection légère des conduits biliaires, — à une polycholie abondante, — à la persistance du canal veineux d'Aranzi (Peter Frank) (1).

Ces théories sauf les deux premières sont encore toutes soutenables à l'heure actuelle; toutefois, l'origine hémaphéique de l'ictère des nouveau-nés est aujourd'hui très combattue depuis que Knœpfelmacher (1896) a montré que pendant la 1ʳᵉ semaine il y avait chez le nouveau-né néo-formation intense des globules rouges et non destruction globulaire.

---

(1) Selon nous l'ictère simple des nouveau-nés ne serait qu'un *ictère a frigore*; il serait dû à l'impression de froid que subit forcément le fœtus en sortant des organes génitaux, le milieu aérien étant sensiblement plus froid que le milieu intra-utérin. — L'ictère est d'autant plus probable que l'impression du froid à la naissance est plus prolongée; c'est ce qui a lieu dans les cas de ligature tardive du cordon.

ÉTATS PATHOLOGIQUES FRÉQUEMMENT, MAIS NON CONSTAMMENT INFECTIEUX (*suite*)

ICTÈRES DES NOUVEAU-NÉS (*suite*)

1° Ictère simple ou ictère dit idiopathique (*suite*)

Symptômes

Coloration jaune de la peau avec ses 3 degrés différents :
- a. Visage, poitrine et dos sont seuls colorés.
- b. Ictère s'étend au ventre et aux parties supérieures des extrémités.
- c. Coloration jaune de tout le corps, y compris les conjonctives.

Coloration naturelle des selles, urines normales ou légèrement brunâtres.

Perte de poids de l'enfant en rapport avec l'intensité de l'ictère.

Aucune manifestation générale; ni fièvre, ni modification du pouls.

Durée : Disparition de l'ictère vers le 10ᵉ jour dans les cas légers, — vers le 15ᵉ ou 20ᵉ jour dans les cas intenses.

Pronostic : Généralement bénin.

Traitement :
- Toute médication active est inutile.
- Soins de propreté minutieuse, alimentation régulière, petits lavements à l'eau bouillie, eau de chaux.

2° Ictères symptomatiques

α. Ictères par rétention (Par obstacle au cours de la bile)

Ses variétés
- a. *Ictère par lithiase biliaire* : Rare.
- b. *Ictère par oblitération congénitale des voies biliaires* : Variété moins rare que la précédente et souvent mortelle.
- c. *Ictère catarrhal des nouveau-nés* : Variété la plus fréquente, due probablement à une infection intestinale.
- d. *Ictère par polycholie* : Souvent produit par suralimentation qui exagère fonctions biliaires.

Symptômes et marche
- Peau prend une coloration d'autant plus foncée que la rétention biliaire est plus complète.
- Selles sont complètement décolorées, sauf dans la polycholie où elles sont vertes et manifestement bilieuses.
- Si rétention persiste, enfant maigrit, ventre se ballonne, vomissements et hémorragies diverses surviennent; finalement somnolence et coma amenant la mort.
- Pigments biliaires dans les urines.

β. Ictères par lésions hépatiques

- a. *Ictère succédant aux infections ombilicales* : Infection de la plaie ombilicale par le streptocoque détermine une phlébite ombilicale qui s'étend à la veine porte et de là à la capsule de Glisson.
- b. Ictère succédant à la syphilis hépathique.
- c. Ictère par hépatite interstitielle (rare).

3° Ictère infectieux ou maladie bronzée hématurique des nouveau-nés

Symptômes : Cette variété d'ictère qui est épidémique et contagieuse, est caractérisée : par une *coloration spéciale jaune bronzée* des téguments, qui se révèle dès les premiers jours de la naissance; par l'apparition d'*hématuries* (couleur marc de café, chocolat) qui suivent de très près l'ictère; par une déchéance profonde de l'organisme et par l'abaissement considérable et rapide du pouls et même de la température.

Marche :
- Mort est habituelle et survient en 3 ou 4 jours.
- Rémissions sont rares. Guérison est exceptionnelle.

Étiologie : Ictère bronzé hématurique s'observe généralement en même temps que les épidémies de fièvre puerpérale.

Pathogénie : Mal connue; toutefois l'origine infectieuse, microbienne n'est pas douteuse et aurait son point de départ dans l'intestin.

Traitement
- *Préventif* : Isoler complètement tout enfant atteint d'ictère infectieux, de façon à éviter la contagion.
- *Curatif* :
  - Aucun traitement efficace.
  - Tenter les injections de sérum artificiel.

ÉTATS PATHOLOGIQUES FRÉQUEMMENT, MAIS NON CONSTAMMENT INFECTIEUX (*suite*)

HÉMORRAGIES ET ÉTATS HÉMORRAGIQUES DES NOUVEAU-NÉS (1)

α. Hémorragies localisées (2)

(PRÉCOCES, INDÉPENDANTES D'UN ÉTAT GÉNÉRAL GRAVE)

Étiologie générale (3 causes principales)

1° Traumatisme obstétrical

Traumatisme obstétrical peut déterminer :

a. Des *hémorragies viscérales* (dans foie, reins, capsules surrérales, poumons, méninges. etc.) à la suite d'opérations obstétricales, — de manœuvres de traction dans la version ou l'extraction par le siège, — de frictions et flagellations pratiquées dans le but de ranimer l'enfant.

b. Des *hémorragies ombilicales* par arrachement accidentel du cordon au ras de l'ombilic.

c. Des *ecchymoses sous-cutanées* des régions pectorale, sousmammaire et sous-scapulaire; elles surviennent généralement 3 à 4 jours après l'accouchement, ne durent que 6 à 8 jours, et sont dues aux frottements, aux contusions dont le tronc fœtal peut devenir le siège, même dans le cas où l'accouchement a semblé avoir la marche la plus régulière (Bar).

d. Des *hémorragies provenant des plaies créées par la pression des cuillers* dans une application de forceps. Elles sont parfois inquiétantes et résultent alors d'une tendance hémophilique souvent héréditaire, qui ne se serait pas manifestée s'il n'y avait pas eu plaie; c'est aux mêmes conditions hémophiliques qu'il faut rattacher les hémorragies incoercibles qu'on observe parfois à la suite d'opérations insignifiantes telles que vaccination, section du frein de la langue, circoncision.

2° Établissement défectueux de la fonction pulmonaire

Si l'état atélectasique des poumons disparaît trop lentement ou partiellement par suite de l'insuffisance ou de la gêne des mouvements respiratoires, il s'en suit que le sang stagne dans tout le système veineux et peut refluer par la veine ombilicale.

3° Faiblesse congénitale des vaisseaux

La faiblesse congénitale des vaisseaux permet de comprendre que des ruptures vasculaires se produisent aux points les plus faibles (vaisseaux capillaires généralement) au moment où la tension sanguine change brusquement chez le nouveau-né du fait de la nouvelle fonction pulmonaire.

Ruptures vasculaires seront d'autant plus à craindre que le traumatisme viendra s'ajouter à la faiblesse congénitale des vaisseaux.

Caractères généraux

Précocité des hémorragies localisées : Les 3 causes que nous venons de signaler se produisant au moment de la naissance ou peu de temps après, il en résulte que les hémorragies localisées qu'elles déterminent surviendront toutes immédiatement après l'accouchement ou dans les premiers jours qui suivent et seront par suite précoces par rapport aux hémorragies généralisées qui ne se déclarent que plus tard.

Gravité fréquente des hémorragies localisées qui sont généralement abondantes et parfois foudroyantes.

Tendance peu marquée à la récidive.

État général primitivement satisfaisant; il ne devient grave que si la perte de sang de l'organisme arrive à être considérable.

HÉMORRAGIES DES NOUVEAU-NÉS (*suite*)

HÉMORRAGIES LOCALISÉES (*suite*)

Principales hémorragies localisées

Hémorragies ombilicales ou omphalorragies précoces

Fréquence : Bien qu'assez rares, omphalorragies sont les plus fréquentes des hémorragies localisées. Elles seraient plus communes chez garçons, 55.5 %.

Époque d'apparition : Parfois presque immédiatement après l'accouchement. Le plus souvent quelques heures après la naissance.

Étiologie :
Arrachement accidentel du cordon au ras de l'ombilic (hémorragie n'a pas lieu toutefois si la circulation n'est pas gênée).
Entrave à la circulation veineuse par suite d'atélectasie pulmonaire persistante, de gêne respiratoire causée par un emmaillottement trop serré ou par une main criminelle, — de malformations cardiaques, etc. : sang reflue alors par la veine ombilicale par une sorte de regorgement et omphalorragie n'a lieu que si la ligature du cordon est insuffisante ou n'a pas été faite.
Insuffisance du pouvoir rétractile des artères ombilicales qui résistent parfois incomplètement à des impulsions cardiaques énergiques.

Signes :
Enfant non encore vêtu : Hémorragie goutte à goutte ou en nappe, si sang provient de la plaie ombilicale. Hémorragie en 2 jets ou en 1 jet, se produisant de préférence au moment où l'enfant crie, si le sang est artériel. (Ces hémorragies passent rarement inaperçues et ne se produisent que si le cordon n'a pas été lié).
Enfant vêtu (Hémorragie clandestine) : Pâleur brusque du nouveau-né, décoloration des lèvres, respiration anxieuse, mouvements convulsifs et mort si l'hémorragie reste inaperçue ; langes sont remplis de sang.

Pronostic : D'autant plus grave qu'on s'aperçoit plus tard de l'omphalorragie.

Traitement :
Préventif : Ligature très soigneuse du cordon (se méfier des cordons gras).
Curatif : Jeter une 2ᵉ ligature (élastique si possible) sur cordon. — Si cordon a été arraché au ras de l'ombilic, pyramide de morceaux d'agaric saupoudrés de poudre astringente ou imbibés d'eau de Pagliari ; au besoin enfoncer 2 épingles en croix dans la plaie ombilicale et suturer.
Consécutif : Contre l'anémie consécutive : injections de sérum artificiel, bonne nourrice et au besoin gavage. Contre l'hypothermie : couveuse, ou à défaut épaisse couche d'ouate pour entourer le corps de l'enfant et boules d'eau chaude de chaque côté de lui.

Hémorragies gastro-intestinales précoces

Fréquence : Très rares ; plus fréquentes chez les garçons.

Époque d'apparition : Hémorragies gastro-intestinales précoces surviennent dans les 4 premiers jours de la naissance.

Étiologie :
Troubles respiratoires : Gêne de la respiration déterminerait du côté du système de la veine porte une congestion locale qui favoriserait la production des hémorragies.
Troubles circulatoires : Exagération de la tension du sang provoquerait des extravasations sanguines.

HÉMORRAGIES LOCALISÉES (*suite*)

Principales hémorragies localisées (*suite*)

Hémorragies gastro-intestinales précoces (suite)

Etiologie (suite)

Troubles trophiques déterminant des infarctus hémorragiques et même des ulcérations de la muqueuse digestive.

Congestion gastro-intestinale des enfants trop gorgés à la naissance (Rindfleisch).

Embolie provenant d'un caillot de la veine ombilicale et aboutissant finalement au tronc cœliaque en passant par le canal artériel.

Influence du froid qui provoquerait des hémorragies gastro-intestinales *a frigore.*

Traumatisme obstétrical.

Symptômes

Symptômes varient suivant que l'hémorragie est lente, rapide ou foudroyante.

Si hémorragie lente, sang est expulsé par les selles (*melœna*) sous forme de caillots noirâtres, et les signes d'anémie qui sont tardifs ne se manifestent que si on a affaire à une hémorragie à répétition.

Si hémorragie rapidement abondante, sang est encore expulsé par les selles et le melœna n'est plus noirâtre, mais rouge par suite de l'abondance de l'hémorragie; il est en outre rejeté et par la bouche et par le nez (*hématémèse* qui est tantôt rouge, tantôt noirâtre suivant le séjour plus ou moins long du sang dans l'estomac). — Etat général est rapidement grave : pâleur brusque, abattement, somnolence, respiration irrégulière, convulsions, hypothermie, pouls imperceptible. — Guérison est encore possible si hémorragie ne se répète ou tarde à se renouveler.

Si hémorragie foudroyante, enfant succombe exsangue en quelques minutes.

Diagnostic

Bien rechercher l'origine de l'hématémèse ou du melœna et s'assurer qu'il ne provient pas soit d'une crevasse du mamelon, — soit d'une petite opération pratiquée sur la bouche du nouveau-né (section du filet, opération du bec-de-lièvre), — soit des organes génitaux de la mère (sang avalé par l'enfant pendant le travail), — soit d'une hémorragie pulmonaire.

Pronostic

Hémorragies gastro-intestinales précoces seront d'autant plus graves qu'elles seront uniques ou répétées, légères ou abondantes ou qu'elles résulteront d'une extravasation sanguine ou d'une ulcération qui peut aller jusqu'à la perforation.

Guérison est assez fréquente : 30 %.

Traitement

Préventif : Assurer le libre exercice de la respiration; ne pas gorger les nouveau-nés.

Curatif : Alcool à l'intérieur; eau glacée. Injections de sérum salé, d'éther. Diminuer momentanément le nombre et l'abondance des tétées pour éviter de nouvelles hémorragies par suite de l'activité digestive.

Hémorragies broncho-pulmonaires précoces

Fréquence : Très rares : 22 observations seulement. Fréquence plus grande chez garçons et prématurés.

Etiologie

Traumatisme obstétrical : Compression du thorax par le canal cervico-vaginal incomplètement dilaté. Traumatisme du sommet du poumon par les mains de l'accoucheur pendant la manœuvre de Mauriceau ou de Champetier de Ribes.

Faiblesse congénitale des vaisseaux du poumon permettant l'extravasation sanguine; *syphilis.*

HÉMORRAGIES DES NOUVEAU-NÉS (*suite*)

HÉMORRAGIES LOCALISÉES (*suite*)

Principales hémorragies localisées (*suite*)

Hémorragies broncho-pulmonaires précoces (suite)

- *Symptômes et marche*
  - Cyanose asphyxique rapidement croissante, surtout accusée aux extrémités.
  - Respiration pénible, crises de suffocation; enfant flasque, inerte.
  - Bave rougeâtre ou nettement sanglante (non constante); plus rarement hématémèse et melœna provenant du sang dégluti.
  - Hypothermie (34° et même 30° dans le rectum); matité plus ou moins étendue de la poitrine, souffle tubaire, râles humides plus ou moins nombreux.
  - Etat général s'aggrave rapidement; mort survient dans une suffocation dans le courant du 1er jour et souvent après quelques heures.
- *Diagnostic*
  - Lorsqu'il n'y a pas d'hémorragie externe, hémorragie broncho-pulmonaire peut être facilement confondue avec l'*atélectasie* pulmonaire qui présente les mêmes signes; toutefois insufflation améliore cette dernière et ne donne aucun résultat dans l'hémorragie broncho-pulmonaire.
- *Traitement*
  - A toujours été impuissant, la terminaison ayant été constamment fatale.

Hémorragies encéphalo-rachidiennes

- *Fréquence*
  - Elles sont surtout fréquentes chez les débiles, jumeaux, prématurés et enfants mal conformés.
- *2 variétés*
  - *Apoplexie méningée crânienne* (nappes sanguines intra-crâniennes).
  - *Hématorachis* (hémorragie située entre la dure-mère et la paroi du canal rachidien).
- *Étiologie*
  - Traumatisme obstétrical
    - *Apoplexie méningée crânienne* succède le plus souvent à une application de forceps ou à la version; elle dépend parfois de la lenteur du dégagement du tronc et de la compression exercée sur la tête par la filière pelvi-génitale.
    - *Hématorachis* résulte des tractions énergiques exercées sur le tronc pendant l'extraction du siège ou la version podalique.
  - Faiblesse congénitale des parois vasculaires, qui favorise leur rupture en cas de compression ou congestion encéphalique.
- *Symptômes*
  - Apoplexie méningée existant à la naissance
    - Enfant naît en état de mort apparente.
    - *Si asphyxie bleue,* enfant retombe dans son inertie primitive dès qu'on suspend la respiration artificielle.
    - *Si asphyxie blanche,* soins paraissent d'abord ranimer l'enfant et peuvent faire croire qu'il est sauvé; cette vie quasi-factice dure quelques instants, ou à peine quelques heures; nouveau-né ne tarde pas à se cyanoser et à tomber dans le coma.
  - Apoplexie méningée survenant peu de temps après la naissance
    - 3 symptômes principaux :
    - 1° *Cyanose* foncée, lie de vin ou noirâtre, plus accusée à la tête qu'aux extrémités.
    - 2° *Convulsions* souvent fugaces et peu marquées, — parfois durables, intenses, accompagnées de tremblements épileptiformes et siégeant surtout aux membres supérieurs.

HÉMORRAGIES DES NOUVEAU-NÉS *(suite)*

HÉMORRAGIES LOCALISÉES *(suite)*

Principales hémorragies localisées

Hémorragies encéphalo-rachidiennes (suite)

Symptômes (suite)

Apoplexie méningée survenant peu de temps après la naissance *(suite)* — Convulsions des premiers jours sont presque toujours pathognomoniques d'une apoplexie méningée.
3° *Coma* souvent profond.
Symptômes accessoires : Exagération des réflexes patellaire et plantaire, rétention du méconium.

Hémato-rachis — Raideur de la nuque faisant songer au tétanos et pouvant se généraliser à toute la partie postérieure du tronc. Souvent trismus et dysphagie.

Pronostic — Guérison exceptionnelle laisse souvent des contractures (strabisme, pied bot, torticolis).
Mort presque fatale au bout de quelques heures (cas le plus fréquent) ou pendant la première semaine.
Cruveilhier attribue aux hémorragies encéphalo-rachidiennes le 1/3 des morts au moment de la naissance.

Traitement — Le plus souvent impuissant.
Tractions de la langue, insufflation, enveloppement ouaté.
Bromure de potassium, inhalations et injections d'éther.
Ne pas remuer l'enfant pour le faire téter. — Pas trop de chaleur.

Ecoulements sanguins des organes génitaux chez les nouveau-nés du sexe féminin (1)

Fréquence : Pas très rares.
Epoque d'apparition : 1er au 5e jour, quelquefois plus tard.
Durée : Quelques jours ; réapparition rare.
Pathogénie : Fluxion génitale faisant croire à une poussée ovarienne, à une menstruation précoce.
Pronostic : Toujours bénin.
Traitement : Bains tièdes.

b. Hémorragies généralisées

(TARDIVES, INFECTIEUSES, DYSCRASIQUES)

HÉMORRAGIES GÉNÉRALISÉES

Caractères généraux
Multiplicité des portes de sortie du sang (peau, tube digestif, gencives, lèvres, langue, nez, doigt, oreille, vessie, reins, scrotum, poumon, etc.).
Apparition tardive (généralement du 5e au 10e jour après la naissance) et incoercibilité des hémorragies généralisées.
Tendance à la récidive.
Etat général grave, s'aggravant encore par les pertes de sang multiples et répétées.

Etiologie générale
Hémophilie héréditaire.
Diathèse hémorragique temporaire due à la syphilis, à la misère physiologique maternelle, à la dégénérescence graisseuse aiguë du nouveau-né.
Carcinose des générateurs.
Maladies infectieuses : Pyohémie, septicémie.
(Hémorragies infectieuses sont d'ordinaire provoquées par le streptocoque, le coli-bacille, les straphylocoques).
Altérations des organes hématopoïétiques (foie, rate, thymus, capsules surrénales).
Athrepsie, ictère, infections intestinales.
Possibilité de l'intoxication par le sublimé ou l'acide phénique.

---

(1) Ecoulements sanguins vulvaires rentrent dans la classe des hémorragies localisées et sont comme elles indépendantes d'un état général grave ; toutefois leur pathogénie est essentiellement différente.

HÉMORRAGIES DES NOUVEAU-NÉS *(suite)*

Leur époque d'apparition : Elles sont surtout fréquentes du 5ᵉ au 9ᵉ jour et peuvent apparaître jusqu'au 27ᵉ jour.

Principales hémorragies généralisées tardives

Hémorragies ombilicales tardives

Signes :
- Généralement simple suintement, continu, pouvant durer plusieurs jours, plusieurs semaines, s'arrêtant parfois spontanément, mais ne tardant pas à se reproduire.
- Rarement hémorragie en jet.
- Sang de plus en plus clair, parfois verdâtre.
- Coexistence fréquente de l'ictère et d'autres variétés hémorragiques (pétéchies, ecchymoses, purpura, etc.) qu'on retrouve constamment dans tous les états hémorragiques infectieux.

Pronostic : Très grave : mortalité 83 %.

Traitement local :
- Adjoindre compression aux poudres astringentes, liquides hémostatiques.
- Cautérisations au fer rouge.
- Serre-fines, pincement avec une pince à forcipressure, ligature en masse de l'ombilic.

Traitement général : Voir plus loin traitement général des hémorragies localisées.

Hémorragies gastro-intestinales tardives :
- Les plus fréquentes après les hémorragies ombilicales.
- Elles sont généralement peu abondantes, mais se reproduisent avec une invincible ténacité quand elles sont sous la dépendance d'un état infectieux.

Hémorragies broncho-pulmonaires et encéphalo-rachidiennes tardives : Ces diverses formes d'hémorragies généralisées sont de beaucoup les moins fréquentes dans les états infectieux.

Traitement général des hémorragies généralisées
- Astringents, toniques et souvent antisyphilitiques.
- Injections de sérum salé, injections d'éther, ergotine, perchlorure de fer.
- Nitrate d'argent dans le cas d'hémorragie gastro-intestinale, etc.

MAMMITE DES NOUVEAU-NÉS

MAMMITE DES NOUVEAU-NÉS

Engorgement des mamelles et montée laiteuse chez les nouveau-nés
- *Montée laiteuse* est presque constante chez nouveau-nés; elle coïncide généralement avec la chute du cordon, s'accompagne d'un gonflement marqué des mamelles, donne naissance à un liquide lactiforme analogue au lait de femme.
- *Sécrétion laiteuse* dure de 2 à 3 semaines et disparaît spontanément.
- *Traitement* : Protection aseptique des parties tuméfiées; emplâtre de Vigo. — Bien se garder de la traite manuelle qui provoque généralement la mammite.

Mammite
- Engorgement de la mamelle aboutit souvent à la mammite par suite de manipulations intempestives ou de contacts septiques.
- Mammite se termine tantôt par résolution, tantôt par suppuration; dans ce dernier cas il peut en résulter une destruction de la glande ou une rétraction cicatricielle du mamelon.
- *Traitement* : Pansements humides antiseptiques.
- S'il y a suppuration, ouvrir la collection purulente aussitôt que possible.

AFFECTIONS VULVAIRES DES NOUVEAU-NÉES

AFFECTIONS VULVAIRES DES NOUVEAU-NÉES

Catarrhe desquamatif de la muqueuse vulvo-vaginale des nouveau nées

Ce catarrhe presque physiologique se manifeste dès la naissance ou dans les premiers jours qui suivent : il sort de la vulve une masse épaisse, visqueuse, d'aspect gélatineux et de couleur lactescente, qui s'étire comme une gelée quand on veut l'essuyer, et qui est due à la desquamation des cellules épithéliales pavimenteuses.

Catarrhe est plus ou moins abondant, dure plusieurs jours et peut être suivi d'une vulvo-vaginite catarrhale; dans ce cas les sécrétions prennent un aspect muco-purulent et on trouve des leucocytes mélangés aux cellules épithéliales.

Traitement : Soins de propreté, lavages boriqués.

a. Vulvites infectieuses

Muguet de la vulve

Encore assez fréquent surtout chez les nouveau-nées faibles et prématurées; il est toujours consécutif aux troubles digestifs et au muguet de la bouche.

Bords libres et faces des petites lèvres préalablement villeuses, congestionnées, se couvrent de petits amas blanchâtres dus à l'oïdium albican.

Traitement : Soins de propreté, lavages alcalins.

Vulvite impétigineuse

Elle est toujours secondaire et due à une auto-contagion.

Existence de croûtes jaunâtres sur la peau des lèvres; — du côté de la muqueuse érosions larges, arrondies, recouvertes d'un dépôt grisâtre diphtéroïde avec engorgement des ganglions inguinaux; — ordinairement écoulement vaginal purulent plus ou moins abondant.

Traitement : Compresses humides, pommades à l'oxyde de zinc, au bismuth, etc.

Diphtérie de la vulve

Dans les états cachectiques et chez les enfants mal soignés, il arrive encore souvent que la vulve se recouvre de membranes plus ou moins épaisses dans lesquelles on a fréquemment rencontré le bacille de Löffler.

Traitement : Attouchements à la teinture d'iode, au perchlorure de fer; au besoin injection de sérum antidiphtérique.

Gangrène ou noma de la vulve

Presque toujours secondaire; elle est le plus souvent précédée d'érosions qui prennent un aspect sanieux; il se forme des îlots d'infiltration qui ne tardent pas à se nécroser.

Etat général préalablement mauvais, cachectique, ne fait que s'aggraver sous l'influence du processus gangréneux.

Traitement préventif : Toujours panser avec le plus grand soin toute érosion vulvaire.

Traitement curatif : Cautérisation au perchlorure de fer, au nitrate d'argent, au chlorure de zinc, etc. — Relever l'état général.

b. Sclérœdème de la vulve chez les nouveau-nées

Cette affection d'origine probablement infectieuse, est assez rare et caractérisée par un œdème et une induration des grandes lèvres qui présentent une teinte blafarde, cireuse, presque pathognomonique.

Traitement : Soins de propreté minutieux, compresses humides.

d. ÉTATS PATHOLOGIQUES PARTICULIERS AUX ENFANTS DÉBILES, PRÉMATURÉS OU MISÉRABLES

ŒDÈME ET SCLÉRÈME DES NOUVEAU-NÉS (1)

Généralités

Œdème et sclérème des nouveau-nés s'observent surtout en hiver et atteignent presque exclusivement les enfants prématurés, débiles, misérables qui y seront d'autant plus sujets qu'ils seront davantage exposés à souffrir du froid, du manque d'air et de lumière, de l'encombrement et plus particulièrement du défaut d'alimentation.

Les uns pensent que l'œdème et le sclérème ne constituent qu'une affection unique et indivisible qui a été décrite sous le nom de *sclérœdème*.

Les autres, chaque jour de plus en plus nombreux, se rallient à l'opinion de Clementowski (Moscou), de Parrot et de Depaul qui ont les premiers établi une distinction bien nette entre ces 2 états pathologiques, tant au point de vue de la clinique que de l'anatomie pathologique.

La confusion de l'œdème et du sclérème est d'autant plus facile que les causes différentes qui les engendrent peuvent se trouver réunies chez le même individu ; l'existence simultanée de ces 2 affections est par suite très fréquente chez le même enfant et toutes les combinaisons sont possibles.

Pour bien faire ressortir les caractères différentiels de ces 2 états morbides, nous avons cru devoir les décrire dans un seul et même chapitre.

Aux causes prédisposantes communes indiquées plus haut, nous devons ajouter celles qui sont propres à chaque affection.

Etiologie

a. Œdème des nouveau-nés

Faiblesse congénitale de l'appareil circulatoire déterminant un ralentissement de la circulation capillaire périphérique.

Persistance du trou de Botal (4 fois sur 7).

Troubles des voies digestives (5 fois sur 7).

Hérédo-syphilis, ictère.

Hémorragies et refroidissement.

Engorgement sanguin du foie, des poumons, du cœur.

b. Sclérème des nouveau-nés

Athrepsie du nouveau-né : Sclérème ne serait qu'un accident ultime de l'athrepsie (Parrot), et aurait souvent une origine infectieuse puisque l'athrepsie est elle-même le résultat de l'infection gastro-intestinale chronique.

Processus infectieux qui altéreraient les parois des vaisseaux cutanés (Baginsky). — La théorie infectieuse du sclérème tend à gagner chaque jour du terrain.

Adiposclérème de Knöpfelmacher (1877); il serait subordonné à la composition de la graisse qui est d'autant moins fluide et durcit d'autant plus facilement sous l'influence du froid qu'elle renferme moins d'acide oléique.

Chez l'enfant la richesse de la graisse en acide oléique va en s'accroissant jusqu'à la fin de la première année (43 % au lieu de 65 %, chiffre normal chez l'adulte ou chez l'enfant âgé d'un an).

Les données précédentes sont en rapport avec les faits qui montrent que l'adiposclérème est rare après 2 mois et ne s'observe plus après 6 mois.

Sclérème n'atteint pas les organes génitaux qui sont dépourvus de graisse; il envahit rarement la paume des mains et la plante des pieds parce que ces régions sont plus riches en acide oléique que le reste du corps. Adiposclérème serait enfin plus particulier aux athrepsiques dont la graisse est plus consistante que celle des enfants gras.

(1) Voir art. de Comby. Traité des maladies de l'enfance de Grancher, tome V (1898).

ŒDÈME ET SCLÉRÈME DES NOUVEAU-NÉS (*suite*)

	ŒDÈME-TYPE DES NOUVEAU-NÉS	SCLÉRÈME-TYPE DES NOUVEAU-NÉS
Anatomie pathologique	Augmentation d'épaisseur de la peau.	Diminution d'épaisseur de la peau qui est parcheminée, desséchée et comme tassée.
	Infiltration séreuse du tissu cellulaire sous-jacent; issue abondante de la sérosité lorsqu'on fait une coupe de la peau.	Pas de trace d'infiltration séreuse; à la coupe de la peau, pas d'écoulement de sérosité même par la pression.
	Hyperplasie du derme (très contestée). Derme renfermerait des cellules embryonnaires et des noyaux dans la couche adipeuse et péri-glandulaire.	Pas d'hyperplasie; atrophie des lobules graisseux; résorption partielle de la graisse.
	Faiblesse congénitale de l'appareil circulatoire.	
	Asystolie cardiaque, souvent persistance du trou de Botal.	
	Lésions de congestion passive généralisées avec dilatation des capillaires périphériques.	Congestion, splénisation des viscères comme dans l'œdème. Capillaires périphériques sont affaissés, revenus sur eux-mêmes.

Signes différentiels

	ŒDÈME-TYPE DES NOUVEAU-NÉS	SCLÉRÈME-TYPE DES NOUVEAU-NÉS
Symptômes	Mollesse primitive des parties œdématiées *qui gardent l'empreinte du doigt;* peau ne devient dure que si l'œdème augmente et ne perd jamais complètement sa mobilité.	Peau se flétrit, se tasse, diminue d'épaisseur, devient *dure d'emblée*, ne conserve pas l'empreinte du doigt, perd sa mobilité en faisant corps avec les parties sous-jacentes et présente toujours une teinte violacée.
	Teinte cireuse de la peau dans l'œdème mou; teinte violacée, livide dans l'œdème généralisé.	
	Œdème devient toujours plus prononcé du côté où l'enfant est couché.	Sclérème ne se déplace pas comme l'œdème.
	Œdème se déclare dès les premiers jours de la naissance, le plus souvent le premier jour; il est parfois congénital; il est rare après le 8e jour.	Sclérème débute souvent plus tard que l'œdème; il est toutefois rare après le 10e ou le 15e jour.
	Il se montre toujours aux parties les plus déclives; — apparaît d'abord aux mollets, à la partie postérieure des cuisses, aux mains, *aux organes génitaux externes;* peut rester limité à un membre, à 2 membres, — mais gagne souvent tout le corps, sauf le cuir chevelu. Toutefois tendance à la généralisation est moindre que dans l'œdème.	Sclérème se montre également aux parties les plus déclives, mais n'apparaît pas simultanément aux membres supérieurs et inférieurs et a une tendance très grande à la généralisation; il envahit d'abord les mollets, puis de là gagne les cuisses, les lombes, le dos, les membres supér^{rs} et enfin la face. *Organes génitaux sont respectés.* Lorsque la maladie gagne la face, l'enfant semble avoir du trismus et ne peut bientôt plus faire des mouvements de succion et même de déglutition.
	Raideur incomplète des articulations et des mouvements, si œdème très accusé.	Raideur constante, complète, presque tétanique des parties envahies s'étendant au corps tout entier quand le sclérème est généralisé (corps devient raide comme une barre de fer).

ŒDÈME ET SCLÉRÈME DES NOUVEAU-NÉS *(suite)*

Signes communs

Les colonnes de gauche (accolades) indiquent : **ŒDÈME ET SCLÉRÈME DES NOUVEAU-NÉS** *(suite)* → **Symptômes** *(suite)*, **Pronostic**, **Traitement**.

Symptômes *(suite)*

Sécheresse complète de la peau qui est froide au toucher; suppression de la transpiration.

Refroidissement général, abaissement de la température externe et interne qui peut descendre à 21°8.

Ralentissement progressif du pouls qui de 120 ou 130 tombe à 70, 60 — et des mouvements respiratoires qui s'abaissent à 20, 16 et même 14 par minute.

Somnolence comateuse; convulsions assez fréquentes; le plus souvent troubles digestifs (diarrhées, vomissements, muguet). — Cris plaintifs, faibles, comme étouffés.

Pronostic

Presque toujours fatal dans l'*œdème généralisé ou essentiel* que nous venons de décrire (1); mort est certaine s'il y a abaissement progressif du pouls, de la respiration et de la température.

Très grave dans le *sclérème* : Mort survient au bout de 2, 4 ou 5 jours s'il se généralise. — Lorsque le sclérème doit guérir, il reste localisé; nombre des pulsations et des respirations se rapproche insensiblement de la normale; induration diminue progressivement et le corps se réchauffe peu à peu; parfois l'amélioration n'est que passagère et le sclérème reprend sa marche envahissante, fatale.

Traitement

Les indications thérapeutiques sont les mêmes pour l'œdème et le sclérème :

a. *Réchauffer l'enfant* en le mettant systématiquement dans une couveuse et ne l'en retirer que le temps strictement nécessaire pour le changer ou l'alimenter.

b. *Rendre la circulation plus active* au moyen des toniques du cœur : caféine, huile camphrée — ou au moyen d'excitants généraux : alcool, inhalations d'oxygène (10 à 15 litres par 24 heures), vin.

c. *Stimuler les fonctions de la peau* : Frictions avec flanelles chaudes, massage.

d. *Augmenter la résistance organique* en employant le gavage.

— Dans le cas de syphilis, traitement antisyphilitique : bains de sublimé (1 gramme pour 10 litres d'eau), frictions mercurielles quotidiennes (2 grammes d'onguent napolitain par friction) ou liqueur de Van Swieten (15 à 20 gouttes par jour).

c. PRINCIPALES MALADIES CUTANÉES DU NOUVEAU-NÉ

DERMATITE EXFOLIATICE

DERMATITE EXFOLIATRICE DES NOUVEAU-NÉS DE RITTER

Définition

Ritter désigne sous le nom de dermatite exfoliatrice des nouveau-nés une sorte de septicémie cutanée caractérisée par une exfoliation abondante de l'épiderme, compliquée de rhagades, de fissures, d'érosions, d'abcès et parfois aussi de lésions viscérales qui entraînent la mort.

Fréquence

Dermatite exfoliatrice est plutôt rare et atteint de préférence les enfants nourris au biberon, souffrant de diarrhée et d'athrepsie.

Epoque d'apparition

Elle apparaît généralement dans les premiers jours ou les premières semaines de la vie et est rare après 3 mois.

Symptômes

Phase érythémateuse : Rougeur diffuse de la peau; elle débute le plus souvent par les fesses et s'étend rapidement à tout le corps.

Erythème se complique de rhagades et de fissures autour des orifices naturels (lèvres, narines, paupières) et s'accompagne de démangeaisons et de cuissons qui provoquent une agitation désordonnée chez le nouveau-né.

---

(1) Les œdèmes tardifs ou symptomatiques sont souvent moins graves et ne sont jamais accompagnés d'algidité qu'on rencontre toujours dans l œdème essentiel.

Au nombre des œdèmes symptomatiques, citons les *œdèmes blancs* ou rénaux dus à une néphrite, l'*œdème* cachectique, l'*œdème infectieux*, l'*œdème du gavage*.

PRINCIPALES MALADIES CUTANÉES DU NOUVEAU-NÉ *(suite)*

DERMATITE EXFOLIATRICE DES NOUVEAU-NÉS *(suite)*

Symptômes *(suite)*

Phase exfoliante vésiculeuse : Exfoliation semble se surajouter à la desquamation physiologique ; elle se fait par larges lambeaux, est le plus souvent sèche, mais peut se compliquer de suintement et de vésiculation peu accusée des parties sous-jacentes.

Cette phase se termine au bout de 2 ou 3 semaines par la disparition de l'erythème et par la formation d'un épiderme lisse et souple.

Dermite exfoliatrice n'aggrave généralement pas l'état général ; toutefois il peut survenir des diarrhées profuses, des broncho-pneumonies, de l'amaigrissement et un véritable état cachectique.

Bactériologie

Riehl aurait découvert un champignon à filaments longs et minces ; ses recherches ont besoin d'être confirmées.

Pronostic

Relativement bénin et subordonné à l'état général qui n'est que peu aggravé par la dermatite exfoliatrice.

Traitement

Proscrire les bains et ne faire usage que de poudres antiseptiques.

Relever l'état général par une bonne hygiène et éviter tout trouble digestif.

DERMITES INFANTILES SIMPLES (1)

DERMITES INFANTILES SIMPLES

Principales variétés

Erythème simple ou dermite au 1ᵉʳ degré

Dermite érythémateuse simple est constituée par des rougeurs plus ou moins étendues de la peau ; elles apparaissent d'abord aux fesses et à la partie postéro-interne des cuisses, gagnent souvent le périnée et les organes génitaux internes et peuvent même envahir les jambes, les lombes, le ventre et parfois même le tronc.

Lorsqu'érythème est étendu, peau est chaude, lisse, luisante et devient le siège d'excoriations, de fissures donnant lieu à un suintement séro-fibrineux qui empèse les langes.

Erythème simple est généralement fugace et disparaît au bout de quelques jours ; — s'il persiste par suite de défaut de soins ou d'un mauvais état général, il ne tarde pas à prendre la forme vésiculeuse.

Nouveau-né atteint d'érythème est agité, énervé et crie dès qu'il est souillé.

Erythème vésiculeux ou dermite au 2ᵉ degré

Dermite erythémato-vésiculeuse est caractérisée par l'apparition de vésicules qui se groupent en plus ou moins grand nombre et forment des plaques irrégulières, très légèrement saillantes.

Erythème vésiculeux peut s'observer d'emblée ; le plus souvent il n'est que la 2ᵉ phase de la dermite érythémateuse simple ; il procède généralement par poussées successives.

Evolution des vésicules est très variable et subordonnée à l'état général de l'enfant :

a. Vésicules peuvent s'affaisser et se dessécher et laisser à leur place une macule rouge vif, luisante, due à l'épiderme nouveau *(erythème vésiculeux simple)*.

b. Vésicules peuvent éclater et laisser à nu des érosions dermiques qui prolifèrent activement et donnent lieu à des papules par bourgeonnement dermique *(erythème papuleux post-érosif)*.

____

(1) Voir article Jacquet. Traité des maladies de l'enfance.

PRINCIPALES MALADIES CUTANÉES DU NOUVEAU-NÉ *(suite)*

DERMITES INFANTILES SIMPLES (1)

Principales variétés *(suite)*

Erythème vésiculeux ou dermite au 2ᵉ degré (suite)

c. Erosions déterminées par l'éclatement des vésicules s'agrandissent souvent en tous sens par suite du défaut de vitalité de l'organisme infantile et aboutissent à la forme ulcéreuse *(érythème ulcéreux)* qu'on observe surtout à la région péri-anale, aux malléoles, aux talons et qui est spécial aux enfants débiles, malingres, athrepsiques.

Intertrigo

Intertrigo est une dermite simple qui se localise toujours aux points de frottement de 2 surfaces cutanées. Ses différents plis de prédilection sont : le sillon qui sépare le cuir chevelu du pavillon de l'oreille, le pli de l'aine, les sillons génito-cruraux, l'espace interfessier, le creux de l'aisselle.

Intertrigo détermine un suintement très marqué ; s'il est mal soigné, il peut affecter la forme érosive ou ulcéreuse, et devenir gangréneux, diphtéritique, phlegmoneux.

Peu d'enfants échappent à l'intertrigo.

Etiologie générale

Action irritante des fèces et de l'urine.

Linges trop rudes. — Couches lavées à l'eau de Javelle (hypochlorite de potasse).

Troubles digestifs même sans diarrhée.

Mauvais état général, athrepsie.

Evolution dentaire.

Pronostic

Dermites infantiles simples sont toujours bénignes, sauf rares exceptions.

L'intensité et la durée des lésions est en rapport avec l'état général de l'enfant et avec les soins donnés : Dermites seront légères, fugaces si l'enfant est vigoureux ; — elles seront tenaces, persistantes, et deviendront le plus souvent ulcéreuses si le nouveau-né est débile, malingre ou athrepsique.

Syphilis imprime son cachet aux lésions cutanées et augmente leur durée.

Traitement

Baigner les enfants atteints de dermites simples : bains doivent être tièdes et courts ; se servir d'eau bouillie ou d'eau boriquée au 1/30ᵉ.

Les essuyer doucement, sans frotter, en ayant bien soin d'assécher complètement les plis de la peau.

Saupoudrer les rougeurs avec un mélange à parties égales de talc, de lycopode et de sous-nitrate de bismuth.

Si la peau est trop irritée ou présente des érosions, l'enduire de vaseline pure ou d'une pommade à l'oxyde de zinc au 1/40ᵉ.

Empêcher le contact des surfaces malades en maintenant entre elles un peu d'ouate hydrophile, imprégnée de vaseline ou de poudre.

Pas de maillot, le culot est préférable.

Changer l'enfant chaque fois qu'il est souillé.

Si l'irritation persiste malgré tout, coucher l'enfant dans le son en ne lui laissant qu'une brassière et une couverture ; on évite ainsi le contact des fèces et de l'urine.

Surveiller l'état général ; combattre ou prévenir les troubles digestifs en observant strictement toutes les règles de l'allaitement.

---

(1) Nous aurions à nous occuper :

a. Des *érythèmes médicamenteux* (érythème mercuriel, érythème provoqué par l'antipyrine, etc.)

b. Des *érythèmes infectieux* qui sont *idiopathiques* (érythème noueux, érythème polymorphe), ou *symptomatiques* (érythèmes survenant au cours de la diphtérie, de la fièvre typhoïde, du choléra, de la vaccine, des infections digestives, etc.)

Leur description nous entraînerait trop loin et nous renvoyons le lecteur aux divers traités de pathologie infantile.

Disons seulement que les érythèmes infectieux symptomatiques qui sont les plus fréquents peuvent être polymorphes, rubéoliques, scarlatinoïdes, purpuriques et papulo-pustuleux ; que leur gravité est intimement liée au degré d'infection de l'organisme, — et que le pronostic est d'autant plus sombre qu'ils sont plus tardifs érythèmes de la fin).

PRINCIPALES MALADIES CUTANÉES DU NOUVEAU-NÉ (*suite*)

ECZÉMA (1)

Définition — Eczéma est une dermatose inflammatoire caractérisée par de la rougeur, de l'épaississement de la peau, souvent aussi par une vésiculation et un suintement qui peuvent se concréter en croûtes plus ou moins épaisses (Comby).

ECZÉMA DES NOURRISSONS

Causes principales

Arthritisme héréditaire (cause primordiale).

Vices de nutrition chez le nourrisson — Vices de nutrition sont complexes et concernent aussi bien les ingesta que les excreta :

Ingesta : Ou le lait de la nourrice est nocif par lui-même ou par le fait d'un mauvais régime (abus de la viande, des mets épicés, des spiritueux, etc.), et il suffit souvent de changer de nourrice pour voir disparaître l'eczéma.

Ou le lait ingéré est trop riche, trop gras, trop caséeux, etc. — Il est rare que le lait de femme renferme des matériaux en excès, mais il n'en est pas de même des laits d'animaux ; aussi l'eczéma est-il exceptionnel lorsque l'enfant est nourri au sein et très fréquent lorsque l'allaitement est artificiel.

Ou les laits d'animaux sont fermentés ou contaminés.

Ou les ingestions de lait sont trop fréquentes ou trop copieuses et il y a suralimentation.

Excreta : Ou il y a constipation opiniâtre, ou les matières ingérées sont excrétées en quantité insuffisante.

— Que les vices de nutrition proviennent des ingesta ou des excreta, il résulte qu'il y a empoisonnement ou auto-intoxication de l'organisme infantile, et l'eczéma qui en est la conséquence, doit être considéré comme une sorte d'émonctoire qu'on ne saurait faire disparaître sans danger si on ne supprime préalablement la cause première.

Irritants de la peau — Pommades, révulsifs, piqûres d'insectes (poux, puces, punaises, sarcoptes, etc.) peuvent provoquer des éruptions eczématiformes plus ou moins étendues chez les enfants prédisposés.

Influence de la dentition — Elle est très contestée en tant que cause directe. Toutefois il est certain que les enfants qui ont une crise dentaire sont plus disposés aux troubles digestifs, qu'ils sont plus exigeants, et qu'on observe moins strictement les règles de l'allaitement, d'où vice de nutrition et ses conséquences.

Fréquence — Eczéma est la maladie de peau la plus commune chez le nourrisson ; il est rare avant 2 ou 3 mois.

Bactériologie — Unna prétend que l'eczéma est dû à un microbe qu'il appelle *morococque*. Son opinion a encore besoin d'être confirmée par les faits.

Symptômes et marche — Eczéma peut être squameux, sec et un peu rugueux. Il est le plus souvent humide : régions envahies sont presque toujours suintantes, croûteuses et prurigineuses, et saignent facilement par suite du grattage. Croûtes peuvent être confluentes, épaisses ; elles forment souvent sur le cuir chevelu un véritable casque ou chapeau.

Régions le plus fréquemment atteintes sont par ordre de fréquence : cuir chevelu, front, joues, sillons rétro-auriculaires.

Les yeux, les narines et la bouche sont généralement respectés.

---

(1) Art. Comby. Traité des maladies de l'enfance de Grancher, tome V.

PRINCIPALES MALADIES CUTANÉES DU NOUVEAU-NÉ (*suite*)

Symptô-mes et marche (*suite*)

Eczéma qui a d'ordinaire une marche envahissante, peut s'éten-dre au cou, à la poitrine, aux bras, au ventre, aux membres inférieurs.

Il est souvent associé à l'impétigo (eczéma impétigineux); l'exa-men microscopique des croûtes jaunâtres, mellifluentes révèle alors la présence de streptocoques et de staphylocoques.

Eczéma est sujet à des rémissions et à des récidives qui coïnci-dent le plus souvent avec de nouvelles poussées infectieuses.

Il provoque toujours des démangeaisons qui sont parfois telles que l'enfant est atteint d'insomnie et d'agitation continuelle.

Balano-posthite et vulvite sont assez communes et de même nature.

Complica-tions

Eczéma peut se compliquer de lymphangite, d'adéno-phlegmons, d'érysipèle, d'abcès, de gangrène de la peau, etc. Ces compli-cations sont relativement rares.

Complications viscérales sont beaucoup plus fréquentes; bron-chites sibilantes sont notamment très communes dans eczéma.

La suppression rapide de l'eczéma peut provoquer des répercus-sions viscérales inquiétantes et parfois mortelles. Au nombre de celles-ci, citons : emphysème, accès d'asthme, flux diar-rhéiques, accidents cholériformes, état méningitique, etc.

L'alternance de l'eczéma avec d'autres manifestations viscé-rales démontre bien que les poussées eczémateuses doivent être considérées comme un émonctoire salutaire, surtout si elles sont dues à une infection des voies digestives.

Durée

Durée de l'eczéma est toujours longue ; formes suintantes sont particulièrement rebelles et peuvent durer des mois, des années.

Pronostic

Généralement bénin, sauf dans le cas de répercussions viscé-rales qui peuvent déterminer la mort à bref délai.

Traitement

Général

Supprimer les causes d'infections digestives en sur-veillant strictement alimentation des nouveau-nés.

Bien se garder d'apaiser l'enfant agité en lui donnant plus souvent à boire; on provoque ainsi de nou-velles poussées infectieuses et par suite on ne fait qu'accroître l'intensité et la durée de l'eczéma.

Assurer la liberté du ventre avec du calomel à doses fractionnées.

Favoriser l'antisepsie intestinale à l'aide de lavages de l'intestin et de purgatifs répétés.

Local

Enveloppements humides; pas de bains qui sont plus nuisibles qu'utiles.

Lavages avec une solution d'acide picrique à 1 p. 100.

Pommades à l'oxyde de zinc, au bismuth et à l'acide salicylique; pas de pommades goudronnées ni soufrées.

Poudres inertes ou antiseptiques (amidon, talc, lyco-pode, oxyde de zinc, bismuth, acide salicylique, etc.); renouveler le poudrage aussi souvent que cela est nécessaire.

IMPÉTIGO (1)

Définition

L'impétigo est une infection vésico-pustuleuse, contagieuse et inoculable, d'origine streptococcique (streptocoque à chaî-nettes droites ou ondulées).

Etiologie

Impétigo atteint surtout les enfants blonds et lymphatiques, apparaît le plus souvent au moment de la dentition, à la suite de la vaccination, ou durant le cours des infections digestives.

Il peut se développer en toute saison, mais est surtout fréquent au printemps et à l'automne.

---

(1) Art. Leroux. Traité des maladies de l'enfance de Grancher, tome V.

PRINCIPALES MALADIES CUTANÉES DU NOUVEAU-NÉ *(suite)*

IMPÉTIGO (*suite*)

Caractères

Impétigo est caractérisé par l'éclosion de vésicules qui rapidement se transforment en vésico-pustules et *croûtes jaunâtres, mellifluentes* qui s'épaississent par suintement, puis se dessèchent et tombent au bout de quelques semaines sans laisser généralement de cicatrices.

Eruption peut être discrète (*impetigo sparsa*, si les vésico-pustules sont de dimensions ordinaires ; *impetigo granulata* lorsqu'elles sont d'un petit volume) ; — ou confluente (*impetigo figurata*, si les groupes de vésico-pustules restent distincts ; *impetigo larealis* lorsque les placards primitivement distincts se fusionnent entre eux).

Parfois l'impétigo se mélange à l'eczéma et on a affaire à l'*impétigo eczémateux*.

Démangeaisons ne sont pas constantes et sont toujours peu prononcées dans l'impétigo.

Siège

Impétigo peut occuper un point quelconque du corps ; toutefois la face, la nuque et le cuir chevelu sont ses endroits de prédilection ; il est peu souvent généralisé.

Impétigo de la face qui est de beaucoup le plus fréquent atteint par ordre de préférence les lèvres, les narines, le menton, les joues, les oreilles, le front.

Evolution

Forme aiguë pyrétique à évolution rapide : Impétigo aigu s'accompagne de phénomènes généraux plus ou moins intenses (malaises, fièvre) et évolue rapidement en 15, 20, 30 jours ; toutefois il peut se produire des poussées successives et des auto-inoculations qui prolongent cette affection, et il s'écoule souvent 6 semaines, 2 mois avant la chute complète des croûtes.

Forme apyrétique à évolution lente : Ni malaises, ni fièvre ; l'éruption est d'ordinaire peu développée, mais elle tend à se généraliser par auto-inoculations successives qui proviennent soit du grattage, soit du contact des vêtements, linges, etc.

Complications

Complications sont relativement rares chez les enfants bien soignés.

Parmi les plus fréquentes citons : les lymphangites du cuir chevelu, les tournioles, l'ecthyma, les adéno-phlegmons des régions cervicale et sous-maxillaire, la conjonctivite purulente, la vulvite et la stomatite impétigineuses, les adénites chroniques, l'ostéomyélite, les néphrites infectieuses et les infections généralisées aiguës ou chroniques.

Pronostic

Toujours bénin, sauf dans les cas d'infections secondaires profondes.

Traitement

Prophylactique :
Isoler les enfants atteints d'impétigo pour éviter la contagion.
Empêcher l'auto-inoculation en recouvrant antiseptiquement les parties malades.
Désinfecter les objets et linges contaminés.

Général : Antisepsie intestinale.

Local :
Compresses humides antiseptiques pour faire tomber les croûtes.
Pommades à l'acide borique, au bismuth, à l'oxyde de zinc, au salol 1/20ᵉ.
Dans les formes atoniques, rebelles : pommade au précipité jaune au 1/50ᵉ.

PRINCIPALES MALADIES CUTANÉES DU NOUVEAU-NÉ (*suite*)

ECTHYMA (1)

ECTHYMA

Définition — Ecthyma est une affection cutanée, inoculable et auto-inoculable, caractérisée par de larges pustules arrondies qui reposent sur une base enflammée et qui ont tendance à s'étendre du centre à la périphérie par inoculations sous-épidermiques des parties voisines, tandis que le centre se recouvre d'une croûte noirâtre (Leroux).

Pathogénie — Ecthyma est presque toujours secondaire et s'observe le plus souvent chez les nouveau-nés atteints de cachexie infectieuse, de misère physiologique, ou épuisés par une maladie antérieure.
Il peut être provoqué par une affection parasitaire (gale, phthiriase, etc.).
Il est rarement idiopathique; toutefois on cite des ecthymas épidémiques avec allure de fièvre éruptive (Muselier).

Dimensions, caractères des pustules — Pustules ont une dimension qui varie de la largeur d'une pièce de 20 centimes à celle d'une pièce de 2 francs; elles se rompent soit spontanément, soit par le grattage, se concrètent en croûtes d'abord jaunâtres, puis successivement verdâtres, brun-rougeâtres, noirâtres; — lorsque les croûtes tombent, ou elles laissent à nu une surface ulcérée, suppurante et elles se reproduisent, ou elles sont remplacées par une cicatrice généralement indélébile.

Siège — Fesses, cuisses et jambes; rarement tronc ou membres supérieurs.

Pronostic — Il est surtout subordonné à l'état général:
Lorsque l'ecthyma est simple, indépendant d'un état général grave, la guérison survient assez rapidement et la cicatrisation des croûtes est complète au bout de 12, 15 ou 20 jours.
Lorsque l'ecthyma est cachectique, pustules ont une tendance à s'ulcérer (*ecthyma ulcéreux*), à se gangréner (*ecthyma gangréneux*), et souvent l'enfant meurt de cachexie ou de septicémie avant la cicatrisation complète des croûtes.

Traitement
Général : Toniques généraux.
Local : Pansements antiseptiques (vin aromatique, iodoforme, aristol, alcool camphré).
Toucher les plaies atoniques au nitrate d'argent; si l'ecthyma est d'origine parasitaire (gale, phtiriase) faire disparaître d'abord la cause.

PEMPHIGUS AIGU DES NOUVEAU-NÉS ET DES NOURRISSONS (2)

PEMPHIGUS AIGU DES NOUVEAU-NÉS ET DES NOURRISSONS

Définition — Pemphigus aigu des nouveau-nés et des nourrissons est une maladie infectieuse, contagieuse et inoculable, caractérisée par une éruption bulleuse, primitive et spontanée.
Il diffère des *éruptions pemphigoïdes* dans lesquelles la bulle est toujours secondaire à une irritation cutanée ou à une maladie qui l'a précédée.

Etiologie — Pemphigus épidémique atteint indifféremment tous les nouveau-nés; pemphigus sporadique s'observe de préférence chez les nourrissons affaiblis, cachectisés ou athrepsiés.

Epoque d'apparition — Pemphigus épidémique survient le plus généralement du 3ᵉ au 6ᵉ jour et débute rarement après la 2ᵉ semaine.
Pemphigus sporadique s'observe chez les enfants de tout âge, mais est plus fréquent dans les premiers mois.

(1) Art. Leroux. Traité des maladies de l'enfance de Grancher, tome V.
(2) Art. Comby. Traité des maladies de l'enfance de Grancher, tome V.

PRINCIPALES MALADIES CUTANÉES DU NOUVEAU-NÉ (*suite*)

PEMPHIGUS AIGU DES NOUVEAU-NÉS ET DES NOURRISSONS (*suite*)

Caractères

Bulles de pemphigus sont jaunâtres, translucides, ont le volume d'un petit pois et parfois d'une grosse noisette ; elles se forment spontanément par l'accumulation d'un fluide séreux qui soulève l'épiderme et se terminent après 2 ou 3 jours de durée par l'effusion de leur fluide, la dénudation de leurs bases rubéfiées et leur dessiccation en squames et en croûtes qui se dessèchent promptement.

Bulles de pemphigus peuvent être remplies d'un liquide rosé ou rouge (*pemphigus hémorragique*).

Pemphigus aigu est généralement discret (10, 20, 30 bulles disséminées sur tout le corps), procède par poussées successives, parfois subintrantes, occupe de préférence le cou et les plis articulaires et *respecte toujours les muqueuses, la paume des mains et la plante des pieds,* contrairement à ce qui a lieu dans le *pemphigus syphilitique* qui est généralement congénital (2/3 des cas).

Bactériologie

Symptômes généraux sont plus ou moins accentués : fièvre, malaise, agitation, diarrhée, vomissements, dépérissement et quelquefois même convulsions et adynamie mortelle.

L'origine microbienne infectieuse du pemphigus aigu n'est pas douteuse ; toutefois on ne sait encore à quel microbe attribuer cette éruption bulleuse.

Pronostic

Très variable, mais le plus souvent bénin. Toutefois il peut prendre l'allure d'une fièvre maligne à forme typhoïde et enlève les enfants après 8, 10, 15 jours ; quelquefois il a une une tendance à la chronicité.

Traitement

Préventif

Isoler les enfants atteints de pemphigus.

Lorsqu'on soigne un enfant atteint de pemphigus, bien se désinfecter pour éviter la propagation.

Curatif

Bain de sublimé quotidien à 1/10.000.

Poudres antiseptiques ; au besoin solution d'acide picrique à 1/100.

f. MALADIES DIVERSES

CONSTIPATION DES NOURRISSONS (1)

CONSTIPATION DES NOURRISSONS

Définitions de la constipation en général

La constipation, c'est-à-dire la stase stercorale, est caractérisée par la rareté des évacuations et par la consistance plus dure des matières fécales (Marfan).

On appelle constipation la rareté, la sécheresse et la dureté des matières fécales (Bouchut) (2).

Constipation est un phénomène pathologique, complexe, caractérisé par une stase fécale plus ou moins prolongée et par des évacuations stercorales plus ou moins complètes et généralement plus rares et plus consistantes qu'à l'état normal (P. Bouquet).

---

(1) Voir art. Marfan, Traité des maladies de l'enfance, tome V.

(2) Ces deux définitions ne nous semblent ni complètes ni exactes.

La constipation implique l'idée de stase stercorale, mais ces deux expressions ne sont pas synonymes, la stase fécale pouvant aboutir à la rétention complète

La rareté des évacuations stercorales n'est pas forcément tributaire de la constipation et Marfan fait du reste remarquer « qu'il ne faut pas confondre la constipation avec la rareté des évacuations qui s'observe chez les enfants insuffisamment allaités. »

La rareté des évacuations est très fréquente et même presque constante dans la constipation ; toutefois elle n'est pas forcément obligatoire et tel enfant sera constipé et aura son gros intestin rempli de matières fécales dures alors qu'il a des selles presque aussi fréquentes qu'à l'état normal ; dans ce cas les évacuations sont incomplètes.

Les matières fécales ne sont pas constamment dures chez les constipés : quand il survient sans cause appréciable des alternatives de diarrhée et de constipation, il y a presque toujours lieu de craindre cette dernière.

Les considérations précédentes nous ont amené à adopter la définition que nous avons donnée plus haut et qui nous paraît plus générale.

MALADIES DIVERSES (*suite*)

CONSTIPATION DES NOURRISSONS (*suite*)

Pathogénie spéciale aux nourrissons

Consistance trop poisseuse du méconium.

Rétrécissements congénitaux du rectum ou de l'intestin grêle.

Exagération et multiplicité des inflexions de l'*S* iliaque dont l'anse principale peut atteindre la fosse iliaque droite ; dilatation hypertrophique secondaire du colon (mégacolon).

Constipation alimentaire : laits trop riches, usage prématuré d'aliments amylacés.

Fissures anales incitant l'enfant, qui ne cherche qu'à éviter la douleur, à ne pas faire d'efforts de défécation, et s'opposant à l'évacuation par contracture réflexe du sphincter.

Variétés

Constipation congénitale d'origine sténosique (Rétrécissements congénitaux)

Due le plus souvent à un rétrécissement congénital du rectum et plus rarement à un rétrécissement congénital de l'intestin grêle, elle peut se manifester dès la naissance par la rétention anormale du méconium. Ce dernier peut avoir une consistance trop poisseuse ; le toucher rectal lèvera les doutes et devra être pratiqué si le nouveau-né est resté plus de 10 à 12 heures sans souiller ses langes.

Symptômes varient d'intensité suivant que l'occlusion est plus ou moins complète : *Si rétrécissements sont peu serrés,* constipation peut être légère, mais l'enfant est constamment exposé à l'occlusion intestinale soit qu'une inflammation quelconque vienne rétrécir le calibre du point sténosé, soit qu'il se produise un amas de matières fécales.

Si rétrécissements sont assez accentués, ils engendrent dès les premiers jours des accidents graves d'occlusion (vomissements, fécaloïdes, tympanisme, symptômes péritonitiques) et la mort survient en quelques heures ou en quelques jours s'il n'y a pas d'intervention chirurgicale ; quelquefois la marche des accidents est plus lente et l'enfant ne succombe qu'après plusieurs semaines.

Constipation congénitale essentielle ou habituelle (Sans rétrécissement)

Fréquence et origine — De beaucoup la plus fréquente, elle est due à l'exagération et à la multiplicité des inflexions de l'*S* iliaque, et à la dilatation hypertrophique consécutive du colon (mégacolon).

Ses caractères — Elle se manifeste dès la naissance, persiste pendant au moins 2 ans et offre des degrés divers suivant que la stase fécale est plus ou moins favorisée par le nombre des inflexions de l'*S* iliaque et par la disposition de l'anse principale qui peut être ascendante, transversale ou descendante.

Enfant reste 2, 3 jours sans aller à la selle.

Ventre est ballonné, plus ou moins tendu.

Palpation permet souvent de sentir dans le flanc gauche surtout des masses bosselées, dures, pouvant simuler par leur volume et leur étendue une tumeur abdominale (scatome ou coprome).

Défécation est pénible, difficile, et nécessite des efforts violents et répétés qui arrachent des cris à l'enfant, le congestionnent, l'agitent et vont même parfois jusqu'à provoquer des convulsions.

Matières fécales expulsées sont dures, sèches, jaunâtres, et parfois recouvertes de stries de sang provenant de la muqueuse excoriée par le passage des fèces.

64

MALADIES DIVERSES (*suite*)

CONSTIPATION DES NOURRISSONS (*suite*) — **Variétés (*suite*)**

Constipation congénitale essentielle ou habituelle (suite) — **Ses effets**

a. *Accidents d'auto-intoxication.* Presque nuls si constipation est légère : éructation, inappétence, soif plus ou moins vive.

Toujours accusés dans la constipation opiniâtre et rebelle et d'autant plus intenses que la stase fécale est plus prolongée ou plus souvent renouvelée, et que les évacuations stercorales sont moins fréquentes ou plus incomplètes : amaigrissement progressif, pâleur, agitation, cris, sommeil agité et même insomnie, fièvre éphémère; manifestations cutanées (érythème, eczéma, prurigo, ecthyma), cachexie plus ou moins profonde.

b. *Prolapsus du rectum et hernie ombilicale* consécutifs aux efforts de défécation.

c. *Fissure anale* provoquée par le passage des matières fécales; cette complication particulièrement douloureuse empêche souvent l'enfant de faire des efforts de défécation.

d. *Irritation du colon* par les matières fécales qui jouent le rôle de corps étrangers.

Tantôt *colite simple :* Il se produit une exsudation muqueuse ou glaireuse qui fait croire à la diarrhée, et qui, par son renouvellement, donne lieu à des alternatives de diarrhée et de constipation (dont nous avons déjà parlé à propos de la définition).

Tantôt *colite muco-membraneuse :* Selles sont recouvertes de stries, de rubans semblables à du blanc d'œuf.

Tantôt *colite ulcéreuse ou dysentériforme :* Selles sont mélangées de scybales, de glaires, de sang et s'accompagnent de ténesme.

e. *Occlusion intestinale :* Cette occlusion est aussi rare dans la constipation essentielle qu'elle est fréquente dans les rétrécissements congénitaux.

Constipation alimentaire

Elle s'observe très fréquemment quand l'allaitement est artificiel ou quand on donne trop tôt des substances amylacées au nourrisson.

Symptômes et effets qu'elle détermine sont identiques à ceux de la constipation congénitale essentielle; les selles rares, pâteuses, fermes, sèches, ont une couleur blanchâtre, plâtreuse, due au défaut de digestion d'une partie du lait.

On n'est pas encore fixé ni sur la cause de l'endurcissement des matières fécales, ni sur le mécanisme de la constipation alimentaire. La pauvreté en sucre du lait de vache semble jouer un rôle prépondérant; au reste l'addition de lactose agit efficacement sur la constipation, ce qui tendrait à prouver que les sucres ont la propriété d'activer les contractions péristaltiques de l'intestin.

MALADIES DIVERSES (*suite*)

**CONSTIPA-
TION
DES NOURRIS-
SONS
(*suite*)**

**Variétés
(*suite*)** — *Constipations symptomatiques* — Nous ne les signalerons qu'à titre d'indication. Constipations symptomatiques sont celles qu'on observe dans les maladies fébriles (*constipation fébrile*), ou dans les maladies nerveuses telles que la méningite, l'hydrocéphalie (*constipation nerveuse*).

Traitement — a. *Rétention du méconium :* Si rétrécissement congénital du rectum ou imperforation anale, intervention chirurgicale est de rigueur.

Si méconium trop poisseux, un simple lavement suffit.

b. *Constipation dans les rétrécissements congénitaux du rectum cu de l'intestin grêle :* Intervention chirurgicale est le seul traitement rationnel pour les rétrécissements congénitaux du rectum ; — quant aux atrésies congénitales de l'intestin grêle, elles sont généralement incompatibles avec la vie ; toute tentative chirurgicale reste impuissante.

c. *Constipation habituelle congénitale :* Faire usage de *lavements* ou mieux de *suppositoires* à la glycérine qui sont les moyens de choix ; lavements pourront être renouvelés chaque jour et même plusieurs fois par jour sans inconvénient et seront poussés aussi loin que possible avec une longue sonde molle si la constipation est intense ; on pourra y ajouter de l'huile (2 cuillérées à bouche), de la glycérine et même une pincée de sel marin (0 gr. 30 pour 100).

Bohn obtient de très bons résultats avec les lavements froids (2 à 5 par jour) et l'huile de foie de morue (1 à 2 cuillérées à café par jour).

Etre très sobre de *laxatifs* et de *purgatifs ;* les plus fréquemment employés sont : huile de ricin, magnésie calcinée, manne en larmes, sirop de fleurs de pécher, sirop de chicorée composée du codex.

Massage de l'abdomen rend souvent de grands services ; on peut faire une séance quotidienne de 5 à 10 minutes.

Electricité a été quelquefois employée avec succès dans le cas de scatome ou de coprome (énormes accumulations de matières simulant une tumeur).

— Contre les fissures anales, pommade au calomel, au tannin, et au besoin dilatation forcée de l'anus avec le petit doigt.

d. *Constipation alimentaire :* Eau lactosée à 10 pour 100 donnée avant la tétée ou additionnée au lait de vache réduit au minimum la constipation alimentaire et la transforme en une constipation légère dont on vient à bout facilement avec quelques lavements (Marfan).

Lorsque le moment est venu de donner des bouillies, préférer celles au gruau d'avoine ; pas de jaune d'œuf qui favorise la constipation.

e. *Constipations symptomatiques :* Purgatifs huileux ou salins sont plus généralement indiqués. Calomel est préconisé dans les affections méningitiques.

CORYZA AIGU DU NOUVEAU-NÉ ET DU NOURRISSON (1)

**CORYZA AIGU
DU
NOUVEAU-NÉ
ET DU
NOURRISSON**

Définition — Coryza aigu ou idiopathique (2) est l'inflammation catarrhale aiguë de la membrane pituitaire.

Etiologie — Refroidissement (cause la plus habituelle).
Changement de température, humidité de l'atmosphère.
Sorties prématurées ; langes mouillés.
Infection nasale par les sécrétions vaginales de la mère.

---

(1) Voir art. Lermoyer. Traité des maladies de l'enfance, tome III.

(2) Nous omettions à dessein les *coryzas symptomatiques ;* au nombre de ces derniers, citons : le coryza initial qu'on observe dans la rougeole, la grippe, la coqueluche, — le coryza diphtéritique, blennorragique, le coryza syphilitique, dont nous parlerons un peu plus loin en traitant la syphilis infantile.
Nous citerons encore pour mémoire les coryzas toxiques dont le coryza iodique est le type.

MALADIES DIVERSES (*suite*)

CORYZA AIGU DU NOUVEAU-NÉ ET DU NOURRISSON (*suite*)

Symptômes

Variables suivant l'intensité du coryza :

Tantôt coryza se réduit à un simple enchifrènement et tout se borne à une respiration nasale légèrement sifflante et à un peu d'agitation nocturne.

Tantôt les narines sont obstruées par des mucosités plus ou moins abondantes et la dyspnée devient très prononcée et fait parfois songer à une broncho-pneumonie.

Coryza s'accompagne toujours d'un *jetage* plus ou moins intense : liquide qui s'écoule des narines est d'abord transparent, aqueux, puis ne tarde pas à devenir muco-purulent et à se concréter en croûtes qui obstruent les fosses nasales. (Jetage peut même être purulent d'emblée ; dans ce cas le coryza est presque toujours blennorragique et commence le lendemain ou le surlendemain de la naissance).

L'air en passant dans le nez produit un bruit de *snuffle* (Werst) qu'on a souvent confondu avec le cornage laryngé et qui disparaît quand on pince le nez entre les doigts).

L'obstruction des narines oblige le nourrisson à respirer par la bouche et à lâcher très fréquemment le sein quand il tette.

Nourrisson respire encore assez bien quand il est tenu verticalement, mais la dyspnée s'accentue dans la position allongée et pendant le sommeil, et on peut assister à de véritables crises de suffocation qui aboutissent parfois à une attaque de convulsions.

Dans les cas graves, enfant est réveillé à chaque instant par des crises d'étouffement et ne peut plus téter ; il en résulte forcément un dépérissement rapide, parfois fatal, si le coryza ne s'améliore pas.

Complications

Les plus fréquentes sont les complications pulmonaires (broncho-pneumonie) et les complications auriculaires.

Diagnostic

Avec occlusion congénitale des fosses nasales

Il n'y a pas de jetage comme dans coryza aigu. Troubles respiratoires existent dès la naissance lorsqu'il y a occlusion, tandis que le coryza le plus précoce éclate au plus tôt 2 ou 3 jours après l'accouchement.

Avec végétations adinoïdes

Pas de jetage.
Toucher rhino-pharyngien décèle la présence de ces végétations.

Pronostic

Généralement bénin ; coryza guérit souvent en une semaine.
Dans les cas graves, mort peut survenir en 3 ou 4 jours.

Traitement

Préventif

Ne pas sortir l'enfant avant 3 ou 4 semaines dans les saisons froides et humides.
Essuyer soigneusement la tête après chaque lavage.

Curatif

a. *Débarrasser les fosses nasales de leurs mucosités pour permettre l'alimentation* : Avant chaque tétée, pratiquer une douche sèche avec la poire de Politzer.

b. *Assurer l'antisepsie des fosses nasales pour prévenir les complications auriculaires et broncho-pulmonaires* : Introduire toutes les demi-heures quelques gouttes d'huile mentholée à 1/50, ou insuffler une poudre antiseptique (acide borique, menthol, résorcine, etc.).

c. *Éviter les accès de suffocation* en couchant le nourrisson sur un plan incliné, de façon que la tête reste constamment élevée.

— 509 —

CONVULSIONS (éclampsie) (1)

CONVULSIONS

Définitions

Eclampsie est un état pathologique cérébro-spinal donnant lieu à des accès convulsifs qui s'accompagnent d'une perte de connaissance plus ou moins complète.

Convulsions qui sont la manifestation de l'état éclamptique ne sont autre chose qu'une succession rapide et momentanée de secousses musculaires, involontaires, partielles ou généralisées, d'abord presque immédiatement tétaniques (convulsions toniques), puis subintrantes et finalement séparées par un espace de temps toujours court, mais de plus en plus appréciable (convulsions cloniques), — et s'accompagnant constamment d'une perte de connaissance plus ou moins complète (P. Bouquet).

Fréquence

Très fréquentes pendant les 2 premières années, rares après 5 ans, exceptionnelles après 7 ans.

Peu communes dans le premier mois; celles des premiers jours sont presque toujours pathognomoniques d'une apoplexie méningée.

Etiologie

Causes prédisposantes

Jeune âge : Fréquence des convulsions dans le bas-âge s'explique par ce fait que les centres nerveux supérieurs sont encore incomplètement développés et que l'action modératrice du cerveau sur l'innervation spinale n'a pas encore acquis toute sa puissance.

Diathèse nerveuse héréditaire.

Influences héréditaires indépendantes de la diathèse nerveuse : Consanguinité morbide, alcoolisme des parents, ivresse au moment de la conception.

Toutes les causes débilitantes : Hémorragies, flux intestinaux prolongés, maladies chroniques, rachitisme, syphilis héréditaire, cachexie, palustre, etc.

Causes déterminantes

Accès de colère, émotion vive, peur.
Convulsionnabilité de Baumes.
Ecart de régime, ingestion d'aliments indigestes.
Vers intestinaux.
Froid, brûlure, piqûre d'épingle, rétention d'urine, corps étranger dans oreille ou nez, compression par un bandage du testicule retenu à l'anneau, dentition, phimosis, vésicatoire, etc. } Convulsions réflexes

Maladies du système nerveux : Méningite, encéphalite, hémorragie des méninges.
Asphyxie survenant dans le cours des maladies respiratoires *(convulsions asphyxiques).*
Urémie *(convulsions urémiques).*
Maladies infectieuses à début brusque : Fièvres éruptives, pneumonie, érysipèle, etc., qui s'annoncent souvent par des *convulsions initiales.*
Infections intestinales. } Convulsions symptomatiques, toxiques ou infectieuses

---

(1) Art. de Paul Simon dans Traité des maladies de l'enfance de Grancher, tome IV.
D'Espine et Picot. Maladies de l'enfance.

MALADIES DIVERSES *(suite)*

CONVULSIONS *(suite)*

Symptômes

Phénomènes précurseurs ou prodromes (Non constants)

Éloignés — Pendant les quelques jours qui précèdent l'éclampsie, souvent agitation générale, irascibilité, insomnie ou au contraire assoupissement.

Immédiats — Visage effaré, fixité du regard, tressaillements pendant le sommeil.

Accès

a. Convulsions généralisées

Période tonique — Brusquement face pâlit, yeux se convulsent en haut et en dedans et on n'aperçoit plus que le blanc de la sclérotique. Tête se renverse en arrière ; membres et tronc se raidissent ; pouce se fléchit dans la main qui se place en pronation forcée. Figure devient livide, violacée ; respiration se suspend par contracture du diaphragme.

Période clonique — Après quelques secondes, muscles du visage entrent en contraction ; face devient grimaçante ; secousses cloniques ne tardent pas à se généraliser à tout le corps qui se trouve animé de mouvements désordonnés, saccadés. Respiration devient accélérée, bruyante, stertoreuse ; urines et matières fécales sont parfois rendues involontairement ; perte de connaissance est absolue ; cyanose va sans cesse en s'accentuant jusqu'à la fin de l'accès.

b. Convulsions partielles (Formes frustes) — Convulsions ne sont pas toujours aussi intenses. Parfois elles sont limitées à la période tonique et ne donnent lieu qu'à une raideur générale et passagère des muscles de la nuque et des gouttières vertébrales. Dans d'autres cas, les convulsions cloniques ne se manifestent qu'à la face et aux membres supérieurs et se réduisent au renversement des globes oculaires, à quelques contractions aux angles de la bouche et à quelques secousses dans les bras ; l'accès ne dure que quelques secondes.

Marche et terminaisons des accès — Accès varient de fréquence, de nombre, d'intensité et de durée, suivant la cause qui les a déterminés. Convulsions réflexes et convulsions initiales des fièvres sont d'ordinaire intenses et généralisées, mais se bornent le plus souvent à un seul accès. Convulsions de l'asphyxie sont généralement partielles, incomplètes et alternent avec le coma *(convulsions terminales)*. Convulsions urémiques sont en général très violentes, subintrantes et suivies d'un coma profond. — Il est rare que la mort survienne dans les accès, sauf dans le cas de *spasme de la glotte ;* toutefois il y aura lieu de craindre un dénouement fatal si les accès au lieu de s'éloigner vont en se rapprochant, et si l'enfant reste plongé dans un coma profond, stertoreux dans l'intervalle des accès.

Diagnostic — Diagnostic de l'éclampsie est généralement facile. La cause des convulsions est bien plus difficile à déterminer et peut échapper à l'examen même le plus attentif.

MALADIES DIVERSES (*suite*)

CONVULSIONS (*suite*)

Pronostic

Basé sur les circonstances étiologiques

Convulsions d'origine réflexe sont le plus souvent bénignes.

Convulsions initiales des maladies aiguës qui sont chez l'enfant ce qu'est le délire chez l'adulte n'ont aucune gravité par elle-mêmes ; celles qui éclatent *dans le cours des fièvres* et qui coïncident avec une accélération excessive du pouls ou une hyperthermie considérable doivent faire présager une forme maligne et leur pronostic est des plus fâcheux.

Convulsions asphyxiques annoncent un dénouement fatal presqu'immédiat (*convulsions terminales*).

Convulsions urémiques se terminent assez souvent par la guérison, surtout si l'enfant a survécu aux premières 24 ou 36 heures.

Convulsions consécutives aux infections gastro-intestinales sont subordonnées à la gravité et à la marche de l'affection primitive.

Basé sur les caractères des accès

Convulsions seront d'autant plus dangereuses qu'elles seront plus intenses, plus longues et plus rapprochées.

Accès subintrants se terminent presque toujours par la mort, surtout si le pouls est petit, incomptable et si la gêne respiratoire (stertor) et la cyanose sont considérables.

Traitement

a. Pendant les accès

Débarrasser l'enfant de ses vêtements ; l'envelopper dans une couverture et le coucher sur un lit, la tête haute.

Donner un lavement purgatif.

Aérer et renouveler l'air de la chambre.

Si convulsions se répètent : Grands bains tièdes prolongés, chloroforme administré au moment des accès, chloral à doses fractionnées (d'Espine et Picot). Injections d'éther.

b. Entre les accès

Médication antispasmodique : Musc (40 centigr. à 1 gramme par 24 heures). Bromures.

Hygiène rationnelle.

Traitement causal : Variable suivant la cause qui a déterminé les convulsions.

SYPHILIS INFANTILE (1)

α. SYPHILIS INFANTILE ACQUISE

α. SYPHILIS INFANTILE ACQUISE

Ses divers modes de contagion

Contagion par la mère

Contagion n'est pas admise si la syphilis maternelle est antérieure à la naissance.

Loi de Prophéta : Un enfant sain, né d'une femme syphilitique, ne peut pas être infecté par l'allaitement maternel ni par les baisers de sa mère ; il ne perd cette immunité que lorsque son organisme a été complètement renouvelé par la croissance.

Toutefois certains syphiligraphes prétendent, avec faits à l'appui, que la mère peut infecter son enfant si elle contracte la syphilis pendant l'allaitement, et il est au moins prudent qu'elle cesse de nourrir dans ce cas et qn'elle ait recours à *l'allaitement artificiel.*

---

(1) Art. de Paul Gastou dans Traité des maladies de l'enfance de Grancher, tome I.
D'Espine et Picot. Maladies de l'enfance.

MALADIES DIVERSES (*suite*).

α. SYPHILIS INFANTILE ACQUISE (*suite*)

Ses divers modes de contagion (*suite*)

Contagion par la nourrice
Transmission par lait de la nourrice est très discutable.

Transmission par le sein est la plus fréquente : ou le mamelon est le siège d'accidents syphilitiques (chancre, plaques muqueuses) ; — ou la nourrice avant la tétée enduit le mamelon de salive infectée par des accidents syphilitiques buccaux ; — ou elle a donné accidentellement à boire à un enfant infecté et le nourrisson sain se trouve contaminé par la salive que le petit syphilitique a laissée autour du mamelon.

Contagion par l'élevage
Transmission par un objet contaminé : Biberon, petit-pot, cuiller, objets de toilette, jouets.

Contagion par les caresses ou baisers d'une personne syphilitique.

Contagion par attentats criminels
Viols, attentats vénériens sont rares.

Beaucoup de nouveau-nés ont été victimes de ce préjugé qui veut « qu'un sûr moyen de se débarrasser de la vérole est de la transmettre à un sujet vierge » (Fournier).

Contagion opératoire
Transmission de la syphilis par le vaccin lorsque le sujet vaccinifère est syphilitique.

Transmission par des instruments contaminés, non flambés. Ce mode de contagion a été assez fréquent lorsqu'on pratiquait la vaccination, la circoncision ou toute autre opération sans précautions antiseptiques.

Caractères de la syphilis acquise

Syphilis acquise commence toujours par un chancre qui apparaît de 30 à 40 jours après l'inoculation et s'accompagne toujours d'adénopathie (*bubon symptomatique*).

Chancre initial siège dans la bouche, aux lèvres (allaitement).— à la face, au cou (baisers), — au périnée, à l'abdomen (soins de toilette).

Syphilis acquise suit la même marche que chez l'adulte.

Lésions observées sont toujours jeunes, secondaires (roséole. plaques muqueuses buccales, anales).

Ni malformations crâniennes ou nasales, ni coryza, ni pemphigus, ni pseudo-paralysie des membres comme dans la syphilis héréditaire.

Syphilis acquise est toujours grave, si elle est méconnue et prise pour de la scrofulo-tuberculose, — et d'autant plus grave qu'elle est contractée plus près de la naissance ; elle est souvent mortelle soit par suite de la cachexie maligne qu'elle provoque, soit par suite de la confluence des lésions buccales et péri-buccales qui rendent l'alimentation impossible.

β. SYPHILIS INFANTILE HÉRÉDITAIRE

β. SYPHILIS INFANTILE HÉRÉDITAIRE

Généralités
Syphilis héréditaire est une syphilis imméritée, une syphilis des innocents ; c'est une syphilis caractérisée par l'absence d'accident initial, c'est-à-dire de chancre, et par l'apparition d'emblée dès la naissance d'accidents constitutionnels qui sont syphilitiques si la syphilis agit comme maladie spécifique et para-syphilitiques si elle agit comme maladie infectieuse (*doctrine de Fournier*).

Origines de la syphilis héréditaire

a. Origine paternelle
(Voir page 168 l'influence de la syphilis paternelle sur le produit de conception).

Détails complémentaires : Syphilis d'origine paternelle est due à l'infection directe de l'ovule par le spermatozoïde ; c'est une syphilis congénitale ovulaire, c'est-à-dire une syphilis de fécondation, de contagion spermato-ovulaire.

MALADIES DIVERSES (*suite*)

β. SYPHILIS INFANTILE HÉRÉDITAIRE (*suite*)

Origines de la syphilis héréditaire (*suite*)

a. Origine paternelle (suite)

25 °/₀ des enfants meurent avant de naître, et parmi ceux qui viennent au monde vivants 37 °/₀ sont entachés de syphilis (Fournier).

Francotte qui a étudié expérimentalement les effets des microbes sur l'ovule a démontré :

1° *Que l'ovule peut détruire les microbes et continuer son évolution normale.*

Cette constatation montre que l'hérédité syphilitique est loin d'être fatale et permet de comprendre que sur 2 jumeaux il puisse y en avoir un sain, alors que l'autre est syphilitique.

2° *Que l'ovule peut rejeter les microbes, continuer son développement, mais qu'il en résulte des troubles dans l'évolution embryogénique et quelquefois des arrêts de développement;* — ainsi se trouvent expliqués les malformations et arrêts de développement qu'on observe chez les hérédo-syphilitiques et qui sont dus aux toxines syphilitiques.

3° *Que l'ovule peut être tué par les microbes;* — la mort rapide du produit de conception et l'avortement consécutif sont fréquents dans la syphilis congénitale.

b. Origine maternelle

(Voir page 169 l'influence de la syphilis maternelle sur le produit de conception).

Détails complémentaires : Syphilis d'origine maternelle est une syphilis fœtale par transmission utéro-placentaire; c'est une syphilis congénitale sanguine.

60 °/₀ des enfants succombent pendant la gestation, et 54 °/₀ des enfants qui naissent vivants sont syphilitiques (Fournier).

Ces chiffres montrent que la syphilis de la mère est plus grave pour l'enfant que celle du père ; cette influence plus nocive de la syphilis maternelle s'explique par ce fait que le sang que l'enfant reçoit de sa mère syphilitique est forcément vicié et par suite de mauvaise qualité.

Syphilis maternelle se transmet d'abord au placenta avant de gagner le fœtus; les altérations placentaires qu'elle détermine étant très lentes à se produire à partir du 5ᵉ mois, il s'en suit que l'enfant peut naître indemne si l'infection n'a pas eu le temps d'arriver jusqu'à lui.

c. Origine mixte : Hérédité mixte à la fois paternelle et maternelle)

Syphilis infantile d'origine mixte est la véritable syphilis héréditaire.

Infection est à la fois sanguine (syphilis de nutrition) et spermato-ovulaire.

Syphilis mixte est la plus grave de toutes : 65 °/₀ des enfants meurent avant de naître, et parmi ceux qui naissent vivants 92 °/₀ sont syphilitiques.

Ses principales variétés

a. Syphilis congénitale (1)

Syphilis congénitale se manifeste pendant la vie intra-utérine ou presque immédiatement après la naissance de l'enfant.

Si la vérole est de toutes les maladies celle qui produit le plus d'avortements, elle est également celle qui tue le plus d'enfants en bas-âge (Fournier).

---

(1) Nous ne nous occuperons pas de l'influence que le vice hérédo-syphilitique exerce sur le cours de la grossesse. Cette question a été étudiée page 170 et nous savons déjà que la vérole est de toutes les maladies celle qui produit le plus d'avortements.

Nous laisserons de côté les altérations syphilitiques qui se produisent du côté des annexes de l'œuf ; nous avons déjà vu page 170 les caractères du placenta syphilitique qui est plus friable, plus volumineux et plus lourd qu'à l'état normal; nous savons également que la syphilis est une des causes les plus fréquentes de l'hydramnios qui est la conséquence des lésions vasculaires (phlébite ombilicale). — Nous n'aurons en vue que les manifestations d'origine syphilitique qui se produisent chez l'enfant.

MALADIES DIVERSES (*suite*)

β. SYPHILIS INFANTILE HÉRÉDITAIRE (*suite*) — Ses principales variétés (*suite*)

a. *Syphilis congénitale* (suite)

Lorsque la syphilis est congénitale, c'est-à-dire lorsqu'elle s'est déclarée *in utero*, ou l'œuf est tué dès les premiers temps de son développement et il y a avortement ovulaire ; — ou le produit de conception résiste plus ou moins longtemps à l'infection et meurt avant terme par syphilis viscérale grave ; dans ce cas, il arrive au monde mort-né soit à l'état de macération (7 fois sur 9), soit à l'état de momification, soit à l'état icthyosique (corps recouvert d'un revêtement croûteux, noirâtre) ; — ou l'enfant vient au monde en apparence bien portant et est même souvent bel enfant, mais il *présente une véritable inaptitude à la vie* (Fournier) et meurt presque immédiatement ou dans les 24 heures qui suivent la naissance sans que rien puisse faire prévoir ni expliquer cette mort immédiate, foudroyante ; — ou l'enfant arrive au monde avec une certaine viabilité, mais il présente dès la naissance (cas le plus fréquent) ou au plus tard avant la fin de la 1re semaine une éruption bulleuse pemphigoïde *(pemphigus syphilitique)* qui ne siège qu'à la paume des mains et à la plante des pieds).

b. *Syphilis héréditaire précoce*

Syphilis héréditaire précoce se manifeste généralement dès les premières semaines ; toutefois elle peut n'apparaître que vers l'âge de 3 ou 4 mois ; elle survient tellement rarement après le 4e mois qu'on peut dire qu'un enfant qui a passé ce délai sans présenter d'accidents, ne sera pas syphilitique ou tout au moins ne présentera jamais que des accidents para-syphilitiques qui ne sont pas contagieux.

Accidents syphilitiques précoces sont aussi multiples que variés.

Manifestations muqueuses : Elles apparaissent généralement les premières. Les plus fréquemment observées sont :

a. *Coryza syphilitique* qui est presque constant ; il est caractérisé par un écoulement d'abord séreux, puis purulent, fétide et parfois sanguin, et par la production de croûtes qui obturent les narines et entravent la succion. Il donne lieu à une suppuration diffuse qui gagne souvent les fosses nasales, le pharynx, la trompe, l'oreille moyenne, et peut déterminer des infections cérébro-méningées ascendantes.

b. *Fissures labiales et conjonctivales* qui siègent principalement aux angles des commissures.

c. *Syphilides ano-génitales* (plaques muqueuses hypertrophiques).

d. *Plaques muqueuses auriculaires* qui siègent à l'extrémité supérieure du pavillon et s'accompagnent souvent d'otorrhée.

e. *Accidents laryngés et pulmonaires* qui font que la voix devient rauque, métallique ou éteinte et qui peuvent déterminer des accès de suffocation parfois rapidement mortels.

Manifestations cutanées : Eruptions cutanées (syphilides) sont très fréquentes, sinon constantes dans la syphilis héréditaire précoce ; — elles offrent une coloration cuivrée, jambonnée ou violacée.

MALADIES DIVERSES *(suite)*

β. SYPHILIS INFANTILE HÉRÉDITAIRE *(suite)* — Ses **principales variétés** *(suite)* — b. *Syphilis héréditaire précoce* (suite)

Syphilides sont toujours *polymorphes*, le plus souvent généralisées, mais siègent de préférence au niveau des endroits souillés (fesses, face postérieure des cuisses et des jambes, régions malléolaire, plantaire), autour de la bouche, du nez, des paupières et sur le front ; — elles ont une forme tantôt arondie, tantôt polycyclique, serpigineuse ; elles présentent une grande tendance à l'ulcération, surtout au niveau des régions en contact avec l'urine et les fèces ; ulcérations peuvent être superficielles ou profondes ; dans ce dernier cas, les bords sont irréguliers, taillés à pic, et « l'apparence du tégument est alors celle du drap lorsque certaines larves y ont cheminé en le rongeant. » (Parrot).

Les syphilides qu'on peut observer sont les suivantes :

a. *Syphilides érythémateuses simples et exfoliatrices, maculeuses polymorphes, érythémato-papuleuses, circinées, psoriasiformes.*

b. *Syphilides papuleuses, papulo-érosices,* véritables plaques muqueuses de la peau ayant la couleur que donne à l'épiderme l'application prolongée d'un cataplasme qui l'aurait macéré (Diday), ou celle qu'offrirait une couche de collodion au moment où elle commence à se dessécher.

c. *Syphilides gommeuses* qu'on observe surtout au voisinage des articulations et des os.

d. *Syphilides ulcéreuses, ecthymateuses.*

Parmi les altérations cutanées, signalons encore :

L'*onyxis* et le *péri-onyxis* siégeant au niveau de la matrice unguéale ; — l'*alopécie syphilitique*, en général limitée aux parties postérieures et latérales du cuir chevelu et formant des bandes claires parsemées de cheveux courts, lanugineux, décolorés, entremêlés de cheveux longs ; — et enfin les abcès sous-cutanés ou profonds qui accompagnent fréquemment les syphilides et résultent le plus souvent d'une infection staphylococcique.

Lésions osseuses : Elles ont été bien étudiées par Parrot.

Au nombre des principales manifestations osseuses, citons :

a. *Lésions du crâne* qui existent dans les 3/4 des cas et occupent soit les pariétaux, les frontaux et l'occipital (*formes ulcéreuses ou craniotabes*), soit les portions frontales et pariétales (*formes ostéophytiques*).

b. *Front dit olympien* (saillie frontale double) ; *front en carène* (saillie frontale médiane).

c. *Crâne natiforme* : Sutures forment de véritables sillons par suite de l'exagération des saillies pariétales.

d. *Hydrocéphalie,* si les sutures et les os se développent exagérément ; — *microcéphalie* si la soudure des sutures se fait prématurément.

e. *Périostoses, exostoses, déformations rachitiques des os longs.*

f. Enfin *pseudo-paralysie syphilitique des nouveau-nés* ou *maladie de Parrot* (1869) qui est causée par le *décollement des épiphyses* par suite d'ostéite juxta-épiphysaire, et est caractérisée par une inertie, une impotence des membres, partielle ou généralisée, incomplète ou absolue.

β. SYPHILIS INFANTILE HÉRÉDITAIRE (*suite*)	Ses principales variétés (*suite*)	b. *Syphilis héréditaire précoce* (suite)	

— Lorsqu'elle est très prononcée et étendue à plusieurs os, le petit malade semble comme disloqué, et quand on le soulève par les aisselles, ses membres pendent inertes comme un battant de cloche (Parrot) et ne peuvent être relevés spontanément malgré une contraction musculaire énergique ; les mouvements provoqués peuvent occasionner une légère crépitation au niveau du décollement épiphysaire.— Maladie de Parrot est presque toujours fatale, car elle coïncide généralement avec des lésions viscérales graves (gommes du rein, du foie, de la rate).

Lésions génitales : Citons notamment : le *sarcocèle syphilitique* et l'*atrophie des testicules* qui sont durs et sclérosés ; on a noté également des hydrocèles d'origine syphilitique.

Lésions nerveuses : La syphilis étant un véritable poison du système nerveux, les maladies nerveuses et dégénérescences nerveuses sont fréquentes.

Hydrocéphalie, hémorragies méningées, scléroses et hémorragies cérébrales, encéphalites avec crises épileptoïdes généralisées, épilepsie partielle, hémiplégie spasmodique, paralysie partielle, épilepsie, idiotie ont souvent une origine syphilitique.

Il en est fréquemment de même de la *maladie de Little (rigidité spasmodique congénitale, tabes dorsal spasmodique des enfants, diplégie cérébrale infantile)* qui est due à un *arrêt de développement du faisceau pyramidal* par suite d'une lésion superficielle et symétrique de l'écorce cérébrale au niveau des zones psycho-motrices,— et qui est caractérisée par une rigidité spasmodique localisée aux membres inférieurs ou généralisée à tous les muscles du corps *sans paralysie* ni troubles de la sensibilité, avec ou sans troubles de l'intelligence, mais présentant toujours une exagération des reflexes tendineux et une trémulation épileptoïde.

Syphilis médullaire est assez fréquente ; elle débute généralement par des phénomènes cérébraux (troubles intellectuels, idiotie, crises épileptoïdes) et ne donne lieu que plus tardivement à des phénomènes médullaires d'ordre paraplégique ou spasmodique qui sont sous la dépendance de la sclérose de la moelle cervicale ou lombo-sacrée.

— A ces lésions spécifiques, il faut encore ajouter les affections para-syphilitiques d'origine nerveuse que l'on rencontre souvent chez l'hérédo-syphilitique, à savoir : altérations des nerfs crâniens, amaurose, surdité bilatérale brusque, atrophie musculaire, altérations oculaires (kératites entraînant l'opacité cornéenne, néphélions. leucomes).

Marche de la syphilis héréditaire précoce : a. *Terminaison fatale* par inaptitude à la vie, ou par aggravation brusque ou progressive de l'état général.

α. *Inaptitude à la vie :* Dans ce cas syphilis héréditaire ne se trahit par aucun symptôme apparent, mais par une déperdition de poids qui ne s'accompagne d'aucun trouble digestif, ni diarrhée, ni vomissement, se produit malgré l'ingestion d'une quantité de lait toujours suffisante, et parfois supérieure à la moyenne, — et entraîne rapidement la mort.

MALADIES DIVERSES (*suite*)

β. Aggravation brusque de l'état général : Accidents restent souvent stationnaires pendant un certain temps (3 ou 4 semaines), puis brusquement ils s'aggravent sans cause appréciable, et la mort devient inévitable surtout s'il survient une complication (érysipèle, broncho-pneumonie) que la syphilis ne fait qu'aggraver.

γ. Aggravation progressive de l'état général (cachexie syphilitique) : Malade va chaque jour en s'affaiblissant et en s'amaigrissant ; — voix s'éteint progressivement, cris sont de plus en plus faibles et ressemblent à un miaulement ; — peau devient ridée, ratatinée surtout à la face (facies est celui d'un vieillard en miniature) et prend une teinte bistrée, terreuse, de couleur jaune café au lait qui est surtout prononcée au front, aux sourcils, au menton, au nez, aux paupières et sur toutes les parties les plus saillantes du visage ; vomissements surviennent ainsi qu'une diarrhée générale profuse (athrepsie secondaire) ; — sang devient pâle, fluide (diminution du chiffre et de la coloration des globules rouges) et il se produit une diathèse hémorragique qui se traduit par du purpura, des ecchymoses sous-cutanées et même par des hémorragies séreuses et viscérales ; — petit à petit le cachectique refuse de boire ou de téter et la mort survient par asthénie progressive.

Mort est d'autant plus rapide qu'il existe une prédisposition héréditaire ou une affection antérieure ; il est à remarquer que la syphilis s'implante plus spécialement dans les endroits de moindre résistance et qu'elle se surajoute constamment aux états diathésiques ou affections morbides antérieures ou concomitantes qu'elle ne fait qu'aggraver.

b. *Atténuation progressive de la syphilis précoce :* Fonctions de la nutrition se rétablissent graduellement, syphilides disparaissent progressivement, ulcérations se ferment en laissant après elles des cicatrices indélébiles (cicatrices péri-buccales, nasales, etc.) qui sont les stigmates de l'hérédosyphilis ; — enfant se rétablit très lentement et reste exposé à d'autres poussées aiguës et à la syphilis héréditaire tardive.

Syphilis héréditaire tardive est celle qui se produit à un âge plus ou moins avancé de la vie, c'est-à-dire au cours de la 2ᵉ enfance, de l'adolescence et de l'âge adulte (Fournier).

Elle peut se manifester par des lésions spécifiques tertiaires (périostoses, exostoses, gommes, perforation de la voûte palatine, etc.) ; elle se traduit le plus souvent par un certain nombre de stigmates qui s'établissent et évoluent insidieusement.

Principaux stigmates de la syphilis tardive : a. *Infantilisme* qui se traduit par la petitesse de la taille et la gracilité des formes.

b. *Triade d'Hutchinson :* Elle est formée de 3 signes.

α. *Déformation atrophique des dents de la 2ᵉ dentition* (signalée par Hutchinson) : Mâchoire supérieure est enclavée dans la mâchoire inférieure ; dents sont mal implantées, écartées, très vulnérables et plus ou moins atrophiées (infantilisme dentaire).

MALADIES DIVERSES *(suite)*

β. SYPHILIS INFANTILE HÉRÉDITAIRE *(suite)*

Ses principales variétés

c. Syphilis héréditaire tardive (suite)

Incisives médianes supérieures présentent des malformations caractéristiques connues sous le nom de *dent d'Hutchinson* : dentelures (dents en scie) et amincissement du bord libre qui présente une *échancrure en coup d'ongle, en croissant* à convexité regardant le collet de la dent.

β. *Stigmates oculaires* : Lésions cornéennes anciennes, — kératite interstitielle, diffuse, très fréquente, — iritis et choroïdite (rares).

γ. *Stigmates des oreilles* : Surdité plus ou moins complète, simple ou double, sans lésion apparente et parfois sans écoulement préalable; altération du tympan, etc.

c. *Atrophie testiculaire* (testicule infantile avec ou sans déformation suivant qu'il est ou non atteint de sclérose).

Nous ne rappellerons que pour mémoire les stigmates qui relèvent de la syphilis précoce et au nombre desquels nous relevons : les *cicatrices tégumentaires* (péri-buccales, péri-nasales) qu'on observe à la suite des syphilides précoces ulcérées et les *malformations osseuses* persistantes que nous avons en partie décrites : *malformations rachitiques* des os des membres, *malformations crâniennes, malformations nasales;* ces dernières vont sans cesse en s'accentuant et suivant leur localisation le nez devient *camard* (aplati et élargi à la racine), *en pied de marmite* (pointe du nez retroussée), ou *en lorgnette* (segment inférieur recule et rentre dans le supérieur).

Notions générales sur les affections para-syphilitiques

Caractères généraux

Affections para-syphilitiques sont des manifestations morbides *d'origine, mais non de nature syphilitique;* elles ne sont pas spécifiques et ne guérissent pas par un traitement spécifique (Fournier).

Dans la para-syphilis infantile, la vérole agit en tant que maladie infectieuse et principalement en tant que poison du système nerveux.

Affections para-syphilitiques sont surtout caractérisées par des troubles de formation, de développement et de nutrition (troubles trophiques).

Affections para-syphilitiques peuvent se rencontrer dans les diverses variétés de syphilis infantile; elles s'observent plus fréquemment dans la syphilis héréditaire tardive et dans la *syphilis héréditaire de 2ᵉ génération* qui est aujourd'hui admise et qui se manifeste par des accidents para-syphilitiques (malformations et arrêts de développement, prédominance des affections nerveuses).

Principales manifestations para-syphilitiques

Parmi les principales manifestations ou affections para-syphilitiques, citons :

a. Inaptitude à la vie.

b. Troubles embryogéniques et malformations congénitales: malformations des membres, pieds bots, malformations des doigts, spina-bifida, bec-de-lièvre, microcéphalie, etc.

c. Retards et arrêts de développement par troubles dystrophiques généraux ou partiels; nanisme, infantilisme, lenteur de la croissance;— testicule infantile; — déformation atrophique du système dentaire.

d. Prédispositions morbides aux affections du système nerveux (convulsions, méningites, épilepsie), aux affections scrofulo-tuberculeuses, osseuses (mal de Pott, coxalgie).

MALADIES DIVERSES *(suite)*

DIAGNOSTIC DE LA SYPHILIS INFANTILE

1° Y a-t-il syphilis infantile ?

Autant le diagnostic de la syphilis infantile est aisé lorsqu'il existe du coryza chronique, des syphilides polymorphes ou des lésions pathognomoniques telles que le pemphigus plantaire et palmaire, et la maladie de Parrot ou pseudo-paralysie infantile, autant il est des plus difficiles, des plus délicats et parfois des plus douteux si l'enfant ne présente que des stigmates déjà anciens et souvent modifiés ou s'il n'existe que des affections para-syphilitiques.

Dans les cas incertains, baser son diagnostic sur le groupement et l'évolution des signes et sur les commémoratifs tirés de l'individu et de la famille qu'on ne saurait dans bien des cas interroger avec trop de réserve de façon à éviter toute parole imprudente qui pourrait faire deviner la nature de la maladie que l'on soupçonne.

2° Syphilis infantile est-elle acquise ou héréditaire ?

Diagnostic différentiel de la variété syphilitique est très important, la syphilis héréditaire et notamment la syphilis congénitale ayant pour la famille des conséquences graves qu'il faudra tâcher d'éviter par un traitement prophylactique.

Diagnostic de la variété de syphilis est relativement facile dans les premiers mois de la vie : syphilis acquise présente un chancre initial et des lésions toujours jeunes, secondaires, alors que syphilis héréditaire débute non par un accident local, mais par des accidents généraux ou constitutionnels qui contrastent par leur apparence tertiaire avec l'âge du malade.

A un âge plus avancé, diagnostic de la variété syphilitique est parfois des plus difficiles et parfois même impossible, la syphilis acquise du nouveau-né pouvant entraîner les mêmes stigmates et les mêmes accidents tardifs que la syphilis héréditaire.

Ne pas oublier que la syphilis héréditaire congénitale peut ne se manifester que par des signes maternels ou placentaires, et qu'il faut se méfier de la syphilis des générateurs, si le placenta est plus lourd et plus volumineux qu'à l'état normal,— s'il y a gros œuf,— si une femme sans cause appréciable accouche d'un enfant mort et macéré, — et surtout s'il s'est déjà produit des avortements antérieurs (*avortements à répétition*).

PRONOSTIC DE LA SYPHILIS INFANTILE

Pronostic immédiat

Très sombre, la mortalité des petits syphilitiques étant de 50 %, dans le cours de la première année (Gerhardt).

Pronostic éloigné

Toujours sérieux, car l'enfant syphilitique, qui peut atteindre la 2ᵉ année, reste exposé aux manifestations spécifiques ou para-syphilitiques de la syphilis tardive dont les effets peuvent se faire sentir jusqu'à la 2ᵉ génération (syphilis héréditaire de la 2ᵉ génération).

Syphilis héréditaire ne confère pas l'immunité syphilitique : non seulement un hérédo-syphilitique peut contracter la syphilis à l'âge adulte, mais il arrive encore souvent que cette syphilis revêt une forme grave et même maligne.

PROPHYLAXIE DE LA SYPHILIS INFANTILE

Prophylaxie de la syphilis héréditaire

Voir page 171 les conseils que nous avons donnés pour éviter la syphilis héréditaire ou en atténuer les effets.

Prophylaxie de la syphilis acquise

Précautions à prendre relativement à la nourrice

S'assurer que la nourrice n'est pas syphilitique ; elle devra avoir accouché depuis au moins 3 mois de façon à pouvoir être sûr que son enfant ne sera pas syphilitique.

Précautions à prendre par la nourrice

Nourrice ne devra jamais donner le sein à un autre nourrisson que le sien.

Pour les lotions des seins avant et après les tétées, elle ne se servira jamais de linges dont elle ignorera la provenance.

MALADIES DIVERSES (*suite*)

PROPHYLAXIE DE LA SYPHILIS INFANTILE (*suite*)

Prophylaxie de la syphilis acquise (*suite*)

Prophylaxie générale

Eviter de laisser embrasser les enfants par des personnes étrangères.

Si l'allaitement est artificiel, ne jamais donner le biberon d'un enfant à un autre nourrisson.

Avant de donner le biberon, défendre de l'amorcer ou de goûter le lait.

Dans les milieux hospitaliers, chaque enfant devra avoir son lit, ainsi que les divers objets (biberon, cuiller ou verre) qui seront nécessaires pour son alimentation. — Avoir bien soin de ne pas laver les enfants dans une même eau, ni avec des éponges ou des linges communs.

TRAITEMENT DE LA SYPHILIS INFANTILE

Indications générales sur l'opportunité du traitement

Avis sont partagés pour savoir s'il faut traiter tous les enfants nés de syphilitiques. Fournier ne donne aucune médication aux enfants nés sains de père syphilitique ou de mère anciennement syphilitique ; par contre, il commence systématiquement le traitement chez l'enfant né sain, si la contamination de la mère est récente.

Beaucoup attendent l'apparition des premiers symptômes pour prescrire le traitement spécifique. Si l'allaitement est maternel, on a tout avantage à soigner à la fois la mère et l'enfant ; si l'allaitement est mercenaire, il faut le faire cesser immédiatement.

Traitement local

Si syphilis est acquise, panser le chancre initial avec une pommade au calomel au 1/20°.

Emplâtre de Vigo sur les exostoses, périostoses ou ulcérations.

Ne recourir à la balnéation mercurielle (bains de sublimé à 1 pour 10.000) qu'avec une extrême réserve.

Traitement général

Traitement mercuriel

Employer une des méthodes suivantes :

a. *Méthode des frictions* : Elle est très bien supportée par le nouveau-né, même à fortes doses ; elle a l'avantage de respecter le tube digestif.

Faire chaque jour pendant 5 minutes une friction avec 2 grammes d'onguent napolitain.

Laver préalablement la région à frictionner à l'eau tiède et au savon.

Changer constamment la place des frictions pour éviter l'irritation des téguments ; les endroits habituellement choisis sont les mollets, les aisselles, la face interne des cuisses.

b. *Méthode par ingestion* : La solution mercurielle la plus employée est la liqueur de Van Swieten qu'on donne dans du lait, du sirop ou de l'eau sucrée.

Dose : 10 gouttes par mois ; à 1 an on peut aller jusqu'à 4 et 5 grammes de liqueur de Van Swieten. Cesser la médication s'il survient de la diarrhée verte, des vomissements.

Traitement ioduré

Y avoir recours dès la disparition des accidents aigus.

Dose : 20 centigrammes par année ; on peut commencer par 10 centigrammes chez le nouveau-né.

Traitement hygiénique

Surveiller avec grand soin l'alimentation des petits syphilitiques, de façon à éviter que des troubles digestifs ne viennent se surajouter à l'infection syphilitique.

MALADIES DIVERSES (*suite*)
CACHEXIES INFANTILES

GÉNÉRALITÉS

Les cachexies infantiles sont des états morbides à marche lente, le plus souvent fatale, qui sont engendrés par des infections chroniques ou devenues chroniques dont ils constituent la période ultime — et caractérisés par une déchéance organique profonde et le ralentissement progressif de toutes les fonctions.

Toute cachexie est d'origine infectieuse ; elle est le résultat d'une toxémie prolongée ; c'est l'aboutissant, autrement dit le dernier degré de l'infection lente qui mine l'organisme et le consume.

Les cachexies sont aussi variées que les maladies infectieuses qui les provoquent.

Au nombre des principales cachexies infantiles, citons : la cachexie gastro-intestinale, la cachexie tuberculeuse, la cachexie syphilitique, la cachexie paludéenne, etc.

Chaque espèce de cachexie est caractérisée par un fonds commun auquel viennent s'ajouter des caractères spéciaux qui ne sont que le reflet de la maladie infectieuse ayant déterminé l'état cachectique et qui permettent de faire un diagnostic précis.

Les caractères communs aux diverses cachexies sont d'après Marfan :

a. Un amaigrissement plus ou moins prononcé et plus ou moins rapide ;

b. Une augmentation plus ou moins sensible du volume du foie et de la rate ;

c. Une micropolyadénie plus ou moins généralisée ;

d. Et enfin une apyrexie plus ou moins complète.

Un même enfant peut être aux prises avec plusieurs infections cachectisantes ; dans ce cas les divers états cachectiques se surajoutent et chacun d'eux imprime à l'organisme le cachet qui lui est particulier et qu'il est possible de différencier par un examen attentif.

La cachexie gastro-intestinale est celle qui vient le plus fréquemment compliquer les autres états cachectiques. Cette complication est en quelque sorte logique : effectivement lorsqu'un enfant atteint de syphilis, de tuberculose, de fièvre paludéenne, etc. arrive à la cachexie, c'est-à-dire à la période ultime de ces états infectieux, les fonctions physiologiques, y compris les fonctions digestives, s'accomplissent de plus en plus mal par suite de l'altération plus ou moins profonde des organes, et il se produit souvent des troubles digestifs qui amènent secondairement la cachexie gastro-intestinale (1).

CARACTÈRES DES PRINCIPALES CACHEXIES INFANTILES

a. Cachexie gastro-intestinale (2)

Cachexie gastro-intestinale est l'aboutissant de l'infection gastro-intestinale chronique ou devenue chronique.

Caractères de la cachexie gastro-intestinale confirmée sont un peu différents suivant l'âge du nourrisson (Thiercelin).

Au-dessous de 3 mois, cachexie gastro-intestinale présente le type clinique qui a été décrit par Parrot en 1874 sous le nom d'*athrepsie* (3).

Au-dessus de 3 mois, cachexie gastro-intestinale présente tous les signes de la gastro-entérite chronique, mais n'offre plus le facies simien caractéristique.

---

(1) Chez les nouveau-nés la cachexie gastro-intestinale se manifeste sous forme d'athrepsie et survient très fréquemment secondairement chez les débiles, les cachectiques, et d'une façon générale chez ceux qui présentent un état de moindre résistance.

Ces divers états ne sauraient être confondus, comme cela a lieu bien souvent.

Les *débiles* (prématurés, avortons, etc.), sont des nouveau-nés qui sont dans un état de moindre résistance par suite de l'amoindrissement plus ou moins marqué de leurs fonctions vitales ; ils sont plus prédisposés que les autres enfants à l'infection gastro-intestinale chronique puisque les fonctions de l'organisme, et en particulier les fonctions digestives sont incomplètement développées ; ce ne sont pas encore des athrepsiques, mais des candidats tout désignés à l'athrepsie.

Les *athrepsiques* sont tout d'abord des dyspeptiques ; puis petit à petit ils deviennent infectés par les fermentations qui s'élaborent dans le tube digestif et finalement, l'infection persistant, ils tombent petit à petit dans la cachexie gastro-intestinale.

Somme toute, l'athrepsie est *une cachexie d'origine gastro-intestinale* (Thiercelin) ; elle ne doit pas plus être considérée comme une maladie que la cachexie cancéreuse ou tuberculeuse ; c'est un aboutissant.

Les *cachectiques* sont des individus infectés qui résistent aussi longtemps qu'ils le peuvent à l'élément infectieux, mais dont l'organisme finit par être terrassé par toxémie prolongée (période cachectique, ultime) ; ce sont des individus arrivés à la dernière période de l'infection lente qui les mine. (Toute maladie chronique n'aboutit pas fatalement à cette dernière période : il arrive souvent qu'un enfant guérit ou meurt avant de se cachectiser.)

(2) Pour le traitement de la cachexie gastro-intestinale, voir page 484 celui des infections lentes.

(3) Consulter l'article de Thiercelin sur l'athrepsie dans Traité des maladies de l'enfance de Grancher.

MALADIES DIVERSES (*suite*)

CARACTÈRES DES PRINCIPALES CACHEXIES INFANTILES (*suite*)

a. **Cachexie gastro-intestinale** (*suite*)

ι. Athrepsie ou cachexie gastro-intestinale des enfants au-dessous de 3 mois (suite)

Amaigrissement général considérable. Tissus sont flasques, desséchés par suite de l'abondance, de la fréquence de plus en plus grande des selles qui sont liquides et de l'existence presque constante des vomissements qui deviennent souvent incessants.

Teinte bleuâtre de la peau, due à la stagnation du sang qui se trouve appauvri et concentré du fait de la déperdition des liquides de l'organisme.

Teinte bleuâtre est surtout accentuée aux extrémités et au pourtour des yeux, des narines et de la bouche.

Peau sèche et froide comme si on touchait un corps sans vie.

Facies caractéristique : Face ridée, vieillotte, présentant un *aspect simien* par suite de l'agrandissement de la bouche, de la saillie des maxillaires et de l'excavation des orbites. — *Dépression des fontanelles, chevauchement des sutures,* en rapport avec la disparition progressive du liquide céphalo-rachidien.

Micro-polyadénite généralisée : ganglions sont plus gros et plus mous que dans la cachexie tuberculeuse (Potier).

Augmentation du volume du foie et de la rate.

Erythème des fesses, des cuisses et des parties génitales.

Ulcérations malléolaires, buccales (plaques ptérygoïdiennes).

Diminution sensible des pulsations qui vont sans cesse en se ralentissant.

Température instable descendant petit à petit au-dessous de la normale, pouvant varier d'un jour à l'autre de 1 à 2 degrés.

Inappétence progressive au point que l'enfant en arrive à refuser de boire ou de téter.

Diminution des urines et souvent même anurie.

Au stade terminal *encéphalopathie urémique :* atrésie des papilles, strabisme divergent, engourdissement comateux et parfois convulsions.

Fonctions respiratoires et circulatoires se ralentissent de plus en plus au point que le moment de la mort passe souvent inaperçu.

Athrepsie confirmée est presque constamment fatale; mort sera certaine si l'amaigrissement est progressif et rapide et si la température tend à rester au-dessous de 36° ou présente des oscillations de 1 à 2 degrés ; — guérison deviendra au contraire possible si l'enfant perd chaque jour peu de son poids et surtout si ce dernier augmente de temps en temps, ou si la température se maintient constamment entre 36° et 37°.

β. Cachexie gastro-intestinale des enfants au-dessus de 3 mois

Après le 3ᵉ mois cachexie gastro-intestinale ne revêt plus la forme de l'athrepsie. Ses caractères sont les suivants :

Membres et thorax considérablement amaigris, contrastant avec *le volume de l'abdomen qui est gros, large, étalé, fortement distendu par les gaz.*

Pâleur très marquée et parfois bouffissure du visage

Arrêt dans la croissance : déformations osseuses du rachitisme.

MALADIES DIVERSES (*suite*)

CARACTÈRES DES PRINCIPALES CACHEXIES INFANTILES (*suite*)

a. Cachexie gastro-intestinale (*suite*)

β. Cachexie gastro-intestinale des enfants au-dessus de 3 mois (suite)

Vomissements, alternatives de diarrhée et de constipation.

Fréquence de l'érythème fessier et des poussées eczémateuses.

A la période terminale, œdème autour des malléoles sans albuminurie.

Affaiblissement toujours progressif; enfant réagit mal contre les agents extérieurs et se refroidit facilement.

Pronostic de cette forme de cachexie gastro-intestinale est moins sombre que celui de l'athrepsie.

b. Cachexie tuberculeuse

Cachexie tuberculeuse se reconnaît aux caractères suivants :

Maigreur squelettique.

Pâleur excessive de la peau qui est sèche, écailleuse, terreuse.

Développement exagéré du système pileux.

Micro-polyadénite périphérique généralisée (ganglions des aines, des aisselles, du cou sont petits, durs, indolents, roulent sous le doigt et donnent la sensation de grains de plomb).

Traits tirés, visage fatigué, vieilli, yeux cernés, brillants, cils particulièrement longs.

Augmentation du volume du foie et de la rate, apyrexie.

Cachexie tuberculeuse se produit sans troubles digestifs; enfant a toujours faim, est souvent vorace et s'amaigrit quand même tous les jours. Troubles digestifs peuvent survenir dans le cours de la cachexie tuberculeuse; l'athrepsie s'ajoute alors à la tuberculose.

Cachexie tuberculeuse est constamment fatale.

c. Cachexie syphilitique

Visage du cachectique syphilitique n'est amaigri qu'à la période ultime.

Traits ne sont pas tirés; enfant a un aspect souffreteux.

Peau a une coloration bistrée, jaune maïs.

Cils font défaut; cheveux rares avec îlots alopéciques.

Hypertrophie de la rate et du foie.

Induration avec augmentation de volume du testicule (Hutinel).

Pas d'ulcérations buccales comme dans l'athrepsie.

Lésions spécifiques concomitantes : fissures de la bouche, coryza chronique, croûtes au front, aux sourcils, derrière les oreilles; pemphigus plantaire ou palmaire; syphilides polymorphes sur tout le corps; ostéophytes du crâne.

Guérison de la cachexie syphilitique est excessivement rare et ne s'obtient qu'au moyen d'un traitement spécifique intensif.

d. Cachexie paludéenne

Amaigrissement progressif.

Teinte grise, verdâtre ou terreuse du visage; pâleur jaunâtre habituelle des téguments; muqueuses pâles, anémiées.

Rate très volumineuse s'inclinant obliquement en bas vers le nombril.

Ventre énorme, jambes minces.

Symptômes dyscrasiques : œdème aux jambes et au visage sans altération du rein, purpura, épistaxis.

Parfois mouvements fébriles, légers et irréguliers, — ou troubles fonctionnels viscéraux à périodicité plus ou moins nette : névralgies, céphalée, torticolis, vomissements, entéralgies, diarrhées.

Cachexie paludéenne est souvent méconnue ; toujours y songer si le pays habité par l'enfant est marécageux. Sulfate de quinine donne d'heureux résultats, même dans les cas en apparence désespérés.

F I N

ERRATA

ERRATA DANS LES COLONNES ET ACCOLADES

Pages

15, UTÉRUS DE MULTIPARE : Accolade ne doit commencer qu'à **Surface externe**.
15,   — : Au-dessous de **Poids**, lire : **Surface interne** au lieu d'**externe**.
16 et 17, UTÉRUS GRAVIDE : Lire : **Modifications anatomiques ou macroscopiques.**
28, DÉVELOPPEMENT DES ORGANES GÉNITAUX EXTERNES : Lire : 1° **Etat indifférent.**
83, 2ᵉ colonne : Intervertir **dégagement du tronc et dégagement des épaules.**
110, **Evolution spontanée** : Intervertir **2ᵉ** et **3ᵉ temps.**
271 et 272, Lire : INSERTION VICIEUSE DU PLACENTA SUR LE SEGMENT INFÉRIEUR.

ERRATA DANS LE TEXTE

Pages

3, COCCYX : **Base** : Lire : cornes du *coccyx* au lieu de cornes du *sacrum*.
4, **Facette auriculaire iliaque** : Lire : en arrière *de* facette auriculaire.
7, **Ischio-coccygien** : Lire : va de l'épine sciatique aux faces latérales du *coccyx*.
16, **Ligaments utéro-sacrés** : Lire : au niveau de la 3ᵉ et 4ᵉ vertèbres *sacrées*.
20, Chaque ovule comprend : *Vitellus :* Lire : vésicule *germinatice* au lieu de germanique.
21, *Vergetures :* Lire : Siège : région *sous*-ombilicale.
25, *Glande en grappe :* Lire : canal galactophore *présente* un renflement.
44, **Délivre** : Délivre se compose, etc., ajouter : *et des membranes.*
45, LIQUIDE AMNIOTIQUE : **Poids** : Lire à 9 mois au lieu de 9 mois 1/2.
48, **Fœtus à terme** : *Organes abdominaux :* Lire : méconium dans *partie* terminale.
49, **Ovoïde céphalique** : *Diamètres :* Lire : sous-occipito-bregmatique : 9 cent. 1/2.
79, O I D A : 5ᵉ temps : Lire : rotation de la tête se fait *de gauche à droite.*
94, PALPATION : S I D A : Lire : tête en haut et un peu à gauche de la ligne médiane.
185, **Fœtus** : Lire : *circulations* fœtales (Frankenhauser) au lieu de circulaires fœtales.
188, KYSTES ET TUMEURS DU PLACENTA : Lire : face fœtale du *placenta* au lieu de face fœtale
    du foie.
234, OBLITÉRATION DU COL : **Conduite à tenir** : Lire : *agglutination* cède à simple pression.
263, **Pronostic** : Lire : enfant seul en danger par suite de l'arrêt possible *par* compression.
293, **Définition** : Inversion utérine au lieu d'intervention utérine.
348, **Appareil circulatoire** : *Pouls :* Lire : la moindre émotion nerveuse peut donner une
    accélération momentanée du pouls.
361, **Pyohémie puerpérale** : *Symptômes :* Lire : 40° au lieu de 48°.
362, **Symptômes** : Lire : douleur *abdominale* concomitante.

TABLE DES MATIÈRES

ANATOMIE ET PHYSIOLOGIE OBSTÉTRICALES

Pages

FILIÈRE GÉNITALE.. 1
    Description des os du bassin.. 1
    Ligaments et articulations du bassin..................................... 3
    Parties molles du bassin : muscles, périnée............................. 6
    Synthèse du bassin ou filière génitale 8
    Développement du bassin... 11
    Modifications du bassin pendant la grossesse et l'accouchement........... 11
ORGANES GÉNITAUX.. 12
    Organes génitaux externes ou vulve...................................... 12
    Organes génitaux internes : vagin, utérus, trompes, ovaires, vaisseaux, nerfs. 13
PHYSIOLOGIE DES ORGANES GÉNITAUX DE LA FEMME : ovulation, menstruation fécon-
    dation.. 22
MAMELLES 25
NOTIONS SOMMAIRES SUR LE DÉVELOPPEMENT DE L'APPAREIL GÉNITO-URINAIRE......... 26

NOTIONS PRÉLIMINAIRES

ASEPSIE ET ANTISEPSIE OBSTÉTRICALES.. 30
    Généralités... 30
    Antiseptiques, instruments, appareils et objets de pansement employés pour
    l'antisepsie obstétricale... 31
    Antisepsie des objets de pansement et instruments....................... 34
    Asepsie et antisepsie de la femme....................................... 35
    Dispositions à prendre dans les logements pour éviter l'infection puerpérale. 35
OPÉRATIONS DE PETITE CHIRURGIE LES PLUS USITÉES EN OBSTÉTRIQUE................. 36
    Anesthésie obstétricale... 36
    Cathétérisme vésical.. 37
    Injections hypodermiques ou sous-cutanées............................... 38
    Ventouses.. 39

GROSSESSE UTÉRINE NORMALE

DÉVELOPPEMENT DE L'ŒUF HUMAIN.. 41
    Maturation, fécondation, segmentation. formation des feuillets, division de
    l'œuf en 3 portions, développement de ces 3 portions.................... 41 à 43
ANNEXES DE L'ŒUF... 43
    Placenta, chorion, amnios, liquide amniotique, caduques, cordon ombilical.. 43 à 46
PORTION EMBRYONNAIRE DE L'ŒUF : Son accroissement................................ 46
    Fœtus à terme : Anatomie et physiologie 48
MODIFICATIONS DE L'ORGANISME MATERNEL DUES A LA GROSSESSE..................... 51
SIGNES DE LA GROSSESSE... 53
    Interrogation, inspection. palper, auscultation, toucher............... 53 à 55
SIGNES DE LA GROSSESSE SUIVANT LEUR VALEUR SÉMÉIOLOGIQUE...................... 56
MARCHE ET DURÉE DE LA GROSSESSE... 57
HYGIÈNE DE LA GROSSESSE 57
DIAGNOSTIC GÉNÉRAL ET PRONOSTIC DE LA GROSSESSE................................ 58

ACCOUCHEMENT EN GÉNÉRAL

Considérations générales sur l'accouchement...................................... 61
Considérations générales sur l'accouchement normal et l'eutocie................. 64
De l'eutocie ou pratique raisonnée des accouchements normaux.................... 66

ÉTUDE DE L'ACCOUCHEMENT NORMAL

1ᵉʳ TEMPS. — ACCOUCHEMENT FŒTAL

Pages

ACCOUCHEMENT PROPREMENT DIT OU TRAVAIL.. 69
PHÉNOMÈNES DE L'ACCOUCHEMENT : Précurseurs, physiologiques, mécaniques..... 69
DES PRÉSENTATIONS... 72
   Présentation du sommet.. 74
    Conduite à tenir 81
   Présentation de la face.. 85
    Conduite à tenir 90
   Présentation du siège... 92
    Conduite à tenir 97
    Grande extraction ou extraction complète............................. 101
    Manœuvre de Champetier de Ribes ou extraction de la tête retenue par le
       détroit supérieur... 105
   Présentation de l'épaule 107
    Conduite à tenir 111
    Version.. 111
    Version par manœuvres externes (version céphalique)................ 111
    Version par manœuvres internes (version pelvienne)................. 112
    Version par manœuvres mixtes (version bipolaire)................... 116
GROSSESSES ET ACCOUCHEMENTS MULTIPLES.. 118
   Grossesse gémellaire... 118
    Conduite à tenir 122
   Grossesse triple... 124
    Conduite à tenir 124
CONDUITE A TENIR PAR L'ACCOUCHEUR PENDANT L'ACCOUCHEMENT FŒTAL............ 125
   Rôle de l'accoucheur vis-à-vis de la mère pendant le travail............ 126
   Rôle de l'accoucheur vis-à-vis de l'enfant pendant le travail............ 127
SOINS A DONNER A L'ENFANT IMMÉDIATEMENT APRÈS SA NAISSANCE 128
   Enfant nouveau-né est bien portant...................................... 128
   Enfant naît étonné... 134
   Enfant naît en état de mort apparente 134

2ᵉ TEMPS. — ACCOUCHEMENT ANNEXIEL

DÉLIVRANCE... 137
   Mécanisme physiologique de la délivrance................................ 137
   Obstacles physiologiques de la délivrance................................ 140
   Conduite à tenir au moment de la délivrance dans le cas de grossesse simple. 140
   Méthodes de délivrance naturelle.. 142
   Délivrance gémellaire.. 144
SOINS A DONNER A LA FEMME IMMÉDIATEMENT APRÈS LA DÉLIVRANCE. 145

GROSSESSE PATHOLOGIQUE

MALADIES DE LA MÈRE

MALADIES DE L'ÉTAT GRAVIDE

MALADIES DUES A L'AUTO-INTOXICATION GRAVIDIQUE...................................... 147
   Troubles de l'appareil digestif : ptyalisme, gingivite, odontalgie, pyrosis,
      vomissements incoercibles, constipation, diarrhée....................... 148
   Anémie pernicieuse progressive des femmes enceintes................... 149
   Œdèmes au cours de la grossesse 150
   Hydropisie des séreuses au cours de la grossesse........................ 150
   Albuminurie.. 151
   Eclampsie.. 154
   Affections cutanées au cours de la grossesse............................. 159
MALADIES DE L'APPAREIL GÉNITAL DUES A LA GROSSESSE............................... 160
   Maladies de l'appareil génital et de ses dépendances par exagération des pro-
      priétés physiques et physiologiques : leucorrhée, vaginite granuleuse, vagi-
      nite végétante, hypertrophie des mamelles, relâchement des symphyses... 160

Pages

Positions pathologiques de l'utérus gravide : prolapsus de l'utérus, antéversion, rétroversion, déviations latérales de l'utérus, hernies de l'utérus..... 161
Maladies de l'appareil génital dues à la gêne de la circulation génitale : œdème du col au cours de la grossesse.. 163
MALADIES DE VOISINAGE DÉTERMINÉES PAR COMPRESSION MÉCANIQUE DE L'UTÉRUS GRAVIDE. 164
Troubles de la miction par compression mécanique 164
Varices................. 164
MALADIES PAR RALENTISSEMENT DE LA NUTRITION 166
Diabète, coliques hépatiques................ 166
Ictère, gravelle, goutte, rhumatisme................ 167

MALADIES DANS L'ÉTAT GRAVIDE

MALADIES PRÉEXISTANTES 168
Intoxications (alcool, morphine, plomb, tabac) 168
Syphilis................ 168
Maladies bactériennes : fièvre intermittente. malaria, tuberculose........... 171
Maladies par altération du sang : leucémie, hémophilie, purpura........... 172
Cardiopathies................ 172
Névrose, épilepsie, chorée, hystérie................ 173
Hernies (influence de la grossesse sur les) 173
MALADIES INTERCURRENTES................ 174
Maladies générales aiguës, fièvres éruptives................ 174
Appareil digestif : embarras gastrique, fièvre typhoïde, choléra........... 175
Appareil respiratoire : toux, dyspnée, pneumonie, pleurésie, grippe 175
Système nerveux : paralysie, folie puerpérale................ 176
TRAUMATISME DANS LA GROSSESSE................ 177

MALADIES DE L'ŒUF

MALADIES DES MEMBRANES................ 178
Maladies de la caduque : atrophie, endométrite, hydrorrhée déciduale ou amniotique................ 178
Maladies du chorion : hypertrophie, myxome simple, môle hydatiforme ou vésiculaire (myxome kystique)................ 181
Maladies de l'amnios : kystes, brides amniotiques, hypoamnios, hydramnios. 184
MALADIES DU PLACENTA 187
Placentite, œdème, atrophie, dégénérescence, kystes, tumeurs du placenta,— placenta syphilitique, apoplexies placentaires, placenta marginé........... 187
MALADIES DU CORDON................ 191
Dissociation des vaisseaux funiculaires, ectasie de la veine ombilicale, lésions syphilitiques................ 191
MALADIES DU FŒTUS 191
Traumatisme fœtal, ankyloses fœtales, luxations et amputations congénitales, rachitisme intra-utérin, hydropisie généralisée du fœtus................ 191
Mort du fœtus pendant la grossesse................ 193
INFLUENCE DES PHÉNOMÈNES OU ÉTATS PATHOLOGIQUES SUR LE DÉVELOPPEMENT DE L'ŒUF. 201

ACCIDENTS DE LA GROSSESSE

EXPULSION PRÉMATURÉE................ 203
Avortement spontané ou pathologique................ 204
Accouchement prématuré spontané................ 219
MORT SUBITE DE LA FEMME ENCEINTE 221

GROSSESSE EXTRA-UTÉRINE

Conduite à tenir................ 228

DYSTOCIE

DYSTOCIE MATERNELLE

DYSTOCIE DYNAMIQUE OU ANOMALIES DES FORCES EXPULSIVES................ 231
Anomalies des contractions utérines : exagération, faiblesse ou perversion des contractions................ 231
Anomalies de l'effort................ 233

                                                                              Pages

DYSTOCIE DES PARTIES MOLLES 233
  Vulve et vagin... 233
  Col et corps de l'utérus... 234
  Annexes de l'utérus et cavité abdominale....................................... 240
DYSTOCIE OSSEUSE 241
PELVIVICIATIONS.. 241
  Définition et division des pelviviciations................................... 241
  Procédés d'exploration et de mensuration des bassins viciés............. 247
  Appréciation du volume de la tête.. 250
  Diagnostic des pelviviciations.. 250
  Influence des pelviviciations sur la grossesse et l'accouchement........ 251
  Pronostic des pelviviciations.. 254
  Conduite à tenir dans les bassins viciés....................................... 254

DYSTOCIE FŒTALE

Hypermégalie ou excès de volume du fœtus.. 255
Epaule négligée... 259

DYSTOCIE DUE AU CORDON

Anomalies de longueur du cordon... 259
Nœuds du cordon... 260

COMPLICATIONS ET ACCIDENTS DE L'ACCOUCHEMENT

COMPLICATIONS ET ACCIDENTS FŒTAUX 261
  Procidence des membres... 261
  Mort du fœtus pendant le travail.. 262
COMPLICATIONS ANNEXIELLES.. 262
  Procidence du cordon... 262
  Latérocidence du cordon.. 265
  Résistance anormale des membranes. 265
  Hémorragies pendant l'accouchement... 265
  Décollement prématuré du placenta inséré en lieu normal..................... 266
  Insertion du placenta sur le segment inférieur................................ 267
COMPLICATIONS ET ACCIDENTS MATERNELS 276
  Thrombus puerpéral de la vulve et du vagin..................................... 276
  Ruptures et déchirures des organes maternels : ruptures de l'utérus, déchi-
    rures du col, déchirures du vagin, déchirures vulvo-périnéales............ 278

DIFFICULTÉS ET ACCIDENTS DE LA DÉLIVRANCE

DIFFICULTÉS DE LA DÉLIVRANCE.. 286
  Défaut de décollement du placenta... 286
  Rétention de l'arrière-faix.. 288
ACCIDENTS IMMÉDIATS OU PRIMITIFS DE LA DÉLIVRANCE................................. 291
  Hémorragies pendant la délivrance 291
  Inversion utérine... 293
  Rupture du cordon.. 294
  Perforation utérine.. 294
ACCIDENTS TARDIFS DE LA DÉLIVRANCE.. 295
  Hémorragies du post-partum.. 295
  Septicémie.. 296
DÉLIVRANCE ARTIFICIELLE... 296

OPÉRATIONS OBSTÉTRICALES

ACCOUCHEMENT PRÉMATURÉ ARTIFICIEL... 299
AVORTEMENT PROVOQUÉ.. 303
ACCOUCHEMENT FAVORISÉ PAR DILATATION FORCÉE DU COL.............................. 303
ACCOUCHEMENT FAVORISÉ PAR ENGAGEMENT PROVOQUÉ DE LA TÊTE 304
ACCOUCHEMENT FORCÉ : Forceps... 309

Pages

EXTRACTION DU FŒTUS VIVANT PAR AGRANDISSEMENT DU BASSIN : Pelvitomies..... 319
  Coccytomie.. 319
  Symphyséotomie ou pubiotomie... 320
  Ischio-pubiotomie.. 326
EXTRACTION DE L'ENFANT VIVANT PAR LA VOIE ABDOMINALE.......................... 328
  Hystérotomie ou opération césarienne abdominale conservatrice 328
  Opération césarienne post-mortem... 332
  Opération de Porro ou amputation utéro-ovarique............................ 332
  Hystérectomie abdominale totale.. 333
EXTRACTION DU FŒTUS PAR MUTILATION 334
  Embryotomie céphalique : Craniotomie....................................... 334
                           Cranioclasie...................................... 334
                           Céphalotripsie.................................... 335
                           Basiotripsie...................................... 335
  Embryotomie cervicale ou décollation....................................... 337
  Embryotomie rachidienne.. 341
  Eviscération ou opération de Lee... 341
  Dispositions à prendre par la sage-femme en attendant le secours du médecin. 341
  Responsabilité de l'accoucheur 342

POST-PARTUM

NOUVELLE ACCOUCHÉE

SUITES DE COUCHES NORMALES OU PHYSIOLOGIQUES 344
  Modifications physiologiques de l'appareil génital......................... 344
  Modifications des mamelles ou sécrétion lactée............................. 347
  Modifications de l'organisme en général.................................... 348
  Conduite à tenir vis-à-vis de l'accouchée pendant les suites de couches..... 349
  Retour de couches 354

SUITES DE COUCHES ANORMALES OU PATHOLOGIQUES

ACCIDENTS DU POST-PARTUM... 354
  Hémorragies du post-partum 354
  Fistules génitales... 354
INFECTIONS PUERPÉRALES... 355
  Historique et pathogénie... 355
  Formes cliniques des infections puerpérales................................ 360
  Formes généralisées : Septicémie aiguë non suppurée........................ 360
                        Septicémie aiguë suppurée............................ 361
                        Péritonite généralisée............................... 362
  Formes localisées : Vulvo-vaginite infectieuse............................. 363
                      Endométrite puerpérale aiguë........................... 363
                      Endométrite puerpérale chronique....................... 364
                      Salpingite puerpérale.................................. 364
                      Pelvi-péritonite....................................... 364
                      Phlegmon du ligament large 365
                      Cellulite pelvienne diffuse............................ 366
                      Phlegmatia alba dolens 366
                      Mammite.. 368
  Diagnostic des infections puerpérales... 370
  Pronostic des infections puerpérales 371
  Anatomie pathologique.. 372
  Traitement des infections puerpérales en général........................... 373
  Traitement des infections puerpérales en particulier...... 381

NOUVEAU-NÉ

ANATOMIE ET PHYSIOLOGIE DU NOUVEAU-NÉ ET DE LA PREMIÈRE ENFANCE.............. 384
  Appareil respiratoire.. 384
  Appareil circulatoire.. 385
  Appareil digestif 387

Pages

Sécrétion urinaire.. 388
Fluxion mammaire des nouveau-nés...................................... 389
Ecoulement sanguin vulvaire.. 389
Phénomènes cutanés.. 389
Système nerveux... 389
Organes des sens 390
Nutrition 390
Chaleur animale.. 392
Modifications des sutures et des fontanelles.......................... 392
Langage.. 392
Station et locomotion.. 392
Dentition.. 392
Hygiène de la première enfance.. 394
Hygiène de l'enfant bien portant... 394
Hygiène des débiles... 401
Alimentation de l'enfant en bas-age....................................... 407
Aliments employés dans la première enfance......................... 407
Lait de femme... 407
Laits d'animaux 412
Succédanés du lait.. 415
Divers modes d'allaitement... 416
Allaitement maternel 417
Allaitement par une nourrice mercenaire............................. 424
Allaitement artificiel direct.. 428
Allaitement artificiel indirect... 428
Allaitement mixte.. 431
Appréciation des divers modes d'allaitement.......................... 431
Régime de l'enfant en bas-âge... 432
Direction générale de l'allaitement....................................... 432
Appréciation des résultats de l'allaitement 433
Vices de régime... 434

TÉRATOLOGIE

Définition, historique, classification....................................... 436
Tératogénie ou genèse des monstruosités............................... 448
Influence des monstruosités sur l'accouchement.................... 462

PATHOLOGIE DU NOUVEAU-NÉ

Lésions obstétricales du nouveau-né....................................... 463
Bosses séro-sanguines... 463
Céphalématome.. 463
Paralysies obstétricales du nouveau-né................................... 464
Hématome du sterno-mastoïdien.. 466
Fractures des membres.. 466
Enfoncements et fractures du crâne.. 466
Infections septiques du nouveau-né en général...................... 467
Principales infections septiques du nouveau-né..................... 472
Ophtalmies des nouveau-nés.. 472
Infections ombilicales.. 475
Infections septiques par voie cutanée : Erysipèle des nouveau-nés.......... 477
Infections septiques des voies digestives................................ 478
Infections et intoxications des voies digestives chez le nourrisson.......... 478
Muguet.. 484
Infections des voies respiratoires.. 486
États pathologiques fréquemment, mais non constamment infectieux............ 486
Ictères des nouveau-nés.. 486
Hémorragies et états hémorragiques du nouveau-né............... 488
Mammite des nouveau-nés.. 493
Affections vulvaires des nouveau-nées.................................... 494
États pathologiques particuliers aux enfants débiles, prématurés ou misérables. 495
Œdème et sclérème des nouveau-nés....................................... 495

Pages

PRINCIPALES MALADIES CUTANÉES DU NOUVEAU-NÉ.................................... 497
    Dermatite exfoliatrice 497
    Dermites infantiles simples, érythème, intertrigo............................ 498
    Eczéma... 500
    Impetigo 501
    Ecthyma 503
    Pemphigus aigu des nouveau-nés et des nourrissons........................... 503
MALADIES DIVERSES.. 504
    Constipation des nourrissons... 504
    Coryza aigu du nouveau-né et du nourrisson.................................. 507
    Convulsions 509
    Syphilis infantile... 511
    Cachexies infantiles 521

FIN DE LA TABLE DES MATIÈRES

TABLE ALPHABÉTIQUE DES MATIÈRES

A

Abcès mammaires 160, 369, 389, 422
— pelviens........................... 372
— superficiels (provocation d')... 379
Abdomen (modifications pendant la grossesse)............... 21
— (son examen pendant les suites de couches...... 350
Accès éclamptiques................. 157
Accidents de l'accouchement........ 261
— de la délivrance........... 286
— de la grossesse........... 203
— des injections intra-utérines 374
— du post-partum........... 354
— maternels................. 276
Accolement fémoral............ 145, 285
Accommodation.................... 74
Accouchée (examen de l')........... 349
— (soins à donner à l')...... 351
— (lever de l').............. 353
Accouchement.................... 61
— annexiel.............. 137
— favorisé.......... 299, 303
— fœtal................. 68
— forcé............. 299, 309
— gémellaire........... 120
— prématuré artificiel.... 299
— prématuré spontané. 203, 219
— simultané......... 121, 123
— spontané post-mortem. 221
— successif.......... 121, 122
Accouchement : complications et accidents............. 261
— (conduite à tenir pendant l' — fœtal)...... 125
— (hémorragies pendant l') 265
— (phénomènes de l')..... 69
— (qualifications de l')... 61
Accrochement des 2 têtes.......... 123
Accroissement de l'œuf............. 46
— de poids............. 391
— de taille............. 392
Acide borique. 33
—, citrique............... 33, 128, 474
— phénique................ 32
— salicylique 33
Acromion, point de repère....... 72, 107
Adhérences anormales du placenta. 287, 288
Adhérences et brides amniotiques.... 184
Affections cutanées au cours de la grossesse................... 159
Affections para-syphilitiques........ 518
Affections vulvaires des nouveau-nées 494
Agglutination du col................. 234

Albumine (recherche de l')........... 151
Albuminurie........................ 151
Alimentation de l'enfant en bas âge.. 407
Aliments employés dans la 1re enfance. 407
Allaitement 407, 416
— artificiel direct (par un animal)....... 407, 427
— artificiel indirect.... 407, 428
— mixte 407, 431
— naturel maternel.... 407, 417
— naturel par une nourrice mercenaire... 407, 424
Allantoïde 458
Amnios 44, 457
— (maladies de l') 184
Amphiasters....................... 41
Amputations congénitales....... 177, 192
Amputation utéro-ovarique.......... 332
Anémie pernicieuse progressive des femmes enceintes....... 149
Anesthésie obstétricale............. 36
Ankyloses fœtales............. 177, 191
Anneau de Bandl 16
Anneau vulvaire.................. 10
Annexes de l'utérus............. 20, 240
Anomalies de la menstruation....... 24
— de l'effort................. 232
— des forces expulsives..... 231
Anse au cordon 104
Antéflexion de l'utérus............. 14
Antéversion 14, 161
Antisepsie obstéricale.............. 30
Antiseptiques..................... 31
Anus (sphincter externe de l')...... 7
Anus (vices de conformation)........ 439
Aponévrose obturatrice............. 6
Aponévroses du périnée............ 8
Apoplexies placentaires... 189
Appareil de Soxhlet................ 429
Appareil génito-urinaire (développem') 26
Appareil urinaire (développement)... 28
Applications de forceps............. 317
Appréciation des divers modes d'allaitement. 431
Appréciation du volume de la tête fœtale................................. 250
Arbre de vie........................ 15
Aréole du sein........ 25
— secondaire 25
Arrêt des menstrues................. 53
Arrière-faix........................ 137
— (examen de l')....... 120, 144
— (rétention de l')........... 288
Artères du bassin obstétrical........ 21

Pages

Articulations du bassin 4
Articulations du bassin : leurs modifications pendant grossesse et accouchement.. 11
Ascite chez la femme gravide........ 151
— congénitale................... 258
Astérion........................... 48
Asters............................. 41
Asphyxie blanche................... 135
— bleue.. 134
Asynclitisme 77
Atélectasie..................... 49, 384
Athrepsie et athrespsiques........... 521
Atrophie de la caduque 177, 178
Atrophie et dégénérescence du placenta..................... 177, 187
Attitude de la femme gravide........ 52
— des fœtus dans la grossesse gémellaire 119
— du fœtus dans utérus gravide. 72
Auscultation....................... 54
Auto-intoxication gravidique........ 147
Autoclave 429
Auto-transfusion du Dr Prouf........ 292
Avortement......................... 203
— embryonnaire............. 206
— fœtal 207
— gémellaire.............. 120
— lent 209
— ovulaire............... 206
— pathologique ou spontané 204
— provoqué...... 203, 299, 303
Avortements à répétition 169
Axes du bassin obstétrical........... 9

B

Bailly (bout de sein du Dr).......... 422
Bain-marie......................... 429
Bains à la mère.................. 35, 58
— à l'enfant 133, 135, 406
Bains froids....................... 379
Ballon de Barnes................... 275
Ballon de Champetier de Ribes.. 274, 301
Ballottement abdominal............. 53
Ballottement vaginal............... 55
Bandage mammaire........ .... 351, 427
Bandage du ventre pendant les suites de couches 353
Bandl (anneau de).................. 16
Baptême in extremis 342
Bartholin (glandes de)............. 13
Basiotripsie.................. 299, 335
Bassin achondroplasique de Porak . 241
— annelé 242, 252
— atrophique............. 241
— de Betschler............. 241
— canaliculé........ 242, 252
— de Guéniot...... 245
— de Robert............... 244
— mou dilatable............. 9
— oblique ovalaire ou de Nœgelé. 244

Pages

Bassin osseux inextensible........... 8
— ostéomalacique 243
— rachitique 241
— (développement du).......... 11
— (différences entre celui de l'homme et de la femme)... 10
— (grand)..................... 8
— (ses modifications pendant la grossesse et l'accouchement) 11
— (petit) 9
Bassins rétrécis à viciation simple... 241
— rétrécis à viciation complexe. 247
Bassins viciés par défaut de continuité 246
— par déviations rachidiennes............. 246
— par lésions des articutions pelviennes.... 244
— par lésions des membres inférieurs...... 245
— par maladie générale.. 211
Bassins viciés (conduite à tenir)..... 254
— (leur influence sur la grossesse et l'accouchement).......... 251
— (procédés d'exploration et de mensuration).. 247
Battement fœtal (double)............ 54
Bec-de-lièvre 437
Berceau 396
Biberon.................... 387, 430
Bichlorure de mercure 32
Bi-iodure de mercure 32
Biscotte.. 416
Bosse séro-sanguine... 84, 87, 94, 110, 463
Botal (trou de).................... 50, 386
Bouchon muqueux (glaires)......... 71
Bouillies 416
Bourgeon allantoïdien.............. 43
Bregma.......................... 48
Brides amniotiques............. 177, 184
Brièveté du cordon................. 259
Bruits des mouvements actifs fœtaux 55
Bruits du cœur fœtal............... 54
Bulbes du vagin................... 13

C

Cachectiques et cachexies infantiles.. 521
Caduques...................... 45
Canal artériel 50, 386
— de Wolff.................... 26
— galactophore 25
— veineux d'Aranzi......... 50, 386
Cancer du col utérin............... 237
— du corps de l'utérus......... 210
Canules vaginales, intra-utérines.... 34
Capuchons amniotiques............ 458
Cardiopathies.................... 172
Caroncules myrtiformes............ 13
Caséine du lait 408, 409
Catarrhe conjonctival des nouveaunés..................... 475

Pages

Catarrhe desquamatif de la muqueuse vulvo-vaginale des nouveau-nées.. 494
Cavité abdominale. 49, 240
— cotyloïde 2
Cavité utérine 15
Ceinture eutocique de Pinard 112
Cellulite pelvienne diffuse 366
Céphalématome 463
Céphalotripsie 299, 335
Cercle veineux de Haller 25
Certitude (signes de) dans grossesse simple 56
Certitude (signes de) dans grossesse gémellaire 119
Changement de nourrice 426
— de présentation 72
Charnière occipitale de Budin 49
Chloroforme à la Reine 37
Choc fœtal 53
Choléra 175
Chorée 173
Chorion définitif 44
— (hypertrophie du) 181
Cils vibratiles de l'utérus 15
— des trompes 19
Circoncision 401
Circulation fœtale intra-utérine 50
Clitoris 13
Cloison recto-vaginale 14, 282
Cocaïne 37
Coccytomie 299, 319
Coccyx 3, 11
Cœlome 42
Col de l'utérus (anatomie du) 15, 17, 18
— (déchirures du) 281
— (déviations du) 234
— (dilatation forcée du) 299, 303
— (oblitération du) 234
— (œdème du) 81, 163, 236, 278
— (rigidité du) 234
— (tumeurs du) 236
Coliques hépatiques 166
— néphrétiques 164
Colonnes du vagin 14
Colostrum 25
Commissures ant^re et post^re de la vulve 12
— naviculaire postérieure 13
Complications annexielles 261, 262
— et accidents de l'accouchement 261
— et accidents fœtaux 261
— et accidents maternels 261, 276
Compression de l'aorte 292
Conduite à tenir pendant les suites de couches 349
Conduit de Müller 26
Conjonctivites à fausses membranes 475
Conséquences des divers phénomènes ou états pathologiques sur le développement de l'œuf 201
Constipation des nourrissons 504

Pages

Constipation chez la femme.. 57, 149, 348
Constricteur du vagin 7
Contractilité utérine 18
Contractions abdominales 70
— utérines 18, 69
Contractions utérines (anomalies) 231
— vaginales 70
Convulsifs (mouvements du fœtus) 127
Convulsions chez l'enfant 509
Copulation (organe de la) 14
Cordon ombilical 45
— (anomalies de longueur du) 259
— (chute du) 386
— (circulaires du) 83
— (développem^t anormal du) 191
— (latérocidence du) 265
— (lésions syphilitiques du) 191
— (ligature et section) 129
— (maladies du) 177, 191
— (nœuds du) 260
— (pansement du) 133
— (procidence du) 262
— (rupture du) 294
Corps de l'utérus (anatomie du) 15, 16
— (cancer du col du) 236
— (tumeurs fibreuses du) 238
Corps de Rosenmüller 27
— de Wolff 26
— jaunes 23
Coryza aigu du nouveau-né et du nourrisson 507
— syphilitique 514
Cotylédons placentaires 43
Coucher de l'enfant 396
Coupage du lait 431
Coup de hache 85
Couveuses 402
Crampes pendant l'accouchement 127
Cranioclasie 299, 334
Craniotomie 299, 334
Crème de Biedert 415
Crépitation parcheminée 198, 257
Creux ischio-rectal 8
Crevasses du mamelon 382, 419
Cris de l'enfant 398
Cuiller 387, 430
Culbute (théorie de la) 74
Culs-de-sac vaginaux 14
Curage digital 218
— instrumental 219
Curettage 375
Cyphose 246
Cystite 164
Cystocèle 234

D

Danse de Saint-Guy 173
Débiles 401, 521

	Pages
Débilité des nouveau-nés	401
Déchirure centrale du périnée	282
Déchirures des organes maternels	145, 278
— du col	281
— du vagin	282
— vulvo-périnéales	282
Déciduome malin	183
Décollation	299, 337
Décollement prématuré du placenta inséré en lieu normal	266
Défaut de décollement du placenta	286
Déformations de la tête du fœtus	84, 91
Dégénérescence du placenta	187
Délivrance	137
Délivrance artificielle	140, 296
— naturelle	140, 142
— spontanée	140
Délivrance (difficultés et accidents	286
— (hémorragies pendant la)	291
Dentition	392
Dermatite exfoliatrice de Ritter	497
Dermatites infantiles simples	498
Désinfection des mains	34
Détroit inférieur	10
— moyen	9
— supérieur	9
Développement sans fécondation	450
Déviations du col de l'utérus	234
— latérales de l'utérus	163
Diabète	166
Diamètres du bassin	8, 9, 10
— du fœtus	49
Diarrhée chez la mère	149
— chez l'enfant	434, 480
Digestions artificielles du lait de vache	413
Dilatation du col	70
— de la filière	71
Diphtérie de la vulve des nouveau-nées	494
— oculaire	475
Diplogénèse	452
— hétérotypique	454
Direction générale de l'allaitement	432
Direction générale de l'allaitement maternel	419
Disque proligère	20
Dissociation des vaisseaux funiculaires	177, 191
Dissolution du fœtus	194
Dolicocéphalie	85
Douleurs utérines (leurs qualifications)	69
Durée de la grossesse	57
Durée de la menstruation	23
— des tétées	421
— du travail	69
Dyspnée	175
Dystocie	84, 91, 99, 123, 230
Dystocie des parties molles	233
— des parties osseuses	230, 241
— due au cordon	230, 259
— dynamique	231
— fœtale	230, 255
— maternelle	230

E

	Pages
Eaux de l'amnios	45
Ebullition du lait	428
Ecarteur utérin de Tarnier	303, 304
Eclampsie	154
— de l'enfant en bas-âge	509
Ecoulement du méconium	127
— sanguin dans délivrance	144
— — vulvaire	389, 492
Ecouvillonnage	377
Ectasie de la veine ombilicale	177, 191
Ecthyma	503
Ectoderme	42
Ectopie testiculaire	441
Eczéma des nourrissons	500
Effacement du col de l'utérus	70
Effort	70
Embarras gastrique	175
Embryon (évolution)	43
Embryotomie	334
— cervicale	299, 337
— rachidienne	299, 341
Emmaillottement de l'enfant dans la ouate	402
Emphysème du fœtus	259
Emprisonnement du placenta	289
Encadrement	289
Encéphalocèle congénitale	258
Enclavement de l'utérus	161
Endoderme	42
Endométrite dans l'état gravide	177, 178
— puerpérale aiguë	363
— — tardive	364
Enduit sébacé du fœtus	50
Enfants débiles	401, 521
Engagement provoqué de la tête	299, 304
Enkystement	289
Enlèvement des circulaires	83
Envies de dormir chez les femmes enceintes	51
Epaule négligée	259
— (présentation de l')	107
Epilepsie	173
Ephélides	53, 159
Epispadias	441
Erosions du mamelon	369, 382
Erysipèle	175
Erysipèle péri-ombilical	476
— des nouveau-nés	477
Erythème simple	498
— vésiculeux	498
Eviscération	299, 341
Etats pathologiques fréquemment, mais non constamment infectieux	486
Etat puerpéral (aperçu général de l')	40
— diphtéroïde des plaies	373, 381
Etroitesse de la vulve et du vagin	233
Eutocie	64, 66, 81, 90, 97, 122
Eventration	21
Eviscération	299, 341
Evolution spontanée	110
Examen de l'accouchée à chaque visite	349

	Pages
Examen de l'arrière-faix	144
Excavation pelvienne (grande)	9
— — (petite)	9
Excès de volume	255
Expulsion (période d')	71
— prématurée	203
Expression du cordon	265
— (délivrance par)	143
Extraction complète ou grande extraction	101
— (étude expérimentale de l')	101
— (pratique de la grande)	102
— manuelle	296
— de l'enfant vivant par voie abdominale	299, 328
— du fœtus par agrandissement du bassin	319
— du fœtus par mutilation	334
— simple	140
— — (délivrance par)	142
— utérine	140
Extrémité céphalique	48, 74
— pelvienne	92
Exstrophie de la vessie	442

F

	Pages
Face (présentation de la)	85
Faiblesse congénitale	401
Farine lactée de Nestlé	416
Fausses membranes dans l'infection puerpérale	263
Fausse couche	203
Faux promontoire	249
Faux travail	227
Fécondation	24, 41
Fétidité des lochies	373
Fibrômes de l'utérus	237
Filet	438
Filière génitale	8
— périnéo-vulvaire	10
Fièvres éruptives	174
Fièvre intermitente	171
— typhoïde	175
— autogénétique	31, 360
— hétérogénétique	31, 360
Fissures congénitales de la voûte palatine	438
Fissures du mamelon	382
Fistules génitales	354
Fluctuation	53
Flexion de la tête dans la présentation du sommet	77
Fluxion mammaire des nouveau-nés	389
Fœtus (dissolution	194
— (durée de la rétention du fœtus mort)	194
— (excès de volume)	255
— (extraction du) par agrandissement du bassin	319
— (extraction du) par voie abdominale	328

	Pages
Fœtus (extraction du) par mutilation	334
— (hydropisie généralisée du)	193
— (lésions syphilitiques du)	197
— (macération du)	195
— (maladies du)	177, 191
— (momification du)	194
— (mort du) pendant la grossesse	196
— (putréfaction du)	196
— (rigidité cadavérique du)	194
Fœtus à terme (anatomie)	48
— (évolution)	48
— (physiologie)	49
Folie puerpérale	176
Follicules de Graaf	20
Fontanelle antérieure	283
Fontanelles	48, 391
Forces expulsives (anomalies des)	231
Forceps	299, 309
— (applications du) en particulier	317
Fractures intra-utérines	191
— obstétricales des membres	466
— et enfoncements du crâne	466
Frissons	348, 361

G

	Pages
Galactophores (canaux)	25
Galactophoro-mastite	369, 383
Ganglions lymphatiques du bassin obstétrical	22
Gangrène de l'ombilic	476
— de vulve chez nouveau-née	494
Garde-robes chez nouveau-né	388
Gavage	404
Gélatine de Wharton	46
Genèse des monstruosités	448
Gerçures du sein	369
Gingivite	148
Glaires sanguinolentes	71
Glande génitale	26
Glandes vulvo-vaginales	13
Globules du sang	51, 348
— graisseux du lait	408
— polaires	41
Glycosurie	52
Goutte	167
Grand bassin	8
Grandes lèvres	12
Gravelle	167
Grippe	176
Grossesse	40
— bivitelline	118
— extra-utérine	222
— — abdominale	222
— — ovarique	222
— — tubaire	222
— gémellaire	118
— molaire interstitielle	183
— pathologique	146
— prolongée	197
— syphilitique	168
— triple	124

	Pages
Grossesse univitelline	118
— utérine	41
— — (diagn. général de)	58
— — (hygiène de la)	57
— — (marche et durée de)	57
— — (pronostic de la)	60
— — (signes de la)	53
— — (valeur séméiologique des signes de)	56
— (accidents de la)	203
— (conduite à tenir pendant la)	60
— (modifications de l'utérus pendant la)	16, 17, 18
— (pathologie de la)	146

H

Habillement de l'enfant	133, 394
Habitudes de propreté	396
Hanche (luxation congénitale de la)	446
Hématome du sterno-mastoïdien	466
Hématose	49
Hémitéries	436
Hémophilie	172
Hémorragies broncho - pulmonaires précoces	490
— de la grossesse	163
— des 12 premières heures	295
— des 3 derniers mois	268
— du placenta	177, 189
— du post-partum	295
— encéphalo-rachidiennes	491
Hémorragies et états hémorragiques du nouveau-né	488
— gastro-intestinales précoces	489
— ombilicales précoces	489
— pendant l'accouchement	265
— pendant la délivrance	291
— utérines	291
Hémorroïdes dans l'état gravide	165
Hépato-toxémie gravidique	147
Hermaphrodisme	436, 439
Hernie ombilicale congénitale	442
Hernies de l'utérus	163
— (influence de grossesse sur les)	173
Herpès gestationis	160
Hétérotaxies	436, 438
Hourglass	289
Hybridité	452
Hydramnios	184
Hydrocèle congénitale	441
Hydrocéphalie	256
Hydrorrhée amniotique	177, 179
— déciduale	177, 178
Hydropisie des séreuses	150
— des villosités choriales	181
— généralisée du fœtus	193
Hydrothorax	258
Hygiène de l'allaitement	419
— de la grossesse	57
— de la 1re enfance	394

Hymen	13
— (persistance de l')	233
Hypermégalie	255
Hypertrophie du chorion	177, 181
— des mamelles	160
— du placenta	177, 180
Hypoamnios	177, 184
Hypospadias	441
Hystérectomie abdominale totale	299, 333, 249
Hystérie	173
Hystérotomie abdominale	328

I

Ictère de la femme gravide	167
Ictères des nouveau-nés	486
Imperforation de l'anus et du rectum	440
— de l'œsophage	438
Impetigo des nouveau-nés	501
Incarcération de l'utérus	161
Inclinaison latérale de la tête	77
Incontinence d'urine	164
Incubation artificielle	402
Inertie utérine	231, 291
Infection auto-génétique	30
— généralisée	360
— hétéro-génétique	30
— puerpérale (dispositions à prendre dans les logements pour éviter l')	35
Infections puerpérales	355
— — (formes généralisées des)	360, 381
— — (formes localisées des)	360, 382
— cryptogénétiques	469
— des voies respiratoires	486
— digestives aiguës	480, 482
— — à répétitions	481, 484
Infections et intoxications digestives chez le nourrisson	478
— ombilicales	475
— septiques des voies digestives	478
— — du nouveau-né	467
Inflexion latérale du tronc	95
Influence des phénomènes et états pathologiques sur le développement de l'œuf	201
Influenza	176
Inhalations d'oxygène	135, 381
Injecteur	34
Injections hypodermiques	38
— intra-utérines	35, 145, 373
— vaginales	35, 145, 373
Insertion basse du placenta	267
— du placenta sur segment infr.	267
Insertions du cordon	45
Inspection	53
Inspirations prématurées	97
Instinct du fœtus	74

	Pages
Instruments (asepsie et antisepsie des).	34
Insuffisance du lait	431
— du liquide amniotique...	184
Insufflateur de Ribemont	135
Insufflation	135
Intertrigo..	499
Intoxication mercurielle	32
— saturnine	168
Intoxications (par alcool, morphine, plomb, tabac)	168
Inversion utérine	293
Involution utérine	18, 344, 345
Iode	33
Iodoforme	33
Irrigation utérine continue	374
Irritabilité utérine	201
Ischio-caverneux	7
Ischio-coccygien	7
Ischio-pubiotomie	299, 326
Isthme utérin	14

J

Jaunisse	167

K

Karyokinèse	42
Kystes de l'amnios	184
— de l'ovaire	240
— du vagin	234
Kystes et tumeurs du placenta...	177, 188

L

Lacs sanguins.	44
Lactation	407
Lactose	409
Lait d'ânesse	412
— d'animaux	412
— de brebis et de chienne	412
— de chèvre	412
— de femme	407
— de jument	412
— de vache	412
Lait condensé ou lait suisse	415
— (coupage du)	431
— maternisé ou décaséiné	405
— (stérilisation du)	428
Laparotomie	328
Latérocidence du cordon	265
Latéroflexion	14
Latéroversion	14
Lavage du sang	380
Lavage prophylactique des yeux	128
Lésions obstétricales du nouveau-né.	463
— syphilitiques de l'œuf...	177, 197
— — du cordon	191
Leucémie	172
Leucocytose (chez nouvelle accouchée)	348
Leucorrhée	160
Lever de l'accouchée	353

	Pages
Levier	304
— préhenseur mensurateur de Farabeuf	305
Lèvres (grandes et petites)	12
Ligaments de l'utérus	16
Ligaments et articulations du bassin.	3
— larges	16
— ronds	16
— sacro-sciatiques	6
— utéro-sacrés	16
— vésico-utérins	16
Ligature du cordon	129
— définitive du cordon	133
Ligne blanche	52
Liquide amniotique	45, 184
Liquor folliculi	20
Lit	125
Lithopédion	227
Little (maladie de)	516
Lochies	346
— (fétidité des)	373
Loi de Colles ou de Baumès	169
Loi de Profeta	171, 511
Lordose	246
Luxations congénitales ou intra-utérines	177, 192, 446
Lymphangite du sein	369
Lymphatiques du périnée	8
— du bassin obstétrical	22
Lysol	33

M

Macération du fœtus	195
Maillot anglais	133
— français	133
Maladie de Little	516
— de Parrot	515
— kystique des reins	258
Maladies de la mère	147
— du nouveau-né	463
— de l'œuf	177
Malaria	171
Malformations congénitales de l'œsophage	438
— utérines	240
Mamelon	25
Mamelles	25
Mammite	368, 382, 493
Manie du vol	51
Manœuvre de Champetier de Ribes	99, 105
— de Jacquemier	256
— de Mauriceau	104
— de Ritgen	83
Manœuvres adjuvantes	65, 66
— protectrices	65, 66
— substitutives	65, 66
Masque de la grossesse	52, 159
Massage du nouveau-né	406
Mastite totale	369
Maturation de l'œuf	41
Maximum des bruits du cœur	54

— 539 —

	Pages
Méat urinaire	13
Mécanisme général de l'accouchement	68
— de l'accouchement dans le sommet	77
— de l'accouchement dans la face	88
— de l'accouchement dans l'épaule	110
— de l'accouchement dans le siège	95
Méconium	98, 388
Médicaments (leur passage dans le lait)	411
Membrane muqueuse de l'utérus	15
— obturatrice	6
— vitelline	20
Membranes (maladies des)	177
— (perforation des	302, 303
— (résistance anormale des)	265
— (rupture artificielle des)	274
— (rupture prématurée des)	272
Membres (procidence des)	261
Méningocèle et méningo-encéphalocèle	445
Menstruation	23
Mensuration des bassins viciés	247
Menton (pris comme point de repère)	85
Mésoderme	42
Métro-salpingo-ovarite	364, 381
Microbes (leur passage à travers le placenta)	44
Microbiologie génitale	356
— du lait de femme	411
— du lait de vache	474
Microcidine	32
Migration des ovules	23
Mobilité des articulations du bassin	11
Modifications artificielles du lait de vache	413
Modifications de l'organisme maternel consécutivement à l'accouchement	344
Modifications des mamelles	25, 347
Modifications gravidiques de l'organisme maternel	51
Môle hydatiforme ou vésiculaire	181
— kystique	181
Momification du fœtus	194
Mont de Vénus	12
Montée laiteuse	407
— chez les enfants	389
Monstres unitaires	441
— doubles	446
Monstruosités ou monstres proprement dits	436, 440
Morphinisme	168
Mort apparente du nouveau-né	134
Mort du fœtus (conduite à tenir dans)	200
— (diagnostic et pronostic dans)	198, 199
— pendant grossesse	177, 193
— pendant le travail	262
— (symptômes de)	198
Mort habituelle du fœtus	194
Mort subite de la femme enceinte	221
Mouches (ce qu'on entend par les)	69
Mouvements actifs du fœtus	53
— inspiratoires prématurés	97
— passifs du fœtus	53
Muguet	484
— de la vulve	494
Muscles du bassin	6
Museau de Tanche	15
Mutations de position	72
Myxome kystique	177, 181
— simple	177, 181

N

	Pages
Nævi	52
Nanisme	241
Naphtol	33
Nausées pendant la grossesse	51
Naviculaire (fosse)	12
Nerfs du bassin obstétrical	22
— du périnée	8
Névroses	173
Nitrate d'argent	32
Nodosités du cordon	45
Nœuds du cordon	260
Noma de la vulve chez nouveau-née	494
Notocorde	42
Nourrice à distance	424
— sur lieu	424
— (changement de)	426
Nouvelle accouchée	344
Nouveau-né	384
— (alimentation du)	407
— (anatomie et physiologie du)	384
— (débilité du)	401
— (hygiène du)	394
— (lésions obstétricales du)	463
— (pathologie du)	463
— (respiration du)	128, 384
— (vices de conformation du)	437
Noyau vitellin (sa segmentation)	41
Nymphes	12

O

	Pages
Oblitération du col	234
— du trou de Botal	386
Obstacles à l'accouchement	230, 255
Obstruction des vaisseaux du cordon	191
Obturateur interne	6
Occiput (point de repère)	72
Odontalgie	148
Œdème au cours de la grossesse	150
— de la lèvre antᵉ du col	81, 163, 278
— de la vulve	278
— du col au cours de la grossesse	163, 236
— du placenta	177, 187
— généralisé	258
Œdème et sclérème du nouveau-né	495
Œsophage (malformations congénitales de l')	438

Pages

Œuf humain (accroissement de l').... 46
— (développement de l')... 41
Œuf clair........................... 194
Œufs de Naboth..................... 15
Oïdium albicans.................... 484
Ombilic : modifications pendant la
grossesse........................ 56
Ombilicale (vésicule)............ 46
Omphalite.......................... 476
Omphalo-mésentérique (circulation). 50
Opération césarienne conservatrice 299, 328
— de Lee................... 341
— de Porro.............. 299, 332
Opérations obstétricales............. 299
Ophtalmie purulente des nouveau-nés. 472
Ophtalmies des nouveau-nés........ 472
Organes génitaux externes........... 12
— (développem' des). 28, 29
Organes génitaux internes........... 13
— (développem' des). 26, 29
Organisme maternel après l'accouche-
ment............................. 348
Organisme maternel pendant la gros-
sesse 51
Os coxal ou iliaque................. 1
Os du bassin....................... 1
Ossification incomplète des os du crâne 76
Ostéomalacie 243
Ostéophytes du crâne............... 515
Ovaires............................ 19
— (kystes de l')................. 240
Oviductes ou trompes............... 19
Ovisac............................. 20
Ovoïde céphalique................. . 73
— cormique 73
— somatique.................. 73
Ovulation 23
Ovule............................. 20
— (développement de l' — fécondé) . 41

P

Palper abdominal................... 53
— mensurateur................. 250
Panades........................... 416
Pansement des seins en cas de ger-
çures et crevasses...... 419
— du cordon.............. 133
Paralysies et grossesse............. 176
— obstétricales du nouveau-né 464
Paramétrite 365
Paroi abdominale : modifications pen-
dant la grossesse.................. 21
Parthénogénèse..................... 450
Pasteurisation..................... 429
Pathologie de la grossesse.......... 146
— du nouveau-né.......... 463
Pelotonnement du fœtus pendant la
grossesse......................... 72
Pelvimétrie........................ 248
Pelvi-péritonite puerpérale...... 364, 382
Pelvitomies................... 299, 319

Pages

Pelviviciations.................... 241
— (conduite à tenir dans). 254
— (diagnostic des)....... 250
— (division des)........ 241
Pelviviciations (leur influence sur la
grossesse et l'accouchement)....... 251
Pelviviciations (pronostic des)....... 254
Pemphigus aigu des nouveau-nés
et des nourrissons. 503, 197
— syphilitique........... 514
Pénil.............................. 12
Percussion......................... 53
Perforation utérine................. 294
Périnée............................ 7
— (déchirure centrale du)....... 282
Période de dilatation............. 70, 252
— d'expulsion.............. 71, 253
Péritonite puerpérale généralisée. 362, 381
Permanganate de potasse 32
Pesées............................. 391
Petit bassin 9
Petites lèvres..................... 12
Phénomènes cutanés............... 389
— de l'accouchement..... 69
Phlébite du membre inférieur....... 366
Phlegmatia alba dolens........ 366, 382
Phlegmon du ligament large.... 365, 381
Physiologie des organes génitaux de
la femme............. 22
— du fœtus............. 49
— du nouveau-né........ 384
Physométrie 58, 196
Picotements des seins............. 53
Pied bot........................... 445
Pigmentation 21, 52, 56
Placenta (atrophie du)............. 190
— (décollement du)....... 137, 266
— (défaut de décollement du).. 286
— (dégénérescence du)........ 187
— (description du)............ 43
— (hémorragies du)........... 189
— (insertion basse du)........ 267
— (kystes et tumeurs du)..... 188
— (maladies du)......... 177, 187
— marginé 190
— (œdème du)............... 187
— syphilitique.............. 188
— truffé 189
Placentite................... 177, 187
Plancher périnéal................. 7
Plans et axes de la filière génitale.... 9
Pléthore séreuse de la grossesse..... 52
Pleurésie et grossesse............. 176
Pneumonie et grossesse........... 176
Poche amnio-choriale............. 44
— des eaux..................... 71
Poche des eaux (rupture artificielle. 71, 274
— (rupture prématu-
rée)........... 272, 302
— (rupture spontanée).... 71
Poids de l'embryon et du fœtus aux
différents âges de la vie intra-utérine 48

Pages

Poids du nouveau-né : son accroisse-
ment 48
Point de Béclard 48
Points de repère fœtaux et maternels. 72
Polype du cordon 396
Polyspermie 452
Position (variétés de) 72
Positions 72
— pathologiques de l'utérus
gravide 161
Post-partum 343
— (accidents du) 354
— (hémorragies du) 295
Potage Liebig 416
Poulie de renvoi 142
Précautions à prendre en prévision de
l'allaitement 417
Premières sorties de l'accouchée 354
Premiers pas de l'enfant 399
Préparatifs de l'accouchement 125
— de la grande extraction ... 102
— de la sage-femme en attendant secours du médecin. 341
— de la version interne 114
Présentation de l'épaule 107
— de la face 85
— du siège 92
— — définitive 93
— — temporaire 92
— du sommet 74
Présentations 72
— (causes des).. 72,74,85,92,107
— (conduite à tenir
dans) 81,89,97,111
— (définition des) 72,74,85,92,107
— (déformations du fœ-
tus dans) 84,91,94
— (dystocie dans) 84,91,99
— (eutocie dans) 81,90,97
— (fréquence des) 72,74,85,92,107
— (mécanisme des). 77,88,95,110
— (pronostic des)... 81,89,97,110
— (symptômes des). 75,85,92,107
Procidence du cordon 262
— des membres 261
Procubitus 262
Prolapsus de l'utérus gravide 161
Promenades de l'enfant 398
Promontoire des accoucheurs 3
— (faux) 242,249
Protection du périnée 82
Prurigo 159
Prurit vulvaire 159
Pseudo-paralysie syphilitique des
nouveau-nés 515
Psoas-iliaque 6
Ptérion 48
Ptyalisme 51,148
Pubiotomie 299,320
Purpura chez les femmes enceintes .. 172
Putréfaction du fœtus 196
Pyélite 164

Pages

Pyohémie puerpérale 361,381
Pyramidal 6
Pyrosis 51,148

R

Rachitisme intra-utérin 177,192
Ralentissement du cœur fœtal pen-
dant l'accouchement 127
Ralentissement du pouls chez les nouvelles accouchées 348
Ramollissement du col utérin 17
Rapports sexuels 58,354
Rectum (imperforation du) 440
— (varices du) 165
Rectocèle 234
Régime après le sevrage 433
— de l'accouchée 352
— de la femme enceinte 57
— de la femme qui allaite.. 418,425
— de l'enfant en bas-âge 432
— (vices de) 434
Règles 24
— (suppression des) 53,56
Régression des organes génitaux et de
leurs dépendances 344
Régression utérine 18,344
Régurgitation chez nouveau-né 481
Relâchement des symphyses 161
Releveur de l'anus 7
Replis amniotiques 458
Reprise graduelle de la vie ordinaire. 353
Réserve professionnelle 170
Résistance anormale des membranes. 265
Respiration artificielle 135
— du nouveau-né (théo-
ries) 128,384
Responsabilité de l'accoucheur 342
Rétention de l'arrière-faix 288
— de l'urine chez la femme 164,348
— — chez le fœtus.... 258
— du fœtus mort 227
— placentaire 210,217
Retour de couches 354
Rétractilité 18
Rétrécissement anal 440
Rétrocession du travail 252
Rétroversion de l'utérus gravide 162
Rhumatisme et grossesse 167
Rigidité cadavérique du fœtus 194
— du col 234
— spasmodique congénitale... 516
Roséole syphilitique 512
Rougeole et grossesse 174
Rupture artificielle des membranes.. 274
— de la poche des eaux 71
— du cordon 294
— prématurée des membranes. 272
— utérine 278
Ruptures et déchirures des organes
maternels 278

S

	Pages
Sacrum	3
Sagou	416
Salol	33
Salpingite puerpérale	364
Sang (lavage du)	380
Sang (modifications pendant la grossesse)	51
Sarcome chorio-cellulaire	183
Scarlatine	174
Sclérème des nouveau-nés	495
Sclérœdème de la vulve chez les nouveau-nées	494
Scoliose	246
Sécrétion lactée chez la femme	347, 407
— — chez le nouveau-né	389
Segmentation de l'œuf	42
Seins	25
— (abcès du)	160, 369, 389, 422
— (leurs modifications pendant la grossesse)	25
Selles du nouveau-né	388
Septicémie	296
— puerpérale aiguë non suppurée	360, 381
— puerpérale aiguë suppurée	361, 381
Sérothérapie	380
Sérotine	45
Serre-fines	145
Sérum artificiel	38
— de Chéron	406
— d'Hayem	38
Sevrage	427
Sexe du fœtus (son diagnostic par l'auscultation pendant la grossesse)	54
Sexe du fœtus (son diagnostic par le toucher dans présentation du siège)	94
Siège (présentation du)	92
Signes de certitude	119
— de la grossesse	53
— de présomption, de probabilité	119
— de souffrances chez le fœtus	127
Sinus circulaire	43
— lactifère	25
— utérins	21
Soins à l'accouchée jusqu'à son lever	351
— à l'enfant immédiatement après la naissance	128
— à la femme après l'accouchem^t	145
— à la mère et à l'enfant pendant l'accouchement	125
— génitaux	351
— mammaires	351, 418
— — en prévision de l'allaitement	417
Somatopleure	42
Sommeil de l'enfant	396
Sommet (présentation du)	74
Sonde intra-utérine	34
— œsophagienne	430
— uréthrale	37

	Pages
Sorties de l'enfant	398
— (premières) de l'accouchée	354
Souffle fœtal	55
— fœto-funiculaire	55
— maternel	54
Spasme utérin	289
Spermatozoïde	24, 41
Sphère blastodermique	42
Sphincter externe de l'anus	7
Spina bifida	258, 442
Splanchnopleure	42
Stérilisation du lait	428
Stérilité chez la femme	238
Stomatite mercurielle	32
Subinvolution	345
Sublimé corrosif	32
Succédanés du lait	415
Suites de couches (conduite à tenir)	349
— — normales	344
— — pathologiques	355
Sulfate de cuivre	32
Sulfate de zinc	33
Superfœtation	118
Superinvolution	345
Surmenage (mort par) dans présentation de l'épaule	110
Survie de l'enfant	221
Sutures du crâne	48, 392
Symphyse pubienne	4
— sacro-coccygienne	5
— sacro-iliaque	4
— sacro-vertébrale	5
Symphyséotomie	299, 320
Synclitisme	77
Syncope chez la femme enceinte	51
— chez le nouveau-né	135
Syphilis dans la grossesse	168
— décapitée	169
— infantile	511
— maternelle	169, 513
— mixte	513
— paternelle	168, 513
Systèmes et appareils (modifications des divers —) pendant la grossesse	51

T

	Pages
Tabes dorsal spasmodique des enfants	516
Tache germinative	20, 41
Taches chez le nouveau-né	389
Tamponnement	272
Température de la chambre	351
— (pendant les suites de couches	350
Tératencéphales	443
Tératocéphales	444
Tératogénie	448
— (étiologie tératogénique chronologique)	449
— (principaux processus tératogéniques)	458
Tératologie	436

Pages

Tératomèles 441
Tératosomes 442
Terme de la grossesse.............. 57
Tétanos............................ 210
Tête fœtale...................... 48, 49
Tétées.............................. 421
Testicule (sa descente)............. 28
Téterelle bi-aspiratrice............. 422
Thélotisme 25
Thrombus puerpéral de la vulve et du
    vagin............................ 276
Timbale...................... 387, 430
Toilettes du nouveau-né... 395
    —   vulvaires............... 35, 145
Toucher anal 55
Toucher et palper combinés 55
    —   mensurateur.............. 249
    —   vaginal.................. 55
Toux............................... 175
Traction et délivrance.............. 142
Tractions inguinales............... 103
    —   rythmées de la langue.... 136
Travail............................ 68
    — (faux)....................... 227
Tranchées utérines 345
Transverse du périnée.............. 7
Traumatisme dans la grossesse...... 177
    —   fœtal................ 191
Triade d'Hutchinson................ 517
Trompes de Fallope................. 19
Troubles de l'appareil digestif....... 148
    —   — urinaire...... 164
    —   mentaux.............. 51, 176
Trou de Botal................. 50, 386
Tubaire (grossesse)................. 222
Tubercules de Montgomery.......... 25
Tuberculose 171
Tubo-ovarien (ligament)............ 19
Tumeurs du col de l'utérus.......... 236
    —   du placenta 177, 188
    —   fibreuses (fibrômes) du corps
        de l'utérus.............. 238
    —   fœtales................... 258
    —   sacro-coccygiennes congéni-
        tales.................... 444

U

Ulcère de l'ombilic.... 476
Urémie.................... .... 153, 156
Urèthre (vices de conformation de l'). 441
Urine (examen des)................. 151
    — (ses modifications pendant la
        grossesse)................ 52
Urinémie........................... 156
Utérus à l'état de vacuité........... 11
    —   à l'état gravide............. 16
    —   consécutivement à l'accouche-
        ment.................... 18
    —   de multipare................ 15
    —   de nullipare................ 15

Pages

Utérus immédiatement après l'accou-
    chement................... 18
    —   (rupture de l')............... 278

V

Vaccin 399
Vaccination....................... 399
Vaccine................... .... 174, 399
Vagin (anatomie du)................ 13
    —   (déchirures du) 281
    —   (dystocie due au)............ 233
    —   pendant la grossesse 20
    —   pendant le post-partum....... 344
    —   (prolapsus du) 234
    —   (tumeurs du)................ 234
    —   (vices de conformation du).... 234
Vaginisme.......................... 233
Vaginite granuleuse.............. 20, 160
    —   végétante........... 20, 160
Vaisseaux du bassin obstétrical...... 21
Vaisseaux du bassin obstétrical : leurs
    modifications pendant la grossesse). 18
Vaisseaux de la mamelle 25
Vaisseaux funiculaires 46
Vaisseaux lymphatiques du bas-
    sin et des organes génitaux.. 8, 18, 20, 21
Vaisseaux ombilicaux..... ...... 50, 386
Valeur séméiologique des signes de la
    grossesse 56
Varices............................ 164
Variétés de position................ 73
Variole............................ 174
Végétations vulvaires.............. 160
Ventouses.......................... 39
Vergetures...................... 21, 52
Version............................ 111
    —   bipolaire 116, 275
    —   céphalique 111, 117
    —   (étude théorique et expéri-
        mentale de la)........... 113
    —   par manœuvres externes 111
    —   —   internes 112
    —   —   mixtes...... 116
    —   podalique 113, 117
    —   (pratique de la version in-
        terne)...... 115
    —   spontanée.................. 110
Vésicule allantoïde 43, 458
    —   de Graaf.................. 20
    —   germinative........... 20, 41
    —   ombilicale 42, 49, 458
Vessie............................. 52
    —   (exstrophie de la)............ 442
Vestibule.......................... 13
Viabilité du fœtus................. 51
Viburnum prunifolium............. 316
Vices de conformation de l'anus et du
    rectum 439
    —   du nouveau-né. 437
    —   de l'œsophage... 438

	Pages
Vices de conformation de l'urèthre...	441
— de la vulve.....	233
Vices de régime	434
Viciations pelviennes	211
Vide-bouteille	34
Villosités placentaires..............	44
Vitalité du fœtus...................	51
Vitellus........................ 20,	42
Volume de la tête et des épaules.....	256
— du fœtus................	255
— du placenta...............	289
Vomissements dans la grossesse.. 51,	56
— incoercibles	148
Voûte palatine (fissures congénitales de la)...........................	438
Voyages et grossesse...............	58

	Pages
Voyages et post-partum............	354
Vulve...........................	12
— (affections de la) chez nouveau-nées.......................	494
— (étroitesse et rigidité).........	233
— (muguet de la)	494
— (noma de la) chez nouveau-nées.	494
— (œdème).....................	278
— (sclérœdème de la) chez nouveau-nées...................	494
— (vices de conformation).......	233
Vulvite impétigineuse des nouveau-nées...........................	494
Vulvites infectieuses des nouveau-nées...........................	494
Vulvo-vaginite puerpérale..........	363

FIN DE LA TABLE ALPHABÉTIQUE